Seeliger/Schröter Medizinische Mikrobiologie

Seeliger/Schröter

Medizinische Mikrobiologie

Labordiagnostik und Klinik

Mit 120 Abbildungen im Text
und 64 Farbabbildungen auf Tafeln

2., völlig neu bearbeitete und erweiterte Auflage

Urban & Schwarzenberg · München - Wien - Baltimore

Anschrift der Verfasser

Prof. Dr. med. Heinz P. R. Seeliger

ehem. Vorstand des Instituts für Hygiene und
Mikrobiologie der Universität Würzburg
Josef-Schneider-Straße 2
8700 Würzburg

Prof. Dr. med. Gerhard Schröter

Institut für Hygiene und Mikrobiologie
Hohe Straße 28
7000 Stuttgart 1

CIP-Kurztitelaufnahme der Deutschen Bibliothek

Seeliger, Heinz P. R.:
Medizinische Mikrobiologie : Labordiagnostik und Klinik /
Heinz P. R. Seeliger ; Gerhard Schröter. – 2. Aufl. – München ;
Wien ; Baltimore : Urban u. Schwarzenberg, 1990
Früher u. d. T.: Seeliger, Heinz P. R.: Taschenbuch der medizinischen
Bakteriologie unter Einbeziehung der Viren, Protozoen und Pilze
ISBN 3-541-08012-4
NE: Schröter, Gerhard:

Lektorat: Dr. med. Monika Flasnoecker
Redaktion: Christl Kiener
Herstellung: Peter Sutterlitte
Zeichnungen: Sonja Klebe; Nikolaus Lechenbauer
Einbandgestaltung: Dieter Vollendorf

Satz und Druck: Druckerei Wagner GmbH, Nördlingen
Printed in Germany

ISBN 3-541-08012-4

Unserem verehrten Lehrer
Herrn Professor Dr. med. Habs
in Dankbarkeit gewidmet

Danksagung

Unser Dank für wertvolle Anregungen und stets gewährte Hilfe gebührt den ehemaligen Mitarbeitern in Würzburg, Herrn Prof. Dr. J. Bockemühl (Hamburg), Herrn Prof. W. Döll, Herrn P. Emmerling (München), Frau Dr. H. Schmidt und Frau G. Schwartz. Herrn Prof. Dr. Poetschke, München, gilt unser Dank für seine wertvollen praxisbezogenen Hinweise. Den Herren Priv.-Doz. Dr. Baczko und Dr. Wege sind wir für die kritische Bearbeitung des gekürzten virologischen Teils verpflichtet. Dem einen der beiden Autoren (Sch.) wurde am Institut für Hygiene und Mikrobiologie, Stuttgart, zusätzliche Unterstützung zuteil. Allen Beteiligten sei herzlich gedankt. Namentlich zu nennen sind Frau U. Wünschmann, die eine Reihe von Fotografien beigesteuert hat. Ganz besonderen Dank schulden wir der Sekretärin, Fräulein S. Durner, für die sorgfältige Durchführung der umfangreichen Schreibarbeiten.

Vorwort

Die medizinische Mikrobiologie hat in den vergangenen Jahrzehnten eine in diesem Ausmaß nicht zu erwartende Entwicklung genommen. Dem jetzt vorgelegten Werk gingen seit 1889 schon 39 Auflagen des „Bakteriologischen Taschenbuchs“ voraus, die letzte 1978. Diese fand in beiden Teilen Deutschlands gute Aufnahme, so daß bald wieder eine Neubearbeitung anstand. Sie wurde von zwei erfahrenen Mikrobiologen unter Mithilfe einiger Fachkollegen und Berücksichtigung des einschlägigen modernen Schrifttums vorgenommen. Manche heute überholten Teile des früheren Inhalts wurden durch neues Wissen ersetzt. Der ehemalige virologische Abschnitt wurde hingegen auf eine knappe Einführung in die Systematik reduziert.

Das Ziel war, dem medizinischen Mikrobiologen und Infektiologen sowie den dazugehörigen Assistenzberufen, darüber hinaus aber auch dem Hygieniker und Epidemiologen, dem naturwissenschaftlichen Mikrobiologen und den Fachkräften im öffentlichen Gesundheitsdienst, nicht weniger aber auch dem Virologen und Pathologen eine gestraffte, gleichzeitig aber umfassende Darstellung der Methoden und ihrer praktischen Anwendung an die Hand zu geben. Ebenfalls angesprochen sind die infektiologischen, dermatologischen und urologischen Fachärzte und andere klinische Bereiche, vor allem aber auch Laboratorien der Wasserwirtschaft und Lebensmittelindustrie, in denen mikrobielle Krankheitserreger zu beachten sind.

Das Werk ist gedacht zum Unterricht, zur Anleitung bei der praktischen Tätigkeit und als Ratgeber für die Einleitung gezielter diagnostischer Untersuchungen.

Seeliger
Schröter

Juni 1990

Inhalt

Allgemeine bakteriologische Technik

1 Vorsichtsmaßregeln im bakteriologischen Laboratorium

1 Vorschriften über das Arbeiten mit Krankheitserregern

Ein jeder, der mit Krankheitserregern arbeitet, setzt damit sich selbst und seine Umgebung am Arbeitsplatz der Gefahr einer Infektion aus; er gefährdet u. U. sogar weitere Kreise und kann das Auftreten von Massenerkrankungen verursachen. Deshalb sind gesetzliche Vorschriften für das Arbeiten und den Verkehr mit Krankheitserregern erlassen und Empfehlungen ausgesprochen worden, die zu beachten sind.

Als Arbeiten mit Erregern von übertragbaren Krankheiten ist jede Art der Isolierung, Kultivierung, Behandlung und Haltung von Krankheitserregern anzusehen. Die mikroskopische Untersuchung von Patientenmaterial und die Vornahme von Desinfektionsmaßnahmen gelten nicht als Arbeit mit Krankheitserregern.

Bundesseuchengesetz

In der Bundesrepublik Deutschland gelten die Bestimmungen des Bundesseuchengesetzes (BSeuchG) in der Fassung von 1985 einschließlich der erlassenen bzw. der noch zu erlassenden Ausführungsbestimmungen und Verordnungen der Länder. Die Rechtsgrundlage für das „Arbeiten und den Verkehr mit Krankheitserregern" findet sich in Abschnitt 4 BSeuchG (§§ 19–29).

Anzeigepflicht: Es besteht eine Anzeigepflicht nach § 20.2 über jegliches Arbeiten mit Mikroorganismen bis spätestens zwei Wochen vor Aufnahme der Tätigkeit. Die Anzeigepflicht ist nicht nur im medizinischen, sondern auch im nichtmedizinischen Bereich erforderlich.

Erlaubnispflicht: Die Erlaubnispflicht wird in §§ 19–22 geregelt. So ist in § 20 festgehalten, daß Ärzte, Zahnärzte und Tierärzte ebenso wie bestimmte Institutionen (Hygiene-Institute, Medizinaluntersuchungs- und Veterinäruntersuchungsämter) keiner Erlaubnis nach § 19 bedürfen.

Nicht zu diesem Kreis gehörende Personen, wie z. B. technische Assistentinnen, dürfen unter Aufsicht von nach §§ 19 und 20 Befugten ebenfalls ohne Sondergenehmigung mit Krankheitserregern arbeiten (§ 21).

Voraussetzungen für die Erteilung der Erlaubnis nach § 22 sind:

- *Sachkenntnis,* die sich für den Gesetzgeber in der Approbation oder der Bestallung des Arztes, Zahnarztes und Tierarztes dokumentiert, sowie eine mindestens *dreijährige Tätigkeit* auf dem Gebiet der Mikrobiologie und Serologie. Apotheker und Personen mit abgeschlossenem naturwissenschaftlichen Studium können zwar nicht in eigener Verantwortung in diesem Gebiet tätig werden, sie können jedoch eine eingeschränkte Erlaubnis zum Arbeiten mit einer Auswahl pathogener Keime erhalten.
- *Räumliche Voraussetzungen:* Zu beachten sind in diesem Zusammenhang auch DIN 58956 – Teil 1 [6] – und die Unfallverhütungsvorschrift Gesundheitsdienst [7]. Einen Einblick in die geforderten räumlichen Voraussetzungen vermitteln Lutz-Dettinger, Sacré und Steuer [4].

2 Aufbewahrung und Versendung von Krankheitserregern

Aufbewahrung: Kulturen und Stämme von Erregern übertragbarer Krankheiten sowie keimhaltiges Untersuchungsmaterial sind so aufzubewahren, daß sie Unbefugten unzugänglich sind. Auch sonst sind alle Vorkehrungen zu treffen, um eine Verschleppung der Krankheitserreger – eine besondere Gefahr geht von Versuchstieren aus! – zu verhüten.

Abfallbeseitigung und Desinfektion: Erregerhaltiger Abfall muß in geeigneten Behältnissen gesammelt und anschließend autoklaviert werden. Bei Verschüttung von infektiösem Material ist der verunreinigte Bereich unverzüglich zu desinfizieren. Desgleichen müssen Instrumente, Gefäße usw., die mit infektiösen Gegenständen in Berührung gekommen sind, desinfiziert werden.

Postversand: Von besonderer Bedeutung sind die Vorschriften über die Versendung von Krankheitserregern; insbesondere sind die post- bzw. transportrechtlichen Bestimmungen zu beachten. Im Unterschied zu Sendungen ohne oder mit geringem Infektionsrisiko (z. B. Blut, Serum, Urin, Stuhl) müssen solche mit infektiösem medizinischem Untersuchungsgut (Erregerkultur oder Proben nach § 37 des BSeuchG) als Wertbrief aufgegeben werden (Amtsblatt des Bundesministeriums für das Post- und Fernmeldewesen 68 (1989) 1227).

Nach DIN 55 515 [9] ist eine dreifache Umhüllung der Probe erforderlich. Sie umfaßt das Probengefäß, die Außenverpackung (= Schutzgefäß) und die Versandhülle. Der Raum zwischen Proben- und Schutzgefäß muß mit aufsaugendem Material angefüllt sein.

Probengefäß: Auf einen sicheren Verschluß ist besonders zu achten; z. B. sind Gummistopfen durch Verschnürung zu sichern. Für den Probenversand werden in zunehmendem Maße auch Kunststoffbehälter verwendet.

Schutzgefäß: Das Schutzgefäß sollte flüssigkeitsdicht, abwischbar und transparent sein. Es beherbergt das mit aufgesaugenden Material umwickelte Gefäß.

Stets sollte der Sendung ein Verzeichnis der Kulturen bzw. ein Untersuchungsmaterial-Begleitschein beigefügt sein.

Versandhülle: Die Versandhülle muß zur Kennzeichnung der Postsendung auf der linken Hälfte der Aufschriftseite das vorgeschriebene grafische Symbol (Äskulapstab) mit der Aufschrift »Medizinisches Untersuchungsgut« tragen. Im internationalen Postverkehr wird die Kennzeichnung in der von der Weltgesundheitsorganisation (WHO) empfohlenen Form gewählt. Die hierfür bestimmten violetten Klebezettel (Abb. 1–1), die auf die Gefährlichkeit des Inhalts hinweisen, können von der WHO aus Genf bezogen werden.

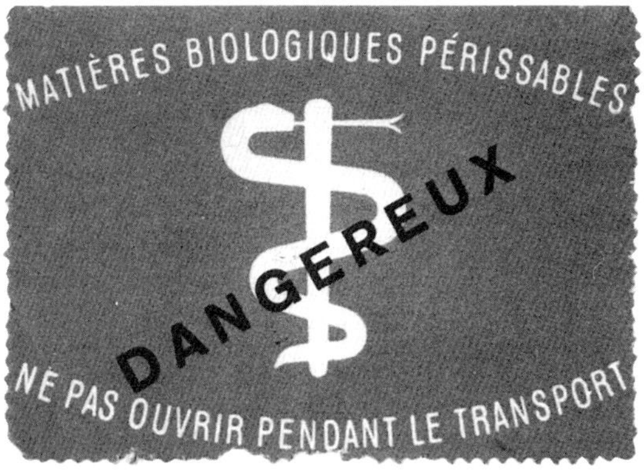

Abb. 1–1 Kennzeichnung von Sendungen mit infektiösem Material im internationalen Postverkehr (Empfehlung der Weltgesundheitsorganisation).

3 Organisation der Labortätigkeit zur Verhütung von Unfällen und Infektionen

Die Hauptunfallgefahren im mikrobiologischen Laboratorium sind in Tabelle 1–1 zusammengefaßt. Das Bundesgesundheitsamt hat vorläufige Empfehlungen für den Umgang mit Mikroorganismen herausgegeben [10]. Ihnen liegen die von der WHO aufgestellten Minimalstandards der Laborsicherheit zugrunde [11].

Zum Schutz der im Laboratorium Tätigen dienen auch Unfallverhütungsvorschriften der Berufsgenossenschaft für Gesundheitsdienst und Wohlfahrtspflege [7].

Des weiteren sind die geforderten arbeitsmedizinischen Vorsorgeuntersuchungen zu beachten: Das Laborpersonal muß vor Einstellung und danach in jährlichen Abständen ärztlich untersucht werden (Erst- und Nachuntersuchungen). Bei dieser Gelegenheit sind den Beschäftigten auch die wünschenswerten Immunisierungen, z. B. gegen Hepatitis B, kostenlos anzubieten. BCG-Impfungen sind nicht mehr erforderlich, wenn in regelmäßigen Abständen Tuberkulintestungen und ggf. Röntgenaufnahmen der Lunge durchgeführt werden. Schwangere sollten in mikrobiologischen Laboratorien nicht beschäftigt werden [5].

Tabelle 1–1 Hauptunfallgefahren im mikrobiologischen Laboratorium.

Ort und Art der Verletzung	Vorsichtsmaßnahmen, Erste Hilfe
Verätzungen, Verbrennungen, Schnitt- und Stichverletzung	
Auge (durch spritzende Flüssigkeiten, konzentrierte Desinfektionsmittel, platzende Glasröhrchen oder Ampullen)	Schutzbrille tragen sofort mit Wasser ausspülen evtl. Untersuchung durch den Augenarzt
Nase (durch Desinfektionsmittel, Säuren, Laugen usw.)	ausschnauben einstreichen mit Oxycyanat-Vaseline
Haut (durch zerbrochene Glasröhrchen und Pipetten, glühende Ösen, wegspritzendes Material)	sofort dem Laborleiter melden Wundversorgung evtl. Tetanusschutzimpfung Brandsalbe
Infektionen	
Verletzung mit Infektionsgefahr	Wundversorgung, ggf. Desinfektionsmittel evtl. Tetanusschutzimpfung
Tuberkulose	halbjährliche Tuberkulinprobe ggf. regelmäßige Schirmbilduntersuchung
Typhus, Paratyphus	evtl. prophylaktische Antibiotikagabe durch Acidol-Pepsin-Gabe Salzsäurebildung verstärken
infektiöse Hepatitis	Schutzimpfung Handschuhe sorgfältiges Desinfizieren der Hände und des Arbeitsplatzes evtl. Hyperimmungammaglobulin
HIV (AIDS)	Handschuhe Vorgehen wie bei Stichverletzungen
Brände	
durch Bunsenbrenner, Ätherdämpfe, Benzin, Wasserbäder, elektrische Heizplatten	In welchem Labor befindet sich der nächste Feuerlöscher? Wie wird er bedient? Telefonnummer der Feuerwehr: . . . .

Bei jedem Unfall und jeder möglichen Infektion im Labor sofort den Laborleiter informieren.
Meldung als Berufsunfall bzw. Berufserkrankung.

Nach der Gefährlichkeit der Krankheitserreger werden vorläufig vier Risikogruppen [10, 11] (Tab. 1–2) unterschieden. Routinelaboratorien haben es überwiegend mit der Risikogruppe II zu tun. Angaben zum Einsatz von Sicherheitswerkbänken der verschiedenen Klassen finden sich in Tabelle 1–2. Häufigere bakterielle Laborinfektionen sind aus Tabelle 1–3 zu entnehmen.

3.1 Verhalten im Labor

Für die Verhütung von Laborinfektionen ist die Einhaltung guter mikrobiologischer Techniken sowie ein diszipliniertes Verhalten entscheidend (Tab. 1–4) [10, 11]. Einige Punkte seien hervorgehoben:

- In den Arbeitsräumen darf *nicht getrunken, gegessen oder geraucht* werden! Auch ist nicht statthaft, Nahrungsmittel in Laboratorien aufzubewahren.
- Die Arbeitsräume dürfen nur mit *Schutzkleidung* betreten werden. Bei gefährlichen Laborarbeiten (z. B. bei Umgang mit Blut bzw. Serum und Sperma [AIDS-Gefährdung]) sind Schutzhandschuhe zu tragen.
- Spätestens nach Beendigung des Arbeitsganges müssen die *Hände sorgfältig gewaschen bzw. desinfiziert* werden.
- *Strengstens verboten* ist das *Pipettieren mit dem Mund,* das in einer Vielzahl von Fällen zu Laboratoriumsinfektionen geführt hat. Es müssen mechanische Pipettierhilfen, die in vielfältiger Ausführung zur Verfügung stehen, benutzt werden.
- Bunsenbrenner, die ständig zum Ausglühen der mit besonders infektiösem Material (z. B. Tuberkulosebakterien) behafteten Ösen benutzt werden, sind mit einer *Glasschutzglocke* zu versehen.
- Besonders gefährlich ist die *Aerosolbildung beim Zentrifugieren und Schütteln von Keimsuspensionen.* Die Bedienung von Zentrifugen erfordert deshalb die Beachtung der entsprechenden DIN-Normen [12, 13]. Röhrchen mit infektiösem Material sind z. B. mit Gummistopfen luftdicht zu verschließen. Sorgfältiges Austarieren der Einsätze und Schließen des Zentrifugendeckels! Die Zentrifuge darf erst nach Stillstand geöffnet werden. Die Röhrchen müssen bei besonders gefährlichen Keimarten (z. B. Tuberkulosebakterien, Bru-

Tabelle 1–2 Erreger-Risikogruppen* mit daraus abgeleiteten Laboranforderungen [10].

Risiko-gruppen	Beschäftigte	Risiko für Bevölkerung	Haustiere	Beispiele von Mikroorganismen	Labor-Grundanforderung und Spezialeinrichtungen
I	fehlend oder gering	fehlend oder gering	fehlend oder gering	*Bacillus cereus* Laktobazillen	Labor ausreichend groß, Autoklav im Gebäude, Fußböden leicht zu reinigen, Handwaschbecken vorhanden
II	mäßig	gering	gering	*Staphylococcus aureus* Salmonellen und andere Erreger	mindestens eine Werkbank der Klasse I oder II zur Verfügung
III	hoch	gering	unbekannt	*Francisella tularensis* *Chlamydia psittaci* *Coccidioidis immitis*	alle Arbeiten sind in Werkbänken I oder II durchzuführen, weitere Auflagen
IV	hoch	hoch oder unbekannt	hoch oder unbekannt	Marburg-Virus	Spezialanforderungen, Werkbank der Klasse III (geschlossen)

* Die Risikogruppen I und II umfassen die meisten bakteriellen und viralen Krankheitserreger. Die Parasiten sind in den Risikogruppen I und II eingeordnet.

Tabelle 1–3 Häufige Laborinfektionen durch Bakterien (nach [3]).

Erkrankung	Erreger
Q-Fieber	*Coxiella burnetii*
Fleckfieber u. a.	Rickettsien der sog. Typhus-Gruppe
Psittakose	*Chlamydia psittaci*
Tuberkulose	*Mycobacterium tuberculosis*
Typhus	*Salmonella typhi*
Brucellose	*Brucella abortus, B. melitensis*

cellen) unter einer Sicherheitswerkbank weiterverarbeitet werden.

3.2 Desinfektion des Arbeitsplatzes und Abfallentsorgung

Weiter ist dafür zu sorgen, daß der Arbeitsplatz täglich, d. h. nach den verschiedenen Arbeitsphasen und nach Kontamination, desinfiziert wird, wobei auf die Wahl des geeigneten Präparates, der richtigen Gebrauchskonzentration und eine ausreichende Einwirkzeit zu achten ist.

Anstelle von Sprühdesinfektion, die möglichst zu vermeiden ist, ist eine Scheuer- und Wischdesinfektion erforderlich!

Bei Keimverstreuungen im Labor wird die Desinfektion mit einem Desinfektionsmittel oder durch Bedecken mit einem damit getränkten Fließpapier, evtl. auch durch Abflammen mittels der Flamme eines Bunsenbrenners vorgenommen, aber nicht durch Abbrennen von darübergegossenem Alkohol!

Tabelle 1–4 Verhütungsmaßnahmen gegen Laborinfektionen (nach [3]).

Personaluntersuchungen	– Tbc: Röntgen-Thorax, Tuberkulintestung – Hepatitis B, Röteln: Serologie
Verhalten am Arbeitsplatz	– Eß-, Trink- und Rauchverbot – keine Mundpipetten! – Vermeidung von Aerosolen (Zentrifuge im Abzug, Sterilkabinen zum Öffnen von Gefäßen und Arbeiten mit kontaminiertem Material) – Gummihandschuhe beim Auspacken von infektiösem Untersuchungsmaterial – laufende Desinfektion des Arbeitsplatzes – Händedesinfektion – Tragen von Arbeitskleidung
Verhalten bei Tierversuchen	– Vermeidung von Bißwunden
ständige Schulung	– sorgfältiges, sauberes Arbeiten – Anweisung für das Verhalten bei Laborunfällen
prophylaktische Impfung	– z. B. gegen Hepatitis B, Röteln

Abfälle müssen in gefahrloser Weise gesammelt und zur Aufbereitung bzw. Vernichtung abtransportiert werden. Bezüglich der Entsorgung von Glaswaren sei auf S. 11 verwiesen.

Gebrauchte Nadeln dürfen nicht gebogen, sondern müssen in geeigneten Abfallgefäßen verworfen werden. In keinem Fall darf die Plastikschutzhülle wieder aufgeschoben werden, da bei dieser Manipulation leicht Verletzungen eintreten.

Die Räumlichkeiten sind nach einem eigens erstellten *Hygieneplan* [7] zu desinfizieren und zu reinigen; in ihm sind alle wichtigen Maßnahmen und Verfahren zur Desinfektion, Reinigung und Sterilisation sowie zur Ver- und Entsorgung festgehalten. Wichtig ist bei kontaminierten Flächen bzw. Gegenständen die Reihenfolge: zuerst desinfizieren, dann reinigen!

Gleiches gilt für das gebrauchte Instrumentarium.

Bei *Händedesinfektionsmitteln* muß das Wirkspektrum des zu wählenden Präparates beachtet werden.

Die wegen ihrer hautschonenden Eigenschaften wünschenswerten quartären Ammoniumbasen sind abzulehnen, da sie gegen Pseudomonaden und gramnegative Darmkeime schwächer wirksam sind als gegen grampositive Keime. So besteht eine relative Wirkungslücke im Gramnegativbereich! Gegen Tuberkulosebakterien sind sie darüber hinaus unwirksam!

Die Waschgelegenheiten müssen mit Mischbatterien versehen sein und eine Arm-, Knie- oder Fußhebelbedienung aufweisen. Für das Trocknen der Hände eignen sich Papierhandtücher, die nach Gebrauch in entsprechenden Behältern zu sammeln und täglich zu vernichten sind.

Die Auswahl *geeigneter Desinfektionsmittel* kann nach Listen des Bundesgesundheitsamtes (BGA) [1] und der Deutschen Gesellschaft für Hygiene und Mikrobiologie (DGHM) [2] getroffen werden.

3.3 Überwachung

Stets ist ein Sicherheitsbeauftragter zu benennen [8, 11], der die Einhaltung der Sicherheitsvorschriften überwacht und geeignete Schutzmaßnahmen auf die speziellen Laborbedingungen abstellt. Dazu gehört auch der oben angesprochene Hygieneplan. Die Funktion des Sicherheitsbeauftragten kann vom Laborleiter oder von einem seiner Mitarbeiter wahrgenommen werden.

4 Erste Hilfe

Erste-Hilfe-Tafel, Erste-Hilfe-Schrank

In jedem Laboratorium müssen sich eine Tafel über „Erste Hilfe bei Laboratoriumsunfällen“ und ein „Erste-Hilfe-Schrank“ befinden. Dieser enthält beispielsweise:

1000 ml 0,1%ige Lösung von Hydrargyrum oxycyanatum, 10 g 0,1%ige Oxycyanat-Vaseline, 10 g Jodtinktur, 10 g Lugol-Lösung, 1000 ml 0,5%ige Kaliumpermanganat-Lösung, 500 g Carbo medicinalis, Acidol-Pepsin-Tabletten, 500 g Fleischextrakt sowie eine Augendusche und Verbandsmaterial.

Erste-Hilfe-Maßnahmen

Die wichtigste Regel bei einem Unfall lautet: keine Panik! Ein unnötiges Verlassen des Labors ist leicht mit einer unkontrollierbaren Keimverschleppung verbunden. Auf die Sofortmaßnahmen bei den folgenden, häufiger eintretenden Situationen sei eingegangen:

Material ist in den Mund gelangt: Nicht schlukken! Sofort in einen Behälter, ein Glas oder auf Papier ausspucken! Dann mit Kaliumpermanganat-Lösung spülen und gurgeln, später Brot kauen und unter Nachspülen mit Kaliumpermanganat-Lösung ausspucken; 2–3 Acidol-Pepsin-Tabletten einnehmen.

Ist bereits geschluckt worden, 1–2 Löffel Fleischextrakt im Mund zergehen lassen und schlucken. Anschließend Acidol-Pepsin-Tabletten einnehmen.

Bei Aufnahme oder Verschlucken bekannter Infektionserreger ist ggf. nach Anordnung des Arztes prophylaktisch eine kurzfristige Antibiotikaeinnahme anzuraten.

Material ist in die Augenbindehäute gelangt: Mittels Augendusche mit Oxycyanat-Lösung oder sauberem Wasser ausspülen (ggf. Sterilabfüllung in Schraubverschlußflasche gesondert neben Augendusche aufbewahren); Einstreichen mit Oxycyanat-Salbe; Augenarzt aufsuchen!

Oberflächliche Verletzungen der Haut: Jodtinktur; dann Abspülen mit Desinfektionslösung; erneut Jodtinktur.

Stich- und Schnittverletzungen mit gleichzeitiger Inokulation von Blut oder Blutderivaten (in der Regel Nadelverletzungen): Gefahr der Übertragung insbesondere von Hepatitis B (hohe Infektiosität) und HIV! Möglichst gut ausbluten lassen; auswaschen mit Wasser und anschließend

Alkohol aufbringen. Bei Stichverletzungen, die schlecht bluten, ggf. Saugschlauch (evtl. mit Wasserstrahlpumpe) ansetzen und aussaugen.

Bei Hepatitis B Schnelltests zur Aufklärung der Infektiosität der Blutproben und der Empfänglichkeit des Verletzten. Bei Infektionsgefahr oder fehlender Möglichkeit zur Untersuchung Gabe von Hyperimmungammaglobulin möglichst in den ersten 6 Stunden nach Verletzung und Beginn der aktiven Schutzimpfung.

Bei HIV-positiver Blutprobe HIV-Serologie beim Betroffenen (sofort und weitere Kontrollen in 3monatigen Abständen über 1 Jahr).

Verbrennungen: Kaltes Wasser für mindestens 10 Minuten über die Hautfläche fließen lassen; anschließend Brandwundbehandlungsmittel (z. B. mit Brandsalbe getränkte Gaze).

In allen Fällen ist der Leiter des Laboratoriums unverzüglich zu unterrichten. Er entscheidet über das weitere Vorgehen und darüber, ob zusätzlich ärztliche Hilfe, z. B. in einer Klinik, in Anspruch genommen werden muß. Er ist auch dafür verantwortlich, daß stets eine Unfallanzeige an die Berufsgenossenschaft gemacht wird!

Literatur

1. Bundesgesundheitsamt Berlin: Liste der vom Bundesgesundheitsamt geprüften und anerkannten Desinfektionsmittel und -verfahren, Stand vom 1. 6. 1987 (10. Ausgabe). Bundesgesundheitsbl. 30 (1987) 279–292.
2. Deutsche Gesellschaft für Hygiene und Mikrobiologie: VII. Liste der nach den „Richtlinien für die Prüfung chemischer Desinfektionsmittel" geprüften und von der Deutschen Gesellschaft für Hygiene und Mikrobiologie als wirksam befundenen Desinfektionsverfahren. Stand vom 31. 3. 1987. mhp-Verlag, Wiesbaden 1987.
3. Krech, U.: Infektionen und Infektionsverhütung beim Arbeiten mit Patienten oder Patientenmaterial sowie bei Arbeiten im Mikrobiologischen Laboratorium unter Berücksichtigung von Kulturen und Tierversuchen. In: Keller, H. (Hrsg.): Sicherheit im Laboratorium, S. 35–42. G-I-T Verlag Ernst Giebler, Darmstadt 1980.
4. Lutz-Dettinger, U., C. Sacré, W. Steuer: Voraussetzungen für das Arbeiten mit Mikroorganismen, Anzeigepflicht, Erlaubnispflicht, Voraussetzungen. Öff. Gesundh.-Wes. 48 (1986) 236–240.
5. Maas, G.: Beschäftigung Schwangerer in medizinischen Laboratorien. Bericht einer Arbeitsgruppe der Deutschen Vereinigung zur Bekämpfung der Viruskrankheiten e. V. Bundesgesundheitsbl. 28 (1985) 298–300.
6. Medizinisch-mikrobiologische Laboratorien – Begriffe, Risikobereiche, Räumlichkeiten, sicherheitstechnische Anforderungen und Prüfungen. DIN 58 956 – Teil 1. Beuth, Berlin–Köln 1977.
7. Unfallverhütungsvorschrift. VBG 103: Gesundheitsdienst mit Durchführungsanweisungen. Berufsgenossenschaft für Gesundheitsdienst und Wohlfahrtspflege, Hamburg 1982.
8. Unfallvorschrift. Allgemeine Vorschriften (GUVO.1) mit Durchführungsanweisungen. Württ. Gemeindeunfallversicherungsverband – Gesetzliche Unfallversicherung –, Stuttgart 1985.
9. Versandverpackungen für medizinisches und biologisches Untersuchungsgut. DIN 55 515 – Teil 1. Beuth, Berlin–Köln 1989.
10. Vorläufige Empfehlungen für den Umgang mit pathogenen Mikroorganismen und Krankheitserregern nach dem im Umgang mit ihnen auftretenden Gefahren (Bundesgesundheitsamt). Bundesgesundheitsbl. 24 (1981) 347–359.
11. Working group on laboratory safety elements. Safety measures in microbiology. Minimum standards of laboratory safety. WHO Chronicle 34 (1980) 144–146.
12. Zentrifugen im medizinischen Laboratorium; Zentrifugen mit Drehzahlen bis 8000/min. DIN 58 970 – Teil 1. Beuth, Berlin–Köln 1981.
13. Zentrifugen im medizinischen Laboratorium; Zentrifugenröhrchen. DIN 58 970 – Teil 2. Beuth, Berlin–Köln 1982.

Übersichtsliteratur

DIN-Fachbericht 7: Verminderung des Infektionsrisikos in der medizinischen Mikrobiologie. 1. Aufl., Beuth, Berlin–Köln 1987.

Miller, B. M., D. H. M. Gröschel, J. H. Richardson, D. Vesley, J. R. Songer, R. D. Housewright, W. E. Barkley (eds.): Laboratory Safety: Principles and Practices. Amer. Soc. Microbiol., Washington, D. C. 1986.

2 Prinzipien der Nährbodenherstellung, Reinigung und Sterilisation häufig gebrauchter Glaswaren

1 Nährböden

Noch vor ein bis zwei Jahrzehnten wurden die meisten Nährböden aus Einzelbestandteilen hergestellt. Heute werden sie fast alle als Fertignährböden im Handel angeboten. Im Labor müssen die Trockensubstanzen lediglich gelöst, autoklaviert und geeignet abgefüllt werden. Verschiedene Zusätze, wie z. B. Antibiotika-haltige Supplemente, Serum oder Blut können zugefügt werden.

Da alles Wissenswerte über ihre Zusammensetzung aus Unterlagen der Hersteller entnommen werden kann, erübrigt sich eine genauere Beschreibung. Es sind deshalb nur die Rezepte von häufig zitierten Nährböden auf S. 31ff angegeben.

Im folgenden sollen einige grundsätzliche Fakten über die Zusammensetzung und Herstellung von Nährböden besprochen werden.

1.1 Bestandteile der Nährböden

Nährböden enthalten immer eine Kohlenstoff- und eine Stickstoffquelle sowie Mineralien und Wuchsstoffe. Der optimale pH-Bereich liegt meistens zwischen 7,2 und 7,6.

Zucker: Als Kohlenstoff- und Energiequelle können viele Mikroorganismen Zucker und andere organische Kohlenstoffverbindungen verwerten.

Peptone: Peptone, die ebenfalls diese Funktion erfüllen, stellen zusätzlich Stickstoff zur Verfügung. Sie entstehen aus tierischen und pflanzlichen Eiweißen (z. B. Muskelfleisch, Kasein, Sojamehl) durch Einwirkung von Fermenten (z. B. Pepsin, Trypsin, Papain). Demnach gibt es je nach Ausgangsprotein und Spaltungsenzym verschiedene Peptone: z. B. „Pepton aus Fleisch, peptisch verdaut".

Die verschiedenen Pepton-Arten sind nicht gleichwertig. Ihre Auswahl wird von der jeweiligen Fragestellung mitbestimmt. Der Pepton-Gehalt des Nährbodens beträgt in der Regel 1%. Viele Basisnährböden enthalten tryptisch verdautes Fleischpepton.

Kochsalz: Zur Stabilisierung osmotisch empfindlicher Keime wird den meisten Nährböden Kochsalz (0,5%) zugesetzt.

Eine Verbesserung des Nährstoffangebotes gelingt durch weitere Zusätze:

Fleischextrakt: Fleischextrakt wird den Nährböden in 1%iger Konzentration besonders für die Anzüchtung von proteolytischen Keimen zugesetzt. Er entsteht durch wäßrige Extraktion von magerem Fleisch bei 100 °C.

Hefeextrakt: Hefeextrakt kann den Nährböden in Mengen von 0,5–1 g/l zur Verbesserung des Wuchsstoff- und Vitaminangebots (insbesondere Vitamin-B-Komplex) zugesetzt werden.

Serum, Blut und Kochblut: Dies sind besonders geeignete Zusätze zur Herstellung eines hochwertigen Nährbodens. Der Blutgehalt des am häufigsten gebrauchten Blutagars beträgt 5–10%.

Agar-Agar: Zur Verfestigung des Nährbodens wird in der Routine heute Agar-Agar in einer Konzentration von 1,5–2,5% zugegeben. Charakteristischerweise verflüssigt sich Agar-Agar bei 80–100 °C, während er bei Temperaturen unterhalb von 45–48 °C in den erstarrten Zustand übergeht. Temperaturempfindliche Nährbodenbestandteile werden deshalb knapp oberhalb dieser Temperatur dem im Wasserbad gehaltenen Basisnährboden zugesetzt.

1.2 Arten von Nährböden

Synthetische Minimalnährböden: Für eine Reihe von Keimen sind die genauen Nährstoffbedürfnisse bekannt, so daß sogenannte synthetische Minimalnährböden hergestellt werden können.
Empirische Optimalnährböden: Da aus Untersuchungsmaterialien in der Regel eine Vielzahl von Keimarten mit sehr unterschiedlichen Wachstumsbedürfnissen angezüchtet werden sollen, müssen empirische Optimalnährböden, auf denen möglichst viele Keime wachsen können, eingesetzt werden.
Selektivnährböden: Hinzu treten Selektivnährböden, die durch ihre Zusammensetzung (z. B. Gehalt an Hemmstoffen) das Spektrum der anzuzüchtenden Keime einengen.

Im Routinebetrieb wird neben festen Optimalnährböden (Blut-, Kochblutagar) ein Selektivagar (z. B. MAC CONKEY-Agar), auf dem ausschließlich gramnegative Stäbchenbakterien wachsen, mitgeführt.

Differentialnährböden: Auf Differentialnährböden können zusätzlich zur Erkennung differentialdiagnostisch wichtige Merkmale, wie z. B. die Laktosespaltung, geprüft werden.

Typische Beispiele einer Kombination von Selektiv- und Differentialnährboden finden sich beim MAC CONKEY-Agar und bei den Nährböden für die Shigellen- und Salmonellen-Diagnostik.

Flüssige Anreicherungsmedien: Zur Diagnostik von Keimen, die in geringer Menge vorliegen oder die durch Antibiotikabehandlung vorgeschädigt sind, werden flüssige Anreicherungsmedien in den Untersuchungsgang einbezogen.

Diese Anreicherungsnährböden können auch selektiv gestaltet werden, wie z. B. die Selenit-Bouillon für die Isolierung von Salmonellen.

In einem flüssigen Nährmedium liegen die Bakterien als Massenkultur vor. Zur Reinzüchtung – also zur Trennung verschiedener Keimarten – müssen sie auf feste Nährböden übertragen werden. Manchmal sind mehrere Passagen unter abwechselndem Einsatz von flüssigen und Agarmedien erforderlich.

Die Formeln einiger Basisnährböden und der wichtigsten im Text genannten Routinenährböden sind auf S. 31ff aufgeführt.

1.3 Lagerung von Nährböden und Nährbodenbestandteilen

Bei der Lagerung müssen Nährbodenbestandteile und Trockennährböden vor Feuchtigkeit und starker Lichteinwirkung geschützt werden.

Wegen der hygroskopischen Eigenschaften vieler Trockensubstanzen sind die Schraubdekkelflaschen immer dicht zu verschließen. Die begrenzte Lagerungsfähigkeit von Trockensubstanzen erfordert die Beachtung des Verfalldatums. Trockennährböden in Pulverform sind bei optimaler Lagerung mindestens 1 Jahr, solche in Granulatform 3 Jahre verwendbar.

Äußerliche Veränderungen, wie z. B. Verklumpung oder Verbacken der Pulvermasse, deuten auf eine Qualitätsminderung hin; solche Nährböden sollten verworfen werden.

1.4 Herstellung von Nährböden

Lösung: Für die Herstellung von Nährböden müssen die Trockensubstanzen in Aqua dest. oder Aqua bidest. gelöst werden.

Zu diesem Zweck wird dem Trockennährboden bzw. dem Gemisch der Einzelbestandteile zunächst nur etwa die Hälfte der erforderlichen Flüssigkeitsmenge zugesetzt und die Lösung geschüttelt. Erst nach homogener Verteilung wird die Flüssigkeit bis zur Sollmenge aufgefüllt. Agarhaltige Nährböden bleiben zur Quellung 10–15 Minuten stehen. Zur vollständigen Lösung ist insbesondere bei agar- und cystinhaltigen Nährböden eine Erhitzung im Dampftopf oder im Wasserbad bei Kochtemperatur erforderlich. Häufiges Umschütteln verhindert das Anbrennen des Nährbodens und beschleunigt den Lösevorgang. Die Hitzebehandlung sollte so kurz wie möglich sein, um die Qualität des Nährbodens nicht zu beeinträchtigen.

pH-Einstellung: Die pH-Einstellung kann mit Hilfe von Indikatorpapieren vorgenommen werden. Bei der Herstellung der gewöhnlich schwach alkalischen Nährböden wird, insbesondere bei künstlicher Beleuchtung, mit Universalindikatorpapier kontrolliert (Umschlag von rot über gelb nach blau). Eine genauere Einstellung auf ein bestimmtes pH gestatten Spezialindikatorpapiere mit einer geringeren pH-Breite.

Für eine präzise Messung ist die elektrometrische Bestimmung erforderlich.

Bei der Zubereitung der Nährlösungen wird zunächst der pH-Wert nach dem ersten Kochen festgestellt. Für diagnostische Nährböden ist in der Regel eine schwach alkalische Reaktion (pH 7,4) einzustellen. Im allgemeinen ist die Nährlösung zu diesem Zeitpunkt zu sauer. Zu einer abgemessenen Probe wird dann tropfenweise unter Umschütteln eine verdünnte Lauge (meist 0,1n-Natronlauge oder 0,1n-Sodalösung) zugesetzt und der pH-Wert überprüft, bis die gewünschte Reaktion erreicht ist. Der Hauptmenge der Nährlösung wird dann eine entsprechende Menge konzentrierter Lauge zugeführt.

Nach dem Sterilisieren ist eine erneute Kontrolle erforderlich. Da im Verlauf der Sterilisierung die Reaktion nach der sauren Seite hin zurückgehen kann, ist es oft zweckmäßig, den Laugenzusatz etwas höher zu wählen, als der ersten Bestimmung entsprechen würde.

Auch bei Fertignährböden sollte nach der Autoklavierung eine Überprüfung des pH-Wertes erfolgen.

2 Sterilisation von Nährböden

2.1 Erhitzen im Autoklaven

Die Sterilisation der fertigen Nährböden geschieht durch Erhitzen im Autoklaven bei 200 kPa (= 1,1 atü) auf eine Temperatur von 120 °C. Entscheidend hierfür ist die Beseitigung der Restluft aus dem Sterilisator und vor allem aus dem Sterilisiergut.

Zu diesem Zweck wird das Dampfabsperrventil vor Beginn der Sterilisierzeit einige Minuten geöffnet, damit die Luft zusammen mit dem Dampf herausgetrieben wird.

Die Kammer des Autoklaven soll so beschickt werden, daß eine ungehinderte Luftzirkulation möglich ist; dies bedeutet, daß locker gepackt werden muß und daß die verschiedenen Objekte nicht zu Blöcken zusammengestellt werden dürfen. Weiter ist zu bedenken, daß sich die Erwärmung bei nassen Gegenständen verzögert. Deshalb müssen die Gegenstände trocken in den Sterilisator geräumt werden.

Die eigentliche Sterilisationszeit – nicht eingerechnet Anheiz-, Ausgleichs- und Abkühlzeit – beträgt bei 120 °C etwa 15 Minuten. Bei größeren Ansätzen – z. B. 2- oder 3-l-Kolben – muß die Sterilisationszeit zum Zwecke des Wärmeaustauschs ggf. verlängert werden. Eine unbegründete Verlängerung der Sterilisationszeit ist jedoch zu vermeiden, da der Nährwert der Medien darunter leiden kann. Insbesondere ist ein längeres Erhitzen von Zuckern zu unterlassen. Diese werden deshalb getrennt in einer kleinen Flüssigkeitsmenge gelöst, keimfrei filtriert und später dem Nährboden im gewünschten Verhältnis zugesetzt. Dies ist besonders bei Disacchariden, wie Laktose, Maltose und Saccharose, zu beachten, weniger wichtig bei Glukose. Gelatine sollte nicht über 110 °C erhitzt werden, da sonst die Erstarrungsfähigkeit beeinträchtigt wird.

Zu bedenken ist auch, daß luftundurchlässige Verschlußkappen von Gläsern und Röhrchen durch den entstehenden Überdruck herausgetrieben werden. So müssen Gummistopfen entweder gelockert aufgesetzt oder besser getrennt sterilisiert werden.

Der Autoklav darf erst nach erfolgtem Druckausgleich geöffnet werden, um einem Siedeverzug (Verbrühungsgefahr!) zu begegnen.

2.2 Sterilfiltration

Eine Sterilfiltration ist dann erforderlich, wenn hitzeempfindliche Substanzen enthaltende Flüssigkeiten keimfrei gemacht werden müssen. Je nach den Filtermaterialien sind Glas-, Keramik- und Membranfilter aus Zellulosederivaten sowie Filter aus kartonartig gepreßten Asbest- und Zellulosefasern – um nur die wichtigsten zu nennen – zu unterscheiden.

In der Nährbodenküche können regenerierbare Hartfilter aus Keramik oder Glas verwendet werden. Häufig bedient man sich sog. Weichfilter (z. B. Seitzfilter aus Asbestfasern), die im Labor sterilisiert werden. Zu diesem Zweck werden die mit einem Filter versehenen Filterhalter auf Flaschen montiert und autoklaviert. Im Labor haben Membranfilter, die steril verpackt geliefert werden, weite Verbreitung gefunden. Zunehmend finden sie auch in der Nährbodenküche Eingang.

Die Membranfilter stehen für bakteriologische Zwecke in den Porengrößen 0,22 µm und 0,45 µm sowie in verschiedenen Durchmessern zur Verfügung. Ihre Filterwirkung wird auch von der Ausgangskeimzahl sowie der Keimart und -größe bestimmt. Die Filtration geschieht entweder unter Vakuum (Wasserstrahlpumpe) oder Druck (Spritze, Druckflasche).

Bei Druckflaschen sollte der Druck auf $< 0{,}5$ kg/cm^2 eingestellt werden, da bei höherem Druck eine sichere Sterilisierung nicht möglich ist.

3 Abfüllung von Nährböden

Zur Aufnahme flüssiger Nährböden dienen dickwandige Reagenzröhrchen sowie Kolben und Flaschen verschiedener Größe.

Glaswaren sollen kein Alkali abgeben. Deshalb ist die Verwendung von „Geräteglas“ zweckmäßig.

Für den Verschluß werden fest eingedrehte Stopfen aus nicht entfetteter Watte oder Zellstoff verwendet. Die äußere Fläche des Wattestopfens muß möglichst glatt sein.

Zellstopfen werden aus mehreren Lagen etwa 2 mm dikken, gebleichten Zellstoffs hergestellt. Ein Streifen mit der Breite der doppelten Länge des Stopfens wird in Richtung der größten Dehnbarkeit des Papiers quer zur Faserrichtung geschnitten, längs gefaltet und sorgfältig in straffer Weise zusammengerollt. Wichtig ist, daß bei dem noch verformbaren Stopfen keine größeren Hohlräume bestehen.

Im Handel sind Stopfen aus gepreßtem Zellstoff in verschiedenen Größen erhältlich. In der Anschaffung teurer, aber mit Gebrauch wirtschaftlicher und arbeitssparender sind Leichtmetallkappen, die in verschiedenen Größen und Farben geliefert werden. Zusätzlich besteht die Möglichkeit, mit Stanniolfolien, Kunststoff-Folien, paraffinierten Stopfen und Schraubverschlüssen zu arbeiten. Neuerdings werden immer mehr Kunststoffverschlüsse benutzt, entweder als Kappe oder als Schraubverschluß.

Feste Nährböden wurden früher in Glasschalen nach Petri (≈ 9 cm Durchmesser), bei Stuhluntersuchungen auch in die größeren nach Drigalski (15 cm Durchmesser) abgefüllt. Heute werden praktisch nur noch Petrischalen aus Kunststoff eingesetzt, die vom Hersteller steril geliefert werden. Diese sind zum einmaligen Gebrauch bestimmt und werden durch Verbrennen oder Autoklavieren vernichtet. Petrischalen sollten mit Belüftungsnocken versehen sein.

Sterile Nährböden und Flüssigkeiten werden am besten in Sterilluft-Vorrichtungen (sog. Laminar-flow-System) abgefüllt. Eine Rationalisierung ergibt sich durch den Einsatz von automatischen Abfüllgeräten und Plattengießmaschinen. Dadurch wird eine saubere und gleichmäßige Portionierung von Nährböden bei geringem Arbeits- und Zeitaufwand erreicht.

4 Reinigung und Sterilisation von Glaswaren

Alle im bakteriologisch-serologischen Labor verwendeten Materialien sind als potentiell infektiös anzusehen. Deshalb muß dem Reinigungsprozeß immer eine desinfizierend-sterilisierende Maßnahme vorangehen (z. B. vorher in Desinfektionslösung legen). Im Labor können die Glaswaren in Desinfektionslösungen geworfen werden, oder sie können in geeigneten Behältern einer Desinfektion oder Hitzebehandlung außerhalb des Labors zugeführt werden. Die dekontaminierten Materialien gelangen in die Spülküche und sind nach Reinigung und anschließender Sterilisation wieder gebrauchsfertig.

Auf einige häufiger im Labor anfallende Glaswaren sei näher eingegangen:

Gebrauchte Kulturgefäße und Röhrchen: Diese werden nach Beendigung der Untersuchung in geeigneten Behältnissen (z. B. Aluminiumkessel) eingelegt. Für die verschiedenen Arten der Gefäße sollen getrennte Töpfe vorhanden sein. Gefäße, in denen Paraffin war, sind gesondert zu behandeln. Sind die Transportkessel bzw. -töpfe zu etwa zwei Drittel gefüllt, werden sie 20 Minuten im Autoklaven sterilisiert.

Nach dem Erhitzen werden die noch warmen Glassachen in ein Spülbecken mit klarem Wasser gebracht und zweimal gespült. Fettige Gläser werden in Sodalösung gespült, dann mit Zusatz von 1%iger roher Salzsäure für etwa 15 Minuten in Wasser eingelegt und mehrmals nachgespült. Die gereinigten Glaswaren werden nach völligem Trocknen zum weiteren Gebrauch im Heißluftschrank sterilisiert.

Kontaminierte Pipetten: Diese werden nach Gebrauch in hohe, mit einer Desinfektionslösung gefüllte Standzylinder eingestellt, deren Boden mit einer Hartgummiplatte oder einer widerstandsfähigen Kunststoffplatte belegt ist. Nach mehrstündiger Einwirkung wird mit klarem Wasser durchgespült, getrocknet und in Pipettenbüchsen (Luftlöcher geöffnet!) im Heißluftschrank sterilisiert.

Gebrauchte Spritzen und Kanülen: Gebrauchte Spritzen und Kanülen zur Wiederverwendung – heutzutage wird aber meistens Einmalmaterial eingesetzt – werden in Desinfektionslösung eingelegt und gespült. Zur Sterilisation werden sie in dickwandige, weite Reagenzröhrchen mit einem Wattepolster am Boden hineingestellt. Die Röhrchen werden mit Wattestopfen verschlossen. Kanülen werden ebenso einzeln in kleine Röhrchen verpackt. Alternativ ist eine Verpakkung in Metallbehälter möglich.

Röhrchen bzw. Metallbehälter werden im Hitzeschrank oder Autoklaven sterilisiert.

Sterilisation im Heißluftschrank

Die Sterilisation im Heißluftschrank erfolgt bei 180 °C für mindestens 30 Minuten. Die Betriebszeit ist länger, da zusätzlich die Erwärmungs-, Ausgleichs- und Abkühlungszeit, die von mehreren Faktoren abhängt, berücksichtigt werden muß. Auch die Beschickung des Sterilisators ist von Bedeutung, denn bei zu dichter Packung gelingt die Sterilisation oft nicht.

Kontrolle mit Farb- und Bioindikatoren: Für eine ausreichende Erhitzung spricht, daß eingelegtes Papier gebräunt worden ist. Eine Kontrolle mit Bioindikatoren ist zweimal im Jahr angezeigt.

3 Bakteriologische Untersuchungsverfahren

1 Mikroskopische Untersuchung

Mit dieser Technik ist eine Identifizierung von Mikroorganismen in der Parasitologie und – in Verbindung mit der Kulturmorphologie – auch in der Mykologie erreichbar. Bei der bakteriologischen Diagnostik ermöglichen die Merkmale GRAM-Verhalten, Mikromorphologie und Lagerung der Keime zueinander, z. B. Ketten-, Haufenkokken, eine orientierende Abgrenzung, die die Wahl der weiteren diagnostischen Schritte erleichtert. In Verbindung mit serologischen Verfahren (Immunfluoreszenztechnik, s. S. 98) gelingt eventuell eine Identifizierung von Bakterien.

Die Keimzählung stellt ein weiteres Anwendungsgebiet der Mikroskopie dar.

Die mikroskopische Beurteilung von Präparaten der Untersuchungsmaterialien ist das einfachste Verfahren einer Schnelldiagnose. Bei dieser Untersuchung werden nicht nur die Mikroorganismen, sondern auch die zelluläre Reaktion des Makroorganismus (Leukozyten, Lymphozyten, verschiedene Arten von Epithelzellen) berücksichtigt. Die mikroskopische Untersuchung gestattet bei einigen Proben zusätzlich eine Aussage über die Qualität der Probe. So deutet der Nachweis von Mundepithelien auf eine Speichelbeimengung zur Sputumprobe hin (s. S. 267).

1.1 Technik des Mikroskopierens

1.1.1 Apparative Voraussetzungen

Vergrößerung: Das Mikroskopieren erfordert in der bakteriologischen Diagnostik eine mindestens 500fache Vergrößerung. Dementsprechend werden bei Verwendung eines Okulars mit 6facher Eigenvergrößerung die schwächeren Trockensysteme (10- und 40fach) nur zur Untersuchung von Bakterienkolonieformen sowie von parasitologischen und mykologischen Präparaten verwendet. Die Betrachtung der Bakterien erfolgt mit Ölimmersion von etwa 100facher Eigenvergrößerung (numerische Apertur 1,27–1,32).

Die Immersionsflüssigkeit hat denselben Brechungsindex wie Glas ($n \approx 1,51$), so daß die Strahlen nicht wie beim Medium Luft ($n = 1$) abgelenkt werden, sondern in die Frontlinse des Objektivs eintreten können (Abb. 3–1).

Häufig wird ein 8- oder 10fach vergrößerndes Okular benutzt. Stärkere Okulare (12fach) werden nur ausnahmsweise eingesetzt.

Da die Auflösung durch die Art des Objektivs bestimmt wird, führt eine stärkere Okularvergrößerung unter Umständen zur Unschärfe.

Okular, Beleuchtungsapparat, Objekttisch: Für die üblichen bakteriologischen Untersuchungen genügen HUYGENSsche Okulare und achromatische Systeme. Das Mikroskop muß mit einem geeigneten Beleuchtungsapparat (ABBÉscher Kondensor, numerische Apertur 1,2) ausgestattet sein.

Ein fester, viereckiger Objekttisch reicht meistens; er soll so groß sein, daß auch Kulturschalen mikroskopisch betrachtet werden können. Hinsichtlich geeigneter Mikroskope vgl. die Kataloge der optischen Werke.

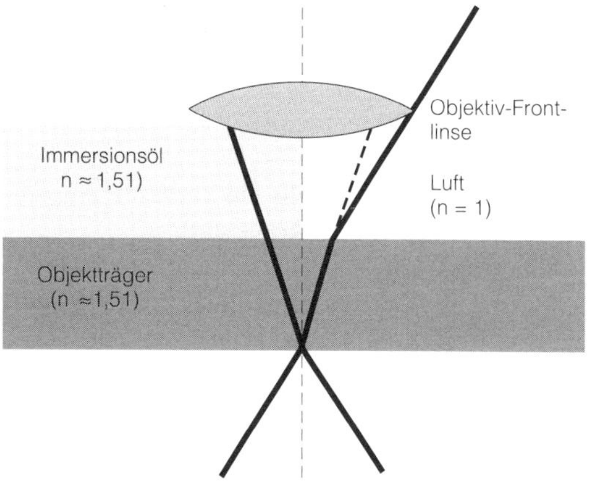

Abb. 3–1
Strahlengang bei Ölimmersions- und Trockensystem.

1.1.2 Handhabung des Mikroskops

Vor Beginn des Mikroskopierens überzeuge man sich, daß sich die Oberfläche des Kondensors unmittelbar unterhalb des Objekttisches befindet, daß der Einstellknopf der Irisblende gut zugänglich und die Blende völlig geöffnet ist. Die Zentrierung der Lichtquelle erfolgt unter Einschaltung eines der schwächeren Objektive. Macht die Einstellung Schwierigkeiten, so kann sie bei herausgenommenem Okular vorgenommen werden.

Als künstliche Lichtquelle kommen in erster Linie Mikroskopierlampen mit Niedervoltbirnen in Betracht. Gefärbte Präparate erfordern möglichst viel Licht, also volle Wirkung des hochgestellten Kondensors bei offener Blende und – soweit vorhanden – mit in den Strahlengang geklappter Vorschaltlinse.

Ungefärbte Präparate verlangen hingegen eine Verminderung der Lichteinstrahlung. Ihr Strukturbild tritt durch Einengung der Aperturblende hervor; zusätzlich kann die Kondensorwirkung durch Senken des Beleuchtungsapparates eingeschränkt und die Vorschaltlinse aus dem Strahlengang herausgeklappt werden. Die Einstellung der Lichtintensität hängt nicht nur davon ab, ob ein gefärbtes oder ein ungefärbtes Nativpräparat betrachtet werden soll, sondern auch davon, welche Vergrößerung zur Anwendung kommt. Die höchste Lichtintensität erfordert ein mit Ölimmersion betrachtetes gefärbtes Präparat. Genau umgekehrt verhält es sich mit ungefärbten Präparaten und niederer Vergrößerung (z. B. Objektiv 10). Die optimale Beleuchtung muß individuell eingestellt werden.

Ölimmersion: Soll mit Ölimmersion gearbeitet werden, so wird auf das zu betrachtende Präparat ein Tröpfchen Immersionsöl gebracht. Mit Hilfe des Grobtriebes wird der Tubus gesenkt, bis die Frontlinse in das Öl eintaucht. Erst dann blickt man in das Okular und erfaßt mit der Hand den Einstellknopf der Feinbewegung. Mit dieser wird der Tubus weiter gesenkt, bis das Bild des Objektes sichtbar wird. Der Bildabstand der Ölimmersion beträgt nur 0,1 mm. Um eine Beschädigung der Frontlinse zu vermeiden, wird das Präparat mit der freien Hand während der Einstellung leicht bewegt; eine Hemmung der Beweglichkeit zeigt an, daß der Tubus bereits zu tief gesenkt ist. Für den Anfänger ist es zweckmäßig, zunächst unter seitlicher Beobachtung den Tubus fast bis zum Anschlag auf das Präparat zu senken. Beim Einblick in das Mikroskop wird der Tubus dann mittels des Feintriebes ausschließlich nach oben bewegt.

Nach dem ersten Einstellen des Bildes wird die Beleuchtung korrigiert. Beim Durchmustern bleibt stets eine Hand beim Objektträger bzw. an den Einstellschrauben des Kreuztisches, die andere am Triebknopf. Soll das Präparat wieder entfernt werden, so wird zunächst der Tubus gehoben.

Nach Gebrauch wird die Frontlinse mit einem weichen Leinenläppchen oder Seidenpapier gereinigt. Angetrocknetes Öl kann mit einem mit Xylol-getränkten Pinsel oder besser mit einem Leichtbenzinläppchen vorsichtig entfernt werden.

Während der Aufbewahrung wird der Tubus gesenkt und zwischen Kondensor und Objektiv etwas Fließpapier gelegt.

1.2 Mikroskopische Präparate

Man unterscheidet ungefärbte und gefärbte Präparate.

1.2.1 Ungefärbte Präparate (Nativpräparate)

Objektträger-Deckglaspräparate: Einfache Objektträger-Deckglaspräparate werden angefertigt, indem ein Tropfen des flüssigen Materials auf die Mitte des Objektträgers gebracht wird. Ein Deckgläschen wird mit einer Kante aufgesetzt und dann so auf diesen gekippt, daß keine Luftblasen auftreten.

Derartige Präparate haben den Nachteil, daß sie schnell austrocknen und daß infolge der auftretenden Strömungen die Eigenbewegung der Bakterien schwer zu beurteilen ist. Darüber hinaus können Mikroskop und Hände leicht infiziert werden.

Die Präparate müssen bei stark abgeblendetem Licht, bei Dunkelfeld- oder Phasenkontrastbeleuchtung betrachtet werden.

Ist eine längere Aufbewahrung erwünscht, können die Ränder mit Paraffin oder Verschlußlack abgedichtet werden.

Dunkelfeldverfahren: Mit dem Dunkelfeldverfahren können Struktureinzelheiten erkannt werden, die nur geringe Differenzen in der Lichtbrechung aufweisen. Der Strahlengang wird derart geführt, daß das direkte Licht aus dem Raumwinkel der Objektivapertur ferngehalten wird, so daß in das Objektiv nur die vom Objekt gebeugten Strahlen gelangen (Abb. 3–2). Dessen Konturen erscheinen dann hell leuchtend auf schwarzem Untergrund. Man benötigt zu diesem Zweck einen Dunkelfeldkondensor sowie Spezialobjektive. Für das Routinelabor bieten sich heute Dunkelfeldmikroskope mit starken Trokkensystemen an, bei denen es nicht erforderlich ist, Öl zwischen Kondensor und Objektträger sowie Deckglas und Objektiv zu bringen.

Das Präparat wird als Objektträger-Deckglaspräparat in möglichst dünner Schicht frei von Luftblasen angefertigt; es darf nicht zu viel Material enthalten. Die Objektträger müssen von vor-

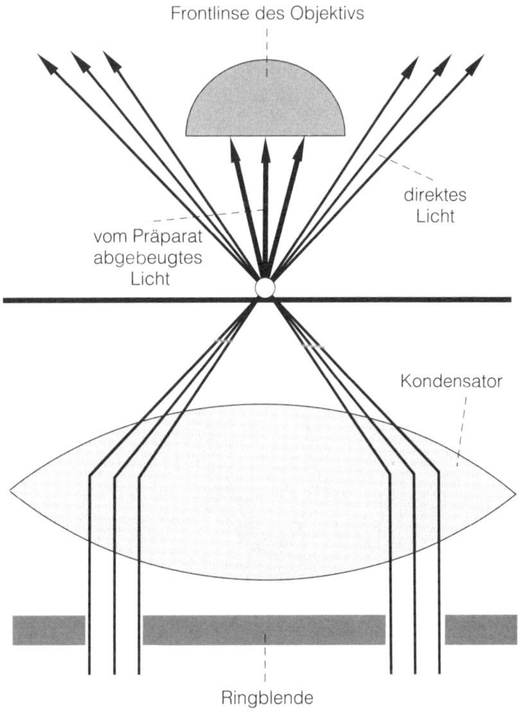

Abb. 3–2
Strahlengang bei Dunkelfeldbeleuchtung.

geschriebener Dicke (1 mm) und ebenso wie die Deckgläser einwandfrei gereinigt sein.

Phasenkontrastverfahren: Besonders kontrastreiche Bilder vermittelt das Phasenkontrastverfahren, durch das Phasenkontrastunterschiede eines Objektivs in sichtbare Amplitudenunterschiede umgewandelt werden.

Auch hier bedient man sich eines möglichst dünnen Objektträger-Deckglaspräparates.

„Hängender Tropfen“: Gelegentlich wird der „Hängende Tropfen“ zur Beweglichkeitsprüfung von Bakterienkulturen benutzt. Das Untersuchungsmaterial befindet sich hierbei an der Unterseite eines Deckglases freihängend in einer feuchten Kammer, die dadurch gebildet wird, daß das Deckgläschen über dem mit Vaseline umrandeten Ausschliff eines hohlgeschliffenen Objektträgers aufliegt (Abb. 3–3).

Ein Deckglas wird auf eine Unterlage von Filterpapier gelegt. Auf seine Mitte wird ein kleines, flaches, scharf begrenztes Tröpfchen des flüssigen Materials, das nicht zu bakterienreich sein darf, mit der sterilen Öse gebracht. Sollen Kulturen von festen Nährböden untersucht werden, so wird der Tropfen mit Bouillon angelegt und eine Nadelspitze Material eingerieben.

Ein hohlgeschliffener Objektträger, der durch Umranden des Ausschliffs mit etwas Vaseline vorbereitet ist, wird leicht erwärmt, mit dem Ausschliff über das Deckglas gelegt und angedrückt. Dann wird der Objektträger mit dem anhaftenden Deckglas schnell umgedreht. Der Tropfen muß in der Mitte des Deckglases hängen, und darf den Objektträger nicht berühren; die Vaseline muß dicht schließen.

Zur Untersuchung wird der „Hängende Tropfen“ mit schwachem Objektiv bei enger Blende so eingestellt, daß der Rand durch die Mitte des Gesichtsfeldes zieht. Dann wird der Tubus gehoben, das Ölimmersionsobjektiv eingeschaltet und das Deckglas mit dem Tropfen Öl beschickt, ohne daß der Objektträger verschoben wird. Das Objektiv wird nun gesenkt, bis es fast das Deckglas berührt. Beim Einblick in das Okular wird der Tropfenrand als scharfes Band leicht wiedergefunden. Die zum Tropfen gehörende Fläche erscheint gleichmäßig hell, die freie Deckglasfläche mit einer netzartigen Zeichnung von Wasserdampfniederschlägen versehen. Die Blende wird jetzt etwas geöffnet und der Tropfenrand scharf eingestellt. Die Bakterien sind nur dann als beweglich anzusprechen, wenn sie Ortsveränderungen unter Wechsel der Richtung oder nach verschiedenen Richtungen hin ausführen. Hin- und Herzittern am Platz ist durch Brownsche Molekularbewegung bedingt. Nach der Untersuchung wird das Deckglas mit einer Pinzette so verschoben, daß eine Ecke über den Objektträger hervorragt. Dann wird es abgehoben und in eine Desinfektionslösung eingelegt, ohne daß der Objektträger mit dem Material in Berührung kommt.

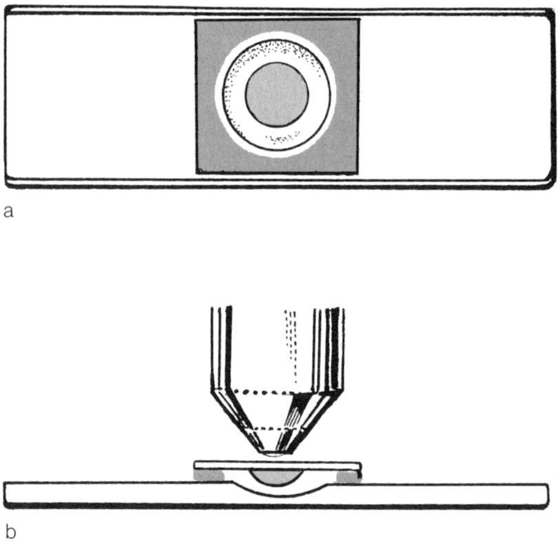

Abb. 3–3 Prinzip des „Hängenden Tropfens“ zur Beweglichkeitsprüfung von Bakterien.

a) Aufsicht
b) Seitenansicht

Tuscheverfahren: Das Tuscheverfahren ist eine besondere Art der Negativdarstellung von Mikroorganismen. Seine spezielle Anwendung erfährt es beim Nachweis der ausgeprägte Kapseln bildenden Kryptokokken (s. S. 254). Die Sichtbarmachung von Bakterienkapseln macht eine zusätzliche Gegenfärbung erforderlich. Ein Tropfen Tusche wird nach Burri auf den Objektträger in die Nähe einer Schmalseite gebracht, daneben ein Tropfen des ggf. verdünnten Materials; beide werden vermischt und mit dem Deckglas wie ein Blutpräparat (s. S. 17) ausgestrichen. Nach dem Trocknen kann das Präparat ohne weitere Vorbereitung mit einem Trockenobjektiv – bei Bakterien mit Ölimmersion – betrachtet werden (cave: Keime sind ggf. infektiös!). Die Mikroorganismen erscheinen als helle Aussparung auf dunklem Untergrund (Tafel 1).

1.2.2 Gefärbte Präparate

Ausstrichpräparate: Ausstrichpräparate für Färbungen werden in folgender Weise hergestellt: Von dem zu untersuchenden flüssigen Material wird mit der ausgeglühten Öse ein Tröpfchen auf die Mitte des Objektträgers gebracht, zu einer feinen Schicht ausgebreitet und durch Schwenken in der Luft, aber nicht über der Flamme, möglichst schnell getrocknet.

Bakterienkolonien: Bei Bakterienkolonien wird zuerst mit der Öse ein Tröpfchen Wasser auf den Objektträger gebracht und dann eine Nadelspitze Material eingerieben.
Eiter: Bei Eiter hat sich das für Blutausstriche angewandte Ausstrichverfahren bewährt.
Organpräparate: Von Organmaterialproben können Präparate angefertigt werden, indem eine Schnittfläche auf dem Objektträger abgetupft wird.
Quetschpräparate: Material von härterer Konsistenz (z. B. drusenähnliche Konglomerate, Tuberkel aus Gewebsstücken usw.) wird auf einen Objektträger zusammen mit wenig Wasser gebracht und mit dem Ende eines zweiten Objektträgers zerquetscht und bei bröckeligem Tuberkelmaterial verrieben (sog. Quetschpräparat).

Nota bene: Bei Drusen von Aktinomykose und Myzetomen nur quetschen und nicht verreiben!

Je dünner das Präparat ist, um so besser gelingt die Färbung! Die Präparatseite wird durch einen Strich mit Schreibdiamant oder Filzstift gekennzeichnet, die Präparatstelle auf der Unterseite eingekreist.

Deckglaspräparate: Präparate können auch auf Deckgläsern angefertigt werden; diese werden dann während der weiteren Behandlung mit einer CORNET-Pinzette, die in Ruhelage geschlossen ist und sich auf Druck öffnet, gehalten. Deckglaspräparate kommen vor allem für Klatschpräparate von Bakterienkulturen in Betracht, um die Lagerung der Keime im Kolonieverband mikroskopisch zu untersuchen. Hierzu wird das Deckglas auf eine Kolonie gelegt, leicht angedrückt, mit einer Pinzette erfaßt und senkrecht abgehoben. Weiteres Vorgehen s. S. 18.

Blutausstrich: Zur Herstellung wird ein kleiner Tropfen Blut in der Nähe der Schmalseite eines auf den Tisch gelegten Objektträgers gebracht. Dann wird ein Deckglas oder ein geschliffener Objektträger, dessen eine Schmalseite durch Anschneiden einer Ecke etwas verkürzt wurde, mit einer Kante unmittelbar zentral vor dem Tropfen auf den Objektträger aufgesetzt, nach außen bis zu einem Winkel von etwa 45° geneigt und etwas zurückgezogen, bis sich der Tropfen längs der Kante des Deckglases ausbreitet (Abb. 3–4). Wird jetzt das Deckglas unter leichtem Druck gleichmäßig nach der freien Seite des Objektträgers geschoben, so zieht es den Bluttropfen hinter sich her und breitet ihn zu einer feinen Schicht aus.

In gleicher Weise werden Eiterausstriche hergestellt.

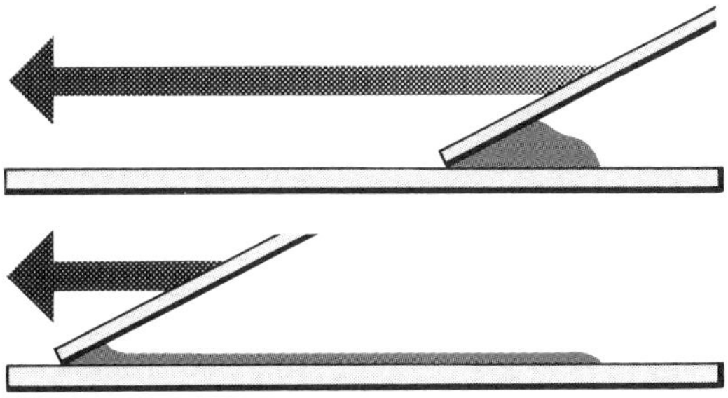

Abb. 3–4 Technik des Blutausstrichs.

„Dicker Tropfen“: Dieses einfache Anreicherungsverfahren dient zum Nachweis von Mikrofilarien, Protozoen und Borrelien. „Dicke Tropfen“ werden angefertigt, indem ein Tropfen Blut auf den Objektträger aufgebracht und auf einer Fläche von etwa 1,5 cm Durchmesser („daumennagelgroß“) ausgebreitet wird; anschließend wird mit der Kante eines Objektträgers oder einer Glaskapillare bzw. eines Glasstäbchens vorsichtig umgerührt, damit die zur Gerinnung führenden Bestandteile in Form eines Gerinnsels schnell gebildet und ggf. herausgefischt werden können. Der Tropfen muß dann völlig antrocknen (mindestens 2 Stunden) und dabei vor Staub und Fliegen geschützt werden.

Fixierung: Die Ausstrichpräparate – nicht der „Dicke Tropfen“ – müssen vor der Färbung fixiert werden.
Fixieren durch Hitze: Für die meisten einfachen Bakterienfärbungen genügt das Fixieren durch Hitze. Die Objektträger werden, nachdem die Präparate völlig lufttrocken sind, so gefaßt, daß die Schichtseite oben ist, und dann dreimal langsam durch die leuchtende Flamme gezogen wird, ohne in dieser zu verweilen.
Fixieren durch Alkohol: Schonender ist die Fixierung in Alkohol, die für Blutausstriche ausschließlich in Betracht kommt, jedoch auch für Gewebsausstriche usw. zweckmäßig ist. Die lufttrockenen Präparate werden 15 Minuten mit absolutem Alkohol oder Alkoholäther (zu gleichen Teilen) oder 3 Minuten mit Methylalkohol bedeckt.

1.3 Färbung

1.3.1 Vorbereitung

Die fixierten Präparate werden auf eine Färbebank gelegt (z. B. einen U-förmig gebogenen, über eine Glaswanne von etwa 25 cm Durchmesser gelegten Glasstab); dann wird die Farbstofflösung aufgetropft. Diese muß die Präparatstelle völlig bedecken und darf während der Einwirkung nicht eintrocknen.

Ähnlich wie bei der Färbung von histologischen Schnitten können die zu färbenden Präparate auch in Küvetten (Farbtröge) eingelegt werden, die die jeweiligen Farbstoffe bzw. Lösungen enthalten. Diese sind ggf. mehrmals täglich zu erneuern.

Nach der für die jeweiligen Färbungen vorgeschriebenen Zeit werden die Präparate kurz in fließendem Wasser abgespült, zwischen mehreren Lagen Fließpapier unter leichtem Andrükken desselben – nicht wischen! – vorgetrocknet und an der Luft oder hoch über der Sparflamme völlig getrocknet. Das so vorbereitete Präparat wird mittels Ölimmersion eingestellt, indem ohne Zwischenschalten eines Deckglases ein Tropfen Öl auf den Objektträger gebracht wird (vgl. Abb. 3–1).

Soll das Präparat aufbewahrt werden, so wird das Öl durch vorsichtiges Abwischen mit Xylol oder durch Einlegen in Äther entfernt. Wenn das Präparat öfter betrachtet wird, so ist es besser mit einem Deckglas zu versehen, das mit Zedernöl, neutralem Kanadabalsam oder „Caedex" angeklebt wird. Ist das Präparat als Deckglaspräparat (s. S. 17) angefertigt worden, wird dieses mit der Schichtseite nach unten auf einen Objektträger geklebt. Etwa hervorquellender Balsam oder Öl werden mit Xylol entfernt.

Zur einfachen Darstellung von Mikroorganismen dienen meist wäßrige Lösungen basischer Anilinfarben, die gleichzeitig die Zellkerne tierischer Gewebe intensiv, den Zelleib schwach färben. Die Bakterienfärbung in Ausstrichpräparaten gelingt um so besser, je dünner der Ausstrich angefertigt und je schonender die Fixierung erfolgt ist. Färbt man mit verdünnten Lösungen längere Zeit, so wird das Ergebnis besser, als wenn man mit konzentrierten nur kurz färbt. Durch Erwärmen kann die Reaktion mit dem Farbstoff beschleunigt werden (z. B. ZIEHL-NEELSEN-Färbung). Statt von frisch bereiteten, einfachen, wäßrigen Lösungen (Farbstoff stets im Überschuß in Aqua dest. einbringen, kräftig schütteln, nach mehrstündigem Stehen abfiltrieren) wird meist von alkoholischen Stammlösungen ausgegangen.

Die gebräuchlichsten Farbstofflösungen für monochromatische Bakterienfärbungen sind Methylenblau-Lösung und Fuchsin-Lösung. Eine intensivere Färbung wird durch verstärkte Farbstofflösungen erreicht. So wird anstelle der wäßrig-alkoholischen meist alkalische Methylenblau-Lösung nach LÖFFLER (s. S. 21) und anstelle der Fuchsin-Lösung verdünnte Karbolfuchsin-Lösung (s. S. 22) verwendet.

1.3.2 Einfache Färbungen

Methylenblaufärbung: Die Färbung erfolgt mit alkalischer Methylenblau-Lösung nach LÖFFLER, Färbedauer 2–5 Minuten (Tafel 1). Gute, sehr klare, strukturreiche Bilder in zellhaltigen Ausstrichpräparaten. Einzelne Bakterienarten färben sich allerdings nur schwach an. Die Färbung ist für Dauerpräparate nicht geeignet.

Die Methylenblaufärbung wird gerne zusätzlich zur GRAM-Färbung bei der Untersuchung von Liquor- und Gonorrhoe-Verdachtspräparaten eingesetzt.

Färbung mit unverdünnter Karbolfuchsin-Lösung: Färbedauer 1 Minute. Bakterienstrukturen werden besonders gut dargestellt, z. B. auch bei Legionellen.

GIEMSA-Färbung: Eine Fortentwicklung der ROMANOWSKY-Färbung, die Eigenschaften des „Rot aus Methylblau" (Azur) und des Eosins vereinigt. Für hämatologische und protozoologische Zwecke bestimmt, z. B. zum Nachweis der Malariaerreger, *Pneumocystis carinii* usw. Dabei färben sich Erythrozyten rötlich, Leukozyten bläulich mit rotviolettem Kern und verschieden gefärbten Granula. Das Chromatin der Protozoen nimmt einen leuchtend roten, ihr Plasma einen blauen Farbton an.

Ähnlich wie die vorgenannten Färbungen ist die GIEMSA-Färbung auch zur Bakteriendarstellung und zusätzlich zur Anfärbung von Chlamydien geeignet.

Die Präparate werden nach völligem Trocknen durch Einstellen in absoluten Alkohol (30 Minuten) oder wasserfreien Methylalkohol (3 Minuten) fixiert, mit Fließpapier abgetupft, mit frisch bereiteter GIEMSA-Lösung (s. S. 22) 20–30 Minuten gefärbt, mit dem Wasserstrahl kurz abgespült und ggf. durch Schwenken in Aqua dest. differenziert.

Objektträger zum Trocknen senkrecht aufstellen.

Die erzielten Farbtöne, insbesondere die der Leukozytengranula, hängen weitgehend von der Wasserstoffionenkonzentration des zum Verdünnen benutzten Wassers ab (s. S. 22).

„Dicke Tropfen"-Präparate: „Dicke Tropfen"-

Präparate (s. S. 17) sind als eine Art Anreicherung anzusehen. Sie werden insbesondere in der Parasitologie und bei Rückfallfieber eingesetzt.

Nach der Trocknung werden sie ohne vorhergehende Fixierung gefärbt. Sie werden mit der GIEMSA-Lösung bedeckt, durch deren wäßrigen Anteil die roten Blutkörperchen zunächst hämolysiert werden, während sich die übrigen Zellen (Leukozyten, Thrombozyten) und die Protozoen anfärben. Farbstofflösungen am besten nach 10 Minuten erneuern. Sehr vorsichtig mit Wasser spülen, damit der Tropfen nicht abgeschwemmt wird. Nicht zwischen Fließpapier trocknen!

Laktophenolbaumwollblau-Lösung: Zur Nativfärbung von Pilzen (s. S. 22): Das Material wird in Blaulösung suspendiert und mit einem Deckglas bedeckt; anschließend sofort im Trockensystem untersuchen.

1.3.3 Differentialfärbungen

GRAM-Färbung: Die Färbung nach GRAM ermöglicht die Aufteilung der Bakterien in zwei Gruppen (Abb. 3–5): Die grampositiven Bakterien binden Anilinfarbstoffe bei nachfolgender Jodbehandlung so fest, daß sie durch Alkohol nicht entfärbt werden. Die gramnegativen Bakterien geben den Farbstoff wieder ab und werden dann mit einer Kontrastfärbung dargestellt. Von den zahlreichen Modifikationen wird heute meist folgende verwendet:

Die hitzefixierten Ausstriche werden 1–3 Minuten mit Karbolgentianaviolett-Lösung (s. S. 22) gefärbt und mit Jodjodkalium-Lösung (s. S. 22) abgespült. Zum Beizen läßt man die Jodlösung 1 Minute einwirken. Es folgt die Entfärbung mit 96%igem Alkohol, bis das Präparat keine Farbwolke mehr abgibt. Nach Abspülen mit Leitungswasser wird einige Sekunden mit verdünnter Safranin-Lösung (s. S. 22) gegengefärbt, mit Wasser abgespült und getrocknet.

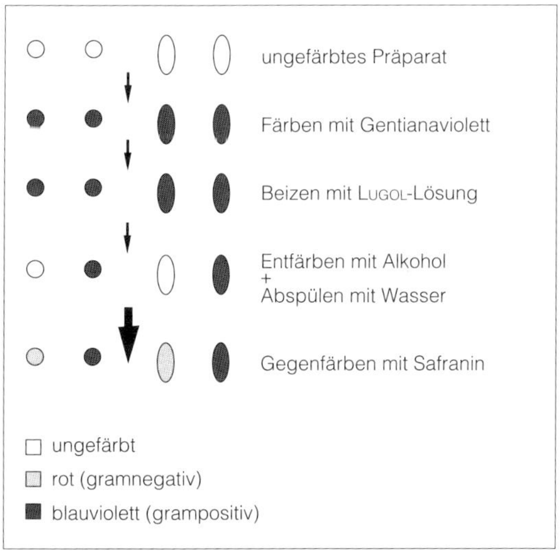

Abb. 3–5 Färbeverhalten von Bakterien nach den verschiedenen Arbeitsgängen der GRAM-Färbung.

Grampositive Bakterien sind blauschwarz, gramnegative rot (Tafel 1).

Folgendes ist zu beachten: Die Karbolgentianaviolett-Lösung wird am besten durch ein Filter auf das Präparat aufgetropft. Zwischen den einzelnen Phasen soll das Präparat nicht trocken werden. Die Jodjodkali-Lösung darf nicht sauer reagieren (Prüfung mit Lackmuspapier). Die Alkoholbehandlung kann sowohl durch Aufträufeln wie durch Bewegen des Objektträgers in einem Gläschen erfolgen. Im letzteren Falle wird das Präparat vor der Alkoholbehandlung mit Fließpapier abgetupft.

Statt Karbolgentianaviolett-Lösung kann Karbolmethylviolett-Lösung (s. S. 22) oder eine gesättigte wäßrige Kristallviolett-Lösung ohne weiteren Zusatz (s. S. 22) verwendet werden. Statt Alkohol kann auch Brennspiritus oder eine Mischung von gleichen Teilen Alkohol und Äther zum Einsatz kommen. Zur Gegenfärbung sind auch verdünnte Bismarckbraun-Lösung (s. S. 22) und verdünnte Fuchsin-Lösung (s. S. 22) brauchbar. Erstere ist insbesondere für Rot-Grün-Blinde geeignet.

Der kritische Vorgang bei der GRAM-Färbung ist die Entfärbung mit Alkohol. Zu kurze Alkoholeinwirkung hat zur Folge, daß gramnegative Keime grampositiv erscheinen; zu lange Alkoholbehandlung führt zur Entfärbung grampositiver Keime. Eine nicht optimale Entfärbung ist auch an den Zellen, z. B. den Leukozyten, zu erkennen. Bei ungenügender Entfärbung erscheinen Zellkern und Zellplasma tiefblau, bei zu starker Entfärbung sind hingegen beide rot.

Eiterpräparate sind häufig ungleich dick. Man findet dann in ihnen sowohl mangelhaft entfärbte als auch zu stark entfärbte Bezirke. In diesem Falle müssen Stellen gesucht werden, in denen die Leukozytenkerne noch blau und das Plasma rosa angefärbt ist. Hier kann das GRAM-Verhalten von Bakterien beurteilt werden.

ZIEHL-NEELSEN-Färbung: Tuberkulosebakterienfärbung nach ZIEHL-NEELSEN zur Färbung von säurefesten Bakterien. Säurefeste Stäbchen erscheinen rot auf zartblauem Untergrund (Tafel 1).

Infolge der chemischen Beschaffenheit der Zellwand nehmen säurefeste Bakterien die einfachen Farbstofflösungen nicht an. Wenn aber mit eingreifenderen Methoden eine Färbung erzielt worden ist, so hat sie auch bei anschließender Säure- und Alkoholbehandlung Bestand, während andere Bakterien und Zellen die Farbe hierbei abgeben und mit einer Kontrastfärbung dargestellt werden können.

Kaltfärbung und Heißfärbung: Die Anfärbung der säurefesten Stäbchen erfolgt entweder durch verlängerte Färbedauer (1–6 Stunden), evtl. auch unter Verwendung von Netzmitteln, sog. Kaltfärbung [2], oder – üblicherweise – unter Hitzewirkung, sog. Heißfärbung.

Die Heißfärbung oder Tuberkulosebakterienfärbung nach ZIEHL-NEELSEN wird meist in folgender Modifikation angewendet:

2 Minuten Färben mit konzentrierter Karbolfuchsin-Lösung (s. S. 22) unter Erhitzen bis zur Dampfbildung. Entfärben mit 80%igem Alkohol mit 3% Salzsäure, bis Präparat farblos erscheint; kurz abspülen mit Wasser, 5 Sekunden nachfärben mit stark verdünnter Methylenblau-Lösung (s. S. 22), abspülen und trocknen. Für *Rot-Grün-Blinde* kann statt Karbolfuchsin-Lösung Karbolgentianaviolett-Lösung (s. S. 22) und zur Nachfärbung wäßrige Bismarckbraun-Lösung (s. S. 22) verwendet werden. Der dabei erzielte Kontrast ist violett-braun.

Modifizierungen der ZIEHL-NEELSEN-Färbung zum Nachweis von *Kryptosporidien* und der partiellen Säurefestigkeit von *Nocardien* sind auf Seite 227 bzw. Seite 152 zu finden (s. a. Tafel 1).

Auramin-Fluoreszenz-Färbung: Die Auramin-Färbung nach HAGEMANN dient zur fluoreszenzmikroskopischen Untersuchung. Dabei werden Mykobakterien selektiv mit einem Fluorochrom, d. h. einem fluoreszierenden Farbstoff (z. B. Auramin), angefärbt. Durch ultraviolette Strahlung werden die gefärbten Keime zur Fluoreszenz angeregt. Das dabei entstehende sichtbare Licht gelangt durch die Optik des Mikroskops in das Auge des Beobachters, während die Reste der Ultraviolettstrahlung durch ein auf das Okular aufgesetztes Sperrfilter zurückgehalten werden.

Der Vorteil dieser Färbung besteht darin, daß bereits mit geringen Vergrößerungen mikroskopiert werden kann. Die Einführung dieses Verfahrens ist wegen des technischen Aufwandes allerdings nur dann lohnend, wenn 30–40 Präparate pro Tag zu untersuchen sind.

Hitzefixiertes Präparat mit Phenolauramin-Lösung (s. S. 22) bedecken und 20 Minuten ohne Erhitzung einwirken lassen; mit Salzsäurealkohol 2 Minuten entfärben und anschließend nach Abspülen des Präparates mit verdünnter wäßriger Methylenblau-Lösung nach LÖFFLER nachfärben. Eine Trocknung mit Filtrierpapier ist nicht erlaubt (führt zu Artefakten).

Tuberkulosebakterien erscheinen als kleine, goldgelb fluoreszierende Stäbchen.

Eine Nachfärbung nach ZIEHL-NEELSEN ist möglich und in Zweifelsfällen sogar geboten.

Akridinorange-Fluoreszenz-Färbung: Eine weitere fluoreszenzmikroskopische Technik benutzt Akridinorange. Mit diesem Fluorochrom können verschiedene Mikroorganismen, z. B. Bakterien oder Pilze, bereits mit dem stärksten Trockenobjektiv gesehen werden. Diese Untersuchungstechnik, die empfindlicher ist als die GRAM-Färbung, wurde z. B. zur mikroskopischen Untersuchung von Blutkulturen eingesetzt [4].

Polkörnchenfärbung: Die Methylenblau-Kristallviolett-Chrysoidin-Färbung nach NEISSER (nach GINS) dient zum Nachweis von metachromatischen Körnchen nach BABES-ERNST, insbesondere bei *Diphtheriebakterien.*

Das hitzefixierte Präparat wird 20–30 Sekunden mit dem Farbstoffgemisch aus essigsaurer Methylenblau-Lösung und alkoholischer Kristallviolett-Lösung (s. S. 22) bedeckt, nach kurzem Abspülen 5 Sekunden mit modifizierter LUGOL-Lösung (s. S. 22) nachbehandelt, 5 Minuten mit Chrysoidin-Lösung (s. S. 22) gegengefärbt und zwischen Filtrierpapier getrocknet.

Die Polkörnchen von Diphtheriebakterien sind nahezu schwarz, der Bakterienleib ist zart gelbbraun angefärbt (Tafel 1).

1.3.4 Weitere Spezialfärbungen

Weitere Spezialfärbungen, die der Darstellung einzelner Zellstrukturen gelten (Abb. 3–6), seien an dieser Stelle nur erwähnt. Genauere Angaben müssen der Spezialliteratur entnommen werden.

Bakterienkapseln: Diese können in Organausstrichen gelegentlich bei einfachen Färbungen erkannt werden, insbesondere nach Färbung mit alkalischer Methylenblau-Lösung. Eine Negativdarstellung der Kapseln in Reinkulturen gelingt durch einen gefärbten Tuscheausstrich:

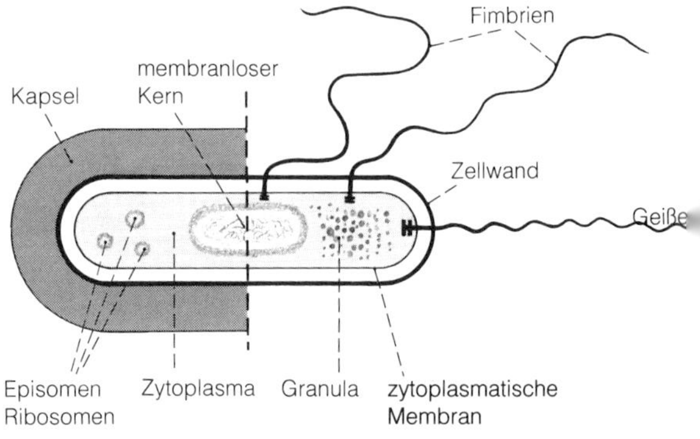

Abb. 3–6 Strukturen der Bakterienzelle.

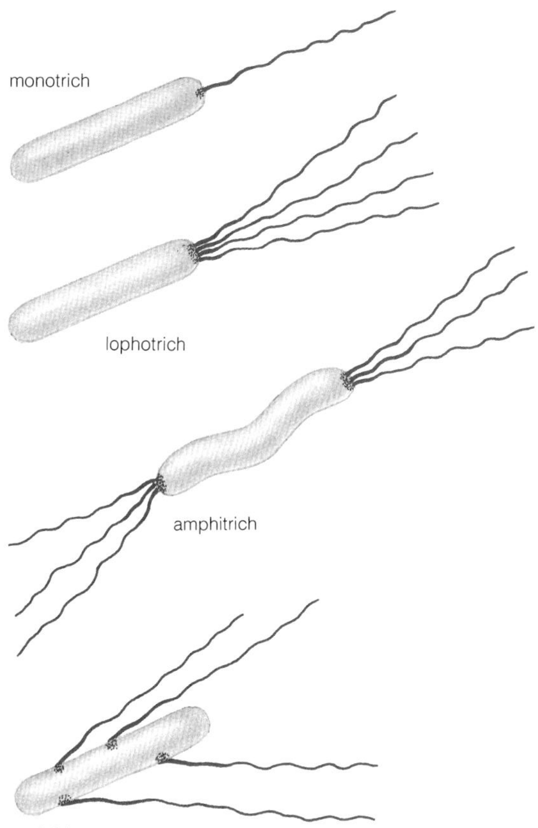

Abb. 3–7 Grundtypen der Bakterienbegeißelung.

Tuscheausstrich anfertigen (s. S. 16), hitzefixieren, mit verdünnter Fuchsin-Lösung eine Minute färben, abspülen und trocknen.

Die gefärbten Keime liegen, von einem hellen Hof umgeben, auf dunklem Untergrund.

Nachweis der Kapseln von *Cryptococcus neoformans* mit Tuscheausstrich s. S. 254.

Bakteriengeißeln: Die Darstellung von Bakteriengeißeln gelingt bei den einfachen Färbungen nicht (Abb. 3–7). Auch die speziellen Färbungen, die auf der Anwendung von Beizen beruhen, liefern keineswegs immer Bilder, die über Zahl und Anordnung der Geißeln einwandfrei Aufschluß geben.

Objektträger und Deckgläser müssen gründlich entfettet und sauber sein und dürfen nicht mit den Fingern berührt werden! Man soll stets junge Oberflächenkulturen verwenden. Die Bakterien sollen im Präparat möglichst einzeln liegen. Deshalb werden auf einem Objektträger nebeneinander 3 Tropfen Wasser aufgebracht. In den ersten wird eine Nadelspitze Kultur eingerieben, vom ersten Tropfen wird eine Spur in den zweiten und von diesem eine Spur in den dritten übertragen. Die Tropfen werden flach ausgestrichen, so daß sie sofort antrocknen, und in der Flamme fixiert.

Geißelfärbung nach Leifson: Die sorgfältig vorbereiteten Objektträger werden mit einer alkoholischen Gerbsäure-Alaun-Fuchsin-Lösung (s. S. 22) überschichtet und 10 Minuten bei Temperaturen von 24–37 °C, ggf. im Brutschrank, stehengelassen; anschließend mit Leitungswasser abspülen und lufttrocknen.

Fimbrien: Fimbrien sind Fäden, die dünner und kürzer als Geißeln sind und von der Zellwand verschiedener gramnegativer Bakterien hervorragen (Abb. 3–6). Ihre Darstellung gelingt elektronenmikroskopisch. Teilweise handelt es sich um Haftorgane, teilweise um Strukturen, die der Kopulation dienen. Sie werden auch Pili genannt. Fimbrien-tragende Teile können daran erkannt werden, daß sie Erythrozyten verklumpen (aktive Hämagglutination).

Bakteriensporen: Bakteriensporen sind im ungefärbten Präparat, insbesondere im hängenden Tropfen, an ihrer stärkeren Lichtbrechung zu erkennen. Sie bleiben bei einfachen Färbungen ungefärbt mit schmalem farbigen Saum.

Bei der Sporenfärbung nach Rakette wird das hitzefixierte Präparat – reichlich Bakterienmaterial aufbringen! – mit 5%iger wäßriger Malachitgrün-Lösung (s. S. 22) überdeckt und mehrfach bis zur Blasenbildung erhitzt. Vorsichtig mit Wasser abspülen und dann 2 Minuten mit verdünnter Safranin-Lösung (s. S. 22) überdecken. Die Sporen erscheinen grün, vegetative Formen rosarot.

Polkappen: Bei manchen Keimarten sind die Polenden stärker angefärbt. Diese Eigenschaft ist besonders bei Pasteurellen und Yersinien nachweisbar. Eine Darstellung der Polkappen ist mit einfachen Methoden möglich.

Das lufttrockene Präparat (Gewebsausstrich) wird mit Alkohol bedeckt; nach einer halben Minute wird dieser abgegossen, der Rest abgebrannt. Eine Minute lang färben mit alkalischer Methylenblau-Lösung, abspülen, trocknen. Gute Darstellung auch mit der Färbung nach Giemsa.

1.3.5 Auswahl wichtiger Farbstofflösungen

1. Alkalische Methylenblau-Lösung nach Löffler

30 ml einer gesättigten alkoholischen Lösung von Methylenblau (0,3 g in 30 ml 95%igem Äthanol) werden mit 100 ml 0,01%iger KOH in 99 ml Aqua dest. vermischt. Ggf. für einige Monate Reifung in sauerstoffbelüfteter Flasche.

2. Verdünnte alkalische Methylenblau-Lösung für die Gegenfärbung bei der Ziehl-Neelsen-Technik

1 Teil Farbstofflösung Nr. 1 wird mit 4–8 Teilen Aqua dest. gemischt.

3. Karbolfuchsin-Lösung nach Ziehl-Neelsen

10 ml einer gesättigten alkoholischen Fuchsin-Lösung (10 g in 100 ml Äthanol) werden in 90 ml einer 5%igen Lösung von verflüssigtem Phenol (Acidum carbolicum liquefactum), die unter kräftigem Schütteln zubereitet worden ist, versetzt.

4. Verdünnte Karbolfuchsin-Lösung

10 ml der Farbstofflösung Nr. 3 werden mit 90 ml Aqua dest. gemischt.

5. Giemsa-Farbstofflösung

Die im Handel zu beziehende Farbstofflösung wird unmittelbar vor Gebrauch mit Aqua dest. 1:20 bis 1:30 verdünnt. In einem nur für diesen Zweck bestimmten weiten (Durchmesser 3 cm), kurzen Meßzylinder, der frei von allen Farbresten sein muß, werden zu 20 ml ausgekochtem Aqua dest., das auf 30–40 °C vorgewärmt sein kann, 20 Tropfen Farbstofflösung zugefügt und schnell, ohne starkes Umschütteln gemischt; ggf. vor dem Gebrauch filtrieren.

Zur Verdünnung kann an Stelle von Aqua dest. Phosphatpuffer nach Sörensen, pH 7,2, verwendet werden: 5,7 g Na_2HPO_4 und 2,45 g KH_2PO_4 werden in 5 l gekochtem Aqua dest. gelöst. Die Lösung ist im Kühlschrank mehrere Wochen haltbar.

6. Laktophenolbaumwollblau-Lösung zur Nativfärbung von Pilzen

20 ml Acidum carbolicum liquefactum, 20 ml Milchsäure und 40 ml Glyzerin mischen, auf 70 °C erwärmen und 0,05 g Baumwollblau zufügen; ggf. mit 20 ml Aqua dest. verdünnen.

7. Karbolgentianaviolett-Lösung (Gram-Färbung)

10 ml einer gesättigten alkoholischen Gentianaviolett-Lösung werden mit 90 ml einer frisch zubereiteten 2,5%igen wäßrigen Lösung von Phenol versetzt. Das Deutsche Arzneibuch schreibt für diesen Zweck eine 5%ige Phenollösung vor.

8. Verdünnte Lugol-Lösung (Gram-Färbung)

1 g Jod und 2 g Kaliumjodid werden im Mörser unter Reiben in etwa 5 ml Aqua dest. gelöst. Die Lösung wird mit Aqua dest. auf 300 ml aufgefüllt.

9. Safranin-Lösung (Gram-Färbung)

3 g Safranin werden in 100 ml siedendem Aqua dest. gelöst und nach dem Erkalten filtriert.

10. Salzsäurealkohol zur Entfärbung (Ziehl-Neelsen-, Auramin-Färbung)

3 ml 25%ige Salzsäure werden mit 100 ml 96%igem Äthanol gemischt.

11. Phenolauramin-Lösung zum fluoreszenzmikroskopischen Nachweis von Tuberkulosebakterien nach Hagemann

1 g Auramin wird in 100 ml Aqua dest. gelöst. Dann werden 50 g Phenol unter kräftigem Durchschütteln zugesetzt.

12. Farbstofflösungen zur Polkörperchenfärbung nach Neisser

Lösung A: 1 g Methylenblau wird in 20 ml 96%igem Alkohol gelöst. Zugabe von 50 ml Eisessig und 950 ml Aqua dest.
Lösung B: 1 g Kristallviolett wird in 10 ml 96%igem Alkohol gelöst. Zusatz von 300 ml Aqua dest.

Zum Gebrauch werden 2 Teile der Lösung A mit 1 Teil der Lösung B gemischt. Die Mischung ist nur wenige Tage haltbar.

Lösung C: Zu 100 ml Lugol-Lösung (10 g KJ und 5 g J werden in 100 ml Aqua dest. gelöst) wird 1 ml konz. Milchsäure zugesetzt.
Lösung D: Chrysoidin-Lösung (2 g Chrysoidin in 300 ml Aqua dest. durch Kochen lösen und filtrieren).

13. Gerbsäure-Alaun-Fuchsin-Lösung zur Geißelfärbung nach Leifson

20 ml einer gesättigten Lösung von $KAl(SO_4)_2$ oder $NH_4Al(SO_4)_2$, 10 ml einer 20%igen wäßrigen Tannin-Lösung, 10 ml Aqua dest., 15 ml 95%igen Äthylalkohol und 3 ml einer gesättigten alkoholischen Lösung von basischem Fuchsin in angegebener Reihenfolge mischen und den Farbstoff in fest verschlossener Flasche im Dunkeln aufbewahren (etwa 1 Woche haltbar).

14. Malachitgrün-Lösung nach Konrich (zur Gegenfärbung von Tuberkulosebakterien an Stelle von Methylenblau; Färbung von Bakteriensporen)

5 ml gesättigte Malachitgrün-Lösung (10 g Malachitgrün in 20 ml Aqua dest.) wird mit 100 ml Aqua dest. verdünnt.

15. Bismarckbraun-Lösung: Stammlösung

Lösung des Farbstoffs in 96%igem Äthanol, bis Bodenkörper zurück bleibt. Gebrauchslösung: Verdünnung mit Aqua dest. im Verhältnis 1:10.

2 Kulturelle Untersuchung

2.1 Allgemeine Bedingungen für die Anzüchtung von Bakterien

2.1.1 Ansprüche an die Nährlösungen

Die Bakterien, die als Saprophyten und Parasiten im menschlichen oder tierischen Körper vorkommen, sind heterotroph, d.h., sie besitzen nicht, wie Pflanzen und autotrophe Bakterien, die Fähigkeit der Kohlensäureassimilation, sondern sind auf organisch gebundenen Kohlenstoff als Energiequelle angewiesen. Ein Teil kommt mit den einfachsten Stickstoffquellen (z. B. Ammoniumverbindungen) aus, ein Teil braucht bestimmte Aminosäuren. Für diese Bakterien lassen sich einfache synthetische Nährböden zusammenstellen.

Die meisten Krankheitserreger stellen jedoch höhere Ansprüche an die Nährlösungen. Sie benötigen außer einer Vielzahl von Aminosäuren, die oft in Form von komplexen Verbindungen vorliegen müssen, auch noch bestimmte Wuchsfaktoren, die z.T. aus seltener vorkommenden Ionen, z. T. aus Vitaminen der B-Gruppe bestehen. Die Ansprüche, nicht nur der einzelnen Arten, sondern oft auch verschiedener Stämme der gleichen Art, können recht verschieden sein. Dementsprechend gibt es keine vielseitig verwendbaren Nährlösungen chemisch definierter Zusammensetzung. Man ist vielmehr bei der Züchtung der Krankheitserreger auf Nährsubstrate natürlicher, also organischer Herkunft angewiesen, deren empirische Zusammensetzung von der Voraussetzung ausgeht, daß diese Bakterien bei der Anpassung an das Wachstum im Körper von Mensch und Tier viele synthetisierende Fähigkeiten verloren haben.

Nährbouillon: Ausgangsmaterial für die Herstellung von Nährlösungen für Krankheitserreger ist tierisches oder pflanzliches Eiweiß, insbesondere Fleisch, Casein, Sojabohnenmehl usw. Da viele Bakterienarten keine Enzyme bilden, die die hochmolekularen Eiweißverbindungen zu spalten vermögen, werden Fleisch bzw. Casein usw. einer Vorverdauung durch Pepsin (zu Pepton) oder durch Trypsin (zu Trypton) unterworfen.

Als Grundlage dient meist eine Nährbouillon, die die Salze und Extraktivstoffe des Fleischwassers einerseits und Pepton andererseits enthält; außerdem wird 0,5% Kochsalz hinzugefügt. Der Nährwert wird oft durch Zusatz von Kohlenhydraten, insbesondere Traubenzucker, in einem Anteil von 1–2% oder für anspruchsvolle Erreger durch Zusatz von nativem tierischen Eiweiß, z. B. Serum, erhöht.

pH-Wert: Die Wasserstoffionenkonzentration der Nährlösungen ist für die Züchtung von großer Bedeutung. Die meisten Bakterienarten bevorzugen eine neutrale oder schwach alkalische Reaktion, Choleravibrionen eine alkalische (pH 8,2), Laktobazillen und Pilze dagegen eine saure (pH 5,6).

2.1.2 Sauerstoff und Keimwachstum

Nach ihrem Verhalten zum Luftsauerstoff werden diejenigen Bakterienarten, die bei Zutritt von Luftsauerstoff wachsen, als Aerobier bezeichnet, und diejenigen, die nur bei Ausschluß des Sauerstoffs wachsen, als (obligate) Anaerobier (Züchtung s. S. 27). Von den sog. aeroben Arten vermögen die meisten auch bei Sauerstoffabschluß zu gedeihen, nur wenige Arten sind obligate Anaerobier. Zahlreiche Bakterienarten, die herkömmlicherweise als Aerobier bzw. fakultative Anaerobier bezeichnet werden, wachsen jedoch, vor allem bei der Anzüchtung, nur dann optimal, wenn der Sauerstoffgehalt reduziert und der Kohlendioxidgehalt auf 5–10% vermehrt ist. Solche Keime werden als mikroaerophil bezeichnet (Abb. 3–8).

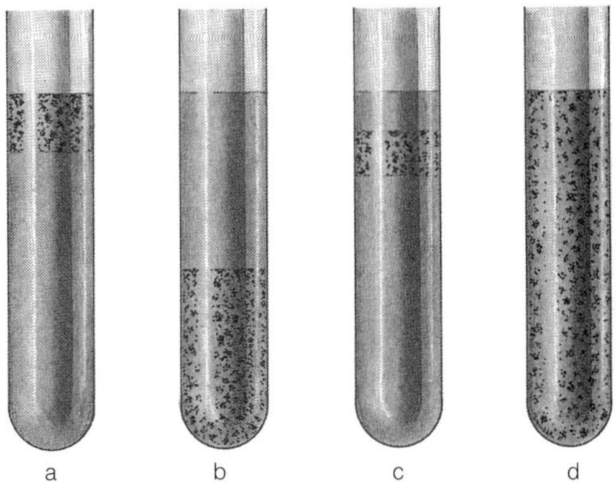

Abb. 3–8 Schematische Darstellung von Atmungstypen. Das Wachstum von Bakterienkolonien im Hochschichtagar in Abhängigkeit vom Sauerstoffbedürfnis entspricht den dunkel gezeichneten Zonen.

a) aerob
b) anaerob
c) mikroaerophil
d) fakultativ anaerob = aerob-anaerob

Die Züchtung erfolgt z. B. in einem Glasgefäß, in das eine brennende Kerze gestellt wird. Die Kerze erlischt bei einer Kohlendioxidkonzentration von 5% und mehr; ggf. Einleitung von Kohlendioxidgas aus Flaschen, neuerdings Zusatz von Kohlendioxidtabletten.

2.1.3 Reinkultur

Zur Gewinnung von Reinkulturen aus pathologischem und anderem Material können flüssige Nährlösungen nur dann verwendet werden, wenn das Untersuchungsmaterial lediglich eine Bakterienart enthält, wenn durch fortschreitende Verdünnung des Materials nur Keime der am häufigsten vorhandenen Art in bestimmte Röhrchen hineingelangen oder wenn die Lösung durch wachstumsfördernde oder -hemmende Zusätze selektiv wirksam wird. Flüssige Nährlösungen dienen in der Diagnostik vor allem als Vorkultur zur Anreicherung von Bakterien.

Zur Reinzüchtung von Keimen aus Keimgemischen sind feste Nährböden erforderlich. Das bakterienhaltige Material wird auf der Oberfläche fester Nährböden so ausgestrichen, daß Einzelkolonien erzielt werden. Zur Gewinnung einer Reinkultur muß eine Einzelkolonie in der im folgenden Abschnitt beschriebenen Weise auf einen neuen Nährboden übertragen werden.

2.2 Technik der Anzüchtung, Übertragung, Reinzüchtung und Konservierung von Kulturen

2.2.1 Übertragung von Bakterienkulturen

Vermeidung der Verunreinigung: Bei der Übertragung von Bakterienkulturen muß jede Verunreinigung durch Keime der Umgebung vermieden werden. Neben den Händen und Gegenständen anhaftenden Keimen sind es vor allem Keime der Atemluft und auch der Luft, die bei Überimpfungen in die Kulturen gelangen können. Besonders störend sind versporende Bakterien und Pilzkulturen beim unvorsichtigen Öffnen von Platten.

Die Gefahr der Kontamination kann vermindert werden, indem alle Flächen im Labor stets staubfrei – nur feucht wischen! – gehalten werden. Um starke Luftströme zu vermeiden, sind Fenster und Türen stets geschlossen zu halten. Im Labor sollten sich nur die jeweils dort arbeitenden Personen aufhalten. Platten möglichst nur kurz lüften (Deckel halb geschlossen).

Überimpfung: Die Überimpfung erfolgt mit Hilfe von Metallnadeln (etwa 6 cm langer, 0,7 mm starker Draht, in einem Spezialhalter befestigt) und Metallösen (Maße wie oben, dabei das freie Ende zu einer Öse von 2–4 mm Durchmesser umgebogen). Anstelle des früher benutzten Platins eignen sich für die Nadeln und Ösen diverse preiswertere Metallegierungen.

Eine Öse mit einem Durchmesser von 4 mm faßt ungefähr 0,0075 ml Flüssigkeit. Die Nadeln bzw. Ösen werden vor Gebrauch in der Flamme ausgeglüht. Um einer Verspritzung von infektiösem Material zu begegnen, wird die Nadel bzw. Öse zunächst zur Trocknung in den kalten Teil der Flamme gehalten. Das eigentliche Ausglühen erfolgt im nicht-leuchtenden, heißen Flammenkegel. Nadeln und Ösen werden zur Abkühlung senkrecht in den dafür vorgesehenen Ständer gestellt.

Zur Entnahme aus der Tiefe flüssiger Nährlösungen dienen sterile Kapillarpipetten, zur Aussaat auf die Oberfläche fester Nährböden auch rechteckig und triangelförmig umgebogene, sterile Glasstäbe (Spatel).

Beim Öffnen eines Röhrchens darf der Verschluß (Wattestopfen, Kork, Gummi, Aluminiumkappe usw.) nicht verunreinigt werden. Zum Beimpfen wird das Röhrchen vom Rechtshänder in die linke Hand, deren Innenfläche schräg nach oben sieht, genommen, und zwar so zwischen das Grundglied des Daumens und den Mittelhandknochen des Zeigefingers, daß die Kuppe sich links unten (am Handrücken), die Öffnung rechts oben befindet. Der Verschluß wird mit dem kleinen und dem vierten Finger der rechten Hand so herausgezogen, daß er frei nach unten hängt und sein unterer Teil nicht berührt wird. Die Öffnung des Röhrchens wird vor und nach dem Beimpfen abgeflammt, ggf. auch der Verschluß, der dann wieder auf das Röhrchen gesetzt wird.

Für das Überimpfen von einem Röhrchen in ein anderes werden die beiden Röhrchen in gleicher Weise zwischen Daumen und Zeigefinger nebeneinander gehalten; der erste Stopfen kommt zwischen den vierten und fünften Finger, der zweite zwischen den dritten und vierten. Beim Überimpfen ist darauf zu achten, daß die Glaswand des Nährmediums nicht mit der Öse berührt wird.

Oberflächenaussaat auf Agarnährböden: Hierfür kommen meist Agar-Medien verschiedener Rezeptur in Betracht.

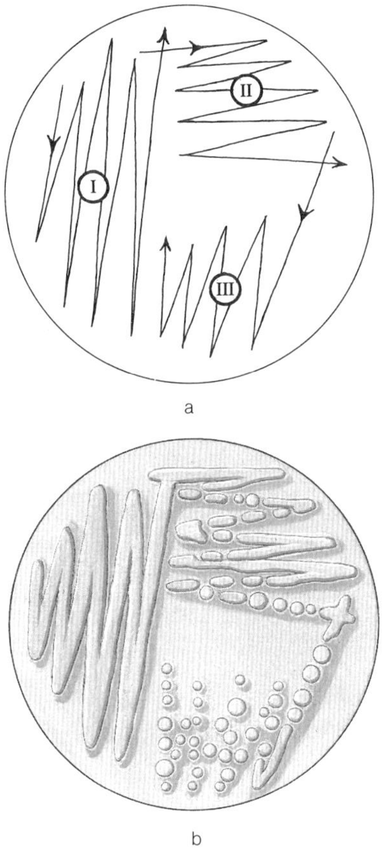

Abb. 3–9 Fraktioniertes Beimpfen eines Nährbodens. Ziel der Fraktionierung sind freistehende Einzelkolonien.
a) Impfstrichführung
b) Kolonienwachstum

Diese Nährbodenplatten können nach dem Erstarren im Kühlschrank vorrätig gehalten werden. Vor Gebrauch ist die Oberfläche, ggf. durch Einstellen in einen Brutschrank, zu trocknen.

Eine Nadelspitze einer Kolonie bzw. eine Öse einer flüssigen Kultur wird in der Nähe des Nährbodenrandes aufgetragen und zur Erzielung von Einzelkolonien auf dem Nährboden fraktioniert ausgestrichen (Abb. 3–9). Dazu wird die Schale in die linke Hand genommen. Mit der möglichst parallel zur Oberfläche gehaltenen Öse wird das Material in eng aneinanderliegenden Zickzacklinien unter leichtem Druck zunächst über einen Teil (z. B. die Hälfte) der Platte ausgestrichen (etwa 10–20 Striche). Dabei darf weder in das bereits beimpfte Gebiet zurückgegangen noch die Nährbodenoberfläche aufgerissen werden! Nach Drehen der Platte um 90° in der Horizontalen wird das nächste Viertel beimpft. In gleicher Weise wird mit dem letzten Viertel verfahren. Bei stark bakterienhaltigem Material muß zwischen dem Beimpfen der einzelnen Felder die Öse ausgeglüht, nach dem Abkühlen etwas Material aus dem vorhergehenden Impffeld genommen und weiter ausgestrichen werden.

Zum Bebrüten werden die Agarschalen mit dem Deckel nach unten gestellt, um Störungen durch Kondenswasser zu vermeiden.

Eine weitere Möglichkeit besteht darin, daß man die Platte auf den Labortisch stellt, den Deckel anhebt und dann beimpft oder abimpft. Vorteil dieses Vorgehens ist, daß nur die „Impfhand" beweglich, der Nährboden jedoch „fixiert" ist.

Nähragar-Gußplattenverfahren: Ein anderes Verfahren zur Verdünnung einer bakteriellen Einsaat ist das Nähragar-Gußplattenverfahren. Zur Erzielung von Einzelkolonien wird es heute nur noch ausnahmsweise angewandt. Es dient vorwiegend zur Keimzählung, z. B. bei der Untersuchung von Wasserproben (s. S. 334).

Zu diesem Zweck können verschiedene Verdünnungen des Untersuchungsmaterials oder einer Bakteriensuspension in Petrischalen mit verflüssigtem Nährmedium vermischt und nach Erstarren bei geeigneter Temperatur bebrütet werden. Nach Auszählung der Kolonien wird die Keimzahl unter Berücksichtigung der Verdünnung ermittelt.

Agarschüttelkultur: Agarnährböden können auch als sog. Schüttelkulturen (Hochschichtverfahren) in Röhrchen eingesetzt werden.

Verflüssigung des Agarnährbodens in Röhrchen; Zufügung der Bakterien nach Abkühlung auf 45 °C und Verteilung durch Drehen, Schütteln und Neigen; Nährboden im stehenden Röhrchen erstarren lassen.

Eine Keimzählung ist bei Untersuchung verschiedener Verdünnungen des Ausgangsmaterials möglich.

Agarschrägkultur: Oberflächenaussaaten können, insbesondere für die Fortzüchtung von Reinkulturen, auch in Röhrchen aus schräg erstarrten Nährböden vorgenommen werden (Agarschrägkulturen). Dieses Verfahren eignet sich für die Kultivierung von Schimmelpilzen zur Verminderung der Gefahr einer Keimverstreuung in die Umgebung; es wird insbesondere auch zur Aufbewahrung von Laborstämmen verwendet.

Agarstichkultur: Zur Aufbewahrung von Laborstämmen können auch Agarstichkulturen verwendet werden.

Beimpfung durch Stechen einer mit Bakterienkultur behafteten Impfnadel durch die Mitte der Nährbodensäule bis zum Boden des Röhrchens.

2.2.2 Untersuchung der Plattenkultur

Bei der Untersuchung der bebrüteten Plattenkultur darf niemals der Rand der Nährbodenschale, der durch abfließendes Kondenswasser kontaminiert sein kann, berührt werden. Schalen dürfen nur an der Außenseite gehalten, Deckel möglichst wenig gelüftet werden, um Verunreinigungen fernzuhalten.

Die bebrütete Platte wird mit bloßem Auge, mit der Lupe oder unter dem Mikroskop durchgemustert. Sehr zweckmäßig ist das binokulare Plattenmikroskop, als Lupe eine Uhrmacher- oder eine Brillenlupe. Zum Anfertigen von Präparaten und zum Abimpfen müssen einzeln stehende Kolonien, die ein einheitliches Aussehen haben, ausgewählt werden (Abb. 3–9).

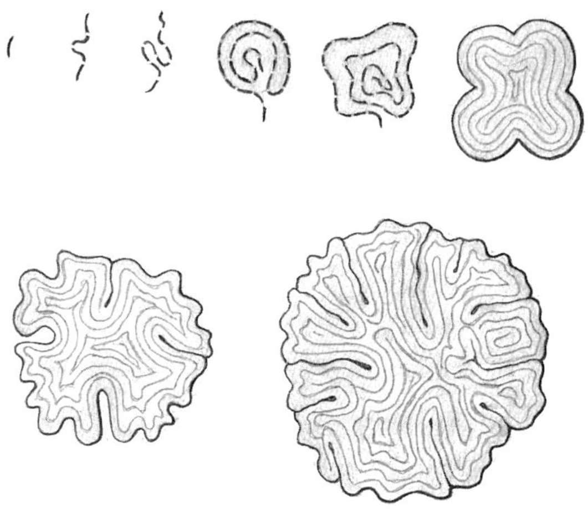

Abb. 3–10 Schematische Darstellung der Entwicklung einer Bakterienkolonie vom einzelnen Stäbchenbakterium über die mikroskopisch sichtbare Kette gereihter Keime bis zur makroskopisch sichtbaren Kolonie.

Reinzüchtung: Zur Reinzüchtung wird von einer einzeln stehenden Kolonie ausgehend eine neue Oberflächenkultur angelegt. Bei einheitlichem Wachstum wird im Routinelabor eine Reinkultur unterstellt. Bei dicht bewachsenen Platten wird unter dem Mikroskop abgeimpft. Dabei darf die Kolonie nicht abgewischt, sondern nur mit der Nadelspitze berührt werden; die Hand, welche die Nadel hält, muß abgestützt werden.

Werden für die Reinzüchtung höhere Grade der Sicherheit gewünscht, wird die Weiterimpfung von Einzelkolonie zu Einzelkolonie einige Male wiederholt, ggf. unter Zwischenschaltung einer Passage im flüssigen Nährboden oder einer Gußplattenserie. Bei diesem Verfahren kann mit größter Wahrscheinlichkeit damit gerechnet werden, daß im Verlauf der Übertragungen wenigstens einmal eine Kolonie zum Weiterimpfen kommt, die aus einer einzigen Bakterienzelle hervorgegangen ist (Abb. 3–10), daß also eine sichere Reinkultur (Klon = Abkömmling einer Zelle) vorliegt. Für wissenschaftliche Untersuchungen muß zur Erzielung einer Reinkultur ggf. ein Mikromanipulator herangezogen werden (vgl. die Prospekte der optischen Werke).

Besonders bei Anaerobiern ist die Erzielung von Reinkulturen gelegentlich schwierig.

Beurteilung: Zur Beurteilung und Abgrenzung der Kolonien untereinander werden Größe, äußere Form, Begrenzung, Konsistenz und Farbe herangezogen (Abb. 3–11). Bei mikroskopischer Betrachtung der Kolonien ist zusätzlich die Oberflächenstruktur erkennbar.

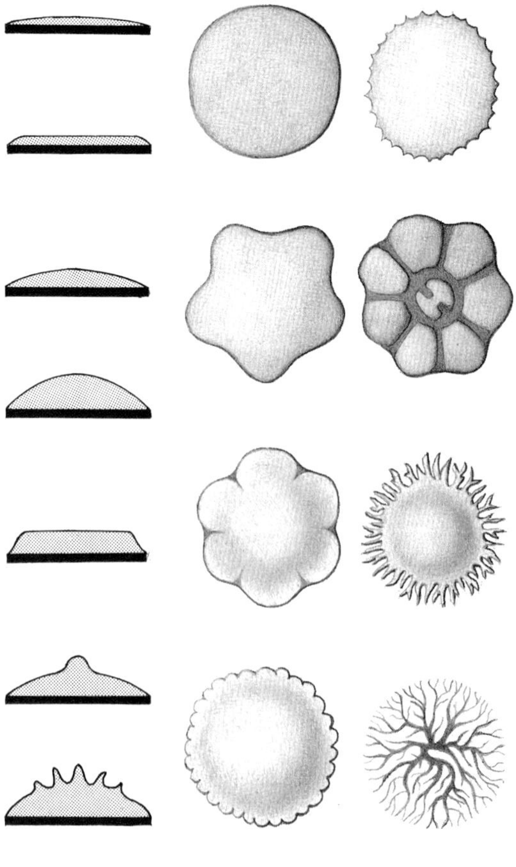

Abb. 3–11 Kolonieformen im Schnitt (linke Reihe) und in der Aufsicht.

Beispielsweise gibt es flache, unregelmäßig begrenzte oder gewölbte, glattrandige Kolonien. Kolonien können eine trockene, verschiebliche oder weiche, verstreichbare Konsistenz besitzen. Manche Kolonien wachsen in den Nährboden hinein, andere entwickeln ein wattiges Luftmyzel, wie z. B. Pilze; wiederum andere können „wie mit Puder bestreut" erscheinen (Nocardien).

Auch der Geruch einer Kultur kann zur Identifizierung herangezogen werden (z. B. stechender Geruch bei *Haemophilus influenzae*).

2.2.3 Stammhaltung und Konservierung

Für verschiedene Zwecke ist es wünschenswert, rein gezüchtete Bakterienstämme im Labor aufzubewahren.

Subkultivierung, Fortzüchtung: Ein einfaches und für viele Stämme brauchbares Verfahren stellt die Fortzüchtung im Agarstich- oder auf Agarschrägröhrchen dar. Um ein Vertrocknen der Nährböden zu verhindern, werden die Röhrchen mit Paraffin-getränkten Korken, Guttapercha-Papier, Gummistopfen oder Haftfolie verschlossen.

Bei den meisten aeroben Bakterien ist eine Übertragung alle drei bis sechs (und mehr) Monate ausreichend; einige erfordern häufige Übertragung (z. B. Gonokokken, Pneumokokken). Sporenbildner hingegen brauchen nur alle Jahre überimpft werden.

Allerdings führt die ständige Subkultivierung auf Oberflächenkulturen – abgesehen von den Gefahren des Absterbens und der Verunreinigung – auf die Dauer zum Verlust typischer Stammeigenschaften (z. B. der Virulenz, der Antibiotikaresistenz).

Bakterientrocknung (Lyophilisation): Eine klassische Konservierungsmethode ist die Bakterientrocknung (Lyophilisation).

Keime in Serum oder steriler Milch aufschwemmen, in Ampullen auf −25 °C tiefgefrieren, anschließend im Hochvakuum trocknen; Ampullen entweder unter Vakuum oder nach Zusatz von Stickstoffgas abschmelzen. Vorsicht beim Öffnen solcher Ampullen, da infolge des Druckausgleichs Gefahr der Verstreuung und Einatmung von Bakterienstaub besteht. Die solchen Bakterienkulturen beiliegenden Anweisungen zum Öffnen sind sorgfältig zu beachten. Über Gefriertrocknungsgeräte s. Herstellerprospekt.

Einfrieren: Einfrieren von Kulturen im flüssigen Medium bei −20 °C bis −70 °C (ggf. kälter, s. u.) ist ein einfaches Verfahren, auch empfindlichere Bakterienstämme vermehrungsfähig zu halten.

Pneumokokken- und Haemophilus-Stämme lassen sich in Blut eingebettet für Wochen bis Monate tiefgefroren erhalten.
Campylobacter-Stämme lassen sich in alkalischem Peptonwasser, pH 8,4, mit 5%igem Dimethylsulfoxid (DMSO-Zusatz) einfrieren.
Anaerobier können im Rosenow-Medium tiefgefroren 2 bis 3 Monate lebensfähig gehalten werden.
Sproßpilze und Pilzkonidien können in Aqua dest. aufgeschwemmt im Kühlschrank für 12 Monate und länger aufbewahrt werden.

Stickstoffverfahren: Eine Abkühlung auf −196 °C mittels flüssigen Stickstoffs ist die eleganteste Methode, Bakterienstämme über Jahre unverändert zu konservieren. Durch die Schnelligkeit des Gefrierprozesses werden die Kulturen kaum geschädigt. Das Stickstoffverfahren ist allerdings an besondere Sicherheitsauflagen gebunden, die seinem Einsatz in kleineren Laboratorien Grenzen setzen.

2.3 Anaerobierzüchtung

Anaerobier wachsen nur unter Ausschluß von Sauerstoff bzw. bei einem erniedrigten Redoxpotential. Der entscheidende Faktor ist das Fehlen von Sauerstoff. Eine Erniedrigung des Redoxpotentials geht immer mit einer Verminderung des Sauerstoffs einher.

Eine Anaerobiose kann demnach erreicht werden durch:

- mechanische, chemische und biologische Entfernung von Sauerstoff aus Kulturgefäßen bzw. Nährmedien
- Zusatz von Redoxpotential-erniedrigenden Substanzen zu flüssigen und festen Nährböden

Häufig kommt bei Nährmedien eine Kombination beider Verfahrensansätze zum Tragen. Möglichkeiten der Anzüchtung von Anaerobiern sind im folgenden aufgeführt.

2.3.1 Hochschichtagarkulturen (s. S. 23)

Eine ausreichend hohe Nähragarsäule verhindert das Eindringen des Sauerstoffs. Die Beimpfung erfolgt in flüssigem Zustand nach 15- bis 20minütigem Kochen zur Eliminierung des vorher eventuell eingedrungenen Sauerstoffs.

Wachstum findet in der Tiefe des Nährbodens statt (vgl. Abb. 3–8); bei gasbildenden Keimen zerspringt die Agarsäule. Der Nachteil des Hochschichtagarverfahrens besteht darin, daß angewachsene Kolonien in der Tiefe der Agarschicht für Subkulturen schwer zugänglich sind.

Zum Abimpfen flammt man zunächst den Reagenzglasrand ab, erwärmt leicht den unteren Teil der Agarsäule und läßt diese in eine sterile Petrischale gleiten. Dort kann sie mit sterilem Messer zerlegt werden.

Dieses im Prinzip einfache, jedoch umständliche Verfahren findet heute zur primären Anzüchtung von Anaerobiern kaum noch Verwendung.

2.3.2 Kultur in flüssigen Nährböden

Die flüssigen Nährböden sollten in möglichst hoher Schicht in enge Röhrchen gefüllt werden. Zur Senkung des Redoxpotentials enthalten die Nährböden Zusätze von Natriumthioglykolat (z. B. in Natriumthioglykolat-Bouillon) und Cystein-HCl (z. B. in VL-Nährböden nach Beerens). In gleicher Richtung wirken die das Nährangebot verbessernde Zugabe von Leber- (z. B. in Tarozzi-Bouillon), Rindfleisch- (z. B. in Robertson-Bouillon) oder Hirnstückchen (z. B. in Rosenow-Bouillon).

Ein geringer Agargehalt verlangsamt das Eindringen von Sauerstoff. Vor der Beimpfung wird der vorhandene Sauerstoff durch 15- bis 20minütiges Auskochen entfernt. Nach der Beimpfung wird der Nährboden mit verflüssigtem Paraffin (1–2 cm hoch) überschichtet.

Als Indikator für ausreichend anaerobe Kulturbedingungen sind verschiedene Redoxfarbstoffe empfohlen worden, z. B. Methylenblau (grünblau → farblos) im Thioglykolat-Nährboden.

2.3.3 Oberflächenverfahren

Anaerobier sind äußerst anspruchsvolle Keime,

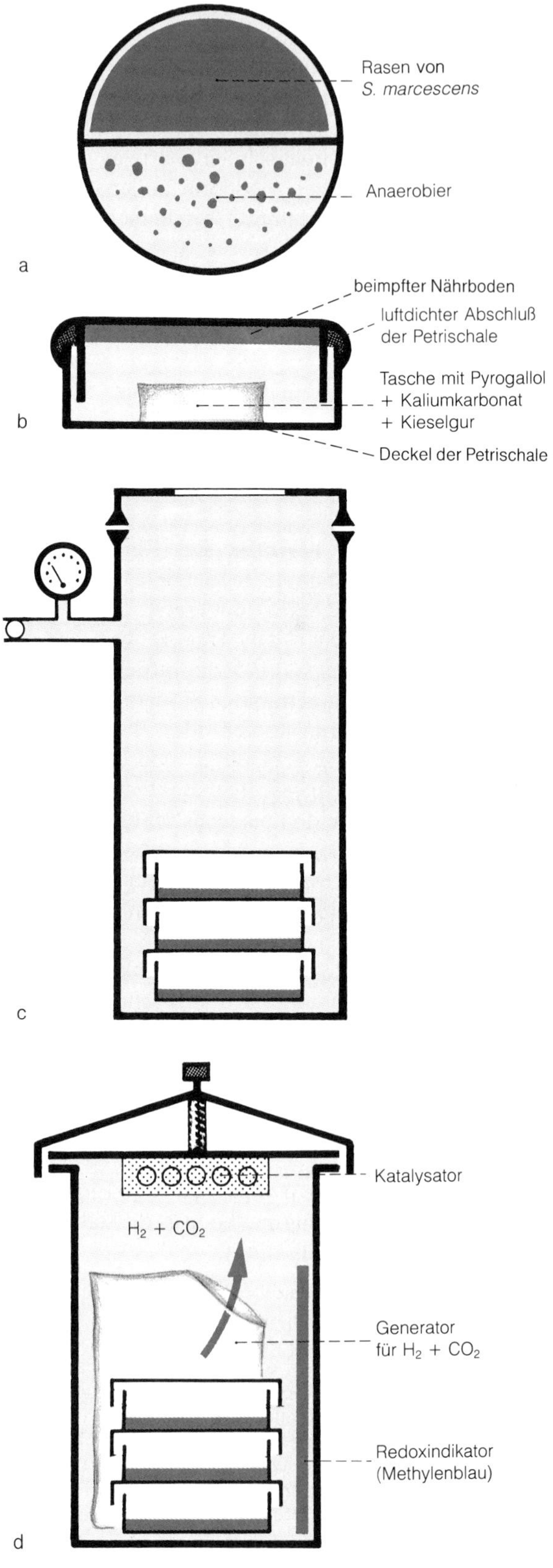

Abb. 3–12 Verschiedene Techniken der Züchtung von anaeroben Bakterien in der Oberflächenkultur. ▷

a) Fortner-Verfahren: Sauerstoffzehrung durch *S. marcescens*
b) Pyrogallol-Verfahren nach Koch: Bindung von Sauerstoff mittels Pyrogallol in alkalischem Milieu.
c) Mikroanaerostat nach Knorr: Anaerobiose durch Evakuieren
d) Verfahren nach Brewer-Allgeier: Sauerstoffverbrauch durch katalytische Oxidation von Wasserstoff zu Wasser

bei denen als Besonderheit zu vermerken ist, daß in flüssigen Nährböden größere Keimeinsaaten erforderlich sind als zur primären Oberflächenkultur. Es gibt verschiedene Verfahren zur Erzielung von Oberflächenkulturen. Die folgende Übersicht wählt solche Verfahren aus, die in kleine bis mittlere medizinisch-diagnostisch tätige Anaerobier-Laboratorien integriert werden können (s. Abb. 3–12).

Fortner-Verfahren: Das Fortner-Verfahren, eine Form der biologischen Sauerstoffentfernung, kann ohne technischen Aufwand im Labor eingesetzt werden; allerdings ist die Kulturausbeute nicht optimal. Man beimpft zunächst die eine Nährbodenhälfte dicht mit *Serratia marcescens*, die andere mit der zu untersuchenden Probe bzw. dem zu züchtenden anaeroben Keim. Als vakuumdichter Verschluß können handelsübliche Einmachgläser-Gummiringe, die zwischen Unterteil der Petrischale und deren Deckel geschoben werden, benutzt werden. Hierzu müssen geeignete Petrischalen ausgesucht werden. Die Platten können auch mit Plastilinknetmasse verschlossen werden.

Das Fortner-Verfahren kann bei der Aktinomykose-Diagnostik, bei der die Kulturen täglich beobachtet werden sollen, gute Dienste leisten (s. S. 151). Es hat wie das im folgenden beschriebene Pyrogallol-Päckchen-Verfahren den Vorteil, daß Einzelplatten bebrütet werden können.

Pyrogallol-Päckchen-Verfahren: Das Pyrogallol-Päckchen-Verfahren nach Koch stellt ein Beispiel für die chemische Sauerstoffbindung dar. Nach der Beimpfung eines geeigneten Nährbodens wird ein Pyrogallol-Päckchen mit Klebestreifen an die Innenseite des Petrischalendekkels geklebt und die Petrischale – wie oben beschrieben – mit einem handelsüblichen Gummiring verschlossen; Bebrütung erfolgt bei 37 °C im Brutschrank.

Herstellung des Pyrogallol-Päckchens: 3 g K_2CO_3, 3 g Pyrogallol und 15 g Kieselgur werden im Mörser gemischt und zu je 1 g – das entspricht einem gehäuften Spatel – in Filterpapiertäschchen (weiches Filterpapier in der Art von Pulvertütchen in der Größe 4,5 × 2,5 cm falten) abgefüllt; trocken in Glasschale aufbewahren.

Anaerobier-Töpfe und Anaerobier-Brutschränke: Evakuieren von Kulturgefäßen bzw. Brutschränken (weniger empfehlenswert, da Anaerobiose nicht selten suboptimal) und anschließendes Füllen mit einem Gasgemisch aus 85% Stickstoff, 5% Kohlendioxid und 10% Wasserstoff stellt eine gängige Methode dar.

Vorläufer dieses Verfahrens sind der Anaerobier-Topf nach Zeissler (Glastopf) und der Mikroanaerostat nach Knorr, die lediglich evakuiert und anschließend nicht mit Gas aufgefüllt wurden.

Für eine optimale Anaerobiose muß dreimal evakuiert und aufgefüllt werden. Die Anaerobier-Töpfe werden in einem üblichen Brutschrank bebrütet.

Ein Nachteil ist, daß die Nährböden beim Evakuieren leicht Risse bilden.

Gaspak®-Generator-Verfahren: Dieses wird heute wegen des geringen Material- und Arbeitsaufwands bei guter Anaerobier-Ausbeute im Routinelabor bevorzugt eingesetzt.

In Anaerobier-Gefäße (Gaspak®; z. Zt. sind verschieden große Anaerobier-Töpfe im Handel) werden die beimpften Nährböden, Wasserstoff- und Kohlendioxidgenerator sowie ein Anaerobier-Indikator hineingestellt. Einpipettieren einer bestimmten Wassermenge in den Gasgenerator setzt die Gasentwicklung in Gang. Dann wird das Gefäß mit einem Deckel verschlossen, der an seiner Unterseite in einem Drahtkäfig Katalysatorspäne enthält. An ihnen wird der Sauerstoff zur Oxidation des Wasserstoffs verbraucht, und nach kurzer Zeit zeigt der Methylenblau-Redoxindikator durch Entfärben an, daß ein für anaerobes Wachstum ausreichend niedriges Redoxpotential entstanden ist. Die Bebrütung erfolgt in einem üblichen Brutschrank.

2.3.4 Anaerobierkammer

Eine Anaerobierkammer mit einstülpbaren Handschuhen (glove box) und Schleuse dient der Verarbeitung von Material und der Überimpfung von Kulturen in anaerober Atmosphäre. Diese sehr aufwendige Technik ist für quantitative Keimflorastudien, jedoch nicht für die Routinediagnostik erforderlich.

2.3.5 Nährböden in der Routine

Die auszuwählenden Nährböden für anaerobe Kulturen müssen den komplexen Nährstoffbedürfnissen der Anaerobier genügen. Optimale Nährböden sollten zusätzlich zu einem reichlichen Nährstoffangebot immer auch Hämin und Vitamin K_1 enthalten.

Für die routinemäßige anaerobe Bearbeitung von Untersuchungsmaterial werden ein nichtselektiver (beispielsweise Glukose-Hefeextrakt-Cystein-Schafblut-Agar nach Beerens = VL-Blutagar) und ein selektiver Nährboden (Kanamycin-Vancomycin-Blutagar = KV-Medium) verwendet. Als Anreicherung kommen alternativ Rosenow-, Robertson- und Tarozzi-Bouillon in Frage. Bei Verdacht auf Klostridien-Infektion wird zur Erkennung von *C. perfringens* Eigelbagar mitgeführt, auf dem das Merkmal Anti-Lezithinase geprüft werden kann (s. S. 295).

2.4 Prinzipien der bakteriologischen Verarbeitung von Untersuchungsmaterial im Laboratorium

Die Untersuchung von klinischen Proben im Labor folgt jeweils einem Grundschema, das für die speziellen Fragestellungen und unterschiedliche Probenarten modifiziert werden muß (Abb. 3–13).

Kulturelle Verarbeitung: Zur kulturellen Verarbeitung werden die Proben auf einem Universalnährboden und einem Selektiv-Differentialnährboden für gramnegative Stäbchenbakterien ausgestrichen. In der Routine haben sich Blut-

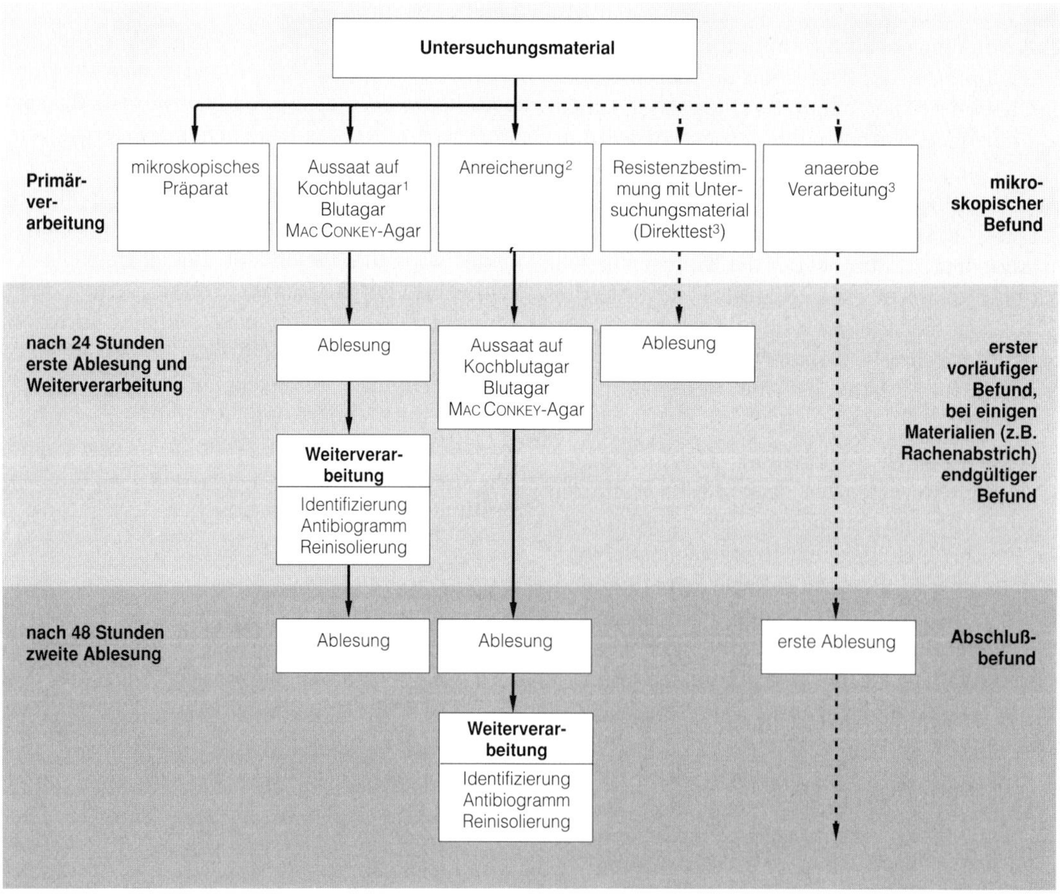

Abb. 3–13 Untersuchungsgang für klinische Proben ohne Berücksichtigung spezieller Untersuchungsmaterialien bzw. Fragestellungen.

[1] zur Anzüchtung von hämophilen Keimen (z. B. der oberen Luftwege)
[2] Anreicherung entfällt, z. B. bei Rachenabstrichen, Sputumproben
[3] Untersuchungen nur bei bestimmten Untersuchungsmaterialien bzw. Fragestellungen

agar, ggf. mit einer Staphylokokken-Amme für hämophile Erreger versehen (s. S. 188), und MAC CONKEY-Agar bewährt. Zur Erfassung von vorgeschädigten Keimen und von geringen Keimmengen wird außerdem eine flüssige Anreicherung eingesetzt. Wenn im Untersuchungsmaterial mit dem Vorkommen hämophiler Keime gerechnet werden muß, wird zusätzlich eine Kochblut-Agarplatte, ggf. mit Selektivzusatz, mitgeführt (s. S. 266).

In dringenden Fällen kann aus dem Untersuchungsmaterial direkt ein Antibiogramm angelegt werden. Zusätzlich sind bei bestimmten Proben, z. B. Eiter, anaerobe Kulturen angezeigt. Zu bedenken ist allerdings, daß oft die Proben für diese Zwecke nicht optimal entnommen und transportiert werden, so daß die Ergebnisse nur unter Vorbehalt zu verwerten sind.

Ablesung der Nährböden: Am darauffolgenden Tag werden die Nährböden zum ersten Mal angesehen:

- Ein Ergebnis „steril" kann mit dem Vermerk „die Kulturen werden weiter beobachtet; bei Wachstum erfolgt Nachmeldung" schriftlich herausgegeben werden.
- Bei Wachstum auf einem oder beiden Routinenährböden ist eine orientierende Identifizierung zu versuchen.

Auf MAC CONKEY-Agar wachsen nur gramnegative Stäbchenbakterien, während auf Blutagar auch grampositive Keime Kolonien ausbilden. Der Vergleich des Wachstums auf beiden Nährböden erlaubt die für therapeutische Belange wichtige Feststellung, ob grampositive oder gramnegative Keime oder Vertreter beider Gruppen gewachsen sind. Mit sehr einfachen Mitteln – der Koloniemorphologie und der Oxidase-Reaktion – läßt sich eine weitergehende Differenzierung nach Tabelle 3–1 vornehmen, die bereits Inhalte der speziellen Bakteriologie vorwegnimmt.

Weiterverarbeitung: Soweit Einzelkolonien zur Weiterverarbeitung zur Verfügung stehen, wird von jeder Keimart ein Antibiogramm angelegt und die Identifizierung versucht. In der Regel werden biochemische Merkmale in einer vorgefertigten Zusammenstellung geprüft. Ggf. müssen die Keime erst zur Reinisolierung subkultiviert werden.

Zwei Tage nach Eingang des Untersuchungsmaterials sind die meisten Befunde abgeschlossen. Bei Anzüchtung nur nach Anreicherung verzögert sich die Befundherausgabe um einen Tag.

Die verschiedenen Untersuchungsmaterialien zeigen einige Besonderheiten der Verarbeitung, die sich aus dem zu erwartenden Keimspektrum erklären. Angaben über die Verarbeitung sind in den zugehörigen Kapiteln zu finden.

Tabelle 3–1 Orientierende bakteriologische Diagnose nach dem Wachstum auf Routinenährböden.

a) Blutagar (grampositive und gramnegative Keime)	
weiße bis gelbe Kolonien Durchmesser 2–3 mm mit und ohne Hämolyse	Staphylokokken
stecknadelkopfgroße Kolonien mit Hämolyse, Vergrünung oder ohne Nährbodenveränderung	Streptokokken
kleine, grau-transparente bis gelbliche Kolonien, Oxidase-positiv	Neisserien
kleine, transparente Kolonien mit Ammenphänomen (s. S. 189)	*Haemophilus*
große, graue Kolonien (Durchmesser 3–4 mm) Oxidase-negativ	Enterobakteriazeen und andere Keime
Oxidase-positiv	Pseudomonaden
b) MAC CONKEY-Agar (gramnegative Keime)	
rote, flache Kolonien	*Escherichia coli*
rote, gewölbte Kolonien	*Klebsiella, Enterobacter*
farblose Kolonien, Oxidase-negativ	Enterobakteriazeen und andere Keime
Oxidase-positiv, ggf. blaugrüne Färbung	*Pseudomonas aeruginosa*

2.5 Auswahl wichtiger Nährböden

1. Nährbouillon

Pepton	10 g
Fleischextrakt	10 g
NaCl	5 g
Aqua dest.	1000 ml

Auf pH 7,5 einstellen, abfüllen, autoklavieren.

2. Traubenzuckerbouillon

Glukose	10 g
Nährbouillon	1000 ml

Zucker in einer kleinen Menge der Bouillon durch Aufkochen lösen, der Nährbouillon zufügen, abfüllen, autoklavieren.

3. Serumbouillon

Serum	10 ml
Nährbouillon	90 ml

pH kontrollieren, steril abfüllen.

4. Nähragar

Agar	20 g
Nährbouillon	1000 ml

pH kontrollieren, autoklavieren, Platten gießen.

5. Blutagar

Nähragar (oder anderes Basismedium)	100 ml

Verflüssigen, auf 50 °C abkühlen, 5–10 ml defibriniertes Blut (z. B. vom Schaf, Pferd usw.) zufügen, Platten gießen.

6. Kochblutagar

Nähragar (oder anderes Basismedium)	100 ml

Verflüssigen, auf 60–70 °C abkühlen, 10 ml defibriniertes Blut zufügen, Platten gießen.

7. Glukose-Hefeextrakt-Cystein-Blutagar (entspricht VL*-Blutagar nach Beerens zur Anzüchtung von Anaerobiern und anspruchsvollen mikroaerophilen Keimen, inklusive Vitamin-B_6-abhängigen Streptokokken)

* viande et levures (Fleisch und Hefen)

Pepton aus Fleisch (tryptisch verdaut)	10 g
Fleischextrakt	2 g
Hefeextrakt	5 g
NaCl	5 g
Cystein-Hydrochlorid	0,3 g
Glukose	2 g
Agar	20 g
Aqua dest.	1000 ml

Lösen, filtrieren, autoklavieren; nach Abkühlung 10% defibriniertes Blut zusetzen, Platten gießen.

8. Kochfleischbouillon nach Robertson zur Züchtung und Aufbewahrung von Anaerobiern

Zu 1000 ml kochendem Aqua dest. 500 g fein zerhacktes Fleisch (Rinderherz, Rind- oder Pferdefleisch) zugeben und 1 Stunde bei kleiner Flamme ziehen lassen. Die Bouillon in einen anderen Behälter abgießen und die Fleischstückchen zwischen Gaze oder Filterpapier vortrocknen, in der Luft nachtrocknen. Dann je etwa 3 g in Röhrchen bzw. Schraubverschlußfläschchen geben und mit 10 ml Nährbouillon, pH 7,4, auffüllen, 15 Minuten bei 121 °C sterilisieren.

9. Leberbouillon nach Tarozzi zur Anaerobier-Züchtung

Frische Leber, beispielsweise von Meerschweinchen oder Kaninchen, von Gallenblase und Bindegewebe befreien, kurz in Wasser kochen, in bohnengroße Stücke schneiden. Etwa 3–4 g in Röhrchen mit etwa 8 ml Nährbouillon geben, autoklavieren.

10. Hirnbouillon nach Rosenow zur Züchtung von Anaerobiern

Bacto-Pepton, trypsiniert (Difco)	10 g
Rindfleischextrakt (nach Liebig)	3 g
Glukose	2 g
NaCl	2 g
Cystein-Hydrochlorid	0,3 g
Indikator nach Andrade*	10 ml
Aqua dest.	1000 ml

* Indikator nach Andrade:

saures Fuchsin	0,5 g
Aqua dest.	1000 ml

Pepton, NaCl-Rindfleischextrakt und Cystein in Aqua dest. mischen, 1 Minute kochen lassen; pH auf 7,2 einstellen; 10 Minuten kochen lassen, filtrieren. Danach Zugabe des Indikators nach Andrade und der Glukose.

Bei richtig eingestelltem pH nimmt die Flüssigkeit eine rosa Färbung an.

In Röhrchen abfüllen, in die zuvor gegeben wurde:
a) ein Stückchen $CaCO_3$ (weißer Marmor, granuliert)
b) ein etwa haselnußgroßes Stück Rinder- oder Schafshirn (gehärtet durch Lagerung im Kühlschrank, ohne Hirnhäute und oberflächliche Gefäße)
20 Minuten bei 115 °C autoklavieren.

11. Glukose-Pepton-Agar nach Sabouraud mit Penicillin- und Streptomycinzusatz zur Anzüchtung von Sproß- und Schimmelpilzen

Sabouraud-Agar (im Handel)	1000 ml

Autoklavieren, abkühlen und 2 ml einer Penicillin- (20 000 IE/ml) und 4 ml einer Streptomycin-Lösung (10 µg/ml) zusetzen.

12. Selektivagar zur *Cryptococcus*-Züchtung nach Staib und Seeliger

Grundsubstrat:

Glukose	10 g
KH_2PO_4	1 g
Kreatinin	1 g
Guizotia abyssinica („Negersaat“)	50 g
Agar	15 g
Aqua dest.	1000 ml

Keine pH-Einstellung. Nach Verflüssigung und 30 Minuten Kochen durch mehrere Lagen Gaze möglichst klar filtrieren, 30 Minuten bei 110 °C sterilisieren. Nach Abkühlen auf etwa 50 °C folgende Zusätze dazugeben:

1. *Antibiotikazusatz:*
a) Streptomycinsulfat 1 g (= 1 Mio IE) in 25 ml sterilem Aqua dest. lösen, davon 1 ml auf 100 ml Nährsubstrat = 40 IE/ml
b) Penicillin G (200 000 IE) wird in 10 ml sterilem Aqua dest. gelöst; davon gibt man 1 ml auf 1000 ml Nährsubstrat = 20 IE/ml
c) Chloramphenicol 1 g

Je 1 ml der Streptomycin- und Penicillinlösung sowie 1 g Chloramphenicol-Substanz werden steril zunächst in 100 ml des verflüssigten Grundsubstrats gelöst und dann mit der übrigen Nährbodenmenge vermischt; anschließend sofort Diphenyl (s. S. 33) zugeben.

2. *Diphenylzusatz:*
1 g Diphenyl in 20 ml Äthylalkohol unter leichtem Anwärmen im Wasserbad bei etwa 40–50 °C lösen, dann zugeben; in Platten gießen.

Cryptococcus neoformans und verwandte Arten wachsen in bräunlichen bis braunen Kolonien.

13. DOWNIES Tellurit-Blutagar zur Anzüchtung von Diphtheriebakterien

Columbia-Agar (z. B. Merck, Nr. 10 455)	1000 ml
Kalium-Tellurit-Lösung (2%ig)	20 ml
Schafblut	50 ml

Columbia-Agar 15 Minuten bei 121 °C autoklavieren, auf 50–55 °C abkühlen lassen; dann Kalium-Tellurit-Lösung und Schafblut zusetzen. Gründlich vermischen, ohne zu schütteln. In Petrischalen ausgießen. Bei 4 °C max. 1 Woche verwendbar.

14. Flüssiges Anreicherungsmedium zur Anzüchtung von Diphtheriebakterien

Nährbouillon[1]	200 ml
Blutwasser[2]	37,5 ml
Kalium-Tellurit-Lösung[3]	10 ml
Blutglyzerolat[4]	6 ml
1%ige Cystin-Lösung[5]	6 ml
Rinderserum	20 ml

Nährbouillon 15 Minuten bei 121 °C autoklavieren, pH auf 7,2 einstellen, übrige Lösung unter Beachtung der Sterilität zufügen. Nährboden in Röhrchen abfüllen.

[1] z. B. Standard 1 von Merck, Nr. 7882.
[2] 12,5 ml Schafblut + 25 ml steriles Aqua dest.
[3] Kalium-Tellurit-Lösung:
1 g Kalium-Tellurit in 100 ml sterilem Aqua dest. (demin.) lösen. Die Lösung ist bei Zimmertemperatur 6 Monate haltbar.
[4] Blutglyzerolat:
In sterilen 250-ml-Flaschen mit Glasstopfen ansetzen. 75 ml steriles Glycerinum puriss. und 150 ml defibriniertes Hammelblut zusammengeben. Mischung in Flaschen zu 60 ml abfüllen und diese mit Datum beschriften; bei 4 °C aufbewahren. Höchstens bis 6 Wochen nach Ansatz verwenden.
[5] Cystin-Lösung:

Cystin	1 g
Na_2CO_3	1 g
Aqua dest.	100 ml

Durch Aufkochen lösen.

15. Transport-Anreicherungsflüssigkeit nach CASY und BLAIR (z. B. für Listerien-haltige Untersuchungsproben)

1,5 g Natriumthioglykolat, 1,1 g Na_2HPO_4 und 5 g NaCl in 990 ml Aqua bidest. lösen, darin 5 g Agar unter Erhitzen lösen; nach Abkühlen auf 50 °C 9 ml einer frisch bereiteten 1%igen $CaCl_2$-Lösung zugeben und pH auf 8,4 einstellen. Zu 7-ml-Mengen in Schraubverschlußröhrchen abfüllen und 15 Minuten kochen.

Die zugehörigen Abstrichtupfer werden in Phosphatpufferlösung, pH 8,1, eingetaucht, separat in Glasröhrchen oder Plastikmaterial verpackt und sterilisiert.

16. Akriflavin-Nalidixinsäure-Agar zur selektiven Anzüchtung von Listerien

Tryptose-Agar (Difco)	41 ml
Aqua dest.	1000 ml
Nalidixinsäure-Stammlösung[1]	5 ml

15 Minuten bei 121 °C autoklavieren; nach Abkühlen auf 50 °C Zugabe von 2 ml Akriflavin-Stammlösung[2].

[1] Herstellung von *Nalidixinsäure-Stammlösung* (0,8 g Nalidixinsäure pro 100 ml):
800 mg Nalidixinsäure in 10 ml 1 n NaOH auflösen und mit 90 ml Aqua dest. auffüllen (entspricht 8000 µg/ml Stammlösung).
Endkonzentration im Nährboden = 40 µg/ml.
[2] *Akriflavin-Stammlösung:*
0,5%ige wäßrige Lösung (entspricht 0,25 g Farbstoff in 50 ml sterilem Aqua dest.)

17. Modifizierter MC BRIDE-Agar zur selektiven Anzüchtung von Listerien (FDA-Methode)

Basisnährboden:

Phenyl-Äthanol-Agar (Difco 0504-05-6)	35,5 g
Glyzin (Sigma G 7251)	10 g
Lithiumchlorid (Sigma L 0505)	0,5 g
Aqua dest.	1000 ml

Lösen, in Flaschen zu 100 ml abfüllen und 15 Minuten bei 121 °C autoklavieren. Im Kühlschrank aufbewahren.

Supplement:

Cycloheximid (Sigma C 6255)	200 mg
Äthanol	4 ml
Aqua dest.	6 ml

Fertiger Nährboden:
Basisnährboden im Dampftopf lösen und auf 45–50 °C abkühlen. Zu jeweils 100 ml 1 ml Supplement geben, gut mischen und gießen. Platten können im Kühlschrank 1 Woche gelagert werden.

18 Anreicherungsmedium zur selektiven Anzüchtung von Listerien (FDA-Methode)

Basismedium:

Trypticase soy-broth (BBL 11 768)	30 g
Hefeextrakt (BBL 11 929)	6 g
Aqua dest.	1000 ml

Lösen, pH auf 7,3 einstellen und zu Portionen von 225 ml abfüllen; 15 Minuten bei 121 °C autoklavieren.

Supplement 1:

Akriflavin (Sigma A 8251)	15 mg
Nalidixinsäure (Sigma N 4382)	40 mg
Aqua dest.	10 ml

Lösen und steril filtrieren (Millipore 0,22 µm).

Supplement 2:

Cycloheximid (Sigma C 6255)	50 mg
Äthanol	4 ml
Aqua dest.	6 ml

Cycloheximid in Äthanol/Aqua dest. lösen und steril filtrieren (Millipore 0,22 µm).

Fertiger Nährboden:
Basisnährboden und Supplemente werden getrennt aufbewahrt und erst unmittelbar vor dem Ansatz ge-

mischt, indem von den Stammlösungen der Supplemente jeweils 2,5 ml zu 225 ml Basisnährboden gegeben werden.

KOH-Lösung (s. S. 338)	500 mg
Aqua dest.	100 ml

Lösen, zu je 9 ml in Röhrchen abfüllen und 15 Minuten bei 121 °C autoklavieren.

19. Phosphat-gepufferte Peptonbouillon zur Voranreicherung von Salmonellen aus Lebensmitteln

Fleischextrakt	10 g
Pepton trypt. verd.	10 g
NaCl	5 g
Phosphatpuffer*	40 ml
Aqua dest.	1000 ml

* Phosphatpuffer:

$NaH_2PO_4H_2O$	28,82 g
Na_2HPO_4	125 g
Aqua dest.	1000 ml

20. GARD-Agar (Schwärmagar) zur Ausbildung der H-Phase von Salmonellen

Fleischextrakt	5 g
Pepton	10 g
NaCl	3 g
Agar	8 g
Aqua dest.	1000 ml
Glukose	2 g

pH auf 7,4 einstellen, durch Papierfilter filtrieren und zu 10 ml abfüllen.

Vor Gebrauch verflüssigen, in kleine Platten gießen und möglichst frisch mit feuchter Oberfläche verwenden.

21. Alkalisches Peptonwasser zur Züchtung von Choleravibrionen

Pepton	10 g
NaCl	10 g
Aqua dest.	1000 ml

pH auf 8,4 einstellen, in Röhrchen abfüllen, 15 Minuten bei 121 °C autoklavieren.

22. Salz-Teepol-Bouillon zur selektiven Anzüchtung von halogenen Vibrionen

Pepton	10 g
Fleischextrakt	3 g
NaCl	30 g
Glukose	5 g
Methylviolett	0,002 g
Teepol[1]	4 ml
Aqua dest.	1000 ml

Auf pH 7,4 einstellen, 15 Minuten bei 121 °C autoklavieren.

[1] Teepol ist in Deutschland nicht käuflich zu erwerben. Ein brauchbares Produkt ist z. B. Teepol-Lösung (angereichert) von Oxoid (Best.-Nr. MM 369).

23. Glyzerin-Kartoffelblutagar zur Züchtung von Keuchhustenbakterien nach BORDET und GENGOU

Nicht selektiv:
BORDET-GENGOU-Agarbase (z. B. Difco) plus 15% defibriniertes Blut.

Selektiv:
100 ml Nährboden plus 1 Tbl. Selectab (Mast Diagnostica®) entspricht einer Cephalexin-Konzentration von 4 µg/ml.

Selectab-Tablette etwa eine halbe Stunde vor Gebrauch aus dem Kühlschrank nehmen und bei Zimmertemperatur aufwärmen.

24. STEINER-SCHOLTE-Bouillon zur Anreicherung von *Keuchhustenbakterien*

Basalmedium:

L-Glutamat (Mononatriumsalz)	10,72 g
L-Prolin	0,24 g
NaCl	2,50 g
K-Phosphat (monobasisch = primär)	0,50 g
KCl	0,20 g
$MgCl_2$ (Hexahydrat)	0,10 g
$CaCl_2$	0,02 g
Tris	1,52 g
Dimethyl-Beta-Cyclodextrin	1,00 g
Aqua dest.	1000 ml

Substanzen lösen und mit konzentrierter NaOH auf pH 7,6 einstellen; 15 Minuten bei 121 °C autoklavieren. Im Kühlschrank oder bei Zimmertemperatur aufbewahren.

Supplement:

L-Cystin	0,40 g
Eisensulfat (Heptahydrat)	0,10 g
Askorbinsäure	0,20 g
Niazin (Nikotinsäure)	0,04 g
Glutathion (reduziert)	1,00 g

L-Cystin in 12 ml 1 n HCl lösen und mit Aqua dest. auf 1000 ml auffüllen; übrige Substanzen ohne Erhitzen lösen. Durch Membranfilter sterilisieren; im Kühlschrank aufbewahren.

Vollständiges Medium:
Frisch hergestelltes Supplement dem abgekühlten Basismedium erst vor Gebrauch zugeben:

10 ml Supplement auf 1000 ml Basismedium (bzw. 0,05 ml Supplement für ein Röhrchen mit 5 ml Basismedium).

25. Spezialtransportmedium für *Bordetella pertussis* nach REGAN und LOWE

Charcoal-Agar (Oxoid 119): 1:2 verdünnt
defibriniertes Schafblut 10%
Cephalexin 40 µg/ml (Mast Diagnostica®)

26. Nährboden zur Isolierung von *Francisella tularensis*

Cystein-Heart-Agar (Difco oder BBL)	5,1 g
Aqua dest.	100 ml

1 Minute kochen und bei 121 °C für 15 Minuten autoklavieren. Auf 56 °C abkühlen und 8 ml steriles, defibriniertes Schaf- oder Kaninchenblut zufügen. 90 Minuten bei 56 °C unter gelegentlichem Schütteln im Wasserbad halten. Platten gießen. Vor Gebrauch

gut trocknen (die Oberflächenfeuchtigkeit sollte durch mehrtägiges Trocknen beseitigt werden).

Antibiotikahaltiges Supplement:

Penicillin G 100 000 IE (oder Lincomycin)	500 mg
Colistin	8 mg
Trimethoprim-Laktat	5 mg
Nystatin	13 mg
Aqua dest.	10 ml

Gut mischen, steril filtrieren.

Selektivnährboden:
1 ml auf 100 ml Basismedium geben.

27. Kulturmedium zur Anzüchtung von *Haemophilus ducreyi* [5]

Columbia agar base (Oxoid)
1% „Isovitalex" (Becton Dickinson)
10% defibriniertes Pferdeblut

Dem Nährboden kann zur besseren Selektivität Vancomycin (3 µg/ml) zugesetzt werden.

28. Transportmedium für *Ureaplasma urealyticum* und *Mycoplasma hominis*

PPLO-broth (Difco)	100 ml
PPLO-Serum-Fraktion (Difco)	1 ml
pH 6,0	

Bei längerem Transport Zusatz von 1 ml Penicillin-Lösung (100 000 E/ml)

29. Agar-Medium A7 nach Shepard

(Fa. BAG, Best.-Nr. 2531)

30. U9-Medium für *Ureaplasma urealyticum* und *Mycoplasma hominis*

Basismedium:

Tryptic Digest Broth (Difco Nr. 1829-17-8)	0,75 g
NaCl	0,50 g
KH_2PO_4	0,02 g
Aqua dest.	100 ml

pH: 5,5 (1 n HCl)
Autoklavieren 121 °C, 15 Minuten.

Vollständiges Medium (pH 6,0):

Basismedium, pH 5,5	95,0 ml
frisches Pferdeserum	5,0 ml
Harnstofflösung (10%)	0,5 ml
L-Cystein-HCl (2%)	0,5 ml
Phenolrot (1%)	0,1 ml
Penicillin (100 000 E/ml)	1,0 ml

31. Flüssiges Medium U10B mit besonderer Eignung für Ureaplasmen

PPLO-broth w/o CV (Difco Nr. 0554)	2,94 g
Aqua dest.	143 ml

pH mit 2 n HCl auf 5,5 einstellen.

Vollständiges Medium:

Basismedium	140 ml
Pferdeserum	40 ml
frischer Hefeextrakt (25%)	20 ml
L-Cystein-HCl (2%)	1 ml
Harnstoff (10%)	0,8 ml
CVA-enrichment (Gibco Nr. M 00170-1)	1 ml
Phenolrot (1%)	0,2 ml
Penicillin (100 000 E/ml)	2 ml

32. Mykoplasmen-Bouillon nach Blenk-Brehler

(Fa. BAG, Best.-Nr. 2453 [Röhrchen])

Nährboden eignet sich zum Transport und zur Anreicherung von Mykoplasmen und *U. urealyticum*.

33. Nährboden nach Korthof zur Anzüchtung von Leptospiren

Grundmedium (Merck Nr. 5403) unter Zusatz von 10% Kaninchen- oder embryonalem Kälberserum. Je 5 ml in Schraubverschlußröhrchen abfüllen.

34. EMJH-Medium zur Anzüchtung von Leptospiren

Bacto-Leptospira-Medium-Base FMJH (Difco Nr. 0794) unter Zusatz von Bacto-Leptospira-Enrichment EMJH (Difco Nr. 0795). Je 5 ml in Schraubverschlußröhrchen abfüllen.

35. Halbstarrer Leptospirennährboden nach Fletcher

Grundmedium (Difco Nr. 0987) unter Zusatz von Leptospira-Enrichment (Difco Nr. 0452). Je 5 ml in Schraubverschlußröhrchen abfüllen.

Nährboden an zwei aufeinanderfolgenden Tagen je 1 Stunde im Wasserbad bei 56 °C inaktivieren.

36. Selektivzusätze für Leptospirennährböden

5-Fluorouracil: 100–250 mg/l Leptospirenmedium

5-Fluorouracil (Roche®) (= 500 mg)	10 ml
Aqua dest. ster.	40 ml

Im Dunkeln bei Zimmertemperatur aufbewahren.

Vancomycin: 10 mg/l Leptospirenmedium
50 mg in 10 ml Aqua dest. lösen.
Im Kühlschrank aufbewahren.
Nalidixinsäure: 50 mg/l Leptospirenmedium
10 mg in 1 n NaOH lösen, mit Aqua dest. bis auf 10 ml weiter verdünnen.
Im Kühlschrank aufbewahren.

Vancomycin- und Nalidixinsäurelösung dienen als Zusätze zur Unterdrückung grampositiver und gramnegativer Keime.

37. Pankreatin-Desogen (PD)-Lösung zur Vorbehandlung von Untersuchungsproben bei der Tuberkulose-Diagnostik

Pankreatin-Lösung:

Pankreatin (Merck Nr. 7130)	5 g
m/15 Phosphatpuffer n. Sörensen, pH 8,0	1000 ml

Sterilisieren durch Filtration (sofort weiterverarbeiten, da unstabile Lösung).

Desogen-Lösung:
Desogen (Ciba-Geigy): 70%ige Lösung („nicht parfümiert"), auf Anforderung lieferbar; nicht im Handel.
Verdünnung auf 3%ige Lsg. mit Phosphatpuffer.
43 ml Desogen + 960 ml Phosphatpuffer.

Lösungen werden zu gleichen Teilen gemischt, in geeigneten Mengen abgefüllt und im Kühlschrank bis zu einer Woche aufbewahrt.

38. Nekal®-Gebrauchslösung zur Vorbehandlung von Untersuchungsproben bei der Tuberkulose-Diagnostik

Lösung A:

Nekal BX	3 g
NaOH (fest)	5 g
$Na_3PO_4 \cdot 12H_2O$	3 g

Aqua dest. auf 1000 ml auffüllen.

Lösung B:

$BaCl_2 \cdot 6H_2O$	4 g
$CaCl_2 \cdot 6H_2O$	2 g

Aqua dest. auf 100 ml auffüllen.
Beide Lösungen sind bei 4–25 °C bis zu 4 Wochen haltbar.

39. Reagenzien für die N-Acetyl-L-Cystein-Methode zur Vorbehandlung von Untersuchungsproben

a) Na_3-$Citrat_2 \cdot 3H_2O$, 2,9%ige Lösung	50 ml
NaOH, 4%ige Lösung	50 ml
N-Acetyl-L-Cystein	500 mg

Mischen der beiden Flüssigkeiten und Zugabe des Acetyl-L-Cystein ergibt die gebrauchsfertige Lösung, die täglich neu angesetzt werden muß.
b) 1/15 molarer Phosphatpuffer (pH 6,8) nach SÖRENSEN

KH_2PO_4	4,84 g
$Na_2HPO_4 \cdot 2H_2O$	5,53 g
Aqua dest.	1000 ml

40. Modifizierte ALSEVER-Lösung s. S. 206

Anschriften der Hersteller von Nährböden und Reagenzien s. Anhang.

3 Identifizierung von Bakterienstämmen durch biochemische Verfahren

3.1 Prinzipien der Keimdifferenzierung

Die Identifizierung von Bakterienstämmen ist im wesentlichen ein Wiedererkennungsvorgang, wobei die Eigenschaften des zu bestimmenden Stammes mit denen definierter Merkmalsträger verglichen werden. Voraussetzung für eine Zuordnung eines Stammes zu einem bestimmten Taxon auf Spezies- oder Gattungsebene ist die Übereinstimmung einer ausreichenden Anzahl von Merkmalen.

Kriterien

Neben mikromorphologischen, färberischen und kulturmorphologischen Eigenschaften sind es vor allem biochemische Merkmale – die Stoffwechselleistungen –, die am häufigsten zur Keimdifferenzierung herangezogen werden.

Bei einzelnen Keimarten, wie z. B. Salmonellen, muß auch die Antigenstruktur mittels serologischer Techniken (s. S. 168) geprüft werden. Auch die Antibiotikaempfindlichkeit läßt sich für Identifizierungszwecke nutzbar machen (s. S. 61).

Die Untersuchung *molekularer Merkmale* (Guanin + Cytosin – Gehalt [Mol%]) der Desoxyribonukleinsäure (DNS) sowie *genetischer Merkmale* (DNS-DNS-Homologie) ist bisher der Bearbeitung taxonomischer Fragestellungen vorbehalten gewesen. Ansätze für die Verwendung des DNS-DNS-Proben-Hybridisierungsverfahrens auch zu Identifizierungszwecken sind erkennbar [6]. Als Beispiele seien Salmonellen, Legionellen, Mykoplasmen und Mykobakterien genannt.

Wege der Keimdifferenzierung

Theoretisch können zwei Wege bei der Keimdifferenzierung beschritten werden:

In dem einen Fall geht man von der Gleichwertigkeit aller untersuchten Merkmale aus. Über die Errechnung eines Ähnlichkeitsgrades, bei der eine Vielzahl von Merkmalen geprüft werden muß, gelangt man zu einer Diagnose. Dieses aufwendige, in der Regel einen Computer erfordernde Verfahren wird für taxonomische Fragestellungen (numerische Taxonomie) eingesetzt. Die erforderliche große Anzahl von Merkmalen ist in der bakteriologischen Routine kaum prüfbar. Die Bestimmungsschlüssel der kommerziellen Identifizierungsverfahren sind jedoch nach numerischen Gesichtspunkten aufgebaut.

Alternativ geht man von einer unterschiedlichen Wertung der Merkmale aus. Dadurch ent-

Tabelle 3–2
Schrittweise Identifizierung von Bakterienstämmen.

Stufe 1	vorläufige/endgültige Identifizierung eines Keimes aufgrund einer mikroskopischen, kulturellen und ggf. begrenzten Auswahl biochemischer Merkmale; z. B. Verwendung polytroper Nährböden (KLIGLER, LIM, MIO usw.)
Stufe 2	dem vorläufigen Identifizierungsergebnis angepaßte Zusammenstellung biochemischer Reaktionen (bunte Reihe)
Stufe 3	ergänzende Prüfung weiterer Merkmale

Tabelle 3–3 Auswahl kommerzialisierter miniaturisierter Systeme zur Identifizierung von Bakterien und Sproßpilzen (Adressen s. Anhang).

	Hersteller	Anzahl der Reaktionen	Ablesung nach	Besonderheiten
Enterobakteriazeen				
API 20 E®	bio Mérieux	20	18–24 Stunden oder 5 Stunden*	mit Einschränkung auch bei nicht-fermentierenden und Oxidase-positiven Keimen
Titertek® Enterobac™	Flow Laboratories GmbH	18	18–24 Stunden	
Enterotube®	Roche	15	18–24 Stunden	sehr einfache Beimpfungstechnik
Micro-ID-System®	General Diagnostics	15	4 Stunden*	
Rapid 20 E-System®	bio Mérieux	20	4 Stunden*	
Minitek®	Becton Dickinson	36 mögliche Reaktionen	18–24 Stunden	individuelle Zusammenstellung
nicht-fermentierende und Oxidase-positive Keime				
API 20 NE®	bio Mérieux	20, davon 12 Assimilationsteste	18–24 Stunden	
N/F-System®	Flow Laboratories GmbH	13 (Platte)	18–24 Stunden	2 Röhrchen für Initialprüfung + Platte (2 hintereinandergeschaltete Schritte)
Minitek®	siehe oben	siehe oben	siehe oben	siehe oben
Anaerobier				
API 20A®	bio Mérieux	21	24 Stunden	
Anaerobe-Tec (A/T)®	Flow Laboratories GmbH	15	24–48 Stunden	
Minitek®	Becton Dickinson	13	48 Stunden	Minitek®-Substrate anaerob bebrüten
API 20 A®	bio Mérieux	21	24 Stunden	
Streptokokken				
API 20 S®	bio Mérieux	20	4 Stunden	
Rapid Strep®	Analytab Products	20	4 Stunden (18–24 Stunden)	1. Ablesung nach 4 Stunden (wenn Identifizierung nicht möglich, Weiterbebrütung)
Staphylokokken				
Staph-Ident®	Analytab Products	10	5 Stunden	
Neisserien				
Neisseria®	Institut Pasteur	6	24 Stunden	β-Galaktosidase muß wegen falsch positiver Reaktionen nach 5–10 Minuten, Tributyrin nach 4 Stunden abgelesen werden
Sproßpilze				
API 20 CAUX®	bio Mérieux	19	72 Stunden bei 30 °C	Assimilationsteste

* Von den drei Schnellidentifizierungen bei Enterobakteriazeen ist API 20 E am wenigsten verläßlich [1].

stehen sogenannte Schlüsselreaktionen für die Identifizierung von Keimen, wie z. B. die Plasmakoagulase bei *Staphylococcus aureus* oder die Phenylalanin-Desaminase bei der *Proteus-Providencia*-Gruppe.

Durch die Auswahl geeigneter Merkmale kann die Anzahl der zu untersuchenden Eigenschaften für die Identifizierung deutlich reduziert werden, insbesondere dann, wenn die Differenzierung in nacheinandergeschalteten Stufen und damit allerdings zeitaufwendigen Identifizierungsschritten erfolgt (Tab. 3–2) (s. Enterobakteriazeen S. 160). Das dargestellte Differenzierungsschema, das Vorstellungen von COWAN und STEEL [3] verpflichtet ist, verfolgt diesen Weg.

Die gleichzeitige Prüfung mehrerer Stoffwechselleistungen, wie sie zur Identifizierung im Labor erforderlich ist, wird wegen der Verwendung von Farbindikatoren als „Bunte Reihe“ bezeichnet.

Früher wurden diese Untersuchungen überwiegend in Röhrchen als Makroreaktionen durchgeführt. Heute werden in fast allen Laboratorien vorgefertigte miniaturisierte Testzusammenstellungen (Tab. 3–3) verwendet, die im Handel zu beziehen sind. Es handelt sich um Mikroreaktionen, die mit Reagenzienmengen von 0,05–0,1 ml arbeiten.

Aus Kostengründen kann es sich auch heute noch für bestimmte Fragestellungen lohnen, in der eigenen Nährbodenküche hergestellte Nährböden zu verwenden. Deshalb wird eine Auswahl einzelner Stoffwechselreaktionen besprochen, deren Kenntnis auch erforderlich ist, um vorgefertigte Reaktionssysteme zu verstehen und kritisch überwachen zu können.

3.2 Ausgewählte Stoffwechselleistungen zur Identifizierung von Bakterienkulturen

3.2.1 Hämolyse

Unter Hämolyse wird bei der Beschreibung von Bakterienarten meist der Abbau des Blutfarbstoffs und nicht nur sein Austreten aus den Erythrozyten verstanden. Die Erythrozyten der einzelnen Tierarten sind nicht gleichmäßig empfindlich für Hämolyse. Für die meisten Untersucher ist das in vielen Laboratorien regelmäßig verfügbare Schafblut ausreichend. Andere Untersucher verwenden Menschenblut aus verfallenen Blutkonserven. Hierbei ist zu bedenken, daß ein mehr oder weniger hoher Gehalt an Antistreptolysin die Hämolyseausbildung von A-Streptokokken behindern kann. Deshalb soll insbesondere bei Rachenabstrichen Schaf- anstelle von Menschenblut verwendet werden (s. S. 263). Dies gilt auch für den Listerien-Nachweis. Je nach Verfügbarkeit wird ggf. auch Blut anderer Tierarten (Pferd, Rind, Kaninchen) benutzt.

Die Prüfung auf Hämolyse geschieht routinemäßig auf den für die Primärkultur ausgestrichenen Blutagarplatten (5% Blutgehalt). Eine vollständige Hämolyse zeigt sich durch aufgehellte Zonen um die Bakterienkolonien an. Verschiedene Formen der Hämolyse bei Streptokokken (α-, β-, γ-Hämolyse) s. S. 127.

Die Beurteilung des Hämolyseverhaltens spielt eine besondere Rolle bei der Differenzierung von Staphylokokken und Streptokokken; des weiteren ist die Hämolyse bei Listerien und Korynebakterien diagnostisch bedeutsam. Die meisten *Pseudomonas aeruginosa*-Stämme bilden Hämolysine, desgleichen bestimmte *Escherichia coli*-Stämme.

Andere Enterobakteriazeen mit *E. coli*-ähnlichem Wachstum auf MACCONKEY-Agar (flache, rote Kolonien), wie manche Stämme der Gattungen *Citrobacter* oder *Enterobacter*, sind stets anhämolytisch!

3.2.2 Atmungskettenenzyme

Katalase: Viele Bakterienarten bilden das Enzym Katalase, das durch Auftropfen von 3%igem Wasserstoffperoxid auf die Kolonien (blutfreier Nährboden oder Kochblutagar) oder durch Zugabe zur bewachsenen Nährbouillon nachgewiesen wird. Bei dem als Routinemethode zu empfehlenden Objektträgerverfahren wird Kulturmasse ohne anhaftende Nährbodenbestandteile mit möglichst wenig benutzter Öse (falsch positive Reaktionen durch rauhe Oberfläche!) auf einen Objektträger gebracht und Wasserstoffperoxid aufgetropft.

Positive Reaktionen zeigen sich durch Blasenbildung an. Staphylokokken verhalten sich positiv, Streptokokken negativ. Die Katalase kann auch zur Abgrenzung von Listerien gegen *Erysipelothrix rhusiopathiae* verwendet werden (Tab. 10–13).

Zytochromoxidase: Dafür stehen zwei Nachweisverfahren mit unterschiedlicher Empfindlichkeit zur Verfügung. Die empfindlichere Methode nach KOVACS arbeitet mit 1%iger Tetramethyl-p-phenylen-diamin-Lösung, diejenige nach Gaby und Hadley mit Dimethyl-p-phenylen-diamin-Lösung. Zum Nachweis werden einige Tropfen des Reagenz auf die Kolonien aufgetropft.

- Oxidase-positive Keime (Blauschwarzfärbung) sind: *Neisseria-, Branhamella-, Moraxella-, Pseudomonas-, Aeromonas-, Vibrio-* und *Campylobacter*-Arten.
- Oxidase-negativ verhalten sich Staphylokokken, Streptokokken und Enterobakteriazeen.

Nitratreduktase: Nitrate werden zu Nitrit, zu NH_3 oder zu gasförmigem Stickstoff reduziert. Geprüft wird in Kaliumnitrat-haltiger Nährbouillon. Die bebrütete Kultur wird durch Zugabe je einiger Tropfen von Sulfanilsäurelösung und α-Naphthylaminlösung (s. S. 45) auf Nitritbildung untersucht. Eine Rotfärbung zeigt Nitritbildung an. Bei negativem Ergebnis werden Zinkspäne zum Nachweis von Nitrat zugegeben, um einen bereits erfolgten Abbau auszuschließen. Nitrat ist noch vorhanden, wenn eine Rotfärbung unter Entwicklung von Gasblasen auftritt.

Enterobakteriazeen können Nitrat zu Nitrit abbauen, die meisten Streptokokken jedoch nicht.

3.2.3 Abbau bzw. Verwertung von Kohlenhydraten, Alkoholen, Glykosiden und organischen Säuren

Zuckervergärung: Die Prüfung der verschiedenen Zucker und ähnlicher Verbindungen auf Vergärung ist von größter differentialdiagnostischer Bedeutung. Zur Untersuchung dienen meist Nährböden mit Zusatz von 1% Zucker. Die Nährlösung muß frei von anderen vergärbaren Kohlenhydraten sein. Da Fleischwasser Spuren von Zucker enthalten kann, werden besser aus Fleischextrakt hergestellte Nährlösungen verwendet.

Die meistens benutzten Kohlenhydrate sind die Monosaccharide Glukose, Fruktose, Arabinose, Xylose, Rhamnose; die Disaccharide Laktose, Maltose, Saccharose; das Polysaccharid Stärke; die Alkohole Glyzerin, Dulcit, Mannit, Sorbit, Inosit; die Glykoside Aeskulin, Salicin und Inulin.

Untersucht wird vor allem die Bildung von Säuren und gasförmigen Zersetzungsprodukten. Ablesung erfolgt nach 1–7 Tagen, ggf. erst nach 28 Tagen, da Zuckerspaltung manchmal verzögert eintritt. Für Routinezwecke werden solche späten Zuckerreaktionen nicht mehr verwendet.

Fermentativer und oxidativer Zuckerabbau: Zur Untersuchung auf fermentativen und oxidativen Zuckerabbau (Tafel 2) wird der halbstarre, indikatorhaltige Nährboden nach Hugh und Leifson (s. S. 44) benutzt. Jeweils zwei Röhrchen werden mit einer jungen Kultur des zu untersuchenden Stammes durch tiefen Stich beimpft. Auch das Hochschichtkulturverfahren (s. S. 23) kann eingesetzt werden.

Die Agaroberfläche des einen Röhrchens wird mit einer kleinen Menge verflüssigten oder flüssigen Paraffins etwa 1–2 cm hoch überschichtet. Anschließend wird 3–4 Tage bebrütet und täglich kontrolliert.

Bei den meisten säuernden Keimen ist die Ablesung nur in den ersten 24 Stunden ohne Schwierigkeiten möglich, da der Sauerstoff durch die Paraffinschicht nach einiger Zeit hindurchdiffundiert.

Säurebildung nur im oberen Teil des Röhrchens zeigt oxidative Spaltung, den gesamten Nährboden umfassende Säurebildung in beiden Röhrchen fermentative Spaltung an. Ausbleiben einer Reaktion in beiden Röhrchen bedeutet weder Fermentation noch Oxidation, jedoch nicht unbedingt fehlende Glukoseverwertung (s. S. 40).

Nachweis der Säurebildung in Bouillonkulturen: Der Grad der durch die Säuerung erreichten Wasserstoffionenkonzentration kann elektrometrisch bestimmt werden. Im allgemeinen werden den Nährböden Farbindikatoren zugesetzt.

Am gebräuchlichsten sind Phenolrot (Farbumschlag rot/gelb) und Bromthymolblau (grün bei pH 7,0; gelb bei 6,0; blau bei 7,6). Für bestimmte Zwecke werden Indikatoren verwendet, die erst bei stärker saurer Lösung umschlagen, z. B. Bromkresolpurpur (violett/gelb, Umschlag bei pH 5,6) oder Methylrot (gelb/rot bei pH 4,4).

Die Methylrotreaktion zur Differenzierung der *Coli-, Enterobacter-, Klebsiella*-Gruppe ist eine klassische Reaktion, die heute allerdings nur noch selten durchgeführt wird. Sie wird in Traubenzucker-Pepton-Lösung nach 3tägiger Bebrütung geprüft. Bei positivem Ausfall tritt nach Zusatz von Methylrot-Lösung (5 Tropfen einer 0,04%igen Lösung) Rotfärbung ein.

Nachweis der β-Galaktosidase: Die Untersuchung der β-Galaktosidase ist ein sicheres Verfahren zum Schnellnachweis der oft bei Enterobakteriazeen und *Aeromonas* stark verzögert eintretenden Laktosespaltung. Die verspätete

Laktosespaltung bei vorhandener β-Galaktosidase erklärt sich – abgesehen von einer mangelnden Enzyminduktion – daraus, daß diese Keime nicht die Fähigkeit besitzen, den Zucker rasch, d. h. enzymatisch, in das Zellinnere zu transportieren.

Technik: Eine Öse der auf 1%-Laktose-haltigem (Induktion der Enzymaktivität!) Nähragar gewachsenen Kultur wird in 0,25 ml physiologischer Kochsalzlösung aufgeschwemmt, ggf. mit einem Tropfen Toluol (zur Befreiung des Enzyms aus dem Zellinneren) versetzt und die Mischung einige Minuten bei 37 °C geschüttelt. Zusatz von 0,25 ml Ortho-Nitrophenyl-β-Galaktopyranosid-Lösung (O.N.P.G.; s. S. 44); Bebrütung bei 37 °C im Wasserbad; nach 20 Minuten, 1, 3 und 24 Stunden ablesen. Gelbfärbung zeigt positive Reaktion an.

Nachweis der Gasbildung: Zum Nachweis der Gasbildung in flüssigen Nährböden werden einfache Reagenzröhrchen verwendet, in die ein etwa 3 cm langes, enges Röhrchen mit der Öffnung nach unten (DURHAM-Röhrchen) hineingegeben wird.

Das bei der Gärung gebildete Gas sammelt sich unter der Kuppe an (Tafel 2).

Die Gasbildung kann auch in Hochschicht-Zucker-Agar-Nährböden, die als Schüttel- oder Stichkultur beimpft werden, an der Sprengung der Agarsäule erkannt werden.

Aldehydbildung: Der Nachweis erfolgt mit Natriumsulfit-entfärbtem Fuchsin (SCHIFFsches Reagenz), das durch Aldehyde, die bei der Vergärung von Zuckern entstehen, wieder rot gefärbt wird. Ein diesem Prinzip gehorchender Nährboden ist als handelsüblicher ENDO-Agar zur gezielten Anzüchtung von gramnegativen Stäbchenbakterien gedacht. Er ist weniger selektiv als MAC CONKEY-Agar. Die Bildung von Acetyl-Methylcarbinol (Acetoin, heutige Bezeichnung 3-Hydroxybutan-2-on), wird mit der VOGES-PROSKAUER-Reaktion nachgewiesen.

Die VOGES-PROSKAUER-Reaktion ist sehr temperaturabhängig; deshalb für bestimmte Fragestellungen Ansatz bei 22 °C und 37 °C (Nährboden s. S. 44).

Methode nach BARRITT: Zusatz von 0,2 ml 40%iger KOH und 0,6 ml α-Naphthol-Lösung im 96%igem Äthylalkohol zu 1 ml Kulturflüssigkeit, schütteln, bei Schräglage 10–60 Minuten beobachten: Rotfärbung zeigt Acetoinbildung an.

Nachweis der Assimilation von Kohlenhydraten, Alkoholen und Fettsäuren: Kohlenhydrate, Alkohole und Fettsäuren können von Keimen auch verwertet werden, ohne daß die o. g. Reaktionsprodukte nachweisbar sind. In solchen Fällen erfolgt der Abbau durch Assimilation.

Um diese Prozesse zu erkennen, wird in einem synthetischen Mangelmedium die Verwertung der zu prüfenden Substanz untersucht. Ein positives Ergebnis wird durch sichtbares Wachstum angezeigt (sog. Auxanogramm). Diese Methode wird beispielsweise bei der Identifizierung von Sproßpilzen eingesetzt.

Nachweis der Verwertung von organischen Säuren: Demselben Prinzip folgt auch die Untersuchung organischer Säuren als Energiequelle.

Dazu werden Natriumsalze von Azetat, Zitrat, Laktat, Oxalat, Pyruvat, Tartrat und Malonat verwendet. Als Beispiel sei das Wachstum auf Zitrat als Kohlenstoffquelle angeführt. Zur leichteren Ablesung erhält der Zitratagar nach SIMMONS den pH-Indikator Bromthymolblau. Der Nährboden wird in der Schrägfläche und im Stich beimpft. Wachstum bzw. deutliche Blaufärbung (vorher grün) wird als positiv bewertet; da temperaturabhängig, unter Umständen 1 bis 4 Tage bei 22 °C und 37 °C bebrüten.

Die Verwertung von Zitrat als Energiequelle ist ein wichtiges Merkmal für die Identifizierung von gramnegativen Stäbchenbakterien. Die Prüfung von Azetat trägt in unklaren Fällen zur Abgrenzung von Shigellen gegen *E. coli* bei (s. S. 171 [Tab. 10–31]); Tartrat (im Fachhandel erhältlich) wird zur Differenzierung von *Salmonella paratyphi B* und *Salmonella java* eingesetzt (s. S. 170).

3.2.4 Enzyme und Reaktionen des Eiweißstoffwechsels

Es handelt sich um den Nachweis von Gelatinase, Caseinase und DNase; im weiteren Sinn gehören hierher auch die enzymatische Bildung von Indol und Schwefelwasserstoff sowie die Harnstoffspaltung und die Hippurathydrolyse.

Gelatinase: Manche Bakterien sondern ein zu den Proteinasen gehörendes Exoenzym ab, durch das Gelatine verdaut wird. Ein relativ empfindlicher Nachweis gelingt mit folgendem Verfahren (Tafel 3):

Impfstrich mit Testkultur auf der Oberfläche einer Gelatine-Nähragar-Platte (s. S. 41) anlegen, nach 24(–96) Std. Bebrütung Plattenoberfläche mit gesättigter Ammonium- oder Natriumsulfat-Lösung bedecken; besser ist Quecksilber-II-Chlorid-Lösung (30 g $HgCl_2$ in 40 ml konz. HCl und 130 ml Aqua dest. lösen; im Giftschrank aufbewahren!). Die Lösung reagiert mit Gelatine unter Ausbildung einer Trübung des Nährbodens.

Eine positive Reaktion ist an einer klaren Zone um die Kolonien zu erkennen. Kontrolle mit gelatinaseaktivem Keim auf der gleichen Platte zweckmäßig.

Caseinase, Gelatinase und DNase: Ihr Nachweis erfolgt nach demselben Prinzip. Caseinase-Nährboden s. S. 45; die anderen beiden Nährböden sind handelsüblich (s. a. Tafel 3).

Die DNase ist ein wichtiges Merkmal bei der Staphylokokken-Differenzierung (s. S. 124).

Indolbildung: Viele Bakterienarten können durch eine Tryptophanase aus der Aminosäure Tryptophan Indol abspalten. Die Indolbildung wird chemisch nachgewiesen. Die Prüfung erfolgt in Peptonwasser, besser in Tryptonbouillon (s. S. 45).

Nach eintägiger Bebrütung wird zum Kulturröhrchen 0,5–1,0 ml Indolreagenz (s. S. 45) zugesetzt. Sofort eintretende kirschrote Färbung zeigt Indolbildung an.

Anwesenheit von vergärbaren Zuckern stört den Indolnachweis.

Indolbildende Keime sind z. B. *E. coli, Pasteurella multocida* und *Cardiobacterium hominis.*

Schwefelwasserstoffbildung: Beim Eiweißabbau wird von vielen Bakterienarten aus den schwefelhaltigen Aminosäuren und Peptiden Schwefelwasserstoff gebildet.

Beimpfung von Peptonbouillon. Während der Bebrütung wird zwischen Röhrchenwand und Stopfen ein Streifen von mit Bleiazetat-Lösung getränktem und dann getrocknetem Fließpapier geklemmt, das den Nährboden nicht berühren soll. Schwarzfärbung zeigt Schwefelwasserstoffbildung an. Mehrtägige Bebrütung ist erforderlich. Das Ergebnis ist abhängig vom Gehalt des Nährbodens an Schwefelverbindungen. Zweckmäßig ist Verwendung von Leberbrühe. Geeignet sind auch Nährböden mit Zusatz von Cystin.

Diese relativ empfindliche Methode des H_2S-Nachweises ist für differentialdiagnostische Zwecke wenig informativ.

Der Nachweis von H_2S im KLIGLER-Medium (handelsüblich), das nur auf deutlich ausgeprägte H_2S-Bildung anspricht, ist hingegen für Identifizierungszwecke geeignet (s. polytrope Nährböden S. 42). Dieser Nährboden enthält zusätzlich zum Eisensulfat auch Bleiazetat; Schwarzfärbung zeigt H_2S-Bildung an.

H_2S-bildende Keimarten sind z. B. *Proteus-, Citrobacter-* und *Salmonella-*Arten; weiter *Erysipelothrix rhusiopathiae* und *Pseudomonas putrefaciens.*

H_2S-Entwicklung kann auch direkt bei der Anzüchtung in der Primärkultur nachgewiesen werden (z. B. auf dem handelsüblichen *Salmonella-Shigella-*Agar).

Harnstoffspaltung: Einige Bakterien spalten Harnstoff mittels des Enzyms Urease; das entstehende Ammoniak kann chemisch nachgewiesen werden. Einfacher wird die erfolgte Harnstoffspaltung durch die stark alkalische Reaktion des Nährsubstrats angezeigt. Verwendet wird Nährbouillon oder -agar mit Zusatz von 1% Harnstoff und Phenolrot-Indikator (Nährböden handelsüblich). Rotfärbung zeigt Harnstoffspaltung an. Positiv verhalten sich *Proteus-* im Gegensatz zu *Salmonella-*Arten. Eine positive Reaktion findet sich bei *Corynebacterium ulcerans*, während *Corynebacterium diphtheriae* keine Urease besitzt.

Hippurathydrolyse: Bei der Spaltung von Hippursäure entstehen Benzoesäure und Glykokoll. Der Nachweis einer erfolgten Spaltung kann sowohl über die Benzoesäure als auch über die Aminosäure geschehen.

Vorgehen bei *Campylobacter:* Eine dichte Suspension wird in 1%iger Hippuratlösung (s. S. 45) hergestellt und 2 Stunden bei 35 °C gehalten. Nach Zugabe von 0,2 ml Ninhydrin-Reagenz wird gut gemischt und noch einmal 10–15 Minuten inkubiert. Eine tief purpurne Verfärbung zeigt Hydrolyse an.

Die Hippurathydrolyse wird zur Differenzierung innerhalb der Gattung *Campylobacter* (s. S. 192) eingesetzt. Eine weitere Verwendungsmöglichkeit (Nährboden Nr. 8, S. 44) besteht in der Abgrenzung von B-Streptokokken (positiv) gegen Enterokokken.

Lysin-, Ornithin-Decarboxylase und Arginin-Desaminase: Das Verfahren nach MØLLER eignet sich nur für Keime, die Glukose rasch spalten. Der indikatorhaltige Nährboden enthält außer den Aminosäuren in geringer Menge Glukose. Wachsende Keime säuern zunächst den Nährboden aufgrund der Zuckerspaltung. Der Aminosäureabbau führt anschließend zu einer Alkalisierung des Mediums, die von unten nach oben fortschreitet (anaerober Prozeß!).

Zusätzlich zu den drei Aminosäure-Röhrchen muß eine Negativkontrolle (ohne Aminosäure) mitgeführt werden, um oxidative Dekarboxylierungen des Peptons durch eindringenden Sauerstoff erkennen zu können (Alkalisierung von oben nach unten fortschreitend).

Zur Beimpfung muß eine dichte Bakterieneinsaat verwendet werden. Um das Eindringen von Sauerstoff zu behindern, sollten die Nährböden in englumigen Röhrchen in hoher Schicht abgefüllt werden. Zusätzlich ist mit sterilem Paraffin zu überschichten.

Bei positivem Befund, der in der Regel bereits nach einem Tag erkennbar ist, ist das betreffende Röhrchen blauviolett, während negative Reaktionen gelb erscheinen. Zur abschließenden Beurteilung muß vier Tage beobachtet werden.

Diese Merkmale werden z. B. bei der Differenzierung von Enterobakteriazeen und bei der Abgrenzung von Vibrionen gegen Aeromonaden und Plesiomonaden eingesetzt.

Phenylalanindesaminase: Aus Phenylalanin entsteht enzymatisch Phenylbrenztraubensäure, die als Ketosäure durch 10%ige Eisen-III-Chlorid-Lösung nachgewiesen wird (Grünfärbung). Die Phenylalanindesaminase ist ein wichtiges Identifizierungsmerkmal der *Proteus-Providencia*-Gruppe. Der als Schrägagar zu gießende Nährboden ist im Handel erhältlich.

3.2.5 Weitere bakterielle Stoffwechselleistungen

Lezithinase und Lipase: Auf strichförmig beimpftem Eigelbagar lassen sich sowohl die Bildung von Lezithinasen als auch von Lipasen erkennen. Unter den Lezithinase-spaltenden Keimen entsteht eine verstärkte Trübung des Nährbodens, bei manchen zeigt sich an der Peripherie eine Aufhellungszone. Eine Lipasewirkung ist an der Ausbildung einer „Perlschicht" (pearly layer) zu erkennen. Der Lezithinasenachweis und seine Hemmung durch ein spezifisches Antilezithinase-A-Serum („Antiperfringens-A-Serum"; verwendbar ist ein *C. welchii*-Typ A-Antitoxin) spielen eine wichtige Rolle bei der Abgrenzung von *C. perfringens* gegen andere Klostridien-Arten und für die rasche Erkennung dieser Keimart im Untersuchungsmaterial (s. S. 140).

Plasmakoagulase: Die Plasmakoagulasereaktion zur Identifizierung von *S. aureus* ist auf Seite 126 beschrieben.

3.2.6 Polytrope Nährböden

Polytrope Nährböden gestatten die gleichzeitige Prüfung mehrerer Merkmale. Sie werden bevorzugt für Such- bzw. Gruppierungszwecke (*Salmonella*-Diagnostik s. S. 161 [Tab. 10–22]) und bei der ersten Stufe der Identifizierung von Enterobakteriazeen (s. Tab. 3–2 und 10–22) eingesetzt. Gebräuchliche Nährböden sind KLIGLER-Doppelzucker-Eisenagar und Lysin- bzw. Ornithin-Indol-Beweglichkeitsagar (LIM bzw. MIO).

KLIGLER-Doppelzucker-Eisenagar: Mit dem Zweizucker-Eisenagar nach KLIGLER, der sowohl auf der Schrägfläche als auch im Stich beimpft wird, können folgende Merkmale geprüft werden (Tafel 3):

- Glukosesäuerung: Gelbfärbung nur der Schrägfläche; die Tiefe des Nährbodens bleibt rot.
- Laktosesäuerung: Gelbfärbung des gesamten Nährbodens.
- Gasbildung: Nährboden zerreißt oder Blasenbildung erkennbar: Abhängig von der Beimpfungstechnik; nur im positiven Fall verwertbar.
- H_2S-Bildung: Schwärzung des Nährbodens ausgehend vom Stichkanal.

Bei Stämmen, die Glukose nicht abbauen können, bleibt der gesamte Nährboden rot.

Prinzip des Nährbodens: Die beiden Zucker Glukose und Laktose liegen im Verhältnis 1:10 vor. Bei Glukose-, jedoch nicht Laktose-spaltenden Keimen wird zunächst Glukose als Energiequelle verwertet. Dabei kommt es zu einer leichten Säuerung, die sich bei der sich anschließenden Laktosespaltung verstärkt. Laktose-negative Keime müssen für das weitere Wachstum auf den Abbau von Peptonen zurückgreifen. An der Oberfläche des Nährbodens entsteht durch oxidative Desaminierung eine Realkalisierung des Nährbodens, d. h., die Schrägfläche wird wieder rot. Bei längerer Bebrütung können diese alkalisierenden Prozesse auch bei Laktose-positiven Keimen zu einer Farbänderung und demnach zu falscher Beurteilung führen.

Entstandenes H_2S reagiert mit dem Bleiazetat im Nährboden unter Bildung von schwarzem Bleisulfid.

Lysin- und Ornithin-haltige polytrope Nährböden: Der Nachweis von Dekarboxylasen und Indol erfolgt in der beschriebenen Weise (s. S. 141).

Durch den geringen Agargehalt ist der Nährboden auch zur Beweglichkeitsprüfung geeignet. Bewegliche Keime wachsen nicht nur im Impfstich, sondern können auch, ausgehend vom Impfstich, den Nährboden partiell oder total eintrüben (Prinzip des Beweglichkeitsagars, s. S. 121).

3.2.7 Gaschromatographie

Die Gaschromatographie ermöglicht insbesondere bei Anaerobiern die genauere Untersuchung der im Verlauf eines Substratabbaus entstehenden Stoffwechselprodukte. Für die Anaerobierdifferenzierung ist vor allem der Nachweis bestimmter Fettsäuren und Alkohole bedeutsam. Weitere Angaben müssen der Spezialliteratur entnommen werden.

3.3 Miniaturisierte kommerzielle Identifizierungssysteme

Die beschriebenen klassischen Nachweisreaktionen, die zu sogenannten „Bunten Reihen" zusammengestellt werden, sind ursprünglich als Makroreaktionen im Röhrchen konzipiert und werden auch heute noch so verwandt. Daraus entstanden miniaturisierte Abwandlungen, die sich mit einem Bruchteil an Reaktionsmengen begnügen. Die Reaktionen benötigen 0,05 bis 0,1 ml Substrat und werden z. B. in DURHAM-Röhrchen oder auf speziellen Plastikplatten durchgeführt. Diese Mikrotechnik ist von der Industrie aufgegriffen und zu fertigen Differenzierungssystemen für ausgewählte Keimgruppen weiterentwickelt worden.

Vorteile: Gegenüber den klassischen Röhrchenreaktionen haben kommerzielle Systeme Vorteile: Sie besitzen einen hohen Grad an Standardisierung und Reproduzierbarkeit. Das Arbeiten mit kleinen Keimmengen ermöglicht die Identifizierung in den meisten Fällen bereits ausgehend von der Primärkultur. Ihre Beimpfung ist weniger aufwendig. Einzelne Systeme können bereits nach 4–5 Stunden abgelesen werden. In der Regel werden die Reaktionsmuster in einen Zahlenkode umgewandelt, mit dessen Hilfe die Identifizierung nach einem Bestimmungsbuch vorgenommen wird.

Probleme: Jedoch darf nicht verschwiegen werden, daß diese Form der Identifizierung auch negative Aspekte aufweist: Die Mitarbeiter im Labor sind nicht mehr in der Lage, den Identifizierungsvorgang im einzelnen zu überprüfen; damit geht eine Kontrollinstanz verloren. Auf falsche Diagnosen, die durch systemimmanente Schwächen oder durch technische Fehler entstehen, wird man nur aufmerksam, wenn z. B. der Zahlenkode im Bestimmungsschlüssel nicht vorkommt oder das Antibiogramm für die diagnostizierte Keimart ungewöhnlich ist, d. h. zur Speziesdiagnose nicht paßt.

Deshalb ist dringend erforderlich, daß die klassischen biochemischen Merkmale während der Ausbildung der technischen Hilfskräfte eingehend besprochen werden. Nur so ist es im Einzelfall möglich, ein Reaktionsmuster kritisch zu überprüfen.

Zwischen den Reaktionen in kommerziellen Systemen und denen im Röhrchen können technisch bedingte Differenzen auftreten, die vielfach im Kode berücksichtigt werden. Einige biochemische Merkmale mit schwachen oder verspäteten Reaktionen fallen in bestimmten Testsystemen häufiger falsch negativ aus, ohne daß über den Kode X eine Korrektur erfolgt. In solchen Fällen kommt es gelegentlich zu Fehlbestimmungen, die, je nach Testsystem, unterschiedliche Keimarten betreffen können.

Einige ausgewählte automatisierte Identifizierungssysteme sind in Tabelle 3–3 genannt. Die Substrate dieser Systeme liegen meistens in dehydrierter Form vor; bei Minitek® sind sie an Testplättchen absorbiert worden.

Bei sog. Schnelltesten wird die rasche Verfügbarkeit präformierter Enzyme ausgenutzt. Zu diesen Zwecken muß eine besonders dichte Bakteriensuspension (entsprechend MC FARLAND 0,5–1, s. S. 68) als Inokulum gewählt werden. Die abgelesenen Reaktionen werden gleicherweise in einen Zahlenkode X verwandelt, mit dem die Identifizierung über einen Eigenprofilerkennungsindex (Bestimmungsbuch) vorgenommen wird. Automatisierte Identifizierungssysteme werden in Kapitel 4 besprochen.

3.4 Auswahl wichtiger Differentialnährböden und Reagenzien

1. Reagenz zum Nachweis der Zytochromoxidase

Lösung 1:
1%iges α-Naphthol in 95%igem Alkohol

Lösung 2:
1%iges Dimethyl-p-phenylen-Diaminhydrochlorid in Aqua dest.

Fertiges Reagenz:
Lösungen 1 und 2 werden im Verhältnis 2:3 gemischt. Das Reagenz wird als Tropfreagenz benutzt. Es ist im Kühlschrank mehrere Wochen haltbar.

2. Fleischextrakt-Pepton-Indikator-Lösung zur Prüfung der Zuckerspaltung

Grundmedium:

Pepton	10 g
Fleischextrakt	3 g
NaCl	5 g
Aqua dest.	1000 ml

Zugabe von 2 ml 1,6%iger Bromkresolpurpur-Lösung; pH auf 7,1 einstellen.

Herstellung der zuckerhaltigen Nährböden:

- Kohlenhydrate, die vorsichtige Autoklavierung (20 Minuten bei 115 °C) vertragen: Glukose und die meisten Kohlenhydrate sowie Alkohole mit Ausnahme bestimmter Disaccharide und der Pentosen.

  Der „Zucker" wird in 1%iger Konzentration dem noch nicht sterilisierten Grundmedium zugesetzt (z. B. 1 g pro 100 ml Grundmedium) und in kleine Röhrchen (Durchmesser 0,6 cm) zu 3 ml abgefüllt; bei Glukose mit Gärröhrchen. 15 Minuten bei 121 °C autoklavieren.
- Kohlenhydrate, die das Autoklavieren *nicht* vertragen: Laktose, Saccharose, Trehalose, Maltose, Arabinose, Xylose und Salicin.

  Diese werden in 10%iger Lösung (Aqua dest.) filtriert und dem sterilisierten Basismedium zugesetzt (10 ml auf 90 ml Basismedium). Abfüllung in Röhrchen unter sterilen Bedingungen. Notfalls können auch die hitzeempfindlichen Kohlenhydrate dem Basismedium direkt zugesetzt werden und 10 Minuten bei 121 °C autoklaviert werden.

3. Basalmedium für die Prüfung von Kohlenhydraten und anderen Substraten bei Anaerobiern

Pepton (tryptisch verdaut)	10 g
NaCl	5 g
Rindfleischextrakt (z. B. Difco)	2 g
Hefeextrakt (z. B. Difco)	5 g
Cystein-Hydrochlorid	0,3 g
Bacto-Agar (Difco)	0,5 g
Aqua dest.	1000 ml
pH 7,4	

Zucker wie beschrieben in 1%iger Konzentration zusetzen. Pentosen können notfalls auch getrennt vom Basalmedium autoklaviert werden.

Weitere Prüfsubstanzen können zugegeben werden (g/1000 ml) für:

Indolbildung	0,5 g Tryptophan
H_2S-Bildung	0,2 g $FeSO_4$
	0,3 g Na_2SO_3
Nitratabbau	0,2 g Glukose
	5,0 g $NaNO_3$

Abfüllung in Röhrchen und autoklavieren.

4. Besondere Zucker zur Speziesdifferenzierung bei Listerien

Basisbouillon (Peptonwasser):

Bacto-Pepton (Difco)	10 g
NaCl	5 g
Aqua dest.	1000 ml

Im Dampftopf verflüssigen, abkühlen lassen, durch Papierfilter filtrieren und mit pH-Papier auf 7,6 einstellen. Zugabe von 7 ml Phenolrot und Abfüllung zu 4 ml in Röhrchen. Anschließend 15 Minuten bei 121 °C autoklavieren.

Phenolrot:

0,1 g Phenol-Sulfophthalein in 14,1 ml 0,02 n NaOH lösen und auf 250 ml mit Aqua dest. auffüllen.

Stammlösungen:

10%ige D-Xylose: 10 g D-Xylose in 100 ml Aqua dest. lösen, steril filtrieren.

10%ige L-Rhamnose: 10 g L-Rhamnose in 100 ml Aqua dest. lösen, steril filtrieren.

5%iges α-Methyl-D-Mannosid: 5 g α-Methyl-D-Mannosid in 100 ml Aqua dest. lösen, steril filtrieren.

Fertige Differentialnährböden:

Kurz vor Gebrauch werden je 0,4 ml der jeweiligen Zuckerlösung zu 4 ml Peptonwasser gegeben (positives Ergebnis = gelb, negatives Ergebnis = rot, orange).

5. Nährboden zum Nachweis der oxidativen und fermentativen Zuckerspaltung nach Hugh und Leifson (OF-Medium oder HL-Zucker)

Dem Basismedium (im Handel) wird 1% Glukose oder ein anderer Zucker zugegeben. Der Nährboden wird als Hochschicht in Röhrchen abgefüllt.

6. Phosphat-Traubenzucker-Pepton-Lösung für die Voges-Proskauer-Reaktion

Pepton	7 g
K_2HPO_4	5 g
Glukose	5 g
Aqua dest.	1000 ml

pH auf 7,0 einstellen, in Zentrifugenröhrchen zu 2–3 ml abfüllen, autoklavieren.

7. O.N.P.G.-Lösung zum β-Galaktosidase-Nachweis (Erklärung der Abkürzung s. Lösung B)

Lösung A:

Phosphatpuffer: 6,9 g NaH_2PO_4 in 45 ml Aqua dest. lösen, 3 ml 30%ige NaOH zufügen, mit Aqua dest. auf 50 ml auffüllen. Bei 4 °C aufbewahren.

Lösung B:

80 mg ortho-Nitrophenyl-β-Galaktopyranosid in 15 ml Aqua dest. lösen.

Fertige Lösung:

5 ml der Lösung A mit 15 ml der Lösung B mischen. Im Kühlschrank aufbewahren; vor Gebrauch einige Minuten bei 37 °C erwärmen, um Phosphatkristalle in Lösung zu bringen!

8. Natriumhippurat-Bouillon zur Differenzierung von Streptokokken

Heart infusion broth	25 g
Natriumhippurat	10 g
Aqua dest.	1000 ml

In gut verschließbare Röhrchen abfüllen, autoklavieren.

Nachweisreagenz:

$FeCl_3 \cdot 6\,H_2O$	12 g
2%ige wäßrige HCl-Lösung*	100 ml

* HCl konz.	5,4 ml
Aqua dest.	94,6 ml

9. Natriumhippurat-Bouillon zur Differenzierung von *Campylobacter*

1%ige Natriumhippurat-Lösung:

Natriumhippurat	1 g
Aqua dest.	100 ml

SEITZ-filtrieren, zu 0,4 ml in kleine, verschraubbare Röhrchen geben, bei −40 °C aufbewahren, 6 Monate haltbar.

Ninhydrin-Reagenz:

Ninhydrin	3,5 g
Aceton-Butanol-Mischung 1:1	100 ml

Bei Zimmertemperatur aufbewahren, 6 Monate haltbar.

10. Nitrat-Bouillon

Pepton	5 g
KNO_3	0,2 g
Aqua dest.	1000 ml

pH auf 7,4 einstellen, in Röhrchen abfüllen, autoklavieren.

Nachweisreagenzien für Nitrit:

A: Sulfanilsäure	8 g
H_2SO_4, verdünnt*	1000 ml
B: α-Naphthylamin	5 g
H_2SO_4, verdünnt*	1000 ml

* 1 Teil konzentrierte H_2SO_4 auf 20 Teile Wasser.

11. Trypton-Bouillon zum Indol-Nachweis

Trypton (tryptisch verdautes Pepton aus Fleisch)	1 g
NaCl	0,5 g
Aqua dest.	100 ml

pH auf 7,3 einstellen, in Röhrchen abfüllen, autoklavieren.

Nachweisreagenz nach KOVACS:

p-Dimethylaminobenzaldehyd	5 g
Amylalkohol	75 ml

5 Minuten bei 60 °C erhitzen, Zugabe von 25 ml HCl (spez. Gewicht 1,19), 6–7 Stunden stehen lassen, bis Reagenz eine Gelbfärbung annimmt. Lösung im Kühlschrank nur begrenzt haltbar.

12. Harnstoff-Bouillon für den Urease-Schnellnachweis nach SACHSE (Diphtherie-Diagnostik)

Lösung A:

Harnstoff	2 g
Alkohol (96%)	2 g
Aqua dest.	4 g

Lösung nicht sterilisieren, im Kühlschrank aufbewahren.

Lösung B:

KH_2PO_4	0,1 g
NaCl	0,5 g
Phenolrot-Lösung (0,2%ig)	1 ml
Aqua dest.	100 ml

Nach Abfüllen in kleinen Mengen autoklavieren.

Fertiges Urease-Reagenz:

1 Teil der Lösung A mit 18 Teilen der Lösung B mischen. In DURHAM-Röhrchen zu 0,1 ml abfüllen.

13. Bleiazetat-Agar nach PISU zum H_2S-Nachweis bei *C. diphtheriae*

Pepton (Difco 3)	20 g
Fleischextrakt (LIEBIG)	4 g
NaCl	5 g
Agar	7 g
Aqua dest.	100 ml

Durch Erhitzen im Dampftopf lösen, filtrieren, pH auf 7,5 einstellen, zu jeweils 80 ml in Kölbchen abfüllen und 30 Minuten bei 121 °C autoklavieren.

Zu jeweils 80 ml verflüssigten, auf 60 °C abgekühlten Agars werden 20 ml Rinderserum, 6 ml 1%ige Cystin-Lösung und 1 ml 10%ige Bleiazetat-Lösung (steril filtriert) zugesetzt. Mischen und in Röhrchen in 6–8 cm hohe Schicht füllen.

Der Nährboden wird im Stich beimpft. Braunfärbung im Stichkanal zeigt positive Reaktion an.

14. Neomycin-Laktose-Eigelb-Agar nach WILLIS und HOBBS zum Nachweis von Lezithinasen und Lipasen (hauptsächlich für *C. perfringens*)

In 400 ml Nährbouillon 4,8 g Agar lösen, dann 4,7 g Laktose und 1,3 ml einer 1%igen Neutralrot-Lösung zusetzen, 15 Minuten autoklavieren, auf 50 °C abkühlen, 15 ml Eigelbaufschwemmung (Eigelb und sterile 0,85%ige Kochsalzlösung zu gleichen Teilen) und 60 ml sterile Magermilch zusetzen. Unmittelbar vor dem Gießen der Platten 100–250 µg Neomycinsulfat in wäßriger Lösung je ml Medium zugeben und gut mischen.

15. Casein-Agar zum Nachweis proteolytischer Fähigkeiten

Magermilchpulver	50 g
Agar	10 g
Aqua dest.	1000 ml

Milch und Agar in je 500 ml dest. Wasser lösen, autoklavieren.

16. Tyrosin-Agar zum Nachweis von Tyrosin-spaltenden Keimen

Nähragar	23 g
Tyrosin	5 g
Aqua dest.	1000 ml

Tyrosin in 100 ml Aqua dest., Nähragar in 900 ml

Tabelle 3–4 Bariumsulfat-Vergleichsreihe zur Trübungsmessung mikrobieller Aufschwemmungen nach Mc Farland.

Röhrchen	1% H_2SO_4 in Aqua dest. (ml)	1% $BaCl_2$ in Aqua dest. (ml)	≈ Bakterienmenge (in 10^6)
1	9,9	0,1	300
2	9,8	0,2	600
3	9,7	0,3	900
4	9,6	0,4	1200
5	9,5	0,5	1500
6	9,4	0,6	1800
7	9,3	0,7	2100
8	9,2	0,8	2400
9	9,1	0,9	2700
10	9,0	1,0	3000

Aqua dest. lösen. Mischen, auf pH 7 einstellen und autoklavieren. Platten unter drehender Bewegung gießen.

17. Xanthin-Agar zum Nachweis von Xanthin-spaltenden Keimen

Nähragar	23 g
Xanthin	4 g
Aqua dest.	1000 ml

Xanthin in 100 ml, Nähragar in 900 ml Aqua dest. lösen, mischen, auf pH 7 einstellen, autoklavieren. Unter drehender Bewegung Platten gießen.

18. Bikarbonat-Agar zum Kapselnachweis bei *Bacillus anthracis*

Zu 90 ml auf 50 °C abgekühlten Trypticase-Soy-Agar wird 10 ml 7%ige wäßrige, filtersterilisierte Natrium-Bikarbonat-Lösung zugefügt. Platten gießen.

19. Bariumsulfat-Vergleichsreihe zur Trübungsmessung mikrobieller Aufschwemmungen nach Mc Farland (Tab. 3–4)

Anschriften der Hersteller von Nährböden und Reagenzien s. Anhang.

4 Möglichkeiten der Schnelldiagnose durch Automation im mikrobiologischen Labor

In den letzten 15 Jahren hat die Automatisierung Einzug in die mikrobiologischen Laboratorien gehalten. Diese Entwicklung hat sich in der Mikrobiologie langsamer vollzogen als in der Klinischen Chemie. Dafür ist weniger die konservative Haltung der Mikrobiologen als die Schwierigkeit verantwortlich, in der Mikrobiologie automatisationsgerechte Untersuchungsabläufe zu schaffen bzw. entsprechende Befunde zu erstellen.

Vielfach sind rein objektive Befunde, z. B. Aufzählung aller gewachsenen Keimarten, für den Kliniker irreführend; denn nicht selten enthalten Befunde ihren Informationswert erst durch Weglassen oder Hervorheben von Untersuchungsergebnissen. Die Interpretation bakteriologischer Befunde unter Berücksichtigung Untersuchungsmaterial-bedingter Unzulänglichkeiten und anderer Gegebenheiten spielt in der Bakteriologie eine größere Rolle als z. B. in der Klinischen Chemie.

4.1 Vorteile der Automation

Folgende Vorteile werden für eine Automatisierung in der Mikrobiologie angeführt:

- Einsparung von Personal und Kosten im Labor.
- Beschleunigung der Diagnostik. Dadurch könne die optimale Chemotherapie früher einsetzen mit der Folge, daß sich der Klinikaufenthalt des Patienten verkürzt und die Kosten vermindert werden.
- Standardisierung und Vermeidung sogenannter Übertragungsfehler beim Schreiben der Befunde.

Diese Optimalerwartungen, die sich an Denkmöglichkeiten orientieren, ließen sich bisher nur teilweise verwirklichen. So stehen einer möglichen Personaleinsparung größere Kosten für apparative Einrichtungen und Zubehör gegenüber. Die Schnelligkeit, mit der ein Befund den Kliniker erreicht, hängt von mehreren Faktoren ab. Im Labor gewonnene Zeit geht häufig bei der Befundübermittlung wieder verloren. Will man die durch Automation gewonnenen Vorteile optimal nutzen, müssen Labor und Klinik durch eine elektronische Datenverarbeitung verbunden werden (s. S. 106).

4.2 Probleme

Voraussetzung für eine Beschleunigung der bakteriologischen Diagnostik wäre, daß die Untersuchungsmaterialien ohne Verzögerung ins Labor gelangen. Dazu gehört auch, daß ausreichende klinische Angaben für eine kritische Befundinterpretation mitgeliefert werden, denn viele bakteriologische Befunde bedürfen dringend einer Interpretation!

Weiter ist zu bedenken, daß Befunde, die 3–6 Stunden nach Materialeingang vorliegen, nicht selten erst übermittelt werden können, wenn in der Klinik bereits ein personell eingeschränkter ärztlicher Dienst (Nacht-, Wochenenddienst) herrscht. Die Befunde treffen dann vielfach auf nicht immer mit dem Fall vertraute, unter Zeitdruck stehende Empfänger. Dadurch kann die im Labor gewonnene Zeit nicht genutzt werden.

Mit diesen kritischen Bemerkungen sind die eigentlichen Probleme, die mit der Automation im Labor entstehen können, nicht angesprochen.

4.3 Anwendungsgebiete

Nicht alle Laboruntersuchungen sind in gleicher Weise für die Automation geeignet. Anwendungsgebiete sind Untersuchungen von Körperflüssigkeiten, Blutkulturen und Urinen. Andere Untersuchungsproben stellen zu komplexe Anforderungen an ein automatisiertes Verfahren.

Urinverarbeitung: Auch bei der Urinverarbeitung ergeben sich mit den automatisierten Verfahren Probleme bei stärker verunreinigten Proben sowie bei der quantitativen Auswertung, die auf einen starren Grenzwert ausgerichtet ist.

Eine individuelle Bewertung von klinischen Situationen, wie z. B. Dauerkatheter oder verstärkte Diurese, bei denen die signifikanten Keimzahlen niedriger anzusetzen sind, ist wünschenswert.

Keimidentifizierung, Antibiotikaresistenz: Ein weiteres Anwendungsgebiet ist die Keimidentifizierung und die Bestimmung der Antibiotikaresistenz. Hier gibt es für bestimmte Keimarten in bezug auf einzelne Antibiotika in einem höheren Prozentsatz Fehlbestimmungen, die es erforderlich machen, daß andere Testverfahren für solche Keimart-Antibiotika-Paare verwendet werden (s. S. 73).

Serologische Teste: Die Automatisierung serologischer Teste ist ebenfalls möglich und in Teilbereichen realisierbar.

4.4 Techniken

In der praktischen Verwirklichung werden in der Regel mehrere bakteriologische Arbeitsgänge von einem Apparat ausgeführt, wie z. B. Urinuntersuchung, Identifizierung und Prüfung auf Antibiotikaresistenz.

Photometrie, Radiometrie, Impedanzmessung: Verschiedene Techniken, wie Photometrie, Radiometrie, Impedanzmessung, um nur einige zu nennen, sind zur automatischen Messung der Wachstumsvorgänge von Bakterien herangezogen worden. Die Besprechung der verschiedenen Verfahren im Detail würde den Rahmen dieser Darstellung sprengen. Der Interessierte sei auf weiterführende Übersichtsliteratur verwiesen. Hier seien lediglich einige gebräuchliche Systeme genannt.

Optische Verfahren: Beispiele für optische Verfahren sind das Autobac®- und das MS-2-System®.

Das Autobac®-System kann zur Urinkontrolle eingesetzt werden. Mit dieser Apparatur können gramnegative Stäbchenbakterien (Enterobakteriazeen und nicht-fermentierende Keime) identifiziert und die Antibiotikaempfindlichkeit bestimmt werden. Das Wachstum wird über eine photometrische Messung von Streulicht erkannt.

Das MS-2-System® (Abbott) vermag Urine zu untersuchen (Screening), Enterobakteriazeen und Sproßpilze zu identifizieren und die Antibiotikaempfindlichkeit zu bestimmen. Der Apparat arbeitet mit einer automatischen Trübungsmessung.

Radiometrische Technik: Als Beispiel einer radiometrischen Technik sei das Bactec®-Verfahren angeführt. Es verwendet radioaktiv markierte Substrate (^{14}C). Gemessen wird beim Keimwachstum frei werdendes ^{14}C-Kohlendioxid. Diese Methode hat sich besonders in der Tuberkulosediagnostik bewährt (s. S. 293).

Impedanzmessung: Die Impedanzmessung beruht auf der Tatsache, daß zwischen dem Keimwachstum in einer Flüssigkeit und der Abnahme der elektrischen Leitfähigkeit eine Korrelation besteht, die eine Aussage über die Keimvermehrung gestattet. Die Impedanzmessung wurde zur Urinkontrolle benutzt. Untersuchungen zum Einsatz bei der Antibiotikatestung liegen ebenfalls vor.

Weitere Techniken: Konventionelle Identifizierungs- und Antibiotikaresistenzbestimmungsmethoden können durch Verbindung mit optischen Meßvorrichtungen automatisiert werden.

Beim Titertek-Sensibac/Enterobac-System® (DMS-B, Flow-Laboratories) werden die Reaktionen im flüssigen Nährboden mit Mikrotiterplatten untersucht.

Beim ATB-System® (bio Mérieux) wird mit Weichagar gearbeitet. Das Resistenzbestimmungsverfahren kommt dem Agardilutionstest nahe.

Dazu bestehen Programme für die Identifizierung von gramnegativen Stäbchenbakterien, Hefen, Streptokokken, Staphylokokken und Anaerobiern.

Diagnostische Schnellmethodik: Diagnostische Schnellmethoden sind nicht unbedingt an eine Automatisierung gebunden. Sie sind in vielen bakteriologischen Laboratorien schon seit langem gebräuchlich. Bei der unmittelbaren Untersuchung von eingehenden Proben leisten nach GRAM gefärbte mikroskopische Präparate diesen Dienst. Fluoreszenzteste mit speziellen Immunseren ermöglichen eine sehr spezifische, rasche mikroskopische Diagnose, z. B. bei Keuchhusten- oder Legionellose-Verdacht.

Zur Erkennung von bestimmten Krankheitserregern werden immer häufiger Antigennachweisverfahren im Serum, Liquor und Urin mit verschiedenen Techniken, wie Latextest, Koagglutination, Gegenstromelektrophorese, ELISA, eingesetzt (s. S. 255, 270).

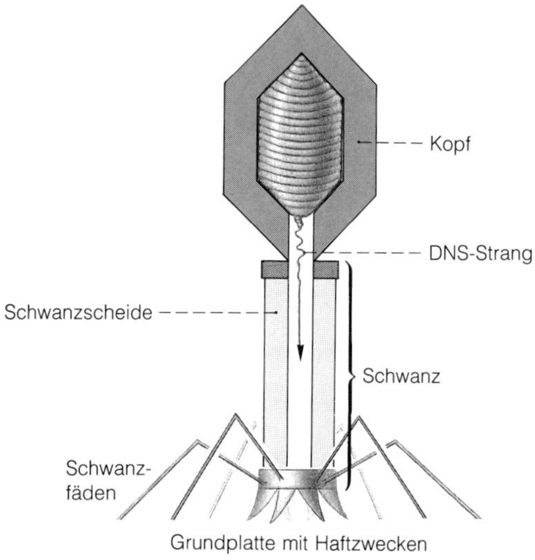

Abb. 3–14 Modell des Bakteriophagen.

5 Bakteriophagen und Bakteriozine zur Typisierung von Bakterienstämmen (Prinzip)

5.1 Bakteriophagen – Lysotypie

Bakteriophagen sind virusartige, korpuskuläre Elemente, die Bakterien in wachsenden Kulturen zur Auflösung bringen und sich dabei vermehren. Sie sind 10–100 nm groß, lichtmikroskopisch nicht darstellbar und bestehen aus einem runden oder eckigen Kopf- und einem röhrenartigen Schwanzteil. Bei manchen Arten fehlt das Schwanzteil; andere liegen in Form eines flexiblen Filaments vor. Das Innere des Phagen besteht aus Desoxyribonukleinsäure (DNS), manchmal aus Ribonukleinsäure (RNS) und die Hülle aus Eiweiß. Die Fibern der Schwanzabschlußplatte lagern sich an Rezeptoren der Bakterienzelle an (Abb. 3–14). Danach wird die DNS bzw. RNS in die Zelle injiziert (Abb. 3–15). Eine Fortzüchtung ist nur in lebenden Bakterienkulturen möglich. Der Vermehrungsprozeß in der Bakterienzelle wird in Abbildung 3–16 schematisch dargestellt.

Bakteriophagen sind bei Immunisierung von Tieren als Antigene wirksam. Sie kommen im Darminhalt, Boden und Oberflächenwasser vor.

Die Phagen sind oft spezifisch auf bestimmte Bakterienarten oder Varietäten (sog. Phagovare) eingestellt und können deshalb auch zur bakteriellen Differentialdiagnose auf Gattungs- und Speziesebene verwendet werden. Mit ihnen

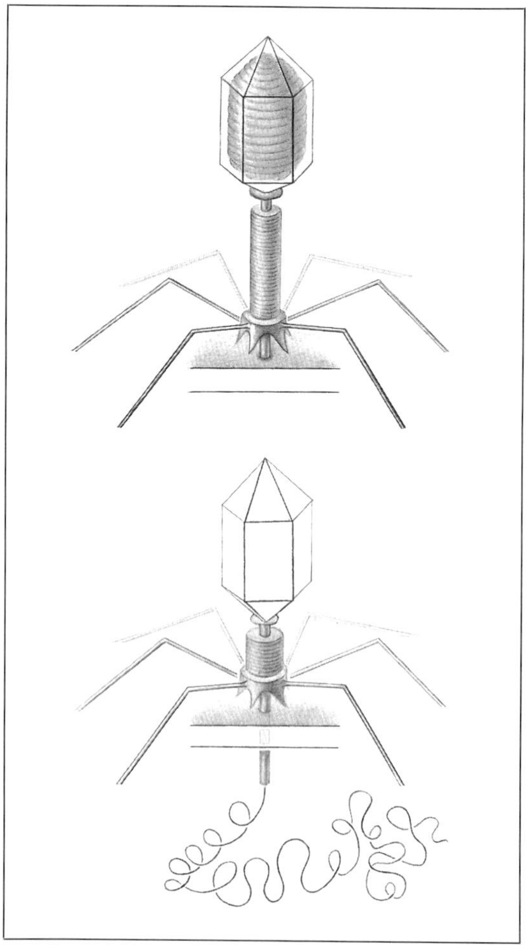

Abb. 3–15 Infektion einer Bakterienzelle mit Phagen-DNS (oben Anlagerung, unten Infektion).

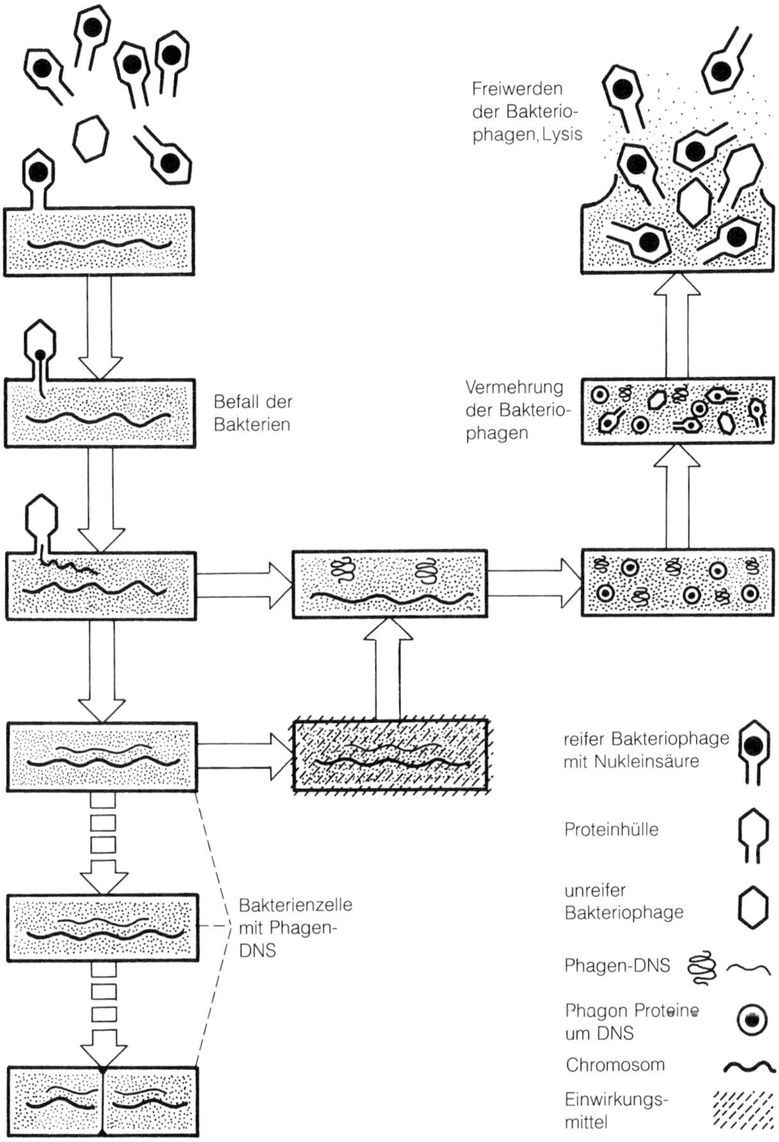

Abb. 3–16 Möglichkeiten der Vermehrung von Bakteriophagen in einer Bakterienzelle.

gelingt z. B. die Unterscheidung von *Vibrio cholerae* biovar *cholerae* von biovar *el tor*.

Das Hauptanwendungsgebiet der Bakteriophagendiagnostik, die Bestimmung der Lysovar von Stämmen bestimmter Keimarten (auch als Lysotypie bezeichnet), dient epidemiologischen Zwecken. Mit diesem Verfahren gelingt eine Differenzierung von *Salmonella typhi-, S. paratyphi* B- und *S. typhimurium*-Stämmen (Zentralstellen: Institut für experimentelle Epidemiologie Wernigerode; Institut für Mikrobiologie und Immunologie der Universität Bonn) sowie *Staphylococcus aureus*-Stämmen (Institut für Mikrobiologie und Immunologie der Universität Bonn und Medizinisches Landesuntersuchungsamt Stuttgart, BRD). Weitere Möglichkeiten der Phagovar-Bestimmung sind z. B. für *Staphylococcus epidermidis* (Medizinisches Landesuntersuchungsamt Stuttgart) und *Listeria monocytogenes* (Institut Pasteur, Paris) gegeben.

Das Prinzip besteht darin, daß sich mit Hilfe geeigneter Testbakteriophagen Bakterienstämme aufgrund des Empfindlichkeitsspektrums entweder als deutlich voneinander verschieden oder als übereinstimmend erweisen.

Zum Nachweis von Bakteriophagen wird das phagenhaltige Material etwa 15 Stunden bei 36 °C bebrütet und dann durch ein bakteriendichtes Filter gegeben. Ein Tropfen Filtrat wird zu einer wenige Stunden alten, deutlich getrübten Bouillonkultur des zu prüfenden Stammes gegeben; dann wird weiter bebrütet.

Bei positivem Ausfall tritt innerhalb weniger Stunden Klärung der Bouillon ein, während ein Kontrollansatz ohne Filtrat sich weiter trübt. Oft ist der Nachweis erst nach mehreren Passagen möglich: Die erste Bouillon mit Filtratzusatz wird nach eintägiger Bebrütung filtriert; ein Tropfen dieses Filtrats wird zu einer neuen, jungen Bouillonkultur zugegeben usw.

Durch Verdünnung (1:10, 1:100 usw.) der Bouillonkultur in Kochsalzlösung kann die Wirksamkeit des Phagen austitriert werden.

Zum Nachweis der lytischen Wirkung von Bakteriophagen auf festen Nährböden wird der für die Flüssigkultur verwandte Bakterienstamm auf einer Agarplatte dicht ausgespatelt, so daß sich ein zusammenhängender Rasen entwickeln kann. Unmittelbar nach der Beimpfung der Platte wird ein Tropfen des phagenhaltigen Filtrats auf das Impffeld aufgebracht, und die Platten werden geeignet bebrütet.

Im Bereich der Phagenwirkung entstehen Löcher im Bakterienrasen.

Die Kolonien phagenhaltiger Bakterienstämme sehen oft nicht regelmäßig, sondern wie angenagt aus (z. B. *Pseudomonas aeruginosa*-Kolonien, die häufig Bakteriophagen enthalten). Bei Phagenzusatz können manche Bakterienarten, z. B. Typhusbakterien, auf Blutagar hämolysierende Eigenschaften gewinnen. Bei anderen Arten kommt es zur Ausbildung schleimig wachsender Kolonien (Mucosusform).

5.2 Bakteriozine – Bestimmung der Bakteriozinovarietäten

Bakteriozine sind von Bakterien gebildete, antibakteriell wirkende Proteine, die Stämme gleicher oder nah verwandter Keimarten im Wachstum hemmen. Bakteriozine mit engem Wirkungsspektrum wurden sowohl bei gramnegativen als auch bei grampositiven Keimarten gefunden:

- *Staphylococcus aureus*
- *Streptococcus pyogenes* (A-Streptokokken)
- *Streptococcus faecalis* (Enterokokken)
- *Listeria monocytogenes*
- *Escherichia coli*
- *Klebsiella* spec.
- *Enterobacter cloacae*
- *Serratia marcescens*
- *Pseudomonas aeruginosa*

Sie eignen sich zur weiteren Differenzierung innerhalb einer Keimart, d. h. zur Bestimmung der Bakteriozinovar. Ihre Ergebnisse sind für die Bearbeitung epidemiologischer Fragestellungen wertvoll. Zu den Bakteriozinen zählt man einmal niedermolekulare, nicht in der Ultrazentrifuge sedimentierbare, Trypsin-empfindliche, relativ thermostabile, elektronenmikroskopisch unsichtbare Strukturen. Zum anderen werden dazu auch hochmolekulare, sedimentierbare, Trypsin-resistente, thermolabile, elektronenmikroskopisch darstellbare Stoffe gerechnet. Bei letzteren handelt es sich eigentlich um Phagenstrukturen oder sogenannte Phagenschwänze. Man kann sowohl das Bakteriozinbildungsvermögen (Bakteriozinogenie) als auch auf Bakteriozinempfindlichkeit untersuchen. Je nach dem Testverfahren wird ein bakteriozinogener Stamm durch einen Satz Bakteriozin-empfindlicher Stämme oder ein Bakteriozin-empfindlicher Stamm mit Hilfe bekannter bakteriozinogener Stämme bestimmt.

Ein einfaches Verfahren besteht darin, daß ein auf Bakteriozinbildung zu prüfender Stamm strichförmig auf einer Nähragarplatte ausgestrichen wird. Das Wachstum wird abgekratzt. Nach Chloroformbehandlung zur Abtötung der Keime werden die Indikatorstämme im rechten Winkel strichförmig verimpft und nach Bebrütung auf Wachstumshemmung untersucht, die im Bereich der Diffusionszone eines bakteriozinogenen Stammes entsteht.

Der Bakteriozintyp wird nach dem gehemmten Indikatorstamm bezeichnet.

6 Auswahl, Entnahme und Transport des Untersuchungsmaterials

Die Erhebung eines bakteriologischen Befundes setzt voraus, daß adäquates Untersuchungsmaterial zur Verfügung steht. Dies ist nur dann der Fall, wenn die folgenden Bedingungen erfüllt sind:

- optimale Entnahme zum richtigen Zeitpunkt
- adäquate Transportbedingungen
- ausreichende Angaben auf dem Begleitschein

Der klinische Mikrobiologe sollte bei der Befundung alle Hinweise berücksichtigen, die eine mangelnde Qualität des Untersuchungsmaterials anzeigen, in deren Folge mit einer Wertminderung der Befundaussage zu rechnen ist. Da der bakteriologische Befund immer auch eine gutachterliche Stellungnahme beinhaltet, ist der Untersucher verpflichtet, erkennbare Einschränkungen der Befundqualität zum Schutz von Patient und einsendendem Arzt deutlich zu vermerken; denn unzureichende bakteriologische Befunde führen eventuell zu falschen therapeutischen und gelegentlich zu forensischen Konsequenzen.

Deshalb soll hier, unabhängig von der Art des Untersuchungsmaterials, auf Faktoren im Vorfeld der bakteriologischen Untersuchung eingegangen werden, die sich negativ auf die Qualität eines bakteriologischen Befundes auswirken.

6.1 Qualität des Untersuchungsmaterials

Die Hauptfaktoren, die die Qualität eines Untersuchungsmaterials bestimmen, sind in Tabelle 3–5 zusammengefaßt. Kontaminationen bei der Entnahme müssen unbedingt vermieden werden. Dies gilt vor allem für Punktionsmaterial, das unter aseptischen Bedingungen (ausreichende Desinfektion!) gewonnen werden muß. Schleimhautnahe Eiterherde sollten tunlichst nicht über die mikrobiell besiedelte Schleimhaut angegangen werden, sondern zur Vermeidung von Befundverfälschungen möglichst über die Haut.

Grundsätzlich sind bei Untersuchungsmaterialien zwei Situationen zu unterscheiden:

Physiologischerweise sterile Untersuchungsmaterialien: Die Befunde können im wesentlichen nur durch Kontamination und Absterben der Erreger verfälscht werden. Handelt es sich dabei um Erregergemische, können gegenläufige Vorgänge, wie das Absterben umweltempfindlicher Erreger (z. B. Anaerobier) und sekundäre Keimvermehrung der weniger umweltempfindlichen Bakterien (z. B. *E.coli)*, Monoinfektionen vortäuschen.

Untersuchungsmaterial aus physiologisch besiedelten Körperregionen: Wesentlich komplizierter ist die Situation bei Untersuchungsmaterialien aus physiologisch besiedelten Körperregionen. Da die meisten Erreger auch Bestandteil der normalen Keimflora sein können, werden sie nur dann erkannt, wenn die ursprünglichen Keimrelationen am Infektionsort erhalten bleiben, denn Erreger von Infektionen stehen häufig mengenmäßig im Vordergrund. Keimverschiebungen – Absterben bzw. Überwuchern der Erreger durch sich vermehrende Begleitkeime – können zu völlig falschen Befunden bzw. Beurteilungen führen.

Tabelle 3–5 Faktoren, die sich auf die Qualität des bakteriologischen Befundes auswirken.

Untersuchungsmaterial physiologischerweise steril oder mikrobiell besiedelt (Keimflora)
- Entnahmeort, -zeitpunkt, -technik
- ausreichende Menge

Transport und Transportmedium
ggf. Lagerung der Probe bis zum Transport
- Absterben empfindlicher Erreger
- sekundäre Keimvermehrung (Keimflora, Verunreinigung, Erreger)

Angaben auf Begleitschein

6.2 Lagerung der Proben

Daraus leitet sich ab, daß Untersuchungsmaterialien so schnell wie möglich verarbeitet werden müssen. Diese Forderung wird in Praxis und Klinik jedoch nur bedingt zu verwirklichen sein. In der Regel werden Untersuchungsmaterialien als Sammeltransport ins Labor weitergeleitet. Damit ergibt sich das Problem einer Lagerung der Proben: Absterben und sekundäre Keimvermehrung sind temperatur- und zeitabhängige Vorgänge. Das unterschiedliche Keimspektrum in Verbindung mit der jeweiligen Standortflora fordert im Hinblick auf die Lagerungstemperatur ein unterschiedliches Vorgehen bei verschiedenen Untersuchungsmaterialien. Die summarischen Empfehlungen in Tabelle 3–6 sind auf das wichtigste Keimspektrum abgestellt. Im Einzelfall wird auch anders zu verfahren sein. Während die Kühlschranklagerung hauptsächlich einer sekundären Keimvermehrung entgegenwirken soll, ist sofortige Bebrütung bei 36 °C in einem geeigneten Medium besonders gegen das Absterben empfindlicher Keime (z. B. Meningokok-

Tabelle 3–6 Lagerung von Untersuchungsproben, die nicht sofort ins Labor gebracht werden können.

Untersuchungsprobe	Lagerung
Urin Wundabstrich, Eiter Biopsiematerial Trachealsekret Sputum Katheterspitze Stuhl Blutproben für Serologie[1]	im Kühlschrank
Punktate[2] Liquor[2] „Anaerobier"-Proben[3] Wundabstriche, Eiter[4] Nasen-, Rachenabstrich Blutproben für Serologie	bei Zimmer-temperatur
Blutkultur Punktate in Kulturflasche[2] Liquor in Kulturflasche[2]	im Brutschrank

[1] bei längerer Lagerung bis zum Transport
[2] ggf. Untersuchungsmaterial teilen und die Hälfte in Spezialkulturflasche (Micrognost®) oder notfalls in Blutkulturflasche (kein Wachstum von *Haemophilus influenzae*) geben, bebrüten; die andere Hälfte bei Zimmertemperatur
[3] bei wichtigen Materialien anaerobes Transportmedium verwenden (möglichst keine Tupfer); besser sofortiger Transport ins Labor
[4] Proben von Schleimhaut im Hals-, Nasen-, Ohrenbereich

ken) gerichtet. Darüber hinaus wird dadurch die bakteriologische Diagnostik beschleunigt.

6.3 Transport

Das Absterben von Keimen ist überwiegend auf zwei Faktoren zurückzuführen: Mangelnde Feuchtigkeit schädigt empfindliche Keime durch Eintrocknung, während Sauerstoffzutritt zur Probe die Anzüchtung von Anaerobiern erschwert oder unmöglich macht.

Als weitere Ursache für das Absterben von Keimen sind Wirkstoffe in den Untersuchungsmaterialien zu nennen.

Transportmedien: Diese befundverfälschenden Einflüsse können durch die Verwendung eines geeigneten Transportmediums vermindert werden. Dabei handelt es sich meistens um halbstarre, nährstofffreie Medien auf der Grundlage einer Salzlösung mit Pufferwirkung. Ihre Hauptfunktion besteht in der Feuchthaltung der Untersuchungsprobe unter weitgehender Vermeidung einer Keimvermehrung. Zusätzlich stehen Transportmedien für den Anaerobiertransport zur Verfügung. Die Farbreaktion eines zugesetzten Redoxindikators zeigt an, wenn das erforderliche Redoxpotential nicht mehr enthalten ist. In diesem Fall ist das Medium zu verwerfen.

Abstrichtupfer werden in das gallertige Transportmedium hineingesteckt, während Flüssigkeiten mit einer Spritze in ein transportmediumhaltiges Fläschchen (z. B. Portagerm, Fa. bio Mérieux) hineingespritzt und auf der Oberfläche des Transportmediums deponiert werden.

Für die verschiedenen Zwecke gibt es unterschiedliche Transportmedien (z. B. für Gonokokken, Chlamydien, Mykoplasmen oder Stuhlproben), die vom Labor zur Verfügung gestellt werden müssen.

Selektivmedien: Bei besonders empfindlichen Mikroorganismen (z. B. *Bordetella pertussis,* Trichomonaden) erbringt die direkte Beimpfung von für den Transport geeigneten Selektivmedien (s. S. 304) eine höhere Ausbeute als der Einsatz einfacher Transportmedien.

Biopsiematerial, das nicht sofort ins Labor gebracht werden kann, soll zum Schutz gegen Austrocknung in einer kleinen Menge Flüssigkeit gekühlt eingesandt werden. Physiologische NaCl-Lösung ist wegen ihrer keimabtötenden Wirkung weniger günstig. Empfehlenswert ist eine hochwertige Nährbouillon oder RINGER-Lösung mit Laktatzusatz (NaCl 6 g; KCl 0,4 g; $CaCl_2$ 0,27 g; Na-Laktat-Lösung 6,1 g in 1000 ml Aqua dest.). Letztere ist auch in der Klinik für Spülsekrete (Nebenhöhlenspülung, Bronchiallavage) geeignet.

Begleitschein: Exakte Angaben auf dem Begleitschein erleichtern durch Einengung der Fragestellung die Befundbeurteilung (Tab. 3–7). In einigen Fällen ergibt sich aus ihnen erst die entsprechend anzuwendende Verarbeitungstechnik (z. B. bei Brucellose, Legionellose und Nocar-

Tabelle 3–7 Wichtige Angaben auf dem Begleitschein einer bakteriologischen Probe.

- Art und Herkunft des Untersuchungsmaterials (z. B. Wundabstrich von Dekubitus am Gesäß usw.)
- Entnahmedatum (ggf. Uhrzeit)
- klinische Angaben, Verdachtsdiagnose
- Alter des Patienten
- Vorbehandlung
- Erst- oder Wiederholungsuntersuchung (ggf. Datum der Voruntersuchung)

diose). Wichtig sind Informationen über Art, Herkunft und Entnahmedatum des Untersuchungsmaterials und darüber, ob es sich um eine Erst- oder Wiederholungsuntersuchung handelt. Des weiteren sollten Angaben über Alter, Krankheitszustand (z. B. Zustand nach Herzklappenoperation, Hydrozephalus-Shunt, Leukämie, Diabetes) und weitere diagnostische Überlegungen sowie die Art der Behandlung (z. B. Antibiotika, Immunsuppressiva) nicht fehlen. Die Wichtigkeit solcher Angaben sei an einem Beispiel verdeutlicht:

Der Nachweis von Enterobakteriazeen in einem Rachenabstrich ist bei einem Leukämie-Patienten ein wichtiger, gegebenenfalls telefonisch mitzuteilender Befund. Bei Patienten ohne vergleichbare Grundkrankheit ist ein solcher Befund hingegen in der Regel ohne Belang.

Kliniker und Mikrobiologe sollten zur Festlegung der diagnostischen Schritte und zur Optimierung der Befundbeurteilung eng zusammenarbeiten, denn viele Befunde können nur bei Kenntnis des klinischen Geschehens angemessen beurteilt werden.

Dabei sollte auch vereinbart werden, daß bestimmte Untersuchungen, deren Ergebnisse mit einem hohen Risiko einer Fehlinterpretation belastet sind, nur mit besonderer Begründung verlangt werden sollen. Zu entsprechenden Untersuchungsmaterialien gehören beispielsweise vaginal gewonnene Lochien, FOLEY-Katheterspitzen, Erbrochenes sowie Material aus perirektalen Abszessen und Dekubitalulzera.

Um unnötige Kosten zu vermeiden, müssen mikrobiologische Untersuchungen, die keine therapeutisch verwertbare Ergebnisse bringen, eingeschränkt werden.

6.4 Qualitätsmängel von Untersuchungsmaterialien

Qualitätsmängel einzelner Untersuchungsmaterialien können im Labor bereits mit einfachen Untersuchungen erkannt werden:

Eine mikroskopische Untersuchung bei niederer Vergrößerung ermöglicht beim Sputum die Erkennung erheblicher Speichelbeimengungen durch den Nachweis zahlreicher Plattenepithelien (s. S. 267). Das Vorkommen von Plattenepithelien in Zervixabstrichen und im Urin läßt ebenfalls einen Rückschluß auf eine Kontamination zu. Solche Untersuchungsmaterialien könnten – das Einverständnis des Klinikers vorausgesetzt – von der weiteren Verarbeitung ausgeschlossen werden. Notfalls können sie bis zur Stellungnahme des Klinikers im Kühlschrank aufbewahrt werden.

Als Hinweis auf eine Kontamination sollten, wenn nicht besondere Bedingungen (Reflux, Steine) vorliegen, bei Urinen auch Keimgemische gewertet werden, da Harnwegsinfektionen in der Regel Monoinfektionen sind. Auch hier könnte unter Umständen von einer weiteren Differenzierung und Testung der Keime Abstand genommen werden.

Weitere, häufig im Labor zu verzeichnende Qualitätsmängel von Untersuchungsmaterialien betreffen die Länge des Transports, unsachgemäße Verpackung, Einsendung der Probe ohne Benutzung eines geeigneten Transportmediums sowie unzureichende Angaben auf dem Begleitschein.

Spezielle Informationen zu den Untersuchungsmaterialien werden in den Kapiteln 13 und 14 untersuchungsmaterial- bzw. krankheitsbildbezogen abgehandelt.

Zur schnelleren Orientierung ist in folgender Aufstellung angegeben, wo die untersuchungsmaterialbezogenen Angaben zu finden sind:

- Blutkultur — Kap. 13.1
- Liquor — Kap. 13.2
- Eiter, Wundabstriche, Punktate — Kap. 13.3
- Urin — Kap. 13.4
- Abstriche von Rachen, Nase, Ohr und Auge, Sekret aus Nebenhöhlen und Mittelohr — Kap. 13.5
- Sputum, Bronchial- und Trachealsekret — Kap. 13.6
- Stuhl — Kap. 13.7

Literatur

1. Appelbaum, P. C., M. R. Jacobs, M. K. Buick, M. M. Flanagan, G. A. Gymer: Evaluation of the micro-ID, the API 20 E and the rapid 20 E for same-day identification of enterobacteriaceae. Europ. J. clin. Microbiol. 4 (1985) 498–501.
2. Brett, U.: Modifizierte Ziehl-Neelsen-Färbung. mta 6 (1986) 415–416.
3. Cowan, S. T.: Cowan and Steel's Manual for Identification of Medical Bacteria. 2. ed. Cambridge University Press, Cambridge–New York–Melbourne 1977.
4. Meseguer, M., L. de R. M. Baquero, M. M. Ferrer, M. López-Brea: Acridine orange stain in the early detection of bacteria in blood cultures. Europ. J. clin. Microbiol. 3 (1984) 113–115.
5. Sprott, M. S., R. S. Pattmann, I. R. Richardson, C. B. S. Schofield, K. M. Saravanamuttu: Haemophilus ducreyi and genital ulcers. Lancet (1983) 1302–1303.
6. Tenover, F. C.: Diagnostic desoxyribonucleic acid probes for infectious diseases. Clin. Microbiol. Rev. 1 (1988) 82–101.

Übersichtsliteratur

Bartlett, R. C.: Cost and usefulness of clinical microbiology services. Europ. J. clin. Microbiol. 4 (1985) 375–378.

Bartmann, K.: Mischkultur, Mischinfekt und Mehrfachinfektion als Problem der diagnostischen Bakteriologie. Dtsch. Ärztebl. (1976) 1677–1681.

Blazevic, D. J., Ch. T. Hall, M. E. Wilson, A. Balows: Practical quality control procedures for the clinical microbiology laboratory. Cumitech 3, Amer. Soc. Microbiol., Washington D.C. 1976.

Brandis, H.: Lysotypie; Bacteriocine. aus: Brandis, H., G. Pulverer: Lehrbuch der Medizinischen Mikrobiologie, S. 61–64; 270–274. 6. Auflage, Gustav Fischer, Stuttgart–New York 1988.

Burkhardt, F., H.-J. Boltze: Qualitätssicherung in der Medizinischen Mikrobiologie. Verfahrensrichtlinie der DGHM. Zbl. Bakt. Hyg. A 258 (1984) 1–19.

D'Amato, R. F., J. C. Mc Laughlin, M. J. Ferraro: Rapid manual and mechanized/automated methods for the detection and identification of bacteria and yeasts. In: Lennette, E. H., A. Balows, W. J. Hausler Jr., H. J. Shadomy (eds.): Manual of Clinical Microbiology, pp. 52–62. Amer. Soc. Microbiol., Washington D.C. 1985.

Finegold, S. M., J. E. Rosenblatt, V. L. Sutter, H. R. Attebery: Scope Monograph on Anaerobic Infections. Upjohn Company, Kalamazoo, Michigan, 1980.

Finegold, S. M., W. E. Shepherd, E. H. Spaulding: Cumitech 5: Practical Anaerobic Bacteriology. Amer. Soc. Microbiol., Washington D.C. 1977.

Knothe, H., G. A. Dette: Antibiotika in der Klinik. 2. erw. Aufl., S. 78–96. Aesopus, Zug 1984.

Linzenmeier, G.: Automation in der medizinischen Mikrobiologie. Ärztl. Lab. 25 (1979) 57–60.

Matsen, J. M., G. M. Ederer: Specimen collection and transport. Human Pathol. 7 (1976) 297–307.

Schaal, K. P.: Bakterielle Infektionskrankheiten. Möglichkeiten der Schnelldiagnose. Münch. med. Wschr. 125 (1983) 1064–1066.

Straube, E.: Schnelldifferenzierungsmethoden. In: Schmidt, J., G. Naumann (Hrsg.): Mikrobiologische Früh- und Schnelldiagnostik, S. 249–284. Fischer, Stuttgart 1983.

Tilton, R. C.: Rapid methods and automation im microbiology. Proceedings of the Third International Symposium in Microbiology. Amer. Soc. Microbiol., Washington D.C. 1981.

Werner, H.: Anaerobier-Infektionen. 2. überarb. u. erw. Aufl. Thieme, Stuttgart–New York 1985.

4 Tierversuch

Im bakteriologischen Laboratorium sind Tierversuche zum Nachweis bestimmter Bakterienarten und Toxine, zur Prüfung von Reinkulturen auf ihre Pathogenität und ihr Toxinbildungsvermögen sowie zur Gewinnung von Immunseren im Einzelfall immer noch erforderlich.

Tierschutzgesetz: Grundlage für die Durchführung von diagnostischen Tierversuchen ist das Tierschutzgesetz in der Neufassung vom 18. 8. 1986. Seine Bestimmungen verfolgen das Ziel, Tiere vor ohne vernünftigen Grund zugefügten Schmerzen, Leiden oder Schäden zu bewahren. Versuche an lebenden Tieren sind danach nur gestattet, wenn das Labor eine Erlaubnis zur Züchtung und Haltung von Wirbeltieren nach § 11 (1) 1 besitzt; es benötigt allerdings keine Genehmigung zur Durchführung von Tierversuchen, sondern ist als medizinisch-diagnostische Institution lediglich verpflichtet, sein Vorhaben, Tierversuche durchzuführen, spätestens 2 Wochen vor Beginn der zuständigen Behörde anzuzeigen (Anzeigepflicht nach § 8 a).

Die Erteilung der Erlaubnis zur Tierhaltung ist an persönliche und räumliche Voraussetzungen der Tierhalter geknüpft. So muß die für die Tiere verantwortliche Person die erforderlichen Kenntnisse und charakterlichen Eigenschaften besitzen. Außerdem müssen die Räumlichkeiten und Einrichtungen für gute Wartung und Unterbringung der Versuchstiere gegeben sein.

Tierschutzbeauftragter: Zusätzlich muß ein Tierschutzbeauftragter ernannt und der zuständigen Behörde gemeldet werden, dem es obliegt, auf die Einhaltung der Forderungen des Tierschutzgesetzes zu achten. Dazu müssen dem Tierschutzbeauftragten Rechte und eine angemessene Unabhängigkeit (§ 8 b [6]) zugestanden werden.

Tierversuche zu Lehrzwecken sind nur gestattet, wenn andere Lehrmittel nicht ausreichen (§ 10). Über die Art der verwendeten Tiere, den Zweck, die Durchführung und das Ergebnis der Versuche sind Aufzeichnungen zu machen.

1 Tierhaltung

Versuchstiere müssen unter Bedingungen gehalten werden, die den natürlichen Bedürfnissen einer jeden Art entsprechen (Tab. 4–1). Die für die Aufsicht zuständige Behörde überprüft in gewissen Abständen die Tierställe und zugehörende Einrichtungen.

Die für die Tiere verantwortliche Person ist gehalten, über Herkunft und Verbleib der Tiere Aufzeichnungen anzufertigen, die drei Jahre aufbewahrt werden müssen (Aufzeichnungspflicht nach § 11 a).

Für Versuche mit keimfreien oder pathogenfreien Tieren ist sterile Tierhaltung, Fütterung usw. erforderlich; sie sind daher für das Routinelabor vorerst nicht geeignet.

Die im Versuch befindlichen Tiere sollen räumlich getrennt von Zuchttieren gehalten werden. Wird der Tierbestand durch Zukauf ergänzt, so sind die neu erworbenen Tiere zunächst in Quarantäne zu halten, wobei sie nach Geschlechtern getrennt werden. Die Versuchstiere müssen in Käfigen gehalten werden, die desinfiziert werden können und Sicherheit geben, daß kein infektiöses Material verbreitet werden kann. Für Mäuse können mit einem beschwerten Drahtnetz bedeckte Gläser verwendet werden. Meerschweinchen sind in ausreichend geräumigen Käfigen zu halten. Zur Kennzeichnung von größeren Tieren werden Ohrmarken verwendet, bei Meerschweinchen wird ferner die Fellzeichnung protokolliert; Ratten und Mäuse werden für kurzfristige Versuche mit verschiedenen Farben, für langfristige durch Einkerbungen in die Ohren gekennzeichnet.

Tabelle 4–1 Wichtige Daten über Versuchstiere (nach [1]).

	Maus	Ratte	Kaninchen	Meerschweinchen
optimale Stalltemperatur	20–22 °C	20–22 °C	18–22 °C	20–22 °C
Trächtigkeitsdauer	20 (19–24) Tage	23 (21–36) Tage	31 (28–36) Tage	63 (60–72) Tage
Wurfgröße	4–12	6–8	5–10 (12)	2–5
Geburtsgewicht	2–5 g	5–7 g	sehr verschieden	60–130 g
Geschlechtsreife	50–70 Tage	100–120 Tage	kleine Rassen 6–7 Monate, große Rassen 9–12 Monate	5–8 Monate
Gewicht der erwachsenen Tiere	20–25 g	250 g	2500–3000 g	750–900 g
Laktation	21 Tage	21 Tage	40–60 Tage	21 Tage
Würfe je Jahr	4	7–9	3–4	4
Futterart	Mischkost, Weizen, Hafer, Ölsamen	Weizen, Hafer, Ölsamen, Gemüse	Grünfutter 500 g Kleie 50 g Hafer 25 g	Gras, Rüben, Knollenfrüchte, gekochte Kartoffeln
Futtermenge je Tag	6–12 g	20–25 g	25 g Getreide	25 g Getreide
Fütterungshäufigkeit	1 × täglich	1 × täglich	2× täglich	2× täglich
Trennung der Geschlechter nach dem Absetzen	nach 3 Wochen	nach 3 Wochen	nach 8–13 Wochen	nach 6–8 Wochen

Die Beobachtung der Tiere wird durch laufende Gewichtskontrolle ergänzt. Die Körpertemperatur kann mit besonderen Thermometern gemessen werden, die stets gleich weit in den After eingeführt werden müssen. Die Eigenwärme der Tiere schwankt, besonders stark bei Kaninchen und Meerschweinchen (37–39 °C).

2 Eingriffe am Tier

2.1 Vorbereitung der Impfung

Die Versuche müssen unter der vollen Verantwortung des wissenschaftlichen Leiters ausgeführt werden und dürfen nur von speziell ausgebildeten Personen unter Vermeidung jeder entbehrlichen Schmerzerregung vorgenommen werden.

Während nach § 9 Tierversuche grundsätzlich nur von Personen mit abgeschlossenem Hochschulstudium (Arzt, Tierarzt, Zoologe) durchgeführt werden dürfen, besteht für den medizinisch-diagnostischen Bereich eine Ausnahmeregelung (§ 8 [7,2]).

Betäubung: Die Versuche sind grundsätzlich unter Betäubung vorzunehmen; nur wenn der mit dem Eingriff verbundene Schmerz geringfügiger ist als die mit der Betäubung einhergehende Störung des Befindens, ist von einer Betäubung abzusehen.

Ist bei Kaninchen eine Betäubung notwendig, so werden die Tiere durch subkutane Injektion eines Beruhigungsmittels (z. B. Barbitursäurederivate: Evipan®, Nembutal®) vorbereitet. Äther wird auf einen Wattebausch, der sich in einem Glas befindet, aufgeträufelt; dann wird eine trockene Schicht Watte darübergelegt und das Glas dem Tier über die Schnauze gestülpt.

Es dürfen nicht mehr Tiere als unbedingt notwendig zu Versuchszwecken verwendet werden. Nach Beendigung der Versuche sind die Tiere schmerzlos, d. h. unter Betäubung, zu töten.

Enthaarung: Zur Enthaarung an Impfstellen wird entweder rasiert oder nach Kurzschneiden der Haare ein Enthaarungsmittel aufgetragen.

Enthaarungsmittel einige Minuten einwirken lassen, dann sorgfältig abwaschen, Haut mit Vaseline einreiben; für die Impfung Abklingen der Hautreizung abwarten.

Infektionsgefahr: Bei allen Impfungen muß an die Infektionsgefahr gedacht werden. Deshalb werden die Tiere möglichst nicht durch Hilfskräfte (Kaninchen nach Einschlagen in ein Tuch, kleine Tiere mit Kornzange) gehalten, sondern in geeignete Tierhalterungen eingespannt. Die Instrumente und Spritzen (Rekord- oder Ganzglasspritzen) sind vor und nach Gebrauch zu sterilisieren; vorzuziehen sind sterile Einmalspritzen aus Kunststoff.

2.2 Impfung

Perkutane Impfung: Die perkutane Impfung erfolgt durch Einreiben in die eingeritzte, nicht blutende Haut.

Intrakutane Impfung: Zur intrakutanen Impfung wird eine Hautfalte abgehoben und festgehalten. Eine feine Kanüle mit kurzer Spitze wird parallel zur Hautoberfläche wenige Millimeter eingeführt, so daß die Kanülenöffnung ausschließlich in der Oberhaut liegt. Während der Injektion muß sich eine deutliche Quaddel bilden (Injektionsmenge ungefähr 0,1 ml).

Subkutane Impfung: Zur subkutanen Impfung wird die Kanüle flach eingestochen und unter der Haut einige Zentimeter vorgeführt, um das nachträgliche Herauslaufen der Flüssigkeit aus der Injektionsöffnung zu vermeiden.

Festes Material wird verimpft, indem man mit der Schere einen kurzen Hautschnitt anlegt und dann die geschlossene Schere im Unterhautzellgewebe einige Zentimeter vorschiebt. In die entstandene Tasche wird das Material eingebracht, die Öffnung mit Kollodium oder einer Wundklammer geschlossen. Die Impfungen erfolgen möglichst an Stellen, die das Tier durch Lecken nur schwer erreichen kann, bei Mäusen am Rücken oberhalb der Schwanzwurzel.

Intraperitoneale Impfung: Für intraperitoneale Impfungen werden, um Verletzungen der Bauchorgane zu vermeiden, Kanülen mit kurzer Spitze verwendet. Beim Meerschweinchen wird besser erst ein kleiner Hautschnitt mit der Schere angelegt und dann eine Kanüle, deren Spitze abgeschnitten und dann abgefeilt wurde, durch die Bauchdecke gebohrt.

Intravenöse Injektion: Injektionen in die Blutbahn erfolgen bei Kaninchen in die Ohrrandvene, die durch Reiben mit Äther erweitert und durch Zusammendrücken an der Ohrwurzel gestaut wird. Die Kanüle wird flach eingestochen; die Öffnung muß ganz in der Vene liegen, so daß bei der Injektion kein Infiltrat auftritt. Es dürfen keine Luftblasen eingespritzt werden. Soll ein Tier mehrmals gespritzt werden, so sind die ersten Injektionen möglichst peripher vorzunehmen, da die Venen an der Injektionsstelle veröden können. Bei der Maus erfolgt die intravenöse Injektion in die Schwanzvene.

Intrakardiale Injektion: Beim Meerschweinchen wird die intrakardiale Injektion vorgezogen.

Hierzu wird das Tier von einem Gehilfen senkrecht (Kopf nach oben) gehalten, die Vorderbeine gestreckt neben dem Kopf. Der Zeigefinger der linken Hand wird an die Stelle des stärksten Herzspitzenstoßes gelegt. Dort wird eine Kanüle mit kurzer Spitze fast senkrecht durch die Haut gestochen und weiter vorwärts bewegt, bis Blut aus der Kanüle austritt. Dann wird die Spritze aufgesetzt. Die Injektionsmenge darf höchstens 2 ml betragen.

Orale Impfung: Zur oralen Injektion wird das Material mit dem gewohnten Futter an die hungrigen Tiere gegeben. Alternativ ist die Einführung einer Kanüle mit stumpfer Öffnung durch die Mundöffnung bei nach hinten gestrecktem Kopf und anschließende Injektion der Testsubstanz in den Ösophagus bzw. Magen möglich.

2.3 Dokumentation

Die Tierversuche sind durch Aufzeichnungen zu dokumentieren. Anzugeben sind die Zahl und die Art der Versuchstiere, die Ausführung der Versuche, der Zweck des Versuches und der Grund, warum bestimmte höherentwickelte Tierarten verwendet wurden. Bei Wirbeltieren muß auch der vorhergehende Besitzer genannt werden. Außerdem besteht eine Verpflichtung für den Durchführenden der Versuche und den Versuchsleiter, das Protokoll, das drei Jahre aufbewahrt werden muß, zu unterzeichnen.

3 Blutentnahme, Bauchhöhlenpunktion

Blutentnahme: Die Blutentnahme kann bei der Maus durch Abschneiden der Schwanzspitze, bei der Ratte aus der gestauten Schwanzvene (Schwanz vorher in warmes Wasser eintauchen), beim Meerschweinchen und Kaninchen durch Einschneiden der Ohrvene bzw. Einstechen mit dem Schnepper erfolgen. Größere Blutmengen können beim Meerschweinchen durch Herzpunktion gewonnen werden (Technik wie bei intrakardialer Injektion, s. oben). Anschließend ist eine entsprechende Menge physiologischer Kochsalzlösung subkutan zu injizieren. Beim Kaninchen kann am aufgespannten Tier die Halsvene punktiert werden.

Zur Entblutung wird beim Kaninchen in Narkose die Halsschlagader freigelegt, herzwärts abgeklemmt und in Kopfnähe doppelt unterbunden. Zwischen den Unterbindungen wird durchschnitten, das untere Ende bis zur Klemme freipräpariert und mit einer Hakenpinzette am Unterbindungsknoten gehalten. Die Arterie wird hinter der Pinzette angeschnitten und in ein Kölbchen eingeführt; dann wird die Klemme geöffnet (Immunserumgewinnung s. S. 88).

Bauchhöhlenpunktion: Die Bauchhöhlenpunktion wird mit einer aus einem kleinen Glasrohr ausgezogenen Kapillarpipette vorgenommen. Die Pipette hat nach dem Abbrechen eine scharfe Spitze und kann bei der Maus mit bohrenden Bewegungen unmittelbar durch die Haut geführt werden. Bei den größeren Tieren wird erst ein kleiner Schnitt angelegt und die Pipette dann durch die Bauchwand gebohrt. Bei langsamem Vorbewegen und Zurückziehen tritt das Exsudat in die Kapillare ein. Zur Entleerung wird die obere Öffnung mit dem Finger verschlossen und die Luft in der Pipette über der Sparflamme leicht erwärmt. Anstelle der Glaskapillaren können auch Injektionsspritzen mit kurzgeschliffenen Kanülen benutzt werden.

4 Sektion

Die Sektion der Versuchstiere soll unmittelbar nach dem Tode ausgeführt werden. Das Tier wird auf ein Sektionsbrett, das in einer metallenen Schale liegt und mit einem mit Desinfektionslösung angefeuchteten Zellstoff bedeckt ist, aufgespannt oder aufgenagelt. Die Bauchseite wird mit 80%igem Alkohol oder anderer Desinfektionslösung angefeuchtet. Mehrere sterilisierte Pinzetten, Scheren und Messer, die beim Fortschreiten der Sektion gewechselt werden, sind bereitzulegen. Ein Hautschnitt wird von der Symphyse bis zum Hals geführt und über die Achsel- und Leistengegend hinaus verlängert. Die Hautlappen werden abpräpariert, zur Seite geklappt und festgesteckt, die subkutanen Lymphdrüsen werden entnommen. Dann wird die Bauchhöhle mit einem Mittelschnitt geöffnet, ohne Magen und Darm zu verletzen; nach Querschnitten durch die Bauchwände werden diese zur Seite geklappt, die Bauchorgane besichtigt und entnommen. Die Brusthöhle wird durch Längsschnitte rechts und links vom Brustbein geöffnet.

Nach der Sektion sind die Instrumente sofort zu autoklavieren. Die Kadaver und die infizierte Streu sind durch Verbrennen zu vernichten, die Käfige zu desinfizieren.

Bakteriologische Untersuchung: Die zur bakteriologischen Untersuchung bestimmten Organe werden in sterile Schalen gelegt und später, falls Verunreinigungen zu befürchten sind, nach Absengen der Oberfläche mit einem erhitzten Messer angeschnitten; mit der Öse werden Ausstrichpräparate und Kulturen angelegt. Zur Untersuchung des Blutes wird nach Öffnung der Brusthöhle die Herzspitze abgekappt.

Histologische Untersuchung: Zur histologischen Untersuchung werden Organstücke in 10%iger Formaldehydlösung eingelegt. Es empfiehlt sich, ggf. frisch entnommene Organstückchen in der Kühltruhe tiefzugefrieren, damit nachträglich noch Kulturversuche angestellt werden können.

5 Virulenz bzw. Toxinnachweis

Bezüglich Virulenz bzw. Toxinnachweis siehe Abschnitte über Diphtherie (S. 148), Tetanus und Botulismus (S. 296).

Literatur

1. Koch, W., G. Heim: Die Haltung und Zucht von Versuchstieren. Anleitung für Laboratorien. Enke, Stuttgart 1955.

Übersichtsliteratur

Baß, R., D. Gloßklaus: Leben mit dem neuen Tierschutzgesetz. Bundesgesundheitsbl. 30 (1987) 168–172.
Erstes Gesetz zur Änderung des Tierschutzgesetzes vom 12. August 1986. Bundesgesetzbl. 42 (1986) 1309–1329.
World Health Organization: Breeding and Care of Laboratory Animals. Vol. I and II. Geneva 1988.

5 Laborteste zur Prüfung der Chemotherapeutika-Wirkung

1 In-vitro-Testung von Bakterien gegen Chemotherapeutika

1.1 Vorbemerkungen

Antimikrobiell wirkende Chemotherapeutika im weitesten Sinne umfassen sowohl synthetisch hergestellte als auch biosynthetisch gewonnene Präparate.

Rein synthetische Präparate – Chemotherapeutika im engeren Sinne – sind beispielsweise Sulfonamide, Trimethoprim und Gyrasehemmer. Die andere Gruppe der in der Natur vorkommenden Antibiotika und deren Derivate liegt ebenfalls häufig in halb- oder sogar vollsynthetischer Form vor. Beispiele sind β-Laktam-Antibiotika (z. B. Penicilline und Cephalosporine), Aminoglykoside (z. B. Gentamicin, Tobramycin, Amikacin) und Tetracycline. Eine orientierende Übersicht über die wichtigsten Chemotherapeutika findet sich auf S. 65.

Tabelle 5–1 Angriffspunkte der Chemotherapeutika an der Bakterienzelle.

Chemotherapeutikum	Angriffspunkt
β-Laktam-Antibiotika Fosfomycin Vancomycin	Zellwandsynthese
Polymyxin B	zytoplasmatische Membran
Rifampicin Trimethoprim-Sulfonamid	Nukleinsäuresynthese
Aminoglykoside Tetracycline Chloramphenicol Erythromycin Clindamycin	ribosomale Proteinsynthese

1.1.1 Bakteriostase und Bakterizidie

Die Chemotherapeutika mit ihren verschiedenen Angriffspunkten an der Bakterienzelle können das Wachstum hemmen (Tab. 5–1). Diese als Bakteriostase bezeichnete Wachstumshemmung ist daran erkennbar, daß die vorgegebene Keimzahl nicht mehr zunimmt. Ein Teil der Chemotherapeutika hat auch eine bakterizide Wirkung,

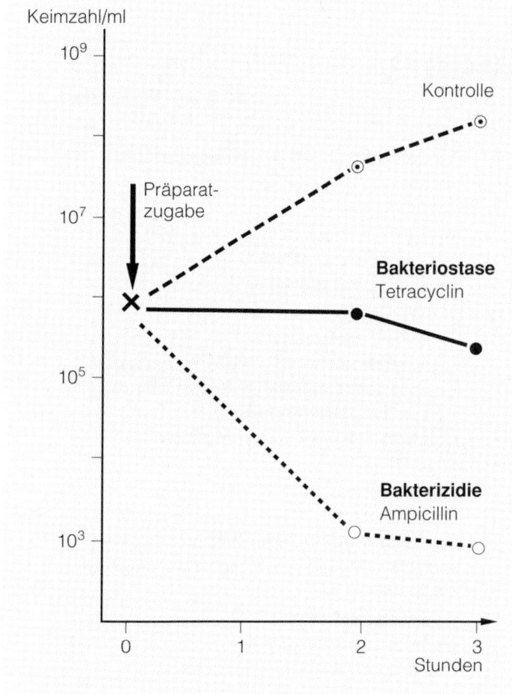

Abb. 5–1 Bakteriostatische und bakterizide Wirkung von Antibiotika auf Bakterien (x = Suspension eines *E. coli*-Stammes mit vorgegebener Ausgangskeimzahl).

d. h., die Keime werden rasch abgetötet (Abb. 5–1).

Zwischen Bakteriostase und Bakterizidie besteht kein prinzipiell qualitativer, sondern lediglich ein quantitativer Unterschied. Auch gibt es bakteriostatisch wirkende Antibiotika wie Tetracycline und Chloramphenicol, die bei höheren, *in vivo* noch realisierbaren Konzentrationen Keime abtöten, während sogenannte bakterizide Präparate, z. B. β-Laktame und Aminoglykoside, diese Wirkung in bezug auf manche Organismen nicht entfalten können.

Definitionsgemäß liegt eine Bakterizidie dann vor, wenn die Keimzahl innerhalb von 24 Stunden mindestens um 99,9% reduziert wird (s. Abb. 5–1). Bakterizidie tritt häufig erst bei einer höheren Wirkstoffkonzentration ein als Bakteriostase.

Die Wachstumsphase der Keime beeinflußt die Wirkung vieler Chemotherapeutika. So besitzen β-Laktame ihre größte Aktivität in der logarithmischen Vermehrungsphase, während sie in der Latenzphase unwirksam sind. Dies bedeutet, daß diese Antibiotika auf frische Infektionen besser als auf chronische einwirken.

1.1.2 Empfindlichkeit und Resistenz

Nach den bakteriostatischen Hemmwerten gegenüber antibakteriellen Wirkstoffen werden Bakterienstämme als „empfindlich", „mäßig empfindlich" oder „resistent" eingestuft. Die therapeutische Tagesdosierung richtet sich nach den beiden Empfindlichkeitskategorien. Nähere Angaben können aus DIN 58940, Teil 4, entnommen werden.

Minimale Hemmkonzentration (MHK): Die Bewertungsstufen stützen sich auf einen quantitativen Meßwert, die sogenannte minimale Hemmkonzentration (MHK). Unter einer MHK versteht man die geringste Wirkstoffkonzentration, die unter definierten Bedingungen gerade noch Wachstumshemmung entsprechend der bakteriostatischen Wirkung erzeugt. Die MHK-Werte können wiederum auf die im Gewebe bzw. die im Serum beispielsweise in der Mitte eines Dosierungsintervalls therapeutisch erzielbaren durchschnittlichen Wirkstoffkonzentrationen bezogen werden: Resistent ist demnach ein Bakterienstamm, dessen MHK-Wert höher ist als die bei Maximaldosierung *in vivo* erzielbare Wirkstoffkonzentration.

$$\frac{\text{MHK } \textit{in vitro}}{\text{Konzentration } \textit{in vivo}} > 1$$

Mit anderen Worten: das Präparat ist unwirksam.

Auswahl des Antibiotikums: Die Übertragung von *In-vitro*-Befunden auf die *In-vivo*-Situation ist nur bedingt möglich. Die größte Aussagekraft kommt noch dem Nachweis einer *In-vitro*-Resistenz zu [13]. Anders ausgedrückt: Das Antibiogramm sagt wenig darüber aus, welches Antibiotikum im Einzelfall eingesetzt werden kann; es gibt in erster Linie Auskunft darüber, welches Präparat nicht gegeben werden soll. Die Entscheidung, ob eine Chemotherapie überhaupt indiziert ist, kann nur von einem erfahrenen Kliniker getroffen werden. Bei der Auswahl des geeigneten Antibiotikums aus den als wirksam erkannten Substanzen sind verschiedene Gesichtspunkte zu berücksichtigen. Wichtige Eigenschaften des Präparates sind der Wirkungstyp (bakterizid oder bakteriostatisch), die Pharmakokinetik (genügend hohe Gewebsspiegel), allergische und toxikologische Nebenwirkungen sowie die Kosten der Therapie. Beim Patienten müssen

Tabelle 5–2 Typische Resistenzmuster (natürliche Resistenzen) häufig isolierter Keimarten (+ = empfindlich, (+) = mäßig empfindlich, – = resistent, ± = variabel).

	S. aureus	Strepto-kokken	Entero-kokken	Koryne-bakterien der JK- und D-2-Gruppe[1]	*E. coli*, Salmo-nellen, Shigellen	*Klebsiella pneumoniae*	*Proteus mirabilis*	*Entero-bacter cloacae*	*Pseudo-monas aerugi-nosa*
Penicillin G	+	+	(+)	–	–	–	–	–	–
Ampicillin	+	+	+	–	+	–	+	–	–
Piperacillin	+	+	+	–	+	+	+	+	+
Oxacillin	+	+	–	–	–	–	–	–	–
Cefazolin	+	+	–	–	+	+	+	–	–
Cefoxitin	+	+	–	–	+	+	+	–	–
Cefotaxim	+	+	–	–	+	+	+	+	(+)
Gentamicin	+	–	–	–	+	+	+	+	+[3]
Tetracyclin	+	+	±	–[2]	+	+	–	+	–
Erythromycin	+	+	+	–[2]	–	–	–	–	–
Clindamycin	+	+	–	–	–	–	–	–	–

[1] Vancomycin: Chemotherapeutikum der Wahl bei lebensbedrohlicher Infektion
[2] Ausnahmen
[3] in Kalzium- und Magnesium-supplementierten Nährböden weniger empfindlich (s. S. 70)

der Infektionsort, das Infektionsstadium (akute, chronische Infektion) und die Immunabwehrfähigkeit in die Überlegungen einbezogen werden. Bakterizid wirkende Präparate müssen bei bestimmten Infektionen (z. B. Endokarditis, s. S. 78) und bei Immunabwehrschwäche (s. S. 78) gewählt werden. Bei einigen Infektionsorten kommt erschwerend hinzu, daß nur wenige Antibiotika in therapeutisch wirksamen Konzentrationen an den Infektionsherd gelangen. Solche kritischen Lokalisationen sind Liquorraum, Gehirngewebe, Augeninneres, Knochen und Prostata.

Tabelle 5–3 Keimarten, bei denen eine routinemäßige Resistenzbestimmung nicht erforderlich ist.

A-Streptokokken[1]
B-Streptokokken[2]
Pneumokokken[2,3]
Meningokokken[2,4]
Listerien
Corynebacterium diphtheriae
Bordetella pertussis
Brucellen

[1] selten Erythromycin-Resistenz
[2] bei Meningitis aus Sicherheitsgründen testen
[3] Penicillinresistenz z. Zt. noch selten
[4] neuerdings β-Laktamase-bildende Stämme, s. S. 136

Natürliche und erworbene Resistenzen: Die verschiedenen Keimarten haben in der Regel typische Antibiogramm-Muster (Tab. 5–2), die durch natürliche Resistenzen (z. B. Ampicillin bei *P. aeruginosa,* Tetracyclin bei *Proteus mirabilis)* gekennzeichnet sind. Bei den meisten Keimarten können – besonders unter dem Antibiotika-Selektionsdruck in der Klinik – zusätzlich erworbene Resistenzen auftreten.

Im Zusammenhang mit dem Hospitalismus ist die plasmidbedingte übertragbare Resistenz von größter Bedeutung. Plasmide, die Träger von Resistenzdeterminanten, können sogar zwischen unterschiedlichen Keimarten ausgetauscht werden. Dabei kann eine Vielzahl von Resistenzen übertragen werden, wodurch multiresistente Stämme entstehen.

Resistenzbestimmungen: Mit Ausnahme weniger Keimarten, bei denen solche erworbenen Resistenzen für die therapeutisch einzusetzenden Substanzen bisher noch nicht beobachtet worden sind, müssen bei erregerverdächtigen Keimen Resistenzbestimmungen durchgeführt werden (Tab. 5–3).

Aus dem Resistenzbegriff heraus versteht

sich, daß die Verfahren zur Resistenzbestimmung quantitativ sein müssen. Zu diesem Zweck werden meist geometrische Verdünnungsreihen des Chemotherapeutikums in festen (Agardilutionstest) oder flüssigen Nährböden (Bouillondilutionstest) untersucht. Beide Verfahren können zur Material- und Arbeitseinsparung miniaturisiert werden. Eine weitere Vereinfachung stellt die sogenannte Breakpoint-Methode dar. Hierbei werden lediglich sogenannte kritische Konzentrationen – in der Regel zwei – untersucht, um die oben genannten qualitativen Aussagen (z. B. „empfindlich") machen zu können.

Es besteht die Möglichkeit, die genannten Methoden zu automatisieren. Zusätzlich stehen neue methodische Ansätze für die Resistenzbestimmung zur Verfügung (s. S. 73).

Relativ sichere qualitative Aussagen lassen sich jedoch auch mit dem klassischen Agardiffusionstest machen, der in seiner standardisierten Form auf einer statistischen Beziehung zwischen Hemmhofdurchmesser um das Wirkstofftestblättchen und MHK beruht. Für viele Fragestellungen reicht die Genauigkeit dieses standardisierten Agardiffusionstestes, der in der Regel weniger Kosten- und Arbeitsaufwand als die quantitativen Verfahren verursacht. Die im folgenden beschriebenen Resistenzbestimmungsverfahren kommen in Betracht.

1.2 Agarverdünnungsmethode

Die MHK wird auf festen Nährböden mit abgestuften Wirkstoffkonzentrationen geprüft. Das empfohlene Referenzmedium ist MUELLER-HINTON-Agar (im Fachhandel).

Die Ergebnisse mit diesem Nährboden von verschiedenen Herstellern und Chargen sind nicht immer konstant. Dies gilt besonders für die Aminoglykoside bei Pseudomonaden. Deshalb ist es ratsam, eine neue Charge im Vergleich zur vorhergehenden in Vorversuchen zu prüfen und ggf. größere Mengen der neuen Charge zu beschaffen.

1.2.1 Vorbereitung

Für die Untersuchung von Fosfomycin ist dem Nährboden Glukose-6-Phosphat (25 mg/l) zuzusetzen. Dies gilt auch für die flüssigen Nährböden des Bouillonverdünnungstests.

Nährböden: Zur Herstellung von Nährböden mit verschiedenen Antibiotikakonzentrationen werden je 18 ml MUELLER-HINTON-Agar in geeignete Röhrchen (150 × 25 mm, Schott-Glaswerke) gefüllt, sterilisiert und im Wasserbad bei 56 °C mindestens 1 Stunde abgekühlt, bevor die Antibiotikakonzentrationen zugefügt werden (s. S. 63).

Tabelle 5–4 Lösungsmittel zur Zubereitung von Antibiotika-Stammlösungen.

Antibiotikum	Lösungsmittel	Verdünnungsmittel
Amoxycillin[1]	Phosphatpuffer, 0,1 m, pH 8	Phosphatpuffer, 0,1 m, pH 6, Aqua dest.
Amphotericin B	Dimethylformamid	Aqua dest.
Ampicillin[1]	wie Amoxycillin	wie Amoxycillin
Chloramphenicol	Methanol	Aqua dest.
Erythromycin[2]	Methanol	Phosphatpuffer, 0,1 m, pH 8
Rifampicin	Methanol	Aqua dest.
Sulfonamide[3]	NaOH, 0,1 m	Aqua dest.

Mit destilliertem Wasser können folgende Antibiotika-Stammlösungen zubereitet werden:
Amikacin, Azlocillin, Cefamandol, Cefazolin, Cefotaxim, Cefoxitin, Clindamycin, Colistin, Flucytosin, Fosfomycin, Gentamicin, Metronidazol, Mezlocillin, Nitrofurantoin (Na-Salz), Oxacillin, Penicillin G, Piperacillin, Spectinomycin, Streptomycin, Tetracyclin, Tobramycin, Ticarcillin, Trimethoprim(-Laktat), Vancomycin

[1] nach der ersten 1:10-Verdünnung mit Phosphatpuffer, pH 6, mit Aqua dest. weiterverdünnen

[2] alkoholische Lösung unstabil, deshalb sofort weiterverdünnen

[3] 1 ml einer 0,1 molaren NaOH zur Lösung von 10 mg Sulfonamid

Die Nährmedien können in verfestigtem Zustand bei dicht verschlossenen Röhrchen im Kühlschrank aufgehoben und bei Gebrauch wieder verflüssigt werden.

Wenn Blutzusatz erforderlich ist, wird 1 ml Blut zu 17 ml Nährboden bei einer Temperatur unter 50 °C gegeben.

Stammlösung eines Antibiotikums: Zur Herstellung der Stammlösung eines Antibiotikums wird die im Kühlschrank aufzubewahrende Antibiotika-Reinsubstanz nach Vorschrift gelöst (Tab. 5–4). Soll z. B. eine Stammlösung von 2000 µg/ml einer in Aqua dest. lösbaren Reinsubstanz mit der Aktivität 674 µg/ml hergestellt werden, so sind etwa 20 mg abzuwiegen; angenommen, es wurde 17,45 mg abgewogen, so errechnet sich die Menge Lösungsmittel folgendermaßen:

$$\frac{20\ \text{mg}}{6{,}74\ \text{ml Aqua dest.}} = \frac{17{,}45\ \text{mg}}{x\ \text{ml Aqua dest.}}$$

$$x = 5{,}88\ \text{ml Aqua dest.}$$

Zur Herstellung einer Stammlösung von 2000 µg/ml muß die abgewogene Antibiotikamenge demnach in 5,9 ml Aqua dest. gelöst werden. Die Stammlösung kann bei −20 °C (Ampicillin und Amoxycillin nicht länger als 6 Wochen!) oder besser bei −70 °C eingefroren werden. Bei −70 °C treten innerhalb eines Zeitraums von einem halben Jahr meistens keine Aktivitätseinbußen auf. Cave: Rifampicin-Lösung darf nicht eingefroren werden!

Die Antibiotika-Verdünnungsreihe wird gemäß Tabelle 5–5 hergestellt. Man erhält dabei eine

Tabelle 5–5 Herstellung der Chemotherapeutikaverdünnungen für den Agarverdünnungstest nach DIN 58 940, Teil 6 (nach jedem Verdünnungsblock Pipettenwechsel!).

Antibiotikum-Ausgangslösung Konzentration (µg/ml)	Volumenteile (ml)	Aqua dest. Volumenteile (ml)	Gesamtmenge Volumenteile (ml)	erreichte Konzentration (µg/ml)	Konzentration nach Zugabe von 9 Volumenteilen Agarmedium	$\log_2$ der Konzentration
2000	6,4	3,6	10	1280	128	7
1280	2	2	4	640	64	6
1280	1	3	4	320	32	5
1280	1	7	8	160	16	4
160	2	2	4	80	8	3
160	1	3	4	40	4	2
160	1	7	8	20	2	1
20	2	2	4	10	1	0
20	1	3	4	5	0,5	–1
20	1	7	8	2,5	0,25	–2
2,5	2	2	4	1,25	0,125	–3
2,5	1	3	4	0,625	0,06	–4
2,5	1	7	8	0,313	0,03	–5

geometrische Verdünnungsreihe mit den Konzentrationen 1280, 640 µg/ml usw.

Herstellung der Platten: Zugabe von je 2 ml 10fach konzentrierter Antibiotikalösung der Antibiotikaverdünnungen pro Röhrchen mit 18 ml verflüssigtem Mueller-Hinton-Agar; gut mischen und sofort in Petrischalen gießen. Mischen durch rotierende Bewegung in beide Richtungen. Luftblasen durch vorsichtiges Abflammen der Oberfläche entfernen. Nährboden erstarren lassen. Nährbodenhaltige Platten in Zellophanhülle verschlossen im Kühlschrank aufbewahren. Für Routinezwecke können die Platten eine Woche lang verwendet werden.

Die erzielten Plattenkonzentrationen sind bei Benutzung der oben genannten Konzentrationen: 128, 64 µg/ml usw.

Zusätzlich Kontrollplatte ohne Antibiotikum (anstelle der Antibiotikalösung Zugabe von 2 ml Aqua dest. zum Nährboden).

1.2.2 Testdurchführung

Anzüchtung der Keime in Mueller-Hinton-Bouillon (18± 2 Stunden bei 36 °C, Einstellung auf Trübungsstandard Mc Farland 0,5 (s. S. 68) mit Aqua dest., Weiterverdünnung 1:5 (0,5 ml eingestellte Bouillonkultur + 2 ml Mueller-Hinton-Bouillon).

Beimpfung der Platten: Die mit dem Vielpunkt-Beimpfungsautomaten (zu beziehen z. B. bei Fa. Greiner) auf die vorgetrockneten Platten aufgebrachte Menge beträgt etwa 10^4 Keime pro Fläche (0,5 cm^2). Die Einsaat kann auch mit einer Mikropipette aufgetragen werden.

Innerhalb von 30 Minuten sollte die Verarbeitung abgeschlossen sein.

1.2.3 Auswertung

Die Auswertung erfolgt nach 16- bis 20stündiger Bebrütung bei 36 °C. Die letzte Chemotherapeutikumkonzentration ohne erkennbares Wachstum entspricht der MHK. Kaum sichtbares Minimalwachstum oder wenige Einzelkolonien sind als negativ zu bewerten.

1.2.4 Agardilutionstest als Grenzkonzentrationsbestimmung

Der Agardilutionstest kann auch als Grenzkonzentrationsbestimmung durchgeführt werden [11]. Die Grenzkonzentrationen entsprechen den kritischen MHK-Konzentrationen nach DIN 58 940, Teil 4 (s. S. 67). Zu diesem Zweck werden lediglich zwei oder drei Grenzkonzentrationen für die Erkennung der drei Bewertungsstufen untersucht. Solche Grenzkonzentrationen werden in Tablettenform im Handel angeboten (z. B. ADATAB™, Fa. Mast Diagnostika und Antimikrobielle Standards, Fa. Oxoid).

1.3 Bouillonverdünnungsmethode

1.3.1 Minimale Hemmkonzentration (MHK)

Die MHK wird in flüssigem Medium bestimmt. Referenzmedium ist ggf. Kalzium- und Magnesium-supplementierte Mueller-Hinton-Bouillon.

Tabelle 5–6 Herstellung der Chemotherapeutikaverdünnungen für den Bouillonverdünnungstest nach DIN 58 940, Teil 5 (nach jedem Verdünnungsblock Pipettenwechsel!).

Antibiotikum-Ausgangslösung Konzentration (µg/ml)	Volumenteile (ml)	Verdünnungsflüssigkeit[1] (ml)	erreichte Konzentration (µg/ml)	endgültige Antibiotikumkonzentration nach Zugabe des Inokulums[2]
1000	2	5,82	256	128
256	2	2	128	64
256	1	3	64	32
256	1	7	32	16
32	2	2	16	8
32	1	3	8	4
32	1	7	4	2
4	2	2	2	1
4	1	3	1	0,5
4	1	7	0,5	0,25
0,5	2	2	0,25	0,125
0,5	1	3	0,125	0,063
0,5	1	7	0,063	0,031

[1] Kulturmedium
[2] 1 ml Chemotherapeutikum + 1 ml Inokulum

Die Supplementierung der Nährböden mit Kalzium und Magnesium zur Angleichung an die Konzentrationsverhältnisse im Serum führt insbesondere bei *P. aeruginosa* zu einer deutlichen Erhöhung der MHK-Werte bei Aminoglykosiden. Eine solche Supplementierung wird in den USA in der Regel durchgeführt (höhere „breakpoints"!), während in Europa bisher kein einheitliches Vorgehen zu erkennen ist. Zur Mueller-Hinton-Bouillon werden 50 mg $CaCl_2$ und 25 mg $MgCl_2$/l zugefügt.

Antibiotikahaltige Nährböden: Die antibiotikahaltigen Nährböden müssen in der Regel im eigenen Labor hergestellt werden.

Die Antibiotikum-Verdünnungsreihe folgt den Angaben von Tabelle 5–6. Von den verschiedenen Konzentrationen wird je 1 ml pro Röhrchen abgefüllt. Aus den 4 ml lassen sich drei Röhrchen herstellen. Bei jeder Versuchsreihe wird ein Röhrchen ohne Antibiotikum mitgeführt (Negativkontrolle).

Durchführung des Tests: Zur Herstellung des Inokulums wird ausgehend von 4–5 Kolonien der zu prüfende Stamm in 5 ml Mueller-Hinton-Bouillon eingeimpft. Bebrütung entweder 2–5 Stunden oder 18 ± 2 Stunden (DIN 58 940, 5) bei 36 °C. Einstellung auf Mc Farland 0,5 (s. S. 68). Weiterverdünnung 1:200 (0,05 ml in 10 ml Bouillon). 1 ml Inokulum wird zu 1 ml der jeweiligen Antibiotikumkonzentration bzw. Kontrolle gegeben. Bebrütung 16–20 Stunden bei 36 °C.

Auswertung: Die MHK entspricht der niedrigsten Konzentration, bei der kein Wachstum erkennbar ist. Kontrollstämme zur Überprüfung des Testverfahrens sind in Tabelle 5–7 angegeben.

1.3.2 Minimale bakterizide Konzentration (MBK)

Die Bestimmung der minimalen bakteriziden Konzentration (MBK), d. h. der 99,9%igen Keimreduktion nach 24 Stunden, kann sich anschließen.

Von den nicht bewachsenen Röhrchen werden nach Aufschütteln 0,1 ml auf eine ganze Platte oder 0,01 ml auf eine geviertelte Blutagarplatte ausgestrichen und gut verteilt. Beurteilung je nach Keimart nach 24–72 Stunden. Bebrütung bei 36 °C.

Bei einem Inokulum von 1×10^5/ml wären 10 bzw. 1 Kolonie (s. o.) noch als bakterizid zu bewerten; genauer ist die Bestimmung der Inokulum-Keimzahl als Bezugssystem (z. B. wären bei 10^6/ml die entsprechenden, noch mit Bakterizidie zu vereinbarenden Keimzahlen 100 bzw. 10).

Die MBK-Werte sind – um nur einen wichtigen, das Ergebnis verfälschenden Faktor zu nennen – von der auf die Platte übertragenen Antibiotikum-Restmenge abhängig. Dies wirkt sich besonders dann aus, wenn MBK- und MHK-Werte weit auseinanderliegen (z. B. 128 µg/ml bzw. 1 µg/ml). In solchen Fällen wird bei höheren Wirkstoffkonzentrationen (bei diesem Beispiel etwa 32 µg/ml) auf den festen Nährboden schließlich die MHK des geprüften Stammes erreicht und dadurch fälschlich eine zu niedrige MBK angenommen. Ggf. können Penicilline durch β-Laktamase inaktiviert werden. Für andere Chemotherapeutika kommt das Filtrationsverfahren in Frage.

Tabelle 5–7 Zonendurchmesser-Grenzwerte der Referenzstämme [3] im Agardiffusionstest nach BAUER-KIRBY mit zugehörigen MHK-Werten im Mikro-Bouillonverdünnungstest [2,8].

		S. aureus ATCC 29 923		*E. coli* ATCC 29 922		*P. aeruginosa* ATCC 27 853	
	Blättchengehalt	Hemmhofdurchmesser-Kontrolle (mm)	MHK[1] (µg/ml)	Hemmhofdurchmesser-Kontrolle (mm)	MHK[1] (µg/ml)	Hemmhofdurchmesser-Kontrolle (mm)	MHK[1] (µg/ml)
Penicillin G	10 E	26–37	0,1				
Ampicillin	10 µg	27–35	0,1	16–22	4(2–8)		
Ticarcillin	75 µg		0,8	24–30	4(2–8)	21–27	16(16–32)
Mezlocillin	75 µg			23–29	4(4–8)	19–25	16 (8–16)
Piperacillin	100 µg		0,5	24–30	2	25–33	4 (2–4)
Augmentan	20/10 µg	28–36		19–25		18–22	
Oxacillin	1 µg	18–24	0,2				
Cefazolin	30 µg	29–35	0,2	23–29	2		
Cefamandol	30 µg	26–34	0,2	24–30	0,5 (0,25–0,5)		
Cefuroxim	30 µg	27–35	0,7	20–26	4(2–8)		
Cefoxitin	30 µg	23–29	2,2	23–29	2(1–4)		
Cefotaxim	30 µg	25–31		29–35	≦ 0,06	18–22	16(8–16)
Ceftazidin	30 µg	16–20		25–32	0,12	22–29	
Imipenem	10 µg		0,1		0,1		2,2
Fosfomycin	50 µg				1[2]		4/8[2]
Gentamicin	10 µg	19–27	0,1	19–26	0,5 (0,12–1)	16–21	2
Tobramycin	10 µg	19–29	0,1	18–26	0,5 (0,5–1)	19–25	0,5–1
Amikacin	30 µg	20–26	0,6	19–26	1–2 (1–4)	18–26	4
Tetracyclin	30 µg	19–28	0,7	18–25	2		32(32–64)
Chloramphenicol	30 µg	19–26	6,8	21–27	4(4–8)		
Co-trimoxazol	1,25/23,75 µg	24–32		24–32	1(1–2)		
Norfloxacin	10 µg	17–28	1–4[3]	28–36	0,008–0,03[3]	22–29	0,5–1[3]
Erythromycin	15 µg	22–30	0,4				
Clindamycin	2 µg	24–30	0,1				
Lincomycin	15 µg	23–29	1,2				

[1] Mittelwert bzw. häufigster Wert
[2] Angaben der Firma Boehringer-Mannheim (Agardilutionstest)
[3] Angaben der Firma Sharp und Dohme

Bei den meisten Keimarten beträgt die MBK das 1–4fache der MHK. Stämme, die ein MBK/MHK-Verhältnis ≧ 32 aufweisen, werden als „tolerant" bezeichnet.

1.4 Mikro-Bouillonverdünnungsmethode

Dieses Verfahren stellt eine Röhrchenverdünnungsmethode mit einem Bruchteil der eingesetzten Reaktionsmengen dar.

Zu diesem Zweck wird 0,05 ml einer ggf. Kalzium- und Magnesium-supplementierten MUELLER-HINTON-Bouillon in eine Mikrotiterplatte vorgelegt. Geeignete Antibiotika-Ausgangsverdünnungen werden mit genormten Mikropipetten in die Vertiefungen der zweiten Reihe einer Mikrotiterplatte von Position H bis A eingetropft und mittels Mikrotitratorverdünnern (Diluter; Flow-Laboratories) in Richtung von Reihe 2–11 titriert (Abb. 5–2). Bei einer Ausgangsverdünnung von beispielsweise 512 µg/ml resultieren daraus nach Zugabe von 0,05 ml Inokulum die Endverdünnungen 128–0,25 µg/ml. Die Wachstumskontrollen der Stämme in antibiotikafreien Medien finden sich in der 12. Reihe (A–H); als Nährbodenkontrolle – Sterilitätskontrolle des Nährbodens ohne Antibiotika – dient die erste Reihe (H–A).

Die Ablesung erfolgt nach 16–18 Stunden Bebrütung bei 36 °C.

Mikrotiterplatten mit einer unterschiedlichen Auswahl von Antibiotika werden in tiefgefrore-

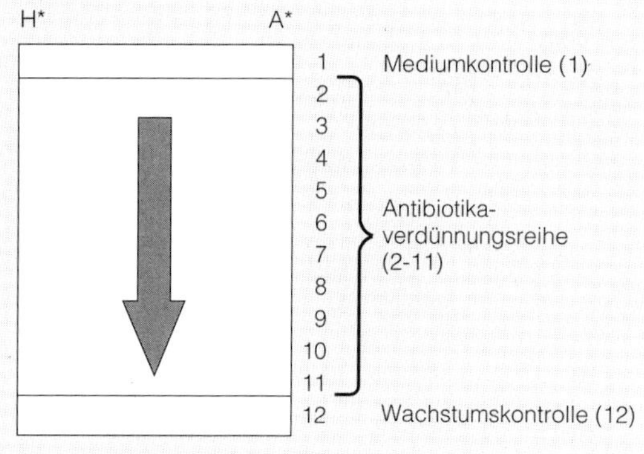

Abb. 5–2 Bouillonverdünnungstest im Mikrotiter-Verfahren.

* H bis A: verschiedene Antibiotika gegen einen Stamm oder verschiedene Stämme gegen ein Antibiotikum

ner und lyophilisierter Form im Handel angeboten. Die Durchführung dieser MHK-Bestimmungen ist wenig aufwendig. Die Beimpfung geschieht mit Hilfe eines Stempels, der das Inokulum gleichzeitig auf sämtliche Plattenvertiefungen überträgt.

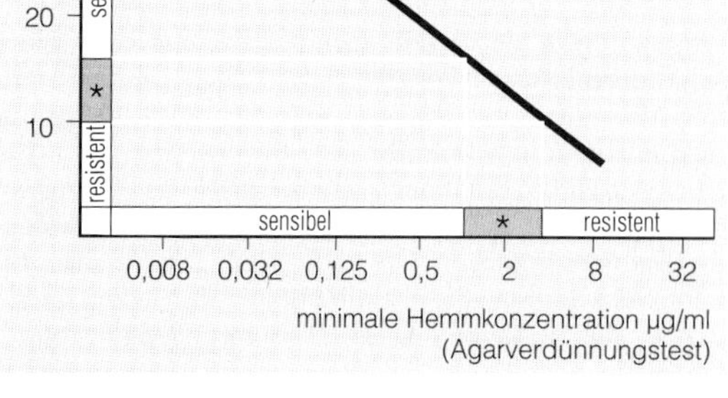

Abb. 5–3 Regressionsanalyse zur Ermittlung der Beziehung zwischen Hemmhofdurchmesser (Agardiffusionstest) und MHK-Wert (Agarverdünnungstest). Die Gerade repräsentiert eine Vielzahl von Stämmen verschiedener Keimarten, bei denen beide Werte bestimmt wurden.

* mäßig empfindlich

Für Keime mit besonderen Nährstoffansprüchen können bei den Bouillonverdünnungstesten in ihrer Makro- und Mikroform Serum und andere Supplemente zugesetzt werden. Etwaige Volumenveränderungen wären bei der Endablesung zu berücksichtigen.

Ein regelmäßiges Mitführen von Kontrollstämmen mit bekannten MHK-Werten [2, 8] ist erforderlich (Tab. 5–7).

Das Ergebnis einer MHK-Bestimmung ist vor allem von der korrekten Einstellung des Inokulums abhängig. Zu dichte Inokula führen zur Erhöhung der MHK, während bei zu niedrigen Inokulum-Keimzahlen sich die MHK-Werte vermindern. Der Inokulumeffekt ist bei den Bouillonverfahren stärker ausgeprägt als beim Agardilutionstest. Bei der Mikrodilutionsmethode, insbesondere wenn das Inokulum mittels Stempel zugegeben wird, spielt zusätzlich die gute Durchmischung eine Rolle. Es empfiehlt sich, dafür einen Schüttelapparat zu benutzen.

Eine MBK-Bestimmung kann sich anschließen. Definierte Flüssigkeitsmengen können aus den Vertiefungen der Mikrotiterplatte mittels Stempel auf feste Nährböden in dafür geeigneten rechteckigen Plastikplatten übertragen werden.

1.5 Agardiffusionstest

Die Aussage dieses semiquantitativen standardisierten Verfahrens beruht auf einem statistischen Zusammenhang zwischen MHK-Werten und Hemmhofdurchmessern. Dieser Test weist demnach eine größere Fehlerbreite auf, die jedoch bei sachgemäßer Durchführung für therapeutische Belange im allgemeinen vernachlässigt werden kann. Die statistische Beziehung zwischen MHK und Hemmhofdurchmesser wird mit Hilfe einer Korrelationsanalyse erkannt.

Zu diesem Zweck werden die Meßwerte für alle wichtigen Keimarten mit den beiden Methoden bestimmt und in ein rechtwinkliges Koordinatensystem eingetragen. Die resultierenden Schnittpunkte bilden im Idealfall eine Punktwolke, die sich durch eine Regressionsgerade darstellen läßt (Abb. 5–3). Die Ergebnisse solcher Untersuchungen können der Literatur entnommen werden.

Die Hemmhofdurchmesser für die drei Bewertungsstufen ergeben sich aus den bekannten Grenzserumkonzentrationen (Tab. 5–8).

Eine kritische Größe beim Agardiffusionstest stellt das Inokulum dar. Je dichter das Inokulum ist, desto kleiner werden die Hemmhöfe.

Tabelle 5–8 Hemmhofdurchmesser zur Bewertung von Agardiffusionstest-Ergebnissen mit zugehörigen kritischen MHK-Werten.

		Methode DIN 58 940 Teil 4					Bauer-Kirby-Methode				
		Blättchen-gehalt	Hemmhofdurchmesser für Bewertungsstufe (mm)		ungefähre MHK-Korrelation (µg/ml)		Blättchen-gehalt	Hemmhofdurchmesser für Bewertungsstufe (mm)		ungefähre MHK-Korrelation (µg/ml)	
	Keimart		resistent	empfindl.	resistent	empfindl.		resistent	empfindl.	resistent	empfindl.
Penicillin G	Staphylokokken *B. catarrhalis*	6 µg	< 29	≧ 29	> 0,1	≦ 0,1	6 µg	< 29[1]	≧ 29	> 0,1	≦ 0,1
	andere Keime	6 µg	< 13	≧ 24	> 8	≦ 0,25	6 µg	< 20	≧ 28		≦ 2
Ampicillin	Staphylokokken *B. catarrhalis*	10 µg	< 29	≧ 29			10 µg	< 29[1]	≧ 29		≦ 0,25
	grammnegative Keime Enterokokken	10 µg	< 14	≧ 19	> 8	≦ 2	10 µg	< 12	≧ 14	≧ 32	≦ 8
	Haemophilus						10 µg	< 20	≧ 20	> 2	≦ 2
Ticarcillin					> 128	≦ 32	75 µg	< 12	≧ 15	≧ 128	≦ 64
Mezlocillin		30 µg	< 16	≧ 22	> 16	≦ 4	75 µg	< 13	≧ 16	≧ 256	≦ 64
Azlocillin		30 µg	< 13	≧ 18	> 64	≦ 16	75 µg	< 15	≧ 18[2]	≧ 256	≦ 64[2]
Piperacillin							100 µg	< 15	≧ 18	≧ 256	≦ 64
Augmentan[3]		30 µg	< 21	≧ 26	> 8	≦ 2	30 µg	< 20	≧ 25	> 8	≦ 2
	Urinkeime		< 18	≧ 18				< 17	≧ 17		
Betabactyl[3]		75 µg	< 16	≧ 16	> 128	≦ 64					
Oxacillin	Staphylokokken	5 µg	< 16	≧ 16	> 1	≦ 1	1 µg	< 11	≧ 13		≦ 1
	Pneumokokken						1 µg	< 20	≧ 20		≦ 0,06[4]
Cefazolin		30 µg	< 19	≧ 24	> 16	≦ 4	30 µg	< 14	≧ 18	≧ 32	≦ 8
Cefamandol					> 16	≦ 1	30 µg	< 14	≧ 18	≧ 32	≦ 8
Cefotiam					> 4	≦ 0,5	30 µg	< 16	≧ 20	≧ 32	≦ 8
Cefoperazon		30 µg	< 10	≧ 16	> 64	≦ 16	30 µg	< 15	≧ 18	> 64	≦ 16
Cefuroxim					> 16	≦ 2	30 µg	< 15	≧ 18	≧ 32	≦ 8
Cefoxitin					> 16	≦ 1	30 µg	< 15	≧ 18	≧ 32	≦ 8
Cefotaxim					> 8	≦ 1	30 µg	< 15	≧ 23	≧ 64	≦ 8
Cefsulodin	*Pseudomonas*				> 16	≦ 2	30 µg	< 15	≧ 18	≧ 64	≦ 8
Ceftazidim		30 µg	≦ 14	≧ 24	> 16	≦ 4	30 µg	< 15	≧ 18	≧ 64	≦ 8
Aztreonam[3]							30 µg	< 16	≧ 22	≧ 32	≦ 8
Imipenem							10 µg	< 13	≧ 17	> 8	< 16
Fosfomycin[5]	*P. aeruginosa*	50 µg	< 12	≧ 25	> 64	≦ 16					
	S. aureus	50 µg	< 14	≧ 20	> 64	≦ 16	50 µg	< 14	≧ 20	> 64	≦ 16
	übrige Keimarten	50 µg	< 14	≧ 20	> 64	≦ 16					
[5,6]	Enterobakteriazeen *P. aeruginosa*						50 µg	< 11	≧ 16	> 64	≦ 16
Gentamicin		10 µg	< 15	≧ 18	> 4	≦ 1	10 µg	< 13	≧ 15	≧ 8	≦ 4
Tobramycin					> 4	≦ 1	10 µg	< 13	≧ 15	≧ 8	≦ 4
Amikacin		10 µg	< 12	≧ 18	> 16	≦ 4	30 µg	< 15	≧ 17	≧ 32	≦ 16
Tetracyclin		30 µg	< 17	≧ 22	> 4	≦ 1	30 µg	< 15	≧ 19	≧ 12	≦ 4
Chlor-amphenicol		30 µg	< 21	≧ 21	> 8	≦ 8	30 µg	< 13	≧ 18	≧ 25	≦ 12,5
Co-trimoxazol							1,25/ 23,75 µg	< 11	≧ 16	≧ 8/152	≦ 2/38
Norfloxacin							10 µg	< 13	≧ 17	≧ 32	≦ 16
Ofloxacin[3]		5 µg	< 15	≧ 22	> 4	≦ 1	5 µg	< 13	≧ 20	> 4	≦ 1
	Urinkeime	10 µg		≧ 12			10 µg		≧ 12		
Ciprofloxacin[3]		5 µg	< 13	> 19	> 4	≦ 1	5 µg	< 12	> 19	> 4	≦ 1
Erythromycin		15 µg	< 17	≧ 21	> 4	≦ 1	15 µg	< 14	≧ 18	≧ 8	≦ 2
Lincomycin		15 µg	< 19	≧ 24	> 4	≦ 1					
Clindamycin					> 4	≦ 1	2 µg	< 15	≧ 17	≧ 2	≦ 1
Fusidinsäure	Staphylokokken						10 µg	< 20	≧ 20	≧ 3,2	≦ 0,4
Vancomycin							30 µg	< 10	≧ 12		≦ 5
Rifampicin							5 µg	< 17	≧ 20	≧ 4	≦ 1
Nitrofurantoin		100 µg	< 11	≧ 16	> 256	≦ 64	300 µg	< 15	≧ 17	≧ 100	≦ 25

[1] mäßig empfindlicher Bereich (FDA-Methode) nicht übernommen, da meist β-Laktamase-Bildner (= resistent)
[2] nur bei *Pseudomonas*
[3] Angaben des Herstellers
[4] zur Erkennung von Penicillin-Resistenz
[5] nach Traub [14]
[6] *Klebsiella-Enterobacter-Serratia*-Gruppe unter Vorbehalt

Agardiffusionsteste eignen sich nur für schnell wachsende aerobe Keime! Langsam wachsende Keime – innerhalb von 18 Stunden kein sichtbares Wachstum – müssen mittels MHK-Bestimmung untersucht werden. Dies gilt auch für Anaerobier, für die besonders der Agarverdünnungstest geeignet ist, die jedoch routinemäßig nicht untersucht werden müssen.

Verfahren: Zwei Agardiffusionsverfahren, die sich besonders durchgesetzt haben, sollen hier vorgestellt werden: Die BAUER-KIRBY- oder FDA-Methode, die vorwiegend in den USA, aber auch in der Schweiz [3] eingesetzt wird, unterscheidet sich von dem DIN-Verfahren im wesentlichen nur durch ein dichteres Inokulum.

1.5.1 Vorbereitung

Die im folgenden beschriebenen Arbeitsvorgänge beziehen sich auf beide Methoden. Zur Auswertung dient Tabelle 5–8. Aus ihr geht hervor, daß sich die kritischen MHK-Grenzwerte beider Methoden etwas unterscheiden.

Herstellung der Testplatten: MUELLER-HINTON-Agar wird in 90-mm-Petrischalen (jeweils 20 ml) gegossen (3,5 mm Schichtdicke). Nährboden ggf. trocknen. Aufbewahrung im Kühlschrank bis zu 1 Woche, abgepackt in einer Plastikhülle.

Für Keime mit besonderen Wachstumsbedürfnissen Zugabe von 5% defibrinierten Schafbluts, z. B. für Streptokokken, Neisserien, *Actinobacillus*- und anderen Keimarten, sowie Kochblut für *Haemophilus*-Arten. Für Korynebakterien der JK-Gruppe ergibt VL-Blutagar (s. S. 149) besseres Wachstum.

Herstellung des Inokulums: 4–5 Kolonien werden in ungefähr 4 ml Testbouillon (z. B. MUELLER-HINTON-Bouillon) eingebracht. Bei *P. aeruginosa* ist es günstiger, nur 1 ml Testbouillon zu beimpfen. Nach 2–8 Stunden bei 36 °C Weiterverarbeitung.

a) BAUER-KIRBY-*Methode:* Durch Zufügen von steriler NaCl-Lösung auf MC FARLAND 0,5 einstellen (evtl. Verwendung einer Bürette). Es ist auch gestattet, eine frische Oberflächenkultur in physiologischer NaCl-Lösung bis zur Standardtrübung einzureiben.

$BaCl_2$-Standard: 0,5 ml 1,17%iger $BaCl_2 \times 2H_2O$-Lsg. + 99,5 ml 0,36n H_2SO_4 in Röhrchen zu ¾ gefüllt hineingeben, deren Form der zur Inokulumherstellung verwendeten entspricht. Röhrchen fest verschließen und im Dunkeln aufbewahren. Spätestens nach 6 Monaten verwerfen.

b) DIN-Methode: Inokulum so einstellen, daß kein vollständig zusammenfließendes Wachstum, sondern gerade noch erkennbare Einzelkolonien entstehen. Zu diesem Zweck kann nach eigener Erfahrung die auf MC FARLAND 0,5 eingestellte Suspension 1:30 (0,05 ml Standardinokulum in 1,5 ml NaCl) weiterverdünnt werden. Bei *P. aeruginosa* ist eine Verdünnung 1:70 (0,05 ml Standardinokulum in 3,5 ml NaCl) erforderlich.

1.5.2 Testdurchführung

Wattetupfer in Inokulum eintauchen, überschüssige Flüssigkeit an der Innenseite des Glases durch drehende Bewegung zurücklassen und den Tupfer dann gleichmäßig über die Plattenoberfläche verteilen. Platten bei leicht geöffnetem Deckel 15–30 Minuten trocknen. Aufbringen der Antibiotika-Testblättchen mit Dispenser oder Beimpfungsautomat (Fa. Oxoid). Bei zusätzlich manuell aufgelegten Testblättchen muß anschließend unbedingt angedrückt werden! Innerhalb von 30 Minuten sollen die Platten in den Brutschrank gestellt werden. Inkubation über Nacht (18 ± 2 Std. bei 35 °C).

Zur Erkennung einer Oxacillin-Resistenz keine höheren Temperaturen! Eine Bebrütung in Kohlendioxidatmosphäre ist möglichst zu vermeiden. Zur Kontrolle werden ATCC-Kontrollstämme mit bekanntem Resistenzverhalten in mindestens einwöchigen Abständen mitgeführt. Außer den in Tabelle 5–7 aufgeführten Stämmen werden *S. aureus* ATCC 29213 (ggf. anstelle von

Tabelle 5–9
Fehlerhafte Testresultate beim Agardiffusionstest.

Ursachen für fehlerhafte Ergebnisse	Gegenmaßnahmen
Nährboden	
neue MUELLER-HINTON-Agar-Charge	jede neue Charge mit Referenzstämmen vor Einkauf überprüfen
abweichender pH-Wert	bei Plattenherstellung pH überprüfen
abweichende Schichthöhe des Nährbodens	konstante Nährbodenmenge pro Platte (Gießautomat)
unsachgemäße Lagerung der Platten	Lagerung im Kühlschrank, nicht länger als 1 Woche
Testblättchen	
Aktivitätsverluste	β-Laktam-Antibiotika-Testblättchen einfrieren und nur kurzfristig im Kühlschrank aufbewahren. Hinweise der Hersteller beachten
Testdurchführung	
Einsaatdichte zu groß: Keime erscheinen zu resistent zu dünn: Keime erscheinen zu empfindlich	Trübungsstandard im Dunkeln (Kühlschrank) aufbewahren und spätestens nach 6 Monaten verwerfen
Blättchen in zu geringem Abstand zueinander	
zu lange Zeitabstände zwischen Aufbringen des Inokulums, Auflegen der Testblättchen und Beginn der Bebrütung	
zu hohe oder zu niedrige Bebrütungstemperatur	

ATCC 25923) und *S. faecalis* NCTC 775 – MHK-Werte s. [18] – zu diesem Zweck eingesetzt.

Häufigere Ursachen für fehlerhafte Testergebnisse sind in Tabelle 5–9 zusammengestellt.

1.5.3 Ablesung und Bewertung

Für die BAUER-KIRBY-Methode muß das Keimwachstum fast zusammenfließend sein, während bei der DIN-Technik Einzelkolonien noch gerade erkennbar sein sollen. Die Hemmhofdurchmesser werden bei durchsichtigem Nährboden von der Plattenrückseite z. B. mit einer Schublehre gemessen (Abb. 5–4). Möglich ist auch die Verwendung einer Schablone, die eine Einordnung des Ergebnisses in die vier Bewertungskategorien gestattet (Abb. 5–5). Der Ablese-Endpunkt entspricht der mit bloßem Auge erkennbaren totalen Wachstumshemmung.

Die Beurteilung der Meßwerte erfolgt nach Tabelle 5–8. In dringenden Fällen kann bereits nach 6–8 Stunden eine Ablesung versucht werden (Schnelltest). Dieses Ergebnis ist unter Vorbehalt mitzuteilen.

Bewertung „resistent": Einzelne Kolonien – beim DIN-Verfahren mehr als 3 Kolonien –, die nicht als Mischkultur zu deuten sind, führen zur Bewertung „resistent".

Bewertung von leichtem Wachstum: Leichtes Wachstum (≧ 80%ige Wachstumshemmung) wird nicht berücksichtigt bei schwärmenden *Proteus*-Arten sowie bei der Prüfung von Sulfonamiden und Co-trimoxazol.

Fosfomycin: Bei Fosfomycin werden unscharfe Hemmhofränder und das Auftreten von Einzelkolonien innerhalb des Hemmhofes nicht berücksichtigt.

Penicillinresistenz von Staphylokokken: Für die Testung von nicht-Penicillinase-festen Penicillinen bei Staphylokokken genügt ein einziges Penicillin. Gewöhnlich werden Penicillin G und Ampicillin getestet. Resistenz gegenüber Penicillin G bedeutet Resistenz gegenüber der gesamten Penicillin-Gruppe. Sie ist meistens auf β-Laktamase-Bildung zurückzuführen (Nachweis s. S. 70).

Oxacillin-Resistenz bei Staphylokokken: Sie wird häufig nach 18–24 Stunden nicht erkannt, wenn nur kleine, langsamer wachsende Anteile der Kultur diese Eigenschaft besitzen. Die Testplatten sollten insbesondere bei multiresistenten Stämmen bis 48 Stunden weiter bebrütet werden [1a]. Auftreten von z. T. winzigen Kolonien im Hof (mikroskopisch und ggf. kulturell überprüfen) bedeutet Resistenz. Wichtig ist, daß die Bebrütungstemperatur 35 °C nicht übersteigt.

Supplementierung des Nährbodens mit 5% NaCl – ggf. Bebrütung bei 30 °C – fördert und beschleunigt den Nachweis dieser Resistenzeigenschaft.

Oxacillin-resistente Staphylokokken sind in der Regel multiresistent; besonders häufig finden sich Resistenzen gegenüber den Aminoglykosiden Gentamicin und Tobramycin sowie den

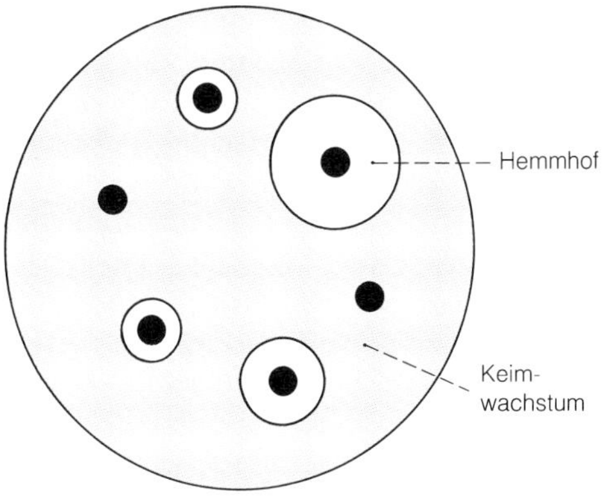

Abb. 5–4 Agardiffusionstest mit 6 Testblättchen (= verschiedene Antibiotika): Zur Beurteilung werden die Hemmhöfe ausgemessen und mit Grenzwerten einer Auswertungstabelle (s. Tab. 5–8) verglichen. Mehr als 6 Testblättchen pro Platte können zu falschen Ergebnissen führen.

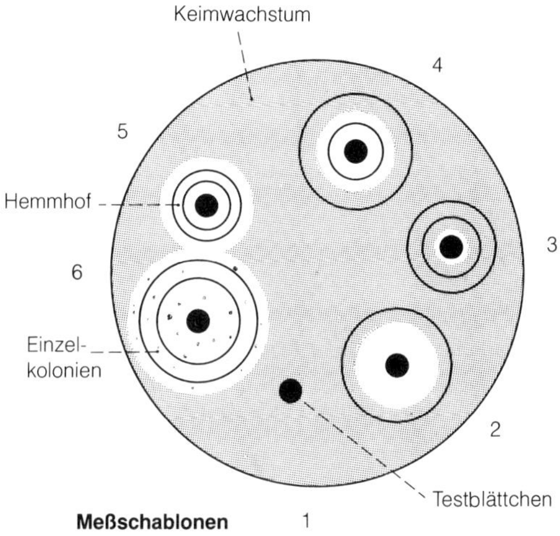

Abb. 5–5 Agardiffusionstest mit verschiedenen Bewertungskonstellationen. Ablesung mit Hilfe von Schablonen, deren Abmessungen den Grenzwerten der Auswertungstabelle 5–8 entsprechen.

schwarze Kreise = Schablonengrenzwerte
1–3 = resistent (bei Staphylokokken fehlt die Kategorie „mäßig empfindlich")
4 = mäßig empfindlich
5 = empfindlich
6 = resistent (resistente Varianten); Abgrenzung gegen Mischkultur erforderlich

Makroliden Erythromycin und Clindamycin. Da Oxacillin-Resistenz nicht immer sofort erkannt wird, kann der Nachweis der genannten Resistenzmerkmale auf eine Oxacillin-Resistenz hinweisen. Im Verdachtsfall empfiehlt sich, zusätzlich eine MHK-Bestimmung in der Bouillonmethode durchzuführen.

S. aureus ist seltener Oxacillin-resistent als Keime der *S. epidermidis*-Gruppe.

Cephalosporin-Resistenz Oxacillin-resistenter Staphylokokken: Oxacillin-resistente Staphylokokken sind auch gegenüber Cephalosporinen resistent, obwohl deutliche Hemmhöfe auftreten können. Dies gilt für *S. aureus* in allen Fällen und sollte auch bei Pathogenitätstest-negativen Staphylokokken für therapeutische Zwecke unterstellt werden. Analog sollte auch Imipenem als „resistent" beurteilt werden.

Wirkung der neueren Cephalosporin-Abkömmlinge auf Staphylokokken: Die neueren Cephalosporin-Abkömmlinge (z. B. Cefotaxim, Latamoxef, Ceftazidim) sind weniger Staphylokokken-wirksam als die älteren Präparate (z. B. Cefazolin, Cefamandol, Cefotiam). Diese Eigenschaft ist aus dem Agardiffusionstest nicht erkennbar!

Ampicillin-Empfindlichkeit von Enterokokken: Enterokokken sind mit wenigen Ausnahmen Ampicillin-empfindlich. Dies gilt auch für Mezlocillin, Azlocillin und Piperacillin. Ticarcillin erscheint bei *In-vitro*-Testung häufig wirksam. Seine Wirkung auf Enterokokken ist jedoch wenig ausgeprägt.

Penicillinresistenz von Pneumokokken: Bei Pneumokokken und anderen Streptokokken-Arten weisen Hemmhofdurchmesser von $\leqq 19$ mm mit 1-µg-Oxacillin-Testblättchen auf Penicillinresistenz bzw. eine geringere Empfindlichkeit hin. Bestätigung durch MHK-Bestimmung.

β-Laktamase-Nachweis: Der Nachweis von β-Laktamase ermöglicht für bestimmte β-Laktam-Antibiotika eine Resistenzaussage in weniger als einer halben Stunde. Die Untersuchung kann an einzelnen Kolonien durchgeführt werden und geschieht heute meistens mit käuflich erhältlichen Teststreifen. Dabei muß berücksichtigt werden, daß es unterschiedliche β-Laktamasen gibt, bei denen jeweils verschiedene Testverfahren angewendet werden müssen.

- *Azidometrische Methode:* Käufliche Teststreifen zum β-Laktamase-Nachweis zur Erkennung einer Resistenz gegen nicht-Penicillinase-feste Penicilline (Penicillin G, Ampicillin usw.) bei *Neisseria gonorrhoeae, N. meningitidis, Branhamella catarrhalis* und *Haemophilus influenzae.* Die β-Laktamase-Reaktion tritt bei *Branhamella catarrhalis* oft verzögert ein.

  Bei β-Laktamase-positiven Staphylokokken ist ein negativer Reaktionsausfall möglich, da das Enzym induziert werden muß. Die Beobachtungszeit sollte bis auf 4 Stunden verlängert werden. Positive Ergebnisse werden rasch erzielt, wenn die Keimmasse aus dem Bereich um das Oxacillin-Testblättchen genommen werden kann.
- *Chromogene Cephalosporin-Methode* (Fa. Glaxo Pharmazeutika): β-Laktamase-Nachweis zur Erkennung einer Resistenz gegen nicht-Penicillinase-feste Penicilline bei *Bacteroides*-Arten.

Empfindlichkeit von Pseudomonas aeruginosa gegenüber Aminoglykosiden: P. aeruginosa erscheint beim Agardiffusionstest gegenüber Aminoglykosiden empfindlicher als bei Prüfung der MHK in Kalzium- und Magnesium-supplementierten Bouillonnährböden (s. S. 64). Die Ergebnisse mit dem Agardiffusionstest entsprechen den MHK-Werten in nicht-supplementierter Bouillon. Die mittels Agardilutionstest (nicht-supplementiert) ermittelten MHK-Werte kommen denen der Bestimmung in supplementierter Bouillon nahe (durchschnittlich nur etwa eine Verdünnungsstufe niedriger) [10].

Hochgradige Aminoglykosid-Resistenz von Enterokokken (S. faecalis): Bei Stämmen, deren MHK statt 32 µg/ml (üblicher Wert bei Enterokokken) über 1000 µg/ml beträgt, fallen Aminoglykoside (z. B. Gentamicin) als Kombinationspartner bei Endokarditis aus, weil eine synergistische Wirkung fehlt. Diese Eigenschaft kann im Agardiffusionstest mit selbst herzustellenden Gentamicin-Testplättchen geprüft werden [10a].

1.5.4 Agardiffusionstest für Routinezwecke

Als preiswertes und einfaches Verfahren ist der Agardiffusionstest für Routinezwecke besonders geeignet. Trotz größerer Fehlerbreite genügt seine Aussage für die meisten Fragestellungen. In besonderen Situationen (z. B. Sepsis) ist es empfehlenswert, zusätzlich ein quantitatives Verfahren heranzuziehen.

Tabelle 5–10 Vorschlag für die Auswahl der Prüfsubstanzen bei verschiedenen Keimgruppen und Infektionslokalisationen (in Anlehnung an [6]).

	grampositive Keime	gramnegative Keime	Pseudomonas-Arten	Harnwegsinfektionen[1]
Penicillin G	×	(×)[2, 5]		
Ampicillin	×	×	(×)[3]	×
Ticarcillin		×	×	
Piperacillin		×	×	×
Azlocillin			×	
Mezlocillin		×	(×)[5]	×
Augmentan	×	×		×
Oxacillin	×			
Cefazolin	×	×	(×)[3]	×
Cefoxitin		(×)[5]		(×)[5]
Cefuroxim		(×)[5]		(×)[5]
Cefotaxim		×	(×)[5]	×
Cefsulodin			×	
Ceftazidim		(×)[5]	×	
Fosfomycin	×	×	×	×
Gentamicin	×	×	×	×
Tobramycin		(×)[5]	×	(×)[5]
Amikacin		×	×	×
Tetracyclin	×	×	(×)[3]	×
Chloramphenicol	×	×	(×)[3]	
Cotrimoxazol	×	×	(×)[3]	×
Norfloxacin	×[4]	×[4]	×[4]	×
Erythromycin	×			
Lincomycin	×			
Fusidinsäure	(×)[5]			
Vancomycin	(×)[5]			
Nitrofurantoin				×

[1] Ergänzung je nach Keimart
[2] z. B. bei *P. multocida*
[3] aus diagnostischen Gründen ggf. Testung
[4] ggf. als „class disk" für Gyrasehemmer mit erweiterter Indikation
[5] Testung in besonderen Fällen

Bewertungsstufe „mäßig empfindlich": Beim Agardiffusionstest ist die Bewertungsstufe „mäßig empfindlich" in Anbetracht der methodischen Fehlerbreite als nicht determiniert anzusehen. In diesem Grenzbereich kann nicht mit Sicherheit entschieden werden, ob ein Stamm als „resistent" oder noch als „empfindlich" einzustufen ist. Antibiotika, die sich gegenüber den geprüften Keimen so verhalten, sollten möglichst nicht eingesetzt werden. Ausnahmen bilden die β-Laktam-Antibiotika (z. B. Penicillin, Ampicillin, Cefotaxim), bei denen eine Dosiserhöhung ohne weiteres möglich ist.

Prinzip der „class disks": Chemisch verwandte Antibiotika mit überwiegender Parallelresistenz müssen nicht gesondert getestet werden. Sie können stellvertretend mit einer Testsubstanz untersucht werden. Dieses Prinzip der „class disks", die Gruppen ähnlicher Chemotherapeutika erfassen, ermöglicht es, die Anzahl der Einzeltestungen erheblich zu vermindern.

Unter Berücksichtigung der zu testenden Keime und der Lokalisation des Infektionsgeschehens können differenzierende Vorschläge für die Auswahl der Testpräparate im Labor gemacht werden (Tab. 5–10).

Mischkultur: Es versteht sich von selber, daß Antibiotikatestungen nur an Reinkulturen durchgeführt werden dürfen. Wird bei der Ablesung eine Mischkultur festgestellt, muß die Untersuchung wiederholt werden.

1.5.5 Direkttest

Bei wichtigen Untersuchungsmaterialien (z. B. Liquor, Punktat, Blutkultur) kann die Untersuchungsprobe selbst zur Herstellung eines Antibiogramms verwendet werden (Direkttest). Das Testergebnis, das ggf. bereits nach 6–8 Stunden abzulesen ist, kann dem Kliniker unter Vorbehalt übermittelt werden. Die Untersuchung muß dann jedoch mit einem standardisierten Inokulum des gezüchteten Stammes (Reinkultur!) wiederholt werden.

1.5.6 Befundmitteilung

Eine besonders übersichtliche Form der Übermittlung von Resistenzdaten, bei der das aus Tabelle 5–10 zu entnehmende Prinzip der repräsentativen Testung erkennbar wird, gibt Linzenmeier [6]. Die von ihm gewählte Form der Befundmitteilung ist in Tabelle 5–11 dargestellt.

Der Gutachtencharakter des Antibiogramms verlangt vom zuständigen Laborleiter, daß die Resistenzdaten eines Befundes untereinander verglichen und auf evtl. Widersprüche überprüft werden. Solche Widersprüche ergeben sich gelegentlich bei den objektiv erhobenen Befunden. Sie dürfen jedoch nicht in unkommentierter Form an den Kliniker weitergegeben werden.

Eine direkte Empfehlung zur Auswahl des geeigneten Präparates ist nur bei Kenntnis der klinischen Daten möglich. Sie erfolgt in der Regel im mündlichen Gespräch.

2 Automatisierte Antibiotikatestverfahren

2.1 Vorteile

In zunehmendem Umfang werden automatische Verfahren zur Antibiotikatestung eingesetzt. Sie erfüllen gleichzeitig weitere Laborfunktionen,

Formular (Vorderseite) zur Eintragung des Ergebnisses einer Resistenzbestimmung für einen oder mehrere Keime aus einem Material für den einsendenden Arzt

Labor-Nr.:

Patient:

Material:

Gutachtliche Stellungnahme: Die mit R bezeichneten Chemotherapeutika haben keinen Einfluß auf Keime im Bereich üblicher Blut- und Gewebespiegel. Von ihrer Anwendung wird abgeraten.

Die mit e bezeichneten Chemotherapeutika haben nur dann einen Einfluß auf die Keime, wenn eine Höherdosierung (cave Nebenwirkungen!) ausreichende Spiegel garantiert oder im Urin (auch Galle) hohe Ausscheidungsspiegel eine Keimreduktion im Hohlraum bewirken.

Die mit E bezeichneten Chemotherapeutika sind in der Regel brauchbar. Ihre Auswahl hängt von pharmakokinetischen und toxikologischen Gesichtspunkten ab. Letztlich gibt eine Resistenzbestimmung Anhaltspunkte über die voraussichtliche klinische Brauchbarkeit im Sinne eines Ausschlusses der sicher unwirksamen Substanzen.

Ergebnis der Resistenzbestimmung

Die unter derselben Ziffer geführten Substanzen (siehe Rückseite) verhalten sich in der Regel wie das Testpräparat. Bei Resistenz gegen das Testpräparat und gleichzeitiger Polyresistenz werden chemisch verwandte, ohne eine Ziffer bezeichnete Chemotherapeutika zusätzlich getestet.

Chemotherapeutikum	1	2	3	4
1. Penicillin G				
2. Ampicillin				
3. Carbenicillin				
Ticarcillin				
Azlocillin				
4. Mezlocillin				
5. Oxacillin				
6. Cephalosporine				
a) Cefalothin				
b) Cefazolin				
c) Cefamandol				
d) Cefoxitin				
e) Cefuroxim				
f) Cefotaxim				
7. Erythromycin				
8. Fusidinsäure				
9. Lincomycin				
10. Tetracyclin				

1

2

3

4

Chemotherapeutikum	1	2	3	4
11. Chloramphenicol				
12. Sulfanilamide				
13. SMZ + Trimethoprim				
14. Colistin / Polymyxin				
15. Gentamicin				
Tobramycin				
Amikacin				
Sisomicin				
16. Neomycin				
17. Streptomycin				
18. Nitrofurantoin				
19. Nalidixinsäure				
Pipemidsäure				

Die Ergebnisse vorliegenden Gutachtens dienen zu diagnostischen und therapeutischen Zwecken. Eine wissenschaftliche Auswertung ist nur im Einvernehmen mit dem Institutsdirektor möglich.

Formular (Rückseite) mit Verzeichnis der hierzulande üblichen Handelspräparate

Verzeichnis in Deutschland üblicher Handelspräparate ®

(nur Abweichung von allgem. Kurzbezeichnung; Auswahl, alphabetisch geordnet)

Gruppe		Allgemeine Bezeichnung	Handelspräparate
Penicillinase-empfindliche Penicilline	1	Benzylpenicillin	Penicillin G } in zahlreichen Zubereitungen
		Phenoxymethylpenicillin	Penicillin V } in zahlreichen Zubereitungen
		Pheneticillin	Oralopen, Pen 200
		Propicillin	Baycillin, Oricillin
		Azidocillin	Nalpen, Syncillin
	2	Ampicillin	Amblosin, Binotal, Penbrock, Pen-Bristol
		Pivampicillin	Berocillin, Maxifen
		Amoxicillin	Amoxypen, Clamoxyl
		Epicillin	Spectacillin
		Bacampicillin	Penglobe
	3	Carbenicillin	Anabactyl, Microcillin
		Ticarcillin	Aerugipen
		Azlocillin	Securopen
	4	Mezlocillin	Baypen
Penicillinase-feste Penicilline	5	Oxacillin	Cryptocillin, Stapenor
		Dicloxacillin	Constaphyl, Dichlor-Stapenor, Stampen
		Flucloxacillin	Staphylex
		Methicillin	Cinopenil
Cephalosporine	6	a) Cefalothin	Cefalotin, Cepovenin
		Cefacetril	Celospor
		Cephradin (nur parenteral)	Sefril
		Cefapirin	Bristocef
		b) Cephazolin/Cefazedon	Elzogram, Gramaxin/Refosporin
		c) Cefamandol	Mandokef
		d) Cefoxitin	Mefoxitin
		e) Cefuroxim	Zinacef
		f) Cefotaxim	Claforan
Makrolide	7	Erythromycin	Erycinum, Erythrocin,
		Oleandomycin	Oleandocyn
		Spiramycin	Rovamycine, Selectomycin
–	8	Fusicinsäure	Fucidine
Lincomycine	9	Lincomycin	Albiotic, Cillimycin
		Clindamycin	Sobelin
Tetracycline	10	Tetracyclin	Achromycin, Hostacyclin, Steclin, Tetracyn,
		Chlortetracyclin	Aureomycin
		Oxytetracyclin	Macocyn, Terramycin
		Rolitetracyclin	Reverin
		Demethylchlortetracyclin	Ledermycin
		Doxycyclin	Vibramycin
		Minocyclin	Klinomycin
–	11	Chloramphenicol	Catilan, Chloromycetin, Leukomycin, Novimycin, Paraxin
		Thiamphenicol	Urfamicina
Sulfonamide	12	Sulfanilamide	Kurz-, Mittel- und Langzeitsulfonamide
–	13	SMZ (Sulfamethoxazol) + Trimethoprim	Bactrim, Eusaprim u. a.
Polymyxine	14	Polymyxin B	...
		Colistin	...
Aminoglykoside	15	Gentamycin	Gentamicin, Refobacin, Sulmycin
		Tobramycin	Gernebcin
		Amikacin	Biklin
		Sisomycin	Extramycin, Pathomycin
	16	Neomycin / Framycetin	Bykomycin, Myacine, Soframycin
		Kanamycin	Kanamytrex, Resistomycin
		Aminosidin / Paromomycin	Gabbromycin, Humatin
	17	Streptomycin	...
Nitrofurane	18	Nitrofurantoin	Furadantin, Ituran (Harnwegsinfekte)
–	19	Nalidixinsäure	Nogram (Harnwegsinfekte)
		Oxolinsäure	Nidantin
		Pipemidsäure	Deblaston

Tabelle 5–11 Beispiel für ein Antibiogramm-Formular (nach LINZENMEIER [6]).

wie die Identifizierung von Keimen. Anschluß an eine Computeranlage ermöglicht die Speicherung und Verarbeitung der Daten. Dem Kliniker können so nicht nur Einzelbefunde, sondern auch zusammenfassende statistische Auswertungen an die Hand gegeben werden.

Mit der Automatisierung wird darüber hinaus eine Beschleunigung der Arbeitsvorgänge angestrebt mit dem Ziel, daß die Befunde den Einsender noch am gleichen Tag erreichen.

Die Ergebnisse liegen z. T. als qualitative Aussagen im Sinne von Grenzkonzentrationsbestimmungen („resistent“, „mäßig empfindlich“, „empfindlich“) oder als MHK-Werte vor; z. T. besteht bei den apparativen Einrichtungen die Wahlmöglichkeit zwischen beiden Angaben.

Darüber hinaus sind mit einigen Geräten differenzierte Bakterizidiestudien möglich.

Verfahren

Die angebotenen automatischen Verfahren lassen sich in zwei Gruppen einteilen:

Traditionelle Methoden: Mikro-Bouillonverdünnungstest und Agarverdünnungstest – auch in miniaturisierter Form –, deren Durchführung und Ablesung mehr oder weniger automatisiert worden sind. Zum Teil besteht die Möglichkeit einer Ablesung nach wenigen Stunden. Als Beispiele seien das Titertec® – Sensibac/Enterobac – (Flow Laboratories) und das ATB-System (bio Mérieux) genannt (s. S. 47).

Die Programme für die Identifizierung und Testung der verschiedenen Keimgruppen befinden sich z. T. noch in der Entwicklung.

Neue technische Prinzipien: Bei den Resistenzbestimmungsverfahren, denen neue technische Prinzipien zugrunde liegen, sind Radiometrie, Mikrokalorimetrie, Biolumineszens, elektrische Impedanz und optische Verfahren anzuführen.

Am besten sind bisher optische Bestimmungsverfahren überprüft worden, bei denen Leistungen und Begrenzungen annähernd sicher abgeschätzt werden können.

Autobac-System: Es mißt das Wachstum der Keime mittels Streulicht. Vergleichsweise werden die Bestimmungen mit und ohne Antibiotika (Kontrolle) durchgeführt. Aus dem automatisch errechneten Index der beiden Werte werden die drei gebräuchlichen Bewertungskategorien für die Empfindlichkeit abgeleitet. Die Ergebnisse liegen bereits nach 3 Stunden vor. Durch eine technische Modifikation des Gerätes können auch MHK-Bestimmungen durchgeführt werden.

M-2-System: Dieses prüft wachsende Kulturen mittels optischer Dichte. Die Messungen erfolgen automatisch in kurzen Abständen. Aus dem Vergleich der Wachstumskurve der Kultur unter Antibiotikaeinfluß mit der Kontrolle ohne Wirkstoffe ergeben sich die Aussagen für die Empfindlichkeit. Zunahme der Keimzahl entsprechend der Wachstumskontrolle ist als „Resistenz“ zu deuten. „Empfindlichkeit“ zeigt sich durch Ausbleiben des Wachstums an. Im mäßig empfindlichen Bereich gibt der Apparat quantitative Aussagen in Form von MHK-Werten an. Die Ergebnisse liegen nach 3–5 Stunden vor.

2.2 Nachteile

Den Vorteilen solcher automatisierten Resistenzbestimmung stehen auch Nachteile gegenüber, die zu kennen und denen zu begegnen Voraussetzungen für eine sachgerechte Nutzung dieser Testeinrichtungen sind.

Bestimmte Keimart-Chemotherapeutika-Paare ergeben verfahrensabhängig häufiger falsche Resultate. Hier seien nur einige Schwierigkeiten angesprochen.

β-Laktam-Antibiotika: Bei Staphylokokken wird die β-Laktamase-bedingte Penicillinresistenz nicht sicher erkannt (Zeit zur Enzyminduktion zu kurz!). Ein besonderes Problem stellt sich beim Nachweis der Oxacillin-Resistenz, der auch bei konventionellen Resistenzbestimmungsverfahren nicht immer gelingt. Die Erkennung der Erythromycin-Resistenz bei Staphylokokken ist ebenfalls unsicher. Falsche Ergebnisse werden auch bei *Enterobacter* und anderen gramnegativen Stäbchenbakterien in bezug auf β-Laktam-Antibiotika erhoben.

Einzelne Probleme lassen sich durch Benutzung eines dichteren Inokulums lösen. Darüber hinaus wird es in anderen Fällen erforderlich sein, für bestimmte Keimart-Chemotherapeutika-Paare auf die traditionellen Resistenzbestimmungsmethoden zurückzugreifen, die dann parallel durchgeführt werden müssen.

Routinetestung: Bei einer routinemäßigen Testung im Labor kann davon ausgegangen werden, daß 80–90% der Ergebnisse mit denen der konventionellen Bestimmungsmethoden übereinstimmen, vorausgesetzt, daß Reinkulturen verwendet und die Arbeitsvorschriften korrekt befolgt werden.

3 In-vitro-Testung von Pilzen gegenüber therapeutischen Substanzen

Für die Prüfung der Resistenz von Pilzen gegen Antimykotika fehlt z. Zt. noch eine der Resistenzbestimmung von Bakterien vergleichbare Standardisierung. Im Prinzip stehen dieselben Verfahren wie bei Bakterien zur Verfügung.

3.1 Bouillonverdünnungstest

Im Bouillonverdünnungstest erfolgt die Bestimmung der minimalen Hemmkonzentration (MHK) in flüssigem Medium. Je nach Präparat sind unterschiedliche Nährböden erforderlich. Erschwerend wirkt sich aus, daß ein Teil der Pilzhemmstoffe nicht wasserlöslich ist und eines Lösungsvermittlers bedarf.

Einige Präparate (Amphotericin B, Nystatin) sind bei längerer Bebrütung unstabil. Über die Dichte des Inokulums bestehen noch keine einheitlichen Auffassungen.

Ebenso wie bei Bakterien ist nicht nur die Bestimmung der MHK, sondern auch die der MBK möglich.

3.2 Agarverdünnungsmethode

Sie dient zur Bestimmung der MHK. Die Nährböden mit den verschiedenen Antimykotika-Konzentrationen werden als Schrägagar verwendet.

3.3 Agardiffusionstest

Für die Durchführung dieses Tests mit antimykotischen Substanzen liegen mit Ausnahme von 5-Fluorocytosin (5-FC) noch keine allgemeingültigen Richtlinien vor. Die Wasserunlöslichkeit von Amphotericin B, Clotrimazol und Natamycin sowie die unterschiedliche Wanderungsgeschwindigkeit der in Lösungsmitteln (z. B. Propylenglykol, Dimethylformamid) gelösten Antimykotika erschweren die Beurteilung mit Hilfe des Hemmzonendurchmessers, der überdies ausgesprochen pH-abhängig ist [7].

Darüber hinaus besteht bei den Pilzhemmstoffen vielfach keine lineare Korrelation zwischen Hemmhofdurchmesser und MHK. Die Unterschiede in der MHK-Verteilung der verschiedenen Sproßpilzarten sind so beträchtlich, daß Regressionsgeraden, z. B. für 5-FC und für Miconazol, nur für eine Spezies isoliert errechnet werden dürfen. Nach bisherigen Erkenntnissen sind Agardiffusionstest-Ergebnisse mit anderen Antimyzetika als 5-FC wenig aussagekräftig.

Sproßpilze haben ein voraussagbares Resistenzverhalten gegenüber Polyenen (Amphotericin B, Nystatin) und Imidazol-Präparaten (Miconazol, Ketoconazol sowie den Folgesubstanzen Fluconazol und Itraconazol [12a]). Bei diesen beiden Wirkstoffgruppen wurden bisher keine völlig resistenten Sproßpilze gefunden. Allerdings sind gegenüber Polyenen und Imidazol-Präparaten 5% bis maximal 10% bzw. 25% bis 30% der Stämme nur „schwach empfindlich" [5]. Diese Eigenschaft ist jedoch mit dem Agardiffusionstest nicht hinreichend sicher erkennbar.

3.3.1 Routinetestung von 5-Fluorocytosin

Eine routinemäßige Testung von Pilzisolaten ist aus diesen Gründen z. Zt. nicht sinnvoll und auch nicht erforderlich.

Eine Ausnahme macht 5-Fluorocytosin, für das es ein standardisiertes Verfahren gibt. Gegenüber diesem Präparat gibt es primäre Resistenzen; von besonderer Bedeutung ist die sehr rasche sekundäre Resistenzentwicklung im Verlauf einer Chemotherapie.

Der Agardiffusionstest ist im Prinzip mit allen Pilzen durchführbar, die auf den unten angegebenen Nährböden nach längstens 2–3tägiger Bebrütung bei 36 °C einen homogenen Kolonierasen ergeben.

Für die Resistenzprüfung gegenüber 5-FC müssen antagonistenfreie Nährböden verwendet werden. Zu empfehlen ist Bacto Yeast Morphology Agar® (Difco Nr. B 393); jede neue Charge muß vorher auf ihre Eignung geprüft werden.

Für die Empfindlichkeitsprüfung von *Cryptococcus neoformans* ist es nötig, diesem Medium 2,5 µg/ml Thiamin (Endkonzentration) zuzugeben und das pH mittels HCl auf 5,0 einzustellen.

Durchführung der 5-FC-Testung: 1 ml einer auf eine Dichte von 10^6 Zellen/ml eingestellten Aufschwemmung der Reinkultur des Pilzstammes in 0,85%iger NaCl-Lösung wird mit 9 ml verflüssigtem und auf ca. 45 °C abgekühlten Testagar in einer Petrischale vermischt. Nach dem

Tabelle 5–12 Herstellung von Papierträgern mit verschiedenen Pilzhemmstoffen.

Präparat	Einwaage (mg)	Endkonzentration (µg/0,01 ml)	Lösungsmittel (10 ml)
5-Fluorocytosin	1	1	Äthylalkohol
Clotrimazol	1	1	Äthylalkohol
Natamycin	5	5	Methylalkohol
Amphotericin B	9,1	5	Wasser (pH 4,2)
Nystatin (Mykostatin®)		1 Injektionsflasche* in 1 ml Dimethylformamid lösen, mit 49 ml Äthylalkohol auffüllen – 100 IE/0,01 ml.	

* Bezugsquelle Squibb–von Heyden

Erstarren wird das 5-FC-Testblättchen aufgelegt. Es handelt sich dabei um standardisierte Papierträger mit einem Durchmesser von 7 mm, die mit 1 µg 5-FC beschickt und bei trockener Lagerung jahrelang haltbar sind.

Ablesung bei *Candida*-Arten nach 24 Stunden, bei *Cryptococcus*-Arten nach 48–72 Stunden.

Ablesung und Bewertung: Eine klare, kreisrunde Hemmzone über 30 mm bedeutet eine in der Norm liegende Sensibilität. Ist die Hemmzone kleiner (ca. 30 mm), unscharf und daher nicht ablesbar oder nicht vorhanden, bedeutet dies eine Resistenz entsprechenden Grades.

Das Auftreten vereinzelter Kolonien in großer, klarer Hemmzone (*Candida* nach 48, *Cryptococcus* nach 72 Stunden) deutet auf einen abnorm großen Anteil resistenter Mutanten in sonst normal sensibler Population hin.

C. tropicalis-Stämme sind regelmäßig 5-FC-resistent.

Das Agardiffusionsverfahren mit 5-FC ist verhältnismäßig leicht durchführbar und gibt reproduzierbare Hemmwerte, wenn man die Ablesung innerhalb von 24 Stunden vornimmt. Die Methode hat zwar Fehlermöglichkeiten, doch lassen sich damit völlige oder partielle Resistenzen einigermaßen sicher erkennen. Andererseits haftet diesem als Orientierungshilfe dienenden Verfahren der Nachteil an, daß manche Resistenzen in der relativ kurzen Beobachtungszeit nicht entdeckt werden.

In Zweifelsfällen, insbesondere bei wichtigen Entscheidungen, sollte eine MHK-Bestimmung durchgeführt werden. Zu diesem Zweck stehen kommerzielle Teste zur Verfügung (Api 10 M, 5-Fluorocytosin [Fa. Api-System]).

3.3.2 Testung anderer Antimykotika

Die Prüfung weiterer Antimykotika wird routinemäßig nicht empfohlen, da bisher noch keine standardisierte Testmethode zur Verfügung steht. Während das Resistenzverhalten von Pilzen gegenüber Nystatin, Amphotericin B und Natamycin im großen und ganzen vorausgesagt werden kann, so daß eine Resistenzbestimmung nur in Einzelfällen sinnvoll ist, wäre die Prüfung von Imidazol-Verbindungen, die zur Therapie von viszeralen Mykosen eingesetzt werden können (Miconazol, Ketoconazol und Folgepräparate), wünschenswert. Eine Arbeitsgruppe der Paul-Ehrlich-Gesellschaft ist z. Zt. bemüht, die methodischen Voraussetzungen dafür zu schaffen.

Im Prinzip werden die Agardiffusionsteste mit diesen Pilzhemmstoffen in derselben Weise durchgeführt wie mit 5-FC. Die Beschickung der Testblättchen ist aus Tabelle 5–12 zu ersehen.

Verbindliche Bewertungskriterien können aus den eingangs genannten Gründen noch nicht gegeben werden.

3.3.3 MHK-Bestimmungen

Bei wichtigen therapeutischen Entscheidungen sind MHK-Bestimmungen, z. B. im Mikrotiterverfahren, angezeigt. Zur Bewertung seien die von Plempel (nach [7]) angegebenen kritischen Konzentrationen (Tab. 5–13) angeführt.

Bei Pilzinfektionen der inneren Organe und bei Sepsis gilt die Kombination von Amphotericin B (Toxizitätsminderung durch Dosisreduzierung) und 5-Fluorocytosin (Verhinderung der Resistenzentstehung) als Standardtherapie. Miconazol kann ebenfalls versucht werden, doch hat dieses Präparat nicht die sichere Wirkung der

Tabelle 5–13 Kritische Grenzkonzentrationen (break points) für einige pilzwirksame Präparate (nach [7]).

Amphotericin B	1 µg/ml
5-Fluorocytosin	5 µg/ml
Miconazol	5 µg/ml
Nystatin	16 µg/ml

Kombinationstherapie. Seit kurzem stehen zusätzlich Fluconazol und Itraconazol zur Verfügung. Fluconazol wurde mit Erfolg bei *Candida*- und *Cryptococcus*-Infektionen, Itraconazol bei invasiver Aspergillose eingesetzt. Fluconazol ist im Unterschied zu Itraconazol liquorgängig.

4 Kombination von Chemotherapeutika

4.1 Ziele

Eine Kombinationstherapie verfolgt verschiedene Ziele:

- Verbreiterung des Wirkungsspektrums, z. B. empirische Behandlung bei Patienten mit leukopenischer Leukämie.
- Verzögerung der Resistenzentwicklung, z. B. Kombinationstherapie bei Tuberkulose und Lepra.
- Erzielung eines synergistischen Effektes (s. u.), z. B. Behandlung einer Enterokokken-Endokarditis.

Unter *Synergismus* wird verstanden, daß die antibakterielle Aktivität der Kombination größer ist als die Summe der Aktivitäten der beiden einzelnen Partner.

Synergistische Effekte sind am ehesten bei der Kombination sog. bakterizider Chemotherapeutika untereinander zu erwarten. Es sind dies β-Laktam-Antibiotika, Aminoglykoside, Fosfomycin, Vancomycin und Gyrasehemmer.

Demgegenüber bedeutet *Antagonismus,* daß die Kombination hinter der Wirkung des wirksamsten Partners zurückbleibt.

Indifferenz bzw. *additive Wirkung* nimmt eine Zwischenstellung ein.

4.2 Indikationen

Die Indikation für eine Kombinationstherapie muß streng gestellt werden, da höhere Unkosten und vermehrt Nebenwirkungen entstehen.

Wichtige Indikationen bei gezielter Therapie sind die Endokarditis durch Enterokokken und gegenüber Penicillin weniger empfindliche und tolerante Streptokokken sowie lebensbedrohliche Infektionen mit *P. aeruginosa.* In diesen Fällen hat sich die Kombination geeigneter β-Laktam-Antibiotika mit Aminoglykosiden bewährt. Bei der Endokarditis kann die bakterizide Wirkung des β-Laktam-Antibiotikums durch Zugabe eines Aminoglykosids, dessen MHK gegenüber Streptokokken und Enterokokken häufig im resistenten Bereich liegt, verbessert werden. Bei hochgradiger Aminoglykosidresistenz versagt diese Kombinationstherapie (s. S. 70).

4.3 Testverfahren

Verschiedene *In-vitro*-Prüfungsverfahren sind bekannt. Mit der Technik des Agardiffusionstests lassen sich nur orientierende Hinweise auf bakteriostatische Wirkungen gewinnen.

Schachbrett-Titration (Isobologramm): Hier werden die beiden Antibiotika schachbrettartig gegeneinander austitriert. Auf diese Weise entsteht eine Vielzahl von Kombinationen unterschiedlicher Konzentrationen der beiden Präparate. Der bakteriostatische Wert wird nach 18–24 Stunden abgelesen. Durch Aussaat auf feste Nährböden gelingt die Bestimmung der bakterizid wirkenden Konzentrationen. Die rechnerische Auswertung muß ebenso wie die genaue Durchführung der Spezialliteratur entnommen werden.

Bakterizidie-Kinetik: Im Unterschied dazu arbeitet die Bakterizidie- oder Absterbekinetik

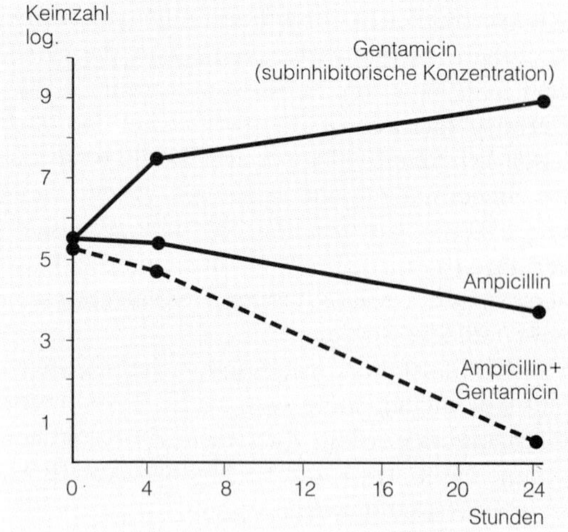

Abb. 5–6 Absterbekinetik von Enterokokken in Gegenwart von Ampicillin und Gentamicin (subinhibitorische Konzentration) und in einer Kombination beider Präparate. Als Synergismus wird die Steigerung der Keimabtötung um mehr als 10^2 Keime/ml innerhalb 24 Stunden bezeichnet, die durch die Kombination im Vergleich zum wirksamsten Antibiotikum erzielt wird.

nur mit je einer Konzentration der beiden Antibiotika, wobei ein Partner in subinhibitorischer Konzentration vorgelegt wird. Der bakterizide Effekt wird im Vergleich zur Wirkung der einzelnen Kombinationspartner zu verschiedenen Zeitpunkten – z. B. 4, 8, 24 Stunden – gemessen. Synergismus wird angenommen, wenn die Kombination eine vergleichsweise Zunahme der Keimabtötung um mindestens 10^2/ml erzielt (Abb. 5–6).

Aussage: Zwischen den *In-vitro-* und *In-vivo-*Ergebnissen bestehen nicht selten Differenzen, die z. T. auf bisher nicht standardisierbare Testbedingungen zurückzuführen sind. Nähere Angaben zur Durchführung von Kombinationsuntersuchungen finden sich bei WASHINGTON II [15].

5 Bestimmung des Chemotherapeutikumspiegels in Serum und Körperflüssigkeiten

5.1 Vorbemerkungen

Die Bestimmung des Chemotherapeutikumspiegels kann hier nur im Prinzip vorgestellt werden. Eine detailliertere Beschreibung ist aus der Literatur zu entnehmen [1]. Antibiotikaspiegeluntersuchungen dienen vorwiegend der Erarbeitung der pharmakokinetischen Daten eines Präparates. Außerdem werden sie während der Chemotherapie zur Erkennung von toxischen Konzentrationen im Serum verwendet.

An dieser Stelle soll nur auf mikrobiologische Methoden eingegangen werden.

Die z. T. genaueren und schnelleren chemischen, enzymatischen, immunologischen und chromatographischen Verfahren werden vorzugsweise in klinisch-chemischen Laboratorien durchgeführt.

Als Testkeime werden *Bacillus subtilis* ATCC 6633 oder geeignete Stämme anderer Keimarten eingesetzt. Zur Untersuchung gelangen z. B. Serum, keimfrei filtrierter Urin, Galle und andere Körperflüssigkeiten sowie homogenisierte Gewebsproben. Grundsätzlich stehen zwei Methoden zur Verfügung, nämlich der Agardiffusionstest und der Reihenverdünnungstest.

5.2 Agardiffusionstest

Nährboden: Die Testkeime – z. B. eine standardisierte Sporenaufschwemmung – werden dem verflüssigten, im Wasserbad abgekühlten Nährboden zugegeben, gut durchmischt und in dünner Schicht (2–3 mm) in runde oder rechteckige Kunststoffplatten (Fa. Hübscher) ausgegossen. Die Platten müssen genau waagerecht – Kontrolle mit Wasserwaage! – liegen. Jede Platte muß die gleiche Menge Nährboden enthalten.

Durchführung des Tests: Die Untersuchungsproben bzw. die Standardkonzentrationen können in Stahlzylinder (Penicylinders, Fa. Fisher, Kat.-Nr. 7-907-5) bzw. in aus dem Agar mittels Hohlzylinders ausgestanzte Löcher eingefüllt oder auf Filterblättchen (6,25 mm Durchmesser [Fa. Schleicher, Kat.-Nr. 740 E]) aufgebracht werden. Gleichzeitig mit den zu untersuchenden Proben muß eine Antibiotikum-Standardreihe auf derselben Platte mitlaufen. Jede Untersuchung wird auf zwei Platten durchgeführt. Als Verdünnungsflüssigkeit wird für die Untersuchung von Serum und Urin gepooltes Humanserum bzw. Urin (auch 0,1 ml Phosphatpuffer, pH 7,0) verwendet; bei den übrigen Körperflüssigkeiten wird mit Phosphatpuffer gearbeitet.

Beispielsweise wird für eine Gentamicin-Spiegelbestimmung im Serum 5 ml sporenhaltiger Nährboden (Difco Antibiotic Assay Medium No. 5) in Plastikplatten (100 mm Durchmesser, Falcon Pastics) gegossen. Zu diesem Zweck werden 0,1 ml der *B. subtilis*-Sporensuspension (Difco, Kat.-Nr. 0453) in 100 ml verflüssigten Nährboden gegeben. Die Platten können, in Plastikhüllen verpackt, einige Wochen im Kühlschrank aufbewahrt werden.

Für einen Versuch werden 16 Filterblättchen in 4 Reihen zu je 4 Blättchen in den Deckel der Petrischale gelegt. 20 µl der Probe bzw. der Standardkonzentration werden auf jedes Filterblättchen aufgetragen. Die Standardkonzentrationen von Gentamicin sind 12, 6 und 1,5 µg/ml. Beginnend mit 12 µg/ml Gentamicin-Standard (Markierung auf der Platte), werden die beschickten Blättchen im Uhrzeigersinn in folgender Reihenfolge etwa 1 cm vom Rand entfernt aufgelegt: 12/6/1,5/Probe/12/6/1,5/Probe.

Auswertung: Nach 2–5 Stunden – bei länger aufbewahrten Platten nach 5 Stunden – Bebrütung bei 36 °C werden die Hemmhöfe ausgemessen. Die gebildeten Mittelwerte der sich entsprechenden Messungen werden für jede der beiden untersuchten Platten getrennt auf halblogarithmischem Papier eingetragen. Dabei entstehen für die Kontrolle zwei meist in geringem Abstand verlaufende Geraden.

Die *Gentamicin-Konzentrationen* werden anhand der beiden Standardproben ermittelt (Mittelwert der beiden Meßwerte).

Wenn die Gentamicin-Konzentration in Gegenwart von anderen Antibiotika bestimmt werden soll (wie z. B. bei Kombinationstherapie), muß als Testkeim ein multiresistenter Stamm verwendet werden.

Eine Gentamicin-Konzentrationsbestimmung mit einem multiresistenten *Enterobacter cloacae* im Vergleich zu anderen Bestimmungsmethoden ist bei Simmen u. Mitarb. [12] beschrieben.

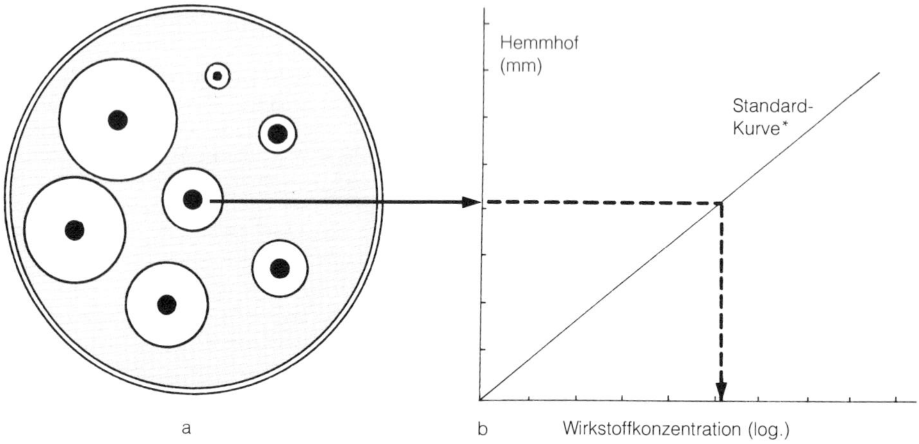

Abb. 5–7 Bestimmung der Wirkstoffkonzentration in Serum und Körperflüssigkeiten mit Agardiffusionsverfahren.

a) Hemmdurchmesser um Wirkstoff-getränkte Blättchen; Indikatorstamm gleichmäßig im Nährboden (Gußplatte) verteilt; Untersuchungsflüssigkeit (z. B. Serum) in der Mitte, Standardreihe mit 6 verschiedenen Konzentrationen des Chemotherapeutikums, in der Peripherie einpipettiert

b) graphische Darstellung der Meßergebnisse zur Bestimmung der Wirkstoffkonzentration der Prüfsubstanz

* aus Meßergebnissen der Standardreihe

Das Prinzip dieses Agardiffusionstests ist in Abbildung 5–7 schematisch dargestellt.

5.3 Reihenverdünnungstest

Dieses Verfahren wird wegen seiner Ungenauigkeit – geometrische Verdünnungsreihe! – nur noch bei schlecht in den Agar diffundierenden Antibiotika (z. B. Polymyxin, Colistin) verwendet.

Gleiche Volumina einer Körperflüssigkeit (z. B. Serum) und einer Antibiotika-Standardlösung werden parallel in Nährbouillon verdünnt und mit dem Testkeim beimpft. Nach 24 Stunden bei 36 °C wird die letzte Verdünnung abgelesen, bei der komplette Wachstumshemmung eingetreten ist. Der Antibiotikumspiegel ergibt sich aus dem Vergleich von Körperflüssigkeit- und Antibiotikum-Standard-Verdünnungsreihe.

6 Prüfung der Serumbakterizidie

6.1 Anwendungsgebiete

Die Bestimmung der Serumbakterizidie dient zur Überprüfung der bakteriziden – und auch bakteriostatischen – Aktivität einer Serumprobe gegenüber dem isolierten Patientenstamm während einer Chemotherapie. Sie wird am häufigsten im Rahmen einer *Endokarditis-Therapie* durchgeführt. Ihr prognostischer Wert war jedoch lange Zeit umstritten [16]. Dies erklärt sich z. T. auch aus der unterschiedlichen Untersuchungstechnik der verschiedenen Autoren. In einer kürzlich durchgeführten Multicenter-Studie [17] mit standardisierter Technik (Mikrotiterverfahren, Kalzium- und Magnesium-supplementierte MUELLER-HINTON-Bouillon und 50% gepooltes Humanserum) wurde statistisch nachgewiesen, daß Serumbakterizidie-Titer von ≧ 1:64 (Spitzenkonzentration) und ≧ 1:32 (niedrigste Serumkonzentration) bakteriologische Sanierung anzeigen. Die Untersuchung der Serumbakterizidie auf dem Höhepunkt des Antibiotikumspiegels bei der Endokarditis-Behandlung ist aussagekräftiger als eine solche am Ende des Dosierungsintervalls. Die traditionell als günstig beurteilten Serumbakterizidie-Titer von ≧ 1:8 sind immerhin noch mit einer 93%igen (Spitzenkonzentration) bzw. 97,6%igen (niedrigste Serumkonzentration) Sicherheit mit einer bakteriologischen Sanierung verbunden (Tab. 5–14). Das Versagen der Antibiotikatherapie kann hingegen mit dem Serumbakterizidie-Test weniger gut vorausgesagt werden.

Gramnegative Sepsis: Eine weitere Anwendung dieses Testes dient zur Überprüfung einer Chemotherapie bei granulozytopenischen onkologischen Patienten mit gramnegativer Sepsis. Bei dieser Indikation konnte der prognostische Wert der Serumbakterizidie signifikant bewiesen werden [4]. Ein Titer von ≧ 1:8 (Spitzenkonzentration) wird als günstig beurteilt.

Tabelle 5–14 Serumbakterizidie-Titer als Prognosekriterien für die Endokarditistherapie [17].

Serumverdünnung	höchster Serumspiegel bakteriologische Sanierung ja	nein	niedrigster Serumspiegel ja	nein
≧ 1 : 64	100%			
≧ 1 : 32*	98,9%		100%	
< 1 : 32		28,6%		
≧ 1 : 8	93%		97,6%	
< 1 : 8				21,2%

* kritischer Grenzwert für die Voraussage von Behandlungserfolg bzw. -mißerfolg

Wesentlich höhere Bakterizidie-Werte führen bei gramnegativer Sepsis nicht zu einer Steigerung der klinischen Erfolgsquote [4]. Sie können ggf. Anlaß zu einer Dosisreduzierung zur Verminderung toxischer Effekte sein.

Eine zusammenfassende kritische Darstellung des Serumbakterizidie-Testes findet sich bei Wolfson und Swartz [19].

Therapiekontrolle: Die Serumbakterizidie-Untersuchung eignet sich darüber hinaus zur prinzipiellen Überprüfung von verschiedenen Therapieformen (Vergleich verschiedener Präparate bei Monotherapie, Kombinationstherapie).

6.2 Technik

Zur Bestimmung der Serumbakterizidie wird ein *Reihenverdünnungstest* mit dem Patientenserum in Makro- oder Mikromethodik durchgeführt. Hier wird die *standardisierte Technik* nach Reller und Stratton beschrieben [9]. Als Verdünnungsflüssigkeit wird Kalzium- und Magnesium-supplementierte Mueller-Hinton-Bouillon (s. S. 64) mit 50% hitzeinaktiviertem gepoolten Humanserum verwendet. Manche Autoren lehnen den Zusatz von Humanserum wegen ungenügender Standardisierung ab.

Untersuchungsmaterialien sind Serumproben, die etwa 30 Minuten nach Infusionsende bzw. 1 Stunde nach intramuskulärer Gabe (Spitzenkonzentration), am Ende der Behandlungspause (niedrigste Serumkonzentration) und ggf. vor Therapiebeginn entnommen wurden.

Herstellung von 10 Serumverdünnungen (0,5 bzw. 0,05 ml). Zugabe von 0,5 bzw. 0,05 ml Inokulum und mischen. Außerdem Wachstums- und Sterilitätskontrollen.

Das Inokulum sollte 4×10^5–1×10^6 Keime/ml enthalten. Es wird aus einer über Nacht gewachsenen Bouillonkultur hergestellt, in dem die auf Mc Farland 0,5 eingestellte Bakteriensuspension 1:200 (0,05 ml in 10 ml) weiterverdünnt wird.

Keimzahlbestimmung des Inokulums:

- 0,05 ml einer Verdünnung 1:100 (0,1 ml Inokulum in 10 ml NaCl-Lösung) auf festen Nährboden verteilen. Keimzahl nach 24–48 Stunden.
  Keimzahl: $20 \times 100 \times n$
- 0,05 ml einer Verdünnung 1:1000 pro Platte.
  Keimzahl: $20 \times 1000 \times n$

Jede Verdünnung wird auf 2 Platten ausgestrichen.

Ablesung: Die Ablesung des bakteriostatischen Wertes geschieht nach 18–24 Stunden. Nach kräftigem Schütteln werden von jedem nicht bewachsenen Röhrchen 10 µl auf einem festen Nährboden (ein Viertel einer Platte) gut verteilt. Die Keimzählung erfolgt zunächst nach 18–24 Stunden, dann nach 48 Stunden und bei Streptokokken sowie Keimen mit ähnlichem Wachstum noch einmal nach 72 Stunden. Die ausgezählten Kolonien werden auf das Inokulum (halber Zählwert) bezogen: z. B. bei einem Inokulum mit einer Keimzahl von 6×10^5 bedeuten 3 Kolonien bei einer Aussaat von 0,01 ml noch Bakterizidie (= 99,9%ige Keimreduzierung).

Literatur

1. Anhalt, J. P.: Antimicrobial assays. In: Washington, J. A. (ed.): Laboratory Procedures in Clinical Microbiology. Springer, New York–Heidelberg–Berlin 1981.

1a. Aldridge, K. E.: Methicillin-resistent Staphylococcus aureus: clinical and laboratory features. Infection Control 6 (1985) 461–465.

2. Fass, R. J., J. Barnishan: Minimal inhibitory concentrations of 34 antimicrobial agents for control strains of *Escherichia coli* ATCC 25 922 and *Pseudomonas aeruginosa* ATCC 27 853. Antimicrob. Agents Chemother. 16 (1979) 622–624.

3. Graevenitz, A. von, M. Heitz, R. Lüthy, J. Meyer, W. Vischer (Antibiotika-Kommission der Schweizerischen Gesellschaft für Mikrobiologie): Standardisierte Blättchentests zur Resistenzbestimmung von Bakterien. Schweiz. med. Wschr. 114 (1984) 1079–1086.

4. Klastersky, J.: The bactericidal activity in serum and its prognostic clinical value. Infection 11 Suppl. 2 (1983) 93–96.

5. Krempl-Lamprecht, L.: Resistenzbestimmung bei Hefen – ja oder nein? pilzdialog 3 (1985) 41–42.

6. Linzenmeier, G.: Zur Befundausgabe der Ergebnisse von antibakteriellen Resistenzbestimmungen. Ärztl. Lab. 27 (1981) 115–118.

7. Potel, J., K. Arndt: Zur Frage der In-vitro-Testung von Hefen gegen antimykotische Substanzen. Arzneimittel-Forsch. 32 (1982) 1226–1233.

8. Reimer, L. G., C. W. Stratton, L. B. Reller: Minimum inhibitory and bactericidal concentrations of 44 antimicrobial agents against three standard control strains in broth with and without human serum. Antimicrob. Agents Chemother. 19 (1981) 1050–1055.

9. Reller, L. B., C. W. Stratton: Serum dilution test for bactericidal activity. II. Standardization and correlation with antimicrobial assays. J. infect Dis. 136 (1977) 196–204.
10. Schröter, G., G. Hohn-Mertesacker, G. Schauer: Vergleich der minimalen Hemmkonzentrationen von *Pseudomonas aeruginosa* gegenüber Gentamicin, Tobramycin und Netilmicin in Nährböden mit und solchen ohne Kalzium-/Magnesium-Supplementierung. Lab. med. 10 (1986) 149–152.
10a. Sahm, D. E., C. Torres: High-content aminoglycoside disks for determining aminoglycoside-penicillin synergy against *Enterococcus faecalis*. J. Clin. Microbiol. 26 (1988) 257–260.
11. Shah, P. M., M. van Munster, W. Stille: Grenzkonzentrationsbestimmung. Eine Methode für die Empfindlichkeitsbestimmung in der bakteriologischen Routine-Diagnostik. Ärztl. Lab. 28 (1982) 303–306.
12. Simmen, J. P., H. Rieder, A. Bonetti, R. Lüthy: Aminoglykosid-Konzentrationsbestimmungen. Dtsch. med. Wschr. 106 (1981) 946–950.
12a. Stevens, D. A.: The new generation of antifungal drugs. Eur. J. Clin. Microbiol. Infect. Dis. 7 (1988) 732–735.
13. Stille, W.: The prognostic value of the antibiogram. Infect. 11 Suppl. 2 (1983) S. 66–70.
14. Traub, W. H., M. Spohr: Fosfomycin: Interpretation of inhibition zones obtained with the Bauer-Kirby agar disk diffusion susceptibility test. Chemother. 29 (1983) 208–212.
15. Washington II, J. A.: Combination studies (Bactericidal Tests). In: Washington, J. A. (ed.): Laboratory Procedures in Clinical Microbiology, p. 723–728. Springer, New York–Heidelberg–Berlin 1981.
16. Washington II, J. A.: The role of the microbiology laboratory in the diagnosis and antimicrobial treatment of infective endocarditis. Mayo Clin. Proc. 57 (1982) 22–32.
17. Weinstein, M. P., Ch. W. Stratton, A. Ackley, H. B. Hawley, P. A. Robinson, B. D. Fisher, D. V. Alcid, D. S. Stephens, L. B. Reller: Multicenter collaborative evaluation of a standardized serum bactericidal test as a prognostic indicator in infective endocarditis. Amer. J. Med. 78 (1985) 263–269.
18. Wiedemann, B. u. Mitarb. (Arbeitsgemeinschaft Resistenz) Paul-Ehrlich-Gesellschaft f. Chemotherapie e. V., ZAC 1 (1983) 113–134.
19. Wolfson, J. S., M. N. Swartz: Drug therapy. Serum bactericidal activity as a monitor of antibiotic therapy. New Engl. J. Med. 312 (1985) 968–975.

Übersichtsliteratur

Graevenitz, A. von, M. Heitz, R. Lüthy, J. Meyer, W. Tosch: Quantitative Empfindlichkeitsbestimmungen für Bakterien. Indikationen und Methoden. Schweiz. med. Wschr. 117 (1987) 509–517.

Hagedorn, J.-J.: Resistenzbestimmungsverfahren: Agardiffusion, Agardilution, Bouillondilution. mta 7 (1985) 117–120.

Knothe, H., G. A. Dette: Antibiotika in der Klinik. 2. erw. Aufl. Aesopus, Zug 1984.

Kucers, A., N. Mck. Bennett: The use of antibiotics. William Heinemann Medical Books, London 1988.

Methoden zur Empfindlichkeitsprüfung von bakteriellen Krankheitserregern (außer Mykobakterien) gegen Chemotherapeutika. DIN 58940 – Teil 1–6. Beuth, Berlin–Köln.

National Committee for Clinical Laboratory Standards (NCCLS): Performance standards for antimicrobial disk susceptibility tests. Tentative Standard M2–T3. Vol. 3, No. 14 (1985) 469–495, Tentative Standard M2–A2. Vol. 2, No. 2 (1981) 49–69.

Thornsberry, C.: Automated procedures for antimicrobial susceptibility tests. In: Lennette, E. H., A. Balows, W. J. Hausler Jr., H. J. Shadomy (eds.): Manual of Clinical Microbiology, 4th ed., p. 1015–1018. Amer. Soc. Microbiol., Washington D. C. 1985.

6 Serologische Untersuchungsverfahren

1 Grundbegriffe

Antigen-Antikörper-Komplex: Die Nachweismöglichkeiten von Erregern mit mikroskopischen und kulturellen Techniken können durch den Einsatz immunologisch-serologischer Verfahren erweitert werden. Das Prinzip beruht darauf, daß der Makroorganismus gegen Mikroorganismen in gleicher Weise wie gegen Fremdeiweiß *Antikörper* bildet; denn Mikroorganismen mit ihren Zellbestandteilen und Stoffwechselprodukten wirken als *Antigene*. Die dagegen gerichteten Antikörper reagieren spezifisch mit allen Antigenen, die mit dem erzeugenden identisch oder teilweise identisch sind. Dabei gehen sie mit ihnen unter Bildung eines Antigen-Antikörper-Komplexes eine reversible Bindung ein. Voraussetzung für das Entstehen sichtbarer Immunkomplexe ist, daß den bindungsfähigen Strukturen der Antigene Antikörper mit mindestens zwei Haftstellen gegenüberstehen (Abb. 6–1). Die *Spezifität* beruht auf antigenen Determinanten auf der Oberfläche des Antigens, die eine Vielzahl unterschiedlicher Determinanten tragen kann. Haben zwei verschiedene Keime eine Antigendeterminante gemeinsam, kommt es zu einer sog. *Kreuzreaktion*, d. h., ein gegen eine der beiden Keimarten gerichtetes Antiserum reagiert ebenfalls mit der anderen (Abb. 6–2). Durch solche *Partialantigengemeinschaften* wird die Spezifität der Antigen-Antikörper-Reaktion eingeschränkt.

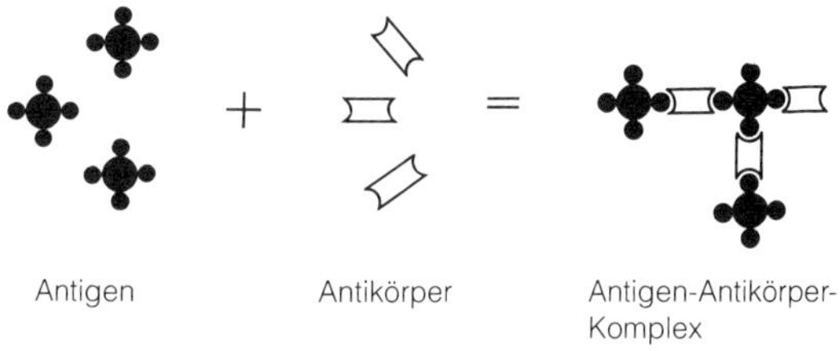

Abb. 6–1 Antigen-Antikörper-Reaktionen. Antikörper mit zwei Haftstellen als Voraussetzung für sichtbare Reaktionen.

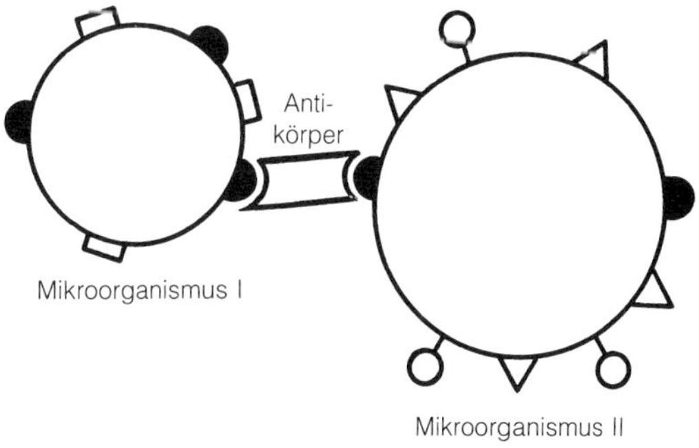

Abb. 6–2 Kreuzreaktion zwischen unterschiedlichen Mikroorganismen durch gemeinsame Antigendeterminanten (dargestellt durch verschiedene Symbole auf den Mikroorganismen).

So erklären sich Kreuzreaktionen beispielsweise zwischen *E. coli*-Stämmen und Shigellen oder solche zwischen *Yersinia pseudotuberculosis II* und Salmonellen der B-Gruppe.

Zu den Eigenschaften der Antigene gehört, daß sie sowohl die Antikörperbildung im Makroorganismus induzieren als auch mit den Antikörpern reagieren können. Es gibt jedoch auch niedermolekulare Antigene, die zwar mit vorhandenen Antikörpern Verbindungen eingehen können, jedoch ohne geeignete Träger (Proteine) nicht imstande sind, die Antikörperbildung im Makroorganismus anzuregen *(Halbantigene = Haptene)*. Penicillin wäre ein solches Hapten.

2 Antigen-Antikörper-Reaktion in vitro

Die Antigen-Antikörper-Reaktionen finden gleichermaßen *in vivo* wie *in vitro* statt. *In vitro* können sie diagnostisch genutzt werden. Durch Sichtbarmachung der immunologischen Reaktion sind je nach Fragestellung sowohl Antikörper als auch Antigene nachweisbar.

Als Reaktionen, die sich dem Auge ohne Hilfsmittel erschließen, sind die *Agglutination* und die *Präzipitation* zu nennen. Andere immunologische Prozesse bedürfen zur Sichtbar- bzw. Meßbarmachung eines sekundären Nachweissystems. Dies trifft auf die *Komplementbindungsreaktion*, den *Fluoreszenztest* sowie den *Radio-* und *Enzymimmunoassay* zu. Wichtige Charakteristika eines serologischen Verfahrens sind die *Spezifität* und die *Sensibilität*. Entscheidend für den Wert eines Testes ist jedoch nicht die Empfindlichkeit der Methode, sondern seine *klinische Aussagekraft*.

Antigennachweis: Der *Antigennachweis* mittels geeigneter Hyperimmunseren – sie werden meistens vom Kaninchen gewonnen (s. S. 83, 88) – dient einmal zur serologischen Identifizierung von Bakterienstämmen (z. B. Salmonellen); zum anderen ermöglicht er auch die Schnelldiagnose von Infektionen direkt aus dem Untersuchungsmaterial (z. B. Liquor).

Antikörperbestimmung: Während für den Antigennachweis in vielen Fällen eine qualitative Untersuchung ausreicht, müssen bei der *Antikörperbestimmung* in der Regel quantitative Gesichtspunkte berücksichtigt werden. Unterhalb eines bestimmten Titerniveaus sind Antikörper diagnostisch nicht aussagekräftig. Besonders wichtig sind *Antikörpertiterbewegungen* für die Beurteilung, ob eine frische Infektion vorliegt oder nicht; denn in der Frühphase der Infektion gelingt es häufig nicht, Antikörper nachzuweisen, da ihre Bildung verzögert eintritt. Auch können Resttiter nach zurückliegender Infektion bestehen. Daraus leitet sich ab, daß immer mindestens zwei Untersuchungen im Abstand von 1–3 Wochen durchgeführt werden müssen. Nur ein Titeranstieg um $\geqq 2$ Titerstufen kann als Hinweis auf eine Infektion angesehen werden. Ausnahmsweise können auch hohe Einzeltiter im gleichen Sinne interpretiert werden. Für diagnostische Zwecke sind zwei Klassen von Antikörpern von Bedeutung: die IgM- oder 19S- und die IgG- oder 7S-Immunglobuline.

IgM- und IgG-Antikörper: Die IgM-Antikörper treten in der Akut- und Frühphase auf und verschwinden rasch wieder (Abb. 6–3); gelegentlich können sie jedoch viele Monate bis über ein Jahr hinaus niedrigtitrig bestehenbleiben. IgG-Antikörper werden später gebildet und bleiben länger, oft Jahre bis lebenslang, erhalten. Ihr Nachweis bei Fehlen von IgM-Antikörpern deutet auf eine länger zurückliegende Infektion hin.

Diese Konstellation findet sich in Verbindung mit hochtitrigen IgG-Antikörpern jedoch auch bei Reaktivierungen von Infektionen (z. B. Toxoplasmose, Zytomegalie).

IgM-Antikörper bei Neugeborenen: IgM-Antikörper sind Makromoleküle, die nicht diaplazentar, d. h. passiv von der Mutter auf das Kind

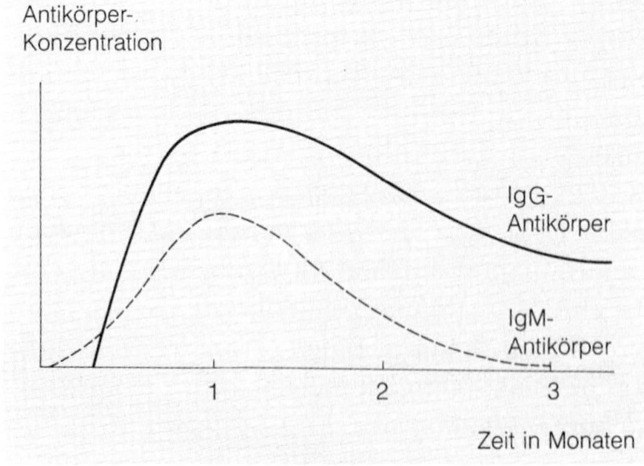

Abb. 6–3 Verlauf der Antikörperbildung bei einer Erstinfektion mit einem Erreger.

übertragen werden können. Werden bei Neugeborenen solche Antikörper gefunden, dann müssen sie im kindlichen Körper selber gebildet worden sein. Sie weisen demnach im Unterschied zu den passiv übertragenen IgG-Antikörpern auf ein aktives Infektionsgeschehen hin.

Beispiele für den Einsatz der IgM-Diagnostik in der prä- und perinatalen Lebensphase sind Lues, Toxoplasmose und eine Reihe von Viruserkrankungen.

Die IgM-Antikörper-Bestimmung, insbesondere bei der Lues-Diagnostik, ist aufwendig. Da IgG-Antikörper beim Nachweis von IgM-Antikörpern stören, müssen sie mit geeigneten Techniken (Ultrazentrifuge, Säulenchromatographie sowie – mit eingeschränkter Aussagekraft – Minisäule und Absorbenzien) entfernt werden. Bei der Verwendung einer Minisäule, die relativ einfach zu handhaben ist, werden vergleichsweise niedrigere Titer gemessen.

Hervorzuheben ist, daß Seren für die IgM-Bestimmung im Unterschied zu anderen serologischen Reaktionen (s. S. 92, 313) nicht inaktiviert werden dürfen!

Antigenpräparationen und Hyperimmunserum: Je nach Fragestellung, ob Antigene oder Antikörper nachgewiesen werden sollen, müssen die entsprechenden Testsubstanzen entweder Antigenpräparationen oder Hyperimmunseren sein.

Die Antigenpräparationen für den Antikörpernachweis werden aus den in Frage kommenden Erregern hergestellt. Für Agglutinationen genügen Bakteriensuspensionen geeigneter Dichte. Je empfindlicher ein Antigen-Antikörper-Nachweisverfahren ist, desto wichtiger ist es, zur Vermeidung unspezifischer Reaktionen mit hochgradig gereinigten Antigenen zu arbeiten. Dies gilt besonders für die radio- und enzymimmunologischen Untersuchungsverfahren.

Die für die Identifizierung von Bakterienstämmen und den Nachweis von Antigenen aus klinischem Untersuchungsmaterial erforderlichen Hyperimmunseren werden durch Injektion von Kaninchen mit einem bestimmten, bekannten Antigen gewonnen. Mit diesen Immunseren können andere, unbekannte Antigene identifiziert werden.

Gewinnung von Hyperimmunserum: Als Bakterienantigene dienen Schrägagarkulturen, in 0,85% Kochsalzlösung aufgenommen, die durch einstündiges Erwärmen im Wasserbad auf 56 °C, durch einstündiges Kochen oder durch Aufschwemmen in 0,3%igem Formaldehyd abgetötet werden. 3–10 intravenöse Injektionen steigender Mengen im Abstand von 3 Tagen; 5 Tage nach der letzten Injektion Probeblutentnahme. Ist der Antikörpertiter ausreichend, erfolgt nach 12stündigem Hungern die Entblutung (s. S. 58) und Serumgewinnung. Blut in sterilisiertem Gefäß im Kühlschrank aufbewahren. Blutkuchen nach einigen Stunden von der Gefäßwand ablösen; nach 24 Stunden Serum abgießen, klarzentrifugieren, in braune Flaschen abfüllen. Zur Konservierung mit gleichen Teilen Glycerin oder mit 0,5% Phenol versetzen (10 ml Serum 1 ml 5%ige Phenollösung tropfenweise zusetzen); heute vielfach Zusatz von Merthiolat-Lösung (1:10000). Kühl und dunkel aufbewahren!

Andere Immunisierungstechniken (intramuskulär mit und ohne FREUND-Adjuvans) sind möglich.

Nicht alle Tiere sind gute Antikörperbildner. Andererseits können Seren nichtvorbehandelter Tiere Normalagglutinine, z. B. gegen *Escherichia coli*, enthalten.

Derartig mit Bakterienstämmen hergestellte polyvalente Antiseren enthalten ein Gemisch verschiedener Antikörper. Diese Antikörper wurden von einer Vielzahl unterschiedlicher Plasmazellen gebildet, so daß sie als polyklonal bezeichnet werden können. Ist hingegen nur eine von einer einzigen Plasmazelle ausgehende Zellinie für die Antikörperproduktion verantwortlich, entstehen monoklonale Antikörper, die sich durch hohe Spezifität auszeichnen.

Zunehmend werden heute auch monoklonale Antikörper für diagnostische Zwecke herangezogen. Besonders haben sie sich zum Nachweis von Antigenen in Untersuchungsmaterialien bewährt.

3 Antikörpernachweisverfahren

Die im folgenden beschriebenen Antikörpernachweisverfahren beziehen sich meistens auf die Untersuchung von Serumproben. Sie können jedoch auch mit anderen Körperflüssigkeiten, wie z. B. Liquor, Gelenkspunktat oder Urin, durchgeführt werden. Jeder Reaktionsansatz bedarf negativer und positiver Kontrollen, um methodische Fehler möglichst gering zu halten.

3.1 Präzipitationsreaktionen

Wenn lösliche oder kolloidal gelöste Antigene mit den zugehörigen Antikörpern zusammentreffen, können die entstehenden Antigen-Antikörper-Komplexe als Präzipitate ausfallen. Voraussetzung für sichtbare Präzipitate sind ungefähr gleich große Mengen von Antigen und Antikörper (Äquivalenz). Bei einem Überschuß ei-

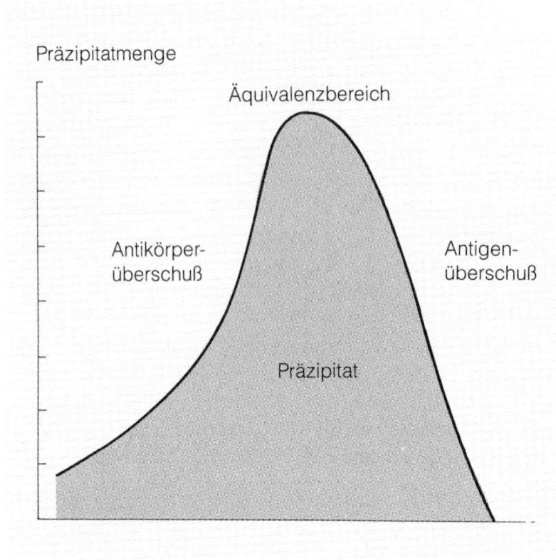

Abb. 6–4 Schematische Darstellung der Abhängigkeit der Präzipitatmenge vom Antigen-Antikörper-Mengenverhältnis. Im Äquivalenzbereich ist die Anzahl von Antikörperhaftstellen und Antigendeterminanten annähernd gleich.

nes der beiden Partner bleiben Niederschläge aus; die Reaktion ist unsichtbar (Abb. 6–4). Zur Erzielung eines Gleichgewichtes läßt man entweder verschiedene Antigenkonzentrationen gegen eine konstante Antikörpermenge diffundieren, oder es wird die Antikörpermenge gegenüber einer konstanten Antigenkonzentration variiert. Verschiedene, im folgenden beschriebene Techniken haben sich bewährt.

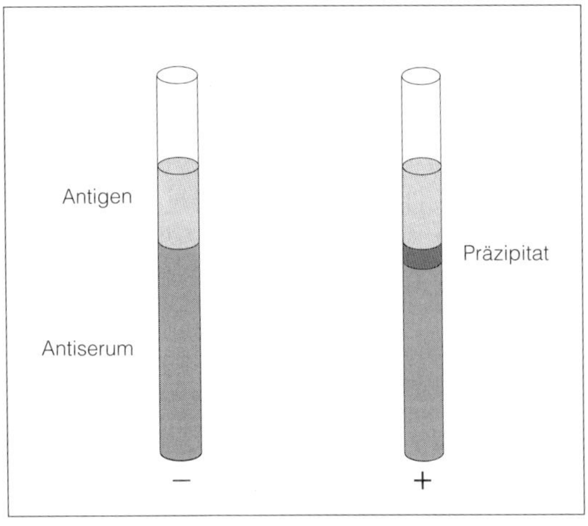

Abb. 6–5 Präzipitationsreaktion: Ringtest. Weißer Ring (in dieser Darstellung schwarz) in der Berührungszone von Antigen und Antikörper (Präzipitat).
– = keine Ringbildung, + = weißer Ring

3.1.1 Ringtest

Beim Ringtest werden etwa 0,2 ml Immunserum in einem kurzen, engen Reagenzglas oder in einer Glaskapillare mit 0,2 ml des antigenhaltigen klaren Extrakts überschichtet und in einem Plastikblock aufgestellt (Abb. 6–5). Dieses einfache Präzipitationsverfahren, das ehemals zur serologischen Streptokokkendifferenzierung verwendet wurde, wird heute nur noch ausnahmsweise angewandt.

3.1.2 Agardiffusionsmethode

Der Ablauf der Präzipitationen läßt sich im hochgereinigten Agar-Gel oder im Agarose-Medium besser beurteilen. Hier stehen verschiedene Modifikationen zur Verfügung:

Eindimensionaler, einfacher Agardiffusionstest nach Oudin: Das Immunserum wird mit dem Agar-Gel gemischt und in einem Reagenzglas verfestigt. Nach Überschichten mit dem Antigen entstehen im Agar Präzipitationsbanden. Dieses Verfahren kann anstelle des Ringtestes bei Milzbrandproben eingesetzt werden.

Zweidimensionale, einfache Agardiffusion: Der mit Immunserum versetzte Nährboden wird in eine Platte gegossen. Das Antigen wird in ausgestanzte Löcher eingefüllt. Kreisrunde Präzipitationshöfe entstehen im Bereich der Äquivalenzzone. Nach Standardisierung der Technik lassen sich z. B. Immunglobuline quantitativ bestimmen (quantitative radiale Immundiffusion nach Mancini).

Doppeldiffusion in zwei Dimensionen: Besonders häufig bedient man sich der Doppeldiffusion in zwei Dimensionen nach Ouchterlony. Das Agar-Gel wird auf einen Objektträger oder in eine Platte gegossen. Es werden Löcher ausgestanzt, in die Antigen- und Antikörper-Lösungen gefüllt werden. Antigen und Antikörper diffundieren und bilden beim Zusammentreffen eine bis mehrere Präzipitationsbanden. Aus der Konvaleszenz zweier Präzipitationslinien von nebeneinanderliegenden, mit Antigen oder Antikörper gefüllten Ausstanzungen kann auf deren Identität geschlossen werden (Abb. 6–6). Nach Trocknung und Anfärbung lassen sich Dauerpräparate herstellen. Die Doppeldiffusionsmethode eignet sich zur Antigenanalyse, aber auch zur Erkennung des Toxinbildungsvermögens. Beim

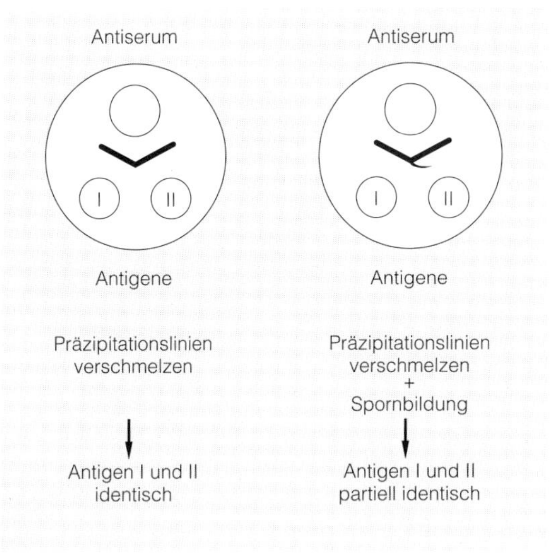

Abb. 6–6 Präzipitationsreaktion: Doppeldiffusion in zwei Ebenen nach OUCHTERLONY. Verschmelzen die Präzipitationslinien, dann sind Antigen I und II identisch in bezug auf das Antiserum; bei zusätzlicher Spornbildung besteht partielle Identität.

Nachweis des Diphtherie-Toxins bedient man sich einer Sonderform der Doppeldiffusion (ELEK-Test s. S. 149).

3.1.3 Immunelektrophorese

Eine weitere Verfeinerung stellt die Immunelektrophorese nach GRABAR und WILLIAMS dar. Dabei werden komplexe Antigengemische elektrophoretisch aufgetrennt, so daß die immunologischen Reaktionen mit einzelnen Antigenfraktionen stattfinden können.

Gegenstromelektrophorese: Die Immundiffusion der beiden Reaktionspartner Antigen und Antikörper wird mittels Elektrophorese beschleunigt. Dieses Verfahren dient hauptsächlich zur Untersuchung der in neutralem bis alkalischem Puffer negativ geladenen Polysaccharidantigene. Dazu wird das Antigen in ein Stanzloch nahe der Kathode, das Antiserum bei der Anode eingefüllt. Unter dem Einfluß des elektrischen Feldes wandern die beiden Reaktionspartner beschleunigt aufeinander zu und bilden im Bereich der optimalen Konzentrationsverhältnisse Präzipitationslinien. Durch die elektrophoretisch bedingte Konzentrierung der beiden Reaktionspartner im Präzipitationsgebiet steigert sich vergleichsweise die Empfindlichkeit, und eine erste Ablesung ist bereits nach 1–3 Stunden möglich. Unspezifische Präzipitationslinien ebenso wie falsch positive Reaktionen durch Kreuzantigengemeinschaft müssen gelegentlich in Betracht gezogen werden.
Anwendungsgebiete: Die Gegenstromelektrophorese wird zum Nachweis von Antigenen (Pneumokokken, B-Streptokokken, Meningokokken, *H. influenzae*) in Körperflüssigkeiten mit Erfolg eingesetzt (Tab. 6–1). Konkurrierende Verfahren sind der Koagglutinations- und der Latextest (s. S. 91). Ein weiteres Anwendungsgebiet der Gegenstromelektrophorese besteht im Nachweis von Antikörpern bei Pilzerkrankungen (z. B. *Candida-*, *Aspergillus*-Infektionen).

Tabelle 6–1 Indikationen für Antigennachweise in Untersuchungsmaterialien mittels Latex- und Koaggulationstest sowie Gegenstromelektrophorese.

Erreger	Erkrankung
S. pneumoniae	Meningitis, Pneumonie
B-Streptokokken	Meningitis*, Bakteriämie
N. meningitidis	Meningitis
H. influenzae Serovar b	Meningitis
A-Streptokokken	Angina, Pharyngitis
Legionellen	Legionellose*
Clostridium difficile	pseudomembranöse Kolitis
Cryptococcus neoformans	Kryptokokkose
Candida-Arten	Candida-Mykose

* Untersuchungen von Urin besonders aussagekräftig.

3.2 Agglutinationsreaktionen

3.2.1 Vorbemerkungen

Agglutinationen entstehen, wenn Bakterien oder andere korpuskuläre Antigenpräparationen durch Antikörper in flüssigen Medien zusammengeballt werden. Sie können in Röhrchen, Mikrotiterplatten oder auf Objektträgern durchgeführt werden (Abb. 6–7). Objektträgeragglutinationen eignen sich in erster Linie zum qualitativen Antigen- bzw. Antikörpernachweis. Röhrchen- und Mikroagglutinationen in Plastikplatten werden fast immer quantitativ (Titerbestimmung s. S. 86, 88) ausgeführt.

Bakterien: Bei den Bakterienagglutinationen sind die Keime natürliche Antigenträger. Eine Antigen-Antikörper-Reaktion führt zur Verklumpung der Keime. Sie ist sichtbarer Ausdruck einer Vernetzung der Keime über die Haftstellen der Antikörper.

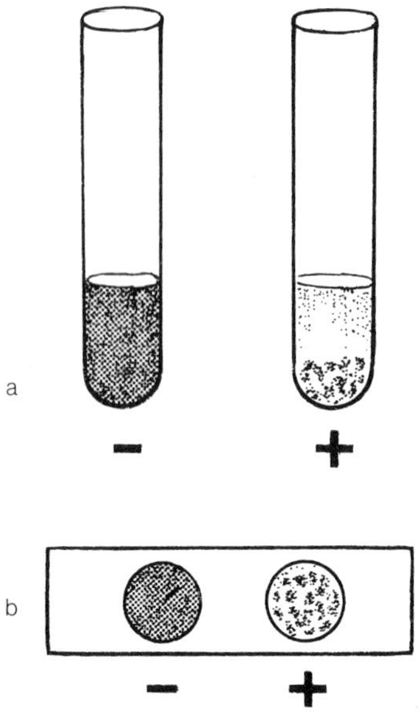

Abb. 6–7 Agglutinationsreaktion (= Verklumpung von Mikroorganismen) im Röhrchen (a) und auf dem Objektträger (b).

Nichtkorpuskuläre Antigene: Nichtkorpuskuläre Antigene können nur dann mit der Agglutinationstechnik nachgewiesen werden, wenn sie an geeignete inerte Partikel – Erythrozyten, Latexpartikel und Bakterien – adsorbiert werden. Die Antigen-Antikörper-Reaktion wird in diesem Fall durch die sie begleitende Partikelagglutination sichtbar. Diese Form der Agglutination wird insbesondere bei der Hämagglutination „indirekt" oder „passiv" genannt – im Unterschied zur direkten oder aktiven Agglutination (z. B. Bestimmung der Erythrozyten-eigenen Blutgruppeneigenschaften). Die partikelförmigen Träger können nicht nur mit Antigenen, sondern auch mit Antikörpern beladen werden, so daß sowohl Antikörper- als auch Antigenbestimmungen möglich sind.

Titerbestimmung: Dem quantitativen Aspekt der Agglutinationsreaktion wird durch Titerbestimmung Rechnung getragen. Die stärkste Serumverdünnung, die noch Agglutinate hervorruft, wird als Titer des Serums bezeichnet.

Zur quantitativen Auswertung der Agglutination im Röhrchen wird eine geometrische Verdünnungsreihe des Immunserums von beispielsweise 1:10 bis zum Endtiter hergestellt. Ausgangsverdünnung z. B. 0,1 ml Serum und 0,9 ml 0,85%ige Kochsalzlösung. Hiervon 0,5 ml in Röhrchen 1, ebenfalls 0,5 ml in Röhrchen 2, in das ebenso wie in die folgenden vorher 0,5 ml Kochsalzlösung eingefüllt wurde. Nach Durchmischen werden aus Röhrchen 2 0,5 ml in Röhrchen 3 pipettiert usw.; aus dem letzten Röhrchen werden 0,5 ml verworfen. Ein Kontrollröhrchen enthält 0,5 ml Kochsalzlösung (Negativkontrolle).

Zu jedem Röhrchen werden 0,5 ml abgetötete Bakteriensuspension oder eine andere korpuskuläre Antigenpräparation zugefügt. Die endgültigen Verdünnungsstufen betragen 1:20, 1:40 usw., da die Antigenmenge mitberücksichtigt wird.

Die Verdünnungsreihe im Mikrotitrator wird analog hergestellt, nur betragen die Mengen 0,05 oder 0,025 ml.

Für die diagnostischen Antikörpernachweise bei Patienten sind stets Titerbestimmungen erforderlich. Zum Zweck der vergleichenden Antigenanalyse von Bakterienstämmen muß die Untersuchung ebenfalls quantitativ durchgeführt werden. Das gleiche gilt, wenn keine monospezifischen Immunseren verfügbar sind, für die diagnostische serologische Bestimmung von Bakterienstämmen, die zu einer Gruppe mit ausgeprägten Kreuzantigengemeinschaften gehören (z. B. *E. coli*, s. S. 171). Ansonsten wird dafür die Objektträgeragglutination mit der Gebrauchstitermethode eingesetzt (s. S. 89).

3.2.2 Bakterienagglutination

Diese Technik dient sowohl zur serologischen Bestimmung von Bakterienstämmen (Gruber-Reaktion) als auch zur Suche nach Antikörpern im Serum des Patienten (Widal-Reaktion).

Antigenaufbau: Antikörper werden gegen die unterschiedlichen Antigenstrukturen von Bakterien gebildet. Die Kenntnis des Antigenaufbaus ist deshalb Voraussetzung für das Verständnis der daraus resultierenden Antigen-Antikörper-Reaktionen.

Bakterien stellen kein einheitliches Antigen

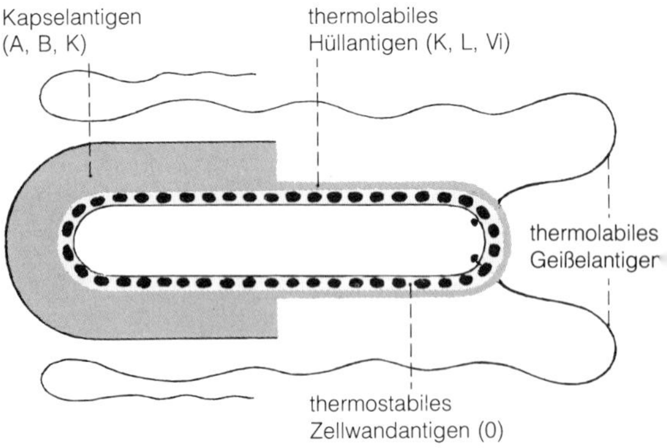

Abb. 6–8 Antigene der Bakterienzelle.

dar, sondern bestehen aus einem Gemisch von Antigenen (Abb. 6–8). An dieser Stelle sollen die Antigenstrukturen anhand der Enterobakteriazeen, die im Hinblick auf ihre diagnostische Verwertung besonders eingehend erforscht worden sind, dargestellt werden.

H- und O-Antigene: Bei beweglichen Bakterien enthalten die Geißeln andere Antigene als die Bakterienkörper. Die Geißelagglutination wird als H-Agglutination, die der Bakterienkörper als O-Agglutination bezeichnet (Erklärung s. S. 167). Der Unterschied ist am Typ der Agglutinate erkennbar.

Mikroskopische Untersuchung im „Hängenden Tropfen" (Mischung von je einem Tropfen Serumverdünnung und Bakterienaufschwemmung): H-Agglutinate erscheinen in lockeren Haufen vereinigt; die vorher beweglichen Keime werden immobilisiert. Bei O-Agglutination entsteht eine dichte körnige Aneinanderlagerung, mit den Enden gegeneinander (Polagglutination).

Makroskopische Untersuchung im Röhrchen: H-Agglutination tritt schnell ein unter Bildung großer, lockerer, wolkiger Flocken, die sich durch leichtes Schütteln verteilen lassen (flockige Agglutination). Eine O-Agglutination entwickelt sich langsamer unter Bildung kleinerer, schärfer abgegrenzter, fest aneinander haftender, staubförmiger oder gröberer, fetziger Körner (körnige Agglutination), die sich als Häutchen an der Kuppe des Glases absetzen (s. S. 88).

Von beweglichen Bakterien können sich unbewegliche Formen (ohne Geißeln bzw. H-Antigen) abspalten. Deshalb muß darauf geachtet werden, daß zur H-Agglutination nur gut begeißelte Kulturen (junge Schrägagar- oder Bouillonkulturen, besser Bakterienrasen von der feuchten Oberfläche vom „Schwärmagar") benutzt werden. Gegebenenfalls ist eine Passage durch Beweglichkeitsagar (optimal im U-Rohr) durchzuführen.

Bakteriensuspensionen mit H-Antigenen dürfen nicht durch Kochen oder Alkoholbehandlung abgetötet werden; sie müssen zu diesem Zweck vielmehr mit 0,3% Formaldehyd versetzt werden.

K-Antigene: Die in Kapseln und Ektoplasma vorkommenden Antigene werden als K-Antigene bezeichnet. Die oberflächlichen, hitzelabilen K-Antigene können die darunterliegenden hitzestabilen O-Antigene maskieren. Durch Kochen – manche Stämme erfordern Autoklavieren – können die O-Antigene freigelegt werden (s. *E. coli* S. 276, Shigellen S. 277).

Rauh-Antigene: Der Antigenaufbau von Bakterien unterliegt gewissen Variations- und Dissoziationserscheinungen (s. S. 120), z. B. Verlust des Kapselantigens, gänzlichem oder teilweisem Verlust des O-Antigens. Dadurch kommen tiefer gelegene Antigene von minderer Spezifität, sogenannte Rauh-Antigene (R-Antigene), zum Vorschein. Nach Verlust der charakteristischen Oberflächenantigene ändert sich auch die Agglutinabilität; meist wird sie unspezifisch verstärkt.

Kontrolle der „Spontanagglutinabilität": Spontanagglutination liegt vor, wenn ein Stamm beim Einreiben in 0,85%iger Kochsalzlösung verklumpt. Diese Eigenschaft ist bei der Probeagglutination mit verschiedenen Immunseren ebenfalls erkennbar.

Antigenanalyse von Bakterienstämmen

Bei der Antigenanalyse von Bakterienstämmen mit Hyperimmunseren ist zu berücksichtigen, daß unterschiedliche Bakterienarten einen Teil des Antigenbestandes gemeinsam haben (Partialantigene oder gemeinsame Antigenfaktoren). Das gegen die eine Bakterienart gewonnene Serum agglutiniert dann auch Stämme der anderen Art mit (s. Abb. 6–2). Zur Unterscheidung kann die quantitative Auswertung im Vergleich zu einem Referenzserum mit bekanntem Titer (s. S. 276) herangezogen werden: Homologe Bakterien werden bis zur Titergrenze des Serums agglutiniert, heterologe nur in niedrigeren Verdünnungen.

Zur genaueren Antigenanalyse von Bakterienstämmen bei wissenschaftlicher Fragestellung ist der Absättigungsversuch erforderlich. Dieser Technik bedient man sich auch zur Herstellung von monospezifischen Immunseren (sog. Faktorenseren, s. u.).

Agglutininabsättigung: Ein fraglicher Stamm wird von einem bekannten Immunserum agglutiniert. Nun soll festgestellt werden, ob er mit der Bakterienart, gegen die das Serum hergestellt ist, in allen Teilantigenen identisch ist.

Agglutininabsättigung nach CASTELLANI: 10 Schrägagarkulturen des Stamms werden mit Kochsalzlösung abgeschwemmt und abgetötet; nach dem Zentrifugieren wird der Überstand abgegossen; auf dem Bodensatz werden 5 ml des Immunserums in etwa der 100fachen Konzentration des Endtiters (also 1:50 bei einem Endtiter 1:5000) gegeben. Gemisch unter gelegentlichem Schütteln 6 Stunden im Brutschrank und 20 Stunden im Kühlschrank halten, zentrifugieren. Die überstehende Serumverdünnung wird mit einem bekannten, dem Serum homologen Stamm austitriert. Fällt das Ergebnis negativ aus, so hat der fragliche Stamm das Serum erschöpft, besitzt also alle Antigene, die der Teststamm aufweist.

Die Kontrolle des abgesättigten Serums mit dem zu prüfenden Stamm muß negativ ausfallen, sonst war Absättigung ungenügend. Zum Vergleich parallel unabgesättigtes Serum mit beiden Stämmen prüfen.

Durch Gegenversuche ist festzustellen, ob der zu prüfende Stamm noch Antigene besitzt, die dem Teststamm nicht zukommen. Hierzu wird ein Immunserum gegen den fraglichen Stamm gewonnen, und im Absättigungsversuch wird geprüft, ob der Teststamm alle Agglutinine absorbiert. Ist dies der Fall, kann in Verbindung mit dem Ausfall des ersten Versuchs geschlossen werden, daß der zu prüfende Stamm mit dem Teststamm serologisch identisch ist.

Faktorenseren: Eine andere Anwendung der Absorptionstechnik ist die Gewinnung von Faktorenseren zur serologischen Feindiagnostik, z. B. bei Salmonellen oder Shigellen.

Durch Absättigung des Immunserums, das beispielsweise die Antikörper „a, b“ enthält, mit einem Antigen „A, C“, erhält man ein Faktorenserum „b“.

Absättigungsversuche werden auch bei der Beurteilung der heterophilen Antikörperreaktion zur Diagnostik des PFEIFFERschen Drüsenfiebers eingesetzt. Dabei wird das Patientenserum mit pulverisierter Meerschweinchenniere zwecks Entfernung unspezifischer Antikörper absorbiert.

Gewinnung von Immunseren: Die Immunseren für die Agglutinationsreaktionen werden durch Immunisierung von Tieren gewonnen; für den diagnostischen Gebrauch werden Kaninchen bevorzugt. Nach Injektion von begeißelten Bakterien entstehen sowohl H- wie O-Agglutinine. Meist ist der H-Titer höher als der O-Titer.

Zur Herstellung von O-Antiseren Bakterienaufschwemmung vor der Immunisierung 2 Stunden im Wasserbad kochen. Das thermolabile H-Antigen wird hierbei zerstört. Die gekochte Aufschwemmung muß gleichmäßig getrübt sein; zur Immunisierung wird sie auf die Dichte einer Bouillonkultur verdünnt.

Der Titer der O-Seren sollte mindestens 1:1000, der von H-Seren 1:5000 bis 1:10000 betragen. Entfernen von O-Agglutininen aus H-Antiseren durch Absättigung mit gekochten Bakterienaufschwemmungen.

Agglutinationstechniken

Die Agglutinationsreaktion kann in Röhrchen, Vertiefungen von Plastikplatten und auf dem Objektträger durchgeführt werden.

Röhrchenagglutination: Für die Röhrchenagglutination wird zunächst, wie auf S. 86 beschrieben, die Serumverdünnungsreihe hergestellt und anschließend die gleiche Menge Bakteriensuspension zugefügt.

Der Bakteriengehalt der Aufschwemmung soll etwa dem einer eintägigen Bouillonkultur entsprechen (500 Mio. Keime/ml entsprechend einer Dichte des Mc FARLAND-Röhrchens Nr. 2). Dazu können mit 0,85%iger NaCl-Lösung hergestellte Abschwemmungen von Schrägagar- oder Bouillonkulturen verwendet werden. Die Kulturen sind vorher durch Zusatz von 0,3% Formaldehyd oder durch Kochen abzutöten. Vorsichtsmaßregeln beim Pipettieren (s. S. 4) beachten!

Die Agglutination wird durch Erwärmen beschleunigt (Brutschrank oder Wasserbad mit 37 °C, besser mit 50 °C). Am zweckmäßigsten werden enge Röhren von 6 mm Durchmesser verwendet, die in ein Wasserbad von 50–52 °C eingestellt werden, in das sie nur mit der Kuppe bis zu einem Drittel der inneren Flüssigkeitssäule eintauchen.

H-Agglutination: Sie wird nach 1½ bis 2 Stunden mit bloßem Auge ohne vorhergehendes Aufschütteln abgelesen (negativ: gleichmäßige Trübung; positiv: wolkige Flocken).

O-Agglutination: Diese wird nach 2 Stunden und nach weiteren 18 Stunden Kühlschrankaufenthalt zunächst mit bloßem Auge in der Durchsicht von unten nach oben beurteilt (negativ: punktförmiges Häufchen in der Mitte der Kuppe, Aufschwemmung bleibt getrübt; positiv: flaches Häufchen über die ganze Kuppe mit gewulstetem und gezacktem Rand, Aufschwemmung geklärt); danach erfolgt nach leichtem Schütteln eine erneute Ablesung mit bloßem Auge und 6facher Lupenvergrößerung bei indirekter Beleuchtung oder im Agglutinoskop: körnige Agglutinate sind bei deutlich positiver Reaktion („positiv“) mit unbewaffnetem Auge erkennbar; zum Nachweis schwach positiver Reaktionen ist die Vergrößerung erforderlich.

Mikroagglutination

Mikroagglutinationen in Plastikplatten: Es ist zu bedenken, daß die bei der Baktierenagglutination in Röhrchen angegebene Dichte der Keimsuspension nicht einfach übernommen werden darf. Vielmehr muß die Antigenkonzentration ermittelt werden, die der Röhrchenmethode vergleichbare Ergebnisse erzielt. Zu diesem Zweck werden in einer sogenannten Blocktitration verschiedene Antigenverdünnungen mit einem Referenzserum von bekanntem Titer untersucht (Prinzip s. Abschn. 4.4).

Titerbestimmung mittels Mikroagglutinationsverfahren: Hier wird nicht auf sichtbare Agglutinate hin abgelesen, sondern auf das Fehlen des für die Negativkontrolle charakteristischen knopfförmigen Sediments. Es entsteht durch Sedimentation der nichtagglutinierten Bakterienzellen. Bei schräger Position der Platte bildet sich eine Lauffront des Sediments. Die Verdünnungen, in denen Agglutinationen eintreten, erscheinen teppichförmig, ohne daß in der Regel die Agglutinate direkt sichtbar sind (Abb. 6–9).

Objektträgeragglutination: Dies ist ein einfaches und schnelles Verfahren, um Bakterienstämme serologisch zu bestimmen (GRUBER-Reaktion).

Ein Tropfen Immunserumverdünnung wird mit der Öse oder Tropfpipette auf den Objektträger gebracht. Eine Nadelspitze von einer Agarkultur des fraglichen Stammes wird danebengesetzt, dann langsam und gleichmäßig mit der Nadel in den Tropfen eingerieben und durch Hin- und Herkippen des Objektträgers mit dem Serum gemischt. Die Agglutination wird gegen einen dunklen Hintergrund abgelesen. Bei positivem Ausfall erfolgt innerhalb weniger Sekunden Bildung von Körnchen und Flocken in der Aufschwemmung (s. Abb. 6–7). Eine Kontrolle mit Kochsalzlösung oder Normalserum (Prüfung auf Spontanagglutinabilität), durch die der Stamm nicht agglutiniert werden darf, muß mitlaufen. Die Aufschwemmung bleibt bei negativen Reaktionen gleichmäßig trüb. Auf gleichmäßiges Einreiben der Kultur in die Serumverdünnung ist zu achten; schwer verreibbare Stämme werden erst in einem Tropfen Kochsalzlösung eingerieben, dieser wird dann mit dem danebengesetzten Tropfen der Serumverdünnung gemischt.

Probeagglutination: Die Objektträgeragglutination mit lebenden Keimen (cave!) wird oft als orientierende Agglutination zur Identifizierung unbekannter Stämme verwendet (GRUBER-Reaktion, „Probeagglutination"). Zu diesem Zweck werden Immunserumverdünnungen benutzt, von denen Teststämme sehr gut agglutiniert werden. Dabei wird bewußt in Kauf genommen, daß unter Umständen auch Angehörige anderer Bakterienarten, die im Antigenaufbau ähnlich, jedoch nicht identisch sind, von dem verhältnismäßig wenig verdünnten Serum mit erfaßt werden.

Faktorenseren, Gebrauchstitermethode: Die Probeagglutination soll stets durch genauere Agglutinationstechniken ergänzt werden, d. h., die einzelnen Antigene müssen mittels sogenannter Faktorenseren nach Möglichkeit getrennt nachgewiesen werden.

Auch diese „spezifische" Agglutination wird als Objektträgeragglutination ausgeführt. Das Immunserum wird zu diesem Zweck entweder so stark verdünnt, daß nur noch das in ihm am reichlichsten vorhandene Agglutinin zur Wirkung kommt (Gebrauchstitermethode), oder es werden die nicht gewünschten übergreifenden Agglutinine durch Absättigung entfernt (Faktorenseren s. S. 88).

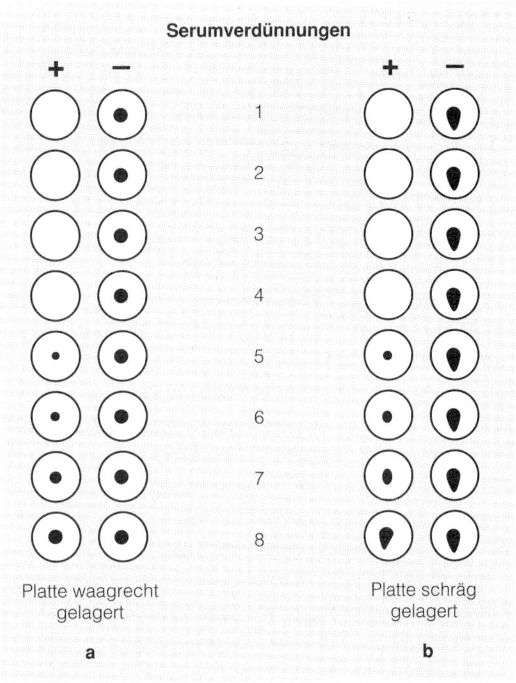

Abb. 6–9 Agglutinationsreaktion in Mikrotiterplatten. Bei *positiver Reaktion* findet sich ein teppichförmiges Sediment, d. h., die Agglutination ist in der Regel nicht erkennbar. Bei *negativer Reaktion* findet sich ein punktförmiges Sediment (a), das bei Schräglagerung der Platte eine „Lauffront" ausbildet (b).

1–7 = Serumverdünnungen
8 = Negativkontrolle

Beispiel für die Gebrauchstitermethode: Salmonella enteritidis und *Salmonella typhi* (Typhusbakterien) haben das O-Antigen gemeinsam, unterscheiden sich aber im H-Antigen (s. S. 168). In einem gegen Typhusbakterien gewonnenen Immunserum finden sich im allgemeinen mehr H- als O-Agglutinine. Bei der Agglutination auf dem Objektträger mit einer Serumverdünnung von etwa 1:25 werden vom Typhusserum sowohl *S. enteritidis* als auch Typhusstämme agglutiniert, bei einer Verdünnung von 1:200 oder höher nur noch Typhusstämme. Die entsprechenden Verdünnungen sind jeweils durch Versuche mit Teststämmen festzustellen.

Beispiel für Absättigungsmethode (s. S. 88): Das Typhusserum wird mit einem *S. enteritidis*-Stamm abgesättigt. Es enthält nur noch die H-Agglutinine für Typhusbakterien. Der *S. enteritidis*-Stamm wird von diesem Serum nicht mehr agglutiniert.

Nachweis von Antikörpern (WIDAL-Reaktion)

Die WIDAL-Reaktion dient zur Untersuchung von Krankenseren auf unbekannte Antikörper mittels bekannter Antigene. Die Untersuchung erfolgt quantitativ in der beschriebenen Weise als Röhrchen- und zunehmend als Mikroagglutination in Plastikplatten.

Prozonenphänomen, inkomplette Antikörper: Der Nachweis von Antikörpern gegen ein bestimmtes Antigen (WIDAL-Reaktion) wird gelegentlich dadurch gestört, daß bei Seren mit hohem Antikörpertiter die Agglutination in den ersten Verdünnungsstufen ausbleibt (sog. Prozonenphänomen). Wird eine weitere Austitrierung unterlassen und werden nur Titerstufen im unteren Bereich untersucht, wäre eine Fehlbeurteilung möglich. Prozonenphänomene treten besonders häufig bei Brucellen-Infektionen auf (s. S. 308). Sie beruhen auf sog. inkompletten Antikörpern, die von Patienten zusätzlich zu den in größerer Menge auftretenden kompletten Antikörpern gebildet werden. Inkomplette Antikörper sind weder zur Agglutination noch zur Präzipitation befähigt. Sie können sich jedoch an den Antigenhaftstellen festsetzen und diese für die kompletten Antikörper blockieren. Daher werden sie auch blockierende Antikörper genannt.

In ihrer Eigenschaft als Humanglobuline lassen sie sich durch Zufügen von Antihumanglobulinserum (sog. COOMBS-Test) nachweisen. Dabei tritt Agglutination ein. Beim Blocking-Test werden spezifische, komplette Antikörper zugegeben. Sind inkomplette Antikörper vorhanden, bleibt die zu erwartende Agglutination aus.

Anwendungsgebiete: Die verschiedenen Anwendungsgebiete samt den zugehörigen Angaben werden bei den einzelnen Infektionskrankheiten abgehandelt. Es sind dies: *Typhus* und *Paratyphus* (s. S. 274). Bei den übrigen Salmonellosen und Shigellosen werden serologische Nachweise routinemäßig nicht durchgeführt.

Weiter werden Agglutinationsreaktionen regelmäßig eingesetzt bei *Yersiniosen* (s. S. 279), *Brucellosen* (s. S. 308), *Tularämie* (s. S. 309) und *Listeriose* (s. S. 312); bei der Mikroagglutination mit *Leptospiren* (s. S. 312) geschieht die Ablesung mikroskopisch im Dunkelfeld- oder Phasenkontrastverfahren.

Agglutinationsreaktionen können selbstverständlich auch mit anderen Keimen, die nicht spontanagglutinabel sind, durchgeführt werden.

Als Antigene werden in der Regel abgetötete Bakteriensuspensionen verwendet. Bei der Yersinien- und Leptospiren-Diagnostik werden wegen der größeren Sensibilität auch lebende Keime eingesetzt.

WEIL-FELIX-Test: Im Unterschied zu den vorhergehenden Verfahren ist der WEIL-FELIX-Test (s. S. 323) eine heterologe Agglutinationsreaktion. Zum Nachweis von Rickettsiosen werden in diesem Fall anstelle der schwer zu handhabenden Rickettsien definierte *Proteus*-Stämme eingesetzt, die Antigengemeinschaft mit Rickettsien besitzen.

Indirekte Agglutinationsteste

Die Hämagglutination und der Latex- und Koagglutinationstest (s. u.) sind überwiegend indirekte Verfahren. Nichtkorpuskuläre Antigene können erst nach Adsorption an geeignete Partikel agglutiniert werden.

3.2.3 Hämagglutination

Bei der passiven (indirekten) Hämagglutination werden die zu untersuchenden löslichen Antigene an die Oberfläche von Erythrozyten der Blutgruppe 0 adsorbiert. Dies gelingt sowohl mit Polysaccharid- als auch mit Eiweißantigenen. Für den Sensibilisierungsprozeß mit letzteren ist eine spezielle Vorbehandlung der Erythrozyten erforderlich.

Technik: Ähnlich wie bei der Bakterienagglutination werden gleiche Teile Serumverdünnung und sensibilisierte Erythrozyten gemischt, wobei in der Regel Mikromethoden zur Anwendung kommen. Die Ansätze werden zunächst für einige Stunden bei Zimmertemperatur oder bei 37 °C gehalten und häufig anschließend zur Verdeutlichung der Reaktion über Nacht in den Kühlschrank gestellt. Negative Resultate (Vergleich mit Kontrolle!) zeigen sich ähnlich wie bei der Bakterienmikroagglutination durch punktförmiges Sediment, positive durch teppichförmige Verteilung der Erythrozyten an.

Der erste von MIDDLEBROOK und DUBOS eingeführte Test arbeitete mit *Tuberkulin*-sensibilisierten Erythrozyten. Seine Aussagekraft blieb jedoch hinter den Erwartungen zurück, so daß dieser Test heute nicht mehr verwendet wird.

Das wichtigste Routineverfahren in dieser Technik ist der *Treponema pallidum-Hämagglutinations(TPHA)-Test* in der Lues-Serologie (s. S. 313). Seine Sensibilität und Spezifität (Einschränkung Borreliose!) sind hoch. Weitere, nach dem gleichen Prinzip arbeitende Teste, die sich durchgesetzt haben, dienen zur Diagnose von *Candida-*, *Entamoeba histolytica-*, Toxo-

plasmen- und Echinokokken-Infektionen, um nur einige wichtige Anwendungen zu nennen.
Mononukleose: Bei einer Heterohämagglutination vermögen bestimmte Antikörper artfremde Erythrozyten zu verklumpen, ohne daß eine spezifische Antigen-Antikörper-Reaktion vorliegt (heterophile Antikörper bei EPSTEIN-BARR-Virusinfektionen). Diese Eigenschaft macht man sich bei der Diagnose der Mononukleose zunutze (PAUL-BUNNELL-Reaktion). Zur Entfernung störender unspezifischer Antikörper muß das Serum vorher mit pulverisierter Meerschweinchenniere absorbiert werden.

Die Erythrozyten werden heute häufig durch Latexteilchen ersetzt.

Bei einem Teil der Patienten, besonders bei Kindern unter 5 Jahren, fehlen heterophile Antikörper bei dieser Virusinfektion. In diesem Fall muß nach spezifischen Antikörpern gegen dieses Virus gesucht werden.
Rheumafaktoren: Beim WAALER-ROSE-Test zum Nachweis von Rheumafaktoren werden Schaferythrozyten (nicht älter als 4 Tage) mit Ambozeptor (Antiserum gegen Schaferythrozyten, s. S. 94) so sensibilisiert, daß die Agglutination gerade ausbleibt. Das Patientenserum wird vorher inaktiviert und mit Schaferythrozyten absorbiert. Anschließend wird eine Serumverdünnungsreihe mit sensibilisierten Schaferythrozyten in gleichen Mengen zusammengegeben. Die Endablesung erfolgt nach 18 Stunden bei 4 °C (Normaltiter $\leqq$ 1:32).

3.2.4 Latex- und Koagglutinationsteste zum Nachweis von Antigenen

Diese beiden Verfahren werden gemeinsam besprochen, weil sie die gleichen Anwendungsgebiete haben und in der technischen Ausführung sehr ähnlich sind. Anstelle von Erythrozyten stehen Polystyrol-Latexteilchen bzw. Bakterienzellen von *S. aureus* als Träger von spezifischen Antikörpern, beim Latextest auch von Antigenen zur Verfügung.

Während bei Latexteilchen ein ähnlicher adsorptiver Prozeß vorliegt wie bei Erythrozyten, weisen Staphylokokken besondere Bindungsmechanismen auf. Die meisten Staphylokokken-Stämme, insbesondere der zu diesen Zwecken ausgewählte Stamm *S. aureus* ATCC 12598, besitzen an der Zelloberfläche Protein A. Dieses bindet den IgG-Antikörper über eine spezifische

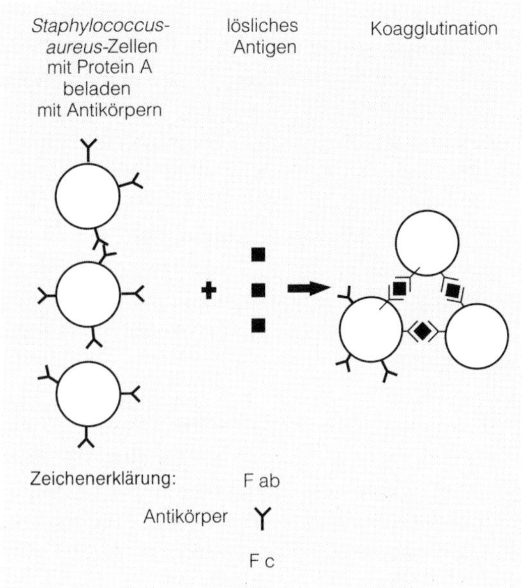

Abb. 6–10 Prinzip der Koagglutinationsreaktion (s. Text).

Haftstelle (Fc-Stück). Eine zweite noch freie Haftstelle des an Staphylokokkenzellen anhaftenden Antikörpers (Fab-Stück) steht für die Reaktion mit dem nachzuweisenden Antigen zur Verfügung (Abb. 6–10). Nähere Angaben zum Aufbau der Immunglobuline (s. Fc-, Fab-Stück) müssen den einschlägigen Lehrbüchern entnommen werden.

Im Vordergrund stehen Antigennachweise in Untersuchungsproben und in Bakterienkulturen. Entsprechende Testsysteme werden im Handel angeboten.

Der Latextest kann auch zur Bestimmung von Antikörpern verwandt werden. Ein wichtiges Beispiel sind die Rheumafaktoren: Normales humanes IgG wird als Antigen an Latexteilchen adsorbiert. Das bei primär chronischer Polyarthritis gebildete Antihumanglobulin reagiert mit den sensibilisierten Latexteilchen.

Empfindlichkeit: Die Empfindlichkeit des Latex- und des Koagglutinationstestes für den Antigennachweis wird von manchen Autoren (s. S. 270) etwas höher eingeschätzt als die der Gegenstromelektrophorese. Die Ergebnisse der beiden Agglutinationsteste liegen überdies früher vor (30 Sekunden bis 30 Minuten). Da auch die technische Ausführung einfacher ist, wird die Gegenstromelektrophorese zunehmend durch diese Teste ersetzt.

Störanfälligkeit: Die beiden Agglutinationstestsysteme sind relativ störanfällig; dies gilt insbesondere für die Stabilität der Reagenzien. Deshalb ist eine regelmäßige Überprüfung mit negativen und positiven Kontrollen erforderlich.

Zur Ausschaltung von unspezifischen Reaktionen können die Untersuchungsproben vorbehandelt werden (z. B. durch Hitze). Weiter ist mit Kreuzreaktionen zu rechnen. Beispiele sind diejenigen zwischen Meningokokken der Gruppe B und *E. coli* K 1 oder zwischen Pneumokokken und Streptokokken verschiedener Gruppen. Näheres ist aus der Spezialliteratur zu entnehmen.

Indikationen: Die wichtigsten Indikationen für Antigennachweise wurden in Tabelle 6–1 festgehalten. Geeignete Untersuchungsmaterialien sind Liquor, Sputum, Serum, Urin, Pleurapunktat und Rachenabstrich (A-Streptokokken). Für die Blutkulturdiagnostik erfolgt der Nachweis aus dem Überstand der Kulturflasche. Die serologische Bestimmung von Kulturstämmen (Gonokokken mit Phadebac®-Reaktion, s. S. 135; hämolysierende Streptokokken der Gruppen A, B, C, F, G, s. S. 129) kann ebenfalls mit diesen Agglutinationstechniken geschehen.

4 Lysisreaktion (Komplementbindungsreaktion)

Bakterien und Erythrozyten werden von einem spezifischen Immunserum aufgelöst, jedoch nur, wenn dieses frisch ist oder frisches Normalserum zugesetzt wird. Die das spezifische Immunserum ergänzende Wirkung wird auf den Serumbestandteil Komplement zurückgeführt, das durch Altern oder Erwärmen (30 Minuten bei 56 °C) unwirksam wird. Das Komplement (C) ist keine einheitliche Substanz, sondern eine Mischung von zahlreichen Teilkomponenten. Die Aufhebung der Komplementwirkung durch Erwärmen wird als „Inaktivieren" des Serums bezeichnet.

4.1 Prinzip

Die wichtigste diagnostisch verwertbare Lysisreaktion ist die Komplementbindungsreaktion (KBR). Dabei wird die unsichtbare komplementbindende Antigen-Antikörper-Reaktion der Untersuchungsprobe (Testsystem) durch den Zusatz eines ebenfalls Komplement benötigenden hämolytischen Indikatorsystems sichtbar gemacht. Beide Systeme, das Test- und das Indikatorensystem, konkurrieren um das zur Verfügung gestellte Komplement. Tritt eine Reaktion zwischen Antigen und Antikörper ein, wird das Komplement – falls vorhanden – in die Reaktion mit einbezogen (gebunden) und damit verbraucht. Um diese Bindung nachzuweisen, werden nach Ablauf einer Bindungszeit sensibilisierte Schaferythrozyten (s. S. 94) ohne Komplement hinzugefügt. War in dem ersten System (Antigen + zu testendes Serum) eine Reaktion eingetreten, so ist das Komplement verbraucht;

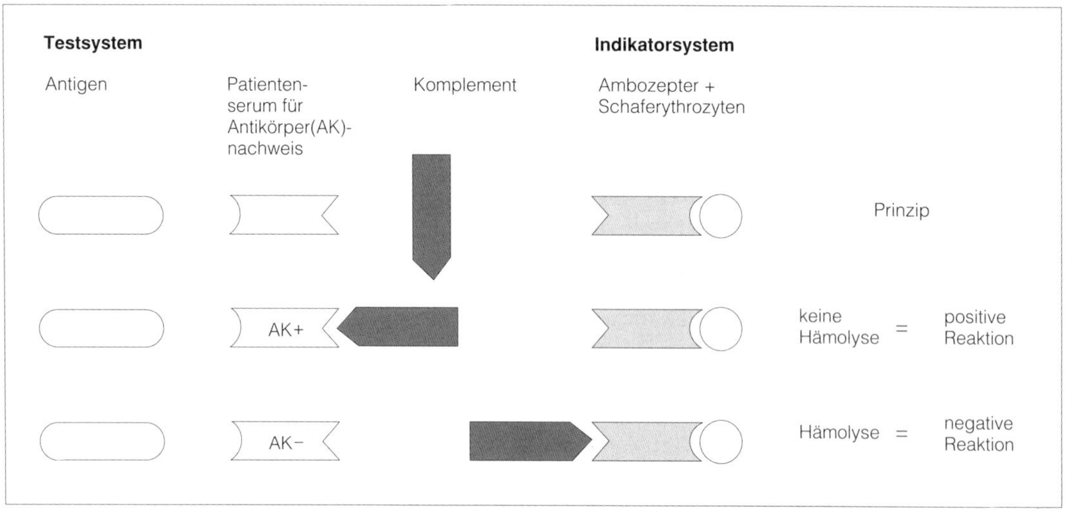

Abb. 6–11 Prinzip und Reaktionsabläufe der Komplementbindungsreaktion.

es kann die Hämolysinreaktion nicht mehr komplettieren: die Blutkörperchen bleiben ungelöst. Erfolgte dagegen in dem ersten System keine Reaktion, so bleibt das Komplement für das hämolytische System verfügbar; die Blutkörperchen werden hämolysiert (Abb. 6–11).

4.2 Diagnostische Bedeutung

Die KBR hat diagnostische Bedeutung als Nachweisverfahren für virale, bakterielle, mykotische und parasitäre Erkrankungen. Da die Empfindlichkeit der Reaktion relativ gering ist, werden diagnostisch verwertbare Titer nur bei Organinfektionen und Generalisierungen (z. B. Mykosen) beobachtet. Schleimhautinfektionen bleiben hingegen in der Regel stumm (z. B. Chlamydien, s. S. 203). KBR-Titer sind nicht hoch; sie bilden sich nach einer Infektion schnell zurück, so daß deutlich erhöhte Titer einen Hinweis auf eine frische Infektion abgeben (z. B. Toxoplasmose, s. S. 232).

Antigennachweis: Die KBR kann wie andere serologische Verfahren auch zur Untersuchung von Antigenen (Viren, Bakterien, Pilze, Protozoen) benutzt werden, wenngleich für diesen Zweck heute empfindlichere Methoden zur Verfügung stehen. Als Antigene dienen Aufschwemmungen oder Extrakte der Mikroorganismen, die mit definierten Immunseren zusammengebracht werden.

4.3 Reaktionsteilnehmer

Für die KBR, die durch die verschiedenen Antigene nur geringfügige Modifizierungen erfährt, sind folgende Reaktionsteilnehmer erforderlich:

Schaferythrozyten: Durch sterile Venenpunktion wird gesunden Schafen Blut entnommen und in einer Flasche mit Konservierungsflüssigkeit (s. S. 206) aufgefangen; es kann auch durch Schütteln mit Glasperlen defibriniert und ggf. durch Gaze filtriert werden. Aufbewahrung des Blutes ist im Kühlschrank über Wochen möglich.

Für den Gebrauch muß das durch Zentrifugieren (900–1000 × g) gewonnene Erythrozytensediment dreimal in Veronal-gepufferter NaCl-Lösung (VP) gewaschen und in diesem Puffer resuspendiert werden. Anschließend erfolgt eine quantitative Einstellung der Erythrozytendichte, beispielsweise über die Bestimmung von Cyanhämoglobin. Die dazu erforderlichen Reagenzien und zugehörige Angaben liefert der Fachhandel. Es wird bei der Wellenlänge 540 nm photometrisch gemessen.

Die empfohlene Erythrozytendichte beträgt $0{,}5 \times 10^9$ Zellen/ml. Andere Einstellungen sind möglich; bei geringerer Konzentration erhöht sich die Empfindlichkeit der Reaktion.

Ambozeptor: Ein im Kaninchen gebildetes hämolysierendes Antiserum gegen Schaferythrozyten, dessen Komplement durch Inaktivieren (56 °C, 30 Minuten) entfernt wurde.

Zur Immunisierung des Kaninchens wird 1 ml einer Schaferythrozytenaufschwemmung dreimal im Abstand von 5–7 Tagen intravenös injiziert; nach 7 Tagen Probeentnahme, ggf. Entblutung, wenn der Titer ≧ 1:4000 beträgt. Konservierung des Serums durch Zugabe von Phenol (Endkonzentration 0,5%) oder Merthiolat im Verhältnis 1:10 000.

Für die Routine wird handelsmäßiger Ambozeptor mit definiertem Titer verwendet. Es ist trotzdem ratsam, jede neue Ambozeptor-Charge in einem Vorversuch zu überprüfen (s. S. 95).

Hämolytisches System (sensibilisierte Erythrozyten): Dies entsteht durch Mischung gleicher Mengen der eingestellten Erythrozytensuspension und des 4–8 Hämolysin-Einheiten enthaltenden Ambozeptors.

Eine Einheit entspricht der geringsten Ambozeptorkonzentration, die eine vollständige Hämolyse hervorruft.

Vor Gebrauch mindestens 10 Minuten kräftig schütteln. Bei Kühlschranktemperatur Aufbewahrung bis zu einer Woche möglich.

Komplement vom Meerschweinchen: Komplement mit Angabe des Titers wird heute in lyophilisiertem Zustand käuflich erworben. Vorversuch s. S. 95.

Frisches Meerschweinchenserum wird durch Herzpunktion von gesunden, nichtträchtigen Tieren gewonnen; am zweckmäßigsten wird das Serum mehrerer Tiere gemischt. Der Komplement(C)-Gehalt der Tiere ist von der Fütterung und der Jahreszeit abhängig. Entnahme entweder am Versuchstag einige Stunden vor dem Versuch oder am Vorabend; Aufbewahrung im Kühlschrank.

Antigen: Antigen kann im eigenen Labor hergestellt werden; für Routinezwecke sind jedoch im Fachhandel zu beziehende Antigenpräparationen üblich. Antigenvorversuch s. S. 95.

Positive und negative Kontrollseren sind im Hauptversuch stets mitzuführen.

Patientenseren: Blutproben nach Gerinnung zentrifugieren; Serum abfüllen und kennzeichnen. Zur Zerstörung des Komplements 30 Minuten im Wasserbad bei 55–56 °C inaktivieren. Bis zum Versuchstag im Kühlschrank aufbewahren. Zum Gebrauch 1:5 oder 1:4 verdünnen.

Liquor wird konzentriert oder in einer Verdünnung 1:2 untersucht.

Verdünnungsflüssigkeit: Veronal-gepufferte Kochsalzlösung (z. B. Institut Virion GmbH).

4.4 Vorversuche, Mikrotitertechnik

Voraussetzung für die diagnostische Verwendung der KBR ist die quantitative Abstimmung ihrer Reagenzien. Diese müssen in Vorversuchen – Ambozeptor, Komplement und Antigene – eingestellt werden, bevor der eigentliche Hauptversuch mit den Patientenseren erfolgt. Bei den käuflich erworbenen Reagenzien genügt es, wenn die Einstellung für jede neue Charge einmal durchgeführt wird. Lediglich Komplement, das länger als 3 Monate aufbewahrt wurde, sollte nachuntersucht werden.

Die folgende Beschreibung der Versuchsdurchführung trifft auf die Mikrotitertechnik zu. Dabei wird mit Mengen von 25 µl gearbeitet. Titerangaben beziehen sich nur auf die Serumverdünnung; die übrigen Reaktionsteilnehmer werden nicht berücksichtigt.

Ambozeptorvorversuch: Ausgehend von einer Ambozeptorverdünnung 1:500 werden mit dem Mikrotitrator weitere geometrische Verdünnungen hergestellt. In den entsprechenden Plattenvertiefungen liegen danach die Verdünnungen 1:500 bis 1:16000 vor. Hinzugegeben werden gleiche Mengen an Puffer, Komplement und eingestellter Erythrozytensuspension (Tab. 6–2). Die Platte wird geschüttelt und bei 37 °C 60 Minuten inkubiert. Ablesung erfolgt nach weiterer Inkubation von 2 Stunden bei 4 °C oder sofort nach Zentrifugieren der Platte.

Tabelle 6–2 Reaktionsteilnehmer des Ambozeptorvorversuchs

Ambozeptorverdünnungen*	je 25 µl
Puffer	
Komplement (1:30 verdünnt)	
Standard-Erythrozytensuspension	

* Verdünnungsreihe wird ausgehend von einer Ambozeptor-Verdünnung 1:500 im Mikrotitrator hergestellt.

Eine hämolysierende Einheit entspricht der Ambozeptorverdünnung, die für eine vollständige Hämolyse ausreicht. Für den Hauptversuch werden 4–8 Einheiten zur Sensibilisierung verwendet.

Komplementvorversuch: Da die Sensibilität der KBR von der Menge des in den Versuch eingebrachten Komplements abhängig ist, wird zur Erzielung einer größeren Genauigkeit eine arithmetische C-Verdünnungsreihe in Röhrchen hergestellt. Ausgehend von einer sorgfältig hergestellten Verdünnung 1:10 folgen die weiteren Verdünnungen den Angaben der Tabelle 6–3. Gleiche Mengen dieser C-Verdünnungen, Antigengebrauchsverdünnungen und Puffer (anstelle der Untersuchungsprobe) werden in Vertiefungen einer Plastikplatte getropft (Tab. 6–4). Die Platte wird geschüttelt und 60 Minuten bei 37 °C oder 18 Stunden bei 4 °C (Kältebindung) inkubiert. Anschließend wird das hämolytische System (s. o.) zugegeben. Die Platte wird geschüttelt, bei 37 °C 1 Stunde inkubiert und bis zur Ablesung weitere 2 Stunden bei 4 °C gehalten.

Tabelle 6–3 Komplement(C)-Titration in Röhrchen für den C-Vorversuch.

Komplement 1:10 (ml)	Puffer (ml)	Komplement-Verdünnung (reziproke Werte)
0,6	1,8	40
0,5	2,0	50
0,4	2,0	60
0,3	1,8	70
0,3	2,1	80
0,3	2,4	90
0,3	2,7	100
0,2	2,0	110
0,2	2,2	120
0,2	2,4	130

Tabelle 6–4 Komplementvorversuch.

Antigen-Gebrauchsverdünnung	je 25 µl
C-Verdünnungen*	
Puffer	

– Platten nach Schütteln 60 Minuten bei 37 °C inkubieren.
– Zugabe von 25 µl hämolytischen Systems.
– Platten erneut schütteln und 30 Minuten bei 37 °C, anschließend 2 Stunden bei 4 °C inkubieren; ablesen.

* s. Tab. 6–3

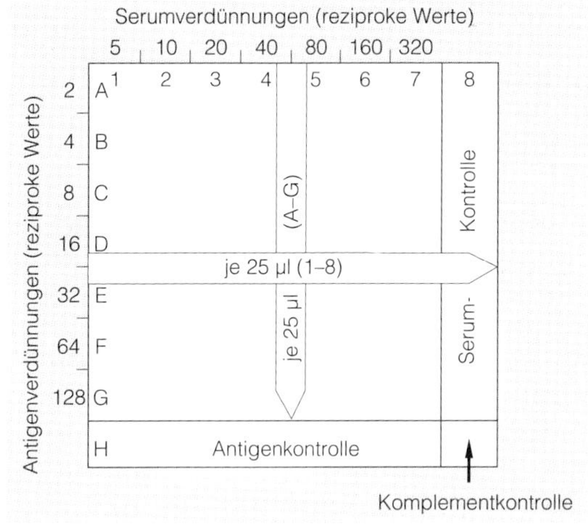

Abb. 6–12 Schema des Antigenvorversuchs (Blocktitration): Antigen- und Serumverdünnung in Röhrchen herstellen und nach obigem Schema einpipettieren; Zugabe von 25µl Komplement (2E, unterschiedliche Menge in Abhängigkeit von der Antigenverdünnung); Zugabe von 25µl hämolytisches System.

Eine C-Einheit entspricht der höchsten Komplementverdünnung, die vollständige Hämolyse erzeugt. Der Hauptversuch wird mit 2 C-Einheiten bestritten.

Antigenvorversuch: Diese Untersuchung beabsichtigt, die geringste Antigendosis zu ermitteln, die mit einem Positivserum den höchsten Titer erzielt. Dies geschieht in Form einer sogenannten Schachbrett- oder Blocktitration, bei der jede Antigenverdünnung gegen jede Verdünnung des Positivserums geprüft wird (Abb. 6–12). Da die Antigene selber Komplement verbrauchen können, muß für jede Antigenverdünnung die Komplementverbrauchsdosis in einem Vorversuch bestimmt werden.

Die Antigen- und Serumverdünnungen werden zunächst in Röhrchen angesetzt. Die Antigenverdünnungen werden in vertikaler Richtung A–G eingefüllt, wobei jede einzelne Verdünnung in die Vertiefungen der Reihen 1–8 getropft wird. Die verschiedenen Serumverdünnungen werden in Reihe 1–7 im rechten Winkel dazugegeben. Beispielsweise enthalten die Vertiefungen der Reihe 2 (A–G) unterschiedliche Antigenkonzentrationen bei gleichbleibender Serumverdünnung 1:10. In die Vertiefungen der Reihe 8 (A–G) wurde anstelle von Antigen Puffer, in die der Reihe H (1–7) anstelle von Serum Puffer eingefüllt (Antigen bzw. Serumkontrolle).

Die mit Plastikfolie verschlossenen Platten werden 18 Stunden bei 4 °C gehalten und etwa 30 Minuten bei 37 °C aufgewärmt, ehe 25 µl des hämolytischen Systems zugefügt werden. Zusätzlich Kontrolle des hämolytischen Systems ohne Komplement (75 µl Puffer + 25 µl hämolytisches System): darf nicht hämolysieren!

Ablesung nach 30 Minuten 37 °C und 2 Stunden 4 °C auf vollständige Hämolyse.

Eine Antigeneinheit enthält die niedrigste Antigenkonzentration, die mit dem Positivserum den höchsten Titer erzielt. Für den Hauptversuch werden 2 Einheiten eingesetzt.

4.5 Hauptversuch zur Untersuchung von Patientenseren auf komplementbindende Antikörper

Reagenzien: Folgende Reagenzien werden benötigt: inaktiviertes Patientenserum, Antigen (2 E), Komplement (2 E), Ambozeptor (4–8 E) und die auf vorgeschriebene Dichte eingestellte Erythrozytensuspension. Zusätzlich werden ein negatives und ein positives Kontrollserum mitgeführt.

Durchführung: Der Arbeitsgang beginnt mit der Herstellung der Verdünnungen des Patientenserums mit dem Mikrotitrator (Ausgangsverdünnung 1:5 oder 1:4). Außerdem wird das positive Kontrollserum austitriert. Die sich anschließenden Schritte sind in Tabelle 6–5 festgehalten.

Tabelle 6–5 Untersuchungen von Patientenseren (KBR-Hauptversuch)

	Serumkontrolle	Serum für Antikörpernachweis*	Antigenkontrolle
Anfangsserumverdünnung (z. B. 1:5)	25 µl	25 µl	–
Antigen (2 E)	–	25 µl	25 µl
Puffer	25 µl	–	25 µl
Komplement (2 E)	25 µl	25 µl	25 µl

– Platten schütteln, verschließen und 18 Stunden bei 4 °C, 30 Minuten aufwärmen
– hämolytisches System (25 µl) zugeben und 30 Minuten bei 37 °C inkubieren.

* In der Regel werden verschiedene Verdünnungen untersucht.

Außer der Serumkontrolle zur Erfassung der Eigenhemmung und der Antigenkontrolle werden regelmäßig weitere Kontrollen mitgeführt:

Komplementrücktitration zur Aktivitätskontrolle:

Komplement	25 µl
Puffer	50 µl
hämolytisches System	25 µl

Es werden die geometrischen Verdünnungen (reziproke Werte 1, 2, 4 und 8) untersucht. Die Gebrauchsverdünnung 1 (unverdünnt) und die Verdünnung 2 müssen vollständig gelöst sein, bei den Verdünnungen 4 und 8 muß eine Hämolysehemmung erkennbar sein.

Kontrolle des hämolytischen Systems:

Puffer	75 µl
hämolytisches System	25 µl

Eine Hämolyse darf nicht erkennbar sein.

Kontrollserum: Während das Positivkontrollserum austitriert wird, genügt für das Negativkontrollserum eine Verdünnung (z. B. 1:5).

Ablesung: Die Antikörperbestimmung beim Patientenserum arbeitet mit der Langzeitbindung nach KOLMER (18 Stunden im Kühlschrank). Im Hauptversuch wird im Unterschied zu den Vorversuchen auf 50%ige Hämolyse, die am Erythrozytensediment abgeschätzt wird, abgelesen. Als Titer wird die Serumverdünnung – Reaktionspartner nicht eingerechnet – bezeichnet, bei der eine ≧ 50%ige Hämolyse erkennbar ist. Eigenhemmung liegt vor, wenn der Serumtiter mit und ohne Antigen gleich ist oder sich nur um eine Stufe unterscheidet. In diesen Fällen muß ein neues Serum eingesandt werden. Bei einer Titerdifferenz von 2 Stufen wird eine Titerstufe niedriger abgelesen; bei einer Titerdifferenz um ≧ 3 Titerstufen kann die Eigenhemmung bei der Titerangabe vernachlässigt werden.

4.6 Indikationen

Die KBR kann im Prinzip mit jedem Antigen durchgeführt werden. In der Routine hat sie sich bei verschiedenen Indikationen bewährt, von denen einige genannt werden sollen:
- verschiedene Viruserkrankungen (z. B. Zytomegalie)
- Ornithose (s. S. 323)
- Q-Fieber (s. S. 323)
- Mykoplasmenpneumonie (s. S. 199)
- Aspergillose (s. S. 269)
- Toxoplasmose (s. S. 232)
- Amöbiasis (s. S. 225)
- Trichinose (s. S. 239)

5 Kapselreaktion

Bei bekapselten Bakterien und Pilzen findet die Antigen-Antikörper-Reaktion in der Weise statt, daß sich die Antikörper auf der Kapseloberfläche niederschlagen. Hierdurch verändert sich die Lichtdurchlässigkeit der lichtmikroskopisch unsichtbaren Kapseln; diese werden im durchfallenden Licht deutlich gegen die Umgebung als abgegrenzte Strukturen sichtbar. Dadurch entsteht irrtümlich der Eindruck einer Quellung.

NEUFELD-Quellungsreaktion

Am bekanntesten ist die NEUFELD-Quellungsreaktion zum Nachweis von Polysaccharidkapselantigenen bei Pneumokokken (s. S. 133). Dieses Verfahren eignet sich für die Analyse von *H. influenzae* und *Klebsiella*-Stämmen. Das technische Vorgehen – beschrieben am Beispiel von Pneumokokken – ist im Prinzip einfach.

Auf einem Objektträger werden je eine Öse der frischen Untersuchungsprobe (z. B. Liquor, Sputum, nicht älter als 2 Stunden nach Entnahme), einer 1%igen Methylenblau-Lösung sowie eines agglutinierenden polyvalenten Pneumokokkenserums („Omniserum") gut gemischt und mit dem Deckglas bedeckt; der „Omniserum"-Tropfen kann auch mit dem Deckglas aufgebracht werden. Als Kontrolle wird die zu untersuchende Probe mit Kochsalzlösung anstelle von „Omniserum" versetzt. Nach einigen Minuten werden bei 800- bis 1000facher Vergrößerung die Pneumokokkenkapseln im positiven Fall deutlich erkennbar (Vergleich mit Kontrolle!). Bei negativem Ergebnis sollte der Objektträger nach einer Stunde Aufbewahrung in einer feuchten Kammer erneut kontrolliert werden.

6 Neutralisationsreaktion

Unter einer immunologischen Neutralisationsreaktion wird eine Antigen-Antikörper-Reaktion verstanden, bei der ein spezifischer Antikörper die Giftwirkung des entsprechenden Antigens aufhebt, d. h. den Makroorganismus vor den unterschiedlichen Auswirkungen des Antigens schützen kann.

Toxin-Antitoxin-Reaktion

Die Toxin-Antitoxin-Reaktion ist ein typischer Vertreter dieses Testes. Dabei wird die Giftwirkung eines Toxins durch antitoxisches Serum ausgeschaltet. Im Tierversuch läßt sich diese Reaktion nachweisen.

Mindestens zwei Tiere werden mit dem toxinhaltigen Untersuchungsmaterial gespritzt. Einem Tier wird zusätzlich Antitoxin verabreicht. Das Antitoxin schützt das Tier vor den Folgen der Toxinwirkung (charakteristische Toxinerkrankung mit Todesfolge).

Indikationen: Beispiele für diagnostische Tierversuche dieser Art sind der Toxinnachweis bei Botulismus, Tetanus und bei *Corynebacterium diphtheriae*-Stämmen.

Antistreptolysin(ASL)-Test

Im Prinzip ist auch der Antistreptolysin-Test eine Neutralisationsreaktion. Mit ihm werden spezifische Antikörper gegen eines der β-Hämolysine von Streptokokken der Gruppen A, C und G (Streptolysin O) nachgewiesen. Diese Streptokokken bilden das sauerstoffempfindliche Streptolysin O, das nur im reduzierten Zustand aktiv ist, und das stabilere Streptolysin S (Abb. 6–13).

Indikationen: Indikationen für diesen Test sind die Folgekrankheiten einer A-Streptokokken-Infektion (akuter Gelenkrheumatismus, Glomerulonephritis, Chorea minor).

Die Sensitivität dieses Testverfahrens beträgt nur 50–80% und ist insbesondere bei der von der Haut ausgehenden Glomerulonephritis sehr gering (nur 40%!). Deshalb sollte zur Ergänzung der Antidesoxyribonuklease (= Streptodornase B)-Test, ein Neutralisationstest mit einer größeren Empfindlichkeit insbesondere für Folgekrankheiten von Hautinfektionen, mit herangezogen werden.

Mikromethode: Die ASL-Reaktion wird meistens als Mikromethode durchgeführt. Folgende Reagenzien – zu beziehen im Fachhandel – sind erforderlich:
- Streptolysin O (0,75 internationale Antikörperbindungseinheiten/ml); Reagenz in Puffer auflösen.
- Antistreptolysin-O-Serum (Standardserum) mit 10 IE/ml.
- Kaninchenerythrozyten konserviert (3mal mit Puffer waschen und auf 2,5%ige Suspension einstellen).
- Phosphatpuffer.

Testausführung:
- Herstellung von je zwei Ausgangsverdünnungen des Standard- und des Patientenserums.
  Standard:
  0,3 ml Serum + 1,7 ml Puffer = 1,5 IE/ml *(Röhrchen A)*
  0,2 ml Serum + 1,8 ml Puffer = 1,0 IE/ml *(Röhrchen B)*
  Patientenserum:
  0,1 ml + 4,9 ml Puffer = Verdünnung 1:50 *(Röhrchen A)*
  1,0 ml der Verdünnung A + 0,5 ml Puffer = Verdünnung 1:75 *(Röhrchen B)*
- In die Vertiefungen einer Plastikplatte 1 und 2 der Reihe A bis G werden je 100 µl der Patientenserum-Ausgangsverdünnungen A bzw. B eingefüllt; zusätzlich wird Verdünnung A in Vertiefung 12 der Reihe A bis G pipettiert (Serumkontrolle). Die Position 1 und 12 enthält demnach die Verdünnung 1:50, die Position 2 die Verdünnung 1:75. Für die Verdünnungen A und B des

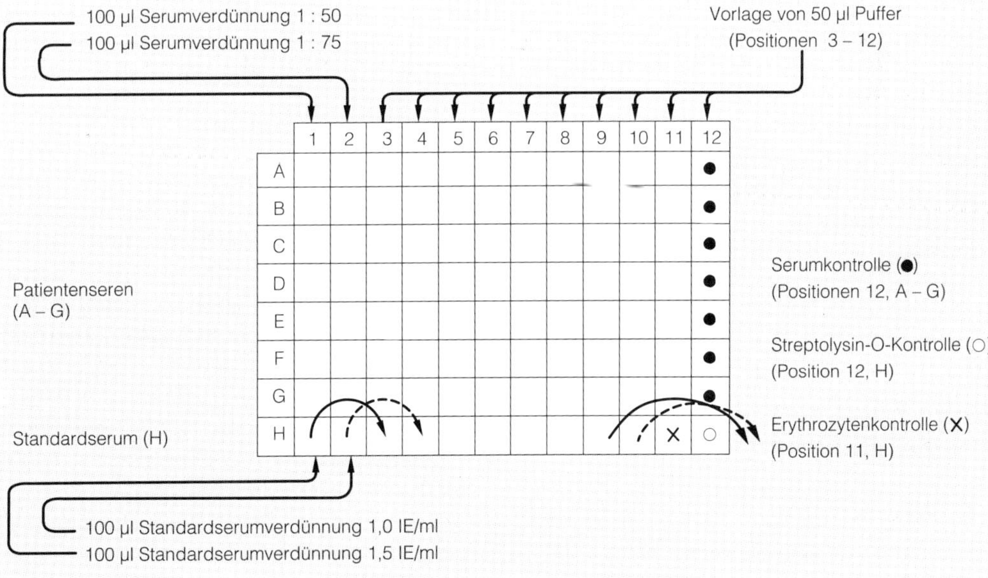

Abb. 6–13 Antistreptolysin-Reaktion im Mikrotiterverfahren.

Standardserums sind die Vertiefungen 1 und 2 der Reihe H vorgesehen (je 100 µl).
- In alle freigebliebenen Vertiefungen werden 50 µl Phosphatpuffer vorgelegt.
- Mit Mikroverdünnern werden die Serumverdünnungen A und B nach dem in Abb. 6–13 angegebenen Schema von 1–11 bzw. 2–10 titriert.
- Zufügen von 50 µl Streptolysin-O-Lösung in jede Vertiefung mit Ausnahme der Positionen 12 (A–G) und 11 (H).
- Platten werden verschlossen und 25 Minuten bei 37 °C (Brutschrank) inkubiert.
- Zufügen von 25 µl Erythrozytensuspension, Platten verschließen und 45 Minuten bei 37 °C inkubieren. Anschließend 2 Minuten bei ungefähr 2000 U/min (ca. 800 × g) zentrifugieren und ablesen.

Ablesung und Auswertung: Es wird auf beginnende Hämolyse abgelesen. Der ASL-Gehalt des Patientenserums wird im Vergleich mit dem Standardserum berechnet: Patientenserumverdünnung × ASL-Konzentration des Standardserums = ASL-Gehalt in IE/ml.

Beispiel:
Standardserum 0,75
Patientenserum 300
300 × 0,75 = 225 IE/ml (im Befund angegebene Konzentration)

Als Grenzwerte werden bei der ASL-Reaktion für Erwachsene 200 und für Kinder 150 IE/ml angegeben. Diese Werte sollten jedoch nur als Anhaltspunkte für eine Beurteilung gewertet werden. Ein Titeranstieg bei der Untersuchung zweier Seren im Abstand von 2–3 Wochen ist aussagekräftiger.

Falsch positive Reaktionen können bei Vermehrung der β-Lipoproteine im Gefolge von Lebererkrankungen auftreten.

Die Antistaphylosin-Reaktion gehorcht demselben Nachweisprinzip wie der ASL-Test. Sie wird mit im Fachhandel erhältlichen Reagenzien durchgeführt und kann als indirekte Methode für den Nachweis von Staphylokokken-Infektionen in schwer zugänglichen Körperregionen herangezogen werden.

7 Immunfluoreszenzverfahren: direkter und indirekter Immunfluoreszenztest

7.1 Prinzip

Um Antigen-Antikörper-Reaktionen fluoreszenzmikroskopisch sichtbar machen zu können, werden Antikörperimmunglobuline chemisch an einen geeigneten Farbstoff, Fluorochrom genannt, gekoppelt. Dieser fluorochromierte Antikörper wird auch als *Konjugat* bezeichnet. Als Fluorochrom wird am häufigsten das grün aufleuchtende Fluorescein-Isothiocyanat (FITC) verwendet.

Zur Markierung bietet sich auch der rot fluoreszierende Farbstoff Tetramethylrhodaminisothiocyanat (TRITC) an.

Die fluorochromierten Antikörper binden sich entweder direkt oder indirekt an die oberflächlich liegenden Antigenstrukturen der Mikroorganismen.

Fluoreszenzmikroskop: Durch unsichtbares UV-Licht wird das Fluorochrom sekundär zur Ausstrahlung einer mikroskopisch erkennbaren Fluoreszenz angeregt. Als Lichtquelle des Fluoreszenzmikroskops wird eine Speziallampe benötigt, die reichlich kurzwellige Strahlen abgibt. Dazu eignen sich Quecksilber- oder Halogenleuchten.

Das sichtbare Licht dieser Lampen wird durch ein Filtersystem abgefangen, so daß nur unsichtbares UV-Licht in das mikroskopische Präparat gelangt.

Der Strahlengang des fluoreszenzanregenden Lichts kann entweder als Durchlicht oder als Auflicht geführt werden.

Im Fluoreszenzmikroskop entsteht demnach durch die kurzwellige Anregungsstrahlung (UV-Licht) das längerwellige sichtbare Fluoreszenzlicht. Dieses gelangt durch die Optik des Mikroskops in das Auge des Beobachters. Durch einen dem Okular aufgesetztes Sperrfilter werden die Reste der UV-Strahlung zurückgehalten.

Direkter Fluoreszenztest: Bei dem direkten Fluoreszenztest reagieren die Konjugate mit definierter Antikörperspezifität direkt mit den nachzuweisenden Antigenstrukturen. Dies bedeutet, daß die reagierenden Antigene durch den spezifischen Antikörper mit einem Fluorochrom markiert sind.

Indirekter Fluoreszenztest: Im Gegensatz dazu ist beim indirekten Fluoreszenztest der spezifische Antikörper nicht markiert (Abb. 6–14). Zu seinem Nachweis wird ein fluorochromiertes Antiserum gegen das Immunglobulin des spezifischen Antikörpers verwandt. Das Antiimmunglobulinserum muß speziell gegen die Tierart ge-

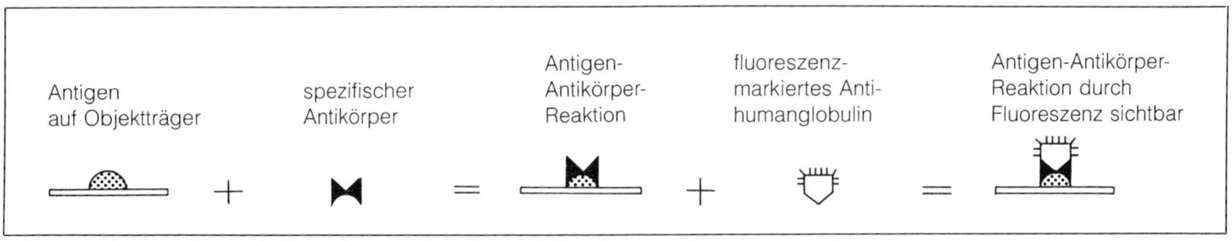

Abb. 6–14 Prinzip des indirekten Fluoreszenztests (IFT).

richtet sein, von der der spezifische Antikörper gewonnen wurde (z. B. Kaninchen- mit Antikaninchenserum). Da beim indirekten Verfahren zwei Schichten übereinander gelagert sind, wird auch von einer Sandwichtechnik gesprochen.

7.2 Anwendungsgebiete

Direkte Verfahren eignen sich zur serologischen Bestimmung von Bakterienstämmen. Sie werden auch bei der direkten mikroskopischen Diagnostik am Untersuchungsmaterial eingesetzt. Der direkte Fluoreszenztest dient zum mikroskopischen Nachweis von Erregern im Untersuchungsmaterial im Sinne einer Schnellmethode. Als Beispiele seien die Diagnostik von A-Streptokokken-, Chlamydien-, Legionellen- und Keuchhustenerreger-Infektionen zu nennen. Weiter kann der direkte Test zur serologischen Bestimmung einer Vielzahl von Keimen verwandt werden.

Das *indirekte Verfahren* hat den Vorteil einer größeren Empfindlichkeit. Es wird vorwiegend zum Antikörpernachweis in Patientenseren verwendet. Eine Unterscheidung von IgG- und IgM-Antikörpern ist hierbei möglich.

Routineanwendungen des indirekten Fluoreszenztestes sind Antikörpernachweise bei Lues (FTA-Abs-Test s. S. 313), Toxoplasmose (s. S. 232), Amöbenruhr, generalisierter Sproßpilzinfektion, Legionellose, Borreliose und einer Reihe von Viruserkrankungen.

7.3 Durchführung

Die im Handel zu beziehenden Objektträger werden zur besseren Orientierung mit einer undurchsichtigen Kunststoffschicht bedeckt, auf der die Reaktionsfelder als Aussparungen erkennbar sind. Die Antigenpräparationen (Suspensionen von Mikroorganismen oder Patientenuntersuchungsmaterial) werden tropfenweise auf die Felder aufgetragen und nach Antrocknung fixiert (z. B. durch Hitze oder Methanol). Für die routinemäßigen Antikörperbestimmungen liefert die Industrie bereits antigenbeschichtete Objektträger.

Die präparierten Objektträger können für einige Tage im Kühlschrank aufbewahrt werden; für längere Lagerung müssen sie eingefroren werden.

Fluoreszenzteste laufen im Labor im Prinzip folgendermaßen ab:

Direkter Test: Die mit Antigen bzw. Untersuchungsmaterial beschichteten Reaktionsflächen des Objektträgers werden beim direkten Test mit dem gewählten fluorochromierten Antiserum überschichtet (1 Tropfen) und in einer feuchten Kammer 30–60 Minuten bei Zimmertemperatur oder 36 °C inkubiert. Anschließend Waschvorgang (Objektträger in Pufferlösung einlegen und ggf. unter fließendem Wasser oder mit einer Spritzflasche abspülen), dann Trocknung. Eine Gegenfärbung von Fluoreszenztest-negativen Mikroorganismen mit Evans' blue erleichtert die Ablesung. Der Farbstoff wird entweder dem Antiserum beigemischt, oder er kann in einem gesonderten Arbeitsgang nachträglich zugegeben werden. Bei einer negativen Reaktion erscheinen die Mikroorganismen ziegelrot.

Indirekter Test: Für den indirekten Fluoreszenztest (IFT) zum Antikörpernachweis werden die gewünschten Patientenserumverdünnungen auf die Reaktionsflächen des antigenbeschichteten Objektträgers aufgebracht. Nach geeigneter Reaktionszeit in einer feuchten Kammer (s. o.) schließt sich der Waschvorgang an. Auf die Reaktionsfläche des getrockneten Objektträgers wird FITC-markiertes Antihumanglobulin gegeben. Wurden die Untersuchungen z. B. mit Kaninchenserum durchgeführt, ist FITC-markiertes Antikaninchenglobulin zu verwenden. Nach einer weiteren Reaktionszeit in der feuchten Kammer folgen Waschen und Trocknen der Objektträger. Auf die mit einer geringen Menge Glycerinpuffer versehenen Objektträgerreaktionsflächen, die gerade bedeckt sein sollen, wird ein Deckglas aufgelegt und angedrückt.

Betrachten mit Trockensystem oder Ölimmersion. Im positiven Fall sind die Mikroorganismen bei FITC-Markierung mit einem grün fluoreszierenden Hof umgeben; bei sehr starken Reaktionen kann der gesamte Zelleib fluoreszieren. Negative Reaktionen lassen die Mikroorganismen ungefärbt erscheinen, wenn nicht eine Gegenfärbung mit Evans' blue vorgenommen wurde (s. o.).

8 Enzym-, Radio- und Fluoreszenzimmunoassay

In der serologischen Diagnostik gewinnt der sogenannte Immunoassay wegen seiner hohen Präzision, Empfindlichkeit und Spezifität zunehmend an Bedeutung.

8.1 Prinzip

Den Verfahren liegen eine oder mehrere Antigen-Antikörper-Reaktionen zugrunde. Einer der Reaktionspartner wird zur Erkennung der gebildeten Antigen-Antikörper-Komplexe markiert. Je nach Art der Markierung wurden verschiedene Methoden entwickelt:

- Enzymimmunoassay (EIA):
  Markierung mit Enzymen
- Radioimmunoassay (RIA):
  Markierung mit radioaktiven Stoffen
- Fluoreszenzimmunoassay (FIA):
  Markierung mit Fluorochromen

Nach erfolgter Reaktion und Abtrennung überschüssiger Reagenzien kann die Menge der vorhandenen Antigen-Antikörper-Komplexe, die in einer festen Beziehung zur Menge des zu bestimmenden Antigens oder Antikörpers steht, photometrisch nach Enzymreaktion, mittels Messung der Radioaktivität oder an Hand einer Fluoreszenzmessung ermittelt werden.

Die Empfindlichkeit der Reaktion macht es erforderlich, daß nur hochgereinigte Antigene und ggf. monoklonale Antikörper (höchster Reinheits- und Spezifitätsgrad von Antikörpern) im Testsystem zum Einsatz gelangen.

Das Grundprinzip des Immunoassays wurde vielfach variiert. Die daraus entwickelten Techniken finden z. T. ihren Niederschlag in kommerziellen Testsystemen, deren Besprechung an dieser Stelle nicht erforderlich ist.

Im mikrobiologisch-serologischen Labor werden am häufigsten Enzymimmunoassays in der Form des sogenannten ELISA (enzyme-linked immunosorbent assay) verwendet. Hier sei je ein Beispiel eines Antikörper- bzw. Antigennachweises dargestellt.

In Abhängigkeit von der Fragestellung werden beim sogenannten Festphasen-ELISA Antigene (zum Antikörpernachweis) oder Antikörper (zum Antigennachweis) an der Wand der Vertiefungen von Plastikplatten, von Röhrchen oder an Kugeln adsorbiert. Die so präparierten Materialien können kühl und trocken gelagert aufbewahrt werden.

Im folgenden wird lediglich auf den am häufigsten angewandten Enzymimmunoassay eingegangen.

8.2 Antikörpernachweis

Zum Nachweis von Antikörpern im Serum mittels ELISA-Technik wird eine Verdünnung der Serumprobe mit der Festphase des Antigens zusammengebracht: z. B. wird eine Serumverdünnung in die Vertiefung einer antigenbeschichteten Plastikplatte pipettiert (Abb. 6–15). Nach einer testabhängigen Reaktionszeit für die Verbindung des Antikörpers mit dem Antigen werden alle nicht reagierenden Serumbestandteile durch Waschen entfernt. In einem weiteren Arbeitsgang wird enzymkonjugiertes Antihumanglobulin hinzugefügt. Nach einer erneuten Inkubation zur Reaktion zwischen evtl. Antigen-anhaftendem Antikörper (Humanglobulin) und enzymkonjugiertem Antihumanglobulin schließt sich ein zweiter Waschvorgang zur Entfernung von nichtgebundenem enzymkonjugierten Antihumanglobulin an. Die Antigen-Antikörper-Reaktion wird über eine enzymabhängige Farbänderung erkennbar. Nach Zugabe des für das benutzte Enzym geeigneten Substrats erfolgt nach einer testabhängigen kurzen Inkubation die Auswertung entweder photometrisch oder mit bloßem Auge. Die sich entwickelnde Farbintensität ist proportional zur Antikörperkonzentration im Serum. Eine genauere Titerbestimmung ist durch Untersuchung mehrerer Verdünnungen möglich.

IgM-Antikörper: Um beim Nachweis von IgM-Antikörpern der Gefahr falsch negativer und falsch positiver Ergebnisse zu begegnen, müssen aus dem Serum IgG-Antikörper und ggf. Rheumafaktoren entfernt werden. Bewährte Trennverfahren, wie z. B. Gelfiltration oder Ultrazentrifugation (z. B. 19S-IgM-Test bei Lues) sind jedoch so arbeitsintensiv und in der Hand von Unerfahrenen fehleranfällig, daß sie für Routinelaboratorien nicht in Frage kommen. Eine Alternative mit eingeschränkter Aussagekraft ergibt sich durch den Einsatz von sogenannten Minisäulen, mit denen allerdings niedrigere IgM-Titer erzielt werden.

Außer diesen physikalischen Verfahren kann

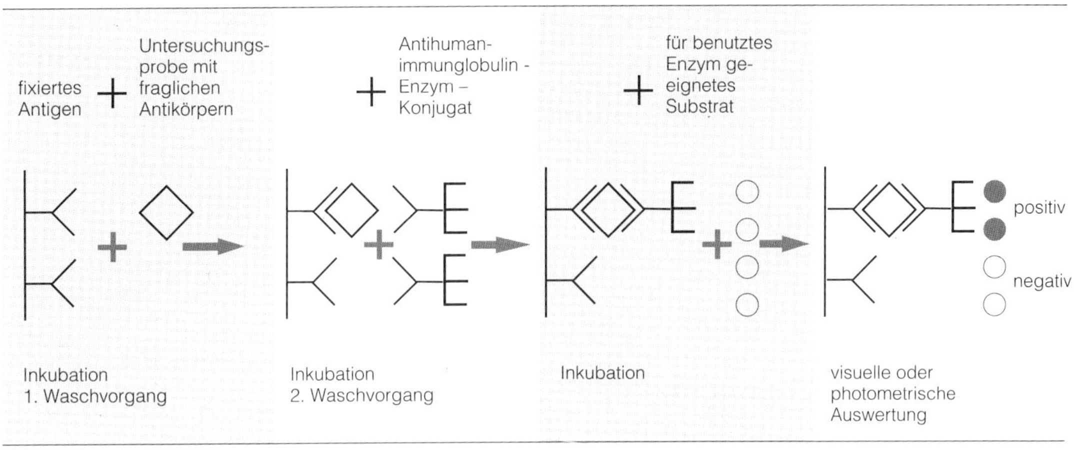

Abb. 6–15 Enzymimmunoassay (ELISA-Technik) zum Nachweis von Antikörpern. Das Prinzip gilt auch für Antigennachweis.

die Abtrennung mit immunologischer Technik erfolgen: Durch Behandlung der Serumprobe mit RF-Absorbens-Antikörpern vom Schaf, die bevorzugt gegen IgG-Immunkomplexe und die Rheumafaktoren gerichtet sind – können diese Serumbestandteile abgetrennt werden. Dieses Verfahren kann mit Einschränkungen verwendet werden. Ein anderes Prinzip besteht darin, daß die IgM-Antikörper der Serumprobe durch an die Festphase absorbierte Anti-IgM-Antikörper fixiert und anschließend durch einen Waschvorgang von den störenden Globulinen getrennt werden. Für den Antikörpernachweis wird entweder enzymkonjugiertes Antigen oder Antigen und enzymkonjugierter Antikörper zugegeben. Die Reaktion wird wie üblich ausgeführt.

Die sehr empfindlichen Antikörpernachweise mit der ELISA-Technik müssen vor ihrer routinemäßigen Anwendung zunächst auf ihre klinische Aussagekraft geprüft werden. In der Serodiagnostik der Viruserkrankungen haben diese Teste ihren festen Platz. Zunehmend werden sie auch in der Parasitologie, Mykologie und Bakteriologie eingeführt.

8.3 Antigenbestimmung

Zur Antigenbestimmung eignet sich eine Variante des ELISA-Testes, die auch unter der Bezeichnung Sandwich-Verfahren bekannt geworden ist. Die Röhrchenwand ist mit Antikörpern gegen die zu bestimmende Substanz (Antigen) beladen, so daß beide im ersten Reaktionsschritt miteinander reagieren. Im zweiten Schritt werden enzymmarkierte Antikörper zugegeben, die sich an die bereits gebundenen Antigene anlagern. Im dritten Schritt entsteht nach Zugabe eines enzymatischen Substrats ein Farbstoff, der visuell (qualitativ) beurteilt oder photometrisch (quantitativ) gemessen werden kann.

Mit diesem Test lassen sich beispielsweise Toxine *(Clostridium difficile)* und andere Antigene (*Toxoplasma gondii, Schistosoma mansoni* u. a.) nachweisen.

Übersichtsliteratur

McKinney, R. M., W. B. Cherry: Immunfluorescence Microscopy. In: Lenette, E. H., A. Balows, W. J. Hausler Jr., H. J. Shadomy (eds.): Manual of Clinical Microbiology. 4th ed. p. 891–897. Amer. Soc. Microbiol., Washington, D. C. 1985.

Müller, F., H. Freiersleben, D. Moldenhauer, R. H. Seuffer, Ch. Staak, R. Wigand, W. Willers: Komplementbindungsreaktion. DGHM-Verfahrensrichtlinie. Zbl. Bakt. Hyg., I. Abt. Orig. A 253 (1982) 145–158.

Müller F., J. Albrecht, J. Ansorg, J. Bockemühl, W. Mühlenberg, H. E. Müller, G. Müller-Prashuhn, M. Röllinghoff: Bakterienagglutination zum Antikörpernachweis im Patientenserum. DGHM-Verfahrensrichtlinie. Zbl. Bakt. Hyg. A 264 (1987) 301–311.

Thomas, L.: Labor und Diagnose. 2. überarb. u. erw. Aufl., S. 853–897, 912–935, 982–994. Medizinische Verlagsgesellschaft, Marburg/Lahn 1984.

Voller, A., D. Bidwell: Enzyme-linked immunosorbent assay. In: Rose, N. R., H. Friedmann, J. L. Fahey (eds.): Manual of Clinical Laboratory Immunology. 3rd ed. p. 99–109. Amer. Soc. Microbiol., Washington, D. C. 1986.

7 Qualitätskontrolle im Labor

1 Qualitätsansprüche

An mikrobiologisch-serologische Befunde werden folgende Anforderungen gestellt: Sie sollen objektiv richtig sein, klinisch verwertbare Aussagen („relevante Befunde") vermitteln und schnell zur Verfügung stehen. Zur Verwirklichung dieser Qualitätsansprüche müssen Labor und Klinik eng zusammenarbeiten. Die Sicherung der Qualität erstreckt sich demnach nicht nur auf laborinterne Vorgänge.

Hochwertige Untersuchungsmaterialien sind Voraussetzung für eine erfolgreiche Laborarbeit. Dem Einsender sollten Empfehlungen für Entnahme und Transport der Proben zur Verfügung gestellt werden. Desgleichen ist wünschenswert, daß das Labor bei der Beschaffung geeigneter Transportgefäße und -medien behilflich ist und den Probentransport übernimmt. Ohne genaue klinische Angaben auf dem Begleitschein können nur unvollkommene, häufig klinisch nicht verwertbare Befunde entstehen. Bei komplizierten Sachverhalten ist es zur Vermeidung von Fehlinterpretationen unbedingt erforderlich, daß Mikrobiologe und Einsender direkt Kontakt aufnehmen.

Sind keine anderen Kommunikationsmöglichkeiten (EDV s. S. 106) verfügbar, könnte die rasche schriftliche Befundübermittlung in Verbindung mit dem Untersuchungsproben-Transport gewährleistet werden.

2 Kontrollmaßnahmen

Im folgenden wird lediglich auf die Qualitätskontrollen eingegangen, die sich auf laborinterne Arbeitsgänge beziehen (Tab. 7–1).

Die Kontrollmaßnahmen erstrecken sich auf alle diagnostischen Aktivitäten im Labor und schließen die dafür erforderlichen Materialien und Gerätschaften ein (Tab. 7–2). Sinnvollerweise werden diese Kontrollen nach einem den individuellen Laborbedürfnissen angepaßten Plan durchgeführt und genau protokolliert. Die folgenden Ausführungen sind als Anregungen gedacht. Für detailliertere Angaben muß die im Anschluß zitierte Übersichtsliteratur herangezogen werden.

Tabelle 7–1 Aufgabengebiete der Qualitätskontrolle im mikrobiologischen Labor.

Material
- technische Laboreinrichtung, Arbeitsinstrumentarium
- Nährböden
- diagnostische Reagenzien (Mikrobiologie, Serologie)
- Färbelösungen

technische Durchführung
- technische Arbeitsanleitungen und Schulung
- formale Kriterien für Befundung
- Überwachung der Arbeitsgänge mit Kontrollen (mikrobiologische Diagnostik, Resistenzbestimmungen, serologische Diagnostik)

Laborgeräte und -instrumente

Laborgerätschaften und -instrumente können nach den in Tabelle 7–2 gegebenen Kriterien überwacht werden. So sollte die Brutschranktemperatur auf 35–36 °C – nicht auf 37 °C – eingestellt werden. Eine Temperatur von 38 °C ist beispielsweise bei den Gonokokken bereits kritisch. Höhere Temperaturen und Temperaturschwankungen wirken sich bei der radiometrischen Tuberkulose-Diagnostik ungünstig aus. Für den Nachweis der Oxacillin-Resistenz von Staphylokokken ist eine 35 °C nicht übersteigende Bebrütungstemperatur erforderlich.

Nährböden

Im Mittelpunkt der Kontrollmaßnahmen steht jedoch die Überwachung der Nährböden. Sie beginnt bei der Lagerhaltung. Das Verfallsdatum muß unbedingt eingehalten werden. Bei Trok-

Tabelle 7–2 Überwachung und Kontrolle bei technischen Laboreinrichtungen.

	Temperatur-kontrolle[1]	spezielle Kontrollen	Anmerkungen
Brutschränke Wasserbäder	täglich	bei Bruträumen möglichst Alarmanlage (halbjährliche Überprüfung)	Einstellung von Brutschränken auf 35–36 °C[2]
Kühlschrank	täglich	bei Tiefkühltruhe möglichst Alarmanlage (halbjährliche Überprüfung)	
Kohlendioxid-Schrank	täglich	periodische Kontrolle des Kohlendioxid-Gehalts, ggf. tgl. Kontrolle mit *Actinomyces viscosus*	Einstellung auf 35–36 °C[2] und 5–10% Kohlendioxid
Anaerobier-Schrank	täglich	Überwachung mit Methylenblau-Indikator, ggf. Prüfung mit *P. aeruginosa* (kein Wachstum!) und *B. asaccharolyticus*	
Arbeitsbank		bestimmungsgemäß entsprechend Service-Vertrag halbjährliche Kontrolle der UV-Lampen auf Strahlungsintensität wöchentliche Kontrolle der protektiven Wirkung: Blutplatte während der Arbeit aufstellen	UV-Lampe monatlich 2× mit alkoholgetränktem Lappen abwischen
Heißluftsterilisator Autoklav Desinfektionsgerät	täglich Temperaturschreiber ablesen	vierteljährlich mit Bioindikator; wenn kein Temperaturschreiber vorhanden, zusätzliche chemische und physikalische Kontrolle (Indikatoren bei höchster Packungsdichte deponieren)	

[1] in Kontrollbuch eintragen
[2] Gonokokken können bei Temperaturen ≧ 38 °C absterben

kennährböden sind die Bestellungen so einzurichten, daß die Bestände innerhalb von 12 Monaten aufgebraucht werden.

Bei der Herstellung der fertigen Nährböden können Fehler durch falsche Einwaage, unzureichende Wasserqualität, ungenaue pH-Einstellung, wachstumshemmende Rückstände in den Gefäßen, Überhitzung und weitere Umstände entstehen. Besonders anfällig sind selbst hergestellte Nährböden, denen nach der Sterilisation hitzelabile Substanzen zugefügt wurden. In diesem Fall bedarf jede hergestellte Charge einer Sterilitäts- und Funktionskontrolle (Tab. 7–3). Weniger streng sind die Kontrollanforderungen an Nährböden ohne Zusätze (Tab. 7–4).

Wenn mehrere Sterilitätsprüfungen einwandfreie Ergebnisse bringen oder diesbezügliche zufriedenstellende Erfahrungen mit einem Nährboden im Labor vorliegen, kann auf weitere Untersuchungen verzichtet werden.

Handelsfertige Platten brauchen nicht mehr als einmal innerhalb der Verfallszeit geprüft werden.

Alle Platten müssen im Kühlschrank aufbewahrt werden; vor Gebrauch sind sie einige Stunden bei Zimmertemperatur zu lagern. Zum Schutz vor Verdunstung können die Platten in Plastikhüllen verpackt werden. Erst nach den erforderlichen Kontrollen werden sie für den Laborgebrauch freigegeben. Hier sollten sie vor dem Einsatz noch einmal mit bloßem Auge auf Verunreinigungen und sonstige Veränderungen geprüft werden.

Bei erkennbaren Austrocknungserscheinungen – Einrisse oder Kräuselung der Nährbodenoberfläche – sind sie zu verwerfen. Für bestimmte Zwecke – Züchtung von Gonokokken, Keuchhustenbakterien, in geringerem Maße auch von *Haemophilus*-Arten – können schon geringe Feuchtigkeitsverluste die Anzüchtung unmöglich machen. Deshalb müssen für diese Indikationen immer frische Platten zur Verfügung stehen.

Grundsätzlich kommen verschiedene Arten von Kontrolluntersuchungen in Frage, deren Auswahl sich nach der Art des Nährbodens richtet.

Sterilitätskontrollen: Sterilitätskontrollen umfassen bis 5% der Nährböden einer Charge. Die benutzten, d. h. 18–24 Stunden bebrüteten, Kon-

Tabelle 7–3 Prüfung von Nährböden mit Zusätzen nach der Sterilisation. Jede selbst hergestellte Charge wird auf Sterilität und Funktion untersucht (nach [1]).

	Bebrütungszeit	Temperatur	Teststämme	zu erwartendes Ergebnis
Blutagar	1 Tag	36 °C	A-Streptokokken Pneumokokken	kleine Kolonien mit deutlicher Hämolyse bzw. Vergrünung
Kochblut	1 Tag	36 °C	*H. influenzae* Gonokokken	gutes Wachstum
Blutagar mit Zusätzen für Anaerobier	2 Tage	36 °C	*B. asaccharolyticus*	gutes Wachstum
Selektivnährboden für pathogene Neisserien	1 Tag	36 °C	Gonokokken *S. aureus, E. coli, C. albicans*	gutes Wachstum kein Wachstum
Selektivagar für *C. diphtheriae*	1 Tag	36 °C	*C. diphtheriae*	typisches Wachstum
Anreicherungsbouillon für *C. diphtheriae*	1 Tag	36 °C	*C. diphtheriae*	Wachstum, semiquantitativ*
Campylobacter-Selektivagar	1 Tag	42 °C	*C. jejuni* *E. coli, P. mirabilis*	typisches Wachstum kein Wachstum
Selektivmedium für Myko- und Ureaplasmen	4 Tage	36 °C	*M. hominis* *(M. pneumoniae)*	typisches Wachstum
Anreicherungsmedium für Ureaplasmen	4 Tage	36 °C	*U. urealyticum*	Wachstum, semiquantitativ*

* Aussaat des beimpften Nährbodens mit genormter Öse vor und nach Bebrütung: Vergleich der Koloniezahlen

Tabelle 7–4 Prüfung von Nährböden ohne Zusätze nach der Sterilisation (nach [1]). Bei kommerziellen Medien genügt in der Regel die Untersuchung der ersten Charge aus einer Packung. Sterilitätskontrollen sind nur in besonderen Fällen erforderlich (s. S. 103).

Nährböden	Bebrütungszeit	Temperatur	Teststämme	zu erwartendes Ergebnis
Mueller-Hinton-Agar oder anderer Testagar	1 Tag	36 °C	*S. aureus, E. coli, P. aeruginosa*	ATCC-Stämme als Referenzstämme für Agardiffusionsteste (s. S. 65)
Thioglykolat-Medium	1 Tag	36 °C	*B. fragilis*	Wachstum
Laktose-Indikator-Medium, z. B. Mac Conkey-Agar	1 Tag	36 °C	*E. coli* *S. typhi, S. flexneri*	rote Kolonien (≈ 2 mm Durchmesser) flache, farblose Kolonien
Leifson- und SS-Agar	1 Tag	36 °C	*E. coli* *S. typhi, S. flexneri*	fehlendes Wachstum oder sehr kleine, rote Kolonien flache, farblose Kolonien
Xylose-Lysin-Desoxycholat-Agar	1 Tag	36 °C	*E. coli* *S. typhi-murium* *S. flexneri*	gelbe Kolonien rötliche Kolonien mit schwarzem Zentrum transparente Kolonien
Selenit-Medium	1 Tag	36 °C	*S. typhi, S. flexneri*	Trübung (ggf. Aussaat)
Mannit-Kochsalz-Agar	1 Tag	36 °C	*S. aureus*	gelbe Kolonien
Pilzisolierungsmedium, z. B. ohne Actidion	3 Tage	36 °C	*C. albicans, A. fumigatus*	typisches Wachstum
Mykobakterien-Isolierungsmedien	3 Wochen	36 °C	*M. tuberculosis, M. bovis*	typisches Wachstum

trollplatten dürfen für diagnostische Zwecke nicht mehr verwendet werden.

Während bei Nährböden mit Zusätzen nach der Sterilisation jede Charge geprüft werden muß, sind die übrigen Nährböden nur dann zu untersuchen, wenn sich bei orientierenden Vorversuchen Mängel ergeben haben [1].

Wachstum und Wachstumsförderung: Die Prüfung auf Wachstum bzw. Wachstumsförderung ist bei jeder Charge eines nach der Sterilisierung supplementierten Nährbodens erforderlich; bei den nicht supplementierten Medien sind die Anforderungen weniger streng.

Die Empfindlichkeit des Prüfverfahrens ist nur bei Verwendung einer verdünnten Keimsuspension als Inokulum gegeben.

Selektivität, biochemische Reaktionen: Für die Prüfung der Selektivität bedient man sich hingegen einer dichten Einsaat des zu unterdrückenden Teststammes. Mit weiteren Teststämmen wird das Wachstum der zu selektionierenden Keimgruppe geprüft.

Bei biochemischen Reaktionen werden je ein Stamm mit positivem bzw. negativem Reaktionsausfall untersucht. (Beispielsweise dienen *S. aureus* und *S. epidermidis* zur Überprüfung des DNase-Agars.)

Weitere Kontrollen: Zur Untersuchung polytroper Nährböden werden mehrere Testorganismen eingesetzt: Für Kligler-Agar eignen sich *E. coli*, *S. typhi* oder *P. mirabilis* und *P. aeruginosa*.

Die Testorganismen für weitere Differenzierungsnährböden können aus der angegebenen Übersichtsliteratur entnommen werden.

Identifizierungssysteme

Die heute vielfach benutzten handelsüblichen Identifizierungssysteme sind nach den gleichen Prinzipien zu überwachen wie die selbst hergestellten Nährböden. Hierbei gilt bei miniaturisierten Nährböden besondere Aufmerksamkeit solchen Merkmalen, die bereits mit klassischen Differenzierungsverfahren bei Stämmen mit schwachen Reaktionen häufiger falsch negative Ergebnisse aufweisen. Es sind dies z. B. Citratverwertung, Dekarboxylasen, Urease- und VP-Reaktion. Für ihre Prüfung müssen Stämme mit schwach positiven Reaktionen ausgewählt werden.

Als Kontrollstämme eignen sich Laborisolate oder käuflich zu erwerbende Stämme (z. B. Preceptol-Stämme von der American Type Culture Collection oder solche der Deutschen Sammlung für Mikroorganismen von der Gesellschaft für Biotechnologische Forschung).

Reagenzien und Farblösungen

Diese bedürfen ebenfalls einer Überwachung.

Differenzierungsblättchen mit Bacitracin, Optochin, den Faktoren X, V und VX werden wöchentlich mit Stämmen von *S. pyogenes*, *S. pneumoniae* bzw. *H. influenzae* und *H. parainfluenzae* überprüft.

Eine tägliche Kontrolle ist bei Oxidase (*P. aeruginosa*/*E. coli*), Katalase (*S. aureus*/*S. faecalis*) und Plasmakoagulase (*S. aureus*/*S. epidermidis*) angebracht.

Gram-, Neisser-, Ziehl-Neelsen- und andere Färbungen sind ständig mit geeigneten Stämmen zu kontrollieren.

Weitere Untersuchungen

Bei diagnostischen Seren ist auf das Verfallsdatum zu achten; außerdem sind positive und negative Kontrollen mitzuführen.

Eine Überwachung der serologischen Reaktionen geschieht ebenfalls mit Hilfe positiver und negativer Kontrollen in der vom Hersteller empfohlenen Weise.

Die Resistenzbestimmungsverfahren werden mit geeigneten Referenzstämmen (s. S. 65) in regelmäßigen Abständen überprüft.

Literatur

1. Burkhardt, F., H.-J. Boltze: Qualitätssicherung in der Medizinischen Mikrobiologie. Zbl. Bakt. Hyg. A 258 (1984) 1–19.

Übersichtsliteratur

Anhalt, J. P.: Quality control. In: Washington, J. A. (ed.): Laboratory Procedures in Clinical Microbiology. p. 807–827. Springer, New York–Heidelberg–Berlin 1981.

Bartlett, R. C.: Quality control in clinical microbiology. In: Lennette, E. H., A. Balows, W. J. Hausler Jr., H. J. Shadomy (eds.): Manual of Clinical Microbiology. 4th ed., p. 14–23. Amer. Soc. Microbiol., Washington, D. C. 1985.

Forney, J. E., J. M. Miller: Quality control of culture media. In: Lennette, E. H., A. Balows, W. J. Hausler Jr., H. J. Shadomy (eds): Manual of Clinical Microbiology. 4th ed., p. 1037–1050. Amer. Soc. Microbiol., Washington, D. C. 1985.

8 Dokumentation und elektronische Datenverarbeitung

1 Laborbücher

Im bakteriologischen Laboratorium besteht die Verpflichtung, alle Befunde in stets verfügbarer Form festzuhalten. Zu diesem Zweck werden sogenannte Laborbücher geführt, in denen die wesentlichen Daten der Diagnostik niedergelegt sind. Vom Gesetzgeber wird verlangt, daß die Befundbücher 10 Jahre aufbewahrt werden.

2 Elektronische Datenverarbeitung

Da die Untersuchungsbefunde in diesen Büchern chronologisch angeordnet sind, wird für einen raschen Zugriff auf die Befunde vielfach zusätzlich eine Patientenkartei angelegt. Die Schreibarbeit könnte durch eine elektronische Datenverarbeitung (EDV) überflüssig werden.

Die EDV hat seit den sechziger Jahren zunehmend Eingang in medizinische Laboratorien gefunden. Dies trifft vorzugsweise für den klinisch-chemischen Sektor zu. Weniger erfolgreich verliefen die Versuche im klinisch-mikrobiologischen Bereich. Dies erklärt sich daraus, daß in der klinischen Mikrobiologie vergleichsweise seltener einfach standardisierbare Befunde anfallen. Der Anteil frei formulierter Texte ist wesentlich größer. Wegen ihrer Vielfalt stößt der Versuch einer Standardisierung auf Schwierigkeiten.

Daher verwundert nicht, daß größere mikrobiologische Einrichtungen mit funktionstüchtiger Datenverarbeitung eigene Informatiker beschäftigen, die für eine flexible Anpassung der EDV an die Laborbedürfnisse sorgen.

2.1 Ziele

Mit der Einrichtung einer EDV verbinden sich mehrere Zielvorstellungen:

- Beschleunigung des wechselseitigen Informationsflusses zwischen Labor und Einsender.
- Vermeidung der Schreibarbeiten in Labor und Verwaltung.
- Speicherung von Labordaten zur Erstellung von Infektionsstatistiken. Erregerspektrum, Resistenzprofil und Aufbau eines Informationssystems für Krankenhaushygiene sind die wichtigsten Aufgaben (s. S. 329).
- Einsparung von Personal und Verminderung der Unkosten. Zum gegenwärtigen Zeitpunkt ist dieses letztere Ziel noch nicht zu verwirklichen. In der Einführungsphase einer EDV ist sogar mit Mehrarbeit zu rechnen.

Das Hauptinteresse des Mikrobiologen gilt der Ermöglichung von Befundstatistiken und der Optimierung des Informationsflusses zwischen Labor und Einsender und umgekehrt.

2.2 Voraussetzungen

Voraussetzung für die Einführung einer EDV ist die Analyse von Struktur und Arbeitsweise des Labors, mit anderen Worten die Ermittlung des Ist-Zustandes. Dies beinhaltet die genaue Beschreibung der Arbeitsabläufe vom Eingang des Untersuchungsmaterials über die Verarbeitung, Befundung, Befundübermittlung und zugehörigen Verwaltungsarbeiten. Jeder Arbeitsbereich ist dabei gesondert zu betrachten.

Weiter benötigt man die Kenntnis der Anzahl der Untersuchungsaufträge und der dabei anfallenden Einzeldaten. Letztere sind in der Mikrobiologie wesentlich zahlreicher als in der klinischen Chemie. Besonderes Interesse gilt der Frage, wie weit die Daten standardisierbar sind. Standardisierbare Daten lassen sich numerisch, d. h. durch eine Zahl, oder durch einen standardisierten Text ausdrücken. In der Mikrobiologie ist der Anteil nicht-standardisierbarer Befunddaten oder solcher, deren Standardisierung Schwierigkeiten bereitet, groß.

Wichtig sind auch die Informationsschnittstellen zwischen Labor und Einsender. Dazu zählt der gesamte Informationsfluß in beide Richtungen inklusive der Telefonkontakte. Um die Beanspruchung des Rechners kalkulieren zu können, müssen Menge und zeitlicher Ablauf des Datenaustausches ermittelt werden.

Unter der Annahme, daß die EDV-Anlage des Labors nicht Teil eines umfassenden Krankenhaus-Informationssystems mit direktem Anschluß an die Klinik-EDV ist, müssen die Aufträge samt zugehörigen Angaben im Labor selber in die Anlage eingespeist werden. In der Planungsphase einer Labor-EDV stellt sich dann die grundsätzliche Frage, ob Patientendaten und -befunde in einer Schreibzentrale von einer Sekretärin oder am Arbeitsplatz von einem Laborassistenten eingegeben werden sollen. Zu bevorzugen ist die Entscheidung zugunsten des letzteren Konzepts. In diesem Fall sind für die einzelnen Laborbereiche separate Eingabeterminals vorzusehen.

2.3 EDV für die tägliche Routine

Die tägliche Routinearbeit läßt sich drei Tätigkeitsbereichen zuordnen:

- *Eingabe der Patientendaten:* Sie umfaßt Name, Geburtsdatum, Untersuchungsmaterial mit ggf. näherer Beschreibung, Entnahmedatum, möglichst genauen klinischen Angaben sowie den Untersuchungsauftrag.
- *Eingabe der erhobenen Laborbefunde:* Die einzelnen diagnostischen Schritte bis zum endgültigen Laborbefund können im Computer, der das Laborbuch ersetzt, festgehalten werden. Zur Vereinfachung bedient man sich einer laborinternen Kürzelsprache. Die eingegebenen Untersuchungsergebnisse müssen einer im System vorgesehenen ständigen Kontrolle (Verifizierung der Eingaben, Prüfung auf Plausibilität) unterworfen werden.
- Formulierung des zu übermittelnden Untersuchungsergebnisses: Wenn eine unmittelbare EDV-Übermittlung in die Klinik – Möglichkeit eines direkten Abrufs der Befunde durch den Kliniker – nicht gegeben ist, müssen die Befunde im Labor ausgedruckt werden.

Um mikrobiologische Sachverhalte verständlich übermitteln zu können, werden numerische Daten (z.B. Keimzahlen), standardisierte Worte oder Texte, die in selbst definierten Stammdaten festgehalten sind, neben frei formulierten Texten verwendet.

Für den Befundausdruck wird eine visuell ansprechende Form gewählt, die dem Einsender eine rasche Orientierung ermöglicht. Abkürzungen sind dabei tunlichst zu vermeiden.

Der Laborleiter kontrolliert und kommentiert ggf. die einzelnen Befunde. Er kann jedoch auch bereits vorher am Bildschirm in die Befundung und Befundkontrolle eingreifen.

2.4 Epidemiologische Fragestellungen

Weitere periodisch anfallende Aufgaben gelten epidemiologischen Fragestellungen im Rahmen der Klinikhygiene. Beispielsweise werden alle Befunde von Patienten einer Station während einer Woche aufgelistet.

Das Keimspektrum sowie das Resistenzprofil in einem klinischen Bereich werden der Klinik in Abhängigkeit von der Menge der Daten in Abständen von 1–6 Monaten zur Verfügung gestellt. Die Resistenzdaten sollten möglichst nach Untersuchungsmaterialien getrennt mitgeteilt werden. Optimal wären Resistenzprofile, die sich auf nosokomiale Infektionen beziehen. In diesem Fall ist die Mithilfe des Klinikhygienikers erforderlich.

Wünschenswert ist ein EDV-System, das Wiederholungsuntersuchungen bei einem Patienten mit demselben Keimbefund (identisches Antibiogramm) aussortieren kann, so daß die Statistiken nur Erstisolate berücksichtigen. Diese Computereigenschaft kann auch eingesetzt werden, um verschiedene Patienten mit Bakterienstämmen identischen Resistenzverhaltens, die möglicherweise eine Infektionskette bilden, herauszusuchen.

Inzwischen laufen an einer Reihe mikrobiologischer Laboratorien in der BRD und DDR EDV-Projekte mit mehr oder weniger Erfolg. Trotz erfreulicher Ergebnisse sollten die besonderen Schwierigkeiten, die sich in der Einführungsphase ergeben, nicht unterschätzt werden.

Übersichtsliteratur

Feldmeier, H., R. Repges: Elektronische Datenverarbeitung in der Medizinischen Mikrobiologie – Leitlinien und kritische Gedanken. Zbl. Bakt. Hyg., I. Abt. Orig. A 236 (1976) 422–438.

Heizmann, W. R.: Medizinische Mikrobiologie. Computergestützte Diagnosesysteme und Automation. Wissenschaftliche Verlagsgesellschaft, Stuttgart 1989.

Jorgensen, J. H., P. Holmes, W. L. Williams, J. L. Harris:

Computerization of a hospital clinical microbiology laboratory. Amer. J. Clin. Pathol. 69 (1978) 605–614.
Mac Lowry, J. D., K. J. Ryan: Computers in clinical microbiology. In: Lennette, E. H., A. Balows, W. J. Hausler, Jr., H. J. Shadomy (eds.): Manual of Clinical Microbiology. 4th ed., p. 66–72. Amer. Soc. Microbiol., Washinton D. C. 1985.
Troxler, S. H.: Infection control software for microcomputers. Infection Control 7 (1986) 470–472.

Bakteriologische Differentialdiagnose sowie Übersicht über Virologie, Mykologie und Parasitologie

9 Vorbemerkungen

1 Klassifizierung von Bakterien

1.1 Merkmale von Bakterien

Als Bakterien (Spaltpilze, Schizomyzeten) werden einfach organisierte Mikroben bezeichnet, die anstelle eines Chromosomenkerns Kernäquivalente besitzen und meist nicht die Kennzeichen der geschlechtlichen Vermehrung aufweisen. Neuere Forschungen haben erwiesen, daß es bei der Vermehrung von Bakterien neben dem vorherrschenden ungeschlechtlichen Vermehrungsmodus aber auch sexuelle Vorgänge mit Genaustausch gibt. Bakterien sind chlorophyllfrei und von verschiedener Form (Kugel-, Stäbchen-, Faden-, Schraubenform). Die Vermehrung erfolgt durch Querteilung. Einige Arten erzeugen endogene Dauerformen (Sporen). Nur einige Gattungen und Arten bilden echte Verzweigungen und wurden deshalb früher zu den Pilzen gerechnet (z. B. Aktinomykose-, Nocardiose-Erreger usw.). Falls Beweglichkeit vorhanden ist, erfolgt diese meist durch Geißeln, gelegentlich auch durch Kriechbewegungen.

Obwohl die Bakterien einen weitgehend anderen Bau haben als die Zellen des Tier- und Pflanzenreichs, war es üblich, sie als eine Klasse des Pflanzenreichs aufzufassen. Ihre Klassifizierung erfolgte jedoch nicht nach den Regeln der Botanik (wie z. B. bei den Pilzen), sondern nach einem eigenen Kodex [3], der von der Internationalen Mikrobiologen-Vereinigung für verbindlich erklärt wurde. Darin werden die Benennungsregeln (Priorität, Namensgebung usw.) international festgelegt. Bei Streitfragen entscheidet die Internationale Nomenklaturkommission mit ihrer Schiedskommission unter Bezug auf den seit 1976 gültigen internationalen Kodex.

Die für die medizinische Bakteriologie lange Zeit gültige Klassifizierung von LEHMANN und NEUMANN [4] ging von morphologischen Merkmalen aus. Danach wurden die Schizomyzeten in unverzweigte Spaltpilze, Kugelbakterien, sporenlose Stäbchenbakterien, Fadenbakterien, begeißelte starre Schraubenbakterien, unbegeißelte flexible Schraubenbakterien und sporenbildende Stäbchenbakterien unterteilt (Abb. 9–1). Eine zweite Untergruppe umfaßte die Spaltpilze mit Neigung zu Verzweigungen, nämlich die Strahlenpilze, Korynebakterien und Mykobakterien.

1.2 Auszug aus BERGEY's Manual

Mit zunehmender Kenntnis der großen Zahl von Bakterienarten, insbesondere auch der wirtschaftlich wichtigen, hat sich das Bedürfnis nach einer stärkeren Gliederung ergeben, wobei auch die physiologischen Merkmale, die chemische Zusammensetzung der Zellwand und der Antigenaufbau berücksichtigt werden müssen (s. S. 86).

Da sich die Klassifizierung der Bakterien der ständigen Erweiterung der Kenntnisse anpaßt, ist sie in gewissen Abständen einem Wandel unterworfen [5]. Dieser bewirkt unter Umständen auch Namensänderungen. Das nachfolgend aufgeführte System lehnt sich an BERGEY's Manual [2] an und gibt im Anschluß einen Überblick über die medizinisch wichtigen Bakterienarten innerhalb dieses Systems:

Reich	**Prokaryonten** *(Procaryotae)*	
Division I	*Gracilicutes*	
Division II	*Firmicutes*	
Teil 1	**Spirochäten**	
Ordnung I	*Spirochaetales*	
Familie I	*Spirochaetaceae*	
Gattung I	*Spirochaeta*	
Gattung II	*Cristispira*	
Gattung III	*Treponema*	(S. 193)
Gattung IV	*Borrelia*	(S. 193)
Familie II	*Leptospiraceae*	
Gattung I	*Leptospira*	(S. 193)

Fortsetzung siehe Seite 112 ▷

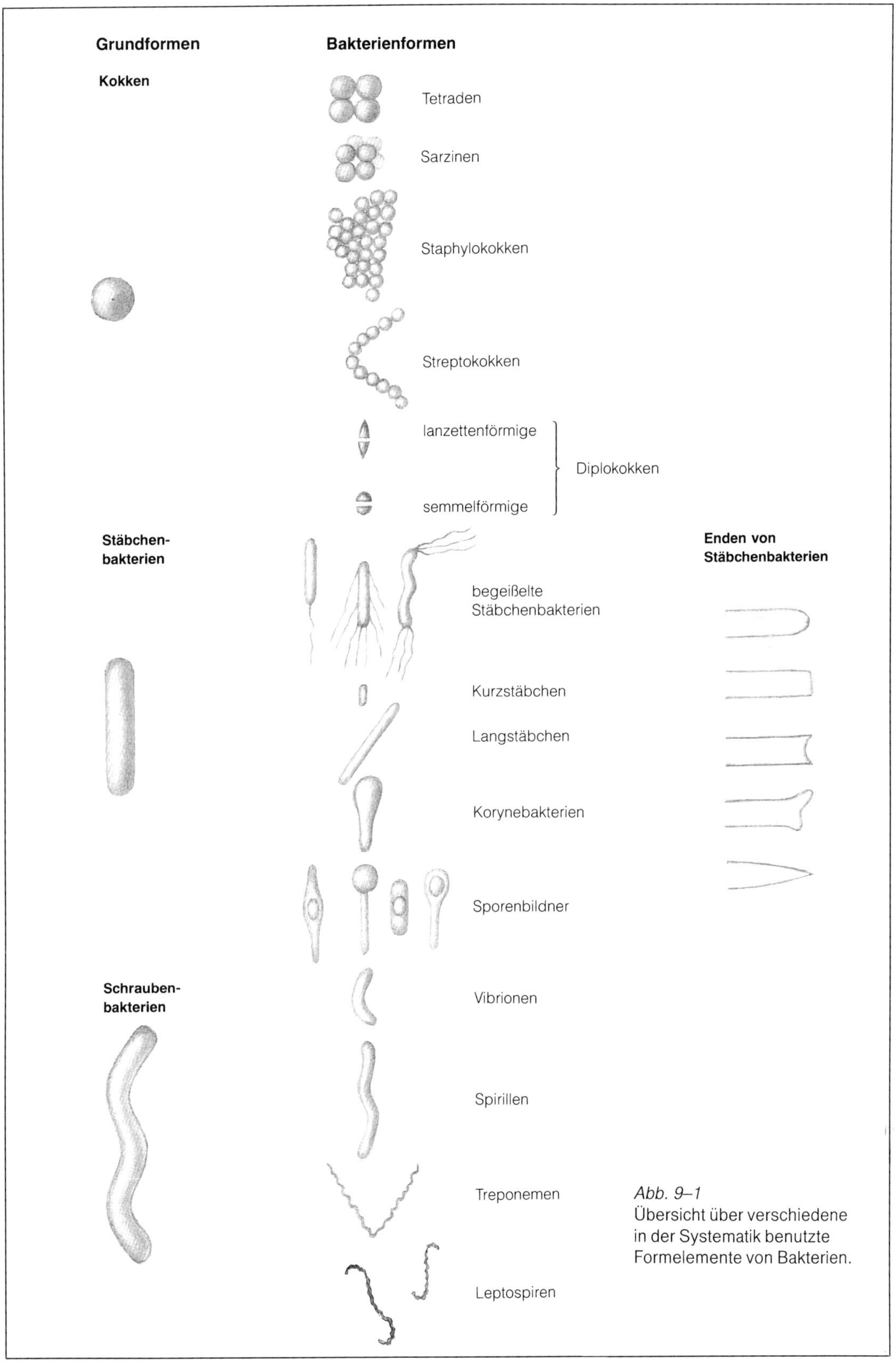

Abb. 9–1
Übersicht über verschiedene in der Systematik benutzte Formelemente von Bakterien.

Teil 2	**Aerobe bzw. mikroaerophile, bewegliche, schraubenförmige gramnegative Stäbchen**	
Gattung	*Spirillum*	(S. 192)
Gattung	*Campylobacter*	(S. 191)
Gattung	*Bdellovibrio*	
Teil 4	**Gramnegative aerobe Stäbchen und Kokken**	
Familie I	*Pseudomonadaceae*	
Gattung I	*Pseudomonas*	(S. 174)
Gattung II	*Xanthomonas*	
Familie II	*Azotobacteriaceae*	
Gattung I	*Azotobacter*	
Familie III	*Rhizobiaceae*	
Gattung I	*Rhizobium* (Knöllchenbakterien)	
Gattung III	*Agrobacterium*	
Familie VI	*Acetobacteriaceae*	
Gattung I	*Acetobacter* (Essigbakterien)	
Familie VII	*Legionellaceae*	
Gattung I	*Legionella*	(S. 180)
Familie VIII	*Neisseriaceae*	
Gattung I	*Neisseria*	(S. 135)
Gattung II	*Moraxella*	(S. 174)
Gattung III	*Acinotobacter*	(S. 185)
Gattung IV	*Kingella*	(S. 186)
Weitere Gattungen festzulegender Zugehörigkeit:		
Gattung	*Flavobacterium*	(S. 173)
Gattung	*Alcaligenes*	(S. 173)
Gattung	*Brucella*	(S. 182)
Gattung	*Bordetella*	(S. 183)
Gattung	*Francisella*	(S. 182)
Teil 5	**Fakultativ anaerobe gramnegative Stäbchen**	
Familie I	*Enterobacteriaceae*	
Gattung I	*Escherichia*	(S. 162)
Gattung II	*Shigella*	(S. 170)
Gattung III	*Salmonella*	(S. 167)
Gattung IV	*Citrobacter*	(S. 166)
Gattung V	*Klebsiella*	(S. 162)
Gattung VI	*Enterobacter*	(S. 165)
Gattung VII	*Erwinia*	
Gattung VIII	*Serratia*	(S. 166)
Gattung IX	*Hafnia*	(S. 167)
Gattung X	*Edwardsiella*	(S. 167)
Gattung XI	*Proteus*	(S. 164)
Gattung XII	*Providencia*	(S. 164)
Gattung XIII	*Morganella*	(S. 164)
Gattung XIV	*Yersinia*	(S. 171)
Weitere Gattungen der Familie *Enterobacteriaceae*:		
Gattung	*Kluyvera*	(S. 167)
Gattung	*Cedecea*	(S. 167)
Familie II	*Vibrionaceae*	
Gattung I	*Vibrio*	(S. 178)
Gattung III	*Aeromonas*	(S. 178)
Gattung IV	*Plesiomonas*	(S. 178)
Familie III	*Pasteurellaceae*	
Gattung I	*Pasteurella*	(S. 186)
Gattung II	*Haemophilus*	(S. 188)
Gattung III	*Actinobacillus*	(S. 187)
Andere Gattungen:		
Gattung	*Chromobacterium**	
Gattung	*Cardiobacterium*	(S. 189)
Gattung	*Calymmatobacterium***	
Gattung	*Gardnerella*	(S. 150)
Gattung	*Eikenella*	(S. 190)
Gattung	*Streptobacillus*	(S. 191)
Teil 6	**Anaerobe gramnegative Stäbchenbakterien**	
Familie I	*Bacteriaceae*	
Gattung I	*Bacteroides*	(S. 195)
Gattung II	*Fusobacterium*	(S. 196)
Gattung III	*Leptotrichia*	(S. 197)
Gattung VIII	*Wolinea*	
Gattung IX	*Selenomonas*	
Teil 8	**Gramnegative Kokken**	
Familie I	*Veillonellaceae*	
Gattung I	*Veillonella*	(S. 136)
Teil 9	**Rickettsien und Chlamydien**	
Ordnung I	*Rickettsiales*	
Familie I	*Rickettsiaceae*	
Gattung I	*Rickettsia*	(S. 200)
Gattung II	*Rochalimaea*	(S. 200)
Gattung III	*Coxiella*	(S. 200)
Familie II	*Bartonellaceae*	
Gattung I	*Bartonella*	(S. 200)
Familie III	*Anaplasmataceae*	
Gattung I	*Anaplasma*	(S. 200)
Gattung III	*Haemobartonella*	(S. 200)
Gattung IV	*Eperythrozoon*	(S. 200)
Ordnung II	*Chlamydiales*	
Familie I	*Chlamydiaceae*	
Gattung I	*Chlamydia*	(S. 200)
Teil 10	**Mykoplasmen**	
Klasse I	*Mollicutes*	
Ordnung I	*Mycoplasmatales*	
Familie I	*Mycoplasmataceae*	
Gattung I	*Mycoplasma*	(S. 199)
Gattung II	*Ureaplasma*	(S. 199)
Familie II	*Acholeplasmataceae*	
Gattung I	*Acholeplasma*	
Familie III	*Spiroplasmataceae*	
Gattung I	*Spiroplasma*	
Teil 12	**Grampositive Kokken**	
Familie I	*Micrococcaceae*	
Gattung I	*Micrococcus*	(S. 123)
Gattung IV	*Staphylococcus*	(S. 123)
Andere Gattungen:		
Gattung	*Streptococcus*	(S. 126)
Gattung	*Leuconostoc*	
Gattung	*Pediococcus*	
Gattung	*Aerococcus*	(S. 130)
Gattung	*Gemella*	
Gattung	*Peptococcus*	(S. 133)
Gattung	*Peptostreptococcus*	(S. 133)

Gattung	*Coprococcus*	
Gattung	*Sarcina*	
Teil 13	**Endosporenbildende grampositive Stäbchen und Kokken**	
Gattung	*Bacillus*	(S. 136)
Gattung	*Clostridium*	(S. 139)
Teil 14	**Regelmäßig geformte, sporenlose, grampositive Stäbchen**	
Gattung	*Lactobacillus*	(S. 146)
Gattung	*Listeria*	(S. 143)
Gattung	*Erysipelothrix*	(S. 145)
Gattung	*Kurthia*	
Teil 15	**Unregelmäßig geformte, sporenlose, grampositive Stäbchen**	
Gattung	*Corynebacterium*	(S. 146)
Gattung	*Gardnerella*	(S. 150)
Gattung	*Arachnia*	(S. 150)
Gattung	*Propionibacterium*	(S. 150)
Gattung	*Eubacterium*	(S. 150)
Gattung	*Actinomyces*	(S. 150)
Gattung	*Bifidobacterium*	(S. 150)
Teil 16	**Mykobakterien**	
Familie	*Mycobacteriaceae*	
Gattung	*Mycobacterium*	(S. 155)
Teil 23	**Gleitende, nicht-fruchttragende Bakterien**	
Gattung	*Capnocytophaga*	(S. 190)
Gattung	*Flavobacterium*	(S. 173)
Teil 25	**Archaeobacteria**	
A. Methanbildende Bakterien		
B. Extrem halophile Bakterien		
Teil 26	**Nocardiaforme Aktinomyzeten**	
Gattung	*Nocardia*	(S. 152)
Gattung	*Rhodococcus*	(S. 149, 154)
Gattung	*Micropolyspora*	(S. 154)
Teil 29	**Streptomyzeten und verwandte Genera**	
Gattung	*Streptomyces*	(S. 152)

* und ** s. S. 122

1.3 Bemerkungen zur Klassifizierung

Die seit 1986 durch ein internationales Herausgebergremium für die Neugestaltung von BERGEY's Manual [2] benutzte Systematik unterscheidet sich wesentlich von ihren Vorgängern, indem die bisherige starre Untergliederung in Ordnungen, Familien, Gattungen usw. weitgehend aufgegeben wurde. Diese Tendenz ist bereits in der vorhergehenden Ausgabe (1974) deutlich und wird in der vorliegenden Ausgabe fortgesetzt. Die derzeitigen Kenntnisse reichen nämlich nicht aus, um das Heer der Bakterien in einem phylogenetisch orientierten Stammbaum zu ordnen und diesen in taxonomische Kategorien mit entsprechender Namensgebung zu gliedern, z. B. durch Suffixe wie

... *ales* bei Ordnungen,
... *eae* bei Tribus,
... *aceae* bei Familien,

die an den Namen derjenigen Gattung angehängt werden, die zusammen mit anderen (oder allein) die Familie (in der nächsthöheren Kategorie die Ordnung) repräsentiert.

Beispiel:

Gattung	*Spirochaeta*
Familie	*Spirochaetaceae*
Ordnung	*Spirochaetales*

Leitmerkmale zur Klassifizierung: In den meisten Fällen gibt sich die moderne Klassifizierung mit einer relativ groben Einteilung nach gewissen Leitmerkmalen zufrieden. Dazu gehören stoffwechselphysiologische Eigenschaften (z. B. Photosynthese, Anaerobiose, Methanbildung), morphologische Eigentümlichkeiten (Bildung von Scheiden oder Stielen, Stäbchen-, Kugel- und Schraubenformen, Verzweigungen), Ernährungsbedürfnisse (chemolithotrophes Wachstum), Endosporenbildung und färberisches Verhalten in der GRAM-Färbung – allein oder in Kombination miteinander.

Dadurch entstehende Gruppierungen (Teil 1 bis 33 des Systems) werden durch zugeordnete Gattungen ergänzt, deren systematische Einordnung weiterer Forschungen bedarf. Interessanterweise gehören zahlreiche menschenpathogene Bakterienarten in diesen Bereich.

Teil 1

Im Teil 1 Spirochäten sind die flexiblen, schraubenförmigen Bakterien untergebracht, zu denen die Erreger der Treponematosen, der Borreliosen und der Leptospirosen gehören. Dagegen sind die eigentlichen, für die Namensgebung herangezogenen Keime der Spezies *Spirochaeta plicatilis* für die Human- und Veterinärbakteriologie ohne Belang. Deshalb verschwindet der ältere Name „Spirochaetose“ für Erkrankungen durch schraubenförmige Bakterien langsam aus der Literatur, da sich auch die Krankheitsbezeichnungen für Infektionen mehr und mehr nach den allgemein akzeptierten modernen Gattungsnamen ausrichten.

Teil 2

Auch Teil 2 enthält schraubenförmige und gekrümmte Bakterien, die man als Spirillen bezeichnet. Abweichend von den Keimarten im Teil 1 sind die Körper der Spirillen starr und endständig begeißelt. Hierbei findet sich der Erreger einer durch Rattenbiß verursachten Krankheit (s. S. 192). Die *Campylobacter*-Arten sind wichtige Durchfallserreger (s. S. 191).

Vorläufig hat man auch die Gattung *Bdellovibrio* in diesem Bereich untergebracht, eine kommaförmige Bakterienart, die in andere Bakterien eindringt und deren Zellinhalt verdaut. Die natürlich vorkommenden „Wildtypen" dieser Gattung sind obligate Bakterienparasiten, als solche aber nicht zu verwechseln mit den Bakteriophagen, die zu den Viren gehören (s. S. 48).

Die früher als Untereinheit der *Spirillaceae* angesehenen Kommabakterien, z. B. Choleraerreger und verwandte Arten, werden neuerdings anders eingeordnet (s. Teil 5).

Teil 4

Teil 4 enthält polar (monotrich oder lophotrich) begeißelte, strikt aerobe, gramnegative Bakterien, unter denen die farbstoffbildenden Pseudomonaden – im älteren Schrifttum und in der ärztlichen Umgangssprache oft noch als „Pyocyaneus"-Bakterien geläufig – mit der Gattung *Pseudomonas* als Problemkeim (S. 174) und Erreger von Hospitalismus eine gewisse Sonderstellung beanspruchen, während die Keime der Gattung *Xanthomonas* pflanzenpathogen sind. – Viele weitere Gattungen dieser umfang- und formenreichen Gruppierung sind infolge ihrer Fähigkeit zur Stickstoffbildung für die landwirtschaftliche Mikrobiologie von besonderer Bedeutung.

Weiter sind in diesem Teil die Legionellazeen eingeordnet – gramnegative, schwach anfärbbare Stäbchen, die in der Umwelt weitverbreitet sind und die Pneumonien verursachen können.

Teil 4 beinhaltet auch die Neisseriazeen, eine Familie, die gramnegative, aerob wachsende, gelegentlich mikroaerophile Kokken und Kokkobazillen enthält. Letztere imponieren, vor allem im klinischen Untersuchungsmaterial, oft als typische Kokken, nehmen aber auf künstlichen Nährböden und im Untersuchungsgut nach Behandlung der Patienten mit antibiotischen Mitteln stäbchenförmige Gestalt und ausnahmsweise ein pleomorphes Aussehen an.

Meningokokken als Erreger von epidemischer Meningitis und Sepsis (S. 135) sowie Gonokokken als Ursache des Trippers (S. 135) sind die wichtigsten humanpathogenen Arten der Gattung *Neisseria*, von der die früher zur gleichen Gattung gerechneten apathogenen „Katarrhaliskeime" jetzt unter dem neuen Begriff *Branhamella* abgegrenzt sind. Branhamellen können Infektionen der oberen Luftwege verursachen (s. S. 135).

In der Gattung *Acinetobacter* sind opportunistische Krankheitserreger, z. B. im Bereich der Liquorräume und der Nebenhöhlen, zu finden.

Wichtig ist wiederum für die Differentialdiagnose die Oxidasereaktion, die im Gegensatz zu den Gattungen *Neisseria, Branhamella* und *Moraxella* nur bei *Acinetobacter* (früher *Diplococcus mucosus, Bacterium anitratum, Lingelsheimia anitrata)* negativ ausfällt. Die ähnliche Morphologie dieser in ihrer Bedeutung und Behandlung recht verschiedenen Keimarten erfordert besondere Sorgfalt bei der Diagnostik.

Schließlich sind diesem Abschnitt – wohl weil man sie vorerst nicht besser unterzubringen weiß – Gattungen unklarer Zugehörigkeit angegliedert, so die sehr kleinen Erreger der Brucellosen (S. 182), des Keuchhustens (S. 183) und der Tularämie (S. 182), für die man im älteren Schrifttum auch den Oberbegriff „Parvobakterien" benutzte, zu denen aber noch weitere Gattungen zählten.

Gerade in dieser Zuordnung zeigt sich die Problematik eines künstlichen Klassifizierungsversuchs bei noch unzureichendem Kenntnisstand, die es dem Lernenden leider sehr erschwert, sich zu orientieren und Bezugspunkte zu knüpfen.

Teil 5

Wesentlich übersichtlicher gestalten sich dagegen die Verhältnisse im Teil 5, in dem sich vorwiegend gramnegative, stäbchenförmige Darmbakterien des Menschen und vieler Säugetiere finden, deren Vermehrung sowohl unter aeroben wie anaeroben Verhältnissen erfolgt. Dazu kommen noch einige andere Gattungen, die sich im Freiland und auf Pflanzen finden und erst in jüngster Zeit als Problemkeime die Humanbakteriologen beschäftigen, während sie früher nur als Pflanzenschädlinge galten, z. B. die Gattung *Erwinia*. Die humanpathogene *Erwinia herbicola* ist identisch mit *Enterobacter agglomerans* (z. Zt. gültiger Name).

Unter medizinischen Gesichtspunkten vereint Teil 5 somit in einer als Familie I *Enterobacteriaceae* zusammengefaßten Gruppe mehr oder weniger verwandter Stäbchenbakterien die Erreger von Typhus, Paratyphus und Gastroenteritis bzw. Enterocolitis (S. 165), von Bakterienruhr (S. 170) und Infekten der Harnwege (S. 262) sowie von nosokomialen Infektionen (Problemkeime, Krankenhausinfektionen usw. S. 327).

Zu beachten ist, daß die Keime der Gattung *Yersinia* jetzt definitiv zu den Enterobacteriazeen zählen, während sie früher in den meisten einschlägigen Lehrbüchern der Bakteriologie und Infektionskrankheiten gemeinsam mit der Gattung *Pasteurella,* Erreger von lokalen und septischen Infektionen im Tierreich, abgehandelt wurden. Letztgenannte Restgattung (vermindert um *Yersinia*) wird zusammen mit den Gattungen *Haemophilus* und *Actinobacillus* in der Familie der *Pasteurellaceae* zusammengefaßt.

Familie II beinhaltet die früher in der „Ordnung" *Pseudomonadales* – die nach neuerer Anschauung nicht mehr gerechtfertigt ist – untergebrachten Vibrionen, insbesondere Erreger der Cholera (S. 179) und einer choleriformen Enteritis (S. 179), und wiederum Problemkeime der Gattungen *Aeromonas* und *Plesiomonas*, die – im Gegensatz zu den klassischen Vibrionen – keine kommaförmige Gestalt besitzen.

Doch ist die letztere auch bei den Keimen der Gattung *Vibrio* – auch wenn diese als Kommabakterien bezeichnet werden – keinesfalls regelmäßig nachweisbar und daher als übergeordnetes Leitmerkmal für diese Kategorie weniger tauglich als für die im Teil 2 provisorisch eingeordnete Gattung *Bdellovibrio*. Eine positive Oxidasereaktion erleichtert die Abgrenzung der Familie *Vibrionaceae* gegenüber den negativ reagierenden *Enterobacteriaceae*.

Die im Anhang zu Teil 5 ferner aufgeführten Gattungen enthalten u. a. wichtige und gefährliche Krankheitserreger, sind aber hinsichtlich ihrer taxonomischen Stellung noch unklar. Sie finden medizinisches Interesse als Infektionserreger im Bereich der oberen Luftwege und Hirnhäute sowie als Sepsis- und Endokarditiserreger, ferner als Erreger von lokalen und septischen Infektionen im Tierreich.

Teil 6

Teil 6 schließt alle jenen gramnegativen Stäbchen ein, die mehr oder weniger strikte Anaerobier sind; einige Arten sind lediglich mikroaerophil. Sie sind häufig im Darmtrakt vertreten und sind ein wichtiger Bestandteil der menschlichen Darmflora und gelegentlich Ursache lokaler Eiterungen, vor allem im Unterbauch. Andere Arten finden sich in der Mundhöhle und im Rachen, ohne daß Sicheres über ihre Pathogenität gesagt werden kann, weitere Arten finden sich ferner als Teil der Mischflora bei Aktinomykose.

Teil 8

Teil 8 grenzt die als Mund- und Rachenbesiedler des Menschen interessanten Veillonellen (S. 136) aufgrund ihres strikt anaeroben Wachstums gegenüber den morphologisch gleichen bzw. ähnlichen Keimen des Teils 4.

Weitere Abschnitte umfassen eine große Zahl von gramnegativen Stäbchenarten, die aufgrund ihrer biochemischen Fähigkeiten zwar von biologischem Interesse, aber für die medizinische Bakteriologie ohne aktuelle Bedeutung sind, z. B. die Methanbakterien in Sümpfen, Faulbehältern der Kläranlagen und im Pansen der Wiederkäuer (Teil 25).

Teil 9

Teil 9 enthält in der Ordnung I *Rickettsiales* sehr kleine, schlecht färbbare, auf künstlichen Nährböden nicht züchtbare Keime, die in der Regel von bestimmten Wirtsinsekten (Läuse, Zecken usw.) auf den Menschen übertragen werden und schwere Infektionskrankheiten bewirken, so die Erreger des Fleckfiebers und anderer Rickettsiosen (S. 200) sowie des Q-Fiebers durch Coxiellen (S. 200).

In weiteren Gattungen sind *Bartonella* und *Haemobartonella* sowie Arten abgegrenzt, die aus kleinen, gramnegativen, menschen- und tierpathogenen Keimen bestehen, deren Vermehrung im Inneren von roten Blutkörperchen und Endothelzellen erfolgt, aber auch auf zellfreien, künstlichen Medien gelingt, Erreger der Bartonellose (S. 200), des Oroya-Fiebers und anderer Infektionen.

Die Ordnung II schließt mehrere Arten der Gattung *Chlamydia* ein, deren Angehörige infolge Anwesenheit von DNS und RNS sowie eines durch Antibiotika beeinflußbaren Stoffwechsels nicht mehr zu den Virales gerechnet werden, wo sie früher als sog. „große Viren" rangierten. Zu ihnen zählen beispielsweise die Erreger der Psittakose–Ornithose (S. 323), des Trachoms und des Lymphogranuloma inguinale (S. 202). Ihre Züchtung erfolgt in der Gewebekultur bzw. im Tierversuch.

Teil 10

In Teil 10 sind in einer neuen Klasse *Mollicutes* die *Mycoplasma*-Arten (PPLO) vereint, deren Außenhülle lediglich durch die zytoplasmatische Membran in Abwesenheit einer für Bakterien typischen Zellwand gebildet wird. Bei hohen Nährbodenansprüchen entwickeln sich auf künstlichen Nährböden winzige Kolonien aus Körnchen- und Fadenformen. Unter den tierpathogenen Mykoplasmen sind die Erreger der Pleuropneumonie sowie der Peripneumonie von Rind und Ziege zu nennen, während beim Menschen eine *Mycoplasma*-Pneumonie (S. 199) gesichert ist und einschlägige Infektionen der Genitalschleimhäute erkannt wurden (s. S. 199).

Teil 12

Teil 12 schließt als wichtige Krankheitserreger bei Mensch und Tier die grampositiven Kokken ein. Leitmerkmal ist neben dem Verhalten in der GRAM-Färbung und der Zellmorphologie die unterschiedliche Anordnung der Keimverbände.

Bei Teilung in mehreren Ebenen entstehen Haufen- und Traubengebilde (Familie I *Micrococcaceae*) mit der wichtigen Gattung *Staphylococcus,* Erreger von Eiterungen der Haut und Schleimhäute (s. S. 125), Abszessen und Furunkeln, Sepsis, Pneumonie und Infektionen der Nebenhöhlen, aber auch von Nahrungsmittelvergiftung (S. 337) und Hospitalismus (S. 327).

Das Merkmal der Bildung mehr oder weniger langer Ketten aus runden oder ovalen Zellen mit 2 bis über 30 Gliedern grenzt die Familie II *Streptococcaceae* ab. Dazu gehören neben den schleim- und dextranbildenden *Leuconostoc*-Arten (sog. Betakokken) der mehr in Tetraden und Paketen wachsende *Pediococcus,* ein Schädling in der Getränkefabrikation, der gelegentlich auch als Erreger in Erscheinung tretende *Aerococcus* (S. 130). Für die Human- und Veterinärmedizin besonders wichtig sind einige Arten der Gattung *Streptococcus*, die als Erreger von Zellgewebseiterungen (Phlegmonen, s. S. 128), eitrigen Infektionen der oberen Luftwege einschließlich Mittelohr und Nebenhöhlen, Scharlach (S. 128) sowie akuter und subakuter Sepsis und Endokarditis (S. 251), Meningitis (S. 128), Mastitis bei Tieren (S. 130) und mannigfacher Folgeerkrankungen gefürchtet sind. Als Teil der sog. Normalflora der Mundhöhle sind Streptokokken an der Plaquebildung und damit als Schrittmacher der Zahnkaries (S. 128) beteiligt; andere Arten gehören zur normalen Darmflora und sind Ausgangspunkt von Infektionen der ableitenden Harnwege (S. 262). Wegen der Milchsäurebildung spielen bestimmte Arten eine wichtige Rolle in der milchverarbeitenden Lebensmittelindustrie.

Durch strikte Anaerobiose werden von den vorgenannten beiden Familien die Gattungen *Peptococcus, Peptostreptococcus* und *Sarcina* abgetrennt. Die beiden ersteren, die zur Schleimhautflora gehören, sind häufig an eitrigen Entzündungsprozessen beteiligt.

Abweichend von der früheren Systematik werden nunmehr die Streptokokken und Laktobazillen trotz erheblicher physiologischer Gemeinsamkeiten, gegeben durch die obligate Milchsäureproduktion, in verschiedenen Bereichen des Klassifikationssystems aufgeführt (s. u.). Die sog. Familie der Milchsäurebakterien, *Lactobacillaceae* („*Lactobacteriaceae*"), mit ihrer morphologischen Uneinheitlichkeit war durch eine übergeordnete Stoffwechselleistung ausgezeichnet, während z. Z. morphologische Gesichtspunkte die Einteilung bestimmen.

Teil 13

Dem Primat der Morphologie wird allerdings im Teil 13 nur bedingt gefolgt, indem hier alle Stäbchen und Kokken zusammengefaßt werden, die Endosporen (s. S. 136) bilden. Für die Medizin ist die aerobe Gattung *Bacillus* wichtig, die den Erreger des Milzbrandes (S. 297), Lebensmittelvergifter (S. 337) und insektenpathogene Arten sowie Bodenbakterien einschließt. – Hiervon eindeutig abgrenzbar sind die zahlreichen *Clostridium*-Arten, strikte Anaerobier, die weder Zytochrome noch Katalase enthalten. Manche Arten sind als Produzenten wichtiger Gärprodukte von großem Interesse; andere sind gefährliche Erreger von Gasbrand (S. 295), Botulismus (S. 296), Lebensmittelvergiftung (S. 337) und Wundstarrkrampf (S. 295).

Die sporenbildenden Kokken und Sporolaktobazillen sind ohne medizinische Bedeutung.

Die ebenfalls grampositiven, aber nie sporenbildenden Milchsäurebakterien in Teil 14 gehören zur Gattung *Lactobacillus*. Zahlreiche Arten, alle für den Menschen apathogen, bilden zum Teil homoenzymatisch fast reine Milchsäure, zum Teil heteroenzymatisch neben Milchsäure noch Äthylalkohol und Kohlendioxid. Ihre besondere Bedeutung für die Gewinnung von Milchprodukten, u. a. für Yoghurt, macht diese Keimarten zu in der Milch- und Gärungsbakteriologie eifrig studierten Objekten. Die Anwesenheit von bestimmten Laktobazillen in der Vagina ist wegen der Erzielung eines sauren pH-Wertes physiologisch (S. 321), während das Vorkommen in der Mundhöhle wie im menschlichen Darm (neben den Bifidobakterien s. S. 150) noch einer endgültigen Wertung harrt.

Die traditionsgemäß und in den ersten Einteilungsversuchen mit den vorstehenden Arten in einem Tribus *Lactobacillaceae* eingeschlossenen Bifidobakterien werden trotz vieler Gemeinsamkeiten in der physiologischen Bedeutung für den Menschen seit der vorhergehenden (8.) Auflage von BERGEY's Manual zu den Aktinomyzeten (s. u.) gerechnet.

Teil 14

In Teil 14 sind zwei für Mensch und Tier wichtige Gattungen aufgeführt, die Erreger der Listeriose (S. 143), die sich u. a. durch ihre Beweglichkeit von den Laktobazillen abgrenzen lassen, und die Gattung *Erysipelothrix*, Erreger des Schweinerotlaufs bzw. des Erysipeloids beim Menschen (S. 145). Beide Gattungen gehören sicher nicht zu den Corynebacteriaceae, wo sie vormals eingeordnet waren.

Teil 15

Teil 15 faßt eine Vielzahl von grampositiven, sich teilweise verzweigenden und morphologisch unterschiedlich differenzierten Stäbchenbakterien zusammen.

Eine koryneforme, d. h. durch keulige Auftreibungen gekennzeichnete Gruppe enthält u. a. die Gattung *Corynebacterium* mit den Erregern der menschlichen Diphtherie (S. 146) und pyogener Prozesse bei Mensch und Tier, ferner die anaeroben (aber trotzdem Katalase-bildenden) Propionibakterien (Produzenten von Propionsäure). Diese stellen neben den Zellulosevergärern einen wichtigen Teil der Pansenflora der Wiederkäuer und sind infolge ihrer Stoffwechselprodukte wesentlich beteiligt an der Gewinnung bestimmter Käsearten; auch besiedeln sie mit fraglicher Bedeutung menschliche Haut und Haare (S. 151).

Im Gegensatz zu der noch wenig befriedigenden Systematisierung im vorstehend erörterten Bereich bieten die ebenfalls in Teil 15 aufgeführten anaeroben bzw. mikroaerophilen Keimarten gute Beispiele für die Kategorisierung von ebenso anspruchsvollen wie hochdifferenzierten taxonomischen Einheiten.

Die anaeroben (manchmal auch mikroaerophilen) Erreger der menschlichen und tierischen Aktinomykose (S. 298) werden mit den Bifidobakterien in einer Familie zusammengefaßt, zu der auch die in Zahnfleischtaschen und im Rachenraum vorkommenden aeroben *Bacterionema*-Arten gehören. Die Gattung *Bifidobacterium* ist ein wichtiger Bestandteil des Darminhalts beim Brustkind und beim adäquat ernährten Säugling, aber auch beim Erwachsenen. Sie ist ohne pathogenetische Eigenschaften.

Teil 16

Zum Teil 16 gehören neben zahlreichen, für den Menschen apathogenen Arten der Gattung *Mycobacterium* die weltweit verbreiteten, gefährlichen Seuchenerreger von Tuberkulose (S. 155) und Lepra (S. 157) sowie anderer Mykobakteriosen mit dem gemeinsamen Merkmal der Säure- und Alkoholfestigkeit bei speziellen Färbemethoden (S. 19).

Sie werden manchmal mit *Nocardia*-Arten verwechselt, die dem Teil 17 zugeordnet sind und sich nur durch partielle (spezielle Färbeverfahren) Säurefestigkeit auszeichnen. Diese leben z. T. saprophytär auf Pflanzenresten und im Boden, können aber parasitär bei Mensch und Tier Aktinomykose-ähnliche Pseudomyzetome und septisch-eitrige Nocardiose (S. 152) auslösen.

Auch einzelne *Streptomyces*-Arten sind – vor allem in den Tropen und Subtropen – Ursache aktinomykotischer Granulome. Eine ganze Zahl von Arten dieser wichtigen Gattung hat wegen der Bildung antimikrobieller und antimetabolischer Substanzen große wirtschaftliche und pharmazeutische Bedeutung erlangt.

Unter den zu den Aktinomyzeten gehörenden Keimen sind zwar keine klassischen Infektionserreger des Menschen bekannt, doch haben die kleinen Sporen einzelner Arten der Gattungen *Thermoactinomyces* und *Micropolyspora* eine allergisierende Wirkung auf die Schleimhäute der tiefen Atemwege, so daß sie allein und gemeinsam mit anderen respiratorischen Allergenen als wichtige Ursache organischer Koniosen (Farmerlunge usw.) (S. 154) zu gelten haben.

Weitere Merkmale zur Klassifizierung: Die moderne Klassifizierung berücksichtigt neben den vorstehend aufgeführten konventionellen, bewährten Methoden weitere Bezugsgrößen, vor allem bei der Abgrenzung von Gattungen: DNS-Homologie mit Referenzstämmen bei Hybridisierungsversuchen; Guanin-/Zytosin-Quotient für DNS, angegeben in Molprozenten, Plättchenelektrophorese der in Säure-Phenol löslichen Proteine und das Zytochrom-C-Absorptionsspektrum. In der Regel können diese Verfahren bei der Routinelabordiagnostik unberücksichtigt bleiben.

Nach Habs [2] sollten auch Gesichtspunkte der Nosologie (Krankheitslehre) und Epidemiologie berücksichtigt werden. So ist die theoretisch mögliche Abgrenzung von neuen Spezies und Subspezies nicht wünschenswert, wenn in der praktischen medizinisch-bakteriologischen Diagnostik keine Notwendigkeit besteht. Für epidemiologische Belange genügt die Varietas-Ebene (Bio-, Sero- und Phagovar).

2 Klassifizierung von Viren

Von der Bakteriensystematik endgültig getrennt wurde das Reich der *Virales* mit den filtrierbaren Virusarten. In drei Unterordnungen werden als *Phagineae* die Bakteriophagen (vgl. S. 48), als *Phytophagineae* die pflanzenpathogenen und als *Zoophagineae* die tierpathogenen Virusarten geführt. Die Unterordnungen sind wieder in Gattungen und Familien unterteilt; jede Virusart hat einen vorläufigen binären Namen erhalten; z. B. heißt danach das Pockenvirus *Borreliota variolae*. Doch haben sich diese Namen bisher nicht durchgesetzt, und viele Virologen halten es für richtiger, zunächst nur von Poliovirus, Pockenvirus usw. zu sprechen.

Die bisherigen Versuche einer internationalen Virusnomenklatur, deren Schaffung einer „Internationalen Kommission für systematische Virologie“ übertragen wurde, haben bisher noch nicht zu verbindlichen Empfehlungen geführt, so daß es vorerst sinnvoller erscheint, die gebräuchlichen Trivialnamen weiter zu benutzen.

Die Klassifizierung der Viren (komplettes infektiöses Viruspartikel = Virion) erfolgt aufgrund ihrer Struktur und Bestandteile. Grundsätzliche Trennung nach dem Genom in DNS- und RNS-Viren. Die jeweilige Nukleinsäure wird von einer symmetrischen Proteinhülle (Kapsid) umschlossen, die kubisch, gewunden oder komplex gebaut ist. Die Zahl der auf der Oberfläche des Viruspartikels elektronenoptisch erkennbaren Struktureinheiten (Kapsomere), der Durchmesser des Virions, seine Umhüllung und das Molekulargewicht der Nukleinsäure sind ebenso wichtige Bezugsgrößen wie der Ort der Nukleokapsidbildung (Zellkern oder Zytoplasma) und die Löslichkeit in Äther. Unter Benutzung dieser Bezugsgrößen lassen sich die wichtigsten menschen- und tierpathogenen Viren in Gruppen unterteilen, die ihrerseits z. T. aus weiteren Arten oder Einheiten bestehen (vgl. folgende Übersicht).

Vereinfachte Übersicht wichtiger Virusgruppen nach Krankheit sowie Größe, Gestalt und chemischer Zusammensetzung der Erreger

Gemeinsames Merkmal: einsträngige Ribonukleinsäure (RNS) als genetisches Material (Ausnahme Reovirus), Fehlen von DNS. Minimale chemische Ausrüstung: RNS und Protein.

1. *Myxovirus*-Gruppe	
Influenza-Gruppe	Influenza = echte Virusgrippe. Kugelförmig oder filamentös, ca. 80 nm, *RNS,* Protein, Lipide, Polysaccharide
Paramyxo-Gruppe	Mumps, Masern, Respiratory Syncytial (RS) Virus, Parainfluenza. Kugelförmig, ca. 120 nm, *RNS,* Protein, Lipide, Polysaccharide
2. *Rhabdovirus*-Gruppe (*rhabdo* = nach der Bomben- bzw. Granatenform)	Tollwut, vesikuläre Stomatitis. Granatenförmig, 65–225 nm, *RNS*, Protein, Lipide
3. *Reovirus*-Gruppe (*Reo* = *r*espiratory *e*nteric *o*rphan [nach den Fundorten])	fieberhafte Erkältung im Kindesalter, Enzephalitis. „Kugel“ (Ikosaeder) 70 nm, doppelsträngige *RNS,* Protein
4. *Arbovirus*-Gruppe (*ar*thropode *bo*rne – durch Gliederfüßler übertragbar)	Enzephalitiden, Meningoenzephalitiden, Gelbfieber. Kugelförmig, 45 nm, *RNS*, Protein, Lipide
4a. *Togavirus*-Gruppe (*Toga* = nach dem Kleidungsstück der Römer; bedeutet hier „Hülle“)	Röteln, europäische Schweinepest (gehört strukturell eigentlich zu den Arboviren). Kugelförmig, ca. 60 nm, *RNS,* Protein, Lipide
5. *Picornavirus*-Gruppe (*pico* = klein, *RNA* ≙ Ribonukleinsäure-haltig)	Poliomyelitis, Coxsackie-, ECHO(*E*nteric *c*ytopathogenic *h*uman *o*rphan)-, Rhino(Schnupfen)viren, Maul- und Klauenseuche-Virus. „Kugel“ (Ikosaeder) 25–30 nm, *RNS,* Protein
6. *Marburg*-Virus	Marburg-Krankheit, „Grünaffenvirus“. Fadenförmig, zylindrisch, *RNS,* Lipid, 600 nm
7. *Arena*-Virus (*Arena* = nach der länglich-ovalen Form)	Lassa-Fieber (Virus verwandt mit LCM-Virus und Tacaribe-Virus). Unregelmäßige Gestalt, mit Oberflächenfortsätzen 70–150 nm, *RNS*

8. *Human immuno deficiency Virus* (HIV)	Erreger der Immunschwächekrankheit (AIDS = acquired immunodeficiency syndrome), weltweit mit zahlreichen Folgeinfektionen (s. S. 155, 210, 211, 213, 217, 226, 231, 233, 243, 249, 253, 266, 269, 270, 288). 100–140 nm, kugelig, *RNS,* sich abschnürende Viruspartikel.

Gemeinsames Merkmal: Doppelsträngige Desoxyribonukleinsäure (DNS) als genetisches Material. Fehlen der Ribonukleinsäure (RNS). Minimale chemische Ausrüstung: DNS und Protein.

1. *Pockenvirus*-Gruppe	Pocken, Vakzine (Enzephalitis, Vaccinia generalisata usw.). Backsteinform, Kantenlängen ca. 200–300 nm, *DNS,* Protein, Lipide
2. *Varicella-Zoster-Virus*-Gruppe	Windpocken, Gürtelrose. Oval, Längendurchmesser ca. 200 nm, *DNS,* Protein, Lipide
3. *Herpesvirus*-Gruppe	Herpes labialis, Herpes genitalis, Herpeskeratitis, Herpesenzephalitis, sehr wahrscheinlich Mononukleose, Zytomegalie, möglicherweise beteiligt an BURKITT-Lymphom und Portio-Karzinom. Kugelförmig, 120 nm (Ikosaeder), *DNS,* Protein, Lipide
4. *Adenovirus*-Gruppe	Adenitis, Keratokonjunktivitis, Meningitis, Pneumonie, Respirationsinfektionen. „Kugel", 80 nm (Ikosaeder), *DNS*-Protein, Spikes
5. *PaPoVa*-Gruppe (*Pa*-pillom, *Po*-lyoma, *Va*-kuolisierendes Agens)	Gutartige Tumoren (Warzen) bei Mensch und Tier; bösartige Tumoren bei Nagetieren und Transformation zum bösartigen Verhalten von menschlichen und tierischen Zellen unter experimentellen Bedingungen. „Kugel", 40–50 nm (Ikosaeder), *DNS*-Protein
6. *Hepatitis B-Virus*	Erreger der Serumhepatitis des Menschen. Kugelförmig, 20–40 nm, *DNS-Polymerase,* Protein

Routinediagnostik

Die Routinediagnostik der menschen- und tierpathogenen Viren berücksichtigt in erster Linie die unterschiedliche Gewebsaffinität der einzelnen Virusarten bei ihrer Züchtung in Gewebekulturen verschiedener, für die jeweilige Gruppe oder Art besonders geeigneter Zell-Linien, ferner den zytopathischen Effekt und seine Neutralisierung durch spezifische Antiseren, die sich auf einer bemerkenswerten antigenetischen Spezifität begründet; dem gleichen Zweck dienen entsprechende Versuche an Hühnerembryonen und einer Anzahl von Versuchstieren (Mäuse, Goldhamster, Ratten usw.). In manchen Fällen wird die Diagnostik auch durch das Ergebnis elektronenoptischer Untersuchungen maßgeblich bestimmt, z. B. bei den sog. Quaderviren, zu denen der Erreger der Variola vera (Pocken) gehört.

Der direkte Virusnachweis wird durch Benutzung serologischer Techniken (Immunfluoreszenz und Immunperoxidase) wesentlich erleichtert.

Bakteriophagen: Eine gewisse, auch im Hinblick auf die Laboratoriumstechnologie bedeutsame Sonderstellung nehmen die Bakteriophagen mit ihren leichter zu handhabenden Züchtungsmethoden ein, die u. a. bewirken, daß eine Reihe von adaptierten Bakteriophagen zu wertvollen Hilfsmitteln der Unterteilung bestimmter, serologisch einheitlicher Bakterienarten geworden sind, die im Sinne der sog. Lysotypie zum Bestandteil der bakteriologischen Feindiagnostik gehören (vgl. S. 48, 331). Die mittels dieser Methode abgegrenzten Bakterienstämme bezeichnet man als *Lysotyp*; jetzt wird dafür die Bezeichnung *Lysovar* empfohlen.

Von der Anwendung von Bakteriophagen abgesehen, ist die Routinezüchtung und Identifizierung der Viren eine Angelegenheit virologischer Laboratorien, deren spezielle Verfahren und Technologie sich deutlich vom „klassischen medizinisch-mikrobiologischen Arbeitsbereich" unterscheiden. Auf sie wird im folgenden nicht weiter Bezug genommen.

Viroide: Noch kleiner als die Viren sind die Viroide, bei denen man kein Ruhestadium kennt. Sie bestehen aus RNS; bisher nur als Krankheitserreger bei Pflanzen gefunden.

3 Variabilität

Die Klassifikation der Bakterien ist erschwert durch Variationsvorgänge. Die morphologischen Merkmale sind Schwankungen unterworfen (z. B. Involutionsformen, Änderungen der Färbbarkeit, Verlust der Beweglichkeit). Bei den kulturellen Merkmalen sind weder die Ansprüche an die Züchtungsbedingungen noch jene an die Kolonieformen, noch jene an die Stoffwechselleistungen absolut konstant. Auch Antigenstruktur und Virulenz sind Änderungen unterworfen. Alle Artbeschreibungen gelten nur für die frischgezüchteten Stämme unter den gebräuchlichen Kulturbedingungen.

Dissoziation, Phasenwechsel: Mit einer gewissen Regelmäßigkeit treten bei vielen Bakterienarten Variationsvorgänge auf, die als Dissoziation bzw. als Phasenwechsel bezeichnet werden. Zunächst lassen sich nach der Kolonieform auf festen Nährböden drei Formen unterscheiden: Die „Glattform" (S-Form = smooth form) besitzt feuchte, glänzende, glattrandige Kolonien von butterweicher Konsistenz; die „Rauhform" (R-Form) trockenere, matte, gezackte Kolonien mit rauher Oberfläche; die „Mucosusform" (M-Form) wächst in Form von Schleimtropfen. Die S-Form ist serologisch gekennzeichnet durch ein an der Oberfläche haftendes, spezifisches Polysaccharidantigen, das der R-Form fehlt. Diese wird deshalb nicht durch die spezifischen S-Antiseren agglutiniert, ist aber leichter in Salzlösungen unspezifisch agglutinabel und zeigt unter Umständen Spontanagglutination bereits in physiologischer Kochsalzlösung. Bei den meisten Gattungen ist die S-Form die pathogene Form; bei der Züchtung aus dem Tierkörper liegen die Stämme in dieser Form vor. Erfolgt in der Kultur, insbesondere in ungünstigen Nährböden, ein Übergang in die R-Form, so ist dieser mit einem Verlust der Virulenz verbunden. Bei bestimmten Arten, z. B. den Milzbrandbazillen, ist es aber umgekehrt! Die M-Form ist z. B. die normale Form bei Pneumokokken.

Bei begeißelten Bakterien können geißellose, unbewegliche Varianten auftreten. Auch diese Variation kann am Koloniebild zu erkennen sein. So wachsen bei den Proteusbakterien die normalen, begeißelten Stämme hauchförmig über die ganze (feuchte) Nährbodenoberfläche, während unbegeißelte Stämme geschlossene Kolonien bilden. Daher werden die begeißelten als H(„Hauch"-Formen), die unbegeißelten als O-Formen („ohne Hauch"-Formen) bezeichnet. Entsprechend wird das in den Geißeln enthaltene Antigen als H-Antigen, das in den Bakterienleibern enthaltene somatische Antigen als O-Antigen bezeichnet. Diese Benennungen sind auf alle Bakterienarten übertragen worden. – Die obengenannte Dissoziation von der S- in die R-Form betrifft das O-Antigen. – Über Phasenwechsel innerhalb des H-Antigens vgl. bei Salmonellen (S. 167).

Ferner ist der sog. V-W-Formenwechsel wichtig, der bei den Salmonellen genauer erforscht ist. Es handelt sich hierbei um die Aufspaltung eines Stamms in Kolonien mit Hüllantigen, die das O-Antigen überdecken, und solche, denen das Hüllantigen fehlt. Da bei Typhusbakterien dieses Hüll- oder Oberflächenantigen als Vi-Antigen bezeichnet wird, spricht man von V-W-Formenwechsel.

Weitere Dissoziationserscheinungen betreffen die Pigmentbildung (z. B. spaltet ein rot wachsender *Serratia*-Stamm grauweiße Kolonien bzw. Sektoren in Kolonien ab), ferner die Fähigkeit zur Hämolyse, die Resistenz gegen Antibiotika usw.

Zu erklären ist diese Variabilität, die sich immer nur innerhalb gewisser Grenzen bewegt (aus einem Typhusbakterium wird keine *Erwinia* usw.), mit Mutationsvorgängen (meist Verlustmutation) und Auslese (Selektion unter Umweltbedingungen, die eine Vermehrung der Mutanten begünstigen). Gelegentlich Erwerb neuer Eigenschaften durch Übertragung von Plasmiden, z. B. bei der Antibiotikaresistenz (vgl. S. 61).

Für klinische und epidemiologische Zwecke kann eine Unterteilung der Arten in Biovare („Biotypen"), die sich im Laboratorium nur in unwesentlichen, aber weitgehend konstanten Merkmalen (z. B. der Vergärung eines Zuckers) unterscheiden, wichtig sein. Analog dazu gibt es auch „Serotypen", „Phagtypen", „Chemotypen", neuerdings bezeichnet als Serovar, Lysovar, Chemovar usw.

Transformation, Transduktion und Rekombination: Variationserscheinungen treten im Körper und im Reagenzglas auf. Sie sind zu unterscheiden von solchen Änderungen, die mit einem Erwerb neuer Eigenschaften einhergehen:

Transformation: z. B. Erwerb eines neuen Kapselantigens durch Züchtung von Rauhformen bestimmter Bakterienarten (z. B. Pneumokokken) in Nährböden, die das Kapselantigen enthalten. Übertragung der neuen serologischen Eigenschaft durch DNS.

Transduktion: Erwerb neuer O- oder H-Antigene oder Wiedererwerb der Eigenschaft „Beweglichkeit", wobei die für diese Eigenschaften maßgeblichen Gene durch Bakteriophagen von einer Zelle in eine andere überführt werden (bei Salmonellen experimentell nachgewiesen).

Rekombination: Erwerb neuer Eigenschaften (z. B. Laktosespaltung oder Fähigkeit zur Assimilation einer bestimmten Aminosäure) durch Konjugation und Kopulation, d. h. parasexuelle Vorgänge mit Genaustausch. In diesen Rahmen gehört auch die Übertragung von Plasmiden. R-Faktoren, Sex-Faktoren, Colicin-induzierenden Faktoren usw. Es handelt sich um ringförmige, doppelsträngige DNS-Moleküle, extrachromosomale, genetisch wirkende Elemente; sie sind epidemiologisch von großer Bedeutung. Diese Erbänderungen erklären die z. T. ungeheure Vielfalt der Eigenschaften innerhalb von Stämmen oder Arten der gleichen Bakteriengattung. Sie erlauben auch Rückschlüsse auf die Entwicklungsgeschichte der Bakterien und spielen eine zunehmende Rolle bei der Klassifizierung der Mikroorganismen. Unter natürlichen Verhältnissen, d. h. im Körper oder in der künstlichen Kultur, kommen solche Erbänderungen – ausgenommen die Antibiotikaresistenz – jedoch nur selten zur Beobachtung. Somit gilt für die Praxis weiter das Gesetz der Artkonstanz.

4 Bestimmung von Bakterienreinkulturen

Zur Differenzierung kommen in erster Linie folgende Merkmale in Betracht:

Morphologie: Größe, Form und Lagerung, geprüft im gefärbten Ausstrichpräparat.

Beweglichkeit: geprüft im „hängenden Tropfen" (vgl. S. 16) oder im Dunkelfeldpräparat (vgl. S. 15). Zur Prüfung auf Beweglichkeit junge Bouillonkulturen, die bei Zimmertemperatur gewachsen sind, verwenden oder Kolonien auf Agarplatte direkt mikroskopieren. (Neben eine junge Kolonie kurzen Glasfaden legen, der zum Stützen eines auf die Kolonie gelegten Deckgläschens dient.) Gegebenenfalls Geißelfärbung (vgl. S. 21); besser: Beweglichkeitsprüfung im sog. Beweglichkeitsagar (s. u.).

Bildung von Sporen: Untersuchung von mehrere Tage alten Kulturen im Ausstrichpräparat nach Fuchsinfärbung. Die Sporen bleiben ungefärbt. Färberische Darstellung der Sporen (vgl. S. 21) ist selten erforderlich. Bei den stäbchenförmigen Mikroben werden Sporenbildner als Bazillen bzw. Klostridien, die nichtsporenbildenden als Bakterien im engeren Sinne bezeichnet.

Tabelle 9–1
Färbeverhalten von Bakterien bei der GRAM-Färbung.

grampositiv	gramnegativ
Staphylokokken	Gonokokken,
Streptokokken	Meningokokken
Milzbrandbazillen	Coli-, Typhus-, Enteritis-,
Gasödemerreger	Ruhrbakterien
Tetanuserreger	Klebsiellen
Schweinerotlaufbakterien	Proteusbakterien
Listerien	Pseudomonaden
Diphtheriebakterien	Pestbakterien
Aktinomyzeten	Melitensis-, Abortus-
Milchsäurebakterien	bakterien
	hämoglobinophile Bakterien
	Vibrionen
	Schraubenbakterien

Nachweis besonderer Strukturen: z. B. Kapselbildung (vgl. S. 16), Polfärbbarkeit (vgl. S. 21), Polkörnchenbildung (vgl. S. 20), Säurefestigkeit (vgl. S. 19).

Färbbarkeit nach GRAM (vgl. S. 19): Zum Färbeverhalten der wichtigsten Bakteriengruppen s. Tabelle 9–1.

Kultur: Ansprüche an die Nährbodenzusammensetzung, z. B. Wachstum auf einfachen Nährböden oder nur auf solchen mit Zusatz von Serum oder Blut usw. – Ansprüche an die Züchtungstemperatur, insbesondere vergleichende Züchtung bei 36 °C und bei 22 °C. Apathogene Bakterien wachsen oft besser bei Zimmertemperatur als bei Körpertemperatur. – Verhalten gegen Luftsauerstoff; einfache Prüfung in Hochschichtagarschüttelkulturen (vgl. Abb. 3–8): Obligate Aerobier wachsen nur auf oder unmittelbar unter der Oberfläche, obligate Anaerobier nur im unteren Teil des Nährbodens, fakultative Anaerobier in der ganzen Agarsäule; mikroaerophile Keime bilden eine Zone verstärkten Wachstums etwa 0,5 bis 1 cm unterhalb der Oberfläche. Kulturmethode zum Nachweis der Beweglichkeit in halbflüssigem Agar, sog. Beweglichkeitsagar (0,2–0,4%). Durch Stich (1 cm tief) beimpfen, bei 22 °C und 36 °C bebrüten. Unbewegliche Keime wachsen nur im Stichkanal, bewegliche verteilen sich durch das Medium und verursachen dadurch wolkige Auswüchse aus dem Stichkanal oder homogene Trübung. Kulturröhrchen mit Kork oder Paraffin verschließen, gegebenenfalls mehrere Wochen lang beobachten.

Wuchsform auf Nährböden: z. B. in Bouillonkultur gleichmäßige Trübung oder Häutchenbildung oder Bodensatz.

Kolonieform auf Plattenkulturen (auf Oberfläche von Nähragar ausspateln, so daß alleinstehende Einzelkolonien wachsen; s. Abb. 3–9): Begrenzung rund oder gezackt oder mit Ausläufern; Oberfläche glatt, spiegelnd oder gekörnt, rauh; Querschnitt spitz oder flach oder kuppelförmig oder wallartig aufgeworfener Rand (s. Abb. 3–11). Kolonie in der Durchsicht klar oder opak oder undurchsichtig. Eigenfarbe der Kolonie, Verfärbung des Nährbodens in der Umgebung der Kolonie.

Stoffwechselleistungen: insbesondere Gelatinespaltung (s. S. 41), Hämolyse (s. S. 38), Indolbildung (s. S. 41), Schwefelwasserstoffbildung (s. S. 41), Reduktionsprozesse (s. S. 39), Zuckerspaltung (s. S. 39). Hemmung des Wachstums bei Zusatz von Farbstoffen zum Nährboden (vgl. z. B. Brucellen).

Prüfung darf nur mit Reinkulturen vorgenommen werden.

Serologie: Die Antigenstruktur von Bakterien wird geprüft durch Agglutinationsproben mit bekannten Immunseren (GRUBERsche Reaktion, s. S. 89). – Man verwendet polyvalente Erfassungsseren zur Suchreaktion und monovalente Faktorenseren zur genauen Identifizierung; gegebenenfalls auch Absättigungsversuche (vgl. S. 87), in manchen Bakteriengruppen Präzipitationsreaktionen (vgl. S. 83).

Pathogenität: Die Art des Tierversuchs, insbesondere Tierart und Infektionsweg, richtet sich nach den einzelnen Erregern. Zum Nachweis gelöster Gifte (Toxine) in flüssigen Kulturen werden diese durch bakteriendichte BERKEFELD- oder SEITZ-Filter keimfrei filtriert; das Filtrat wird in Versuchstiere verimpft. Zum Nachweis von in den Bakterienleibern enthaltenen Giften (Endotoxine) werden Kulturen auf Schrägröhrchen angelegt. Nach der Bebrütung wird die Unterseite des Wattestopfens mit Chloroform getränkt. Der Wattestopfen wird wieder aufgesetzt und mit Gummikappe auf dem Röhrchen befestigt. Nach mehrstündigem Aufenthalt im Brutschrank bei 36 °C wird auf Sterilität geprüft. Die abgetöteten Bakterien werden dann frei von Nährbodenbeimengungen Tieren injiziert.

Literatur

1. Habs, H.: Nosologie, Epidemiologie und bakteriologische Taxonomie am Beispiel der Salmonella-Infektionen. Zbl. Bakt. Hyg., I. Abt. Orig. A 243 (1979) 258–270.
2. Krieg, N. R., J. G. Holt (eds.): BERGEY's Manual of Systematic Bacteriology, Vol. 1. Williams & Wilkins, Baltimore–London 1984. Sneath, P. H. A., N. S. Mair, M. E. Sharpe, Y. G. Holt (eds.): BERGEY's Manual of Systematic Bacteriology, Vol. 2. Williams & Wilkins, Baltimore–London–Los Angeles–Sydney 1986 (Vol. 3 und 4 in Vorbereitung).
3. Lapage, S. P., P. H. A. Sneath, E. F. Lessel, V. B. D. Skerman, H. P. R. Seeliger, W. A. Clark (eds.): International Code of Nomenclature of Bacteria (and Statutes of the International Committee on Systemic Bacteriology). Washington, D. C. 1975 (1976 revision).
4. Lehmann, K. B., R. D. Neumann: Bakteriologische Diagnostik (7. Auflage). München 1927.
5. Seeliger, H. P. R.: Die Taxonomie als Ordnungsprinzip in der Mikrobiologie. Zbl. Bakt. Hyg., I. Abt. Orig. 205 (1967) 178–184.

Nachtrag von S. 113:
* Seltene Infektion des Menschen
** Schwer anzüchtbarer Erreger von Lymphogranuloma inguinale

10 Bakteriologie

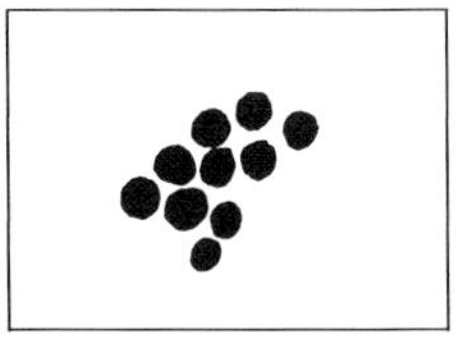

1 Grampositive Kokken

1.1 Staphylococcus, Micrococcus

Staphylokokken und Mikrokokken sind grampositive, unbewegliche, in unregelmäßigen Haufen angeordnete Kokken (grampositive Haufenkokken s. Tafel 4). Zur Anzüchtung genügen einfache Nährböden (z. B. Nähragar); aerobe Bedingungen reichen aus. Blutagar eignet sich zur Beurteilung des Hämolyseverhaltens. Auf ihm wachsen die Keime als große, runde, gewölbte Kolonien von 1–3 mm Durchmesser mit ausgesprochener Eigenfarbe. Bouillonkulturen führen zu einer diffusen Trübung. Die Keimgruppe verhält sich Katalase-positiv (s. auch Tab. 10–1).

Bei Mensch, Tier und in der Natur sind diese Keime weit verbreitet. Nur den Staphylokokken kommt humanmedizinische Bedeutung zu. Mikrokokken sind nur in Ausnahmefällen pathogen.

Staphylokokken

Diese Gruppe fakultativer Anaerobier enthält außer der Koagulase-positiven Spezies *S. aureus* noch eine Reihe Koagulase-negativer Staphylokokken-Arten. Sicher pathogenetische Bedeutung kommt neben *S. aureus* lediglich *S. epidermidis* und *S. saprophyticus* zu. Eine Spezies-Abgrenzung innerhalb der Koagulase-negativen Gruppe ist aus klinisch-mikrobiologischer Sicht z. Zt. nicht erforderlich. Es genügt die Unterscheidung der *S. epidermidis*- und *S. saprophyticus*-Gruppe [58].

Differentialdiagnose: Die Hauptdifferentialdiagnose gilt der Unterscheidung von Koagulase-positiven – oder „Pathogenitätstest-positiven" – und Koagulase-negativen Staphylokokken. Aufgrund der Kulturmorphologie kann der Erfahrene bereits eine Vermutungsdiagnose stellen. *S. aureus* wächst auf Blutagar goldgelb mit meist deutlicher Hämolyse. Koagulase-negative Staphylokokken haben einen mehr porzellanweißen Farbton; die Hämolyse fehlt oder ist weniger ausgeprägt (s. Tab. 10–1). *S. saprophyticus*-Kolonien nehmen – meist erst nach 48 Stunden – eine *S. aureus*-ähnliche Gelbfärbung an; sie wachsen jedoch auf Schafblutagar ohne Hämolyse.

Das charakteristische differentialdiagnostische Merkmal ist die Plasmakoagulase (Nachweis s. S. 126). Weitere Merkmale sind „clumping factor" (Objektträgerkoagulase s. S. 126), Protein A (Latex-Objektträgertest s. S. 126) und DNase (s. S. 126). Für praktische Zwecke eignen sich Plasmakoagulase-Nachweis oder Latex-Objektträgertest in Kombination mit DNase-Test (s. Abb. 10–1). Zur Unterscheidung der *S. epidermidis*- und der *S. saprophyticus*-Gruppe ist die Prüfung der Novobiocin-Resistenz hilfreich.

Zusätzliche Merkmale für *S. saprophyticus* sind das Fehlen einer Hämolyse auf Schafblutagar, die Gelbfärbung der Kolonien nach 48 Stunden sowie die Säuerung nur im oberen Teil des Paraffin-überschichteten und des nicht überschichteten Röhrchens nach 18–24 Stunden im OF-Test (Tafel 2). Die Abgrenzung von Staphy-

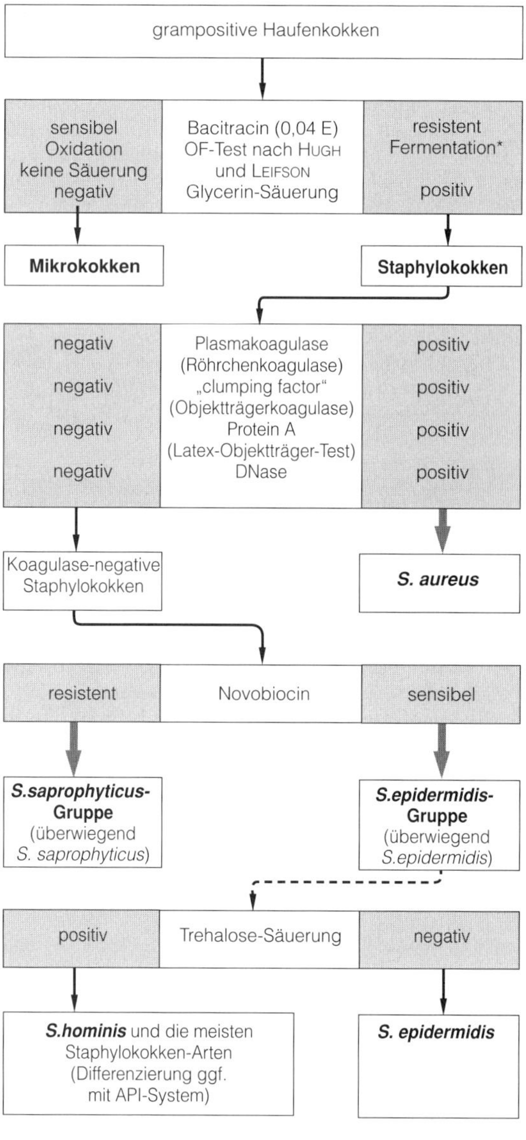

Abb. 10–1 Differenzierung von grampositiven Haufenkokken (*Aerococcus* mit Streptokokken-ähnlichem Wachstum, s. S. 130)

* bei *Staphylococcus saprophyticus* Säuerung nach 24 Stunden nur im oberen Teil des Röhrchens

lokokken gegenüber Mikrokokken ist aus Abbildung 10–1 ersichtlich.

Staphylococcus aureus: *S. aureus* zeichnet sich durch eine Vielzahl von Toxinen und Enzymen aus: verschiedene Hämolysine, epidermolytische Toxine, Enterotoxine sowie eine Reihe von Enzymen, die die Ausbreitung der Erreger im Gewebe erleichtern: Staphylokinase (ein Fibrinolysin), Hyaluronidase, Proteasen u. a.

S. aureus-Stämme können mittels Lysotypie weiter differenziert werden (z. B. in der DDR im Zentrallaboratorium für Lysotypie beim Bezirks-Hygieneinstitut Wernigerode; in der BRD im Institut für Mikrobiologie und Immunologie, Bonn; im Medizinischen Landesuntersuchungsamt für Baden-Württemberg, Stuttgart).

Krankheitsbilder: Der Erreger besiedelt häufig den Nasen-Rachen-Raum und andere Schleimhautregionen sowie die Haut von Gesunden. Seine Virulenz ist sehr unterschiedlich.
Invasive Formen: Typischer Eitererreger bei Abszessen, Furunkeln, Mastitis, Wundinfektionen, Impetigo contagiosa; Erreger von Osteomyelitis, Pneumonie, Sepsis und Endokarditis.

Die akute Staphylokokken-Enterokolitis nach Breitspektrum-Antibiotikatherapie ist umstritten.

Die Krankenhausinfektionen mit *S. aureus* nehmen in letzter Zeit wieder zu.

Toxinbedingte Formen:
- „staphylococcus scalded skin syndrome“ bei Säuglingen und immunsupprimierten Erwachsenen. Toxinnachweis (Speziallabor) bei Isolaten (meist Lysogruppe II)
- toxisches Schocksyndrom (Lokalinfektionen mit *S. aureus* der Lysogruppe I und III, die das „*t*oxic *s*hock *s*yndrome“-Toxin-1 (TSST-1) bilden

Das toxische Schocksyndrom hat Ähnlichkeit mit Scharlach. Kardinalsymptome sind erhöhte Körpertemperatur (≧ 39 °C), arterielle Hypotension, diffuse und palmar-plantar betonte Erythrodermie mit anschließender großflächiger Abstoßung der Haut an Händen und Füßen sowie Beeinträchtigungen von mindestens drei Organsystemen: z. B. Gastrointestinaltrakt, Nieren, Zentralnervensystem, Rötung von Schleimhäuten (Vagina, Oropharynx, Konjunktiva). Befallen sind meistens junge Frauen während oder bis zwei Tage nach der Menstruation, die Vaginaltampons verwendet haben. Toxinnachweis bei *S. aureus*-Isolaten (z. B. Latextest, Oxoid) und im Serum von Patienten (ELISA, nicht handelsüblich).

- Enterotoxin-bildende *S. aureus*-Stämme als Lebensmittelvergifter (s. a. *S. aureus*-bedingte Enterokolitis S. 281).

Staphylokokken sind gegenüber chemischen und physikalischen Einflüssen wenig empfindlich.

So vertragen sie beispielsweise hohe NaCl-Konzentrationen (≥ 10%) – eine Eigenschaft, die zur selektiven Anzüchtung aus Keimgemischen genutzt werden kann.

Gegenüber verschiedenen Desinfektionsmitteln sind Staphylokokken verhältnismäßig resistent. Typisches Antibiogramm s. S. 61. Mehr als 70% der Klinikstämme bilden eine β-Laktamase (Penicillinase); nicht-Penicillinase-feste Penicilline sind daher unwirksam. Zum Nachweis von Oxacillin-Resistenz bei überwiegend multiresistenten *S. aureus*-Stämmen finden sich Angaben auf S. 69.

Nicht-Koagulase-bildende Staphylokokken:
Sie werden nach Abbildung 10–1 differenziert:
S. epidermidis-Gruppe: Diese Keime werden zunehmend häufiger bei Endokarditis nach Herzklappenoperationen und bei Heroinsüchtigen (Rechtsherzendokarditis), nach Endoprothesen-Operationen sowie septischen Zuständen bei Patienten mit in den Körper eingebrachten Kunststoffen (Venenkatheter, SPITZ-HOLTER-Ventil) nachgewiesen. Sie haben eine besondere Affinität zu Kunststoffmaterialien. Bei Infektionen können sie auch durch Chemotherapie häufig nicht mehr eliminiert werden, so daß eine Entfernung des Kunststoff-Implantats erforderlich wird. Septische Infektionen kommen darüber hinaus häufiger bei Immunabwehr-gestörten Patienten vor; dazu gehören Patienten mit Tumorerkrankungen, Peritonealdialyse und Neugeborene; bei onkologischen Patienten wird mit zunehmender Häufigkeit *S. hominis* gefunden [58]. Harnwegsinfektionen (Blase) werden ebenfalls beobachtet.

Als Erreger von Wundinfektionen ist die *S. epidermidis*-Gruppe umstritten; sie muß jedoch dann in Betracht gezogen werden, wenn die Keime in Reinkultur und in großer Menge gezüchtet werden. Die Unterscheidung von Infektion und Kontamination ist in Anbetracht ihres natürlichen Vorkommens auf Haut und Schleimhäuten schwierig [33].

Die *S. epidermidis*-Gruppe zeigt noch häufiger Oxacillin-Resistenz als *S. aureus*.

S. saprophyticus: Er ist Hauptvertreter der

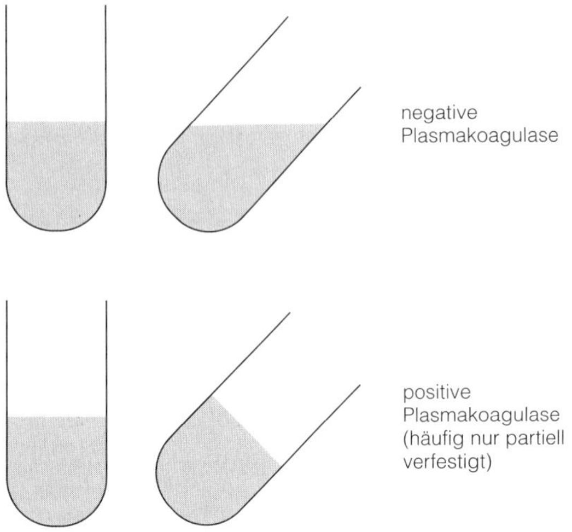

Abb. 10–2 Plasmakoagulasereaktion im Röhrchen (Ablesung nach 4 und nach 24 Stunden). Zu einer falsch negativen Reaktion kann es durch fibrinolytische Eigenschaften von Staphylokokken-Stämmen kommen, zu einer falsch positiven Reaktion durch Enterokokken.

S. saprophyticus-Gruppe und wird typischerweise bei Harnwegsinfektionen junger Frauen (Dysurie-Syndrom) und gelegentlich bei unspezifischer Urethritis des Mannes gefunden. Eine Nierenbeteiligung ist selten. Gelegentlich wird der Erreger auch aus anderen Untersuchungsmaterialien isoliert. Die Stämme verhalten sich in den meisten Fällen gegenüber allen Antibiotika empfindlich.

Wichtige Differenzierungsmerkmale für Staphylokokken

Nachweis der freien Plasmakoagulase im Röhrchentest (Referenzverfahren): Zu prüfende Kolonie wird in 0,5 ml Kaninchen- oder Human-Citratplasma eingerieben. (Häufig „Verklumpung" des Stamm-Materials bereits beim Einreiben an der Reagenzglasinnenfläche erkennbar.) Bebrütung bei 36 °C. Ablesung nach 4 und 18–24 Stunden auf Gerinnung des Plasmas (Abb. 10–2).
Kontrollen: Je ein positiver und ein negativer Stamm sowie eine Leerkontrolle mit Plasma sind mitzubebrüten.

Viele Stämme werden bereits nach 4 Stunden positiv. Einige Stämme besitzen zusätzlich fibrinolytische Aktivität, so daß das bereits koagulierte Plasma nach 24 Stunden wieder verflüssigt sein kann. Enterokokken können falsch positive Ergebnisse verursachen.

Nachweis der „zellgebundenen Plasmakoagulase" (clumping factor): Mit einer Öse wird etwas Koloniematerial in Kaninchenplasma auf einem Objektträger eingerieben. Im positiven Falle kommt es unmittelbar zur „Verklumpung" des Stamm-Materials, bei negativem Ausfall zur homogenen Trübung.
Fehlerquellen:
- „Eigenverklumpung" (in der Kochsalzkontrolle erkennbar)
- falsch negative Befunde (ca. 4–8%)

Latex-Objektträgertest zum gleichzeitigen Nachweis von „clumping factor" und Protein A: Mehrere Bakterienkolonien werden in je einem Tropfen physiologischer NaCl-Lösung und Latex-Reagenz (Bezugsquelle: Deutsche Wellcome) homogen verteilt; der Objektträger wird mehrmals hin- und hergeschwenkt. Das Ergebnis ist innerhalb von 15–20 Sekunden ablesbar.

Im positiven Fall zeigt sich eine deutliche Agglutination, während die Latex-Partikel bei negativem Resultat im milchig-trüben Reaktionsgemisch homogen verteilt bleiben.

S. saprophyticus-Stämme zeigen gelegentlich eine „falsch" positive Reaktion [25].
DNase (s. S. 41): Reaktion muß im Vergleich zu einem *S. aureus*-Stamm abgelesen werden (gleiche Hofgröße!). Kleinere Höfe werden als negativ beurteilt!

Novobiocin-Test: Prüfung mit Novobiocin-Testblättchen (5 µg) im Agardiffusionstest. Bewertung: sensibel ≧ 14 mm

S. epidermidis-Gruppe: Novobiocin-empfindlich
S. saprophyticus-Gruppe: Novobiocin-resistent

1.2 Streptococcus, Aerococcus

(Streptokokken, Pneumokokken, Enterokokken)
Als runde bis länglich-ovale Kokken bilden Streptokokken kürzere und längere Ketten, in denen sie oft paarweise liegen (Tafel 4). Pneumokokken imponieren als lanzettförmige Diplokokken (Kapsel s. Tafel 4), die mikroskopisch mit Enterokokken (z. B. *S. faecalis)* verwechselt werden können. Die Streptokokkenlagerung ist am besten in flüssigen Kulturen zu beurteilen. Mit seltenen Ausnahmen – Enterokokken [40] – sind sie unbeweglich.

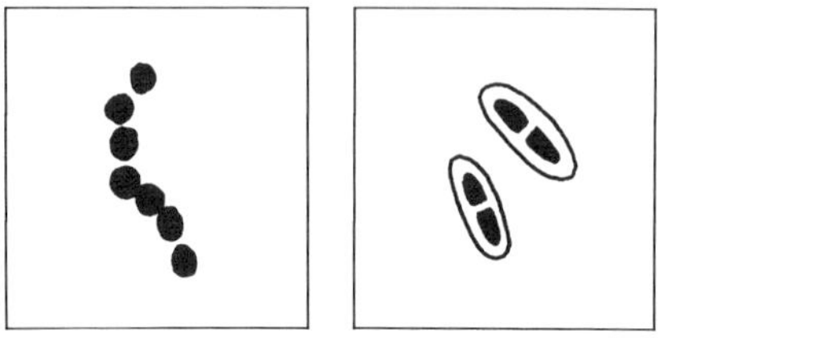

Tabelle 10–1 Einfache Merkmale zur Abgrenzung von Kokkenbakterien auf Blutagar[1].

	Staphylokokken		Streptokokken				Neisserien[3], Branhamella
	S. aureus	*S. epidermidis*	typisches Wachstum	B-Streptokokken[2]	Pneumokokken	Enterokokken	
Koloniegröße	1–3 mm	1–2(3) mm	winzig (0,1–0,5 mm)	0,5–1 mm	0,5–1(2) mm	0,5–1 mm	0,5–1(2) mm
weitere Wachstumseigenschaften	gelb, weiche Konsistenz	weiß, weiche Konsistenz	unregelmäßig begrenzt, meist verschieblich, häufig zugespitzt	grauweiß, weiche Konsistenz	schleimig, eingesunkenes Koloniezentrum	grauweiß, weiche Konsistenz	grau-transparent[3], weiche Konsistenz
Hämolyse	+	–/(+)	+ (A, C, F, G)	(+)	–	*selten*[4]	– (Ausnahmen)
Vergrünung	–	–	+ (α-Hämolyse)	selten	+ (α-Hämolyse)	–	–
weder Hämolyse noch Vergrünung	–	+	+ (γ-Hämolyse)	–	–	+ (Schwärzung)	+
Oxidase	–	–	–	–	–	–	+
Katalase	+	+	–	–	–	–	+

[1] Mac Conkey-Agar: kein Wachstum (Ausnahme: gelegentlich Enterokokken); Kochblutagar: besseres Wachstum von Gonokokken und Meningokokken (größere Kolonien), Feuchtigkeit und Kohlendioxidatmosphäre wichtig

[2] Differentialdiagnose: *Listeria monocytogenes* (kokkoide Kurzstäbchen; Katalase +!)

[3] bei apathogenen Neisserien auch trockene Kolonien mit unregelmäßiger, faltiger Oberfläche

[4] *S. faecalis* var. *zymogenes*

Anzüchtung: Zur Anzüchtung benötigen sie mit Ausnahme von Enterokokken meistens komplex zusammengesetzte Nährböden (Serum-, Blutzusatz). Sie sind fakultative Anaerobier. Gelegentlich ist die Primäranzüchtung nur anaerob möglich, doch nach mehreren Subkulturen gelingt meist eine mikroaerophile Weiterzüchtung (s. S. 131). Kohlendioxidatmosphäre ist förderlich oder erforderlich. Auf Blutagar – am besten Schafblut – entstehen meistens stecknadelkopfgroße Kolonien (Tab. 10–1).

In flüssigen Kulturen zeigen sie unterschiedliches Wachstum (Trübung, körniger oder flockiger Bodensatz).

Identifizierung: Verschiedene Hämolyseformen werden ausgebildet:
- β-Hämolyse (hämolysierende Streptokokken)
- α-Hämolyse (vergrünende Streptokokken)
- γ-Hämolyse (nicht hämolysierende Streptokokken)

Die weitere Identifizierung erfolgt serologisch (Bestimmung der Gruppen- [z. B. A, B, C, D, F, G] und ggf. Typantigene bei hämolysierenden Streptokokken) sowie biochemisch. Streptokokken fermentieren Zucker unter Bildung von Milchsäure. Sie sind mit Ausnahme von Enterokokken gegen eine Vielzahl von Antibiotika, insbesondere Penicillin, empfindlich. Typische Antibiogramme für Streptokokken bzw. Enterokokken finden sich in Tabelle 5–2.

Pathogenetische Bedeutung: Die pathogenetische Bedeutung für den Menschen ist in Tabelle 10–2 festgehalten. Die wichtigsten Erreger sind *S. pyogenes* und *S. pneumoniae* mit z. T. charakteristischen Krankheitsbildern. Streptokokken sind ein mengenmäßig ins Gewicht fallender Bestandteil der Schleimhautflora: Vergrünende und nicht-hämolysierende Streptokokken gehören zur physiologischen Schleimhautflora der oberen Luftwege, Enterokokken zur Dickdarmflora. Den übrigen Streptokokkenarten, einschließlich *S. pyogenes* und *S. pneumoniae*, begegnet man ebenfalls nicht selten bei Gesunden. B-Streptokokken kommen in Stuhl und Vaginalsekret bei bis zu 25% der Frauen vor. Daraus ergeben sich im Einzelfall Schwierigkeiten, die Erregernatur eines Streptokokken-Isolats zu beweisen.

Tabelle 10–2 Wichtige durch Streptokokken verursachte Krankheitsbilder.

Gruppe	Krankheitsbilder
Gruppe A (*S. pyogenes*)	Angina, Tonsillitis, Scharlach, Pyodermie, Erysipel, Phlegmone, Wundinfektion, Sepsis Spätmanifestation: rheumatisches Fieber, akute Glomerulonephritis, Chorea minor
Gruppe B (*S. agalacticae*)	bei Neugeborenen und Säuglingen: Meningitis, Bakteriämie, Pneumonie bei Erwachsenen: Harnwegsinfektion, Wundinfektion etc. (z. B. bei Diabetes mellitus als Grunderkrankung)
Gruppe C und G	Angina, Wundinfektion, Sepsis (bei Gruppe C wurde Glomerulonephritis als Spätfolge beschrieben)
Gruppe F (*S. anginosus*)[1]	eitrige Prozesse (in Mund- und Zahnbereich, Gehirn, Lunge, Knochen etc.)[2]
Enterokokken	Harnwegsinfektion, Endokarditis (10–20%), Sepsis, Wundinfektion, nosokomiale Infektionen
vergrünende, nicht hämolysierende Streptokokken	Karies (insbesondere *S. mutans)*, Abszesse (im Zahnbereich, Gehirn u. a. o.), Endokarditis (40–60%, insbesondere *S. mitis, S. sanguis, S. mutans, S. bovis*[3])
Pneumokokken[4]	Pneumonie, Bakteriämie, Meningitis, Sinusitis, Otitis media, Konjunktivitis

[1] s. auch *S. milleri* in Tabelle 10–3
[2] s. a. [26]
[3] *S. bovis* als Sepsiserreger weist auf Kolonkarzinom oder andere Darmerkrankung hin
[4] besondere Anfälligkeit bei verminderter Abwehr (Splenektomie, Grunderkrankung)

Virulenz: Als Virulenzfaktoren spielen bei den A-Streptokokken die M-Proteine (Oberflächenantigene, mit denen sich etwa 70 verschiedene Serovare unterscheiden lassen) die Hauptrolle; sie verhindern die Phagozytose der Keime. Weitere Eigenschaften, die sich auf die Pathogenese auswirken, sind nach außen abgegebene Substanzen und Enzyme, z. B. Streptolysin-O und -S, erythrogenes Toxin (Scharlach), Hyaluronidase, Streptokinase, Desoxyribonuklease, die z. T. für die rasche Ausbreitung der Erreger im Gewebe verantwortlich sind.

Die immunologischen Vorgänge, die zur Entstehung der Spätmanifestation (s. Tab. 10–2) führen, bei denen sich die Erreger im betroffenen Gewebe nicht nachweisen lassen, sind noch ungenügend geklärt.

Der wichtigste Virulenzfaktor der Pneumokokken ist in den Polysaccharid-haltigen Kapseln zu sehen, mit deren Hilfe mehr als 80 Serovare unterschieden werden können.

Nach dem Hämolyseverhalten lassen sich hämolysierende und nicht-hämolysierende Streptokokken unterscheiden.

1.2.1 Hämolysierende Streptokokken

Für das Hämolyse-Phänomen sind mehrere Hämolysine verantwortlich. A-Streptokokken besitzen z. B.:

- das sauerstofflabile Hämolysin (Streptolysin) O: Dagegen gerichtete Antikörper werden mit der Antistreptolysinreaktion (s. S. 97) nachgewiesen
- das nicht-antigene Hämolysin (Streptolysin) S

Nachweis der β-Hämolyse: Er gelingt am besten unter anaeroben Bedingungen. Für Routinezwecke genügt die Bebrütung unter Kohlendioxidatmosphäre. Dazu sollte Schaf- anstelle von Menschenblutagar (Antistreptolysin!) genommen werden.

Ein mehrmaliges Einstechen der das Untersuchungsmaterial verteilenden Öse in den Blutagar schafft mehr oder weniger anaerobe Bezirke und fördert die Hämolysebildung [26].

Nach 18 bis 24 Stunden imponieren A-, C- und G-Streptokokken als ungefähr 0,5 mm große, unregelmäßig begrenzte, verschiebliche Kolonien mit großem Hämolysehof. B-Streptokokken-Kolonien erscheinen gewölbt, glatt begrenzt und grau oder grau-weiß; die etwas größeren Kolonien sind von butterweicher Konsistenz und unterscheiden sich dadurch von anderen hämolysierenden Streptokokken-Kolonien, die meist trockener und im ganzen verschieblich sind. Sie sind von einem kleinen Hof mit unvollständiger Hämolyse umgeben, die korrekterweise α'-Hämolyse genannt wird (Tab. 10–1).

Bei manchen B-Streptokokkenstämmen bestehen α- und schwach β-hämolysierende Kolonien nebeneinander. Verdächtig sind alle Kolonien mit sogenannter α'-Hämolyse: Beim Wegstreichen der Kolonie von der Blutagarplatte findet sich im Nährboden eine zentrale Zone mit fast vollständiger Hämolyse, umgeben von schmutzig-vergrünendem Ring und äußerem hämolytischen Ring, der sogenannten Doppelzonenhämolyse; dieses Phänomen wird oft erst nach 24–48 Stunden erkennbar.

Gelegentlich finden sich auch Enterokokken mit meist ausgesprochen großem Hämolysehof

Tabelle 10–3 Unterschiedliche Bezeichnungen innerhalb *S. milleri* [17, 26, 46, 69].

gültige Bezeichnung	Hämolyse	Gruppenantigen	vorgeschlagene Bezeichnung (CDC)
S. anginosus	β	F	*S. anginosus*, Gruppe F
minute-colony group A	β	A	*S. anginosus*, Gruppe A
minute-colony group C	β	C	*S. anginosus*, Gruppe C
minute-colony group G	β	G	*S. anginosus*, Gruppe G
β-hämolysierende Streptokokken (nicht Gruppe A, B, C, D, F und G)	β	keines	*S. anginosus*, keine Gruppe
Streptococcus MG-intermedius	γ, α	–	*S. intermedius*
S. anginosus-constellatus	α, γ	–	*S. constellatus*

Tabelle 10–4 Differenzierung von Streptokokken der Serogruppe C.

	Trehalose	Sorbitol	VP-Reaktion[3]
S. anginosus[1] (*S. milleri*)	+/–	–	+
S. equisimilis[2]	+	–	–
S. zooepidemicus[2]	–	+	/
S. equi[2]	–	–	/

[1] winzige Kolonien („minute-colony form")
[2] große Kolonien („large-colony form")
[3] Voges-Proskauer

(*S. faecalis* var. *zymogenes*, s. Tab. 10–1). Ihre Kolonien ähneln in Größe, Form und Konsistenz denen von B-Streptokokken. F-Streptokokken-Kolonien sind hingegen winzig klein („minute colony form", s. Tab. 10–3).

Ähnlich winzige Kolonien, bei denen die Gruppenantigene A, C oder G nachgewiesen werden, sind als *S. anginosus* (CDC-Nomenklatur [26]) oder in *S. milleri* (Britische Nomenklatur [17, 26, 69]) zusammengefaßt. Die als *S. anginosus* bzw. *S. milleri* bezeichneten Streptokokken mit diesen drei Gruppenantigenen sind biochemisch von den typischen A-, C- und G-Streptokokken abzugrenzen [46]; ein Merkmal ist z. B. die positive VP-Reaktion (s. S. 133) der *S. milleri*-Gruppe. Mehr als 50% der routinemäßig isolierten C-Streptokokken gehören zu *S. anginosus* bzw. *S. milleri* [46].

Identifizierung der hämolysierenden Streptokokken: Sie beginnt mit der Bestimmung des Gruppenantigens (Polysaccharidantigene A, B, C, [D], F, G). Verschiedene Nachweisverfahren (Präzipitation, Agglutination und Fluoreszenz) sowie verschiedene Antigen-Extraktionstechniken (z. B. Koch-, Autoklavierantigen, enzymatisch gewonnener Extrakt) stehen zur Verfügung. Bewährt haben sich kommerzielle Teste, die in weniger als einer Stunde brauchbare Ergebnisse liefern.

Nicht-hämolysierende Streptokokken sollten wegen möglicher Kreuzreaktionen nicht mit den Gruppenseren A, C, F und G untersucht werden.

Während der Nachweis von A-, B- und F-Antigen mit der Spezies-Diagnose identisch ist, gehören C-Streptokokken vier verschiedenen Spezies an (Tab. 10–4).

Die Streptokokken der Serogruppe A und B lassen sich orientierend auch ohne Einsatz serologischer Verfahren erkennen. Brauchbare

Tabelle 10–5 Orientierende Differenzierung von Streptokokken (nach [26]).

	Hämolyse	Bacitracin-Empfindlichkeit	CAMP-Test	Galle-Aeskulin-Test	Wachstum in 6,5% NaCl	Optochin-Empfindlichkeit, Galle-Löslichkeit
Gruppe A	β	+	–	–	–	–
Gruppe B	β (=α')*	–*	+	–	+*	–
Gruppe C, F, G	β	–*	–	–	–	–
Gruppe D						
Enterokokken	α, β, γ	–	–	+	+	–
Nicht-Enterokokken	α, γ	–	–	+	–	–
Viridans-Gruppe	α, γ	–*	–	–*	–	–
Pneumokokken	α	+/–	–	–	–	+

* Ausnahmen

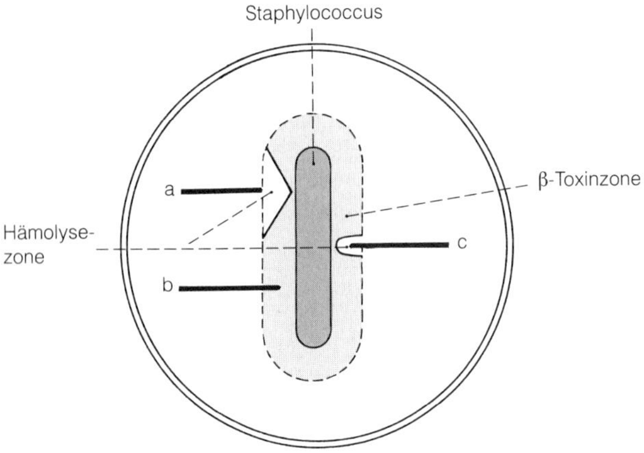

Abb. 10–3 CAMP-Test bei B-Streptokokken im Vergleich zu Listerien. Technische Prüfvoraussetzungen: Staphylokokkenstamm mit β-Toxin-Bildung; Schafblutagar darf kein Anti-Beta-Toxin enthalten.

a) keilförmige Hämolysezone bei B-Streptokokken
b) keine Hämolyseverstärkung bei hämolysierenden Streptokokken anderer Serogruppen
c) runde Hämolysezone bei *Listeria monocytogenes* und *Listeria seeligeri*

Merkmale sind Bacitracin-Empfindlichkeit und der CAMP-Test (Tab. 10–5, Abb. 10–3). Auf einige Eigenschaften dieser beiden wichtigsten Streptokokkenarten soll im folgenden eingegangen werden.

S. pyogenes (Serogruppe A): Er verteilt sich auf mehr als 70 Serovare (Protein-Antigene). Sein Wachstum wird charakteristischerweise durch Bacitracin gehemmt (s. S. 133). Die durch ihn verursachten Krankheitsbilder sind in Tabelle 10–2 zusammengestellt. Der direkte serologische Nachweis im Untersuchungsmaterial beruht auf dem Prinzip der Latex- bzw. Koagglutination. Zum Antikörpernachweis dienen Antistreptolysin (ASL, s. S. 97) und Antidesoxyribonuklease B (Anti-DNase B, s. S. 97); letzterer Test ist besonders bei Haut- und Wundinfektionen verläßlicher, bei denen die ASL-Reaktion weniger gut anzeigt.

S. agalactiae (Serogruppe B): Er wird in vier Serovare unterteilt. Man kennt tierische (Erreger des Gelben Galts der Kühe) und humane Stämme, die sich auch in der Merkmalsverteilung unterscheiden. Mikroskopisch fallen lange Ketten auf, bei denen die Längsrichtung der Einzelkokken oft senkrecht zur Kettenrichtung verläuft (Staketform). Die Kultureigenschaften sind auf S. 128 angegeben. Weitere charakteristische Merkmale sind die Fähigkeit zum Hippurat-Abbau (s. S. 133) und der positive CAMP-Test (nach Christie; Atkins und Munch-Peterson) (Abb. 10–3). Dieser Test beruht darauf, daß ein noch unbekanntes Stoffwechselprodukt der Gruppe B-Streptokokken und das β-Toxin von *Staphylococcus aureus* aufeinander einwirken.

Weitere Merkmale sind Resistenz gegenüber Sulfonamiden, Co-trimoxazol und bei etwa 50% der Stämme gegenüber Tetracyclinen.

Der direkte Antigennachweis im Untersuchungsmaterial ist z. B. mittels Latex-Test möglich.

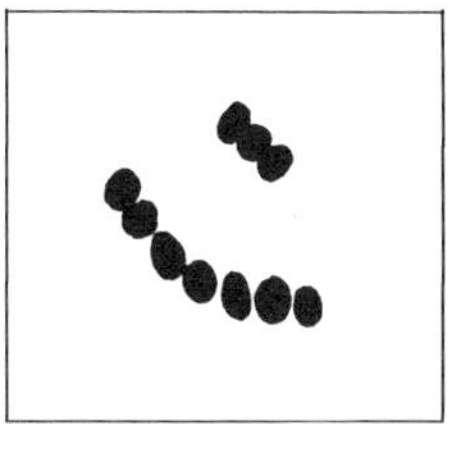

1.2.2 Nicht-hämolysierende Streptokokken einschließlich Aerococcus viridans

Aus praktischen Gründen werden vier Gruppen unterschieden:

- Streptokokken der Serogruppe D (Enterokokken und Nicht-Enterokokken)
- *Aerococcus viridans*
- sog. *Viridans*-Gruppe
- Pneumokokken

Eine orientierende Abgrenzung dieser Gruppen ist mit mikroskopisch-kulturellen Methoden möglich. Die Trennung der D-Streptokokken von der sog. *Viridans*-Gruppe gelingt auf diese Weise allerdings nur unvollkommen. *S. faecalis* bildet 0,5–1 mm große, grau-weißliche, gewölbte, weiche Kolonien mit angedeuteter Schwärzung des Nährbodens (Tab. 10–1). Die Kolonien der sog. *Viridans*-Gruppe sind hingegen kleiner (0,1–0,5 mm), trockener und unregelmäßig begrenzt. Diese Keime wachsen mit Vergrünung oder ohne jede Nährbodenveränderung an. *Aerococcus viridans* entwickelt vergrünende, Streptokokken-ähnliche, gelegentlich auch Enterokokken-ähnliche Kolonien. Mikroskopisch sind anstelle von Kettenkokken einzelne Kokken und Tetradenformen erkennbar (s. S. 131). Pneumokokken ähneln in ihrem Wachstum vergrünenden Streptokokken (Tab. 10–1). Die Kolonien sind glatt begrenzt,

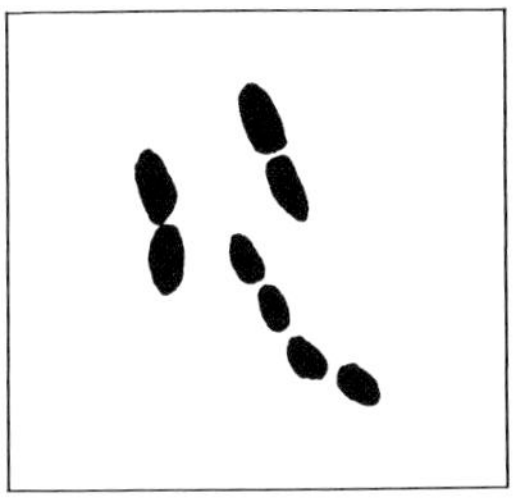

feucht glänzend und mehr oder weniger schleimig. In der Mitte sinken sie häufig als Ausdruck autolytischer Prozesse ein. Gelegentlich ist die Schleimbildung so stark, daß die Kolonien zusammenfließen (muköser Typ). Mikroskopisch imponieren Pneumokokken als lanzettförmige Diplokokken; eine Verwechslung mit Enterokokken ist möglich.

Streptokokken der Serogruppe D: Enterokokken und Nicht-Enterokokken.

Das kennzeichnende Gruppenantigen kann in Einzelfällen fehlen. Charakteristisch für diese Gruppe ist der positive Galle-Aeskulin-Test (s. S. 133). Die Enterokokken (Kultur s. S. 127) zeichnen sich durch große Umweltwiderstandsfähigkeit aus. Sie sind gegenüber einer Vielzahl von Antibiotika resistent (s. S. 61); dies betrifft insbesondere die Cephalosporine. Ferner besteht eine nur mäßige Empfindlichkeit gegenüber Penicillin G (durchschnittlich 2–4 µg/ml). Das Mittel der Wahl ist Ampicillin. Als Gruppenmerkmal für Enterokokken verdient die Lincomycin-Resistenz neben der NaCl-Toleranz besondere Erwähnung (Tab. 10–5, 10–6). Besonders hervorzuheben ist auch die fehlende Bakterizidie gegenüber Penicillinen (Toleranz s. S. 65, 76). In Bouillonkultur wachsen Enterokokken im Unterschied zu vielen anderen Streptokokken mit diffuser Trübung.

Die humanmedizinisch wichtigste Enterokokkenart ist *S. faecalis*. Sie wird am häufigsten aus Urogenitaltrakt- und Stuhlproben – hier als Bestandteil der physiologischen Flora – isoliert, während *S. faecium* seinen Standort eher in den oberen Luftwegen hat [40]; letztere Keimart steht in ihrer pathogenetischen Bedeutung hinter *S. faecalis* zurück. Von den Nicht-Enterokokken hat *S. bovis* (Penicillin-empfindlich) die größte Bedeutung, insbesondere als Endokarditis- und Sepsiserreger (Tab. 10–2). Gelegentlich bereitet die Differentialdiagnose gegenüber *S. salivarius* Schwierigkeiten [63] (Merkmale zur Abgrenzung s. Tab. 10–7).

Zur Differenzierung der verschiedenen Keimarten werden die in Tabelle 10–6 angeführten Merkmale geprüft.

Bei *S. faecalis* wurden neuerdings β-Laktamase-bildende Stämme mit gleichzeitig hochgradiger Gentamicin-Resistenz beobachtet [55].

Aerococcus viridans

Diese Keimart wird in der Umwelt gefunden und gerät als Kontaminant in die Untersuchungsmaterialien. Selten hat sie pathogenetische Bedeu-

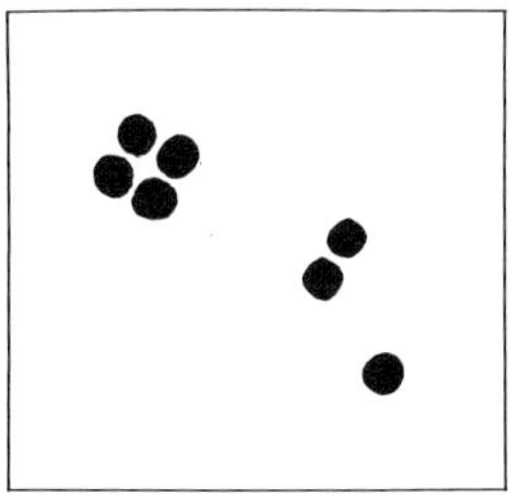

Tabelle 10–6 Differenzierung von Streptokokken der Serogruppe D (nach [26]).

	Hämolyse	Lincomycin-Resistenz	Mannit	Sorbit	Arabinose	Laktose
Enterokokken[1]						
S. faecalis	α, β[2], γ	+	+	+[3]	–[3]	+[3]
S. avium	α, γ	+	+	+	+	+
S. faecium	α, γ	+	+	–	+[3]	+
S. durans	α, β, γ	+	–	–	–	+
Nicht-Enterokokken						
S. bovis	γ, (α)[3]	–	+	–	–	+
S. equinus	α	–	–	–	–[3]	–

[1] neuer Gattungsname *Enterococcus* [62a]
[2] *S. faecalis* subspec. *zymogenes*
[3] Ausnahmen

tung (Harnwegsinfektionen, Endokarditis). Ihr kulturelles Verhalten s. S. 130. Biochemisch ähneln Aerokokken den Enterokokken (NaCl-Toleranz, gelegentlich Galle-Aeskulintest positiv). Das mikroskopische Bild (Einzelkokken und Tetraden) ist das wichtigste Merkmal für die Differentialdiagnose. Außerdem sind Aerokokken im Unterschied zu Enterokokken gegenüber Penicillin und andere Antibiotika empfindlich. Weiter werden viele *Aerococcus*-Stämme im Unterschied zu vergrünenden Streptokokken und Enterokokken durch Bacitracin gehemmt [26].

Sogenannte Viridans-Gruppe

Es handelt sich mit wenigen Ausnahmen (in Gruppe A, K, O) um Streptokokken, bei denen ein Gruppenantigen nicht nachgewiesen werden kann. Sie wachsen entweder mit Vergrünung (α-Hämolyse) oder ohne jegliche Nährbodenveränderung (γ-Hämolyse). Die Differenzierung geschieht mit biochemischen Mitteln. Folgende Keimarten werden unterschieden: *S. mutans, S. uberis, S. intermedius, S. constellatus, S. sanguis I* und *II, S. salivarius, S. mitis, S. morbillorum* und *S. acidominimus* [26]. Die Zuordnung von Stämmen zu den verschiedenen Keimarten gelingt nicht immer sicher. Auch gibt es unterschiedliche Klassifizierungsvorstellungen mit daraus resultierenden Nomenklaturdifferenzen, insbesondere bezüglich des auch hämolysierende Streptokokken enthaltenden *S. milleri* bzw. *S. anginosus* (Tab. 10–3) [62]. Brauchbare Differenzierungsergebnisse für die sog. *Viridans*-Gruppe werden z. B. mit dem API 20 S-System erzielt. Die einzelnen biochemischen Reaktionen werden in dieser Darstellung nicht aufgeführt. Näheres findet sich in der einschlägigen Literatur [26, 30]. *S. mutans, S. sanguis* und *S. salivarius* vermögen extrazelluläre Polysaccharide aus Saccharose zu bilden, die Karies-fördernd wirken [30].

S. mutans und *S. sanguis* synthetisieren Dextrane, *S. salivarius* (und auch *S. bovis)* Laevane.

Der Nachweis der Polysaccharid-Bildung kann auf einem 5% Saccharose-haltigen Agarnährboden geführt werden. Ein geeignetes Medium, auf dem die verschiedenen Keimarten als charakteristische, bei Gehring [30] näher beschriebene Kolonien wachsen, ist der Mitis-Salivarius-Agar.

Vitamin-B_6-abhängige Streptokokken, die bei Endokarditis isoliert werden können, bilden keine eigene Keimart. Charakteristischerweise vermehren sie sich in Blutkulturmedien (mikroskopische Prüfung!), wachsen jedoch auf den Routine-Blut- bzw. Kochblutplatten nur in Gegenwart eines strichförmig ausgezogenen Staphylokokkenstammes an. Ähnlich wie bei *Haemophilus*-Arten ist Wachstum nur in Form von Satellitenkolonien um diese Staphylokokken-Amme möglich.

Außer auf Vitamin-B-haltigen Nährböden wachsen sie auf Cystein-haltigem VL-Blutagar (s. S. 32) oder Schaedler-Agar ohne Amme.

Die sogenannte *Viridans*-Gruppe ist Penicillin-empfindlich. Bei Endokarditis sollte eine MHK-Bestimmung erfolgen, da etwa 17% der Stämme – darunter auch die B_6-abhängigen – eine verminderte Empfindlichkeit (> 0,1 μg/ml) aufweisen.

In solchen Fällen wird dazu geraten, anstelle einer Mono- auf jeden Fall eine Kombinationstherapie mit einem Aminoglykosid durchzuführen [65]. Im übrigen gibt es auch bei dieser Streptokokken-Gruppe gelegentlich das im Zusammenhang mit Enterokokken erwähnte Toleranzphänomen [18], das ebenfalls zu einer Kombinationsbehandlung führen sollte.

Pneumokokken (S. pneumoniae)

Mehr als 80 Serovare sind beschrieben. Bei Pneumokokken-verdächtigen Kolonien (s. S. 130) werden die Optochin-Empfindlichkeit (s. S. 133) und die Gallelöslichkeit (s. S. 133) geprüft (Tab. 10–5). Zur rascheren Bestätigung kann die Gallelöslichkeit direkt auf den Kulturplatten untersucht werden. Der sog. Neufeld-Quellungstest mit Omniserum kann ebenfalls in kurzer Zeit abgelesen werden (s. S. 133).

Der direkte serologische Nachweis im Untersuchungsmaterial ist auf Seite 267 beschrieben.

Neuerdings werden auch Penicillin-resistente Stämme – in der Bundesrepublik noch selten – gefunden. Natürlich empfindliche haben eine MHK gegenüber Penicillin G von ≦ 0,02 μg/ml. Als vermindert empfindlich bezeichnet man Stämme mit MHK-Werten von 0,1–1 μg/ml; von einer Resistenz wird gesprochen, wenn die MHK ≧ 2 μg/ml beträgt. Erkennung einer verminderten Penicillin-Empfindlichkeit gelingt mittels Oxacillin-Testblättchen (s. S. 133). Darüber hinaus gibt es auch multiresistente Pneumokokken mit Resistenzen gegenüber allen β-Laktam-Antibiotika, Erythromycin, Clindamycin, Tetracyclin, Chloramphenicol und Co-trimoxazol.

1.2.3 Wichtige Differenzierungsmerkmale für Streptokokken

Bacitracin-Empfindlichkeit: Ein Viertel der Oberfläche einer Blutagarplatte wird mit einer dichten Einsaat so beimpft, daß rasenförmiges Wachstum erzielt wird. Um das aufgelegte Bacitracin-Blättchen (0,04 U) entsteht bei A-Streptokokken eine Wachstumshemmung. Jeder Hof wird als positiv bewertet.

CAMP-Test: Man verimpft im Strich quer über eine Blutagarplatte (mit antikörperfreiem Blut von Schaf oder Rind) einen β-Toxin-bildenden *S. aureus*-Stamm. Im rechten Winkel dazu verimpft man den zu prüfenden Streptokokken-Stamm. Bebrütung 24 bis 48 Stunden bei 37 °C. Handelt es sich um B-Streptokokken, zeigt sich an der Berührungsstelle der beiden Impfstriche im Bereich der durch *S. aureus* gebildeten β-Toxin-Zone eine keilförmige, völlig klare Hämolyse (Abb. 10–3). Gelegentlich ist der Test auch bei Streptokokken anderer Serogruppen positiv.

Natrium-Hippurat-Test: Natrium-Hippurat-Bouillon mit zwei oder drei Kolonien beimpfen. Inkubation über Nacht; Bouillon zentrifugieren. Zu 0,8 ml Überstand werden 0,2 ml Eisenchlorid gegeben und gut durchgemischt. Ein deutliches Präzipitat, das länger als 10 Minuten bestehenbleibt, zeigt einen positiven Test an.

B-Streptokokken, gelegentlich auch D-Streptokokken können positiv reagieren (Unterscheidung durch Galle-Aeskulin-Test).

VP-Reaktion als Schnelltest (S. milleri-Gruppe, Tab. 10–4): Ein Röhrchen mit 0,2 ml Methylrot-VP-Bouillon (Gibco) wird mit einer Öse voll Bakterienmasse einer über Nacht auf einer Blutagarplatte gewachsenen Kultur beimpft und 4–6 Stunden bebrütet. Danach Zugabe von je einem Tropfen der folgenden Lösungen: 0,5% Kreatin, α-Naphthol und 40%ige KOH. Das Röhrchen wird geschüttelt und auf Entwicklung einer rosaroten Verfärbung innerhalb 20 Minuten beobachtet.

Galle-Aeskulin-Test (Streptokokken der D-Gruppe, Tab. 10–5): Der im Handel erhältliche Nährboden wird als Schrägagar gegossen. Wenn innerhalb von 24 bis 48 Stunden die beimpfte Schrägfläche zur Hälfte geschwärzt ist, wird der Test als positiv abgelesen.

Wachstum bei 6,5% NaCl (Enterokokken, Tab. 10–5): Der Nährboden wird 48 Stunden bei 36 °C bebrütet. Wachstum zeigt eine positive Reaktion an.

Lincomycin-Resistenz (Enterokokken, Tab. 10–6): Beurteilung s. S. 67.

Optochin-Test mit Testblättchen von 6 mm Durchmesser (Pneumokokken, Tab. 10–5): positiv: > 14 mm, fraglich: 6–14 mm. Bei Testblättchen mit größerem Durchmesser anderer Bewertungsmaßstab!

Gallelöslichkeit (Pneumokokken, Tab. 10–5): Für die Prüfung im Röhrchentest wird auf die einschlägige Literatur [26] verwiesen.

Tabelle 10–7 Differentialdiagnose von *S. bovis* und *S. salivarius* [63].

	S. bovis typisch (%)	*S. bovis* Variante (%)	*S. salivarius* (%)
Galle-Aeskulin-Test	100	100	20
Mannit	95	0	0
Stärke	100	0	0
Harnstoff	0	0	70
Polysaccharid aus Saccharose	100	0	90
Reaktion mit D-Antiseren	100	100	5

Für den Schnelltest werden 1–2 Tropfen einer 10%igen Natriumdesoxycholat-Lösung auf die verdächtigen Kolonien gegeben. Die Ablesung erfolgt nach ungefähr 5 Minuten, wenn die Lösung eingetrocknet ist. Im positiven Falle sind die Kolonien verschwunden. Koloniereste können am Rande der α-Hämolyse-Zone bestehenbleiben.

NEUFELD-Quellungsreaktion (Pneumokokken-Nachweis): Zu diesem Zweck wird von einer Platten- oder Bouillonkultur eine leicht getrübte Bakteriensuspension in 0,5 ml physiologischer Kochsalzlösung hergestellt. Dazu gibt man 0,5 ml 1%ige Methylenblau-Lösung (s. S. 21). Die Zelldichte soll etwa 50–100 Zellen pro Gesichtsfeld (Ölimmersion) betragen. Ein Tropfen dieser Bakteriensuspension wird mit einem Tropfen omnivalenten Pneumokokken-Antiserums (Statens Seruminstitut, Kopenhagen) gemischt. Zusätzlich Kochsalzkontrolle als Negativvergleich. Nach Auflegen eines Deckglases in feuchter Kammer aufbewahren. Erste Ablesung nach 10 Minuten, Endablesung nach einer Stunde.

Ein positives Ergebnis ist an einer deutlich erkennbaren Kapsel ablesbar. Entscheidend ist nicht die Größe der Kapsel, sondern die äußere, deutlich werdende Abgrenzung gegenüber der Umgebung.

1.3 Peptostreptococcus

Eine kürzlich erfolgte taxonomische Revision hat dazu geführt, daß die wichtigsten *Peptococcus*-Arten in die Gattung *Peptostreptococcus* überführt wurden. Es resultieren daraus *Peptostreptococcus magnus*, *P. asaccharolyticus* und *P. prevotii*. Damit gehören jetzt alle wichtigen humanpathogenen, anaeroben grampositiven Kokken zu den Peptostreptokokken (s. Tab. 10–8).

Übriggeblieben ist *Peptococcus niger*, eine Keimart von klinisch untergeordneter Bedeutung.

Differentialdiagnose: Die Peptostreptokokken müssen gegen kapnophile Streptokokken abgegrenzt werden, die primär anaerob angezüchtet

Tabelle 10–8 Differenzierung anaerober Kokken.

	Indol	Nitrat	Glukose	Laktose	Maltose	Saccharose	% der Anaerobier-Isolierungen[4]
Peptostreptococcus magnus[1]	–	–	–	–	–	–	32
Peptostreptococcus asaccharolyticus	+	–	–	–	–	–	17
Peptostreptococcus anaerobius	–	–	+	–	–	–	9
Peptostreptococcus micros	–	–	–	–	–	–	13
Peptostreptococcus prevotii	–	±	–	–	–	–	13
Peptostreptococcus productus[2]	–	–	+	+	+	+	< 1
Peptostreptococcus indolicus[3]	+	+	–	–	–	–	< 1
Veillonella parvula	–	+	–	–	–	–	

[1] große Kokken (1–2 µm): Abgrenzung gegen *P. micros;* Gelatine: v
[2] Aeskulin +
[3] Koagulase +
[4] Mayo Clinic [1]

werden und erst nach einer oder sogar mehreren Subkulturen bei 5–10% Kohlendioxid anwachsen, d. h. sich an Sauerstoff adaptieren. Letztere sind der *Viridans*-Gruppe zuzuordnen. Gelegentlich werden auch obligat anaerobe Streptokokken gefunden. Ihre Erkennung gelingt über den Nachweis des hauptsächlichen Fermentationsproduktes Milchsäure oder die Metronidazol-Resistenz.

Pathogenetische Bedeutung: Die Peptostreptokokken sind ein wichtiger Teil der physiologischen Schleimhautbakterienflora im Mund, Respirationstrakt und Dickdarm. Ungefähr 30% aller Anaerobier-Isolate gehören zu den Peptostreptokokken. Am häufigsten (ungefähr 50%) wurde in der Mayo Clinik *P. magnus* isoliert. Weitere wichtige Arten finden sich in Tab. 10–8.

Mischkulturen sind die Regel. *P. magnus* kommt jedoch auch in Reinkultur vor und wird gelegentlich aus Blutkulturen isoliert. Infektionen mit Peptostreptokokken werden durch Fremdkörper begünstigt.

P. magnus ist ein wichtiger Erreger von Wundinfektionen und Abszessen. Besondere Bedeutung erfährt dieser Keim als Ursache von septischer Arthritis, vor allem im Bereich künstlicher Gelenke, und Osteomyelitis.

Kulturell lassen sich Peptostreptokokken auf allen Anaerobier-Nährböden ohne Selektivzusätze anzüchten. Nach 48 Stunden erkennt man grauweiße oder farblos-opake, konvexe, glatt begrenzte Kolonien. In flüssigem Nährboden entwickeln sie sich mit Flockenbildung.

Diagnostik und Anzüchtung: Mikroskopisch erscheinen Peptostreptokokken in unterschiedlicher Lagerung: einzeln, in Haufen und häufiger in Ketten. Gelegentlich werden auch kokkobazilläre Formen beobachtet *(P. anaerobius, P. productus)*. Besonders große Kokken (1–2 µm) werden bei *P. magnus* gesehen. Dieses Merkmal ermöglicht die Abgrenzung dieser Keimart gegen den mit biochemischen Mitteln nicht unterscheidbaren *P. micros*.

Die orientierende Speziesdifferenzierung geschieht mit den in Tab. 10–8 angegebenen biochemischen Merkmalen. Zur sicheren Identifizierung müssen gaschromatographisch bestimmte Fermentationsprodukte herangezogen werden.

Antibiotikaempfindlichkeit: Die Antibiotikaempfindlichkeit kann vorhergesagt werden: Das Präparat der Wahl ist Penicillin G. Ebenfalls gut wirksam sind andere β-Laktam-Antibiotika, Clindamycin und Chloramphenicol. Weniger aktiv sind Tetracycline und Metronidazol.

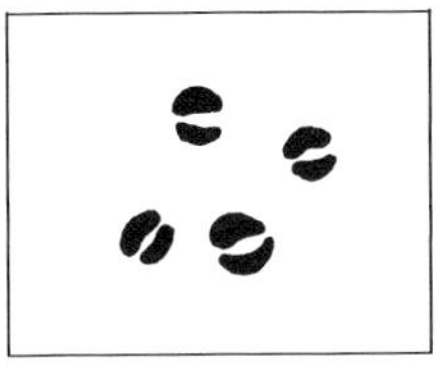

2 Gramnegative Kokken

2.1 Neisseria, Branhamella

Neisserien und *Branhamella* (ehemals *Neisseria) catarrhalis* (Subgenus *Branhamella* von Genus *Moraxella)* sind gramnegative Diplokokken von semmelförmiger Gestalt, die mit ihrer abgeflachten Seite aneinanderliegen (Tafel 4). Die charakteristische Form und Lagerung im Untersuchungsmaterial geht in Kulturen fast immer verloren; hier werden z. T. unregelmäßig große, unscharf abgegrenzte Zellen ohne besondere Zuordnung zueinander gesehen. Sie sind Oxidase-positiv und wachsen strikt aerob.

Pathogenetische Bedeutung: Neisserien und *B. catarrhalis* sind typische Besiedler von Schleimhäuten. Eine pathogenetische Bedeutung haben regelmäßig nur *N. gonorrhoeae* und *N. meningitidis*. Bei letzterer Keimart gibt es auch gesunde Träger, besonders häufig in der Umgebung von Kranken. Typische Gonokokken- und Meningokokken-Infektionen sind auf den Seiten 318 bzw. 253 beschrieben. Meningokokken können außer Meningitis auch Infektionen der oberen Luftwege (z. B. Bronchitis, Pneumonie, Otitis, Sinusitis) hervorrufen. Bei entzündlichen Prozessen in diesem Bereich wird zunehmend die hier bereits physiologischerweise vorkommende *B. catarrhalis* als Erreger von Sinusitis, Bronchitis und Pneumonie gefunden [49]. Die übrigen Neisserienarten kommen als Ursache für pathologische Veränderungen nur selten in Frage.

Gelegentlich wird nach einem Katzenbiß eine Infektion mit *N. canis,* einer Keimart, die in der Rachenflora dieser Tiere ihren Standort hat, beobachtet.

Anzüchtung: Zur Anzüchtung bedarf es für *N. gonorrhoeae* und *N. meningitidis* komplexer serum- oder bluthaltiger Nährböden. Optimal ist Kochblut; eine feuchte – Nährboden muß ebenfalls feucht sein! – und Kohlendioxid-haltige Atmosphäre ist für die Anzüchtung förderlich. Meningokokken sind etwas weniger anspruchsvoll als Gonokokken.

Die Kulturen dieser beiden Keimarten sterben sehr leicht ab. Deshalb sind eine tägliche Überimpfung und ständiger Aufenthalt im Brutschrank erforderlich. Die Kulturen dürfen auf keinen Fall bei Zimmertemperatur gehalten werden. Weniger schädlich für ihre Überlebensdauer ist die Aufbewahrung im Kühlschrank (Hemmung autolytischer Enzyme!).

Die übrigen *Neisseria*-Arten und *B. catarrhalis* wachsen auch auf einfachem Nähragar ohne Kohlendioxid-haltige Atmosphäre.

Neisseria gonorrhoeae: Der Nachweis dieses Erregers gonorrhoischer Erkrankungen ist auf S. 318 beschrieben. Außer Optimalnährböden (Blut- und Kochblutagar) werden zur Anzüchtung Antibiotika-haltige Selektivnährböden (z. B. das handelsübliche Medium nach Thayer-Martin) verwendet. Die Bebrütung in Kohlendioxid erfolgt bis zu 72 Stunden. Die Kulturplatten werden täglich begutachtet. Gonokokken bilden meist am zweiten Bebrütungstag auf Kochblut winzige bis kleine, grau-opake Kolonien (Durchmesser 1–2 mm); auf Blutagar sind die Kolonien kleiner. Die Identifizierung erfolgt mittels Oxidase-Reaktion, biochemischer und serologischer Merkmale.

Die biochemische Identifizierung durch Prüfung der aeroben Säuerung der drei differentialdiagnostisch entscheidenden Zucker (Tab. 10–9) geschieht meist in halbstarrem Medium (Nährböden s. DGHM-Verfahrensrichtlinie [5]). Für die Untersuchung haben sich im Handel erhältliche Nährbodenzusammenstellungen bewährt. Das Minitek®-System (Fa. Becton Dickinson) ist ebenfalls geeignet.

Für serologische Zwecke kann beispielsweise die Koagglutinationsreaktion mittels Phadebact-Gonococcus-Test (Fa. Pharmacia) herangezogen werden.

Eine Resistenzbestimmung nach den Kriterien des Agardiffusionstestes ergibt keine verläßlichen Resultate. Ggf. kommt der Agardilutionstest in Frage.

Bei Gonokokken, ehemals stets Penicillin-empfindlich, werden heute Stämme mit verminderter Penicillin-Empfindlichkeit – begrenzte Erhöhung der MHK – und zunehmend häufiger solche mit β-Laktamase-Bildung (Nachweis s. S. 70) gefunden. β-Laktamase-bildende Gonokokken sind geographisch unterschiedlich verbreitet.

Neisseria meningitidis: Nachweis siehe auch S. 254. Auf Kochblut- und Blutagar erscheinen in der Regel nach 18–24 Stunden Gonokokken-ähnliche, jedoch deutlich größere, runde, glatte Kolonien von butterweicher Konsistenz mit positiver Oxidase-Reaktion (Tab. 10–1).

Die biochemische Identifizierung bedient sich der drei Zuckerreaktionen in Tabelle 10–9.

Tabelle 10–9 Differenzierung von Neisserien und *Branhamella* (nach [5, 12]).

	DNase	β-Galak-tosidase	Nitrat	Glukose	Maltose	Saccharose	Pigment
N. gonorrhoeae	−	−	−	+	−	−	−
N. meningitidis	−	−	−	+	+	−	−
N. lactamica	−	+	−	+	+	−	+
N. mucosa	−	−	+	+	+	+	v
N. sicca	−	−	−	+	+	+	v
N. subflava[1]	−	−	−	+	+	−	+
N. flavescens[2]	−	−	−	−	−	−	+
N. canis		−	+	−	−	−	+
B. catarrhalis	+	−	+	−	−	−	−

[1] *N. perflava, N. flava,* von Bøvre [12] in *N. subflava* zusammengefaßt
[2] weitere sehr ähnliche Art: *N. cinerea* [5, 12]

Die Prüfung des Wachstums auf Nähragar bei 35 °C und bei 22 °C erlaubt keine sichere Abgrenzung von Meningokokken gegen die übrigen apathogenen Neisserienarten, da erstere Keime gelegentlich auch unter diesen Bedingungen wachsen können.

Die serologische Gruppierung gelingt mittels Objektträgeragglutination: Gruppen A, B, C, D, X, Z, W-135, 29E. Hierzulande ist Gruppe B am häufigsten.

Antiseren sind zu beziehen beispielsweise von Difco (A, B, C, D, Y, Z) und Institut Pasteur (über LABAZ S. 343) (A, B, C).

N. meningitidis ist Penicillin-empfindlich.

Vereinzelt wurden β-Laktamase-bildende Penicillin-resistente Stämme isoliert [29].

Weitere (apathogene) Neisserienarten und B. catarrhalis: Diese sind anspruchslose Aerobier und finden sich regelmäßig in der bakteriellen Speichelflora, *B. catarrhalis* jedoch nur in geringer Menge. Sie bilden recht unterschiedliche Kolonien in Größe, Gestalt, Konsistenz und Farbe. Neben glatten, grauen, Meningokokken-ähnlichen finden sich trockene, runzlige Kolonien. Häufig ist eine Gelbfärbung erkennbar. *B. catarrhalis* bildet glatte, runde, graue Kolonien von weicher Konsistenz.
Identifizierung: Die Identifizierung von verdächtigen Kolonien als Neisserien bzw. *B. catarrhalis* beginnt mit dem Nachweis der positiven Oxidase-Reaktion und der mikroskopischen Untersuchung.

Es schließt sich die Untersuchung der in Tabelle 10–9 aufgeführten Merkmale an. Mit Ausnahme von *B. catarrhalis* ist eine Identifizierung der apathogenen Neisserienarten nur selten erforderlich. Im Unterschied zu den Neisserien besitzt *B. catarrhalis* eine DNase.
Penicillin-Empfindlichkeit: B. catarrhalis, die sich häufiger an pathologischen Prozessen beteiligt, bildet nicht selten eine β-Laktamase (Nachweis s. S. 70) und ist dann gegen Penicilline resistent [49].

Neisserienstämme können zur Überprüfung bzw. serologischen Bestimmung *(N. meningitidis)* an das Hygiene-Institut der Universität Heidelberg (Meningokokkenzentrale) geschickt werden.

2.2. Veillonella

Von den gramnegativen anaeroben Kokken ist *V. parvula* die einzige Keimart, die häufig aus Untersuchungsmaterial gezüchtet wird. Sie gehört zur physiologischen Schleimhautflora. Eine pathogenetische Bedeutung kommt ihr in der Regel nicht zu.

Mikroskopisch erkennt man winzige (0,3–0,5 μm) Diplokokken. Kulturell entwickeln sich kleine, konvexe, durchsichtige, glatt begrenzte Kolonien. *V. parvula* ist biochemisch wenig aktiv (s. Tab. 10–8).

3 Endosporenbildende Stäbchen

3.1 Bacillus (aerobe Sporenbildner)

Bacillus-Arten sind grampositive, große Stäb-

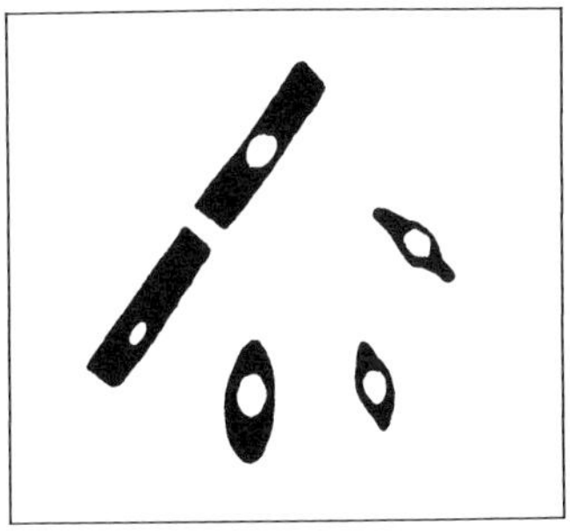

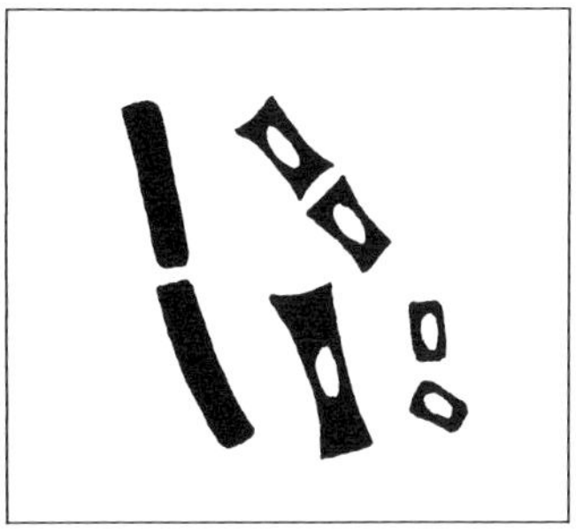

chen mit Ausbildung vorwiegend mittelständiger Sporen (s. Zeichng. oben). Sie wachsen auf einfachen Nährböden aerob oder fakultativ anaerob; meist bilden sie große Kolonien mit Ausläufern. Sie sind Katalase-positiv, überwiegend beweglich (Ausnahme: *B. anthracis*) und säuern Glukose.

Pathogenetische Bedeutung: *Bacillus*-Arten sind in der Natur (Erde, Luft, Staub) weit verbreitet; deshalb werden sie in Untersuchungsmaterialien häufig als Verunreiniger gefunden. *B. anthracis* ist obligat pathogen. *B. cereus* ist als Nahrungsmittelvergifter wichtig. Dieser Keim und andere opportunistische *Bacillus*-Arten werden in bestimmten Situationen – z. B. verminderte Abwehr, Verletzungen – als Erreger von Sepsis, Meningitis, Endokarditis, Pneumonie, Augen- und weiteren Infektionen gelegentlich angetroffen.

B. thuringiensis-Toxin ist ein wichtiges, im Freiland angewandtes Schädlingsbekämpfungsmittel gegen Insekten.

Bacillus anthracis

B. anthracis ist der Erreger des Milzbrands, einer Erkrankung pflanzenfressender Säugetiere (z. B. Rinder und Schweine) und gelegentlich auch des Menschen. Die Keimart wird durch umweltresistente Sporen entweder direkt vom erkrankten Tier aus oder indirekt über Häute und andere Tierprodukte übertragen. Die häufigste Form (mehr als 95%) ist der Hautmilzbrand (Pustula maligna); selten kommen Lungen- und Darmmilzbrand vor.

Diagnostik: Die Verarbeitung von Untersuchungsmaterial ist auf S. 297 beschrieben.

Kultur: Auf Blutagar erscheinen diese Keime nach 24 Stunden in Form von 2–5 mm großen, matt glänzenden, grau-weißen, innerhalb von 18 Stunden meist nicht hämolysierenden Kolonien von zäher Konsistenz. Sie bilden kommaförmige Auswüchse aus, die bei älteren Kolonien ein lokkenartiges Aussehen annehmen („Medusenhaupt"). In Bouillon tritt ein flockiger Bodensatz bei klarer, überstehender Flüssigkeit (*B. subtilis:* Oberflächenhäutchen!) auf.

Mikroskopische Untersuchung: Meist sind plumpe, rechteckige Stäbchen mit im gefärbten Präparat eingezogenen Schmal- und Längsseiten („Bambusform") erkennbar, die in längeren Ketten gelagert sind. Endosporen liegen zentral oder subterminal ohne Anschwellung des Zellleibs; häufig sind sie auch außerhalb der Zellen zu finden.

Differentialdiagnose von B. anthracis: In Frage kommen *B. cereus*, seltener auch *B. mycoides* und *B. thuringiensis*. Auch *B. subtilis* kann eine Medusenhaupt-ähnliche Kolonieform ausbilden.

Folgende Merkmale sind zur Abgrenzung von *B. anthracis* gegen die vorgenannten Keimarten brauchbar (Tab. 10–10):

1. Beweglichkeit: Der Nachweis von Beweglichkeit schließt *B. anthracis* aus.

Zu diesem Zweck wird eine junge Kultur in eine hochwertige Bouillon (z. B. Penassay-Bouillon) geimpft und bei 35 °C aerob bebrütet (Schütteln). Untersuchung in der exponentiellen Wachstumsphase im „hängenden Tropfen". Die Untersuchung muß nach Entnahme der Kultur sehr rasch vonstatten gehen.

2. Hämolyse: Die Beurteilung sollte nach 48 Stunden erfolgen. Eine schwache Hämolyse in dichtem Wachstum kann auch bei *B. anthracis* vorkommen; hingegen ist eine breite Hämolysezone, wie sie z. B. bei *B. subtilis*, aber auch *B. cereus* vorkommt, nicht mit der Diagnose *B. anthracis* vereinbar.

3. Penicillin-Empfindlichkeit: *B. anthracis* ist im Unterschied zu den differentialdiagnostisch in Frage kommenden *Bacillus*-Arten empfindlich. Charakteristisch ist das „Perlenkettenphänomen" als Ausdruck der Penicillin-Empfindlichkeit.

Tabelle 10–10 Differenzierung von *Bacillus*-Arten (nach [24]).

	Beweglichkeit	Penicillinempfindlichkeit	Kapselbildung	Wachstum auf PEA-Medium[2]	Wachstum bei 50 °C	anaerobes Wachstum	Arabinose-, Xylose-Säuerung	VP[3]	Lezithinase
B. anthracis	–	+	v	+	+	+	–	+	+
B. cereus[1]	v	–	–	–	+	+	–	+	+
B. mycoides[1]	–	–	–	/	+	+	–	+	+
B. thuringiensis[1]	v	–	–	/	+	+	–	+	+
B. subtilis	+	/	/	/	+	–	+	+	–
B. megaterium	v	/	/	/	+	–	v	–	–
B. pumilus	+	/	/	/	+	–	–	+	–
B. polymyxa	+	/	/	/	–	+	+	+	–

[1] Abgrenzung gegen *B. anthracis* erforderlich, da sehr ähnliches Wachstum auf Blutagar möglich (Medusenhauptkolonien)
[2] 0,3% Phenyläthylalkohol in Heart Infusion Agar (Difco)
[3] VP = Voges-Proskauer

Der zu prüfende Stamm wird mit Hilfe eines Tupfers auf Mueller-Hinton-Agar ausgestrichen. Zu diesem Zweck wird der Tupfer in eine leicht getrübte Bakteriensuspension eingetaucht, die Flüssigkeit weitgehend an der Röhrchenwand zurückgelassen und auf der Nährbodenoberfläche gut verteilt. Auflage eines Penicillin-Blättchens (10 U) in der Mitte der Platte; Bebrütung bei 35 °C aerob.

Nach 6–8 Stunden mikroskopische Untersuchung bei 100facher Vergrößerung. Im positiven Falle erkennt man runde Zellen, deren Anordnung einer Perlenkette ähnelt. Die Zellen können auch am Rand der Hemmzone abgenommen, in einen Tropfen eingerieben, mit einem Deckglas versehen und mit Ölimmersion beurteilt werden.

4. Kapselbildung bzw. Nachweis von schleimigem Wachstum:

Der zu prüfende Stamm wird auf Bicarbonat-Agar (s. S. 46) ausgestrichen und bei 35 °C unter 5% Kohlendioxid bebrütet. Bei Verwendung eines Kerzentopfes sind die Kolonien weniger schleimig.

Virulente Stämme von *B. anthracis* wachsen auf diesem Medium unter Kohlendioxidatmosphäre in schleimigen Kolonien, während sie, auf Nähragar aerob bebrütet – Paralleluntersuchung –, rauhe Kolonien bilden.

Es gibt auch kapsellose Stämme.

5. API-Teste: Einige biochemische Merkmale, die mit API 20 E und API 50 CH geprüft werden können, erweisen sich zusätzlich als nützlich [47]. Die wichtigen Reaktionen von API 20 E sind in Tabelle 10–11 aufgeführt.

Arginindihydrolase, Simmons-Citrat, Glyzerin und Zellobiose – die beiden letzten mit API 50 CH prüfbar – verhalten sich bei *B. anthracis* negativ und sind besonders wertvoll bei der Unterscheidung zwischen *B. cereus* einerseits und gering virulenten bis avirulenten Stämmen von *B. anthracis* andererseits; denn letztere ergeben häufiger als virulente Stämme bei den vier zuerst aufgeführten Eigenschaften atypische Reaktionen.

Tabelle 10–11 API 20 E-Reaktionen bei *Bacillus*-Arten (nach [47]).

	B. cereus (%)	*B. mucoides* (%)	*B. thuringiensis* (%)	*B. anthracis* (%)
β-Galaktosidase	0	32	0	0
Arginindihydrolase	59	36	87	0
Citrat (Simmons)	81	60	94	0
Urease	24	20	13	0
Voges-Proskauer	94	92	98	100
Gelatinase	100	100	100	70
Nitratreduktion	84	76	92	100

Testdurchführung für API 20 E: Die zu prüfenden Stämme werden auf BHI-Agar in geschlossenen Flaschen (z. B. nach Roux) über Nacht bei 30 °C angezüchtet und mit NaCl abgeschwemmt. Ungefähr 5 ml Suspension wird auf Mc Farland 3 eingestellt (s. S. 46). Die ersten 12 Teste des API-Streifens werden entsprechend den Anweisungen des Herstellers beimpft. Inkubation bei 30 °C. Ablesung nach 24 und 48 Stunden. Zugabe der vorgesehenen Reagenzien.

6. *Tierversuch:* Eine weiße Maus wird mit 0,25 ml einer 24stündigen Bouillonkultur i. c. infiziert. Im positiven Falle stirbt sie innerhalb von 2–4 Tagen an einer Sepsis. In den Organabstrichen – Milz verfärbt sich schwarz-rot! – finden sich typische grampositive Stäbchen mit Kapseln. Die Erreger können aus Herzblut und den Organen angezüchtet werden.

B. anthracis gehört zur Risikogruppe III. Alle Untersuchungen mit *B. anthracis*-verdächtigen Kulturen werden in Sicherheitskabinen der Klasse I oder II durchgeführt. Die Kulturen sollen sicherheitshalber in gesonderten Behältnissen bebrütet bzw. aufbewahrt werden. Infizierte Tiere müssen in geschlossenen Käfigen gehalten werden.

Weitere Bacillus-Arten

B. cereus: Dieser kann Lebensmittelvergiftungen verursachen. Der Nachweis gelingt am besten auf dem Selektivmedium nach Mossels:

Auf diesem Polymyxin-B-enthaltenden Medium wächst *B. cereus* in Form von trockenen Kolonien mit purpurfarbenem Untergrund, umgeben von einem weißen Niederschlag (Lezithinase-positiv). Ein gelber Hof (Säuerung von Mannit) schließt *B. cereus* aus.

Beweisend sind mehr als 10^6 Keime pro ml Lebensmittel. *B. cereus* kann wie *B. anthracis* Medusenhaupt-ähnliche Kolonien bilden. In aller Regel sind *B. cereus*-Kolonien jedoch mit einer breiten Hämolysezone umgeben. Auch kommen nicht-hämolysierende Stämme vor. Zur biochemischen Differenzierung wird auf die Tabellen 10–10 und 10–11 verwiesen.

B. subtilis (Heubazillus): Er wird ebenfalls bei Lebensmittelvergiftungen gefunden; gelegentlich tritt er als Erreger nach Hornhautverletzungen durch Stroh auf.

Auf Blutagar wächst dieser Keim in Form von trockenen, unregelmäßig begrenzten Kolonien mit starker Hämolyse (Differenzierung nach Tab. 10–10).

B. thuringiensis: Vgl. Tabelle 10–10.

3.2 Clostridium (anaerobe Sporenbildner)

Klostridien sind große, plumpe Stäbchenbakterien, die in jungen Kulturen grampositiv, in älteren bei manchen Arten gramnegativ erscheinen (s. Tafel 4).

Einige Clostridium-Arten sind regelmäßig gramnegativ, wie z. B. *C. clostridiforme,* das ursprünglich als gramnegativer Anaerobier der *Fusiformis-* bzw. der *Bacteroides-*Gruppe beschrieben worden ist. Sehr leicht entfärbt sich auch *C. ramosum* (ehemals *Ramibacterium ramosum*).

Bei gramnegativ erscheinenden, spindelförmigen Stäbchenbakterien, die Klostridien-verdächtig sind, muß die Thermoresistenz geprüft werden (s. S. 143).

Klostridien sind mit Ausnahme von *C. perfringens, C. ramosum* und *C. innocuum* beweglich. Die Sporenbildung führt zu spindelförmiger Auftreibung des Stäbchens (Clostridium = Spindel).

Die meisten Klostridien sind strenge Anaerobier; einige Arten, z. B. *C. histolyticum,* sind aber sauerstofftolerant.

Zur gelegentlich erforderlichen Abgrenzung gegen *Bacillus*-Arten eignen sich Klostridieneigenschaften wie Sporenbildung, üppiges Wachstum unter anaeroben Bedingungen und eine meistens negative Katalase-Reaktion.

Pathogenetische Bedeutung

Klostridien sind im Erdreich und im Darminhalt vieler Tiere und des Menschen weit verbreitet. Von humanmedizinischer Bedeutung sind:

- *C. perfringens, C. novyi, C. septicum, C. histolyticum* und *C. bifermentans* als Erreger des Gasödems (s. S. 293)
- *C. perfringens* als Verursacher von Lebensmittelvergiftungen (s. S. 337)
- *C. botulinum* als Erreger des Botulismus (s. S. 296)
- *C. tetani* als Erreger des Tetanus (s. S. 295)
- *C. difficile* als Erreger einer pseudomembranösen Kolitis (s. S. 281)

C. stearothermophilus: Sein Wachstumsoptimum liegt bei 50 °C; er ist sehr hitzeresistent und dient zur Prüfung von Sterilisatoren.

3.2.1 Clostridium-Arten

C. perfringens

C. perfringens ist die bei Gasbrand am häufigsten nachgewiesene Klostridienart. Da sie mit einfa-

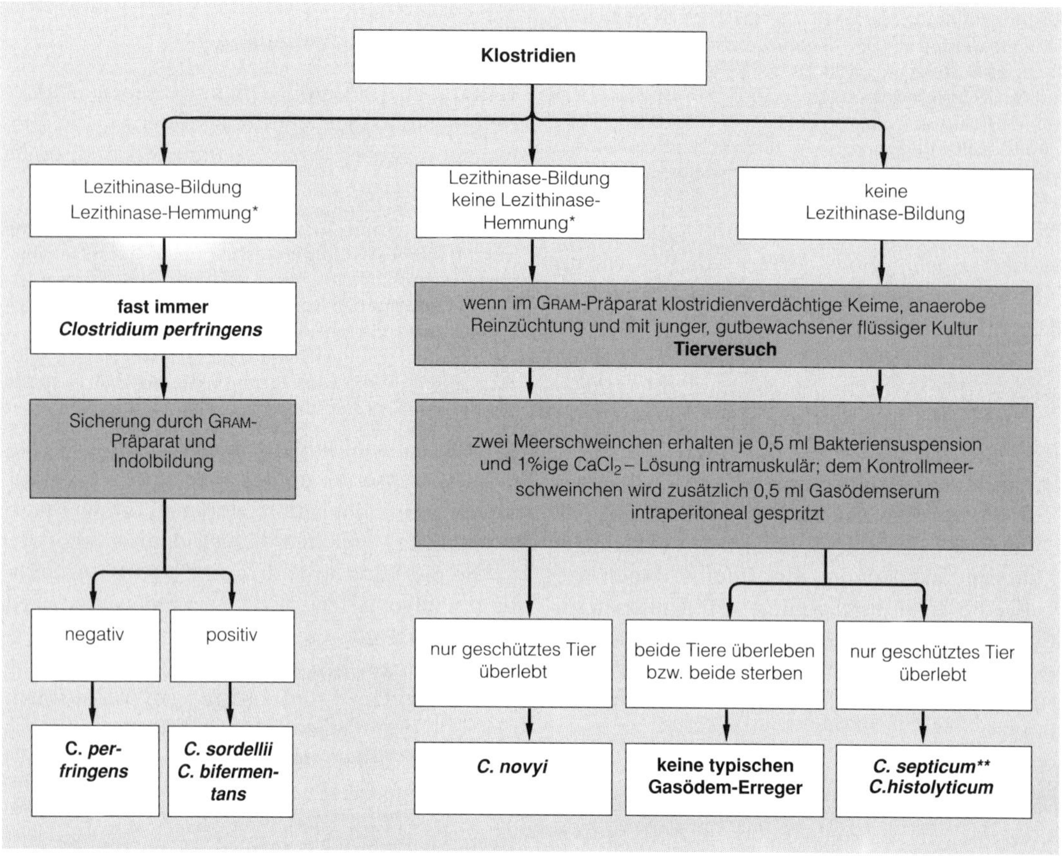

Abb. 10–4 Hinweis zur Differenzierung Lezithinase-positiver und -negativer Gasbranderreger. Es wird empfohlen, auf die beschriebenen Tierversuche zu verzichten und die zu differenzierenden Stämme an ein Referenzlabor zu schicken.

* Lezithinase-Hemmung durch Antilezithinase-Serum (s. S. 42, 142, 295)

** ggf. Trennung mittels monovalentem *Clostridium septicum*-Serum und Aerotoleranz von *Clostridium histolyticum*

chen Mitteln sicher diagnostiziert werden kann, hat sie den Charakter eines Leitkeimes.

Für die Anzüchtung anderer Klostridienarten aus Gasbrand-verdächtigem Untersuchungsmaterial sowie für ihre Abgrenzung untereinander und gegen andere ubiquitär verbreitete Klostridien bedarf es spezieller Kenntnisse. Einige Merkmale, die dabei hilfreich sein können, sind in Tabelle 10–12 und Abbildung 10–4 festgehalten.

Weitere Infektionen mit *C. perfringens* können verschiedene Organsysteme betreffen. Beispiele sind postabortive Infektionen, Cholezystitis, Pleuritis und Sepsis. Klostridien-Befunde im Untersuchungsmaterial dürfen nur in Verbindung mit klinischen Angaben beurteilt werden; denn gar nicht selten sind sie lediglich als Verunreinigung aus Erdreich oder der eigenen Darmflora anzusehen.

Als Lebensmittelvergifter setzt *C. perfringens* im Darm ein Enterotoxin frei. Klinische Symptome treten erst bei Vorliegen einer bestimmten Keimmenge auf. Quantitativer Nachweis im Lebensmittel s. S. 338.

Kultur: In Kulturen wächst *C. perfringens* nach einem Tag in Form von graugelben, gewölbten Kolonien mit einer Doppelzonenhämolyse (innere vollständige und äußere unvollständige Hämolyse). Auf Eigelbagar ist eine undurchsichtige Präzipitation um die Kolonien erkennbar. Diese Lezithinase-Reaktion kann durch Zugabe von Antiperfringens-A-Serum aufgehoben werden (s. S. 295).

In flüssigen, mit verfestigtem Paraffin überschichteten Nährböden, wie z. B. TAROZZI-Bouillon, ist innerhalb weniger Stunden eine starke Gasbildung – Paraffinpfropfen wird nach oben getrieben – nachweisbar.

Mikroskopische Untersuchung: Mikroskopisch sind grampositive, plumpe, 3–9 µm lange Stäb-

Tabelle 10–12 Differenzierung von Klostridienarten.

	Reaktion auf Eigelbagar														
	Lezithinase (L)	L-Hemmung	Lipase	Beweglichkeit	Gelatinase	H_2S	Indol	Glukose	Saccharose	Maltose	Mannit	Mannose	Melizitose	Aeskulinhydrolyse	Bemerkungen
C. perfringens[1]	+	+	–	–	+	+	–	+	+	+	–	+	–	–	selten Sporen, Doppelzonenhämolyse
C. sordellii[1]	+	+	–	+	+	+	+	+	–	+	–	–	–	(+)	Urease +
C. bifermentans[1]	+	+	–	+	+	+	+	+	–	+	–	–	–	+	Urease –
C. botulinum[1]	–/+	–	+	+	+	+/–	–	+	–	+	–	+/–	–	+/–	
C. novyi A + B[1]	+	–	+ (A)	+	+	–	–	+	–	v	–	+/–	–	–	*C. novyi B:* Lipase-negativ
C. clostridiforme[1]	–	–	–	+	–	+	–	+	+	+	–	(+)	–	+	selten Sporen, meist gramnegativ, Penicillin-resistent (Agardiffusionstest)
C. difficile[1]	–	–	–	+	v	+	–	+	–	–	+	(+)	+/–	+	Cellobiose – Trehalose –
C. histolyticum[1]	–	–	–	+	v	–	–	–	–	–	–	–	–	–	
C. innocuum[2]	–	–	–	–	–	/	–	+	v	–	+	/	/	/	
C. ramosum[2, 3]	–	–	–	–	–	(+)	–	+	+	+	v	+	–	+	selten Sporen, häufig gramnegativ
C. septicum[1]	–	–	–	+	+	+	–	+	–	+	–	+	–	+	Urease +
C. tetani[4]	–	–	–	+	+	+	+	–	–	–	–	–	–	–	

[1] ovale Sporen, subterminal
[2] ovale Sporen, terminal
[3] runde Sporen, subterminal
[4] runde Sporen, terminal

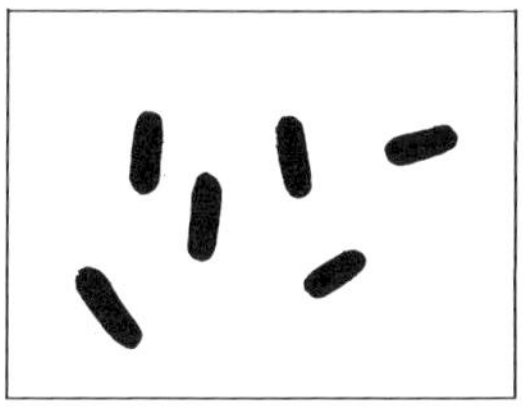

chen mit abgerundeten Enden erkennbar (Tafel 4). Sie sind unbeweglich. Sporen werden unter Routinebedingungen in der Regel nicht gesehen. *Identifizierung:* Die Identifizierung von *C. perfringens* gelingt mit den in Tabelle 10–12 aufgeführten Merkmalen in Verbindung mit den bereits genannten Eigenschaften. Zur Differenzierung weiterer Klostridienarten kann zusätzlich Abbildung 10–4 herangezogen werden. Für die sichere Erkennung einiger dieser Arten sind gaschromatographische Verfahren erforderlich.

C. novyi

C. novyi (meist Typ A), zweithäufigster Keim bei Gasbrand, ist äußerst sauerstoffempfindlich. Dies erklärt seine seltene Anzüchtung. Er ist weniger zur Gas- als zur Ödembildung befähigt.

Für seine Isolierung muß das Untersuchungsmaterial in anaerobem Transportmedium angeliefert werden. Die Nährböden sind mehrere Stunden vorzureduzieren. Flüssige Nährböden sollen vorher gekocht werden. Die Kulturen dürften wegen der Sauerstoffempfindlichkeit erst nach 48 Stunden geöffnet werden.

Es entstehen runde bis elliptische Kolonien mit unregelmäßigem Rand (Typ A) oder flache, durchscheinende Kolonien mit lockigen Ausläufern (Typ B). Hämolyse ist bei Typ A stärker ausgeprägt. Typ A bildet zusätzlich zur Lezithinase eine Lipase auf Eigelbagar (Nachweis s. S. 142).

C. septicum

C. septicum wird außer bei Gasbrand als Sepsiserreger bei Patienten mit Dickdarmkarzinom, als Verursacher einer Enterokolitis bei Leukämie und Neutropenie („neutropenische Enterocolitis") und bei Agranulozytose unterschiedlicher Genese gefunden.

C. septicum wächst auf anaerober Blutplatte nach einem Tag in Form von durchscheinenden hämolytischen Kolonien mit sehr feinen Ausläufern. Lezithinasen und Lipasen werden nicht gebildet.

C. histolyticum

C. histolyticum kommt in weniger als 1% bei Gasbrand vor. Es wächst aerob in sehr kleinen, anaerob in größeren, runden Kolonien mit Hämolyse und ist sehr beweglich. Lezithinasen und Lipasen werden nicht gebildet. Zur Differenzierung dienen biochemische Merkmale (Tab. 10–12) und ggf. der Tierversuch. Notfalls sind Stämme an ein spezialisiertes Labor weiterzuleiten (z. B. Institut für Mikrobiologie und Immunologie der Universität Bonn).

C. botulinum

C. botulinum ist nur unter strikt anaeroben Bedingungen auf bluthaltigen Nährböden anzüchtbar. Je nach Toxinart (6 verschiedene: A–F) werden unterschiedliche Kolonieformen gefunden.

Mikroskopisch 2–10 µm lange, grampositive, bewegliche Stäbchen mit ovalen subterminalen Sporen („Tennisschlägerform" s. Zeichnung unten links).

Bei *Botulismus* (Lebensmittelvergiftung) ist der Toxinnachweis aus Serum, evtl. Erbrochenem und Stuhl sowie verdächtigem Lebensmittel erforderlich (s. S. 296).

Bei den Spezialformen des Wund- und Säuglingsbotulismus sind zusätzlich Kulturen anzulegen.

Verdächtige Stämme, die anhand biochemischer Merkmale und des Toxinnachweises identifiziert werden müssen, werden zweckmäßigerweise an ein spezialisiertes Laboratorium (z. B. Institut für Hygiene und Mikrobiologie der Universität Würzburg) eingesandt.

C. tetani

C. tetani bildet auf bluthaltigen Nährböden zarte, schleierförmig, z. T. schwärmend wachsende, farblose Kolonien mit gefranstem Rand und feinsten Ausläufern. Hämolyse ist nur unter Einzelkolonien erkennbar. Mikroskopisch finden sich schlanke, bewegliche Stäbchen, die sich in älteren Kulturen leicht entfärben. Charakteristisch sind runde, endständige Sporen („Trommelschlegeltyp" s. Zeichnung unten Mitte).

Der Nachweis von *C. tetani* im Wundgebiet, der häufig nicht gelingt, genügt nicht zum Beweis einer Erkrankung. Dazu ist der Toxinnachweis im Kulturmaterial oder im Serum erforderlich (s. S. 296).

C. difficile

C. difficile kann mit Hilfe von Selektivnährböden aus Stuhlproben isoliert werden.

Auf anaerobem Blutagar und bluthaltigem Selektivmedium wächst *C. difficile* nach 48 Stunden in Form von 2–5 mm großen, flachen, gelblichen, nicht hämolysierenden Kolonien mit gering erhabenem Zentrum und fransigen Ausläufern. Schwärmendes Wachstum ist häufig. Charakteristisch ist ein intensiver p-Kresol-ähnlicher Geruch. Mikroskopisch finden sich z. T. leicht gebogene, grampositive Stäbchen mit der Fähigkeit zur subterminalen Sporenbildung (s. Zeichnung unten rechts).

Die Identifizierung mit biochemischen Merkmalen (Tab. 10–12) ist nicht immer eindeutig. Eine gaschromatographische Untersuchung bringt in solchen Fällen Sicherheit.

Zu unterscheiden sind toxin- und nichttoxinbildende Stämme. *C. difficile* bildet die beiden Toxine A und B (Zytotoxin). Für Routinezwecke kann sowohl der Nachweis von Zytotoxin (Gewebekultur) als auch der von Toxin A (Latextest) in zellfreiem Stuhlextrakt oder den isolierten Stämmen versucht werden (s. S. 281).

3.2.2 Wichtige Differenzierungsmerkmale für Klostridien

Nachweis von Lezithinase und Lipase auf Eigelbagar (s. S. 45):

Lezithinase: In der Umgebung des Keimwachstums entsteht eine unlösliche weißliche Trübung durch Präzipitate. Die Präzipitatbildung kann bei *C. perfringens* und einigen selten vorkommenden Klostridienarten durch ein Antiserum gegen *C. perfringens*-Toxin A verhindert werden (Nagler-Reaktion).

Auf einen dicht beimpften Sektor einer Eigelbplatte wird 1 Tropfen Antiperfringens-A-Serum gegeben. Im Bereich des Tropfens (auf Rückseite der Platte markieren) bleibt die Präzipitation um die Kolonie aus.

Lipase: Die Oberfläche des Kolonienwachstums glänzt, wie von einer „Öl auf Wasser"-Schicht überzogen („pearly layer"-Phänomen).

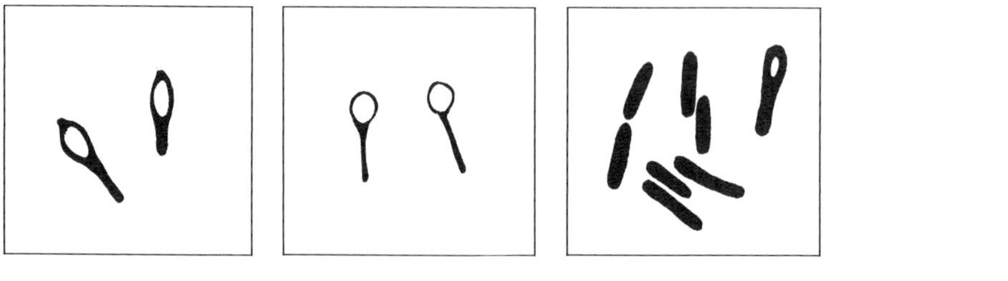

Eine Aufhellungszone um die Kolonien herum weist auf proteolytische Vorgänge hin.

Sporennachweisverfahren

- Mehrtätige Kultur auf Nähragar ist meist für grampositive, Klostridien-verdächtige Stäbchen ausreichend.
- Hitzeresistenz bei 80 °C: Ein Röhrchen ROBERTSON- oder ähnlicher Bouillon wird 5 Minuten bei 80 °C vorerhitzt. Zugabe von 1 ml der zu prüfenden Keimsuspension.
  10 Minuten weitererhitzen und anschließend Röhrchen mit kaltem Wasser abkühlen.

Subkulturen auf anaerobem Blutagar, Eigelbagar und in ROBERTSON-Bouillon werden auf Wachstum untersucht.

4 Gleichmäßig geformte, sporenlose grampositive Stäbchen

4.1 Listeria

Listerien sind kokkoide, sporenlose, grampositive Stäbchen. Charakteristisch ist ihre taumelnd-rotierende Beweglichkeit (monotriche Begeißelung bei 36 °C, peritrich bei 30–32 °C).

Sie wachsen auf Tryptose-Agar als kleine (0,5–1 mm Durchmesser), Enterokokken-ähnliche Kolonien. Kohlendioxidatmosphäre und Blutzusatz fördern das Wachstum. Auf dem in der Routine verwendeten Schafblut-Agar imponieren sie als grau-weiße, weiche Kolonien, die meist einen B-Streptokokken-ähnlichen, schmalen Hämolysehof (z. B. *L. monocytogenes, L. seeligeri* [59]), gelegentlich jedoch eine ausgeprägte Hämolyse aufweisen *(L. ivanovii)*. Bei *L. innocua* fehlt die Hämolyse.

Zur Zeit können die in Abbildung 10–5 aufgeführten *Listeria*-Arten abgegrenzt werden. Humanpathogen sind *L. monocytogenes* und *L. ivanovii*.

Listeria monocytogenes

L. monocytogenes ist der Erreger der humanen und tierischen Listeriose. Hauptmanifestationen sind Meningitis, Sepsis und Lokalinfektionen, z. B. Hautlisteriose bei geburtshelferisch tätigen Tierärzten. Die wichtigsten Erkrankungsgruppen sind:

Listeriose in der Neugeborenenperiode

a) Granulomatosis infantiseptica: Hierbei handelt es sich um eine Sepsis, bei der die Infektion bereits intrauterin im letzten Drittel der Schwangerschaft erfolgt („Frühtyp der Neugeborenen-Listeriose").

b) Meningitis in der zweiten bis dritten Lebenswoche („Spättyp der Neugeborenen-Listeriose").

Erwachsenen-Listeriose

Bei älteren Menschen mit und ohne Abwehrstörungen oder unter Kortisontherapie (z. B. nach Nierentransplantation). Es sind häufiger Männer betroffen; dabei überwiegen bakteriämische und meningitische Verlaufsformen.

Schwangere sind ebenfalls besonders anfällig für Infektionen, die jedoch häufig asymptomatisch verlaufen.

Kultur: *L. monocytogenes*, die wichtigste und häufigste Listerienart, wächst auf Blutagar innerhalb von 24 Stunden in durchsichtigen, B-Streptokokken-ähnlichen Kolonien. Mikroskopisch werden kokkoide, grampositive Stäbchenbakterien in Diplo- und Parallellagerungen gesehen (Tafel 4), so daß Verwechslungen mit Enterokokken bzw. Korynebakterien möglich sind. Langsames Wachstum bei Kühlschranktemperatur wird bei der Kälteanreicherung ausgenutzt. Die Ausbeute läßt sich durch den Einsatz von Selektivnährböden (s. S. 33, 302) steigern.

Listerien sind Katalase-positiv. Die Prüfung der Beweglichkeit dient der Unterscheidung von Korynebakterien und *Erysipelothrix*.

Bei 20–30 °C – und nicht bei 36 °C – zeigen Listerien in Bouillonkultur bereits nach Stunden eine typische taumelnd-rotierende Bewegung. Verwechslungsmöglichkeit mit beweglichen Enterokokken und Laktobazillen; letztere Keimarten sind Katalase-negativ!

Differenzierung: Die Prüfung biochemischer Merkmale ermöglicht die Abgrenzung gegen andere Keimarten (Tab. 10–13). Mit Hilfe von Tabelle 10–14, insbesondere den drei dort angeführten Zuckerreaktionen, und Abbildung 10–5 lassen sich die Listerienarten voneinander differenzieren.

Die Serovar-Bestimmung ist im Referenzlaboratorium möglich (Institut für Hygiene und Mi-

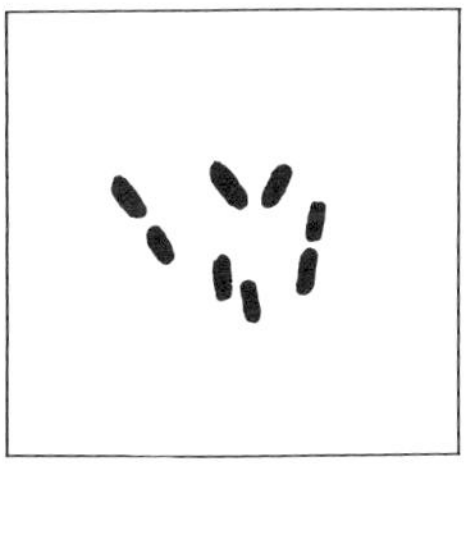

Tabelle 10–13 Differenzierung aerober grampositiver Stäbchenbakterien (v = variabel).

	Katalase	Hämolyse	Nitrat	Harnstoff	Arginin	Gelatinase 22 °C	Glukose	Laktose	Saccharose	Maltose	Salizin	Trehalose	Aeskulinhydrolyse
C. diphtheriae	+	v	+[1]	–	–	–	+	–	–[2]	+	–	–	–
C. ulcerans	+	v	–	+	–	+	+	–	v	+	–	+[5]	–
C. pseudotuberculosis (ovis)	+	v	v	v	+	–	+	v	v	+	–	–	–
„C" (Actinomyces)[3] pyogenes	–	+	–	–	/	+	+	+	v	+	–	v	–
„C" (Acranobacterium)[3] haemolyticum	–	+	–	–	/	–[4]	+	+	v	+	–	v	–
„C" (Rhodococcus) equi	+	–	v	v	–	–	–	–	–	–	–	–	–
C. xerosis	+	–	+	–	–	–	+	–	+	v	–	–	–
C. pseudodiphthericum (hofmannii)	+	–	+	+	–	–	–	–	–	–	–	–	–
C. striatum	+	–	+	–	/	–	+	/	+	–	/	/	–
C. bovis	+	–	–	–	/	–	+	/	–	–	/	/	–
C. renale	+	v	+	+	+	–	+	–	–	–	–	–	–
D-2-Gruppe	+	–	–	+	/	–	–	/	–	–	/	/	–
JK-Gruppe (*C. jeikeium*)	+	–	–	–	/	–	+	–	+[5]	v[5]	/	v[5]	+
F-1-Gruppe	+	–	v	+	/	–	+	/	+	v	/	/	–
F-2-Gruppe	+	–	v	+	/	–	+	/	–	+	/	/	–
G-1-Gruppe	+	–	+	–	/	–	+/(+)	/	+/(+)	v	/	/	–
G-2-Gruppe	+	–	–	–	/	–	+/(+)	/	+/(+)	v	/	/	–
Bacterionema matruchotii	+	–	v	–	–	–	+	/	v	v	/	/	–
L. monocytogenes[6]	+	+	–	–	+	–	+	–	–	+	+	+	+
E. rhusiopathiae[7]	–	– (α)	–	–	/	–	+	+	–	+	–	–	–
Lactobacillus-Arten	–	– (α)	–	–	/	–	+	+	+	+	+	+	+

[1] *C. belfanti:* –
[2] selten: +
[3] *C. pyogenes:* Xylose +, Oxytetracyclin-empfindlich; *C. haemolyticum:* Xylose –, Oxytetracyclin-resistent
[4] z. T. andere Angaben
[5] verspätet
[6] Beweglichkeit bei 22 °C
[7] H_2S im KLIGLER-Medium

krobiologie der Universität Würzburg). Die Listerienarten gehören verschiedenen Serovarietäten an (Tab. 10–14). Die wichtigsten *L. monocytogenes*-Serovare sind 1/2 a, 1/2 b und 4 b.

Phagovar-Bestimmung siehe Seite 49.

Antibiotikaempfindlichkeit: Listerien sind mäßig empfindlich gegenüber Penicillin G (Ausnah-

Tabelle 10–14 Differentialdiagnose von *Listeria*-Arten [68].

	Serovar	CAMP-Test mit		Abbau von		
		S. aureus	*R. equi*	D-Xylose	D-Rhamnose	β-Methyl-D-Mannosid
L. monocytogenes	1/2 a–c 3 a–c 4 a, b usw.	+	–	–	+	+
L. ivanovii	5	–	+	+	–	–
L. innocua	6 a, 6 b 4 ab usw.	–	–	–	+/–	+
L. welshimeri	6 a, 6 b	–	–	+	+/–	+
L. seeligeri	1/2 b 4 c, 4 d usw.	+	–	+	–	+/–

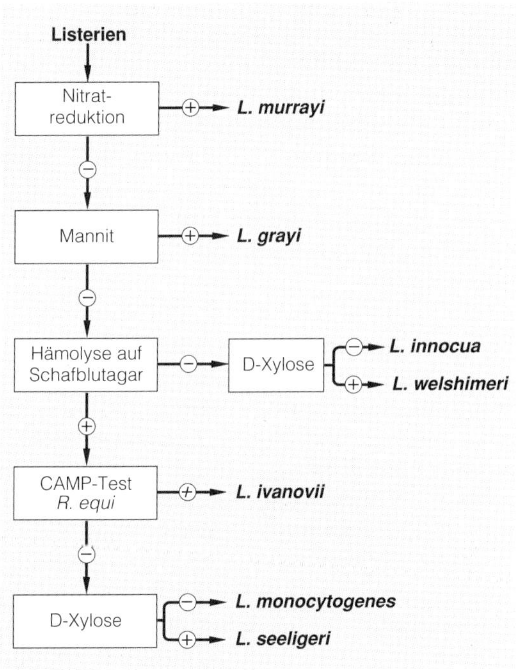

Abb. 10–5 Differenzierung von Arten der Gattung *Listeria* (nach [59]).

men), empfindlich gegenüber Ampicillin und Chloramphenicol, aber resistent gegenüber den meisten Cephalosporin-Präparaten und Fosfomycin.

4.2 Erysipelothrix

E. rhusiopathiae ist der Erreger des Erysipeloids

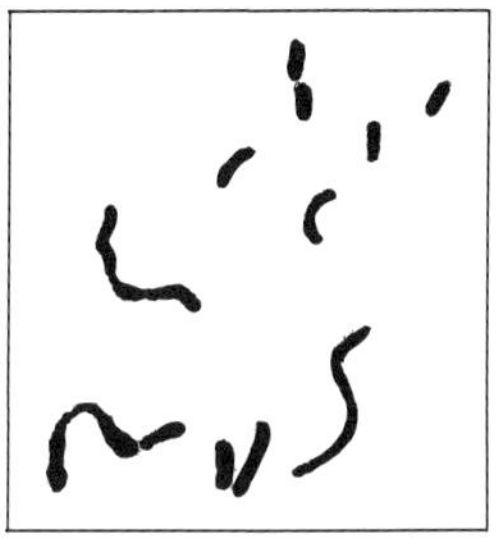

(Schweinerotlauf) beim Menschen. Besonders gefährlich ist die gelegentlich auftretende Endokarditis (rasche Klappenzerstörung!). Der Erreger bildet sporenlose, schlanke, oft etwas gekrümmte grampositive Stäbchen.

In Organausstrichen und glatten Kolonien sind kurze, in rauhen Kolonien längere polymorphe Stäbchen bis zu Fäden erkennbar; die Keime können in langen Ketten liegen, sie entfärben sich leicht.

Kultur und biochemisches Verhalten: *E. rhusiopathiae* wächst auf einfachen Nährböden in Kohlendioxidatmosphäre in Form sehr kleiner Kolonien; auf Hammelblutagar entsteht Streptokokken-ähnliches Wachstum, meistens mit Vergrünung, die auf Menschenblutagar fehlt.

Die Keime sind Katalase-negativ und unbeweglich. Zur Prüfung der biochemischen Eigenschaften (Tab. 10–13) muß den flüssigen Nährböden Serum zugesetzt werden. Ein charakteristisches Merkmal ist die bei den meisten Stämmen nach 24 Stunden nachweisbare Schwefelwasserstoffbildung im Stichkanal des KLIGLER-Nährbodens.

Antibiotikaempfindlichkeit: *E. rhusiopathiae* ist Penicillin-empfindlich. Weiter besteht Empfindlichkeit gegenüber Cephalosporinen und Clindamycin. Gegenüber Aminoglykosiden, Co-trimoxazol und Vancomycin (!) verhält sich die Keimart resistent.

4.3 Lactobacillus

Laktobazillen sind sporenlose, grampositive, teils schlanke, teils dickere Stäbchen, die unterschiedlich lang (kurz bis fadenförmig) und in Ketten gelagert sein können. Sie sind mit wenigen Ausnahmen unbeweglich.

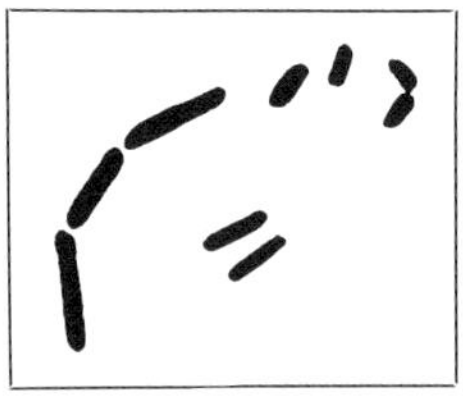

Kultur und biochemisches Verhalten: Laktobazillen wachsen auf Blutagar als winzige Kolonien, z. T. mit Vergrünung. Besseres Wachstum erfolgt auf leicht sauren, zuckerhaltigen Nährböden; das Wachstum wird durch mikroaerophile und anaerobe Atmosphäre gefördert. Laktobazillen sind Katalase-negativ (Ausnahmen) und fermentieren Zucker unter Bildung von Milchsäure. In der Regel fehlt die Gasbildung (homofermentativer Abbau); gelegentlich besteht auch ein heterofermentativer Stoffwechseltyp (Gasbildung). Biochemisch können sie von anderen Keimarten abgegrenzt werden (Tab. 10–13).

Vorkommen: Laktobazillen gehören zur physiologischen Schleimhautflora (Vagina der geschlechtsreifen Frau [Döderlein-Stäbchen], Speichel, Dünn-, Dickdarm) und sind nur selten pathogen, z. B. als Erreger von Endokarditis. Am häufigsten wird *L. acidophilus* aus Untersuchungsmaterial isoliert.

Laktobazillen haben große gärungsphysiologische Bedeutung (z. B. Kefir, Joghurt).

5 Unregelmäßig geformte, sporenlose grampositive Stäbchen

5.1 Corynebacterium

Die Gattung *Corynebacterium* bildet eine

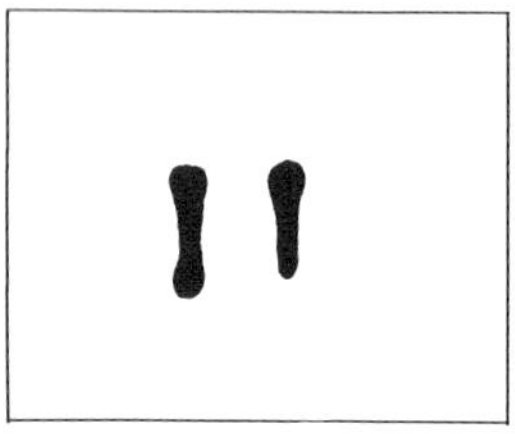

Gruppe von morphologisch ähnlichen Keimen: Sie sind unbewegliche, sporenlose, grampositive Stäbchen mit keulenförmigen Verdickungen an den Enden und Neigung zu Parallellagerung [56]. Korynebakterien sind Katalase-positiv (Ausnahmen) und bilden kein Gas aus Kohlenhydraten.

Ihr natürlicher Standort sind Haut und Schleimhäute von Mensch und Tier.

Corynebacterium diphtheriae

Erreger der Diphtherie, Nachweis s. S. 300. Zeichnet sich durch Bildung eines löslichen Toxins aus, dessen Bildung von der Anwesenheit eines bestimmten Bakteriophagen abhängig ist; demnach gibt es toxinogene und atoxinogene (avirulente) Stämme. *C. diphtheriae* muß gegen die in den oberen Luftwegen vorkommenden nicht-pathogenen Korynebakterienarten, wie *C. pseudodiphtheriticum* und *C. xerosis,* abgegrenzt werden.

Morphologische Differenzierung: Diphtheriebakterien weisen je nach Biovar und Nährboden recht unterschiedliche Formen auf (Biovar-Bestimmung vgl. Tab. 10–15). Charakteristischerweise imponieren sie als ziemlich schlanke, leicht gebogene Stäbchen mit abgerundeten, oft angeschwollenen Enden (Keulen- und Hantelform). Auffällig sind ihre Neigung zur Pleomorphie und unregelmäßige Lagerung in V- und X-Form, die zum Vergleich mit chinesischen Schriftzeichen geführt hat (Tafel 5). Mit einfachen Farblösungen färben sie sich ungleichmäßig, oft gebändert an; kennzeichnend sind die mit der Neisser-Färbung (s. S. 20) darstellbaren Polkörperchen (metachromatische Granula, s. Tafel 1).

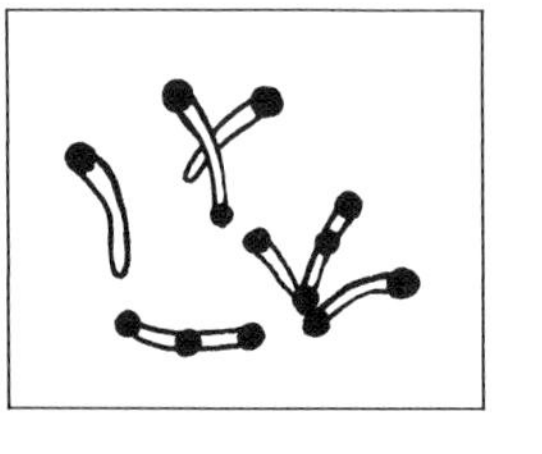

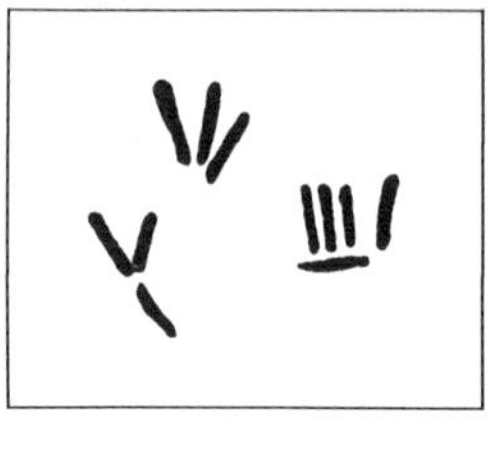

Tabelle 10–15 Bestimmung der Biovare von *C. diphtheriae* (nach [56]).

Biovar	Hämolyse	Stärkeabbau	Mikromorphologie	Kolonieform
gravis	–/β	+	kurze, manchmal kokkoide Stäbchen, manchmal pleomorph, spärlich Polkörperchen	Durchmesser 1–2 mm (24 Stunden) bzw 2–4 mm (48 Stunden). Konsistenz trocken, z. T. im Ganzen verschieblich; nach 48 Stunden typische „Gänseblümchen"-Form
mitis	β	–	lange, pleomorphe, unregelmäßig gefärbte Stäbchen, meist reichlich Polkörperchen	Durchmesser 1–2 mm (24 Stunden) bzw. 2–4 mm (48 Stunden). Konsistenz weich; nach 48 Stunden oft „Chinesenhut"-Form
intermedia	–	–	lange, pleomorphe Stäbchen, spärlich Polkörperchen	Durchmesser 0,5–1 mm (24 Stunden) bzw. 1–1,5 mm (48 Stunden). Konsistenz mittelfest. Nach 48 Stunden zentrale Knopfbildung, nach weiterer Bebrütung ähnlich Biovar gravis

Im Unterschied zu Diphtheriebakterien sind die anderen Korynebakterienarten häufig kurz, plump und gerade; Polkörperchen fehlen oder sind nur vereinzelt erkennbar. Nicht-Diphtheriebakterien zeigen darüber hinaus eine Parallellagerung in Palisaden- oder Parkettmusterform (s. Zeichnung S. 146 unten re. und Tafel 5).

Im Vergleich zu Diphtheriebakterien sind sie alkoholfester: Bei 10minütiger Alkoholeinwirkung behalten sie ihre blau-schwarze Farbe, während *C. diphtheriae* mindestens teilweise entfärbt wird.

Morphologische Kriterien sind für die Differenzierung jedoch unsicher; gar nicht selten sehen z. B. *C. xerosis*-Stämme Diphtheriebakterien mikroskopisch sehr ähnlich.

Anzüchtung: Zur Anzüchtung bedient man sich sowohl selektiver fester und flüssiger als auch nichtselektiver Nährböden. Die Kolonieformen auf festen Nährböden sind in Tabelle 10–15 beschrieben.

Nicht-selektive Nährböden eignen sich zur Anzucht Tellurit-empfindlicher Stämme. Hierfür stehen Blutagar und im Handel zu beziehendes LÖFFLER-Serum zur Verfügung.

Je ein festes und ein flüssiges Selektivmedium ist auf S. 33 angegeben.

Tabelle 10–16 Differenzierung von *C. diphtheriae* und häufiger vorkommenden Korynebakterienarten.

	Katalase	β-Hämolyse	Nitrat[1]	Harnstoff	H_2S[2]	Gelatine	Glukose[1]	Saccharose[1]	Stärke[1]	Trehalose[1]
C. diphtheriae Biovar *gravis*	+	– (selten +)	+	–	+	–	+	–	+	–
Biovar *mitis*	+	+ (selten –)	+[3]	–	+	–	+	–[3]	–	–
Biovar *intermedia*[5]	+	–	+	–	+	–	+	–	–	–
C. ulcerans	+	+	–	+	+	–/+[4]	+	–[3]	+	+ verlangsamt
C. pseudodiphtheriticum (hofmannii)	+	–	+	+	–	–	–	–	–	–
C. xerosis	+	–	+	–	–	–	+	+	–	–

[1] Zugabe von 1 Tropfen Serum pro 4 ml Substrat
[2] Nährboden nach PISU (s. S. 45)
[3] Ausnahmen
[4] negativ oder schwach positiv bei 37 °C, positiv bei 25 °C
[5] früher: Typus intermedius

Tabelle 10–17 Orientierende Differenzierung grampositiver anaerober Stäbchenbakterien (nach [2], s. S. 150).

	Verhalten zu Sauerstoff[1]	Katalase	Indol	Nitrat	Aeskulin	Glukose	Saccharose	Mannit	Salizin	Xylose
Actinomyces israelii	oa m	–	–	v	+[2]	+	+	v	v	+[2]
A. naeslundii	fa	–	–	+[2]	+[2]	+	+[2]	–	v	–
A. odontolyticus	oa m	–	–	+	v	+	+[2]	–	+[2]	v
A. viscosus	fa	+	–	+[2]	+	+	+	–	+[2]	–
A. pyogenes[3]	fa	–	–	–	–	+	v	–	–	v
A. meyeri	oa, m	–	–	–	–[2]	+	+	–	–	+
Arachnia propionica	oa m	–	–	+	–[2]	+	+	+	–[2]	–
Bifidobacterium dentium	oa	–	–	–	+[2]	+	+	v	+	+
Eubacterium lentum	oa	–	–	v	–	–	–	–	–	–
Propionibacterium acnes	m oa	+	+[2]	+[2]	–	+	–	v	–	–

[1] obligat anaerob = oa
mikroaerophil = m
fakultativ anaerob = fa
[2] Ausnahmen: früher Typus intermedius
[3] Unterscheidung von *A. meyeri* durch Gelatinase

Zeichenerklärung:
v = variabel
+ = positive Reaktion
– = negative Reaktion

Differenzierung: Für die Differenzierung von Korynebakterienstämmen können die für die Identifizierung von Enterobakteriazeen üblichen Testsubstrate verwendet werden, wenn ihnen ein Tropfen Serum pro 4 ml Medium zugesetzt wird.

Aus Tabelle 10–16 sind die Differenzierungsmerkmale zu entnehmen. Zur Schnellabgrenzung von *C. diphtheriae* und *C. ulcerans* empfiehlt sich der Urease-Test nach Sachse [56].

Reichlich Bakterienmasse in 0,1 ml Harnstoffreagenz (s. S. 45) einreiben und 30 Minuten bei 36 °C bebrüten. Eine positive Reaktion zeigt sich durch Rotfärbung an. Stets müssen positive und negative Kontrollen mitgeführt werden.

Beachte: Für den Ausschluß von *C. diphtheriae* ist nur das positive Ergebnis verwertbar!

Toxinnachweis: Die Bestimmung der Virulenz geschieht durch Toxinnachweis:

a) Meerschweinchenversuch:

Für die *subkutane Methode* werden zwei Tiere am Bauch (Gebiet von 3 cm Durchmesser) rasiert und mit 70%igem Äthanol desinfiziert. Ein Tier erhält 1000 Einheiten Diphtherie-Antitoxin i. p. (kennzeichnen!). 1–2 Stunden später werden beide Tiere subkutan mit je 5 ml Keimsuspension gespritzt. Als Inokulum dient eine Löffler-Kultur, die in 12 ml Bouillon (nicht NaCl!) aufgeschwemmt und auf Mc Farland 3 eingestellt wurde. Nach 1–4 Tagen stirbt das nicht geschützte Tier, oder es ist eine Nekrose an der Injektionsstelle erkennbar. Die Sektion ergibt: hämorrhagisches Ödem an der Impfstelle, seröser Erguß in Pleura- und Peritonealhöhle sowie vergrößerte und blutreiche Nebenniere.

Die *intrakutane Injektion* mittels feiner Nadel ermöglicht die gleichzeitige Prüfung von 3–5 Stämmen an einem Tier. Wegen der größeren Zuverlässigkeit ist jedoch die subkutane Versuchsanordnung zu bevorzugen.

Nach Enthaaren intrakutane Injektion einer Aufschwemmung aus Reinkultur in physiologischer Kochsalzlösung. Bei positivem Ausfall innerhalb von drei Tagen Auftreten einer Nekrose. Um die Spezifität der Giftwirkung zu sichern, ist die Aufschwemmung des Stammes 6 Stunden später an gegenüberliegender Stelle der Bauchhaut in gleicher Weise zu injizieren (je Meerschweinchen können auf diese Weise 3–4 Stämme geprüft werden); gleichzeitig mit zweiter Impfung 500 Antitoxin-Einheiten Diphtherieserum intraperitoneal spritzen; stets positive Kontrolle mitlaufen lassen; an der zweiten Injektionsstelle darf keine Reaktion auftreten.

b) In-vitro-Nachweis nach Elek (Ouchterlony): nach Vorschrift mit kommerziellen Nährböden (Bacto-KL-Virulenzagar, Enrichment, Antitoxinstrips und Chapman-Tellurit-LSG, Difco).

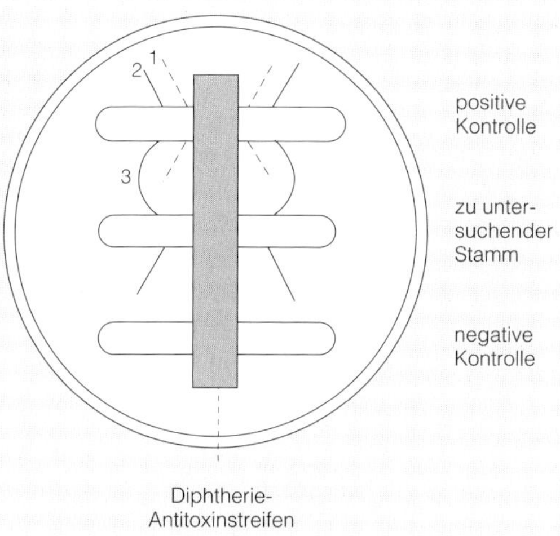

Abb. 10–6 Schematische Darstellung des Diphtherietoxin-Nachweises im In-vitro-Verfahren nach ELEK bzw. OUCHTERLONY.

1 = unspezifische Präzipitationslinie
2 = spezifische Präzipitationslinie
3 = Identitätsreaktion

Durchführung des Testes: Im rechten Winkel zum Antitoxinstreifen mit Öse den fraglichen Stamm in dünnem Impfstrich ausstreichen. Optimal werden folgende Kontrollstämme verwendet: NTCC 10648 (toxigen), NTCC 3984 (schwach toxigen), NTC 10356 (nicht toxigen). Platten werden bei 36 °C bebrütet. Die Ablesung erfolgt nach 24, 48 und 72 Stunden. Im Positivfall geht die Präzipitationslinie etwa 1 cm vom Antitoxinstreifen entfernt in einem Winkel von 45 ° vom Impfstrich ab. Die Identitätsreaktion ist an der positiven Kontrolle zu erkennen. Näher am Antitoxinstreifen liegende Linien sind unspezifisch (Abb. 10–6).

Biovar-Bestimmung: Die Biovar-Bestimmung ist nur für epidemiologische Zwecke von Bedeutung. Differentialkriterien sind die Kolonieform, das Hämolyseverhalten auf Schafblutagar, die Stärkespaltung sowie mikroskopische Merkmale auf LÖFFLER-Serum (Tab. 10–15).

Weitere Corynebacterium-Arten

Weitere *Corynebacterium*-Arten sind in Tabelle 10–13 aufgeführt. Für die Identifizierung eignet sich auch das Minitek-System® [72]. Besonders erwähnt werden sollen:

C. ulcerans: Bildet zwei Toxine, von denen eines durch Diphtherie-Antitoxin neutralisierbar ist; es kann gelegentlich Diphtherie-ähnliche Krankheitsbilder verursachen, jedoch auch bei anderen Infektionslokalisationen nachgewiesen werden. Abgrenzung von *C. diphtheriae* ist durch Urease-Test (s. o.) möglich.

„C.“ (neue Bezeichnung: Actinomyces) pyogenes: Wird in eitrigen Läsionen von Rindern, Schafen und Schweinen, gelegentlich auch beim Menschen gefunden (Pharyngitis [s. S. 262], Hauteiterungen).

Wachstum als winzige, weißliche Kolonien mit großem β-hämolysierendem Hof. Mikroskopisch kurze, kokkoide Stäbchen. Verwechslung mit Streptokokken!

„C.“ (neue Bezeichnung: Acranobacterium) haemolyticum: Beim Menschen als Erreger von Tonsillitis/Pharyngitis (s. S. 262), Hautgeschwüren und anderen entzündlichen Prozessen nachgewiesen.

Wachstum in Form von winzigen weißlichen Kolonien, die in den Nährboden einsinken („pitting“). Eine deutliche β-Hämolyse ist in der Regel erst nach 2 Tagen Bebrütung erkennbar. Auf Menschenblutagar Kolonien und Hämolyse wesentlich größer als auf Schafblutagar. Zur Identifizierung GRAM-Präparat, negativer Katalase-, Urease- und positiver DNase-Test sowie Hemmung der Hämolyse im CAMP-Test. (Weitere Merkmale s. Tab. 10–13.)

„C.“ (neue Bezeichnung: Rhodococcus) equi: Der Erreger ist tierpathogen (Pferde, Rinder, Schweine); die Keimart wurde vereinzelt bei Menschen mit gestörter Immunabwehr gefunden (Lungeninfektionen, Sepsis).

Korynebakterien der JK-Gruppe

C. jeikeium [41], früher als Korynebakterien der JK-Gruppe bezeichnet, sind hochgradig multiresistente Stämme [78]; sie besiedeln den länger hospitalisierten Patienten und verursachen gelegentlich lebensbedrohliche Infektionen bei geschwächten Patienten: katheterbedingte Sepsis, Herzklappen-Infektionen im Anschluß an Klappenersatz-Operationen und Infektionen bei Blasenkathetern.

Nach einem Tag entstehen winzige, leicht übersehbare Kolonien, die später eine grau-weißliche Tönung annehmen. Mikroskopisch sind kokkoide Stäbchen, die mit Kokken verwechselt werden können, erkennbar (Tafel 5). *Identifizierung:* Rasche orientierende Identifizierung mit Antibiogramm durch Agardiffusionstest auf VL-Blutagar (besseres Wachstum). Bei typisch ausgebildeter Multiresistenz folgende Merkmale: resistent gegen Ampicillin, Cefazolin, Imipenem, Gentamicin, Fosfomycin, Chloramphenicol, Tetracyclin, Erythromycin; Tetracyclin und Erythromycin erscheinen gelegentlich wirksam. Empfindlichkeit gegenüber Vancomycin und meistens gegenüber Ciprofloxacin ist erhalten.

Es gibt auch Stämme mit geringer ausgeprägter Multiresistenz:

Differenzierung: Die Abgrenzung gegen die ebenfalls multiresistente, am häufigsten aus Urin isolierte *Corynebacterium*-D-2-Gruppe ist mit biochemischen Mitteln möglich (Tab. 10–13). D-2-Stämme können als Erreger von Harnwegsinfektionen auftreten [1].

Weitere Korynebakterien-ähnliche Keime finden sich in Tabelle 10–13. Korynebakterien-verdächtige Stämme müssen außerdem gegen *schnellwachsende Mykobakterien* abgegrenzt werden, die auf den normalen bakteriologischen Nährböden, z. T. einschließlich MAC CONKEY-Agar, wachsen können und die sich in der GRAM-Färbung als gebänderte, schwach grampositive Keime darstellen. Ohne ZIEHL-NEELSEN-Färbung – gelegentlich sind lediglich 10% der Keime säurefest – ist eine Verwechslung mit Korynebakterien möglich. Beispiele sind *M. chelonae* und *M. fortuitum* (s. S. 291).

5.2 Gardnerella

G. vaginalis ist ein gramlabiles, polymorphes Kurzstäbchen mit hohen Wachstumsansprüchen; die Keimart ist fakultativ anaerob; einzelne Stämme verhalten sich obligat anaerob: das Wachstum wird durch Kohlendioxid gefördert. Wegen des GRAM-Verhaltens und weiterer Eigenschaften wurde *G. vaginalis* früher sowohl als *Haemophilus vaginalis* als auch als *Corynebacterium vaginale* beschrieben.

Kultur und Mikroskopie: Die Kultur gelingt unter anaeroben oder mikroaerophilen (Kohlendioxidatmosphäre) Bedingungen auf Menschenblut-haltigen Medien. Am besten verwendet man Selektivnährböden (z. B. auf 500 ml handelsüblichen Columbia-CNA-Agar [CNA=Colistin-Nalidixic acid], 4 ml Amphotericin B [Serva], 0,04 ml Gentamicin [Serva] und 25 ml Menschenblut).

Die Bebrütung erfolgt entweder anaerob oder im Kohlendioxidtopf; wichtig ist ausreichende Feuchtigkeit! Nach (24 bis) 48 Stunden entstehen nadelspitzengroße, grau-transparente Kolonien, deren Durchmesser bis 0,5 mm anwachsen kann, mit schmaler, diffuser Hämolyse.

Mikroskopisch finden sich gramnegative, z. T. grampositive, kokkobazilläre Stäbchen.

Biochemisches Verhalten, Antibiotikaempfindlichkeit: Die Katalase- und Oxidasereaktion fällt negativ aus; Glukose, Maltose und Stärke werden gesäuert, Mannit hingegen nicht. Auf Schafblutagar fehlt eine Hämolyse. Es besteht Empfindlichkeit gegenüber Penicillinen und Cephalosporinen. Obwohl Metronidazol in vitro unwirksam ist, ist dieses Präparat das Therapeutikum der Wahl (wirksamer, im Körper entstehender Metabolit mit Wirkung auf Begleitanaerobier).

Pathogenetische Bedeutung: Ob *G. vaginalis* Erreger oder – in Verbindung mit Anaerobiern – bloß Leitkeim der bakteriellen unspezifischen Vaginitis ist, ist noch unbekannt.

Sepsis bei Schwangeren und Neugeborenen wurde vereinzelt beschrieben. Ein *G. vaginalis*-Befall geht häufig nicht mit Symptomen einher. Die Übertragung auf männliche Partner ist möglich; gelegentlich kann eine Balanoposthitis entstehen.

5.3 Actinomyces, Arachnia, Propionibacterium, Eubacterium, Bifidobacterium

Diese Keimarten sind grampositive, nicht-sporenbildende, anaerobe bis mikroaerophile Stäbchenbakterien; Kolonien entwickeln sich meist erst nach 2–3 Tagen und später. Mikroskopisch handelt es sich um recht unterschiedliche Formen: kurze kokkoide bis lange, fädige, z. T. verzweigte Stäbchen.

Die Keime gehören zur physiologischen Schleimhautflora. Sie können Infektionen verursachen oder sich an ihnen beteiligen, oft im Rahmen eines „polymikrobiellen Geschehens". Die wichtigste Erkrankung ist die Aktinomykose.

Empfindlichkeit gegenüber β-Laktam-Antibiotika, Clindamycin und Tetracyclin ist vorhanden, wohingegen das sonst Anaerobier-wirk-

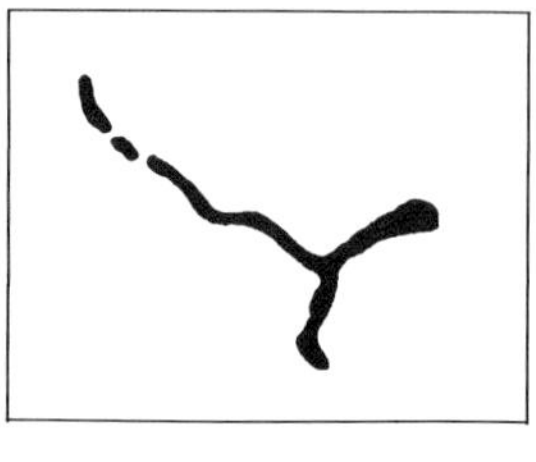

same Metronidazol bei diesen Keimen nur eine geringe Aktivität aufweist oder unwirksam ist.

Actinomyces israelii

A. israelii ist der wichtigste Aktinomykose-Erreger, gefolgt von *Arachnia propionica*. Seltener werden auch *A. odontolyticus, A. viscosus* und *A. naeslundii* bei diesem Krankheitsbild als Leitkeime gefunden.

Kultur: Die obligat anaerob bis mikroaerophil (Kohlendioxidatmosphäre) wachsenden Keimarten benötigen anspruchsvolle Nährböden. Serum- und Blutzusatz ist jedoch nicht erforderlich. Um eine ständige Beobachtung der Kulturen zu ermöglichen, benutzt man einen durchsichtigen VL-Agar (s. S. 32) im FORTNER-Verfahren. Nach frühestens zwei Tagen entstehen bei mikroskopischer Betrachtung (Objektiv 10 und 40) spinnenförmige Mikrokolonien (Abb. 10–7). Das charakteristische myzeliale Aussehen geht bei längerer Bebrütung verloren. Auf VL-Bultagar sind nach 5–7 Tagen mit bloßem Auge weißliche, kleine, trockene, unregelmäßig begrenzte Kolonien erkennbar, die nach etwa 10 Tagen ein molarzahnähnliches Aussehen erhalten. *Actinomyces*-Arten sind im Gegensatz zu Propionibakterien Katalase-negativ.

Die manchmal vorhandene glatte Kolonieform ist uncharakteristisch. Sie wächst schneller und ist bereits nach 2–3 Tagen gut erkennbar.

Mikroskopische Untersuchung und Differenzierung: Mikroskopisch werden in jungen Kulturen lange, pleomorphe, verzweigte, grampositive Stäbchen und Fäden gesehen (Tafel 5). In älteren Kulturen in Eiterpräparaten überwiegen kürzere bis längere, z. T. kolbig angeschwollene Stäbchen mit gelegentlichen V- und Y-förmigen Gabelungen. Weitere Merkmale zur Differenzierung sind in Tabelle 10–17 (S. 148) festgehalten.

Zur sicheren Abgrenzung der verschiedenen grampositiven anaeroben Stäbchenbakterien ist allerdings die Gaschromatographie erforderlich. Im Zweifelsfall können Stämme an Speziallaboratorien weitergeleitet werden (z. B. Institut für Medizinische Mikrobiologie der Universität Bonn).

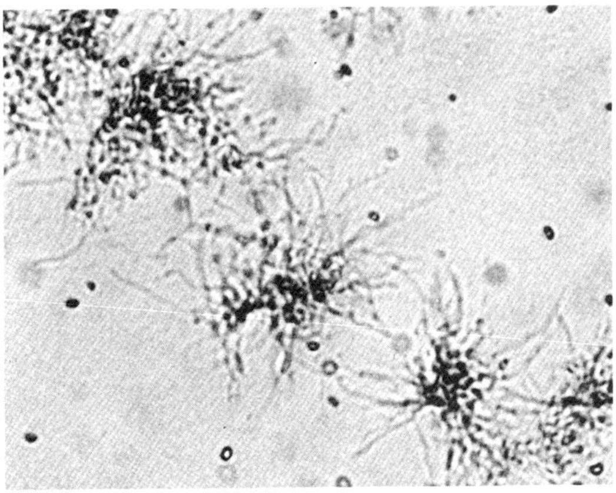

Abb. 10–7 *Actinomyces*-Mikrokolonien, nach 2–3 Tagen mit dem Lichtmikroskop betrachtet (Objektiv 40).

Arachnia propionica und weitere Aktinomykose-Erreger

Sehr ähnliches mikroskopisches und kulturelles Verhalten zeigt *Arachnia propionica*. Nach *A. israelii* wird diese Keimart am häufigsten in aktinomykotischen Prozessen angetroffen. Ihre Stämme sind ebenso wie die von *Actinomyces odontolyticus* überwiegend obligat anaerob. Dieser kann nach verlängerter Bebrütung ein rotes Pigment bilden. *A. pyogenes* (s. S. 149), *A. naeslundii* und *A. viscosus* sind lediglich fakultative Anaerobier (Differenzierung s. Tab. 10–17).

A. naeslundii und *A. viscosus* werden häufig in Zahnplaques gefunden und scheinen bei der Entstehung von Periodontitis und Karies mitzuwirken.

Propionibacterium acnes

Dieses ist das in klinischem Untersuchungsmaterial am häufigsten anzutreffende grampositive anaerobe Stäbchenbakterium. Dies erklärt sich aus seinem physiologischen Vorkommen in Haut und Schleimhaut. Die durch diesen Keim bewirkte Zersetzung von Hautfetten zu Propionsäure führt zu entzündlichen Erscheinungen (Akne). Wenn sein Nachweis in den meisten Fällen auch als Verunreinigung zu deuten ist, muß *P. acnes* bei wiederholter Isolierung in bestimmten klinischen Situationen als Erreger in Betracht gezogen werden (Endokarditis, Klappen-, Gefäßprothesen-, Shunt-Infektionen bei Hydrozephalus). Die Keime erscheinen als sehr polymorphe (kokkoid bis fädig, z. T. gebogen, keulenförmig, verzweigt) grampositive Stäbchen.

In anaerober Kultur – 5% Kohlendioxid wirkt wachstumsfördernd – entwickeln sich nach 2–3 Tagen weiche, konvex gewölbte, weiß bis gelblich glänzende oder bräunlich bis rötlich pigmentierte Kolonien. Subkulturen wachsen häufig unter mikroaerophilen Bedingungen. Propionibakterien sind meistens Katalase-positiv. In Aktinomykose-verdächtigem Untersuchungsmaterial ist insbesondere eine Abgrenzung gegen die Glattform von *A. israelii* erforderlich (Katalase!). Differenzierung s. Tabelle 10–17.

Weiteren *Propionibacterium*-Arten, wie *P. granulosum* und *P. avidum*, kommt fast nie klinische Bedeutung zu.

Eubacterium

Die Gattung *Eubacterium* (29 Arten) wird regelmäßig aus Keimgemischen isoliert. Die pathogenetische Bedeutung ist gering. Am häufigsten wird *E. lentum* nachgewiesen. Mikroskopisch handelt es sich um unterschiedlich lange Stäbchen, die einzeln, in Paaren und Ketten gelagert sein können. Manchmal können sie auch mit Kokken („Diplokokken"-ähnlich) verwechselt werden. Die Differenzierung der verschiedenen Arten ist Speziallaboratorien vorbehalten.

Bifidobacterium

Die Gattung *Bifidobacterium* enthält 20 Arten, von denen *B. dentium* (ehemals *B. eriksonii*) bei Infektionen der tiefen Atemwege zusammen mit anderen Keimen gefunden wird.

Sog. *Bifidus*-Keime sind im Stuhl des natürlich ernährten Säuglings vorherrschend. Sie machen jedoch auch einen bedeutenden Anteil der Darmbakterien des Erwachsenen aus und sind harmlos, vielleicht sogar Symbionten im positiven Sinne. Bei der Chemotherapie und der Darmdekontamination im Rahmen einer Infektionsprophylaxe bei abwehrgeschwächten Patienten werden Antibiotika bevorzugt, die diese anaerobe Darmflora, der eine Schutzfunktion beigemessen wird, nicht beeinflussen (z. B. Aztreonam).

Mikroskopisch handelt es sich um pleomorphe, oft gabelig verzweigte Stäbchen mit Endanschwellungen, die nach Form und Lagerung Korynebakterien ähneln können. Die Differenzierung dieser zuckerfermentierenden Keimarten ist in Speziallaboratorien möglich (s. auch Tab. 10–17).

6 Grampositive, z. T. säurefeste Stäbchen

6.1 Nocardia, Streptomyces

Pathogenetische Bedeutung

Nocardien und Streptomyzeten sind grampositive, fadenförmige, verzweigte Bakterien, die in der Natur weit verbreitet sind. Deshalb können sie Untersuchungsmaterialien kontaminieren, so daß ein Nachweis keinesfalls mit einer Infektion gleichbedeutend ist. In den gemäßigten Breiten stehen die am häufigsten durch *N. asteroides* und *N. farcinica* verursachten Nocardiosen im Vordergrund, während die Aktinomyzetome – ein angemessenerer Ausdruck wäre Pseudoaktinomyzetome – durch *Nocardia, Actinomadura* und *Streptomyces* auf die Tropen/Subtropen beschränkt sind. Diese chronisch granulomatös-eitrigen, fistelnden Hautinfektionen mit Knochenbeteiligung werden am häufigsten durch *N. brasiliensis* verursacht.

Nocardiose

Nocardiosen entstehen in der Regel auf dem Boden einer Grundkrankheit mit Abwehrschwäche, wie z. B. Lymphogranulomatose, Leukämie, und bei Transplantationen. Dabei werden pulmonale, allgemeine (Sepsis, Abszesse in Gehirn und inneren Organen) und superfiziale (Haut, Schleimhaut, Auge) Verläufe unterschieden.

Mikroskopische Untersuchung: *Nocardia*-Arten sind grampositive, 0,5–1 µm dicke, z. T. verzweigte Fäden, die in älter werdenden Kulturen in kokkoide und bazilläre Formen zerfallen. Außer diesem Substratmyzel bilden sie Luftmyzel, auf dem gelegentlich kurze Konidienketten entstehen. Nocardien sind partiell säurefest (Tafel 1).

Die Prüfung der Säurefestigkeit geschieht mittels eines modifizierten Ziehl-Neelsen-Verfahrens, wobei anstelle von HCl-Alkohol 1%ige H_2SO_4 zur Entfärbung benutzt wird (ca. ½ Minute Einwirkungszeit).

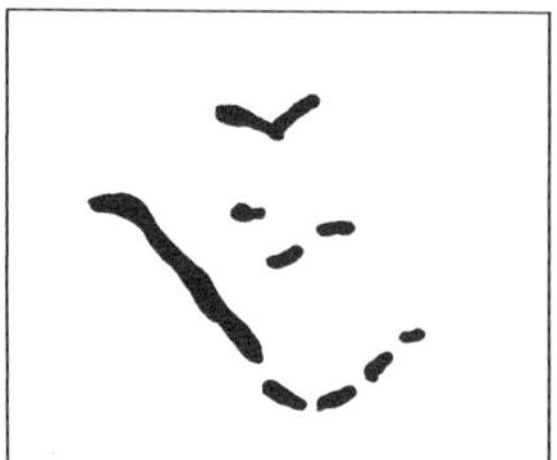

Kultur: Nocardien lassen sich auf einfachen Nährböden kultivieren. Bewährt haben sich Brain-Heart-Infusion(BHI)-Agar und SABOURAUD-Glukose-Agar. Zusätzlich kann LÖWENSTEIN-JENSEN-Medium als Selektivnährboden verwendet werden. Bei optimaler Vermehrungstemperatur (30–35 °C) sind nach 2–4 Tagen winzige Kolonien erkennbar. Auf durchsichtigen Nährböden empfiehlt sich die mikroskopische Beobachtung des Wachstums mit der auf S. 151 beschriebenen Technik. Zunächst wird ein mehr oder weniger verzweigtes, fädiges Geflecht erkennbar. Im Verlauf von 1–2 Wochen entwickeln sich Makrokolonien, in deren Zentrum die Fäden in bazilläre und kokkoide Strukturen zerfallen, während an der Peripherie noch radiär angeordnete Myzelfäden erhalten bleiben. Die Oberfläche der Makrokolonie erscheint jetzt gefaltet und vermittelt den Eindruck von Gehirnwindungen. Dabei nimmt das Wachstum häufig eine gelblich- bis rötlich-orange Farbtönung an. In älteren Kulturen können sich zusätzlich Lufthyphen ausbilden, die die Kolonien mit einem samtigen Belag oder kalkstaubartig überziehen. Die Kolonien haften fest am Nährboden und verbreiten einen erdigen Geruch. In flüssigen Nährböden entwickelt sich ein bröckliges oder lederartiges Oberflächenhäutchen.

Tabelle 10–18 Differentialkriterien zur orientierenden Identifizierung von Nocardien und ähnlichen Keimen.

		Hydrolyse				Empfindlichkeit gegen[1]				
	Säurefestigkeit	Casein	Tyrosin	Xanthin	Harnstoff	Penicillin G 10 IU	Gentamicin 10 µg	Vancomycin 5 µg	Fusidinsäure 10 µg	Mikromorphologie
N. asteroides	(+)/–[2]	–	–	–	+	+/–	+	–	+	dünne, verzweigte Fäden, die meist in bazilläre und kokkoide Formen zerfallen sind. Gelegentlich kurze Luftfadengeflechtketten
N. farcinica	(+)/–	–	–	–	+	–	–	–	+	
N. brasiliensis	(+)[2]/–	+	+	–	+	–	+	–	–	s. *N. asteroides*
N. otitidiscaviarum	(+)[2]/–	–	–	+	+	–	+	+	–	s. *N. asteroides*
Actinomadura madurae	–	+	+	–	–	–	/	/	/	kein Zerfall des Substratfadengeflechts. Spärlich Luftfadengeflecht, das kurze Fragmentationssporenketten bilden kann
Streptomyces-Arten	–	+/–	+	–/+	+/–	/	/	/	/	kein Zerfall des Substratfadengeflechts. Luftmyzel mit langen Fragmentationssporenketten
Mycobacterium fortuitum	+	–	–	/	+	/	/	/	/	gebänderte, schwach grampositive, polymorphe Stäbchen; gelegentlich nur partiell säurefest

[1] Prüfung auf handelsüblichem DST-Agar (nach SCHAAL, s. Übersichtsliteratur)
[2] partielle Säurefestigkeit (Prüfung s. S. 152)

Identifizierung: Zur genaueren Identifizierung von Isolaten bedarf es chemotaxonomischer Verfahren (Zellwandanalyse u. a.), die Speziallaboratorien vorbehalten sind (Institut für Medizinische Mikrobiologie und Immunologie der Universität Bonn). Eine orientierende Differenzierung gelingt mit den in Tabelle 10–18 zusammengestellten Merkmalen.

Einfach zu prüfen ist die Hydrolyse von Casein (s. S. 45), Tyrosin (s. S. 45) und Xanthin (s. S. 46). Zu diesem Zweck wird ein kleines Inokulum in der Mitte des Agarnährbodens aufgebracht und 2 Wochen bei 30 °C bebrütet. Eine positive Reaktion zeigt sich durch Aufhellung (Casein) und Verschwinden der Tyrosin- bzw. Xanthin-Kristalle an.

Der Urease-Nachweis erfolgt mit Hilfe von CHRISTENSEN-Harnstoff-Schrägagar.

Nocardien-verdächtige Stämme müssen gegen Streptomyzeten, *Rhodococcus equi,* schnellwachsende Mykobakterien und Korynebakterien abgegrenzt werden (Tab. 10–18).

Die mikroskopisch Nocardien-ähnliche Gattung *Rhodococcus* kann partiell säurefest erscheinen. *R. equi* (s. S. 144, 149) ist im Unterschied zu Nocardien empfindlich gegen 5-Fluorouracil (5 µl/ml).

Erreger der Nocardiose: Außer *N. asteroides* und *N. farcinica* – letztere ist in Deutschland häufiger und verursacht besonders bösartige Verläufe – kommen bei Nocardiosen in einem geringen Prozentsatz noch *N. brasiliensis* und *N. otitidis-caviarum* vor.

Antibiotikaempfindlichkeit: Nocardien sind hochgradig multiresistent. Für die Resistenzbestimmung mit dem Agardilutionstest muß das Ergebnis mikroskopisch abgelesen werden, sonst würden zu günstige MHK-Werte ermittelt [64]. Empfindlichkeit besteht in der Regel bei Nocardien gegenüber Sulfonamiden, Co-trimoxazol, Fusidinsäure, Amikacin und Imipenem.

Im Unterschied zu *N. farcinica* ist *N. asteroides* empfindlich gegenüber der Kombination von Amoxycillin und Clavulansäure (SCHAAL, persönliche Mitteilung).

Aktinomyzetom

Bei Aktinomyzetomen werden außer *N. brasiliensis* und den anderen Nocardienarten noch *Actinomadura madurae, A. pelletieri* und *Streptomyces somaliensis* als Erreger nachgewiesen. Hierbei handelt es sich um granulomatöse, fistelnde, fortschreitende Entzündungen meist an den unteren Extremitäten.

Streptomyces-Arten: *Streptomyces*-Arten sind ubiquitär und in Untersuchungsmaterialien meistens als Kontaminanten anzusehen. Sie sind als Produzenten von Antibiotika bekanntgeworden: Streptomycin, Aureomycin, Terramycin, Chloramphenicol, Neomycin, Thienamycin (→ Imipenem).

Kultur: Ihre einen erdigen Geruch verbreitenden, fest am Nährboden haftenden Kolonien haben unterschiedliche Färbung. Am häufigsten sind sie weiß-grau. Im Unterschied zu Nocardien zerfällt bei Streptomyzeten das stärker verzweigte, myzelähnliche Fadengeflecht nicht. Charakteristisch sind längere, gewundene Fragmentationssporenketten – auch Konidien genannt – des Luftfadengeflechts.

Kurze Fragmentationssporenketten werden gelegentlich aber auch bei Nocardien beobachtet.

6.2 Weitere ähnliche grampositive Stäbchenbakterien

Micropolyspora: Sie zeichnen sich durch den Nachweis einzelner terminaler Konidien auf kurzen Trägern aus. Einzelne Arten sind wichtige Allergene in den Atemwegen und ätiologisch an der Entstehung der Farmerlunge beteiligt.

Dermatophilus: tier-, selten menschenpathogen, siehe Übersichtsliteratur.

6.3 Untersuchungsverfahren

Objektträgerkulturen: Zur Beobachtung der Ausbildung von Lufthyphen, Arthrosporen (zerfallenes Substratfadengeflecht) und Pigment bei *Nocardia* und *Streptomyces.*

Agarstückchen, kleiner als ein Deckglas, in der Mitte des Objektträgers ausschneiden, Deckglas darüberlegen und Beimpfung mit der Nadel von vier Seiten her: Deponieren des Inokulums zwischen Deckglas und Nährboden.

Die besten Ergebnisse werden erzielt, wenn die Oberfläche vor der Beimpfung gut getrocknet ist. Je ein Objektträger wird bei 30 bzw. 37 °C in feuchter Kammer bebrütet. Die Kulturen werden mikroskopisch beobachtet.

7 Säurefeste Stäbchen

7.1 Mycobacterium (Tuberkulosebakterien und andere kultivierbare Mykobakterien)

Mykobakterien sind schlanke, unbewegliche, sporenlose Stäbchenbakterien, die sich nur schwer anfärben lassen. Wenn sie Farbstoffe einmal angenommen haben, halten sie diese gegen eine Säure-(Alkohol)-Behandlung fest. Die Eigenschaft, die sich aus der wachsartigen Hülle von Mykobakterien erklärt, wird als „Säurefestigkeit“ bezeichnet.

Auf geeigneten serum- oder eihaltigen Nährböden lassen sich Mykobakterien aerob kultivieren. Wegen ihrer langen Generationszeit benötigen einige von ihnen – Tuberkulosebakterien z. B. – Wochen, bis ein Kolonienwachstum erkennbar wird.

Eine Beschleunigung des Wachstums gelingt mit dem neuerdings verfügbaren radiometrischen Verfahren, bei dem die Mykobakterien in einem flüssigen ^{14}C-markierten fettsäurehaltigen Nährboden angezüchtet werden (Bactec Tb System®, Becton Dickinson, s. S. 293).

Einteilung

Die kultivierbaren Mykobakterien können in drei Gruppen unterteilt werden. Die opportunistischen und die saprophytären Mykobakterien wurden früher als „atypisch“ bezeichnet (s. S. 291), weil sie nicht die typischen Merkmale von *M. tuberculosis* und verwandter Arten aufweisen. Als Opportunisten können sie teilweise Infektionen verursachen. *M. leprae*, s. S. 157.
Erreger der Tuberkulose: *M. tuberculosis*, die geographische Variante *M. africanum* und *M. bovis*. Erkrankungen beim Menschen werden in Mitteleuropa überwiegend durch *M. tuberculosis* verursacht. *M. bovis* ist weitgehend zurückgedrängt worden.
Opportunistische Mykobakterien: Sie können unter bestimmten Bedingungen, insbesondere bei Immunabwehrschwäche, Krankheit erzeugen: *M. kansasii, M. xenopi, M. szulgai, M. malmoense, M. avium, M. intracellulare, M. simiae, M. scrofulaceum, M. fortuitum, M. chelonae, M. ulcerans, M. haemophilum* und *M. marinum*. Die letzten drei Arten befallen die Haut. Anhand des klinischen Zusammenhangs muß bei diesen Keimarten in jedem einzelnen Fall geprüft werden, ob sie als Verunreiniger (Zufallsbefund) oder als Erreger anzusehen sind. Angaben über Krankheitsbilder durch diese Mykobakterienarten, die teilweise schneller als Tuberkulosebakterien wachsen, sind aus Tabelle 14–5 zu entnehmen. Diese Erreger führen häufig zu Komplikationen bei AIDS.

Die Infektionen erreichen den Menschen aus der Umwelt, wo diese Keime häufig gefunden werden.

Saprophytäre Mykobakterien: Sie sind in der Umwelt ebenfalls weit verbreitet, z. B. auf Pflanzen, in Butter, in Wasser, insbesondere an Zapfhähnen der Wasserleitung und an Trompetenmundstücken. Diese Keimarten haben als mögliche Kontaminanten vorwiegend differentialdiagnostische Bedeutung. Im Unterschied zu Tuberkulosebakterien wachsen viele innerhalb weniger Tage bei Zimmertemperatur. Sie zeigen oft eine intensive Farbbildung. Folgende Arten sind in diesem Zusammenhang zu nennen: *M. gordonae, M. flavescens, M. gastri, M. nonchromogenicum, M. terrae, M. triviale, M. phlei, M. smegmatis* und *M. vaccae*.

7.2 Tuberkulosebakterien

M. tuberculosis: Schlankes, etwa 0,4–3 µm langes, oft leicht gebogenes, säurefestes Stäbchen, das in Kulturen typischerweise in fischzug- oder zopfartigen Strängen (Cordphänomen) gelagert ist (Tafel 5). Die zopfartige Lagerung ist in flüssigen Nährböden besonders deutlich zu erkennen; auf festen Nährböden sind die zusammengelagerten Keimverbände umfangreicher.

Infolge der chemischen Beschaffenheit der Zellwand nehmen Mykobakterien die einfachen Farbstofflösungen nur unvollkommen an. Wenn aber mit eingreifenderen Methoden eine Färbung erzielt worden ist, so wird sie auch bei anschließender Säure- und Alkoholbehandlung festgehalten, während andere Bakterien und Zellen die Farbe

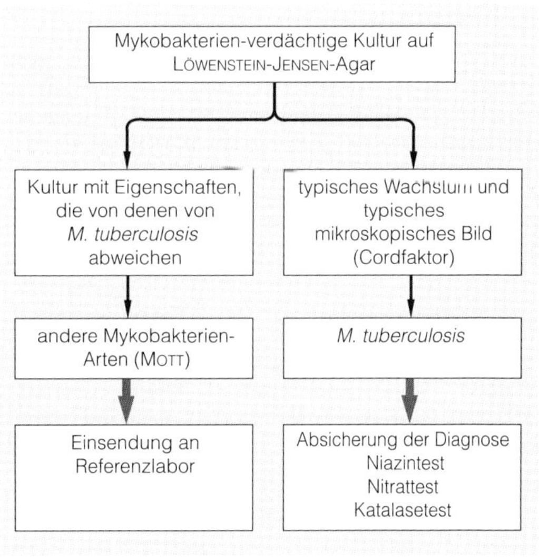

Abb. 10–8 Identifizierung von *Mycobacterium tuberculosis* in einem Routinelabor.

wieder abgeben und mit einer Kontrastfärbung dargestellt werden können. Die Anfärbung der säurefesten Stäbchen erfolgt üblicherweise unter Hitzeeinwirkung als sogenannte Heißfärbung nach Ziehl-Neelsen. Kaltfärbungsverfahren sind ebenfalls möglich [14]. Die Färbung nach Ziehl-Neelsen wird meist in der auf S. 19 beschriebenen Modifikation durchgeführt. Wegen des größeren Aufwandes lohnt sich der Einsatz der Fluoreszenzmethode (Auraminfärbung [21], s. auch S. 20) erst bei einem Anfall von 30–40 Proben pro Tag.

Für die Beurteilung eines Präparats benötigt man bei der Ziehl-Neelsen-Färbung mindestens 5 Minuten (über 100 Blickfelder), während mit der Fluoreszenzmethode die Mikroskopierzeit auf 1–2 Minuten verkürzt werden kann!

Kulturen auf geeigneten Nährböden zeigen nach 2–8 Wochen Wachstum in Form von trockenen, krümeligen, nicht oder nur gering gelblich pigmentierten Kolonien („Streuselkuchen“, blumenkohlartig). Wenn mikroskopisches Bild und Kulturverhalten – am besten auf Löwenstein-Jensen-Medium beurteilbar – typisch sind, besteht ein begründeter Verdacht auf *M. tuberculosis*. Zur Bestätigung werden der Niazin- (s. S. 157), der Nitrat- und der Katalasetest durchgeführt (s. Abb. 10–8).

M. bovis: Bildet flache, feucht glänzende, konfluierende Kolonien ohne Färbung. Das Wachstum ist auf den Routinenährböden eher schwächer als das von *M. tuberculosis*. Die Stäbchen sind oft kürzer und plumper als die von *M. tuberculosis*. Niazin- und Nitrattest fallen im Unterschied zu *M. tuberculosis* negativ aus; insbesondere der Niazintest dient zur Abgrenzung dieser beiden Arten.

Glyzerin fördert das Wachstum von *M. tuberculosis,* nicht hingegen das vom *M. bovis*. In Glyzerin-Bouillon, die so beimpft werden muß, daß die eingebrachte Kultur auf der Oberfläche schwimmt, entsteht bei *M. tuberculosis* nach etwa 3 Wochen eine gleichmäßige, dicke, faltige Haut, die an der Gefäßwand emporwächst. *M. bovis* bildet hingegen nur ein dünnes Häutchen mit warzenförmigen Verdickungen aus.

Differentialdiagnose: Im Anschluß an eine BCG-Impfung muß differentialdiagnostisch auch der BCG-Impfstamm (Bacille Calmette-Guerin), ein durch Fortzüchtung auf Gallennährböden abgeschwächter boviner Stamm, in Betracht gezogen werden.

Minimalforderungen zur Differenzierung von Mykobakterien wurden vom Arbeitskreis „Mykobakterien“ erarbeitet, die ihren Niederschlag in DIN 58943 [22] gefunden haben.

7.3 Weitere Mykobakterien

Die Anzahl von Mykobakteriosen, die durch andere als Tuberkulosebakterien hervorgerufen werden, nimmt zu. Diese Infektionen werden häufiger bei Patienten mit eingeschränkter Immunabwehr gefunden (opportunistische Infektionen). Die in Frage kommenden Keime sind als MOTT (*m*ycobacteria *o*ther *t*han *t*ubercle bacilli) bezeichnet worden.

Eine alternative deutsche Bezeichnung für den irreführenden Namen „atypische Mykobakterien“ fehlt.

Viele der als MOTT bezeichneten Mykobakterien zeichnen sich durch hochgradige Multiresistenz gegenüber Tuberkulostatika aus.

Einteilung

Nach Runyon werden diese Keime in vier Gruppen eingeteilt. Die Gruppen I bis III enthalten nur langsam wachsende Mykobakterien.

Fotochromogene Mykobakterien: Die Farbstoffbildung findet nur nach Lichtexposition statt. Die zugehörigen Keimarten sind: *M. kansasii, M. marinum, M. gastri* und *M. simiae*. Bei sachgemäßer Beleuchtung nehmen die im Dunkeln farblos gewachsenen Kolonien eine kanariengelbe Färbung an.

Skotochromogene Mykobakterien: Sie bilden ihren Farbstoff sowohl im Hellen als auch im Dunkeln. Die im Dunkeln gelbfarbig gewachsenen Kolonien nehmen bei Lichtzutritt ein orangefarbenes Aussehen an: *M. scrofulaceum, M. szulgai, M. flavescens, M. gordonae* und *M. xenopi*.

Nicht fotochromogene, d. h. keine Farbstoffe bildenden Mykobakterien: Beispiele sind *M. avium, M. intracellulare* und *M. malmoense*.

Schnellwachsende Mykobakterien: *M. fortuitum* (-Komplex), *M. chelonae, M. phlei* und *M. smegmatis*. Manchmal ist diese Eigenschaft des raschen Wachstums erst bei der Subkultivierung erkennbar.

Die schnellwachsenden, in der Umwelt vorkommenden Arten *M. fortuitum* und *M. chelonae* werden zunehmend häufiger bei Hospitalinfektionen von immunabwehrgestörten Patienten beobachtet [74]. Da sie auch auf im bakteriologischen Routinelabor verwendeten Nährböden (z. B. Mueller-Hinton-Agar) wachsen und sich nach Gram anfärben (schwach grampositiv, gebändertes Aussehen), ist eine Verwechslung mit Korynebakterien möglich.

Identifizierung und Differenzierung

Die Identifizierung der nicht zu den Tuberkulosebakterien gehörenden Mykobakterienarten ist Speziallaboratorien vorbehalten. Stämme können eingesandt werden an das Forschungsinstitut Borstel.

Meerschweinchenversuch: Im allgemeinen werden positive Meerschweinchenversuche nur mit *M. tuberculosis* und *M. bovis* erzielt. Bei einigen Mykobakterien, wie z. B. *M. kansasii* und *M. avium*, können die regionalen Lymphknoten ohne weitere Organbeteiligung verkäsen. So kann u. U. ein tuberkuloseverdächtiger Befund entstehen, der durch Retrokultur abzuklären ist (s. S. 292).

Vorsichtsmaßnahmen: Das Arbeiten mit Tuberkulosebakterien bzw. im Tuberkulose-Labor erfordert besondere Vorsichtsmaßnahmen, auf die der „Arbeitskreis Mykobakterien“ [4] näher eingegangen ist. Alle Arbeiten müssen in einer Sicherheitswerkbank der Klasse II (Laminar-flow-System) durchgeführt werden. Das beschäftigte Personal muß regelmäßig nach den Vorschriften der Unfallverhütungsvorschrift (s. S. 4) überwacht werden (Tuberkulinteste, ggf. Röntgenaufnahmen der Lunge).

7.4 Mycobacterium leprae

Der Erreger der Lepra kann auf den üblichen Nährböden bisher nicht angezüchtet werden. Mit Ausnahme des Gürteltieres Armadillo ist er nicht pathogen für Versuchstiere. Die in Untersuchungsmaterial-Ausstrichen oder histologischen Gewebspräparaten gefundenen säurefesten Stäbchen haben morphologisch große Ähnlichkeit mit Tuberkulosebakterien. In typischen lepromatösen Prozessen sind sie in Massen nachweisbar (s. S. 293).

7.5 Methodische Angaben

Niazintest

Beim Niazintest wird die Fähigkeit, auf eihaltigen Nährböden Niazin zu bilden, geprüft. Die Kulturen sollten dicht bewachsen und etwa 4 Wochen alt sein. Geeignet ist das Kulturmedium nach Löwenstein-Jensen oder ein anderes Medium, das jedoch Asparagin enthalten muß. Der Test kann als Bromzyan- oder Kaliumzyanid-Methode und als Streifentest durchgeführt werden [22]. Es besteht auch die Möglichkeit, für den Niazintest Bacto-INH-strips (Difco Nr. 3189) zu verwenden [20].

Extraktion: 1 ml Aqua dest. wird in das bewachsene Kulturröhrchen gegeben. Die Kulturen werden für die Dauer von mindestens 30 Minuten in Schräglage gehalten. Zur Abtötung der Keime wird das senkrecht gestellte Röhrchen für 30 Minuten auf 100 °C erhitzt. Etwa 0,6 ml des Extraktes wird in ein Zentrifugenröhrchen übertragen und ein Papierstreifen mit Niazin-Reagenz wird in den Extrakt eingetaucht. Röhrchen sofort mit Gummistopfen verschließen (Chlorzyan – hochgiftig!) Weiterer Ablauf und Beurteilung nach Angabe des Herstellers.

Ein positiver Niazintest wird bei *M. tuberculosis, M. malmoense, M. simiae* und einigen BCG-Stämmen beobachtet. *M. bovis* vermag Niazin (Nikotinsäure) nicht zu bilden.

Tabelle 10–19 Selektivgrad von Nährböden für Enterobakteriazeen (nach [10]).

Selektivstufe	Nährboden	geeignet zur Isolierung von	Hemmung
1	Mac Conkey-Agar	Enterobakteriazeen Pseudomonaden und andere gramnegative Stäbchenbakterien	grampositive Bakterien
2	Desoxycholat-Zitrat-Agar *Salmonella-Shigella*(SS)-Agar	*Salmonella* *Shigella* *Edwardsiella* *Proteus* *Citrobacter* *Yersinia enterocolitica* *Pseudomonas*	*Y. pseudotuberculosis* *E. coli*, Klebsiellen
3	Wismutsulfit-Agar	*Salmonella* *Citrobacter* *Klebsiella* *Proteus*	Shigellen und sonstige Enterobakteriazeen

Tabelle 10–20 Biochemische Differenzierung von Enterobakteriazeen (nach [27]).

	gelbes Pigment	Beweglichkeit (36 °C)	DNase (25 °C)	Zitrat	Urease	Indol	Phenylalanindesaminase	Lysindekarboxylase	Ornithindekarboxylase	Arginindihydrolase	H_2S	VOGES-PROSKAUER
Escherichia coli	–	d	–	–	–	+	–	+	d	(d)	–	–
Shigella (A, B, C)	–	–	–	–	–	d	–	–	–	–	–	–
Shigella sonnei (D)	–	–	–	–	–	–	–	–	+	–	–	–
Edwardsiella tarda	–	+	–	–	–	+	–	+	+	–	+	–
Salmonella spec.	–	+	–	+	–	–	–	+	+	d	+	–
S. typhi	–	+	–	–	–	–	–	+	–	–	+	–
Cedecea davisae	–	+	–	+	–	–	–	–	+	d	–	(d)
C. neteri	–	+	–	+	–	–	–	–	–	+	–	(d)
Citrobacter amalonaticus	–	+	–	d	d	+	–	–	+	d	–	–
C. diversus	–	+	–	+	d	+	–	–	+	d	–	–
C. freundii	–	+	–	+	d	–	–	–	(d)	d	d	–
Klebsiella pneumoniae	–	–	–	+	+	–	–	+	–	–	–	+
K. oxytoca	–	–	–	+	+	+	–	+	–	–	–	+
Ewingella americana	–	d	–	+	–	–	–	–	–	–	–	+
Enterobacter aerogenes	–	+	–	+	–	–	–	+	+	–	–	+
E. cloacae	–	+	–	+	d	–	–	–	+	+	–	+
E. agglomerans	d	d	–	d	(d)	(d)	(d)	–	–	–	–	d
E. gergoviae	–	+	–	+	+	–	–	+	+	–	–	+
E. sakazakii	+	+	–	+	–	(d)	d	–	+	+	–	+
Hafnia alvei	–	d	–	–	–	–	–	+	+	–	–	d
Serratia liquefaciens-Gruppe	–	+	d	+	–	–	–	+	+	–	–	+
S. marcescens	–	+	+	+	(d)	–	–	+	+	–	–	+
S. odorifera	–	+	+	+	–	d	–	+	+	–	–	(d)
S. rubidae	–	d	+	+	–	–	–	d	–	–	–	+
Kluyvera spec.	–	+	–	+	–	+	–	+	+	–	–	–
Proteus mirabilis	–	+	(d)	d	+	–	+	–	+	–	+	(d)
P. vulgaris	–	+	d	(d)	+	+	+	–	–	–	+	–
P. penneri	–	d	(d)	–	+	–	+	–	–	–	(d)	–
Morganella morganii	–	+	–	–	+	+	+	d	+	–	–	–
Providencia rettgeri	–	+	–	+	+	+	+	–	–	–	–	–
P. stuartii	–	d	–	+	(d)	+	+	–	–	–	–	–
*P. alcalifaciens**	–	+	–	+	–	+	+	–	–	–	–	–
Yersinia pestis	–	–	–	–	–	–	–	–	–	–	–	–
Y. enterocolitica	–	–	–	–	d	d	–	–	+	–	–	–
Y. pseudotuberculosis	–	–	–	–	+	–	–	–	–	–	–	–

– = weniger als 10% positiv
(d) = 11–50% positiv
d = 51–89% positiv
+ = über 90% positiv

* *Providencia rustigianii* kann durch Adonitol (negativ) abgegrenzt werden.

Gelatine (22 °C)	Malonat	Glukose/ Gas	Saccha- rose	Laktose	β-Galak- tosidase	Mannit	Dulzit	Salizin	Adonit	Myo- Inosit	Sorbit	Arabi- nose	Raffinose	Rham- nose	Treha- lose	Xylose
–	–	+	(d)	+	+	+	d	(d)	–	–	+	+	(d)	d	+	+
–	–	–	–	–	–	+	–	–	–	–	(d)	d	(d)	–	d	–
–	–	–	–	–	+	+	–	–	–	–	–	+	–	d	+	–
–	–	+	d	–	–	d	–	–	–	–	–	d	–	–	–	–
–	–	+	–	–	–	+	+	–	–	(d)	+	+	–	+	+	+
–	–	–	–	–	–	+	–	–	–	–	+	–	–	–	+	d
–	+	d	+	(d)	+	+	–	+	–	–	–	–	–	–	+	+
–	+	+	+	(d)	+	+	–	+	–	–	+	–	–	–	+	+
–	–	+	(d)	(d)	+	+	–	(d)	–	–	+	+	–	+	+	+
–	+	+	(d)	(d)	+	+	d	(d)	+	–	+	+	–	+	+	+
–	(d)	+	(d)	(d)	+	+	d	–	–	–	+	+	(d)	+	+	+
–	+	+	+	+	+	+	(d)	+	+	+	+	+	+	+	+	+
–	+	+	+	+	+	+	d	+	+	+	+	+	+	+	+	+
–	–	–	–	d	d	+	–	d	–	–	–	–	–	(d)	+	(d)
–	+	+	+	+	+	+	–	+	+	+	+	+	+	+	+	+
–	d	+	+	+	+	+	(d)	d	(d)	(d)	+	+	+	+	+	+
–	d	(d)	d	(d)	+	+	(d)	d	–	(d)	(d)	+	(d)	d	+	+
–	+	+	+	d	+	+	–	+	–	–	–	+	+	+	+	+
–	(d)	+	+	+	+	+	–	+	–	d	–	+	+	+	+	+
–	d	+	–	–	+	+	–	(d)	–	–	–	d	–	+	+	+
+	–	d	+	(d)	+	+	–	+	–	d	+	+	d	(d)	+	+
+	–	d	+	–	+	+	–	+	(d)	d	+	–	–	–	+	–
+	–	–	d	d	+	+	–	d	d	+	+	+	+	+	+	+
+	+	(d)	+	+	+	+	–	+	+	(d)	–	+	+	–	+	+
–	+	+	+	+	+	+	(d)	+	–	–	(d)	+	+	+	+	+
+	–	+	(d)	–	–	–	–	–	–	–	–	–	–	–	+	+
+	–	d	+	–	–	–	–	d	–	–	–	–	–	–	(d)	+
d	–	(d)	+	–	–	–	–	–	–	–	–	–	–	–	d	+
–	–	+	–	–	–	–	–	–	–	–	–	–	–	–	–	–
–	–	–	(d)	–	–	+	–	d	+	+	–	–	–	d	–	–
–	–	–	(d)	–	–	(d)	–	–	–	+	–	–	–	–	+	–
–	–	d	(d)	–	–	–	–	–	+	–	–	–	–	–	–	–
–	–	–	–	–	(d)	+	–	d	–	–	(d)	+	–	–	+	+
–	–	–	+	–	+	+	–	(d)	–	(d)	+	–	–	–	+	d
–	–	–	–	–	d	+	–	(d)	–	–	–	(d)	(d)	d	+	+

Nitrat- und Katalasetest

Durchführung s. Angaben des „Arbeitskreises Mykobakterium" (in DIN 58943, Teil 9 [22]).

8 Aerobe und fakultativ anaerobe gramnegative Stäbchenbakterien mit geringen Nährstoffansprüchen

8.1 Allgemeine Angaben über Enterobakteriazeen

Die in den Abschnitten 8.2 bis 8.7 aufgeführten Keimarten werden in der Familie der Enterobakteriazeen zusammengefaßt. Etwa 50% aller klinischen Isolate – davon 80% aller gramnegativen Stäbchenbakterien – gehören zu dieser Gruppe. Mit Ausnahme der obligat pathogenen Salmonellen, Shigellen und Yersinien sowie bestimmter Durchfall-verursachender *E. coli*-Stämme sind die übrigen Keimarten als fakultativ pathogen einzustufen. Sie sind teils Bestandteil der physiologischen Schleimhautflora des Darmes, teils siedeln sie sich während des Klinikaufenthaltes im Darm an. Von hier ausgehende Infektionen werden „endogen" genannt.

Weitere wichtige Reservoire in der Klinik sind

Tabelle 10–21 Identifizierung gramnegativer, Glukose fermentierender Stäbchenbakterien im Routinelaboratorium. Bebrütung 18 Stunden bei 36 °C (nach [10]).

			Kligler				MIO				
	Glukose (Gas)	Phenylalanin-desaminase	Laktose	H_2S-Bildung	Urease	Zitrat (Simmons)	Beweglichkeit	Indol	Ornithin-dekarboxylase	Rhamnose	Oxidase
Escherichia coli	+	–	+	–	–	–	d	+	d	d	–
Shigella	–	–	–[1]	–	–	–	–	(d)	–[1]	d	–
Edwardsiella tarda	+	–	–	+	–	–	+	+	+	–	–
Salmonella	+	–	–	+	–	+	+	–	+	+	–
Salmonella typhi	–	–	–	(+)	–	–	+	–	–	+	–
Citrobacter freundii	+	–	d	+	d	+	+	–	d	+	–
Citrobacter diversus	+	–	d	–	d	+	+	+	+	+	–
Klebsiella pneumoniae	+	–	+	–	+	+	–	–	–	+	–
Klebsiella oxytoca	+	–	+	–	+	+	–	+	–	+	–
Enterobacter	+	–	+	–	d	+	+	–	+	+	–
Hafnia alvei	+	–	–	–	–	–	+	–	+	+	–
Serratia	(d)	–	–	–	(d)	+	+	–	+	–	–
Proteus mirabilis	+	+	–	+	+	+	+	–	+	–	–
Proteus vulgaris	+	+	–	+	+	d	+	+	–	–	–
Morganella morganii	(+)	+	–	–	+	–	+	+	+	–	–
Providencia rettgeri	–	+	–	–	+	+	+	+	–	d	–
Providencia alcalifaciens	d	+	–	–	–	+	+	+	–	–	–
Providencia stuartii	–	+	–	–	d	+	+	+	–	–	–
Yersinia enterocolitica	–	–	–	–	(+)[3]	–	–[4]	(d)	+	–	–
Yersinia pseudotuberculosis	–	–	–	–	(+)[3]	–	–[4]	–	–	+	–
Enterobacter agglomerans[2]	d	d	d	–	–	d	+	d	–	+	–
Vibrio cholerae	–	–	–	–	–	+	+	+	+	–	+
Aeromonas hydrophila	d	(d)	d	–	–	d	+	d	–	–	+
Plesiomonas shigelloides	–	(d)	d	–	–	–	+	+	+	–	+

[1] *S. sonnei* ist Ornithin-positiv und spaltet Laktose verzögert
[2] *E. agglomerans (= Erwinia herbicola)* bildet häufig gelbes Pigment
[3] bei 22–28 °C deutliche Reaktion
[4] bei 22 °C beweglich

Zeichenerklärung
– = weniger als 10% positiv
(+) = schwache Reaktion
d = 10–90% positiv
+ = über 90% positiv

die Naßzonen. Sie sind ebenso wie die Hände des Pflegepersonals verantwortlich für exogene Infektionen.

Resistenz: Außerhalb der Klinik haben die verschiedenen Keimarten relativ konstante Resistenzmuster (natürliche Resistenz, s. S. 61). Im Klinikbereich kommt es durch Aufnahme von Resistenzplasmiden – sog. infektiöse Resistenz, die wichtigste Form der sekundären Resistenz in Kliniken – sowie durch den Antibiotika-bedingten Selektionsdruck zur Anreicherung resistenter Stämme. Besonders auf Intensivstationen können multiresistente Stämme auftreten.

Tabelle 10–22 Reaktionen von Enterobakteriazeen in Mehrtestmedien. Ablesung nach 18 Stunden (nach [10]).

	Kligler[1]				LIM[2]			MIO[3]		
	Glukose	Laktose[4]	H_2S	Gas	Lysin	Indol	Beweglichkeit	Ornithindekarboxylase	Indol	Beweglichkeit
E. coli	+	+	–	+	d	+	+	d	+	+
Shigella spec.	+	–	–	–[5]	–	d	–	–[6]	d	–
E. tarda	+	–	+	+	+	+	+	+	+	+
Salmonella spec.	+	–	+	+	+	–	+	+	–	+
S. typhi	+	–	(+)	–	+	–	+	–	–	+
S. paratyphi A	+	–	d	+	–	–	+	+	–	+
C. freundii	+	d	+	+	–	–	+	d	–	+
C. diversus	+	d	–	+	–	+	+	+	+	+
Klebsiella spec.	+	+	–	+	d	–[7]	–	–	–[7]	–
Enterobacter spec.	+	+	–	+	d	–	+	+	–	+
H. alvei	+	–	–	(+)	+	–	+	+	–	+
Serratia spec.	+	–	–	–	+	–	+	+	–	+
P. vulgaris	+	–	+	+	–	+	+	–	+	+
P. mirabilis	+	–	+	+	–	–	+	+	–	+
M. morganii	+	–	–	d	–	+	+	+	+	+
Providencia rettgeri	+	–	–	–	–	+	+	–	+	+
Providencia spec.	+	–	–	d	–	+	+	–	+	+
Y. enterocolitica	+	–	–	–	ungeeignet			ungeeignet		
Y. pseudotuberculosis	+	–	–	–	ungeeignet			ungeeignet		
E. agglomerans	+	d	–	d	–	d	d	–	d	d

[1] Zweizucker-Eisen-Agar n. Kligler
[2] Lysin-Indol-Motilitäts-Medium
[3] Motilitäts-Indol-Ornithin-Medium
[4] – = Schrägfläche vollständig alkalisch
+ = Schrägfläche vollständig oder im unteren Rand sauer
[5] *S. flexneri* Serovar 6 z. T. Gasbildung
[6] *S. sonnei* dekarboxyliert Ornithin
[7] *K. oxytoca* +

Zeichenerklärung:
– = weniger als 10% positiv
(+) = schwache Reaktion
d = 10–90% positiv
+ = über 90% positiv

Tabelle 10–23 Typisches Wachstum von Enterobakteriazeen-Arten auf verschiedenen Nährböden.

	Blutagar	Mac Conkey-Agar	*Salmonella-Shigella*-Agar
E. coli	graue, flache Kolonien (mit und ohne Hämolyse)	rote, flache Kolonien mit Gallepräzipitathof	kein Wachstum
Klebsiella	graue, gewölbte Kolonien (einzelne Stämme schleimig)	rote, gewölbte Kolonien	kein Wachstum
Proteus	Wachstum mit Schwärmzonen*	farblose Kolonien	farblose Kolonien mit schwarzem Zentrum
Salmonella	graue, flache Kolonien	farblose Kolonien	farblose Kolonien mit schwarzem Zentrum
Shigella	graue, flache Kolonien	farblose Kolonien	farblose, kleine Kolonien

* s. a. Abb. 10–8

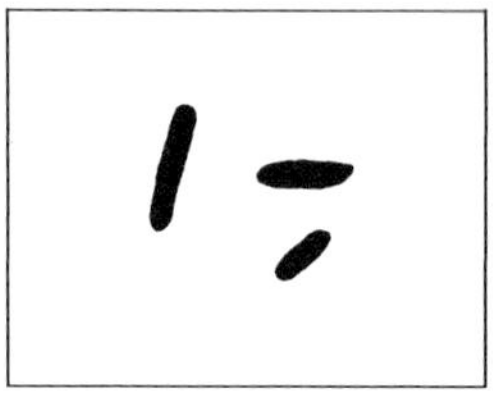

Kultur und biochemisches Verhalten: Enterobakteriazeen sind gramnegative, z. T. bewegliche, peritrich begeißelte Stäbchenbakterien (Tafel 5). Aufgrund mikromorphologischer Kriterien lassen sich die verschiedenen Arten nicht voneinander unterscheiden. Sie sind fakultative Anaerobier und wachsen auf einfachen Nährböden. Nährböden verschiedenen Selektivgrades (Tab. 10–19) erleichtern ihre Anzüchtung aus Keimgemischen. Sie sind Zytochromoxidase-negativ, fermentieren Glukose mit und ohne Gasbildung und reduzieren Nitrat zu Nitrit.

Differenzierung und Identifizierung: Die Differenzierung der verschiedenen Arten erfolgt mit Hilfe kulturmorphologischer, biochemischer und serologischer Eigenschaften. Für epidemiologische Zwecke steht Speziallaboratorien noch die Bestimmung der Phagovare zur Verfügung.

Die biochemische Differenzierung der verschiedenen Enterobakteriazeen-Arten erfolgt durch Prüfung einer Vielzahl von Merkmalen (Tab. 10–20).

Zur Identifizierung werden heute häufig kommerziell vorgefertige „Bunte Reihen" in Mikroform verwendet. Optimale Ergebnisse lassen sich damit nur in der Hand Erfahrener erzielen. Für diesen Zweck haben sich verschiedene Testsysteme bewährt [3]; eigene Erfahrungen haben die Verfasser mit dem API-20-E-System.

Ein kostensparendes Verfahren kann von Laboratorien mit eigener Nährbodenküche beschritten werden (Tab. 10–21), insbesondere wenn nicht in jedem Fall die Speziesebene erreicht werden soll.

Die Differenzierung erfolgt in mehreren Schritten. Je nach der Kulturmorphologie werden kurze Bunte Reihen zusammengestellt, die die hauptsächlich in Frage kommenden Keimarten differenzieren [10, 43]. Hierbei können die in Tabelle 10–22 angeführten Mehrtestnährböden eingesetzt werden.

Unter Berücksichtigung der Kultureigenschaften auf Selektivnährböden (Tab. 10–23) ergibt sich die Vorauswahl folgender Keimarten:

- H_2S-positive Kolonien:
  Proteus mirabilis
  Proteus vulgaris
  Citrobacter freundii
  Salmonella-Spezies
  Edwardsiella tarda
  Escherichia coli (H_2S-positive Stämme)

  Differenzierung mit LIM(*l*ysine, *i*ndole *m*otility)-Medium (Tab. 10–22) + Phenylalanin; weitere Differenzierung s. [10].
- Laktose-positive, flache Kolonien:
  E. coli
  Citrobacter freundii
  Citrobacter diversus
  (Enterobacter cloacae)

  Differenzierung mit SIM-Medium (H_2S, Indol, Beweglichkeit, s. [10]) + Citrat
- Schleimige oder gewölbte Kolonien (Oxidase-negativ):
  Klebsiella spp.
  Enterobacter spp.
  Serratia spp.
  E. coli, mukös

  Differenzierung mit MIO-Medium (Tab. 10–22) + Rhamnose.
- Laktose-negative, flache Kolonien:
  Differenzierung mit Tab. 10–21.

Weitere Differenzierungsmerkmale zur Abgrenzung von Keimarten der Gattungen *Klebsiella, Enterobacter, Serratia, Proteus, Morganella, Providencia* und *Shigella* finden sich in den Tabellen 10–25 bis 10–27 und 10–30 bis 10–31.

8.2 Escherichia coli, Klebsiellen

Escherichia coli

Escherichia coli ist ein regelmäßiger Bestandteil der Dickdarmflora; ihre Keimzahl liegt um 10^8 pro g Stuhl. Ihr Nachweis im Wasser und in Lebensmitteln (s. S. 333, 335) weist daher auf eine fäkale Verunreinigung hin. *E. coli* ist der wichtigste Erreger von Harnwegsinfektionen; außerhalb der Klinik gehen über 70% der Harnwegsinfektionen darauf zurück. Weiter findet man ihn als Erreger von eitriger Gallenwegsentzündung, Peritonitis und Neugeborenen-Meningitis und Durchfallserkrankungen. Etwa 20% aller bei Sepsis aus Blutkulturen isolierten Keime gehören zu dieser Art.

Kultur: Auf Blutagar wächst *E. coli* mit großen, grauglänzenden Kolonien. Aus klinischem

Tabelle 10–24 O-Gruppen von *E. coli*, die häufiger aus menschlichem Untersuchungsmaterial isoliert werden (nach [10]).

Säuglingsenteritis	O 20, O 26, O 44, O 55, O 78, O 86, O 111, O 114, O 119, O 125, O 126, O 127, O 128, O 142, O 158
Harnwegsinfektion, Septikämie und Säuglingsmeningitis	O 1, O 2, O 4, O 6, O 7, O 8, O 9, O 11, O 16, O 18, O 22, O 25, O 62, O 75, O 83

Untersuchungsmaterial werden häufig hämolysierende Stämme isoliert. Das Merkmal Hämolyse weist auf besondere Virulenz [39] hin. Auf MAC CONKEY-Agar wachsen *E. coli*-Stämme als rote, ungefähr 2 mm große, flache Kolonien, die von einem Gallepräzipitathof umgeben sind.

Bei Oxidase-negativen Kolonien mit typischem Wachstum auf MAC CONKEY-AGAR unterstreicht der Nachweis einer Hämolysezone die Vermutungsdiagnose *E. coli*.

Biochemisches Verhalten: Die Prima-vista-Diagnose *E. coli* kann durch den Schnellnachweis der Indolbildung unterstützt werden.

Ähnliche Kolonieformen auf MAC CONKEY-Agar führen gelegentlich zur Verwechslung mit *Enterobacter*- und *Citrobacter*-Arten. Bei für *E. coli* nicht typischem Resistenzmuster (z. B. Resistenz gegenüber Cefoxitin und Cefotaxim) ist das Untersuchungsergebnis nach Prüfung biochemischer Merkmale zu korrigieren.

Ein charakteristisches Merkmal für *E. coli* ist die β-Glukuronidase, deren Nachweis durch den Einsatz von sog. Flurocult-Medien bereits bei der Primärkultur gelingt [40 a].

E. coli bildet Indol (95% der Stämme), säuert unter Gasbildung; die meisten Stämme sind Laktose-positiv und beweglich.

Laktose-negative oder langsam vergärende, gaslose und unbewegliche Stämme kommen vor. Sie müssen gegen Shigellen abgegrenzt werden (s. Abschnitt 8.6).

Negative Reaktionen zeigt *E. coli* für die Merkmale H_2S, Gelatine und Citrat.

Serologie: Serologisch ist *E. coli* durch K-, O- und H-Antigene in eine Vielzahl von Serovaren aufgeteilt. Mit Hilfe der O-Antigene lassen sich mehr als 160 Serogruppen unterscheiden. Offensichtlich besitzen nicht alle Serogruppen die gleiche Humanpathogenität, denn die überwiegende Anzahl der Infektionen (Harnwegsinfektion, Sepsis, Säuglings-Meningitis u. a.) wird durch 15 Serogruppen (Tab. 10–24) verursacht. Die enteropathogenen *E. coli*-Stämme (sog. EPEC) bei Säuglingen gehören wiederum zu 15 weiteren Serogruppen (Tab. 10–24).

Bestimmung der Serogruppen s. S. 87, 276.

Antibiotikaempfindlichkeit: Das typische Antibiogramm von *E. coli* (natürliche Resistenz) ist auf S. 61 (Tab. 5–2) zu finden. Multiresistenz betrifft alle Penicilline, gelegentlich Cefazolin und weitere Cephalosporine, Tetracyclin und Chloramphenicol. Co-trimoxazol-Resistenz entsteht häufig unter Therapie auch als Monoresistenz.

Klebsiellen

Klebsiella-Spezies: Von den 5 Arten sind *K. pneumoniae* und *K. oxytoca* die wichtigsten Krankheitserreger (mehr al 90% aller Isolate). Infektionen mit *K. oxytoca* haben in letzter Zeit zugenommen. Klebsiellen verursachen am häufigsten Harnwegsinfektionen, Sepsis und Pneumonie bei Beatmungspatienten. Bei hospitalisierten Patienten findet man sie häufiger als Bestandteil der Darmflora. Regelmäßig werden sie auch in Trachealsekret nachgewiesen, wobei die Unterscheidung zwischen Besiedlung und Infektion schwierig ist.

Eigenschaften: Klebsiellen sind kurze, plumpe, unbewegliche, gramnegative Kapselbakterien. Sie bilden besonders im Körper Schleimkapseln. Auf den einfachen und selektiven Nährböden wachsen sie schleimig oder als gewölbte Kolonien (Tab. 10–23). Da Klebsiellen in der Regel Laktose fermentieren, erscheinen die Kolonien auf MAC CONKEY-Agar rot. Bei sehr schleimigem Wachstum ist die Rotfärbung weniger gut erkennbar.

Klebsiellen sind unbeweglich; sie besitzen keine Ornithindecarboxylase.

K. oxytoca bildet im Unterschied zu *K. pneumoniae* Indol und hydrolysiert Gelatine. Die Differenzierung der Klebsiellen untereinander geschieht nach Tabelle 10–25.

Klebsiellen können mit Hilfe von K- und O-Antigenen in eine Vielzahl von Serovaren unter-

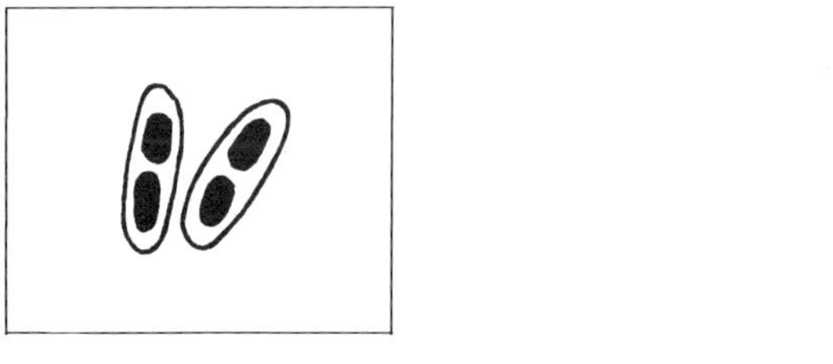

Tabelle 10–25 Differenzierung von Klebsiellen (nach [43]).

	Gas aus Glukose	ONPG oder Laktose	Indol	Harnstoff	Malonat	VP[3]
K. pneumoniae	+	+	–	+	+	+
K. oxytoca	+	+	+	+	+	+
K. ozaenae	d	d	–	–[2]	–	–
K. rhinoscleromatis	–	–	–	–	+	+
K. planticola	+[1]	+	d	+	+	+

[1] Glukosefermentation auch bei 5 °C
[2] Ausnahmen
[3] Voges-Proskauer

Zeichenerklärung:
– = weniger als 10% positiv
d = 10–90% positiv
+ = über 90% positiv

teilt werden. Typischerweise sind Klebsiellen gegen Ampicillin und Carbenicillin resistent (Tab. 5–2). Bei multiresistenten Stämmen bleiben die neueren Cephalosporin-Entwicklungen, wie z. B. Cefotaxim, in der Regel noch wirksam.

8.3 Proteus, Providencia, Morganella

Alle diese Arten haben gemein, daß sie besonders häufig als Erreger von Harnwegsinfektionen angetroffen werden. An der Spitze der Isolate aus klinischem Untersuchungsmaterial steht *Proteus mirabilis* (Tetracyclin-resistent, s. Tab. 5–2). Die hier zusammengefaßten Keimarten besitzen eine Phenylalanindesaminase. *Proteus, Morganella* und z. T. *Providencia* sind Urease-positiv.

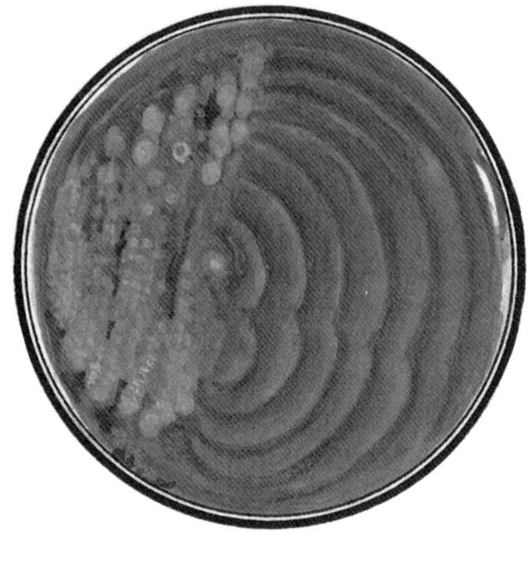

Abb. 10–9 Schwärmzonen von *Proteus* auf Blutagarplatte, aus einer Mischkultur ausschwärmend.

Proteus

Proteus-Spezies sind unterschiedlich lange, gramnegative Stäbchenbakterien von lebhafter Beweglichkeit.

Kultur: Auf festen Nährböden „hauchartig" in Form eines Schleiers wachsend, überwuchern *Proteus mirabilis* und *Proteus vulgaris* mit ihrem schwärmenden Wachstum in kurzer Zeit die ganze Platte (sog. H-Form = Hauch-Form, s. Abb. 10–9). Gelegentlich kommen geißellose Varianten ohne hauchartiges Wachstum (O-Form = Ohne-Hauch-Form) vor.

Die Begriffe O- und H-Antigen werden entsprechend für Körper- und Geißelantigene verwendet.

Biochemisches Verhalten: Die drei *Proteus*-Arten spalten Harnstoff und verbreiten einen ammoniakalischen Geruch. *P. mirabilis* und *P. vulgaris,* selten auch *P. penneri* bilden H_2S im Kligler-Nährboden. *P. vulgaris* ist im Unterschied zu *P. mirabilis* und *P. penneri* zur Indolbildung befähigt. *P. penneri* unterscheidet sich von *P. mirabilis* durch Chloramphenicol-Resistenz und den Nachweis einer Ornithindecarboxylase (Tab. 10–26).

Antigene: In der *Proteus*-Gruppe werden viele Serovare unterschieden. Das O-Antigen mancher sog. *Proteus*-X-Stämme besitzt Beziehungen zu Rickettsien-Antigenen, was diagnostisch genutzt werden kann (Weil-Felix-Reaktion, s. S. 200).

Morganella, Providencia

Morganella morganii und die *Providencia*-Arten *P. alcalifaciens, P. stuartii* und *P. rettgeri* sind typische Erreger nosokomialer Infektionen. Sie sind – *Proteus vulgaris* eingeschlossen – häufig hochgradig multiresistent. Gelegentlich treten

Tabelle 10–26 Differenzierung von *Proteus*- und *Providencia*-Arten (nach [43]).

	Proteus mirabilis	*P. vulgaris*	*P. penneri*[1]	*Morganella morganii*	*Providencia rettgeri*	*P. stuartii*	*P. alcalifaciens*
Gas aus Glukose	+	+	d	+	–[2]	–	+
Indol	–	+	–	+	+	+	+
H_2S	+	+	–[2]	–	–	–	–
Ornithindekarboxylase	+	–	–	+	–	–	–
Harnstoff	+	+	+	+	+	d	–
Mannit	–	–	–	–	+	–[2]	–
Adonit					+	–	+
Trehalose					–	+	–

[1] Chloramphenicol-resistent
[2] Ausnahmen

diese Keime, besonders auf urologischen Stationen, epidemisch auf.

P. alcalifaciens kann mit Hilfe von Adonitol (positiv!) gegen *P. rustigianii* abgegrenzt werden. Letztere Keimart wird gelegentlich im menschlichen Untersuchungsmaterial gefunden, hat nach bisherigen Erkenntnissen jedoch kaum klinische Bedeutung.

Differenzierung: M. morganii verhält sich Urease- und Ornithindecarboxylase-positiv sowie Indol- und regelmäßig H_2S-negativ.

Von *P. vulgaris* unterscheidet sie sich in den Merkmalen Ornithindecarboxylase und H_2S-Bildung. *P. rettgeri,* der ebenfalls Harnstoff hydrolysiert, ist H_2S-negativ und bildet aus Glukose kein Gas. Außerdem kann sie im Unterschied zu *M. morganii* Citrat verwerten. Zur Differenzierung zwischen *Providencia*-Arten können die Zucker Adonitol und Trehalose sowie Gasbildung aus Glukose herangezogen werden (Tab. 10–26).

8.4 Enterobacter, Serratia und weitere nicht obligat pathogene Enterobakteriazeen

Vorbemerkungen

Die Anzahl der fakultativ pathogenen Enterobakteriazeenarten hat sich in den letzten Jahren vergrößert. Der Rahmen dieses Buches gestattet nur eine Auswahl.

Die nachfolgend aufgeführten Keimarten werden hauptsächlich bei Kliniksinfektionen nachgewiesen. Ihre Beteiligung an solchen Infektionen wird durch eine höhergradige Multiresistenz vieler Vertreter dieser Gruppe begünstigt.
Identifizierung und Differenzierung: Die Identifizierung auf Gattungs- und z. T. auch auf Speziesebene ist mit den in Tabelle 10–21 angegebenen 10 Reaktionen möglich. Zur Feindifferenzierung sind weitere Merkmale zu prüfen (Tab. 10–20). In vielen Laboratorien werden im Handel angebotene Differenzierungssysteme (z. B. API, Minitec) zu diesem Zweck eingesetzt.

Tabelle 10–27 Differenzierung von *Enterobacter*-Arten (nach [43]).

	Arginindihydrolase	Lysindekarboxylase	Ornithindekarboxylase	Adonit	Sorbit
E. aerogenes	–	+	+	+	+
E. cloacae	+	–	+	d	+
*E. agglomerans**	–	–	–	–	d
E. sakazakii	+	–	+	–	–
E. gergoviae	–	+	+	–	–

* = *Erwinia herbicola*

Zeichenerklärung:
– = weniger als 10% positiv
d = 10–90% positiv
+ über 90% positiv

Enterobacter

Die Gattung *Enterobacter* enthält fünf medizinisch wichtige Keimarten. Davon werden *E. cloacae* und *E. aerogenes* am häufigsten gefunden. Die Gattung zeichnet sich durch Cefoxitin-Resistenz aus.

Gar nicht selten werden Stämme angetroffen, die gegen fast alle β-Laktam-Antibiotika, einschließlich Cefotaxim, resistent sind.

Diese in der Umwelt (Boden, Pflanzen) weit verbreiteten Keime sind nicht regelmäßig Bestandteil der Darmflora. Sie werden bei den verschiedensten Krankheitsprozessen (wie Harnwegsinfektionen, Pneumonie, Meningitis und Sepsis) gefunden.

Identifizierung: Meist handelt es sich um kurze, gramnegative Stäbchen, die oft in schleimigen Kolonien wachsen (Differentialdiagnose: Klebsiellen). In einzelnen Fällen ähnelt die Koloniemorphologie der von *E. coli.* Typische Antibiogramm-Unterschiede zwischen beiden Keimarten (*E. coli* z. B. ist regelmäßig Cefoxitin-empfindlich) geben Hinweise für die Identifizierung.

E. cloacae unterscheidet sich von *E. aerogenes* durch das Fehlen der Lysindecarboxylase. Beiden gemeinsam sind die Eigenschaften Ornithindekarboxylase und Sorbitol-Fermentation (Tab. 10–27).

Die übrigen drei *Enterobacter*-Arten sind mit den in Tabelle 10–27 aufgeführten Merkmalen abzugrenzen. Die meisten Stämme von *E. agglomerans* und *E. sakazakii* zeichnen sich durch Gelbfärbung der Kolonien aus. Letztere Keimart wird gelegentlich bei Neugeborenen-Sepsis nachgewiesen.

Serratia

Serratia-Arten, insbesondere *S. marcescens,* verursachen wie die *Enterobacter*-Arten nosokomiale Infektionen der verschiedenen Organsysteme. Natürlicherweise sind sie gegen Cefamandol resistent, können jedoch auch erhebliche Grade der Multiresistenz erreichen. Von den fünf humanpathogenen Arten sollte *S. liquefaciens* wegen ihrer Heterogenität besser als *S. liquefaciens*-Gruppe bezeichnet werden.

Identifizierung und Differenzierung: Mikroskopisch werden sehr kurze bis kokkoide, bewegliche, gramnegative Stäbchenbakterien gesehen. Der für *S. marcescens* charakteristische rote Farbstoff fehlt meistens bei Isolaten aus Untersuchungsmaterial. Er wird besser bei Zimmertemperatur als bei 36 °C gebildet. *Serratia* zeichnet sich durch das Vorhandensein einer DNase aus. Seine Abgrenzung gegen andere Enterobakteriazeen gelingt mit den in Tabelle 10–21 angegebenen Merkmalen. Die Differenzierung der verschiedenen *Serratia*-Arten ist mit den in Tabelle 10–28 zusammengestellten Reaktionen möglich. Bei *S. odorifera* ist zusätzlich der modrige, kartoffel- oder gemüseähnliche Geruch typisch.

Als Sauerstoffzehrer wird *S. marcescens* im FORTNER-Verfahren verwendet (s. S. 29).

Citrobacter-Spezies

Drei Arten werden als Erreger nosokomialer Infektionen gefunden. Von der Kulturmorphologie ist bei Laktose-positiven Stämmen auf MAC CONKEY-Agar eine Verwechslung mit *E. coli,* bei Laktose-negativen Stämmen auf Salmonellen-Nährböden eine Verwechslung mit Salmonellen möglich. Bei letzteren gelingt die Abgrenzung mittels Lysindecarboxylase (bei *Citrobacter* negativ).

Die Gattung *Citrobacter* bildet aus Glukose Gas, ist Citrat- und ONPG-positiv und vermag Lysin nicht zu decarboxylieren. Die Stämme sind beweglich.

Tabelle 10–28 Differenzierung von *Serratia*-Arten (nach [43]).

	S. liquefaciens-Gruppe	*S. marcescens*	*S. odorifera*	*S. rubidaea*
Ornithindekarboxylase	+	+	d	–
Arabinose	+	–	+	+
Adonit	–	d	d	+
Sorbit	+	+	+	–
Laktose	–*	–	+	+

* Ausnahmen

Zeichenerklärung:
– = weniger als 10% positiv
d = 10–90% positiv
+ = über 90% positiv

Die Arten werden mit den in Tabelle 10–20 angegebenen Merkmalen H_2S, Indol und Adonitol differenziert.

Weitere Enterobakteriazeenarten

Die folgenden Enterobakteriazeenarten werden ebenfalls als Erreger von Kliniksinfektionen gefunden:

Edwardsiella tarda kommt gelegentlich in Stühlen von Gesunden vor und wird besonders bei Wundinfektionen, meist in Mischkultur, angetroffen. In Mitteleuropa sind schwere Infektionen selten.

Die Keimart zeichnet sich durch folgende Merkmale aus: H_2S- und Indolbildung, eine positive Lysin- und Ornithindecarboxylase sowie Beweglichkeit und einen auffallend großen Hemmhof um Penicillin-G-Testblättchen (10 IE) (s. auch Tab. 10–21).

Hafnia alvei findet sich in Stuhl-, Boden- und Wasserproben. (Identifizierungsmerkmale siehe Tab. 10–21.)

Cedecea davisae und C. neteri: Diese ähneln der *Serratia*-Gruppe. Sie sind in jedem Fall DNase-negativ.

Weitere Arten: Weitere kürzlich beschriebene Arten sind *Ewingella americana* und die der Gattung *Kluyvera;* die beiden abgrenzbaren Arten *K. ascorbata* und *K. cryocrescens* sind biochemisch so ähnlich, daß eine Differenzierung im Routinelabor nicht versucht werden sollte. Die Identifizierung der vorgestellten Enterobakteriazeenarten ist mit Hilfe der in Tabelle 10–20 niedergelegten Merkmale möglich.

8.5 Salmonella

Salmonellen sind bewegliche, gramnegative Stäbchenbakterien, die Glukose, Mannit und Maltose spalten und reichlich H_2S bilden. Die meisten Salmonellen säuern Glukose unter Gasbildung. Ausnahmen bilden *S. typhi* und *S. gallinarum.* Bei *S. typhi* wird außerdem nur wenig H_2S gebildet, während *S. gallinarum,* wie auch Varianten anderer Serovare, unbeweglich ist.

Die Gattung *Salmonella* kann aufgrund biochemischer Unterschiede in mehrere Subgenera unterteilt werden, wenn man die zahlreiche Spezies nicht – wie 1986 vorgeschlagen – als *Salmonella enterica* bezeichnet (Bockemühl, persönliche Mitteilung).

In diesem Fall müßte von Subspezies anstelle von Subgenera gesprochen werden. Sieben solcher Subspezies sind bereits beschrieben (Bockemühl, persönliche Mitteilung).

Antigenstruktur

Für die Identifizierung der Salmonellen sind serologische Verfahren, wie der Nachweis der Körper- (O-Antigene) und der Geißelantigene (H-Antigene), entscheidend.

O-Antigen: Nach den O-Antigenen (mit arabischen Ziffern bezeichnet) werden die Serogruppen A bis Z (wichtig besonders A bis E) sowie 51 bis 56 unterschieden; innerhalb einiger Gruppen wurden aufgrund unterschiedlicher O-Teilantigene Untergruppen aufgestellt (z. B. C 3, D 1). Einzelne O-Teilantigene sind von der Anwesenheit bestimmter Bakteriophagen abhängig.

H-Antigen: Das H-Antigen (mit kleinen Buchstaben und arabischen Ziffern bezeichnet) einer Art kann einheitlich sein, z. B. bei Typhusbakterien (Tab. 10–29); dieses H-Antigen kann aber auch gleichzeitig bei Bakterien einer anderen O-Antigengruppe vorkommen (z. B. das der Typhusbakterien bei *S. muenchen*).

Bei vielen Arten besteht das H-Antigen aus verschiedenen Anteilen, z. B. bei *S. enteritidis* (g und m). Von diesen Teilantigenen können einzelne wieder bei anderen Salmonellen vorkommen (z. B. Antigen g bei *S. derby*). Meistens ist auch der einzelne Stamm serologisch nicht einheitlich.

Phasenwechsel: Beim Ausspateln zur Erzielung von Einzelkolonien werden zweierlei Kolonien erhalten, die sich nur im H-Antigen unterscheiden; diese lassen sich nicht rein fortzüchten, sondern spalten sich immer wieder in die beiden serologischen „Phasen" auf. Die einzelnen Kolonien eines *S. paratyphi* B-Stammes haben z. B. entweder die Antigenstruktur 1, 4, 5, 12: b oder 1, 4, 5, 12: 1, 2. Wird von einer Kolonie 1, 4, 5, 12: b eine Subkultur angelegt, so entstehen u. a. auch Kolonien der Phase 1, 4, 5, 12: 1, 2.

Die mit arabischen Ziffern bezeichneten, bei vielen Arten vorkommenden Antigene werden „unspezifische" genannt; aber auch die als „spezifisch" bezeichneten Phasen können bei Arten verschiedener O-Antigengruppen vorkommen, z. B. das Antigen e, h, bei *S. reading* und *S. newport.*

Eine andere Art des sogenannten Phasenwechsels findet man bei *S. abortus-bovis:* Bei Fortzüchtung als Massenkultur enthält ein diphasischer Stamm alle Antigene, wobei die Menge des spezifischen und unspezifischen Anteils wechselt, z. B. enthalten die meisten *S. paratyphi* B-Stämme vorwiegend spezifische Anteile.

Serologische Feindiagnostik: Eine exakte serologische Differentialdiagnose zwischen den Salmonellen ist nur möglich, wenn die einzelnen Partialantigene getrennt mit entsprechenden Faktorenseren bestimmt werden.

Gewinnung eines O-Serums für z. B. das Antigen 5 nach der Absättigungsmethode: Immunisierung mit einer gekochten Aufschwemmung von *S. paratyphi* B; Absättigung mit *S. reading.*

Gewinnung des H-Serums für das Antigen d ist nach der Gebrauchstitermethode möglich (s. S. 89), da *S. typhi* nur dieses H-Antigen enthält und Agglutinine gegen die O-Antigene bei der Immunisierung mit lebenden Bakterien in geringerer Menge als gegen die H-Antigene gebildet werden (vgl. S. 90).

Gewinnung eines Serums gegen H-Antigen b: Von einer geprüften spezifischen Einzelkolonie von *S. paratyphi* B wird eine Bouillonkultur angelegt. Nach 8 Stunden wird die formolisierte Kultur zur Immunisierung verwendet. Das gewonnene Serum enthält vorwiegend das Agglutinin b und kann nach der Gebrauchstitermethode eingestellt werden. Gewinnung von „Einfaktorenserum" gegen Antigene, die nur in Kombination mit anderen vorkommen, durch – ggf. mehrfache – Absättigung (vgl. S. 87).

Die für die Laboratoriumsdiagnostik wichtigen Antigene sind im KAUFFMANN-WHITE-Schema angegeben [42]. Eine Auswahl findet sich in Tabelle 10–29.

Zur serologischen Differenzierung der bisher bekannten, mehr als 1500 *Salmonella*-„Arten" und -Serovare (nach neueren genetischen Untersuchungen handelt es sich nur um eine Spezies!) sind polyvalente Suchseren über 60 O-Gruppenseren und noch mehr O-Faktorenseren sowie

Tabelle 10–29 Beispiele für den Antigenaufbau der Gattung *Salmonella* nach dem KAUFFMANN-WHITE-Schema [42].

Gruppe	Art bzw. Serovar	O-Antigen	H-Antigen Phase 1	H-Antigen Phase 2
A	*S. paratyphi* A	1, 2, 12	a	–
B	*S. paratyphi* B	1, 4, 5, 12	b	1, 2
	S. typhimurium	1, 4, 5, 12	i	1, 2
	S. stanley	4, 5, 12	d	1, 2
	S. reading	4, 12	e, h	1, 5
	S. derby	4, 12	f, g	–
	S. agona	4, 12	f, g, s	–
	S. abortus equi	4, 12	–	e, n, x
	S. abortus ovis	4, 12	c	1, 6
	S. abortus bovis	1, 4, 27, 12	b	e, n, x
	S. heidelberg	4, 5	r	1, 2
C_1	*S. paratyphi* C	6, 7 (Vi)	c	1, 5
	S. cholerae-suis	6, 7	c	1, 5
	S. braenderup	6, 7	e, h	e, n, z_{15}
	S. thompson	6, 7	k	1, 5
	S. infantis	6, 7	r	1, 5
C_2	*S. newport*	6, 8	e, h	1, 2
	S. muenchen	6, 8	d	1, 2
	S. hadar	6, 8	z_{10}	e, n, x
C_3	*S. kentucky*	(8), 20	i	z_6
D	*S. typhi*	9, 12 (Vi)	d	–
	S. enteritidis	1, 9, 12	g, m	–
	S. panama	9, 12	l, v	1, 5
	S. gallinarum-pullorum	1, 9, 12	–	–
E_1	*S. anatum*	3, 10	e, h	1, 6
E_2	*S. newington*	3, 15	e, h	1, 6

etwa 100 verschiedene H-Voll- und Faktorenseren erforderlich. Ein Teil der Faktorenseren ist im Handel erhältlich (Staatliches veterinärmedizinisches Prüfungsinstitut Berlin, DDR; Behring-Werke).
Im allgemeinen ist der Aufwand einer serologischen Feindiagnostik aller Salmonellen für das kleinere Labor nicht gerechtfertigt; doch können 95% aller anfallenden Stämme mit einer begrenzten Zahl von O- und H-Faktorenseren identifiziert werden. Stämme, die nicht vollständig bestimmt werden können, sollten an eine Salmonella-Zentrale geleitet werden (Institut für experimentelle Epidemiologie, Wernigerode/Harz [DDR]; Nationale Salmonella-Zentrale Medizinaluntersuchungsamt, Hygiene-Institut Hamburg; Robert-Koch-Institut, Berlin).

Salmonella-Arten

Im folgenden finden sich Angaben zu wichtigeren Salmonellose-Erreger. Zur praktischen *Salmonella*-Diagnostik s. S. 273 ff.

S. typhi: Erreger des Abdominaltyphus. Er wächst in Form von zarten, durchsichtigen Kolonien. Gas wird aus Glukose nicht gebildet. Im KLIGLER-Medium entsteht nur wenig H_2S (schwarzer Impfstich). Das weitere biochemische Verhalten ist aus Tabelle 10–21 zu entnehmen. Nach der Xylosespaltung werden eine Xylose-positive und eine Xylose-negative Biovarietät unterschieden. Der Antigenaufbau ist in Tabelle 10–29 festgehalten.

Es kommen geißellose Stämme vor, die nur das O-Antigen enthalten und für die WIDAL-Reaktion verwendet werden. Den Typhusbakterien ist ein Formenwechsel im O-Antigen eigen, der die serologische Diagnose erschweren kann: Die V-Form enthält ein Vi-Antigen (= Virulenzantigen), das die Agglutination durch das O-9-Antiserum verhindert; die W-Form besitzt dieses Antigen nicht. Die V-Form agglutiniert mit einem Vi-Serum, das durch Immunisierung mit geißellosen Vi-Formen gewonnen wird.

S. paratyphi A: Erreger des Paratyphus A. Zeigt im KLIGLER-Nährboden Rotfärbung der Schrägfläche, Gelbfärbung des Stichs, Gasbildung und meist keine (!) H_2S-Bildung; die Keimart ist stets Xylose-negativ (Unterscheidung gegenüber *Hafnia!)*; sie wird serologisch nach Tabelle 10–29 identifiziert.

S. paratyphi B und S. java: *S. paratyphi* B ist der Erreger des Paratyphus B; häufig auch nur gastroenteritischer Verlauf. Sie zeichnet sich im KLIGLER-Nährboden durch Rotfärbung der Schrägfläche und Schwärzung zumeist des ganzen Nährbodens um den Stichkanal herum (= reichliche H_2S-Bildung) aus. Serologisch ist sie von *S. paratyphi* A unterscheidbar (Tab. 10–29).

S. paratyphi B muß gegen *S. java* (beim Menschen Erreger einer Gastroenteritis) durch die Merkmale Schleimwallbildung und Tartrat-Spaltung abgegrenzt werden. *S. paratyphi* B verhält sich Schleimwall-positiv und Tartrat-negativ, während *S. java* Schleimwall-negativ und Tartrat-positiv ist.

Nachweis der Schleimwallbildung: Punktförmige Beimpfung einer Agarplatte in der Mitte mit dem zu untersuchenden Stamm und den beiden Vergleichsstämmen *S. paratyphi* B und *S. java*. Einen Tag Bebrütung bei 36 °C, einen weiteren Tag bei Zimmertemperatur. Bei der Makrokolonie ist ein Schleimwall erkennbar, der bei mikroskopischer Betrachtung im durchfallenden Licht als radiäre Strichelung erscheint (Abb. 10–10).

S. typhimurium: Früher häufig als Breslau-Bakterium bezeichnet. Sie ist im Tierreich als Sepsis- und Seuchenerreger weitverbreitet; beim Menschen verursacht diese Salmonelle akute Gastroenteritis. Serologische Abgrenzung gegenüber *S. paratyphi* B gelingt über das H-Antigen der Phase 1 (Tab. 10–29). *S. typhimurium* bildet keinen Schleimwall!

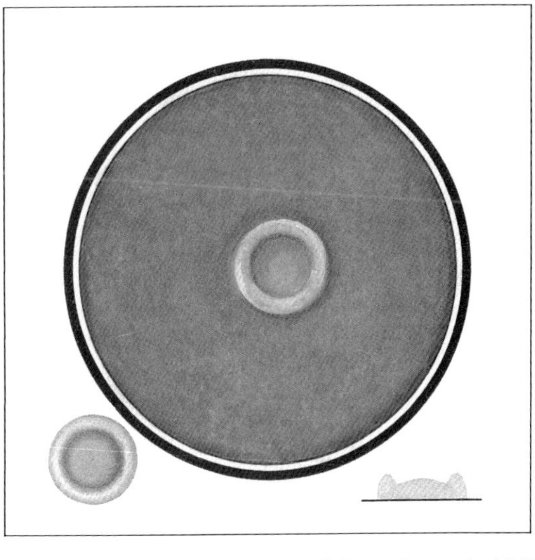

Abb. 10–10 Riesenkolonie von *Salmonella paratyphi B* auf Nähragar mit typischer Schleimwallbildung: Abgrenzung gegen *S. java* (links Aufsicht, rechts Schnitt).

S. enteritidis: Sog. Typ Gärtner-Jena. Eine bei vielen Tierarten als Seuchenerreger gefundene Keimart, die beim Menschen akute Gastroenteritis hervorruft. Das biochemische Verhalten entspricht dem von *S. paratyphi* B. Nur gelegentlich wird Schleimwallbildung beobachtet. Serologisch und kulturell können mehrere Subserovare unterschieden werden.

Weitere Enteritiserreger beim Menschen sind: *S. agona, S. anatum, S. braenderup, S. derby, S. hadar, S. heidelberg, S. infantis, S. muenchen, S. newport, S. panama, S. stanley, S. thompson* u. a. (Antigenformeln vgl. Tab. 10–29).

Wenig menschenpathogene Tierseuchenerreger: *S. abortus-equi* (Stutenabort), *S. gallinarum* (Geflügeltyphus), *S. pullorum* (Kükenruhr); diese letzteren beiden Keimarten sind unbeweglich; sie besitzen kein H-Antigen (vgl. Tab. 10–29). Die sogenannte *Arizona*-Gruppe wird heute zur Gattung *Salmonella* gerechnet. Biochemisch unterscheiden sich diese Stämme in einigen Merkmalen von Salmonellen: Sie vermögen bei 22 °C Gelatine abzubauen und sind Malonat-positiv. Ein Teil der Stämme kann Laktose säuern.

8.6 Shigella

Shigellen sind gramnegative, unbewegliche Stäbchenbakterien, die aus Kohlenhydraten Säure, jedoch kein Gas bilden (Ausnahme: *Shigella flexneri* 6, Biovare *newcastle* und *manchester*). Auf einfachen Nährböden wachsen sie in zarten Kolonien. Es besteht ausgesprochene Neigung zum Übergang in die Rauhform; sie sind wenig widerstandsfähig, d. h., sie sterben in der Umwelt und beim Transport von Stuhlproben leicht ab. Shigellen sind die Erreger der Bakterienruhr (Dysenterie) beim Menschen. Bei Tieren kommen sie nicht vor. Nachweis s. S. 277.

Serologisch-biochemische Untersuchung

Die Abtrennung der Gattung *Shigella* von anderen gramnegativen Darmbakterien ist nur durch kombinierte serologisch-biochemische Untersuchung möglich (serologische Kreuzreaktion mit anderen gramnegativen Darmbakterien häufig!). Biochemische Abgrenzung der Shigellen vgl. Tabelle 10–30.

S. dysenteriae

- *S. dysenteriae* 1 (Shiga-Kruse): Sehr zartes Wachstum. Katalase- und Indol-negativ, bildet lösliches Exotoxin (sog. Shiga-Toxin).
- *S. dysenteriae* 2 (früher *S. ambigua,* Schmitz): Indol-positiv. Selten vorkommend. Serologisch eng verwandt mit *E. coli* O 112 (unterscheidet sich durch Besitz eines B-Antigens).
- Serovare 3–7: Entsprechen der früheren sog. Large-Sachs-Gruppe.

S. flexneri: Die Serovare 1–6 werden nach den Hauptantigenen I–VI unterschieden. Die Ruhrbakterien dieser Gruppe enthalten mehrere Antigenkomponenten, von denen ein Teil bei fast allen, andere nur bei bestimmten Stämmen vorkommen. Diese mit arabischen Ziffern 1–9 bezeichneten Gruppenantigene gestatten weitere Unterscheidung der Serovare 1 a, b; 2 a, b; 3 a, b, c; 4 a, b. Durch Verlust der Hauptantigene entstehen die unvollständigen Serovare „X“ (Gruppenantigene 7, 8) und „Y“ (Gruppenantigene 3, 4). Die zu Serovar 6 gehörenden Biovare *manchester* und *newcastle* bilden in Glukose-Bouillon Gas; sie sind Indol-negativ. In der BRD sind die Serovare 1 b, 2 a, 2 b und 3 vorherrschend.

S. boydii: Hierzulande selten. 15 verschiedene Serovare, die biochemisch den vorhergehenden ähneln, jedoch nicht deren Gruppenantigene besitzen.

S. sonnei (E-Ruhr-Bakterien; Kruse-Sonne-Bakterien): *S. sonnei* ist eine der häufigsten einheimi-

Tabelle 10–30 Differenzierung von Shigellen.

	Serogruppe	Serovar	Ornithindekarboxylase	Indol	Mannit	Laktose
S. dysenteriae	A	1–10	–	–/+	–	–[1]
S. flexneri	B	1–6	–	+/–	+	–
S. boydii	C	1–15	–	–/+	+	–[1]
S. sonnei	D	1	+	–	+	verzögert +

[1] ONPG: d

schen Shigellenarten. Laktose vermag sie langsam zu säuern.

Auf Desoxycholat-Citrat-Agar wächst sie zunächst in Form von farblosen Kolonien, die nach einigen Tagen rote (= Laktose-fermentierende) Papillen ausbilden. *S. sonnei* ist widerstandsfähiger als die anderen Ruhrbakterien. Aus frischem Untersuchungsmaterial entstehen auf festen Nährböden nebeneinander zwei Kolonienformen (s. Abb. 13–4): die Rundform (S-Form) mit glatter, gewölbter, spiegelnder Oberfläche und die Flachform (R-Form) mit flacher, gekörnter Oberfläche und gezacktem Rand. Bei Fortzüchtung entwickeln sich vorwiegend Flachformen. *S. sonnei* ist eine serologisch einheitliche, von den anderen Ruhrbakterien gut abtrennbare Art; Rund- und Flachformen sind serologisch abgrenzbar. Verwechslung mit *Plesimonas* (Kreuzantigengemeinschaft mit Rundform) möglich (s. S. 178).

Serologische Feindiagnostik

Die serologische Feindiagnostik [67] der Shigellen erfordert einen Satz von etwa 40 Faktoren- und Einzelseren. Diese sind z. T. im Handel erhältlich. Für die Routine genügen jedoch folgende Seren: polyvalentes Ruhr-Mischserum und polyvalente Gruppenseren für die Gruppen A–D, ggf. Faktorenseren für *S. flexneri* 1 b, 2 a, 2 b und 3, ausnahmsweise auch 6, Glatt- und Rauhseren für *S. sonnei* sowie Einzelseren für *S. dysenteriae* 1 und 2. Stämme können zur serologischen Bestimmung an Referenzlaboratorien eingesandt werden (s. S. 277).

Fast alle Shigellen weisen enge serologische Beziehungen zu bestimmten *Escherichia coli*-O-Gruppen auf. Andererseits können Shigellen-Antigene durch thermolabile Leibessubstanzen verdeckt sein und dadurch inagglutinabel werden. Dies macht es unbedingt erforderlich, daß jeder *Shigella*-verdächtige Stamm biochemisch und serologisch untersucht wird. Bei fehlender Agglutinabilität durch thermolabile Leibessubstanzen – jedoch auch in vielen Fällen von serologischen Kreuzreaktionen mit Nicht-Shigellen – hat es sich bewährt, die Agglutination mit gekochten Antigenen zu wiederholen.

Abgrenzung weiterer Arten

Unbewegliche, *Shigella*-ähnliche Stämme von *E. coli* (ehemals „Alkaleszenz-Dispar-Gruppe") können biochemisch abgegrenzt werden.

Tabelle 10–31 Differentialdiagnose gasloser, unbeweglich erscheinender Shigellen-verdächtiger Stämme.

	E. coli	*Shigella*
Beweglichkeit	– oder + (verzögert)	–
Laktosesäuerung in 24 Stunden	+ oder –	–
Lysindekarboxylase	+ oder – (selten)	–
Gas aus Glukose	+ oder – (selten)	–*
Glukosevergärung bei 45 °C [9]	+	–
Na-Azetat	+ oder – (15%)	–
Salizin	+ oder –	–
Rhamnose, Xylose, Dulzit, Glyzerin	regelmäßig vorhanden, meist bei drei oder allen Substanzen	selten bei mehr als einem Substrat positiv

Salmonella pullorum-gallinarum: Lysindekarboxylase +, Serologie

Yersinia enterocolitica: Beweglichkeit bei 20–30 °C, Harnstoff +, Saccharose +

Aeromonas/Plesiomonas: Oxidase +

* gasbildende Stämme bei *S. flexneri* 6

Diese gaslosen Stämme ähneln biochemisch z. B. den Indol-positiven *S. flexneri-* bzw. *S. boydii*-Stämmen (auch serologisch Überschneidungen), vergären jedoch Glukose bei 45 °C. Kulturell, biochemisch und serologisch gehören sie zur *E. coli*-Gruppe; z. B. Alkaleszenz-Dispar (A–D): *Serovar* 1 serologisch identisch mit *E. coli* O 1, *Serovar* 2 identisch mit *E. coli* O 2.

Die Abgrenzung zu weiteren Keimarten geschieht nach Tabelle 10–31.

8.7 Yersinia

Diese Gattung enthält *Y. pestis, Y. pseudotuberculosis, Y. enterocolitica* und einige weitere Arten, die bei abwehrgeschwächten Patienten Infektionen verursachen können (Tab. 10–32).

Die früher zu den Pasteurellen gerechneten Keime werden heute den Enterobakteriazeen zugeordnet, mit denen sie eine Vielzahl von Eigenschaften gemein haben. Mikromorphologisch ähneln Yersinien eher Pasteurellen als

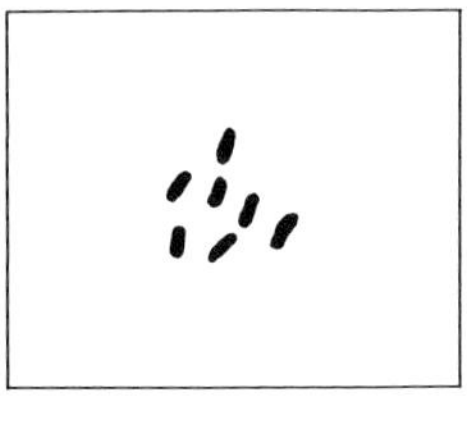

Enterobakteriazeen: Sie stellen sich als zarte, kokkoide Stäbchenbakterien mit polbetonter Anfärbung dar. Diese Eigenschaft ist jedoch bei der GRAM-Färbung wenig ausgeprägt. Spezialfärbung s. S. 21. Mit Ausnahme von *Y. pestis* sind Yersinien durch peritriche Begeißelung beweglich – ein Merkmal, das bei 22 °C und nicht bei 36 °C nachweisbar ist.

Y. pestis
(Erreger der Pest)

Zum Arbeiten mit diesen Erregern ist eine spezielle Erlaubnis nach § 19 (1) Bundesseuchengesetz (BSeuchG) erforderlich! Erreger der Risikogruppe III: Arbeiten müssen in Werkbänken der Klasse I oder II durchgeführt werden.

Tabelle 10–32 Leitreaktionen zur Differenzierung von Yersinien.

	Yersinia *pestis*	*pseudotuberculosis*	*enterocolitica*[1]
Beweglichkeit bei 36 °C	–	–	–
Beweglichkeit bei 22 °C	–	+[2]	+[2]
Urease	–	+	+
Glukose (Säuerung)	+	+	+
Saccharose	–	–	+
Rhamnose	–	+	–
Aeskulin	+	+	–
ß-Galaktosidase	+	+	+
Zitrat (SIMMONS)	–	–	–
Ornithindekarboxylase	–	–	+
Indol (nach 48 Stunden)	–	–	d[3]
VP bei 22 °C	–	–	+[3]

[1] Serovar 3 und 9
[2] Nachweis gelingt nicht immer (ggf. durch U-Rohr schwärmen lassen)
[3] Reaktion Biovar-abhängig

Zeichenerklärung:
– = weniger als 10% positiv
d = 10–90% positiv
\+ = über 90% positiv

Tabelle 10–33 Typische klinische Verlaufsformen von *Yersinia*-Infektionen (nach [45]).

	Enteritis Enterokolitis	Lymphadenitis Ileitis terminalis (pseudoappendizitische Form)
Y. enterocolitica	**0–10 Jahre*** **> 30 Jahre**	10–30 Jahre
Y. pseudotuberculosis	> 18 Jahre	**6–18 Jahre*** **♂ 60–75%**

* vorherrschende Form

Wachstum auf einfachen Nährböden und bei niedriger Temperatur, Optimaltemperatur 28 °C. Auf Blutagar bei 36 °C nach einem Tag stecknadelspitzengroße Kolonien, die nach zwei Tagen deutlich sichtbar werden. Neigung zu Involutionsformen (aufgetriebene, schlecht färbbare Zellen). Die Identifizierung erfolgt in Speziallaboratorien mittels Bakteriophagen, serologischer und biochemischer Merkmale sowie durch den Tierversuch (pathogen für Ratten und Meerschweinchen). Einige Merkmale sind in Tabelle 10–32 zu finden.

Y. pseudotuberculosis

Dies ist der Erreger meist chronisch verlaufender Erkrankungen mit Bildung tuberkuloseähnlicher Herde bei Nagern, insbesondere bei Laboratoriumstieren. Beim Menschen verursacht diese Art ein Appendizitis-ähnliches Krankheitsbild (Pseudoappendizitis) und selten eine Enteritis (s. Tab. 10–33). Im Anschluß daran können als Folgekrankheiten Erythema nodosum und Arthritis auftreten.

In Kulturen bei 22 °C, hingegen nicht bei 36 °C, beweglich. Biochemische Merkmale s. Tab. 10–32. Sechs Serovare mit Antigengemeinschaft zwischen Stämmen der Serovare II bzw. IV und Salmonellen der B- bzw. D-Gruppe. Antigenbeziehung zu *Y. pestis*.

Am häufigsten kommen bei uns die Serogruppen I und II vor. Stämme können zur Differenzierung an ein Referenzlabor (s. S. 277) eingesandt werden.

Y. enterocolitica

Erreger einer Gastroenteritis; seltener entsteht eine mesenteriale Lymphadenitis oder Sepsis. Als Nacherkrankungen treten auf: Erythema nodosum und Arthritis (s. a. *Y. pseudotuberculosis*).

Beweglichkeit wie bei *Y. pseudotuberculosis;* biochemische Abgrenzung gegen *Y. pseudotuberculosis* s. Tab. 10–32.

Nach WAUTERS werden fünf Biovare unterschieden. Derselbe Autor gibt 33 O-Antigene und die H-Faktoren a–t an. Ein für diagnostische Zwecke vereinfachtes O-Antigenschema enthält 6 O-Gruppen (I–VI), die z. T. eine ausgesprochene Wirtsspezifität aufweisen. Beim Menschen kommen in Europa vorwiegend die O-Gruppen I und V oder in der Nomenklatur nach WAUTERS die Serovare 3 und 9 vor. Serovar 3 dominiert. Stämme von Serovar 9 besitzen enge antigene Beziehungen zu Brucellen [11] (s. S. 308).

8.8 Alcaligenes, Achromobacter, Flavobacterium, Acinetobacter

In diesem Abschnitt sind einige Glukose-nichtfermentierende, gramnegative Stäbchenbakterien zusammengefaßt. Ihre Identifizierung mit Hilfe selbsthergestellter „Bunter Reihen" stößt ebenso wie die der Pseudomonaden mangels verwertbarer Merkmale auf Schwierigkeiten. Kommerzielle Testkombinationen, die auch Assimilationsprüfungen einschließen, wie z. B. API 20 NE, haben sich für diese Zwecke bewährt.

Alcaligenes faecalis

Er ist die wichtigste von drei Arten dieser Gattung. Es handelt sich um ein obligat aerobes, nicht-saccharolytisches, durch peritriche Begeißelung bewegliches, gramnegatives Stäbchenbakterium.

Als Umweltkeim kommt diese Art im Wasser und Boden vor. *A. faecalis* wird in der Klinik vorwiegend in den Naßzonen als Verunreiniger von Flüssigkeiten (Hämodialyse, Infusionen) angetroffen. Er kann auch Bestandteil der Darmflora sein. Nosokomiale Infektionen werden vorwiegend bei abwehrgeschwächten Patienten beobachtet.

Die Isolierung von *A. faecalis* gelingt aus verschiedenen Untersuchungsmaterialien einschließlich Blutkultur. Dabei muß stets an die Möglichkeit einer Kontamination gedacht werden.

Kultur und biochemisches Verhalten: *A. faecalis* wächst auf MAC CONKEY-Agar in Form von farblosen Kolonien. Zur Identifizierung werden die in Tabelle 10–34 genannten Merkmale herangezogen.

Die Keimart unterscheidet sich von *Bordetella bronchiseptica* dadurch, daß eine Urease fehlt.

Achromobacter xylosoxidans

Bei ähnlichem Vorkommen in der Klinik wie *A. faecalis* vermag er im Unterschied zu diesem Glukose (schwach) und Xylose zu oxidieren.

A. odorans ist an seinem charakteristischen Wachstum erkennbar: Auf Blutagar entwickelt sich eine breite Vergrünungszone um die weißlichen Kolonien. Die Kulturen verbreiten einen fruchtartigen Geruch.

Auf weitere gramnegative Stäbchenbakterien, die CDC-Gruppen IV e, IV c-2, EO-2 und EF-4 b wird nicht eingegangen. Für diesbezügliche Angaben wird auf die Literatur verwiesen [61].

Flavobacterium

Flavobacterium-Arten sind unbewegliche, Oxidase-positive, gramnegative Stäbchenbakterien, die gelbes Pigment bilden. Sie vermögen Zucker zu spalten; die Reaktionen sind besonders in Paraffin-bedeckten OF- und flüssigen Zuckerme-

Tabelle 10–34 Differenzierung Glukose-nichtfermentierender gramnegativer Stäbchenbakterien (v = variabel).

	Oxidase	Katalase	Beweglichkeit	Wachstum auf MAC CONKEY-Agar	OF-Test	Glukose	Xylose	Laktose	Aesculin	Zitrat (SIMMONS)	Harnstoff (CHRISTENSEN)	Indol	Nitrat	besondere Eigenschaften
Acinetobacter calcoaceticus														
ssp. anitratus	−	+	−	+	0	+	+	+	−	−	v	−	−	kokkoide Stäbchen, Diplo-Formen
ssp. lwoffi	−	+	−	$+^1$	−	−	−	−	−	v	−	−	−	
Alcaligenes faecalis	+	+	+	+	−	−	−	−	−	+	−	−	v	
Achromobacter xylosoxidans	+	+	+	+	0	v	+	−	−	+	−	−	+	
Flavobacterium meningosepticum	+	+	−	v	0	+	−	v	+	v	−	+	−	ONPG, DNase +
Bordetella bronchiseptica	+	+	+	+	−	$-^2$	$-^2$	−		+	+	−	+	
Brucella spec.	+	+	−			v^2	$+^2$				+			

[1] Ausnahmen
[2] geprüft in OF-Medium (s. S. 39, 44)

dien häufig so schwach, daß sie unerkannt bleiben.

Flavobakterien sind in der Umwelt weit verbreitet. In Kliniken finden sie sich meistens als Verunreiniger von Flüssigkeiten, gelegentlich jedoch auch als Erreger nosokomialer Infektionen. Die wichtigste Art, die aus mehreren Bio- und Serovaren besteht, ist *F. meningosepticum*. Sie verursacht bei Früh- und Neugeborenen Meningitis und Sepsis. In der Regel sind die Stämme gegen viele Antibiotika resistent.

Mikroskopische Untersuchung: Mikroskopisch stellen sich diese Keime als dünne, z. T. gebogene, gramnegative Stäbchen mit Neigung zur Pleomorphie (Fadenbildung) dar.

Kultur: In aerober Kultur entwickeln sich auf Blutagar nach 24 Stunden punktförmige, bis 2 mm große Kolonien. Sie sind rund, glatt, glänzend und von weicher Konsistenz; im durchscheinenden Licht sind opake Streifen innerhalb der Kolonien erkennbar. Hämolyse wird nicht beobachtet, jedoch kann der Nährboden eine grüne Verfärbung zeigen. Die Pigmentbildung wird beurteilt, indem mehrere Kolonien mit einer Öse abgekratzt und auf weißes Papier aufgetragen werden. Häufig fehlt die charakteristische Gelbfärbung, oder sie ist nur schwach ausgeprägt. Einzelne Stämme zeichnen sich jedoch durch eine kräftige Pigmentbildung aus.

Biochemische Merkmale: langsame Säuerung von Glukose, Fruktose, Maltose und Mannit; Bildung von Indol. Die Stämme besitzen eine β-Galaktosidase, eine Gelatinase und eine extrazelluläre DNase. Sie sind H_2S-negativ und vermögen Harnstoff und Nitrat nicht abzubauen (Tab. 10-34).

Zur Abgrenzung weiterer *Flavobacterium*-Arten wird auf Angaben in der Literatur verwiesen [61].

Acinetobacter

Acinetobacter calcoaceticus enthält die beiden Subspezies *anitratus* und *lwoffi*. Die Gattung *Acinetobacter* wird bei den Neisseriazeen eingeordnet. Es handelt sich um Umweltkeime, die in Wasser und Boden vorkommen; sie können jedoch auch Bestandteil der normalen Hautflora des Menschen sein. Bei Patienten auf Intensivstationen kann besonders *A. calcoaceticus* subspec. *anitratus* Pneumonie und Tracheobronchitis verursachen. Auch Bakteriämien werden beobachtet. Infektionen mit dieser Keimart sind nicht selten iatrogen (z. B. Meningitis). Im inten-

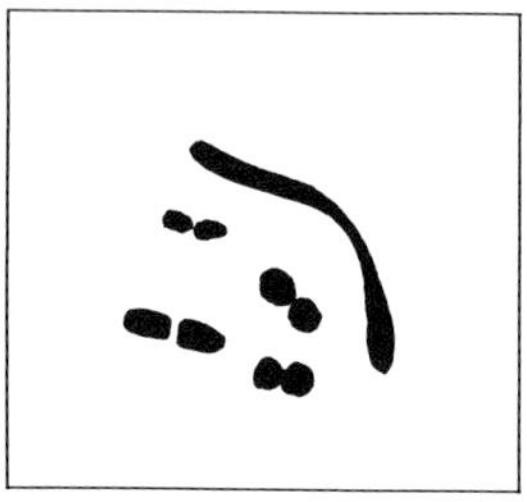

sivmedizinischen Bereich tritt diese Keimart zunehmend als Erreger von Krankenhausinfektionen auf.

Resistenz: Die Stämme sind multiresistent. *A. anitratus*-Stämme sind höhergradig resistent als solche von *A. lwoffi*, deren klinische Bedeutung gering ist. Bei *A. anitratus* ist in den letzten Jahren eine zunehmende Resistenzentwicklung zu verzeichnen [7]. Empfindlichkeit besteht in der Regel bei Co-trimoxazol sowie bei Imipenem, Amikacin und Ciprofloxacin [7]. Mit Ausnahme von Imipenem fallen auch diese Präparate gelegentlich aus.

Mikroskopische Untersuchung: Mikroskopisch werden besonders im Originalpräparat relativ plumpe, Diplokokken-ähnliche Formen gesehen. In der Kultur können die Keime ebenfalls in kokkoider Gestalt mit Neigung zur Diplolagerung auftreten; nicht selten sind sie jedoch mehr stäbchenförmig mit gelegentlicher Polymorphie. Durch sorgfältiges Suchen lassen sich auch bei kokkoiden Formen vereinzelt fast immer Stäbchen oder sogar fädige Strukturen auffinden. In jungen Kulturen können die Keime grampositiv erscheinen.

Kultur und biochemisches Verhalten: Kulturen auf Blutagar bilden oft große, grau-weiße, schleimige Kolonien. Die meisten Stämme wachsen auf MAC CONKEY-Agar (Ausnahmen bei *A. lwoffi*).

Die folgenden Merkmale dienen zur Identifizierung: strikte Aerobier, unbeweglich, Oxidase-negativ, Katalase-positiv. Nitrat-negativ. *A. calcoaceticus* subspec. *anitratus* oxidiert eine Reihe von Zuckern, während *A. calcoaceticus* subspec. *lwoffi* inaktiv ist (Tab. 10–34).

8.9 Pseudomonas

Vorbemerkungen

Keime der Gattung *Pseudomonas* sind durch eine oder mehrere polare Geißeln bewegliche

(Ausnahme *P. mallei*), gramnegative Stäbchenbakterien. Die Stäbchen sind geringfügig schlanker als die der Enterobakteriazeen. Pseudomonaden sind obligate Aerobier, die auf einfachen Nährmedien wachsen; Pseudomonaden sind überwiegend Oxidase-positiv (Ausnahme *P. maltophilia*) und besitzen eine ausgeprägte natürliche Multiresistenz gegenüber Antibiotika.

Kultur: Zur routinemäßigen Isolierung eignen sich der Optimalnährboden Blutagar, MAC CONKEY-Agar und als spezielles Selektivmedium beispielsweise Cetrimid-Agar.

Differenzierung und Identifizierung: Ihre Differenzierung mit selbst hergestellten Nährböden stößt, wie die anderer nicht-fermentierender, gramnegativer Stäbchenbakterien, auf Schwierigkeiten.

Solche Identifizierungen können in mehreren Schritten vorgenommen werden, wobei zunächst eine Merkmalskombination geprüft wird, die eine Vorgruppierung ermöglicht.

Erster Schritt: Der erste diagnostische Schritt berücksichtigt die Merkmale Morphologie, GRAM-Verhalten, Beweglichkeit, Oxidase-Reaktion, Pyozyanin- und Pyoverdin(= Fluoreszein)-Bildung. Nach Ausschluß der Pyozyanin-positiven *P. aeruginosa*-Stämme können drei Gruppen unterschieden werden [6]:

- Oxidase-positive, bewegliche, fluoreszierende Stämme: *P. aeruginosa, P. fluorescens, P. putida.*
- Oxidase-positive, bewegliche, nicht-fluoreszierende Stämme: z. B. *P. cepacia, P. stutzeri,* nicht-fluoreszierende *P. aeruginosa-, P. putida-* und *P. fluorescens*-Stämme.
- Oxidase-negative, bewegliche, nicht fluoreszierende Stämme: z. B. *P. maltophilia.*

Zweiter Schritt: Differenzierung innerhalb dieser Gruppen durch Untersuchung geeigneter Merkmale [6]. Dieser Weg ist unter Routinebedingungen jedoch zu zeitaufwendig.

Für Identifizierungszwecke bieten sich im Handel erhältliche Testzusammenstellungen an, wie z. B. API 20 NE (Fa. bio Mérieux) [31]. Aus Gründen der Platzersparnis wird im Rahmen dieser Darstellung nur eine Auswahl von Merkmalen erwähnt. Auch wird nur auf die *Pseudomonas*-Arten *P. aeruginosa, P. fluorescens, P. putida, P. maltophilia, P. cepacia, P. mallei* und *P. pseudomallei* näher eingegangen.

Weitere Arten, die zum Teil mit API 20 NE diagnostiziert werden können, sind *P. stutzeri, P. mendocina, P. alcaligenes, P. pseudoalcaligenes, P. pickettii, P. acidovorans, P. testosteroni, P. diminuta, P. vesicularis, P. mesophilica, P. paucimobilis, P. pertucinogena* und *P. putrefaciens* (= *Alteromonas putrefaciens,* s. S. 177).

Vorkommen und pathogenetische Bedeutung: Keime der *Pseudomonas*-Gruppe sind in Wasser, Pflanzen und Erde weit verbreitet und besiedeln auch die oberflächlichen Bezirke verschiedener Käsesorten. Mir Ausnahme von *P. mallei* und *P. pseudomallei* kommen Pseudomonaden vorwiegend in den Naßzonen der Klinik vor. Wegen ihrer Anspruchslosigkeit können sie sich sogar in Aqua dest. vermehren. Ihre höhere Resistenz gegen Desinfektionsmittel ermöglicht ihnen ein Überleben und ggf. Vermehrung in Lösungen wie z. B. solchen mit quaternären Ammoniumverbindungen oder Chlorhexidin. Keime der *Pseudomonas*-Gruppe verursachen bevorzugt bei schwerkranken und abwehrgestörten Patienten nosokomiale Infektionen der verschiedensten Organsysteme. Wegen ihrer hochgradigen Multiresistenz und der sich daraus ergebenden therapeutischen Schwierigkeiten sind *Pseudomonas*-Infektionen gefürchtet. Der wichtigste und am häufigsten isolierte Erreger dieser Gruppe ist *P. aeruginosa.*

Pseudomonas aeruginosa

P. aeruginosa ist als Erreger des blau-grünen Eiters schon lange bekannt. Er ist in der Umwelt weit verbreitet (Boden, Wasser, Früchte, Lebensmittel). Außerhalb der Klinik verursacht er vorwiegend chronische Gehörgangsinfektionen, unter Umständen im Zusammenhang mit Schwimmbadbesuchen. Weiter wird er bei chronischen Harnwegsinfektionen gefunden. Bei hospitalisierten Patienten ist der Erreger für eine Vielzahl unterschiedlich lokalisierter Infektionen verantwortlich, wie z. B. Harnwegsinfektionen, Pneumonien bei Beatmungspatienten, Wundinfektionen, Meningitis und Sepsis. Besonders disponiert sind Frühgeborene und resistenzgeminderte Menschen. Weiter findet man diesen Erreger häufig bei Verbrennungen und bei Lungeninfektionen von Mukoviszidose-Patienten.

P. aeruginosa wird im Krankenhausmilieu besonders durch den Gebrauch von nicht-*Pseudo-*

monas-wirksamen Antibiotika, wie z. B. Cephalosporinen, selektioniert. Der eigentlichen Erkrankung geht häufig eine Schleimhautbesiedlung voraus, z. B. eine Trachealbesiedlung bei beatmeten Patienten.

Mikroskopische Untersuchung: Mikroskopisch imponiert *P. aeruginosa* als zartes, schlankes, gramnegatives Stäbchen; gelegentlich werden auch kokkenähnliche Formen beobachtet. Obwohl die Stäbchen etwas schlanker sind als die von Enterobakteriazeen, ist auch dem Erfahrenen eine zuverlässige Abgrenzung nicht möglich. In Einzelfällen kann die ausgeprägt lebhafte Beweglichkeit, die auf eine polare Geißel zurückgeht, jedoch eine Vermutungsdiagnose stützen.

Kultur: Kulturell werden auf festen Nährböden sehr unterschiedliche Kolonieformen ausgebildet: Typisch sind flache, rauhe, ausgefranste, graue Kolonien mit metallisch glänzenden, eingesunkenen Flecken (Bakteriophagen-Plaques). Neben uncharakteristischen gewölbten Kolonien gibt es schleimige Wuchsformen, die besonders bei Mukoviszidose isoliert werden. Auf Schafblutagar tritt bei einem Teil der Stämme Hämolyse auf.

In flüssigen Nährböden wächst der Keim als obligater Aerobier hauptsächlich an der Oberfläche mit Ausbildung eines Häutchens.

Identifizierung: *P. aeruginosa* wird bei typisch wachsenden Stämmen (ungefähr 70%) am charakteristischen Geruch („nach Lindenblüten") oder am blau-grünen Farbstoff Pyozyanin erkannt. Der Keim ist Zytochromoxidase-positiv und erweist sich als hochgradig multiresistent (s. S. 61). Die Farbstoffbildung tritt in festen und flüssigen Medien in Erscheinung. (Nicht alle Nährböden sind dafür gleich gut geeignet.) Manchmal ist sie erst nach 48 Stunden oder auf den Testplatten erkennbar.

Außer dem charakteristischen Pyozyanin, das mit Chloroform aus flüssigen Kulturen ausgeschüttelt werden kann, werden weitere Farbstoffe gebildet: Fluorescein, ein gelb-grüner, fluoreszierender, wasserlöslicher Farbstoff, sowie gelegentlich Pyorubin (rötlich) und Pyomelanin (braun).

Stämme ohne Pyozyaninbildung bedürfen einer biochemischen Identifizierung (Tab. 10–35), z. B. mit API 20 NE. Zur Abgrenzung gegen *P. fluorescens* und *P. putida* eignet sich die Wachstumsprüfung in Bouillonkultur bei 42 °C im Wasserbad (*P. aeruginosa:* positiv).

P. fluorescens und *P. putida* werden in Untersuchungsmaterialien häufiger gefunden; sie haben jedoch nur selten pathogene Bedeutung.

Für epidemiologische Zwecke können *P. aeruginosa*-Stämme durch Serovar- (O-, H-Antigen), Lysovar- und Bakteriozin-Bestimmung weiter unterteilt werden.

Antibiotikaempfindlichkeit: Gegenüber den meisten Antibiotika besteht eine natürliche Resistenz. *P. aeruginosa*-wirksame Präparate, gegen

Tabelle 10–35 Merkmale zur Differenzierung von *Pseudomonas*-Arten [6, 32].

	morphologische Besonderheiten	Beweglichkeit	Zytochromoxidase	Fluorescein[8]	Pyocyanin[8]	Wachstum bei 42 °C	DNase	Gelatinase	Lezithinase	OF-Glukose	OF-Laktose	ONPG	Nitratreduktion	Urease	Lysindekarboxylase	Arginindesaminase	H_2S (KLIGLER)	Phenylalanin
P. aeruginosa		+	+	+[7]	+[7]	+	–[7]	d	–	+	–	–	d	d	–	+	–	–
P. fluorescens	1	+	+	+[7]	–	–	–	+	+	+	d	–	d	d	–	+	–	–
P. putida	1	+	+	+[7]	–	–	–	–	–	+	d	–	–	d	–	+	–	–
P. maltophilia	2	+	–	–	–	d	+	+	–	+	d	+	d	–	+	–	–	–
P. cepacia	3	+	+/(+)[7]	–	–	d	–	d	d	+	+	d	d	d	+	–	–	–
P. stutzeri	4	+	+	–	–	d	–	–	–	+	–	–	+	d	–	–	–	d
P. putrefaciens	5	+	+	–	–	d	+	d	d	+	–[7]	–	+	–	–	–	+	–
P. mallei	6	–	+ (+)/–	–	–	–	/	–	/	+	(+)/+	/	/	d	–	+/(+)	–	/
P. pseudomallei		+	+/(+)	–	–	+	–	+	d	+	+	–	d	d	–	+	–	–

[1] ovale oder plump-fusiforme Zellen, deutlich dicker als *P. aeruginosa*
[2] schlanke Stäbchen, oft fusiforme Stäbchen von mittlerer Länge
[3] Spindelform bzw. langgezogene Tropfenform
[4] teils schlanke, teils plumpe und fast ovale Stäbchen
[5] meist plumpe, teils kokkoide, teils etwas längere Stäbchen
[6] schlanke, bipolar angefärbte Stäbchen
[7] Ausnahmen
[8] geprüft auf *Pseudomonas*-Agar F und P (Merck)

Zeichenerklärung:
– = weniger als 10% positiv
d = 10–90% positiv
+ = über 90% positiv
(+) = schwache Reaktion

die sich Resistenz entwickeln kann, sind: β-Laktam-Antibiotika (häufig Kreuzresistenz) wie Carbenicillin (Ticarcillin), Azlocillin, Piperacillin, Cefsulodin, Cefoperazon, Ceftazidim, Aztreonam und Imipenem sowie Aminoglykoside (am wirksamsten Tobramycin), Fosfomycin (meist „mäßig empfindlich“) und die modernen Gyrasehemmer wie Norfloxacin, Ofloxacin und Ciprofloxacin.

Pseudomonas maltophilia

P. maltophilia ist eine *Pseudomonas*-Art mit Eigenschaften, die eine orientierende Abgrenzung gegenüber ähnlichen Keimen erleichtert: Die Zytochromoxidase fällt in der Regel negativ aus. DNase und Lysindecarboxylase werden gebildet. *P. maltophilia* ist charakteristischerweise Imipenem-resistent.

Vorkommen und Antibiotikaempfindlichkeit: In der Umwelt ist diese Keimart weit verbreitet; ihr Vorkommen bei Patienten ist klinikabhängig. *P. maltophilia* tritt meistens als Besiedler von Schleimhäuten (z. B. Trachea) auf, wird jedoch zunehmend häufiger auch als Erreger nosokomialer Infektionen beschrieben [52].

Wegen ihrer hochgradigen Multiresistenz – gegenüber dem größten Teil der β-Laktam-Antibiotika einschließlich Imipenem und allen Aminoglykosiden – ergeben sich Therapieprobleme. Meistens ist die Empfindlichkeit gegenüber Cotrimoxazol und Chloramphenicol erhalten.

Kultur: *P. maltophilia* wächst auf Blutagar in Form von dunkel-olivgrünen Kolonien, die bei dichten Kolonierasen mit einer grünlichen Verfärbung des Nährbodens umgeben sind. Die Kulturen verbreiten einen stechenden NH_3-Geruch. Auf nicht-bluthaltigen Nährböden kann eine Gelbfärbung, die auf die Kultur beschränkt ist, auftreten.

Identifizierung und Resistenzbestimmung: Die Identifizierung bedient sich der in Tabelle 10–35 aufgeführten Merkmale.

Die Resistenzbestimmung im Agardiffusionsverfahren führt – insbesondere bei β-Laktam-Antibiotika – häufig zu falschen, d. h. zu günstigen Ergebnissen. Bei wichtigen Isolaten sollte eine MHK-Bestimmung durchgeführt werden.

Pseudomonas cepacia

P. cepacia ist ein Umweltkeim, der zunehmend im Untersuchungsmaterial von Klinikpatienten gefunden wird [36]. Eine höhere Isolierungsrate hat in der Regel lokale Ursachen in der betreffenden Klinik. *P. cepacia* ist als bedeutender Verunreiniger von pharmazeutischen Präparaten bekanntgeworden. In seiner Anspruchslosigkeit kann er sich in vielen Flüssigkeiten, sogar in Desinfektionsmittellösungen, halten und vermehren. Bei Patienten führt er meistens zu Besiedlungen; doch werden auch behandlungsbedürftige Infektionen beobachtet. Nosokomiale Infektionen mit *P. cepacia* können gelegentlich epidemisch auftreten (verunreinigte Flüssigkeiten!).

Antibiotikaempfindlichkeit: *P. cepacia* ist hochgradig multiresistent, sogar gegenüber Imipenem; fast immer besteht jedoch Empfindlichkeit gegenüber Co-trimoxazol.

Kultur: Auf Blutagar bildet *P. cepacia* runde, glatt begrenzte, transparente Kolonien von butterweicher Konsistenz. Die Kolonien können verschiedene Farbtönungen – gelb, violett, rot – annehmen. Der Geruch der Kultur erinnert an den von *P. aeruginosa.*

Weitere Merkmale: Weitere Merkmale sind das Vorhandensein von Zytochromoxidase (Ausnahmen), Beweglichkeit, Lysindecarboxylase und Imipenem-Resistenz. Zur Identifizierung ist die Prüfung weiterer biochemischer Merkmale erforderlich (Tab. 10–35).

Pseudomonas mallei und pseudomallei

P. mallei ist der Erreger des Rotzes, einer Seuche, die bei Pferden, Eseln und Maultieren auftritt und die in Mitteleuropa ausgerottet worden ist. Eine Übertragung auf den Menschen ist möglich.

Mikroskopisch kleine, schlanke, unbewegliche, gramnegative Stäbchen mit häufig bipolarer Anfärbung in jungen Kulturen. Aerobes Wachstum bei 36 °C auf einfachen Nährböden, insbesondere solchen mit Glyzerinzusatz. Zytochromoxidase schwach positiv (Differenzierung s. Tab. 10–35). *P. pseudomallei* ist der Erreger der Melioidose, einer ausschließlich in den Tropen vorkommenden, rotzähnlichen Erkrankung von Tier und Mensch. Der Erreger findet sich im Boden und Oberflächenwasser.

Die Erkrankung des Menschen erfolgt durch Aufnahme von erregerhaltigem Staub, Erde oder Wasser.

Die Keimart ist beweglich und Oxidase-positiv. Ihre Identifizierung geschieht biochemisch (Tab. 10–35) und serologisch.

Weitere Pseudomonas-Arten

Auf charakteristische Merkmale einiger *Pseudomonas*-Arten sei hingewiesen: Bei Erstisolierungen von *P. stutzeri* Wachstum von trockenen, runzligen, fest am Nährboden haftenden Kolonien; bei *P. putrefaciens* H_2S-Nachweis im KLIGLER-Nährboden (Glukose-negativ!). *P. putrefaciens* wurde aufgrund des G- + C-Gehaltes der DNA

Tabelle 10–36

Merkmale zur Differenzierung von *Aeromonas, Plesiomonas* und *Vibrio.*

	Oxidase	Glukose/ Gas	Mannit	Aeskulin	Zitrat (SIMMONS)	DNase	Gelatinase (22 °C)	Indol	VP	Lysin-dekarb-oxylase	Ornithin-dekarb-oxylase	Arginindi-hydrolase	Vibriostatikum 0/129[1]
Aeromonas spec.	+	d	+	d	d	+	+	d	d	d	–	d	resistent[2]
Plesiomonas shigelloides	+	–	–	–	–	–	–	+	–	+	+	+	unterschiedlich
Vibrio spec.	+	–	+	/	+	+	+	+	d	+	+	–	empfindlich

[1] Testblättchen mit 10 oder 150 µg 0/129 (Oxoid Ltd., Basingstoke, U.K.)
[2] kein Hof

Zeichenerklärung:
– = weniger als 10% positiv
d = 10–90% positiv
+ = über 90% positiv

aus der Gattung *Pseudomonas* ausgeschlossen und in die Gattung *Alteromonas* überführt. Wegen der heterogenen Zusammensetzung dieser Keimart ist die endgültige taxonomische Zuordnung noch offen (species incertae sedis).

8.10 Aeromonas, Plesiomonas

Diese beiden Keimarten haben ihren natürlichen Standort in Gewässern. Beim Menschen verursachen sie nur selten Erkrankungen.

Sie wachsen auf einfachen Nährmedien und in der Regel auf MAC CONKEY-Agar, sind gramnegative, bewegliche Stäbchen (polare Begeißelung) und Oxidase-positiv. Zucker werden fermentativ abgebaut.

Aeromonas

Aeromonas hydrophila, die wichtigste *Aeromonas*-Art, wurde bei einer Reihe von Infektionen des Menschen beobachtet: Durchfallserkrankungen („Reisediarrhöen"), besonders bei Kindern, die jünger als 5 Jahre sind; Wundinfektionen, Sepsis (Leukämie-Patienten) und Infektionen unterschiedlicher Lokalisation.

Wachstum erfolgt häufig mit breiter β-Hämolysezone. Bei Laktose-positiven Stämmen ist eine Verwechslung mit *E. coli* (Oxidase-negativ!) möglich.

Biochemische Abgrenzung gegen *Plesiomonas* und Vibrionen siehe Tab. 10–36. Differentialdiagnostisch wichtige Merkmale sind Ornithindecarboxylase, DNase und 0/129-Resistenz.

Plesiomonas

Plesiomonas shigelloides wird gelegentlich bei Durchfallpatienten aus vorwiegend tropisch/subtropischen Ländern isoliert. Vereinzelt kommen auch extraintestinale Infektionen vor.

Der Keim wächst ohne Hämolyse. Seine Identifizierung geschieht nach Tabelle 10–36.

P. shigelloides säuert Glukose ohne Gasbildung und verfügt im Unterschied zu *Aeromonas* nicht über DNase und Gelatinase. Einige Stämme besitzen ein gemeinsames Antigen mit *S. sonnei* (Glattform).

8.11 Vibrio

Vorbemerkungen

Vibrio-Arten sind kommaförmige oder, besonders bei älteren Sammlungsstämmen, gerade, gramnegative Stäbchen. Sie sind monotrich begeißelt und zeigen im hängenden Tropfen eine sehr lebhafte, mückenschwarmähnliche Beweglichkeit. Sie sind Zytochromoxidase-positiv und besitzen einen fermentativen Zuckerabbau.

Enterobakteriazeen unterscheiden sich von Vibrionazeen *(Vibrio, Aeromonas* und *Plesiomonas)* durch das Fehlen einer Zytochromoxidase. Pseudomonaden lassen sich von den fermentativen Vibrionen mit Hilfe des OF-Testes nach HUGH und LEIFSON abgrenzen. Erstere haben einen oxidativen Zuckerabbau, oder sie sind inaktiv.

Die verschiedenen bei Erkrankungen des Menschen gefundenen Vibrionenarten mit zugehörigen Angaben sind in Tabelle 10–37 zusammengestellt.

Diagnostik: Bei der praktischen Diagnostik werden Cholera-Vibrionen vorwiegend serologisch, die anderen, insbesondere auch *V. parahaemolyticus,* biochemisch identifiziert.

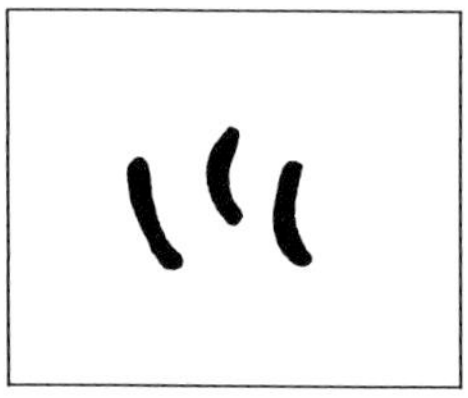

Tabelle 10–37 Erkrankungen durch Vibrionen.

	Erkrankung	Keimreservoire	Pathomechanismen
V. cholerae	klassische Cholera	Wasser, Kranker	Exotoxin
V. eltor	El Tor-Cholera	Wasser, Kranker	Exotoxin
V. albensis (NAG-Vibrionen)	Durchfallserkrankung, extraintestinale Infektion	Küsten-, Binnengewässer	Exotoxin invasiv
V. parahaemolyticus	Gastroenteritis (Lebensmittelvergiftung)	Küstengewässer (Fische, Krustentiere)	Exotoxin invasiv
V. alginolyticus	Wundinfektion	Küstengewässer	
„group F"-Vibrionen	Gastroenteritis	Küstengewässer, Badewasser	

Vibrio cholerae und Vibrio eltor*

V. cholerae und *V. eltor,* die Erreger der jetzt vorzugsweise in den Tropen/Subtropen vorkommenden Cholera, zeichnen sich durch folgende gemeinsame Merkmale aus: Zuckersäuerung ohne Gasbildung, Bildung von Indol, Nitratreduktion, Dekarboxylierung von Lysin und Ornithin, Arginindihydrolase-negativ. Die drei letzten Eigenschaften sind wichtige differentialdiagnostische Merkmale zur Abgrenzung gegen *Aeromonas* und *Plesiomonas.* (Weitere Eigenschaften s. Tab. 10–38.)

* Eigentlich Biovarietäten von *V. cholerae* (klassischer Erreger und eltor-Varietät).

Kultur: *V. cholerae* und *V. eltor* wachsen auf dem als Selektivagar besonders geeigneten TCBS-Agar (*T*hiosulfate-*C*itrate-*B*ile-*S*ucrose-Agar, zu beziehen im Fachhandel) als flache, gelbe Kolonien (Saccharose-positiv), die manchmal zentral eingedellt sind.

Ähnliches Aussehen haben Saccharose-positive NAG-(Heiberg-Gruppe 1) und „Group F"-Vibrionen (s. S. 180).

Serologische Untersuchung: Die beiden Biovarietäten sind serologisch identisch (Serovar O1). Mittels Faktorenseren lassen sich die Subserovare *Inaba* und *Ogawa* unterscheiden. Als serologischer Zwischentyp reagiert *Hikojima* mit beiden Seren.

Rauhstämme agglutinieren mit Antipolyvalent- und Antirauhserum, während *Ogawa-* und *Inaba-*Antiserum keine Reaktion zeigen [53]. Spontanagglutinabilität muß mit Kochsalzkontrolle ausgeschlossen werden.

Die serologischen Untersuchungen sollten nur an ganz jungen Kulturen (weniger als 18 Stunden alt) durchgeführt werden. Die Diagnose „Cholera-Vibrionen" wird mit einem polyvalenten Anti-Cholera-Serum (O-1-Serum) durch Objektträgeragglutination gestellt. Die Agglutination muß nach spätestens 1 Minute eintreten und die NaCl-Kontrolle negativ ausfallen.

Tabelle 10–38 Differenzierung von Vibrionazeen (nach [53]).

	Glukose (Gas)	Saccharose	Indol	Nitrat	Zitrat	VP	Gelatinase	DNase	Lysindekarboxylase	Ornithindekarboxylase	Arginindihydrolase	Wachstum in NaCl-Bouillon 0%	3%	8%	10%
V. cholerae	–	+	+	+	+	–	+	+	+	+	–	+	+	–	–
V. eltor	–	+	+	+	+	+	+	+	+	+	–	+	+	–	–
V. albensis	–	d	+	+	+	d	+	+	+	+	–	+	+	(+)	–
V. parahaemolyticus	–	–	+	+	+	–	+	+	+	+	–	–	+	+	d
V. alginolyticus	–	+	d	+	d	+	d	+	+	d	–	–	+	+	+
„group F"-Vibrionen	d	+	d	+	d	–	+	+	–	–	+	–	+	+	d
Aeromonas hydrophila	d	d	d	+	d	d	+	+	–*	–	d	+	+	–	–
Plesiomonas shigelloides	–	–	+	+	–	–	–	–	+	+	+	+	/	–	–

Zeichenerklärung: + = über 90% positiv d = 10–90% positiv – = weniger als 10% positiv * = Ausnahmen

Das Agglutinationsergebnis hat einen höheren diagnostischen Wert als das Ergebnis der biochemischen Prüfung, das erst später zur Verfügung steht.

Differenzierung: Eltor-Stämme unterscheiden sich von klassischen *V. cholerae*-Stämmen durch die Merkmale VP-Reaktion-positiv (drei Tage bei 22 °C), Hämagglutination von Schaf- oder Hühnererythrozyten, Resistenz gegenüber Polymyxin B (50 E pro Blättchen) und Resistenz gegenüber dem klassischen Cholera-Phagen IV (MUKERJEE) [8, 9, 53].

Hämagglutinationstest: Eine frische, dreimal gewaschene, 2,5%ige Suspension von Schaf- oder Hühnererythrozyten wird durch *Eltor*-Vibrionen agglutiniert.

Hierzu wird eine Öse einer jungen Nähragarkultur in einen Tropfen Erythrozytensuspension auf einem Objektträger eingerieben. Das Ergebnis wird innerhalb 1 Minute mit bloßem Auge abgelesen. Negativ- und Positivkontrolle müssen mitgeführt werden.

Vibrio albensis

V. albensis oder NAG-Vibrionen (NAG = *n*icht *ag*glutinierende Vibrionen) werden mit Hilfe von Saccharose, Arabinose und Mannose in 8 Gruppen nach HEIBERG eingeteilt. Zur HEIBERG-Gruppe 1 (Vergärung von Saccharose und Mannose, jedoch nicht Arabinose) gehören auch die Cholera-Vibrionen, die sich mit Hilfe der beschriebenen serologischen Merkmale von den NAG-Vibrionen unterscheiden [53].

Vibrio parahaemolyticus

V. parahaemolyticus ist eine weltweit verbreitete, in Meerwasser vorkommende, fakultativ pathogene, halophile Vibrionenart, die in Küstengebieten häufiger – in Mitteleuropa selten – Lebensmittelvergiftungen (Nachweis im Lebensmittel, s. S. 337) verursacht.

Kultur und biochemisches Verhalten: Sie wächst auf TCBS-Agar in flachen, blau-grünen Kolonien mit zentralem Knopf und zäher, fadenziehender Konsistenz. Wachstum erfolgt in flüssigem Medium nur bei einem NaCl-Gehalt von mindestens 0,5% und ist bis einschließlich 8% möglich. Der NaCl-Gehalt der Routinenährböden ist ggf. zu erhöhen. Bei Verwendung vorgefertigter, miniaturisierter Identifizierungssysteme kann die Einsaatsuspension mit NaCl angereichert werden. Die Stämme bilden Indol und säuern Mannit, hingegen nicht Saccharose.

Manche Stämme bilden ein hitzebeständiges Hämolysin, das als Pathogenitätsmerkmal angesehen wird (KANAGAWA-Phänomen). Der Nachweis dieses Hämolysins erfolgt auf einem speziellen, mit NaCl angereicherten Nährboden, dem „WAGATSUMA-Agar". Dieser Test sollte nur in Speziallaboratorien durchgeführt werden.

Serologische Untersuchung: Serologisch werden z. Zt. 12 O- und 52 K-Antigene unterschieden, deren Nachweis für epidemiologische Zwecke genutzt wird [8].

Vibrio alginolyticus

V. alginolyticus ist eine überwiegend apathogene, hochgradig halophile, marine Vibrionenart, die im Gegensatz zu *V. parahaemolyticus* Saccharose säuern kann (wächst auf TCBS-Agar gelb!) und VP-positiv ist (Tab. 10–38). Verwertbar ist auch die Fähigkeit der meisten Stämme, auf Nähragar bei 35 °C zu schwärmen.

„Group F"-Vibrionen

„Group F"-Vibrionen wachsen auf TCBS-Agar als gelbe, flache Kolonien (Identifizierung s. Tab. 10–38).

9 Aerobe, mikroaerophile und fakultativ anaerobe gramnegative Stäbchenbakterien mit hohen Nährstoffansprüchen

9.1 Legionella

Legionellen sind bewegliche, gramnegative, polymorphe Stäbchen von kokkoider bis fadenförmiger Gestalt, die sich nach GRAM nur schwach anfärben (Gegenfärbung am besten mit 0,1%iger basischer Fuchsin-Lösung). Ältere Kulturen enthalten überwiegend fadenförmige Strukturen. Legionellen wachsen nicht auf normalem Blutagar, sondern nur auf Spezialnährböden (z. B. BCYEα-Agar = *b*uffered *c*harcoal *y*east *e*xtract agar supplemented with α-ketoglutaric acid, im Fachhandel beziehbar).

Die essentiellen Wuchsstoffe sind Eisen, z. B. in Form von Eisenpyrophosphat, das jetzt anstelle des anfangs verwendeten Hämoglobins eingesetzt wird, und L-Cystein.

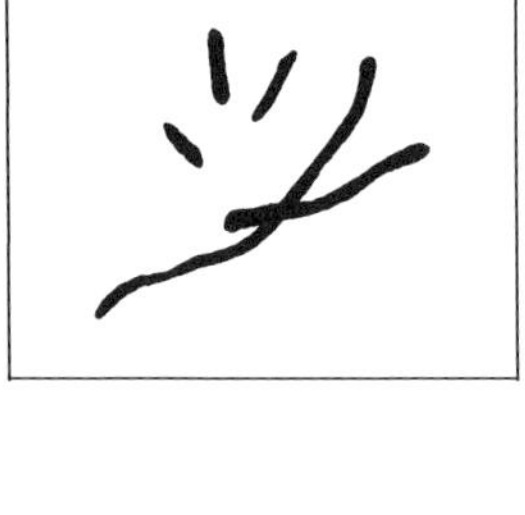

Tabelle 10–39 Einige wichtige *Legionella*-Arten.

L. pneumophila (Serogruppen 1–13)
L. longbeachae (Serogruppen 1 und 2)
L. bozemanii
L. micdadei
L. dumoffii
L. germanii
L. anisa

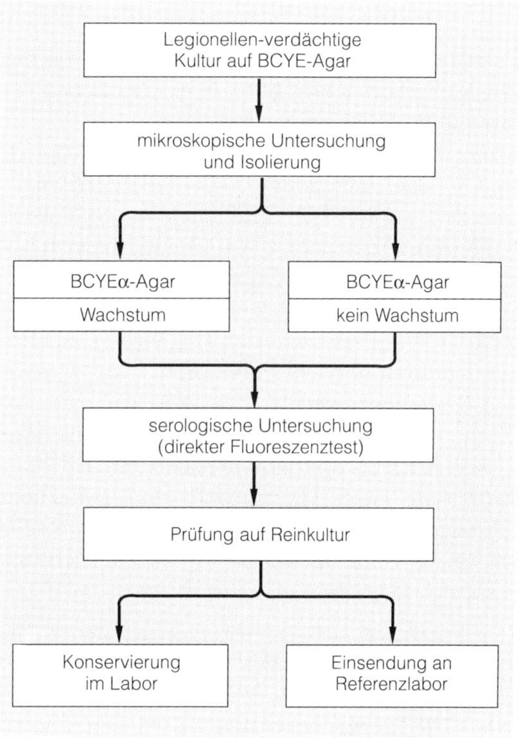

Abb. 10–11 Orientierende Identifizierung von Legionellen.

Damit ergibt sich eine Ähnlichkeit mit *Francisella tularensis* (s. S. 182), die ebenfalls auf diesem Selektivnährboden anzüchtbar ist.

Vorkommen und pathogenetische Bedeutung: Zur Zeit kennt man mehr als 22 verschiedene Legionellenarten, von denen einige in Tabelle 10–39 aufgeführt werden. *Legionella pneumophila* Serogruppe 1, eine von derzeit 13 Unterteilungen dieser Spezies, ist die wichtigste. Legionellen sind in der Natur (Gewässer) weit verbreitet und werden mit verbesserter Nachweistechnik im Wasserleitungsnetz vieler Gebäude gefunden (s. S. 334). Besonders gefährlich ist ihre Verbreitung als Aerosol (Klimaanlagen, Duschen). Infektionen verlaufen beim Menschen häufig symptomlos. Bei älteren und abwehrgeschädigten Menschen können Legionellen jedoch lebensbedrohliche Komplikationen verursachen.

Antibiotikaempfindlichkeit: Therapeutisch sind Erythromycin, Gyrasehemmer (Tetracyclin) und Rifampicin wirksam, während die In-vitro-Empfindlichkeit sich auf eine viel größere Anzahl von Antibiotika erstreckt.

Kultur: Die kulturelle Anzüchtung von Legionellen gelingt auf BCYEα-Agar innerhalb von 2–14 Tagen unter aeroben Verhältnissen in einer feuchten Kammer bei 36 °C. Kohlendioxidatmosphäre ist mit Ausnahme einer Legionellenspezies nicht erforderlich.

Auf BCYEα-Agar entstehen konvexe, runde, gelegentlich gesprenkelt aussehende Kolonien mit einer blau-weißen bis blaß-rosa Farbtönung. Sie erreichen maximal eine Größe von 3 mm Durchmesser und flachen im Zentrum ab. Die Kolonien sind oft unterschiedlich groß. Charakteristisch ist auch ihre fadenziehende Konsistenz, d. h., sie lassen sich mit der Öse hochheben.

Identifizierung: Die orientierende Identifizierung als *Legionella*-Spezies ist in Abbildung 10–11 dargestellt.

Entscheidend ist der Nachweis einer Cystein-Abhängigkeit. Zu diesem Zweck wird parallel auf BCYEα-Agar und dasselbe Medium ohne Cystein (BCYEα-c-Agar) oder Blutagar subkultiviert. Deutliches Wachstum darf nur auf BCYEα-Agar erfolgen.

Legionella-verdächtige Kulturen können weiter serologisch mittels direkten Fluoreszenztestes (Reagenzien im Handel) geprüft werden (Nachweis s. S. 306). Hier ist jedoch die Antigengemeinschaft der verschiedenen *Legionella*-Spezies untereinander zu beachten.

Zur endgültigen Identifizierung sollten die Kulturen an ein Referenzlaboratorium (z. B. Max von Pettenkofer-Institut, Außenstelle für Med. Mikrobiologie, Klinikum Großhadern, München) eingeschickt werden.

Da sich Legionellen auf BCYEα-Agar nicht lange halten, müssen sie auf dem schnellsten Wege als Schräg- oder Stichkultur transportiert werden. Reinkulturen sind Voraussetzung.

Aufbewahrung: Im Labor lassen sich Legionellen in Schafblut eingefroren aufbewahren.

Eine gut bewachsene Platte wird mit 3–4 ml unverdünntem defibriniertem Schafblut abgeschwemmt. Je 1,5 ml Bakteriensuspension in Schafblut wird in kleine, sterile Serumröhrchen gegeben. Die Röhrchen werden mit Schraubdeckel gut verschlossen. Anschließend bei −20 °C, besser bei −70 °C einfrieren.

9.2 Francisella

F. tularensis ist der Erreger der von Tieren auf den Menschen übertragbaren, pestähnlichen Tularämie (Nachweis s. S. 308).
Mikroskopische Untersuchung: Mikroskopisch finden sich sehr kleine, oft kokkenförmige, schwach anfärbbare, gramnegative Stäbchenbakterien. Die bipolare Anfärbung, die sich besonders gut durch die GIEMSA-Färbung darstellt, vermittelt den Eindruck von Kokken (mittlere Zellpartie nur sehr schwach angefärbt!). In älteren Kulturen herrscht Polymorphie vor. *F. tularensis* ist unbeweglich.
Kultur: Anzüchtung ist nur auf Cystein- oder Cystin-haltigen Spezialnährböden mit Ei- oder Blutzusatz (s. S. 34) möglich. Auf einfachem Blutagar wächst *F. tularensis* nicht oder nur sehr schwach. Kohlendioxid ist für die Anzüchtung nicht erforderlich.

Der Nährboden muß gut vorgetrocknet werden, da Feuchtigkeit auf der Oberfläche das Wachstum verhindert.

Nach 1–4 Tagen – bei geringer Keimzahl längere Bebrütung, bis zu 3 Wochen, erforderlich – entstehen stecknadelkopfgroße Kolonien mit Vergrünung.
Identifizierung: Die Identifizierung gelingt serologisch (Objektträgeragglutination, direkter [indirekter] Fluoreszenztest).

Biochemische Merkmale spielen dabei keine Rolle.

Beachte: Zum Arbeiten mit *F. tularensis* ist eine Sondergenehmigung nach § 19 (1) BSeuchG erforderlich. Die Untersuchungen müssen in Werkbänken der Klasse I oder II durchgeführt werden, da *F. tularensis* zu den Erregern der Risikogruppe III gehört.

9.3 Brucella

Vier menschenpathogene Brucellenarten werden unterschieden: *B. melitensis, B. abortus, B. suis* und *B. canis.*
Mikroskopisch: Brucellen sind winzig kleine, kurze, oft kokkenförmige, gramnegative Stäbchen (Tafel 6); sie sind unbeweglich.
Kultur: Brucellen wachsen auf einfachen Nährböden; durch Zusatz von 1–5% Serum kann das Wachstum verbessert werden. Auf Blutagar entwickeln sich nach 2–4 Tagen stecknadelkopfgroße, glatte, grau-transparente, glänzende, nicht-hämolysierende Kolonien, die bei weiterer Bebrütung bis zu 2–3 mm Durchmesser erreichen können. *B. canis* wächst stets in der Rauhform. Brucellen sind obligate Aerobier (anaerob kein Wachstum!). Häufig wird ihr Wachstum durch Kohlendioxid gefördert (*B. abortus* ist z. T. kohlendioxidabhängig, s. Tab. 10–40).
Identifizierung: Brucellen bilden Katalase und Oxidase. Sie vermögen nicht, Zucker zu vergären und Gelatine zu verflüssigen. Nitrat wird zu Nitrit reduziert. Manchmal können sie sehr rasch (Minuten) Harnstoff spalten. Zur Abgrenzung gegen nicht-fermentierende gramnegative Stäbchenbakterien kann Tabelle 10–34 herangezogen werden. Weitere differentialdiagnostische Gesichtspunkte finden sich in Tabelle 10–41. Für die praktische Diagnostik im Labor ist die Agglutination mit nicht-absorbiertem Anti-Glattserum gegen *B. melitensis, B. abortus* und *B. suis* wichtig. Ggf. ist eine quantitative Austitrierung im Vergleich mit einem käuflichen Brucellen-Antigen im Mikrotiterverfahren vorzunehmen.

Serologisch reagieren *B. canis* und die Rauhformen der oben genannten Brucellenarten nicht. Zu diesem Zweck müßte ein Anti-Rauhserum, das auch mit *B. canis* kreuzagglutiniert, verwendet werden. Ggf. Hilfe in veterinärmedizinischem Institut suchen.

Antibiotikaempfindlichkeit: Brucellen sind empfindlich gegenüber Tetracyclin und Gentamicin (Resistenz spricht gegen Brucellen!).
Differenzierung: In der Regel beschränkt man sich im Labor heute auf die Gattungsdiagnose. Verdächtige Stämme werden zur weiteren Differenzierung an ein Referenzlaboratorium weitergeleitet (M. J. Corbel, FAO-WHO-Collaborating Centre for Reference and Research on Brucellosis: Central Veterinary Laboratory, New Haw, Weybridge Surrey KT 153 NB, Great Britain). Die Artabgrenzung und Biovarbestimmung geschieht mit Hilfe der in Tabelle 10–40 auszugsweise genannten Merkmale. Zusätzlich werden Urease-Aktivität, weitere Stoffwechselleistungen, *Brucella*-Phagen sowie serologische Merkmale herangezogen.

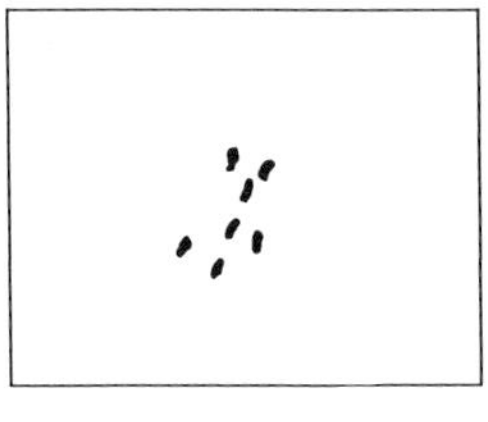

Tabelle 10–40 Differenzierung von *Brucella*-Arten auf Farbstoffnährböden und mittels weiterer Merkmale (vereinfachte Darstellung).

	Kohlendioxid-bedarf[1]	H_2S-Bildung[2]	Wachstum in Anwesenheit von[3] basischem Fuchsin 1:50000	Thionin 1:25000	Thionin 1:50000
B. melitensis	–	–	+	–	+
B. abortus	+/(–)[4]	+/–	+/(–)[4]	–/(+)[4]	+/(–)[4]
B. suis	–	–/(+)[4]	–/+	+/(–)[4]	+
B. canis	–	–	–	+	+

[1] geprüft auf Tryptose-Schrägagar
[2] geprüft auf Tryptose-Schrägagar mit Bleiazetatpapier: mehrere Tage beobachten
[3] Tryptose-Agar als Basisnährboden
[4] Reaktion bei einzelnen Biovaren der betreffenden Art

Tabelle 10–41 Orientierende Gruppierung gramnegativer Stäbchenbakterien mit anspruchsvollen Kulturbedingungen*.

Katalase +/Zytochromoxidase +	
– *Pasteurella*	zarte Kurzstäbchen (Übertragung durch Tierbiß)
– DF-2	fusiforme, längere Stäbchen (Übertragung durch Hundebiß)
– *Brucella*	winzige, kokkoide Stäbchen, serologische Bestimmung
– *Moraxella*	plumpe, kokkoide Stäbchen (Diplo-Form)
Katalase –/Zytochromoxidase –	
– *Haemophilus aphrophilus*	kokkoide Stäbchen
– *Capnocytophaga*	fusiforme, längere Stäbchen, Schwärmphänomen
Katalase +/Zytochromoxidase –	
– *Haemophilus actinomycetemcomitans*	kokkoide Stäbchen
Katalase –/Zytochromoxidase +	
– *Cardiobacterium hominis*	zarte, polymorphe Stäbchen
– *Kingella kingae*	kokkoide bis mittellange Stäbchen (oft Diplo- und Kettenlagerung)
– *Eikenella corrodens*	typischer Geruch, eingesunkene Kolonien, zarte Stäbchen (typische Lagerung)
Katalase variabel/Zytochromoxidase variabel	
– *Haemophilus*	kokkoide Kurzstäbchen, Ammenphänomen, typischer Geruch
– *Bordetella pertussis***	*kokkoide Kurzstäbchen*
– *B. parapertussis*	Zytochromoxidase –
– *B. bronchoseptica*	Zytochromoxidase +, Beweglichkeit, Wachstum auf MAC CONKEY-Agar

* fast ausnahmslos kein Wachstum auf MAC CONKEY-Agar
** Spezialnährböden s. S. 34

Brucellenarten

B. melitensis ist der Erreger des sog. Maltafiebers beim Menschen. Als Erregerreservoir kommen Ziege und Schaf in Betracht.

B. abortus ist der Erreger des seuchenhaften Verkalbens beim Rind. Die Keimart verursacht beim Menschen eine typische Brucellose.

B. suis ist der Erreger des seuchenhaften Verwerfens beim Schwein. Sie ist ebenfalls menschenpathogen.

B. canis ist hundepathogen. Einzelne Erkrankungen wurden auch beim Menschen nachgewiesen [66].

Arbeiten mit Brucellen

Beachte: Für das Arbeiten mit Brucellen bedarf es einer Sondergenehmigung nach § 19 (1) des BSeuchG. Untersuchungen müssen in Sicherheitskabinen der Klasse I oder II durchgeführt werden (Brucellen gehören zur Risikogruppe II). Wegen der häufigen Laborinfektionen ist es unbedingt erforderlich, die Schutzbestimmungen zu beachten!

9.4 Bordetella

Bordetellen sind kleine, gramnegative, kokkoide Stäbchen. Sie sind obligat aerob und können Kohlenhydrate nicht abbauen.

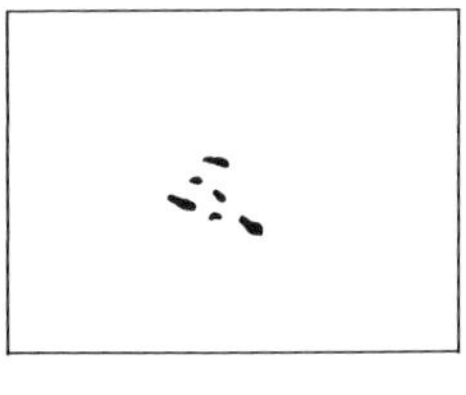

B. pertussis

Erreger des Keuchhustens (Nachweis s. S. 304)

Mikroskopisch: Sehr kleine, kokkoide Stäbchen (1 µm/0,3–0,5 µm) sind zu erkennen, die einzeln, in Paaren oder in Haufen gelagert und schwach angefärbt sind.

Kultur: Die kulturelle Anzüchtung erfordert komplexe Nährboden wie BORDET-GENGOU-Agar (s. S. 34) oder Kohle-Blutagar (10% Blutzusatz) mit Charcoal-Agar als Basisnährboden. Anstelle des im Originalrezept empfohlenen Pferdeblutes kann Schafblut verwendet werden.

Zur Erstanzüchtung werden selektive – von manchen Untersuchern gleichzeitig auch nichtselektive – Nährböden eingesetzt. Selektivnährböden enthalten zusätzlich Cefalexin (40 µg/ml).

Penicillin G (0,5 IE/ml) und Methicillin (2,5 µg/ml) werden weniger gut beurteilt [73].

Die Kulturen müssen 7 Tage in feuchter Kohlendioxidatmosphäre bebrütet werden.

Feuchtigkeit ist entscheidend. Es besteht keine Kohlendioxidabhängigkeit.

Auf den Nährböden wachsen nach 3–5 Tagen grauweiße, glänzende, kuppelförmige Kolonien, die mit Quecksilbertropfen verglichen werden können. Häufig entsteht eine schwache Hämolyse. Zur Begutachtung ist ein Plattenmikroskop mit Schrägbeleuchtung empfehlenswert.

Verdächtige Kolonien werden nach mikroskopischer Begutachtung gleichzeitig auf BORDET-GENGOU-Nährboden ohne Antibiotika und Kochblutagar abgeimpft (weitere Merkmale s. Tab. 10–42 und 10–43).

Identifizierung: Die Identifizierung erfolgt serologisch (Objektträgeragglutination oder direkter Fluoreszenztest, diagnostisches Serum zu beziehen bei Difco).

Für Objektträgeragglutination Wachstum auf antibiotikafreien Nährböden erforderlich.

B. parapertussis

Erreger einer keuchhustenähnlichen Erkrankung. Es handelt sich um wenig anspruchsvolle, etwas längere Stäbchenbakterien, die nicht nur auf BORDET-GENGOU-Nährboden, sondern auch

Tabelle 10–42 Differenzierung von *Bordetella*-Arten (nach [70]).

	Oxidase	Beweglichkeit	Nähragar Wachstum	Nähragar Braunfärbung*	Nitratreduktion	Urease	serologischer Nachweis
B. pertussis	+	–	–	–	–	–	direkter Fluoreszenztest
B. parapertussis	–	–	+	+	–	+	direkter Fluoreszenztest
B. bronchiseptica	+	+	+	–	+	+	

* besser auf 1% Tyrosin-haltigem Heart-Infusion-Agar

Tabelle 10–43 Differenzierung von *Bordetella-* und *Haemophilus*-Arten, die bei Keuchhusten-Diagnostik auf BORDET-GENGOU-Agar anwachsen.

	Wachstum auf BORDET-GENGOU-Agar	Wachstum auf Blutagar	Wachstum auf Kochblutagar	X-Faktor erforderlich	V-Faktor erforderlich
H. influenzae[1]	+	–[2,3]	+	+	+
H. parainfluenzae	+	–[2,3]	+	–	+
H. aphrophilus und *H. actinomycetemcomitans*	+	+	+	–[4]	–
B. pertussis	+ (nach 3–4 Tagen oder selten länger)	–[3]	–[3]	–	–
B. parapertussis	+ (nach 1–2 Tagen)	+	+	–	–

[1] *H. haemolyticus* (apathogen) zeigt dasselbe Verhalten
[2] Ammenphänomen um Staphylokokkenkolonien nachweisbar
[3] nach längerer Bebrütung Wachstum möglich (bei *B. pertussis*-Laborstämmen nach 4–5 Tagen)
[4] für Erstanzüchtung von *H. aphrophilus* offensichtlich Haemin-haltige Nährböden erforderlich

auf Kochblut-, Blut- und Nähragar innerhalb von 1–2 Tagen wachsen. Auf Nähragar bilden sie braunes Pigment. Identifizierung s. Tab. 10–41, 10–42 und 10–43. Eine rasche Bestimmung ist auch mit Hilfe eines direkten fluorochromierten Antiserums (Difco) möglich.

B. bronchiseptica

Erreger einer Pneumonie bei Hunden und Nagern; ist gelegentlich auch menschenpathogen und verursacht Infektionen des Respirationstraktes und Wundinfektionen. Mikroskopisch sind kleine, kokkoide Stäbchen zu erkennen; sie sind beweglich!

Kultur: Diese Keimart hat sehr geringe Nährbodenansprüche; sie wächst auch auf MAC CONKEY-Agar. Die Abgrenzung gegen *Alkaligenes faecalis* geschieht durch positive Harnstoffspaltung (weitere Merkmale s. Tab. 10–42 und Tab. 10–34).

9.5 Moraxella

Moraxellen mit ihren beiden Subgenera *Moraxella* und *Branhamella* (s. S. 135) gehören zu den Neisseriazeen. Sie kommen z. T. physiologischerweise auf den Schleimhäuten der oberen Luftwege vor. Moraxellen sind selten pathogen, z. B. bei Isolierungen aus Blut, Liquor und Eiter [5]. Branhamellen, die bei Infektionen der oberen Luftwege als Erreger in Erscheinung treten, werden bei den Neisserien abgehandelt (s. S. 135).

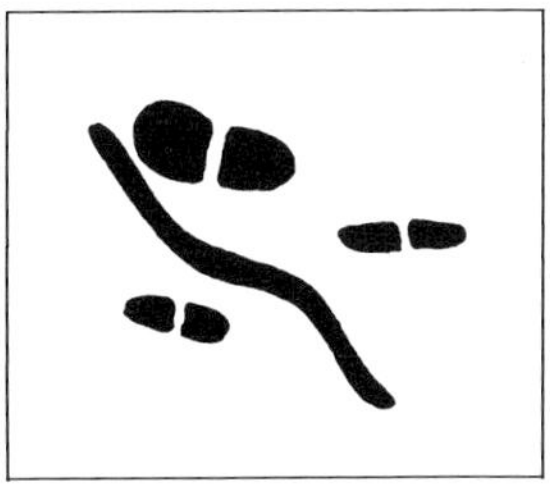

Mikroskopisch: Moraxellen stellen sich als gramnegative, plumpe, kokkoide bis kurze Stäbchen mit paarweiser Lagerung dar. Ihre Größe beträgt gelegentlich bis zu 1,5 μm. Vereinzelt ist Fadenbildung erkennbar. In frischen Kulturen sind Moraxellen nicht selten gramlabil; sie sind unbeweglich.

Ihre Diplokokken-Morphologie, besonders im Untersuchungsmaterial, kann Neisserien vortäuschen.

Kultur: Moraxellen wachsen auf blut- und serumhaltigen Nährböden in 1–3 Tagen in Form von grau-transparenten, glatten, weichen Kolonien; vereinzelt ist schleimiges Wachstum nachweisbar; selten wachsen sie auch auf MAC CONKEY-Agar. Sie sind ausgeprägte Aerobier und benötigen Feuchtigkeit zum Anwachsen. Katalase und Oxidase werden gebildet; Zucker werden nicht gesäuert. Meistens besteht eine Penicillinempfindlichkeit.

Identifizierung: Zur Identifizierung der Arten s. Tab. 10–41 und 10–44. Ihre Abgrenzung gegen *Acinetobacter* (s. S. 174) erfolgt mit Hilfe der Oxidase-Reaktion.

Tabelle 10–44 Differenzierung von *Moraxella*- und *Kingella*-Arten (z. B. mit Minitek-Verfahren).

	Katalase	Oxidase	Glukose-säuerung	Urease	Citrat	Phenyl-alanin-desaminase	Nitrat-reduktion	Gelatinase	Vorkommen
M. lacunata	+	+	–	–	–	–	+	+	Bindehaut[2]
M. nonliquefaciens	+	+	–	–	–	–	+	–	obere Luftwege[3], Liquor, Blut
M. osloensis	+	+	–	–[1]	–[1]	–	+/–	–	obere Luftwege[3], Blut, Liquor, Eiter
M. phenylpyruvica	+	+	–	+[1]	–	+[1]	+	–	Blut, Liquor
M. atlantae	+	+	–	–	–	–	–	–	Blut
M. urethralis	+	+	–	–	+/–	–	–	–	Urogenitaltrakt
K. kingae[4]	–[1]	+	(+)/+	–	–	–	+	–	obere Luftwege, Blut, Liquor
K. denitrificans	–	+	(+)/+	–	–	–	–	–	obere Luftwege

[1] Ausnahmen
[2] Pathogenität fraglich
[3] Standort
[4] hämolysierend

9.6 Kingella

Die Gattung *Kingella* wird bei den Neisseriazeen eingeordnet. Es handelt sich um gramnegative, kokkoide bis kurze Stäbchen, die vorzugsweise als Diplo-Formen gelagert sind. Sie sind gramlabil und unbeweglich.

Sie wachsen z. T. in Form sich in den Nährboden eingrabender Kolonien und können einen Schwärmsaum ausbilden (vgl. *E. corrodens*, S. 190). Weitere Merkmale sind der Besitz einer Oxidase, das Fehlen einer Katalase sowie das Vermögen, Glukose zu spalten (Serumzusatz erforderlich).

Die Eigenschaften der *Kingella*-Arten sind in Tabelle 10–41 und 10–44 festgehalten.

K. kingae kommt wahrscheinlich physiologischerweise auf Schleimhäuten der oberen Luftwege vor. Sie verhält sich nur gelegentlich pathogen (z. B. Endokarditis, Knocheninfektion).

Auf Blutagar ist Hämolyse erkennbar; ein Teil der Stämme wächst auch auf MAC CONKEY-Agar. *K. kingae* ist Penicillin-empfindlich.

K. denitrificans kommt ebenfalls in den oberen Luftwegen vor. Sie wächst auf THAYER-MARTIN-Agar; deshalb ist eine Verwechslung mit Gonokokken möglich.

9.7 Pasteurella

Pasteurellaceae

Die Gattung *Pasteurella* gehört zusammen mit den Gattungen *Actinobacillus* und *Haemophilus* zu der Familie der *Pasteurellaceae*. Diese Keimgruppen besitzen eine Reihe phänotypischer Gemeinsamkeiten [48]: Es handelt sich um unbewegliche, kokkoide Stäbchen mit Neigung zur Pleomorphie. Weitere verbindende Merkmale sind aerobes bis mikroaerophiles Wachstum, Kohlendioxidabhängigkeit und erhöhter Feuchtigkeitsbedarf sowie relativ hohe Nährbodenansprüche. Vegetative Kulturen sterben schnell ab. Weitere gemeinsame Eigenschaften sind anaerobe Glukosesäuerung, Nitratreduktion, positive Phosphatase-Reaktion sowie teils hohe, teils mäßige Empfindlichkeit gegenüber Penicillin G.

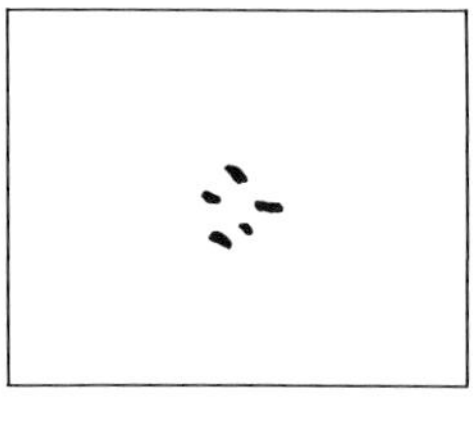

Pasteurella-Arten

Pasteurella-Arten zeichnen sich durch kurze, ovoide Stäbchen aus, die an den Polen stärker als in der Mitte angefärbt sind (Polkappenfärbung s. S. 21).

Zur Identifizierung können fragliche Stämme an das Institut für Bakteriologie, Medizinisches Zentrum für Hygiene der Universität Marburg, eingesandt werden.

P. multocida ist ein Erreger von Tierseuchen, z. B. Geflügelcholera und Kaninchenpasteurellose. Beim Menschen verursacht die Keimart folgende Erkrankungen:

- lokalisierte Infektionen (Abszeßbildung) am häufigsten nach Bißverletzungen durch Katzen, Hunde und andere Tiere
- generalisierte Infektionen (Sepsis)
- Infektionen des Respirationstraktes; gelegentlich auch Vorkommen im Sputum Gesunder

Die Stämme wachsen auf bluthaltigen Nährböden nach einem Tag in Form von kleinen, konvexen Kolonien von weicher Konsistenz. Stämme aus dem Respirationstrakt zeigen häufiger schleimiges Wachstum. *P. multocida* verbreitet einen charakteristischen stechenden Geruch.

Merkmale: Die Keimart zeichnet sich durch folgende Eigenschaften aus: Katalase-, Oxidase-positiv, Nitratreduktion, Fermentation von Zuckern ohne Gasbildung, Ornithindecarboxylase-positiv, Indol-positiv. Die Abgrenzung gegen andere Pasteurellenarten gelingt mit den in Tabelle 10–45 angegebenen Merkmalen.

P. pneumotropica besitzt nur eine geringe Bedeutung als Krankheitserreger für den Menschen.

Pasteurella new species 1 (= Biovar von *P. pneumotropica):* Verursacht Wundinfektionen nach Hunde- und Katzenbissen.

P. ureae: Kann aus dem Respirationstrakt isoliert werden. Die pathogenetische Bedeutung ist unsicher. Die Keimart zeichnet sich durch sehr schnelle (innerhalb von Minuten) Alkalibildung auf CHRISTENSENS Harnstoffagar aus.

Tabelle 10–45 Differenzierung unbeweglicher, Zucker-fermentierender, gramnegativer Stäbchenbakterien mit hohen Nährstoffansprüchen (v = variabel).

	Katalase	Oxidase	CO_2 erforderlich	Wachstum auf MacConkey-Agar	Indol	Urease	Nitratase	Ornithindekarboxylase	Glukose	Saccharose	Laktose	Trehalose	Xylose	Mannit
Pasteurella multocida	+	+	−	−	+	−	+	+	+	+	−	v	v	v
Pasteurella new species 1	+	+	−	−	+	v	+	−	+	+	−	−	−	−
Pasteurella pneumotropica	+	+	−	v	+	+	+	+	+	+	v	+	+	−
Pasteurella ureae	+	+	−	−	−	+	+	−	+	+	−	−	−	+
Actinobacillus lignieresii	+	+	−	v	−	+	+	−	+	+	v	−	+	+
Actinobacillus actinomycetemcomitans[1]	+	−	+	−	−	−	+	−	+/(+)	−	−	−	v	v
Haemophilus aphrophilus	−	−	+	−	−	−	+	−	+	+	+	+	−	−
Cardiobacterium hominis	−	+	+	−	+	−	−	−	+	+[2]	−	−	−	+[2]

[1] neue Bezeichnung: *Haemophilus actinomycetemcomitans* (vgl. Tab. 10–43 und 10–46)
[2] Ausnahmen

Tabelle 10–46 Differentialdiagnose unbeweglicher, mikroaerophiler, gramnegativer Stäbchenbakterien mit hohen Nährstoffansprüchen (zur Prüfung der Merkmale Serumzusatz erforderlich oder Verwendung des Minitek-Verfahrens).

	Katalase	Oxidase	Wachstum auf MacConkey	Indol	Urease	Nitratase	Lysindekarboxylase	Ornithindekarboxylase	β-Galaktosidase	Aeskulin	Glukose	Saccharose	Maltose
Eikenella corrodens	−[1]	+	−	−	−	+	+	+	−	−	−	−	−
Capnocytophaga spec.	−	−	−	−	−	v	−	−	v	v	+	+	+/(+)
DF-2	+	+	−	−	−	−	−	−	+	v	v	−	+
Cardiobacterium hominis	−	+[3]	−	+	−	−	−	−	−	−	+	+/(+)	+/(+)
Kingella kingae	−	+	v	−	−[1]	−	−	−	−	−	+/(+)	−	+/(+)
Haemophilus actinomycetemcomitans	+[2]	v[4]	−[1]	−	−	+	−	−	−[2]	−	+/(+)	−[2]	+/(+)
Haemophilus aphrophilus	−	v	−	−	−	+	−	−	+	−	+	+	+

[1] Ausnahmen
[2] Merkmale zur Abgrenzung gegen *H. aphrophilus*
[3] an frischen Kulturen prüfen
[4] überwiegend negativ

9.8 Actinobacillus

Mit Ausnahme von *A. actinomycetemcomitans* (s. u.) spielen *Actinobacillus*-Arten bei Infektionen des Menschen nur eine untergeordnete Rolle.

A. lignieresii (pathogen für Schafe und Rinder) und *A. equuli* (pathogen für Fohlen und Schweine) werden nur sehr selten beim Menschen gefunden. Sie sind möglicherweise identisch.

A. actinomycetemcomitans: (= *Haemophilus actinomycetemcomitans* comb. nov. [57]). Er ist ein Bestandteil der Mundflora; er wird im Zahnbelag (Zusammenhang mit juveniler Periodonti-

tis) gefunden und ist ein häufiger Begleitkeim von *Actinomyces israelii;* gelegentlich gelingt die Isolierung in Blutkulturen bei Endokarditis. Es besteht eine große Ähnlichkeit mit *Haemophilus aphrophilus* (Differenzierung vgl. Tab. 10–41, 10–45, 10–46).
Mikroskopisch: *Actinobacillus*-Arten imponieren als winzige, kokkoide Stäbchen, die Ähnlichkeit mit Brucellen haben.
Kultur: Die Kultur verlangt mikroaerophile Bedingungen. Auf Blutagar entstehen nach 24 bis 48 Stunden unter 5% Kohlendioxid winzige, glatte, durchscheinende Kolonien, die bei längerer Bebrütung eine Sternfigur entwickeln und sich schlecht vom Nährboden lösen lassen. In der Regel wachsen *Actinobacillus*-Stämme nicht auf Mac Conkey-Agar. In Bouillon bilden sich meist kleine Körnchen entlang dem Glas und ein zähflüssiger Bodensatz. Eine Trübung fehlt.
Antibiotikaempfindlichkeit: *A. actinomycetemcomitans* ist Penicillin-resistent und Ampicillin-sensibel. Weitere Eigenschaften sind in Tabelle 10–45 und 10–46 angegeben.

9.9 Haemophilus

Diese Gattung besteht aus zarten, meist kokkoiden bis kurzen, gramnegativen Stäbchenbakterien mit vereinzelt fädigen Strukturen; sie sind unbeweglich. *Haemophilus*-Stämme benötigen zum Anwachsen X- und/oder V-Faktor, Kohlendioxidatmosphäre und ausreichende Nährbodenfeuchtigkeit. Die Kulturen verbreiten einen stechenden Geruch.

H. influenzae

H. influenzae ist der Erreger eitriger Entzündungen im Bereich der Atemwege, Hirnhäute und Gelenke; weitere Lokalisationen sind möglich (z. B. Augenbindehaut). Virulent sind bekapselte Stämme der Serovare a–f. Die Infektionen erfolgen fast ausschließlich durch Serovar b. Während bekapselte Stämme vorwiegend im Säuglings- bis zum Kindesalter schwere Infektionen (Meningitis, Epiglottitis) verursachen, sind nicht-bekapselte, also nicht serologisch bestimmbare Stämme, bei Erwachsenen an Infektionen, wie chronische Bronchitis und Otitis media, beteiligt.
Mikroskopisch: Es werden feine, mit Safranin nur schwach anfärbbare, kurze, gramnegative Stäbchen gefunden (s. Tafel 6); neben kokko-

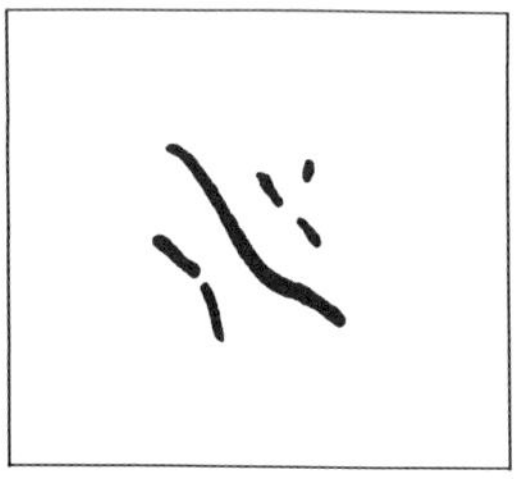

iden werden auch fädige Formen und gelegentlich spindelförmige Auftreibungen beobachtet. In eiweißhaltigem Untersuchungsmaterial können die Stäbchen leicht übersehen werden!
Kultur, Ammenphänomen: Zur Anzüchtung sind zwei Faktoren, nämlich Hämoglobin (X-Faktor) und β-Nikotinamid-Adenindinukleotid (V-Faktor), erforderlich; letzterer wird von Bakterien gebildet. Deshalb sind in Mischkulturen Kolonien von V-Faktor-abhängigen hämophilen Keimen in unmittelbarer Nachbarschaft anderer Keime besonders groß. Zur Anzüchtung auf Blutagar macht man sich dieses Phänomen zunutze, indem man einen *S. aureus*-Stamm (sog. Amme) strichförmig über die Kultur verimpft (vgl. Abb. 10–12). *Haemophilus*-Keime bilden nur in unmittelbarer Nachbarschaft der Amme Kolonien aus. Auf Kochblutagar wachsen Haemophile in Tautropfen-ähnlichen Kolonien ohne Staphylokokken-Amme, da der im Blut vorhandene V-Faktor durch Erhitzung verfügbar gemacht worden ist.

Ammenphänomene, die auf andere wachstumsfördernde Faktoren zurückzuführen sind, gibt es auch bei anderen Keimarten: z. B. Korynebakterien und bestimmte Streptokokken mit besonderen Nährstoffansprüchen („nutritionally variant streptococci“ s. S. 132). In diesen Fällen ist dieses Wachstumsphänomen auch auf Kochblutagar mit Staphylokokkenstämmen nachweisbar.

Identifizierung: Zur Identifizierung wird die V-, X- und VX-Faktor-Abhängigkeit mittels Testblättchen auf Nähragar untersucht (s. Tab. 10–43, Abb. 10–12). Diese einfache Methode führt aber nicht selten zu Fehlbestimmungen. Besser ist der sog. Porphyrintest [44]. Bei bekapselten Stämmen ist zusätzlich die Bestimmung der Serovar möglich; meistens handelt es sich um Serovar b. Wichtig ist die Erkennung einer Resistenz gegenüber Ampicillin mittels β-Laktamase-Nachweis (s. S. 70). Nicht-β-Laktamase-bedingte Ampicillin-Resistenz wurde ebenfalls beschrieben [23].

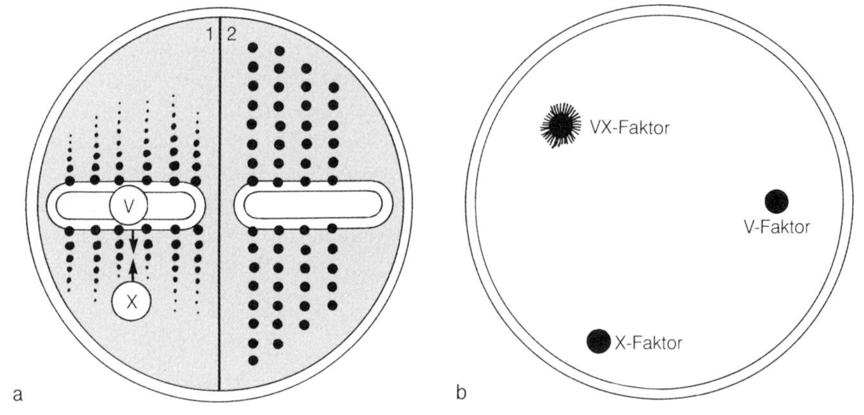

Abb. 10–12 Anzüchtung von *Haemophilus influenzae.*

a) Ammenwachstum auf Blutagar mit Impfstrich von *S. aureus* (= Amme): positives Phänomen bei *H. influenzae* (1), negatives Phänomen bei *H. aphrophilus* (2)
b) Faktoren-Test, z. B. auf frischem DST-Agar mit *H. influenzae* (Wachstum nur um VX-Plättchen)

Weitere Arten

H. aegypticus (KOCH-WEEKS): Erreger einer Konjunktivitis im warmen Klima. Er wächst langsamer (2–4 Tage Bebrütung), ist jedoch nicht leicht gegen *H. influenzae* abzugrenzen.

H. parainfluenzae: Regelmäßiger Bewohner des Mund-Rachen-Raums; er ist nur ausnahmsweise pathogen (z. B. Endokarditis bei immunabwehrgestörten Patienten). Die Keimart ist V-Faktor-abhängig.

H. haemolyticus: Der Erreger kommt im Mund-Rachen-Raum vor und ist apathogen. Es besteht X- und V-Faktor-Abhängigkeit. Die Möglichkeit einer Verwechslung mit hämolysierenden Streptokokken ist gegeben.

H. aphrophilus ist ebenfalls ein Bestandteil der Mundflora; diese Keimart ist gelegentlich Erreger von Endokarditis. Sie wächst mikroaerophil und benötigt meist weder X- noch V-Faktor. Zur Abgrenzung gegen *Haemophilus* (ehemals *Actinobacillus,* s. S. 187) *actinomycetemcomitans* sei auf die Tabellen 10–41, 10–45 und 10–46 verwiesen.

H. ducreyi: Erreger des Ulcus molle. Es besteht eine ausgeprägte X-Faktor-Abhängigkeit. Sein Wachstum ist besser bei 33 °C auf 10% bluthaltigem Kochblutagar unter Zusatz von 1% Isovitalex (s. S. 35).

Eine feuchte Kohlendioxidatmosphäre ist erforderlich. Wachstum ist nach 2–9 Tagen erkennbar (mikroskop. Bild s. o. und S. 318).

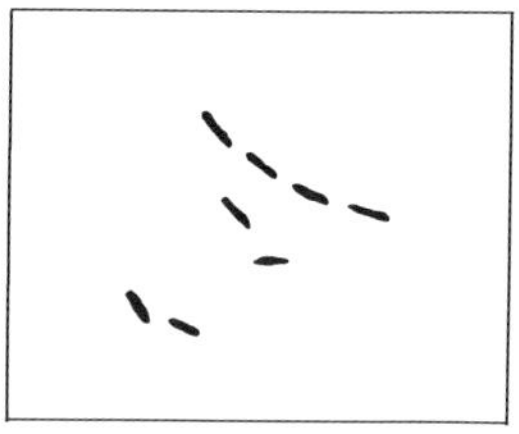

H. vaginalis: Siehe *Gardnerella vaginalis.*

9.10 Cardiobacterium

C. hominis ist ein Bestandteil der oberen Luftwege, der gelegentlich als Erreger von Endokarditis in Erscheinung tritt.
Mikroskopisch: Es sind polymorphe, gramnegative Stäbchen, die sich als kurze, mit Tränentropfen verglichene Gebilde bis zu langen Fäden darstellen; gelegentlich nimmt ihre Lagerung eine charakteristische Rosettenform an.
Kultur: Wachstum ist auf bluthaltigen Nährböden im Kohlendioxid-Topf nach 24 Stunden in Form von winzigen, transparenten, konvexen Kolonien erkennbar, die nach 48 Stunden 1 mm

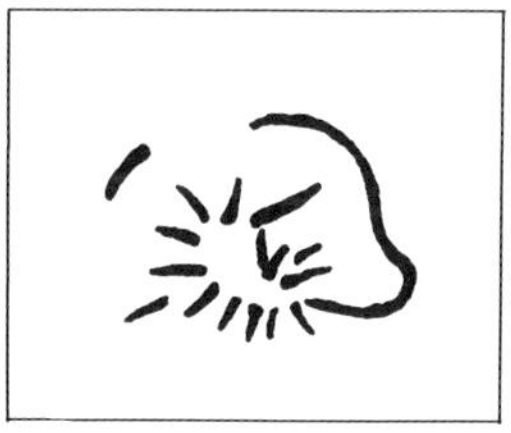

Durchmesser erreichen. *C. hominis* wächst nicht auf MAC CONKEY-Agar.
Biochemische Merkmale: Die Keimart ist Katalase-negativ, Oxidase-positiv, schwach Indolpositiv und fermentiert Zucker (s. Tab. 10–41, 10–45 und 10–46).

9.11 Eikenella

E. corrodens kommt natürlicherweise im Schleimhautbereich des Mundes vor. Eine ätiologische Bedeutung für Paradontopathien wird diskutiert. Meist ist *E. corrodens* in Mischkultur mit anderen Keimen an Infektionsprozessen beteiligt. Monoinfektionen gibt es besonders bei Patienten mit Abwehrschwäche. *E. corrodens* wurde als Erreger von Hirnabszeß, Endokarditis, Osteomyelitis und anderen eitrigen Prozessen beobachtet [19]. Typisch ist das Vorkommen in durch Menschenbiß verursachten Wunden.
Mikroskopisch: Es sind regelmäßig geformte, streichholzähnliche, gerade Stäbchen (manchmal auch polymorph) erkennbar. Die Keime sind unbeweglich. Die V- und sternförmige Lagerung erinnert an Korynebakterien.
Kultur: *E. corrodens* wächst auf Blut- und Kochblutagar nach 24–48 Stunden in Kohlendioxidatmosphäre in charakteristischen, in den Nährboden eingesunkenen Kolonien („ausgestanzter Nährbodendefekt"). Eine andere Wuchsform zeichnet sich durch Ausbildung eines den Nährboden überschwärmenden Wachstums aus; dies tritt besonders nach längerem Stehen der Kultur auf. Außer diesen typischen Kolonieformen werden auch uncharakteristische, konvexe oder spitzkegelige Kolonievarianten gefunden. Bei den meisten *Eikenella*-Kulturen kommen verschiedene Kolonieformen gleichzeitig vor. Besonders üppiges Wachstum entsteht auf dem nährstoffreichen, für Anaerobier konzipierten VL-Blutagar (s. S. 32). Die Kulturen verbreiten einen Bleichlauge-ähnlichen Geruch, der Ähnlichkeit mit dem von *H. influenzae* und *P. multocida* hat. Ferner besteht eine X-Faktor-Abhängigkeit, die mit dem für hämophile Stäbchen angegebenen Blättchentest geprüft werden kann und sich häufig erst nach 48 Stunden manifestiert (s. S. 189).
Biochemisches Verhalten: *E. corrodens* ist Katalase-negativ (mit Ausnahmen), Oxidase-positiv, vermag Glukose nicht zu säuern, Nitrat nicht zu reduzieren. Lysin und Ornithin werden dekarboxyliert. Weitere Merkmale sind in Tabelle 10–46 angegeben.
Identifizierung: Zur Routineidentifizierung genügen typisches Wachstum in Verbindung mit dem Geruch, mikroskopisches Bild sowie Katalase- und Oxidase-Test (Tab. 10–41).

9.12 Capnocytophaga

Als Bestandteil der Mundflora kommen diese Keime besonders in Zahnbelägen vor. Bei abwehrgeschwächten Patienten, insbesondere bei Neutropenie, wurden sie als Erreger von Sepsis und anderen Infektionen gefunden [51, 71, 77].

C. ochracea ist eine von drei bisher bekannten Arten. Mikroskopisch werden gramnegative, fadenförmige Stäbchen mit zugespitzten Enden gesehen. Es besteht Ähnlichkeit mit fusiformen Stäbchen und Keimen der CDC-Gruppe DF-2, die neuerdings ebenfalls zur Gattung *Capnocytophaga* gerechnet wird (s. S. 191). Zur aeroben Anzüchtung benötigen diese Keime Kohlendioxid.
Kultur und biochemisches Verhalten: Auf bluthaltigen Nährböden entstehen nach 24 Stunden winzige Kolonien, die nach 2–4 Tagen einen Durchmesser von 2–3 mm erreichen. Sie haben eine gelbliche bis orange Farbtönung; häufig bildet sich ein Schwärmsaum aus. Die Kolonieformen ähneln denen von *E. corrodens*. *Capnocytophaga*-Arten wachsen nicht auf MAC CONKEY-Agar, sind Katalase- und Oxidase-negativ und können mehrere Zucker fermentieren. Weitere Merkmale finden sich in Tabelle 10–46. *Cytophaga*-Stämme sind in der Regel Penicillin-empfindlich sowie Gentamicin- und Fosfomycin-resi-

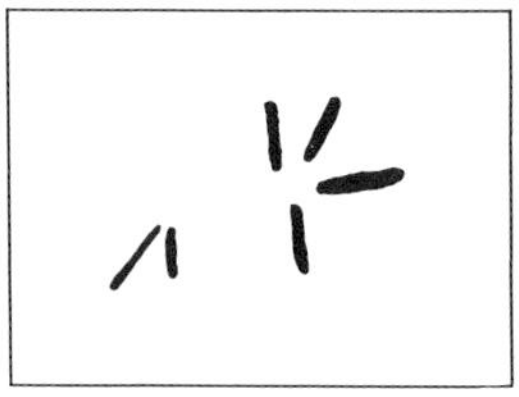

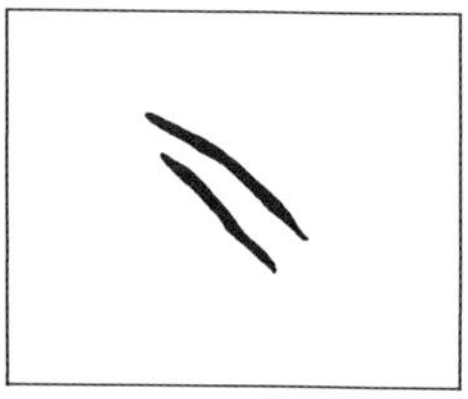

stent – Eigenschaften, die eine Vermutungsdiagnose stützen können.

9.13 CDC-Gruppe DF-2 (vorl. Bezeichnung)

Diese Keimgruppe gramnegativer Stäbchenbakterien mit hohen Nährstoffansprüchen verursacht nach Hundebissen oder Kontakt mit Hunden Infektionen, bei denen der Erreger häufig in Blutkulturen und gelegentlich auch im Liquor nachgewiesen werden kann. In den meisten Fällen sind Patienten mit einer Abwehrschwäche betroffen. Besonders disponiert sind Alkoholiker und Patienten nach Splenektomie. Kürzlich wurde vorgeschlagen, diese Keime in die Gattung *Capnocytophaga* aufzunehmen [13]. Ihnen wurde der Speziesname *C. canimorsus* sp. nov. gegeben.

Mikroskopisch: Es handelt sich um lange, dünne, gramnegative Stäbchen mit zugespitzten Enden, ähnlich denen der *Capnocytophaga*. Längere Stäbchen sind häufig gebogen. Meistens besteht eine ausgesprochene Polymorphie, von kürzeren Formen bis Fadenbildung mit Anschwellungen.

Kultur: Die Anzüchtung gelingt in Kohlendioxidatmosphäre (Kerzentopf, hohe Feuchtigkeit durch eingelegtes wassergetränktes Filterpapier) auf Kochblutagar und Heart-Infusion-Agar mit 5% Schafblut.

Auf dem in der Routine gebräuchlichen Blutagar wächst DF-2 nur schwach oder überhaupt nicht an!

Auf geeigneten Nährböden erscheinen bereits nach einem Tag konvexe, glatte Kolonien, die nach 48 Stunden einen Durchmesser von 2–3 mm erreichen. Blutkulturen müssen länger als 7 Tage bebrütet werden.

Identifizierung und Differenzierung: Die Identifizierung stützt sich auf das mikroskopische Bild, eine positive Katalase-, Oxidase- und β-Galaktosidase-Reaktion sowie die Säuerung von Zuckern.

Für diese Prüfung muß 0,1 ml Kaninchenserum zu 3 ml Bouillon gegeben werden.

Die Abgrenzung gegen *Capnocytophaga* erfolgt mittels Katalase- und Oxidase-Reaktion (s. Tab. 10–46).

Antibiotikaempfindlichkeit: DF-2-Stämme sind wie *Capnocytophaga*-Stämme Penicillin-, Erythromycin- und Clindamycin-empfindlich, aber Gentamicin-resistent.

9.14 Streptobacillus

S. moniliformis, früher auch *Actinobacillus muris* genannt, ist ein natürlicher Parasit im Nasopharynx von Ratte und Maus. Er ist der Erreger eines Rattenbißfiebers (vgl. S. 309) sowie des Erythema arthriticum epidemicum (Haverhill-Fieber), bei dem die Infektion nach Genuß von durch Ratten verseuchter Milch zustande kommt.

Mikroskopisch: Es werden extrem pleomorphe, kokkoide bis langfädige, unbewegliche, gramnegative Stäbchen gefunden. Besonders in alten Kulturen werden bis zu 150 μm lange Fäden mit großen, runden bis spindelförmigen Anschwellungen („moniliformis") gebildet. Die Fäden können in kokkobazilläre Formen zerfallen.

Kultur: Zur Kultur sind Blut- und Serumzusatz und eine Kohlendioxidatmosphäre erforderlich. Kolonien entwickeln sich innerhalb von 3 Tagen; häufig entstehen gleichzeitig die von Klieneberger entdeckten L-Form-Kolonien. In flüssigen Kulturen bilden sich Brotkrumen-ähnliche Kolonien, im unteren Teil des Röhrchens oder dem Sediment aufsitzend.

Biochemisches Verhalten: Die Prüfung biochemischer Merkmale dieser Keimart erfordert Spezialkenntnisse [19].

9.15 Campylobacter

Campylobacter-Arten sind zarte, spiralig gewundene, gelegentlich kommaförmige, gramnegative Stäbchenbakterien (Tafel 6). Die Beweglichkeit erklärt sich durch polare (mono-, amphotriche) Begeißelung. Zum Wachstum benötigen sie eine ausgeprägt mikroaerophile Gasatmosphäre (5% Sauerstoff, 10% Kohlendioxid und 85% Stickstoff). Der Kerzentopf ist nicht optimal. *Campylobacter* ist Katalase- und Oxidase-positiv.

Es gibt verschiedene Arten mit unterschiedlichen Krankheitsbildern.

C. fetus subspec. fetus: Verursacht Aborte bei Rindern und Schafen. Bei Menschen mit verringerter Abwehrkraft können gelegentlich Sepsis, Endokarditis und Meningitis hervorgerufen werden.

Mikroskopisch: Es finden sich kurze, kommaförmige, gramnegative Stäbchen, z. T. auch gewundene Fadenformen.

Kultur: Die Kultivierung ist auf Blut- oder Kochblutagar bei streng mikroaerophiler Gasatmosphäre (s. o.) möglich. Nach 3–5 Tagen entstehen glatte, runde, weißlich glänzende Kolonien. Als flüssiges Anreicherungsmedium eignen sich Thioglykolat- oder Leberbouillon nach TAROZZI; letztere kann auch aerob bebrütet werden.

Wegen der geringen Keimmenge im Untersuchungsmaterial gelingt die Anzüchtung häufig erst durch Anreicherung mit Aussaat nach mindestens dreitägiger Bebrütung.

C. jejuni und **C. coli:** Erreger von Gastroenteritis beim Menschen; dabei überwiegt *C. jejuni* bei weitem. *Campylobacter* ist der zweithäufigste Durchfallserreger in Europa!
Kultur: Kulturen gelingen auf Selektivmedien nach SKIRROW oder BUTZLER (kommerziell erhältlich bei Fa. Oxoid) in geeigneter Gasatmosphäre (z. B. in Anaerobier-Töpfen mit wegwerfbaren Gasgeneratoren).

Nach 48 Stunden entstehen durchsichtige, tautropfenähnliche Kolonien, die häufig eine Schwärmzone ausbilden.
Mikroskopisch: Es werden in jungen Kulturen (nach 18 Stunden) typische korkenzieherartig gewundene Stäbchen gefunden; in älteren Kulturen (= 48 Stunden) herrschen kokkoide Formen vor.

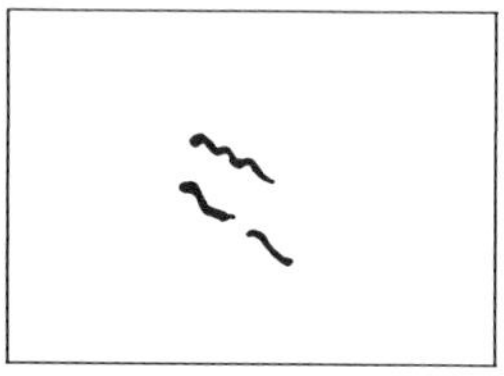

Identifizierung und Differenzierung: Die Identifizierung erfolgt durch mikroskopisches Präparat, Oxidase und Katalase. *C. jejuni* und *C. coli* können mittels Hippurathydrolyse unterschieden werden. Weitere Merkmale, insbesondere auch zur Abgrenzung gegen *C. fetus* subsp. *fetus*, finden sich in Tabelle 10–47.

C. pylori (ehemals *C. pyloridis*, neuerdings als *Helicobacter pylori* bezeichnet [32a]) wird in hohem Prozentsatz bei Gastritis B und Ulkus in Antrum-Biopsien nachgewiesen.

Mikroskopisch haben die Keime Ähnlichkeit mit *C. jejuni*, sie sind jedoch etwas plumper. *C. pylori* wächst langsamer als *C. jejuni* und benötigt mikroaerophile Gasbedingungen. Koloniewachstum ist nicht vor 4 Tagen (36 °C) erkennbar. Die Identifizierung erfolgt mittels GRAM-Präparat, Beweglichkeit, Oxidase, Katalase und Urease (rasch positiv!). Mit den in Tab. 10–48 genannten Merkmalen ist eine Abgrenzung gegen *C. jejuni* möglich.

Tabelle 10–47 Differenzierung thermophiler *Campylobacter*-Arten (vereinfachtes Schema).

	Wachstum bei 25 °C	Wachstum bei 43 °C	Hippurat-hydrolyse	Nalidixinsäure (30 µg)
C. fetus	+	–	–	R
C. jejuni	–	+	+	S
C. coli	–	+	–	S

S = jeder erkennbare Hemmhof
R = resistent

Tabelle 10–48 Abgrenzung des *C. pylori** von *C. jejuni*.

Eigenschaften	*C. pylori*	*C. jejuni*
Wachstum bei 42 °C	–	+
Nalidixinsäure (30-µg-Blättchen)	R	S
Cephalotin (30-µg-Blättchen)	S	R
Hippurathydrolyse	–	+
Nitratreduktion	–	+
Urease	+	–

S = jeder erkennbare Hemmhof
R = resistent
* neue Bezeichnung: *Helicobacter pylori*

9.16 Spirillum

S. minus ist der Erreger der Ratten-(Mäuse-) Bißkrankheit Sodoku.

Mikroskopisch werden bewegliche, gramnegative Stäbchenbakterien mit 3–6 Spiralwindungen (möglicherweise Verwandtschaft mit *Campylobacter)* gesehen.

Die Anzüchtung ist bisher nicht gelungen. Nachweis s. S. 309.

10 Spirochäten

Im Unterschied zu den Gattungen *Spirillum* und *Vibrio*, die sich durch starre Körper und polare Begeißelung auszeichnen, haben Spirochäten einen beweglichen Körper ohne Geißeln; sie werden einem eigenen Taxon *(Spirochaetales* s. S. 110) zugeordnet.

10.1 Treponema

Treponemen sind schraubenförmige Bakterien mit steilen, engen, regelmäßigen Windungen (Abb. 10–13 a). Sie lassen sich mit einfachen Farbstofflösungen kaum darstellen und färben sich mit Giemsa-Lösung nur schwach an. Sie sind nur anaerob züchtbar.

T. pallidum: Erreger der Syphilis. Seine Länge beträgt 5–15 μm. Der Bakterienkörper ist in meist 6–12, aber auch bis 24 enge, steile und gleichmäßig angeordnete, nur nach den Enden zu etwas abfallenden Windungen mit spitz zulaufenden Enden unterteilt. *T. pallidum* ist sehr lebhaft beweglich. Bei geringer Ortsveränderung werden Rotationen um die Längsachse sowie Vorwärts-, Rückwärts- und Knickbewegungen beobachtet. Die Darstellung mit der Giemsa-Färbung gelingt nur unvollkommen (blaß rosa). Der direkte Nachweis geschieht im Dunkelfeld (s. S. 15), der serologische mit Hilfe verschiedener Verfahren (s. S. 313).

T. pertenue und **T. carateum:** *T. pertenue* ist der Erreger der Frambösie, *T. carateum* der Erreger des Mal de Pinta. Diese beiden Erreger sind morphologisch von *T. pallidum* nicht zu unterscheiden.

T. vincentii (früher Borrelia vincentii): Dieser Erreger wird zusammen mit Fusobakterien bei Angina Plaut-Vincenti und anderen chronisch entzündlichen und ulzerösen Prozessen im Mundbereich stark vermehrt nachgewiesen. Er läßt sich mit 1:10 verdünnter Karbolfuchsin-Lösung oder auch mit der Gram-Färbung darstellen (3–8 Windungen).

10.2 Borrelia

Die Keime färben sich mit einfachen Farbstofflösungen an und zeichnen sich durch grobe, unregelmäßige Windungen aus (Abb. 10–13 b). Borrelien sind aerob anzüchtbar.

Rückfallfieber

B. recurrentis: Erreger des europäischen Rückfallfiebers. Er ist meist 10–20 μm lang, 0,3 μm breit und besitzt in der Regel 5 große, lockere, bei Bewegung sich ändernde Windungen. Eine Anzüchtung gelingt bei geringem Sauerstoffzutritt in flüssigem Serum und in der weißen Maus.

a c

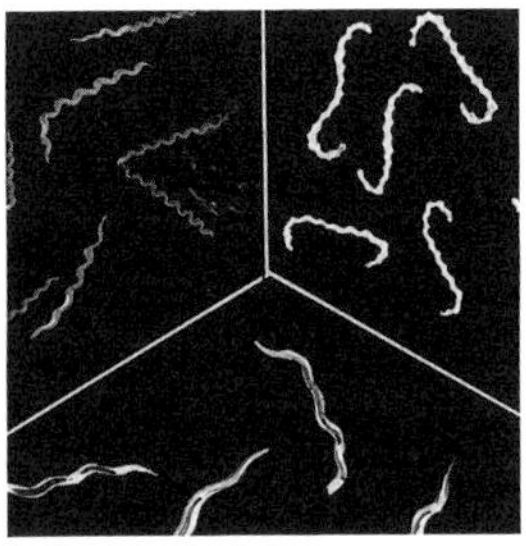

b

Abb. 10–13 Schraubenbakterien der Gattungen
a) *Treponema*
b) *Borrelia*
c) *Leptospira.*

B. duttoni: Erreger des zentralafrikanischen Rückfallfiebers. Seine Mäusepathogenität ist vergleichsweise stark ausgeprägt.

Weitere Erreger: Weitere Borrelienarten verursachen Rückfallfieber in anderen Gebieten der Erde.

Lyme-Krankheit

B. burgdorferi: Erreger der Lyme-Krankheit. Die Keimart ist 8–32 μm lang, 0,18–0,2 μm breit und zeichnet sich durch schnelle Beweglichkeit aus. Amerikanische und europäische Erregerstämme unterscheiden sich in Struktur, Antigenaufbau und Pathogenität. *B. burgdorferi* kann in modifiziertem Kelly-Medium angezüchtet werden. Die Diagnostik erfolgt jedoch in der Regel serologisch (s. S. 310).

10.3 Leptospira

Leptospiren sind sehr feine Gebilde mit zahlreichen engstehenden, kaum hervortretenden Windungen (Achsenstab mit Plasmaspirale). Charakteristisch ist eine hakenförmige Umbiegung der Enden (Fleischhaken- oder Kleiderbügelform, Abb. 10–13 c). Die Keime sind mit Giemsa-Färbung oder Versilberung nur sehr schlecht darstellbar. Zu ihrer Sichtbarmachung – Hellfeld reicht nicht aus – ist ein Dunkelfeld- oder Phasenkontrastmikroskop erforderlich. Aerob sind sie in Spezialnährböden (s. S. 35) züchtbar.

Als Reservoir der pathogenen Leptospiren gelten Wild-, Haus- und Nutztiere.

Tabelle 10–49 Erreger von Leptospirose im europäischen Raum.

Leptospira interrogans	Hauptreservoire	Krankheitsbild (gängige Bezeichnung)
Serovar hardja	Rind (Großbritannien)	
Serovar pomona *Serovar tarrassori*	Schwein, Maus	Schweine-hüterkrankheit
Serovar grippotyphosa *Serovar bataviae* *Serovar sejroe* *Serovar saxkoebing*	Maus	Schlamm-, Ernte-, Feld-fieber
Serovar canicola	Hund	Canicolafieber
Serovar ictero-haemorrhagiae	Ratte	WEILsche Krankheit

Leptospira biflexa: apathogene Leptospirenart, die regelmäßig in Oberflächenwasser angetroffen wird.

Leptospira interrogans: Setzt sich aus etwa 180 Serovaren zusammen. Die im europäischen Raum häufiger vorkommenden Vertreter sind in Tabelle 10–49 zusammengestellt. Zur Serovarbestimmung müssen Spezialinstitute in Anspruch genommen werden.

11 Anaerobe gramnegative Stäbchenbakterien

Die Gruppe der strikt anaeroben gramnegativen Stäbchenbakterien ist in den letzten 20 Jahren durch weitergehende Differenzierungen immer umfangreicher geworden. Hinzu kommen taxonomische Umschichtungen und Nomenklaturänderungen, die die Übersicht erschweren.

Vorkommen: Die gramnegativen Anaerobier sind Bestandteil der physiologischen Schleimhautbakterienflora von Mundhöhle, Darm und weiblichen Genitalien. Sie übertreffen zusammen mit den grampositiven Anaerobiern die Sauerstoff-tolerierenden Keime um ein Vielfaches. Im Dickdarm machen sie das Hundert- bis Tausendfache, in der Mundhöhle etwa das Dreißigfache der aerob wachsenden Keime aus.

Pathogenetische Bedeutung: Infektionen entstehen in der Regel endogen. Dabei spiegeln die Infektionserreger jedoch nicht einfach die quantitativen Verhältnisse der Schleimhautflora wider. So tritt *Bacteroides fragilis* im engeren Sinn, der bei weitem wichtigste gramnegative anaerobe Erreger, in seinem natürlichen Standort, dem Darm, hinter dem apathogenen *B. vulgatus* quantitativ weit zurück. Auch bei den anderen gramnegativen Anaerobiern dürften Pathogenitätsunterschiede bestehen.

Weitere Keimarten, denen eine besondere pathogene Bedeutung zukommt, sind in Tabelle 10–50 zusammengestellt.

Mit Ausnahme von *B. fragilis,* der auch häufig bei Monoinfektionen gefunden wird, sind die übrigen Arten regelmäßig in Gesellschaft mit anderen anaeroben oder aeroben Keimen anzutreffen.

Infektionslokalisation: Häufige Infektionslokalisationen sind Septikämien, Hirnabszesse, eitrige Entzündungen im Hals-, Nasen- und Ohrenbereich, dentogene Eiterungen, Pneumonien, Eiterungen im Abdominalbereich (Leberabszesse, Appendizitis, Peritonitis, postoperative Wundinfektionen), Entzündungen im Bereich

Tabelle 10–50 Physiologische Standorte wichtiger anaerober gramnegativer Stäbchenbakterien.

	Mundraum	Dickdarm	Vagina
B. fragilis-Gruppe			
B. fragilis		+	
B. thetaiotaomicron		+	+
B. oralis-Gruppe			
B. oralis	+		+
B. bivius			+
B. disiens			+
B. melaninogenicus-Gruppe			
B. melaninogenicus	+	+	+
B. intermedius	+	+	+
B. asaccharolyticus		+	+
Fusobacterium-Sphaerophorus-Gruppe			
F. nucleatum	+		
F. necrophorus	+		

des weiblichen Genitale, Douglas-Abszesse sowie septische Aborte.

Identifizierung und Differenzierung: Die wichtigsten Abgrenzungen sind aus Tabelle 10–51 zu entnehmen. Eine einwandfreie Identifizierung von Stämmen auf Speziesebene verlangt außer der Prüfung biochemischer Merkmale zusätzlich das gaschromatographisch zu bestimmende Fettsäurespektrum. Unter Zuhilfenahme mikroskopischer, kultureller und biochemischer Eigenschaften sind jedoch auch Routinelaboratorien, die derartige Möglichkeiten nicht haben, in der Lage, eine für klinische Belange brauchbare Diagnostik zu betreiben. Dazu wird die Prüfung verschiedener Merkmale, insbesondere des Abbaus einer Vielzahl von Kohlenhydraten, eingesetzt (s. Tab. 10–52, 10–53).

Die Röhrchen der Differentialnährböden werden mit 2–4 Tropfen einer ROSENOW-Kultur beimpft und mit verflüssigtem Paraffin überschichtet. Ablesung erfolgt nach frühestens 6, besser nach 10–12 Tagen. Zum pH-Metrieren müssen die Paraffinpfropfen nach unten gestoßen werden.

Verschiedene miniaturisierte Systeme werden im Fachhandel angeboten, z. B. API 20 A, Minitek, doch sind die beiden genannten Systeme zur Zeit für asaccharolytische gramnegative Anaerobier nicht brauchbar. Zur orientierenden Differenzierung dieser Keimarten können die in Tabelle 10–54 zusammengestellten Merkmale herangezogen werden.

Tabelle 10–51 Medizinisch wichtige anaerobe gramnegative Stäbchenbakterien.

Bacteroides	
B. fragilis-Gruppe	saccharolytisch, gallegefördert, Penicillin G-, Ampicillin-resistent
B. melaninogenicus-Gruppe	schwarzpigmentiert, saccharolytische und asaccharolytische Untergruppen
B. oralis-Gruppe	nicht schwarzpigmentiert, nicht gallegefördert, saccharolytisch
B. ureolyticus	Nitrat-, Harnstoff-positiv, asaccharolytisch, Koloniemorphologie wie bei *E. corrodens*
Fusobacterium	
F. nucleatum (= *F. fusiforme*) *F. necrophorum* (= *Sphaerophorus necrophorus*)	z.T. spindelförmige, fusiforme Stäbchen, z.T. polymorphe Stäbchen (Fäden, Sphäroplasten); ehemalige *Sphaerophorus*-Arten; asaccharolytisch, schwach saccharolytisch
Leptotrichia *L. buccalis*	fadenförmige Stäbchen, saccharolytisch

11.1 Bacteroides

Bacteroides-Arten sind gramnegative Stäbchenbakterien, die besonders – medienabhängig – zu Polymorphie neigen. Sie sind im wesentlichen drei Gruppierungen zugeordnet.

B. fragilis-Gruppe

Die in der *B. fragilis*-Gruppe zusammengefaßten Arten – unter ihnen die pathogenetisch wichtigen Arten *B. fragilis* und *B. thetaiotaomicron* – haben ihren natürlichen Standort im Dickdarm. Einzelne Vertreter – *B. thetaiotaomicron, B. vulga-*

Tabelle 10–52 Differenzierung von *Bacteroides*-Arten mit biochemischen Mitteln (nach [76]).

	Glukose	Arabinose	Xylose	Rhamnose	Trehalose	Melezitose	Saccharose	H_2S	Indol	Mannose	Laktose	Raffinose	Gasbildung	pH im positiven Fall
Fragilis-Gruppe														4,7–5,2
B. fragilis	+	–	+/–	–	–	–	+	–	–				+	
*B. thetaiotaomicron**	+	+	+	+	+	+	+	–	+				+	
B. vulgaris	+	+	+	+	–	–	+	+	–				+	
B. distasonis	+	–	+	+	+	+	+	–	–				+	
B. variabilis	+	+	+	+	–	–	+	–	+				+	
B. uniformis	+	+	+	–	+	+	+	–	+				+	
B. eggerthii	+	+	+	+/–	–	–	(+)/–	–	+				+	
Oralis-Gruppe														5,0–5,4
B. oralis	+	–/(+)	–/(+)	–/+	–	–/+	+	–	–	+	+	+/(+)	+	
B. bivius	+	–	–	–	–	–	–	–	–	+	+	–	–/+	
B. disiensis	+	–	–	–	–	–	–	–	–	–/+	–	–	–/+	
Melaninogenicus-Gruppe														
B. melaninogenicus	+	–	–/(+)	–	–	–	+/–	–	+	+/–	–/+	+/–	+	5,0–5,4
B. intermedius	+	–/(+)	–/(+)	–/(+)	–	–/(+)	+	–	–	+	+	+	+	5,0–5,4
B. assacharolyticus	–/(+)	–	–	–	–	–	–	–/(+)	+	–	–	–	+/–	5,5–6,4

* *B. ovatus:* Im Unterschied zu *B. thetaiotaomicron* Katalase-positiv! (biochemisch sonst mit obigen Merkmalen nicht zu unterscheiden)

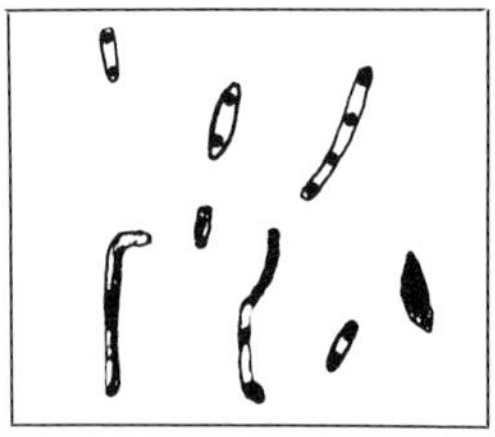

ris – gehören auch zur Schleimhautflora der Vagina. Diese Lokalisationen erklären auch das schwerpunktmäßige Vorkommen in Infektionsprozessen, die vom Bauchraum ausgehen. Doch muß auch mit ihrer Beteiligung an Infektionen in anderen Regionen des Körpers (z. B. otogene Meningitis) gerechnet werden.

B. fragilis ist der wichtigste anaerobe Sepsiserreger.

Mikroskopisch: *B. fragilis* tritt meist als Kurzstäbchen mit oft bipolarer Anfärbung in Erscheinung. Häufig ist eine Lagerung in Diplo-Formen zu beobachten (Tafel 6). Die Neigung zur Polymorphie ist geringer, sofern optimale Nährböden verwendet werden.

Identifizierung: Eine verläßliche Identifizierung ist auch ohne Einsatz der Gaschromatographie bei dieser Gruppe intestinaler *Bacteroides*-Arten mit biochemischen Methoden, insbesondere der Prüfung des Kohlenhydratabbaus (Nährböden s. S. 44), möglich.

Die pH-Werte nach 10–12 Tagen liegen mit 4,7–5,2 durchschnittlich niedriger als die anderer saccharolytischer *Bacteroides*-Arten der *B. oralis*- und *B. melaninogenicus*-Gruppe.

Die Bestimmung der einzelnen Arten ist aus Tabelle 10–52 zu entnehmen. Die größte saccharolytische Aktivität wird bei *B. thetaiotaomicron* beobachtet.

Antibiotikaempfindlichkeit: Die durch Galle im Wachstum nicht nur nicht gehemmten, sondern geförderten saccharolytischen *Bacteroides*-Arten zeichnen sich durch höhergradige Resistenz gegenüber Penicillin G und Ampicillin aus. Sehr häufig kann eine β-Laktamase nachgewiesen werden (Nitrocefintest, Fa. Becton Dickinson), die sowohl Cephalosporine als auch Penicilline hydrolysiert.

B. melaninogenicus- und B. oralis-Gruppe

Die Bildung eines schwarzen Pigmentes ermöglicht die Abgrenzung der *B. melaninogenicus*-Gruppe von der *B. oralis*-Gruppe.

Schwarze Kolonien kommen nicht nur bei *Bacteroides*, sondern auch bei anderen Keimen (z. B. Peptostreptokokken) vor. Bei *Bacteroides* gelingt der Nachweis dieser Eigenschaft gelingt häufig nicht in Primärkulturen. In diesen Fällen bedient man sich der Beobachtung, daß die Pigmentierung in der Umgebung von hämolysierenden Staphylokokken gefördert wird. Die Prüfung erfolgt in einer zum Ammenphänomen-Nachweis analogen Technik.

Die Keime der *B. melaninogenicus*-Gruppe kommen auf allen Schleimhäuten vor, während die *B. oralis*-Gruppe hauptsächlich in der Vagina angesiedelt ist (s. Tab. 10–50). Dementsprechend wird die letztere Gruppe, hier vor allem *B. bivius* und *B. disiens*, besonders bei Infektionsprozessen im weiblichen Genitale angetroffen.

Differenzierung: Die Differenzierung der pigmentierten und nicht-pigmentierten *Bacteroides*-Arten kann anhand der in Tabelle 10–52 angegebenen Merkmale versucht werden.

In der *B. melaninogenicus*-Gruppe werden saccharolytische und nicht-saccharolytische Stämme abgegrenzt. Zu letzteren rechnen *B. asaccharolyticus* und *B. gingivalis*. *B. asaccharolyticus* zeichnet sich durch die Fähigkeit, Schaferythrozyten zu agglutinieren, aus.

Antibiotikaempfindlichkeit: Stämme der *B. oralis*- und *B. melaninogenicus*-Gruppe verhalten sich überwiegend Penicillin G-sensibel.

B. ureolyticus

B. ureolyticus, ehemals *B. corrodens* genannt, wächst in ähnlichen Kulturformen wie *Eikenella corrodens* (typischerweise in den Nährboden eingesunken, schwärmend); Oxidase, Nitratase und Urease werden gebildet. Zucker werden nicht abgebaut. Die Keimart kommt in der Mundhöhle vor und wurde bei verschiedenen Infektionen nachgewiesen.

11.2 Fusobacterium

In diese Gattung sind neuerdings auch die früher so genannten *Sphaerophorus*-Arten eingegangen.

Pathogenetische Bedeutung: Die *Fusobacterium-Sphaerophorus*-Gruppe ist oft in Mischkul-

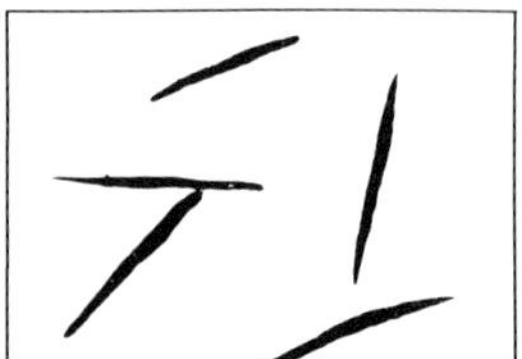

Tabelle 10–53 Differenzierung von *Fusobacterium*-Arten (nach [76]).

	Glukose	Maltose	Saccharose	Trehalose	Cellobiose	Laktose	Raffinose	H_2S	Indol	Gasbildung
F. nucleatum (= *F. fusiforme*)	–/(+)	–	–	–	–	–	–	+/–	+	–
F. necrophorum *	+	+	–	–	–	–	–	+/–	+/–	+
F. varium *	+	–	–	–	–	–	–	+	+/–	+
F. mortiferum * (= *F. freundii*)	+	–/+	+	+/–	+	+/–	+	+	+/–	+

* ehemals *Sphaerophorus*-Spezies

Tabelle 10–54 Orientierende Differenzierung von anaeroben gramnegativen Stäbchenbakterien (nach [28]).

	Kanamycin (1000 µg)	Vancomycin (5 µg)	Colistin (10 µg)	Wachstum in 20% Galle	fusiforme Stäbchen	Pigment	„pitting"	Nitratase, Urease
B. fragilis-Gruppe	r	r	r	x				
B. oralis-Gruppe	r	r	v	–				
B. melaninogenicus-Gruppe	r	v[1]	v[2]	–		x		
B. ureolyticus	s	r	s	–			v	x
*Fusobacterium-(Sphaerophorus-)*Gruppe	s	r	s	v	x			

[1] *B. asaccharolyticus* und *B. gingivalis*: sensibel
[2] *B. intermedius*: sensibel

Zeichenerklärung:
r = resistent
s = sensibel
v = variabel
x = Merkmal vorhanden

tur an eitrigen Infektionen beteiligt. Besondere Bedeutung haben diese Keime als Erreger von Anaerobier-Pneumonien. *F. necrophorum* wird häufiger in Leberabszessen nachgewiesen. *Fusobacterium*-Arten sind an der Entstehung der Angina Plaut-Vincent beteiligt (s. S. 262).
Mikroskopisch: Die klassischen *Fusobacterium*-Arten sind an den Enden zugespitzt und spindelförmig (Tafel 6).

Damit besteht Ähnlichkeit mit *Capnocytophaga*-Arten (s. S. 190) und der DF-2-Gruppe (s. S. 191).

Die ehemaligen *Sphaerophorus*-Arten imponieren als Kurzstäbchen; häufig bilden sie auch Fäden und Sphäroplasten.
Weitere Merkmale: Diese Keimgruppe wächst in flüssigen Nährböden mit Gasentwicklung und ist ausgesprochen proteolytisch. Die biochemische Differenzierung innerhalb der Gattung *Fusobacterium* wird mit den in Tabelle 10–53 zusammengestellten Merkmalen durchgeführt.

11.3 Leptotrichia

L. buccalis kommt physiologischerweise in der Mundhöhle und im Vaginalsekret vor. Besonders zahlreich sind Leptotrichien im Zahnbelag

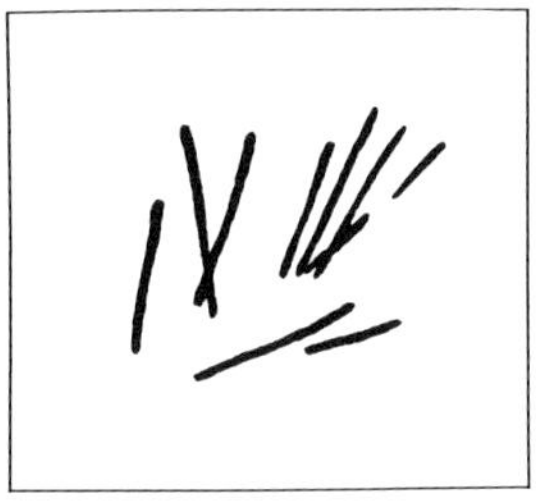

und in den angrenzenden Schleimhautpartien. In pathologischem Material werden sie nur selten nachgewiesen (z. B. Blutkulturen).
Mikroskopisch: Es finden sich relativ plumpe (0,8–1,5 µm breite, bis 15 µm lange) Stäbchen oder Fäden mit angedeuteter Zuspitzung an den Enden. Leptotrichien liegen einzeln, in Paaren bis Ketten und nebeneinander wie Strohbündel. In jungen Kulturen sind sie grampositiv (Verwechslung mit Laktobazillen!).
Kultur: Zur Anzüchtung bedarf es anaerober Kulturbedingungen, während Subkulturen in Kohlendioxidatmosphäre möglich sind. Sie bilden sehr unterschiedliche Kolonieformen, wie filamentöse und glatte, farblose Kolonien mit hirnwindungähnlicher Oberfläche aus. Es fehlt der typische fötide Anaerobiergeruch!

Biochemisches Verhalten: L. buccalis säuert Zucker (pH 5,4) unter Bildung von Milchsäure und hydrolysiert Aeskulin, verhält sich jedoch negativ in den Reaktionen Zytochromoxidase, Katalase, Indol, Harnstoff und Nitrat.

12 Mykoplasmen (Mycoplasma, Ureaplasma)

Allgemeines

Mykoplasmen sind außerordentlich kleine Bakterien ohne Bakterienzellwand. Die kleinsten vermehrungsfähigen Einheiten, die sich in zellfreiem Nährboden vermehren können, betragen 0,1–1,5 µm. Mykoplasmen werden in der Klasse der *Mollicutes* zusammengefaßt.

Weitere Mykoplasmen-Eigenschaften:
- kleines Genom: 5×10^8 bis 1×10^9 Daltons groß, im Vergleich zu 2×10^9 bei *E. coli*.
- Filtrierbarkeit durch bakteriendichte Filter (Porengröße < 0,45 µm), was sich durch leichte Verformbarkeit der zellwandlosen Keime erklärt.
- Resistenz gegen β-Laktam-Antibiotika, die auf Fehlen der Zellwand zurückzuführen ist. Mykoplasmen werden durch kleine Mengen Tetracyclin gehemmt.
- schlechte Anfärbbarkeit mit den üblichen Farbstoffen. Phasenkontrastmikroskopisch sind polymorphe Bakterienstrukturen zu erkennen.

Kultur: Die zellwandlosen Mykoplasmen vertragen Austrocknung und pH-Veränderungen schlecht. Deshalb sind geeignete Transportmedien erforderlich. Mit Ausnahme der saprophytischen Art *Acholeplasma laidlawii* benötigen sie natives Eiweiß und Sterine (Cholesterin, Ergosterin usw.) zum Wachstum. Um diesen Anforderungen gerecht werden zu können, enthalten Mykoplasmen-Nährböden Pepton, 0,5% NaCl, 10% möglichst frischen Hefeextrakt und 10–20% tierisches Serum. Entscheidend für gutes Wachstum ist außerdem eine geeignete Gasatmosphäre und optimale Feuchtigkeit.

Die Kolonien wachsen in den Agar hinein. Sie haben in typischer Weise das Aussehen eines Spiegeleis mit oft vakuolisierter Randzone. Die Koloniegröße hängt von der Keimdichte ab. Sie variiert von 20–600 µm. Zur Beobachtung des Wachstums ist ein Stereomikroskop mit Schrägbeleuchtung erforderlich.

Nachweis der Subkultivierbarkeit: Um gegen Artefakte abgrenzen zu können, ist der Nachweis der Subkultivierbarkeit zu führen. Zu diesem Zweck wird eine Kolonie im Agarblock her-

Tabelle 10–55 Häufigere Mykoplasmen- bzw. Ureaplasmenarten beim Menschen (s. S. 319, 321).

	Respirationstrakt	Urogenitaltrakt	nachgewiesene Humanpathogenität	Manifestationen
Mycoplasma pneumoniae	+[1]		++	atypische Pneumonie, Entzündung der oberen Luftwege, Otitis media, Komplikationen bzw. Folgekrankheiten[2]
M. salivarium	+			
M. ovale	+			
Ureaplasma urealyticum	+[3]	+	+	nicht-gonorrhoische Urethritis, chronische Prostatitis, Arthritis bei Hypogammaglobulinämie und anderen Immundefekten, Chorioamnionitis, Frühgeborenenerkrankungen?
M. hominis	+[3]	+	+	Pyelonephritis, Salpingitis, febriler Abort, Fieber post partum, postpartale Endometritis, Frühgeborenenerkrankungen?
M. genitalium		+	+?	Entzündungen des Genitaltraktes
M. fermentans		+		

[1] Vorkommen immer im Zusammenhang mit Erkrankung
[2] Peri-, Myokarditis, Arthralgie, Arthritis, ZNS-Erkrankung (z.B. GUILLAIN-BARRÉ-Syndrom), hämolytische Anämie
[3] gelegentliches Vorkommen

ausgestochen und in ein flüssiges Medium überführt. Für eine Übertragung auf festes Medium wird der Agarblock zuvor in einer kleinen Menge von Mykoplasmen-Bouillon homogenisiert und die Suspension ausgestrichen. Eine andere Technik besteht darin, daß durch Hin- und Herschieben des Agarblocks auf der Nährbodenoberfläche eine Fraktionierung der Einsaat erzielt wird.

Beim Menschen werden verschiedene Mykoplasmenarten gefunden (Tab. 10–55); davon besitzen drei mehr oder weniger pathogene Eigenschaften.

Zahlreiche weitere Arten, z. B. als Erreger von Arthritis, sind bei Tieren bekannt.

12.1 Mycoplasma pneumoniae

M. pneumoniae ist ein Erreger von *atypischen Pneumonien* (s. S. 269). Leichtere Verläufe, bei denen lediglich die oberen Luftwege befallen sind, bis hin zu symptomlosen Infektionen sind möglich. Gelegentliche Komplikationen und Folgeerkrankungen, die wahrscheinlich auf immunologischer Basis zu erklären sind, finden sich in Tabelle 10–55. Der Erreger wächst aerob oder im Kerzentopf. Auf geeignetem Nährboden bildet er erst nach 12–14 Tagen sichtbare Kolonien aus. Deshalb muß die Diagnose der Erkrankung serologisch gestellt werden.

KBR-Titer sind meist schon in der akuten Phase erhöht ($\geqq$ 1:64). Beweisend ist ein zumindest vierfacher Titeranstieg bei Untersuchung einer zweiten Probe nach 7–10 Tagen.

12.2 Mycoplasma hominis

M. hominis gehört zur Schleimhautflora des weiblichen Genitales und der männlichen Harnröhre. Als Krankheitserreger wurde dieser Keimart erst in letzter Zeit Aufmerksamkeit geschenkt [50].

Gesichert ist die Beteiligung an einer Reihe von Erkrankungen wie akuter Salpingitis, fieberhaftem Abort, Postpartum-Fieber, postpartaler Endometritis und Pyelonephritis. Im Verlauf solcher Infektionen wird *M. hominis* gelegentlich aus Blutkulturen isoliert. Weiter wird diese Keimart bei Früh- und Neugeborenen im Liquor gefunden. Bei Frühgeborenen wird ein ätiologischer Zusammenhang mit chronischen ZNS-Infektionen angenommen [15]. Diskutiert wird auch ihre Beteiligung an chronisch rezidivierender Osteomyelitis. Unklar ist die Erregernatur von *M. hominis* bei genitalen Infektionen des Mannes (z. Zt. eher verneint) sowie bei Vaginitis und Zervizitis.

M. hominis wächst auf geeignetem Nährboden (s. S. 35) in 3–5 Tagen als 0,1–1 mm große, spiegeleiförmige Kolonien bei Verwendung eines Gas-Pak®- oder Anaerocult®-Systems. Die Keimart ist Lincomycin-empfindlich und vermag Arginin abzubauen. Bewachsene Bouillonkulturen erscheinen im Vergleich zu unbeimpften leicht trüb.

Eine Abgrenzung der ebenfalls spiegeleiförmigen Kolonien von *M. fermentans* erfolgt mittels Auflichtfluoreszenz durch spezielle Immunseren (s. Übersichtsliteratur).

12.3 Ureaplasma urealyticum

U. urealyticum findet sich wie *M. hominis* auf den genitalen Schleimhäuten von Mann und Frau. Es wird als Erreger einer *nicht-gonorrhoischen Urethritis, Prostatitis* und möglicherweise auch *Epididymitis* angesehen [75]. Zur Diagnose ist ein quantitativer Nachweis erforderlich (s. S. 320). Eine Erregernatur wird noch bei weiteren Erkrankungen diskutiert. Zu nennen sind Arthritis bei Immundefekten und Chorioamnionitis [15]. Weiter gibt es Hinweise, daß *U. urealyticum* an der Entstehung chronischer Lungenerkrankungen bei Frühgeborenen beteiligt ist [16].

Die Anzüchtung erfolgt im Gas-Pak®- oder im Anaerocult®-System. Auf A-7-Agar nach Shepard (s. S. 35) wächst *U. urealyticum* nach 2–4 Tagen in Form von kleinen, braun-schwarzen, dichten Kolonien ohne Hof (Durchmesser 0,1–0,2 mm). Im Unterschied zu den größeren, spiegeleiförmigen *M. hominis*-Kolonien wächst *U. urealyticum* nur in einem engen pH-Bereich (5,5–6,5). Nährböden können durch Zusatz von Lincomycin (20–50 μg/ml) selektiver gestaltet werden.

In dem flüssigen, harnstoffhaltigen Nährboden (Medium U 9 [s. S. 35]) wächst *U. urealyticum* ohne Trübung. Die Keimart, die Harnstoff hydrolysiert, stirbt bei der eintretenden Alkalisierung rasch ab. Deshalb muß sofort subkultiviert werden, wenn eine pH-Änderung – Rotfärbung bei Indikator Phenolrot – erkennbar wird. Es sollte möglichst zweimal pro Tag abgelesen werden. Bei beginnendem Indikatorumschlag wird auf A-7-Agar und das für die Anzüchtung und Haltung von *U. urealyticum* besonders geeignete flüssige Medium 10 B oder einen entsprechenden Nährboden überimpft.

Nach eigener Erfahrung werden mit dem Mycoscreen-Kit der Fa. Meconti verwertbare Ergebnisse erzielt.

13 Bartonellen, Rickettsien und Chlamydien

13.1 Bartonellen

Bartonellen und ähnliche Keimarten sind intraerythrozytäre Parasiten, die Anämie hervorrufen.

Bartonella bacilliformis: Erreger des Oroya-Fiebers (fieberhafte Anämie) und der Verruga peruviana (oberflächliche, pustulöse Hautveränderungen) in Südamerika. Der Erreger wird durch Phlebotomenstiche übertragen. Die Bakterien färben sich in den Erythrozyten nach GIEMSA rotviolett bis violett an. Sie sind sehr polymorph: Ihre Gestalt reicht von kleinen stäbchenartigen, oft hantelförmig eingeschnürten Keimen bis zu kugeligen Gebilden (Abb. 10–14). *B. bacilliformis* ist mit Hilfe von Geißeln beweglich und kann auf serumhaltigen Nährböden gezüchtet werden. Sie ist Penicillin- und Tetracyclin-empfindlich.

Weitere Arten: Weitere Arten, z. B. der Gattungen *Haemobartonella, Erythrozoon* und *Anaplasma,* kommen bei Tieren vor. Vereinzelt wurden Keime aus dieser Gruppe – nicht näher identifiziert – auch beim Menschen gefunden.

13.2 Rickettsien (Rickettsia, Rochalimaea, Coxiella)

Rickettsien sind winzige Organismen, die eine Mittelstellung zwischen Bakterien und Viren einnehmen. Sie stellen sich als kurze, elliptische

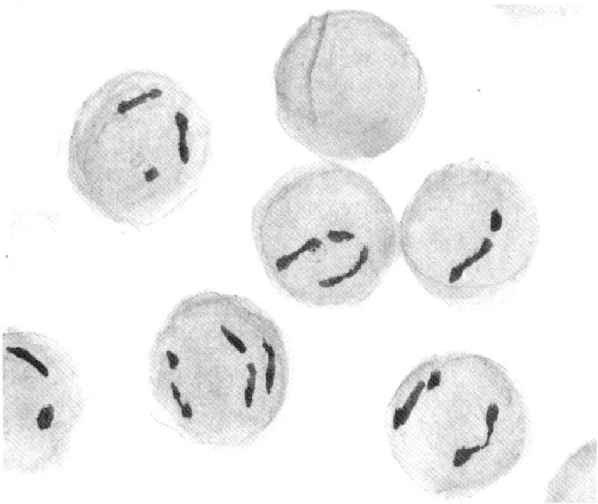

Abb. 10–14 Bartonella bacilliformis, intraerythrozytäre Bakterien.

Stäbchen und als Doppelkokken, oft mit ausgeprägter Neigung zur Polymorphie, dar. Sie sind unbeweglich, gramnegativ, färben sich jedoch schlecht an; bei einer GIEMSA-Färbung nehmen sie einen rot-violetten Farbton an. Die Züchtung gelingt in Gewebe- und Eihautkulturen, hingegen nicht in künstlichen Nährböden. Menschenpathogene Arten finden sich in den Gattungen *Rickettsia, Rochalimaea* und *Coxiella.*

Obwohl eine Anzüchtung möglich ist, werden die Rickettsiosen wegen der erheblichen *Infektionsgefahr* routinemäßig serologisch diagnostiziert.

Rickettsia

Menschenpathogene Keimarten: *Rickettsia prowazekii* (epidemisches Läusefleckfieber), *R. rickettsii* (Felsengebirgsfieber), *R. tsutsugamushii* (durch Milben übertragenes Tsutsugamushi-Fieber), *R. conori* (Zeckenfleckfieber) und *R. mooseri* (murines Fleckfieber).

Diese Rickettsienarten besitzen Antigenbeziehungen zu bestimmten OX-Stämmen von *Proteus*-Bakterien, die man sich diagnostisch zunutze macht (WEIL-FELIX-Reaktion s. S. 90, 323).

Das klassische Fleckfieber und andere Rickettsiosen sind in Mitteleuropa praktisch verschwunden. Mit Einschleppung aus subtropisch/tropischen Gebieten muß jedoch gerechnet werden, wenngleich dies sehr selten vorkommen dürfte.

Rochalimaea

Rochalimaea quintana ist der Erreger des Fünftagefiebers.

Coxiella

Coxiella (früher *Rickettsia) burnetii* ist der Erreger des Q-Fiebers. Wichtige klinische Manifestationen sind interstitielle Pneumonie und Endokarditis. Die Diagnose geschieht serologisch (s. S. 323). Tetracycline sind wirksam.

13.3 Chlamydien

Chlamydien sind Kleinstlebewesen (0,2 bis 0,4 µm), die nicht auf künstlich hergestellten Nährböden wachsen, sondern für ihre Vermehrung lebende Zellen benötigen, da sie keine energiereichen Triphosphate (z. B. ATP) bilden können (Energieparasiten). Ursprünglich wurden sie als sog. „große Viren“ angesehen.

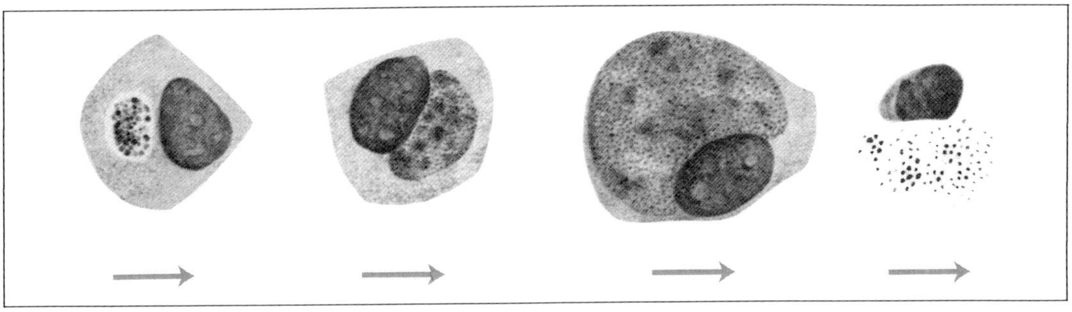

Abb. 10–15 Chlamydia trachomatis. Zellen mit sich entwickelnden Einschlußkörperchen und Freisetzung von infektionstüchtigen Elementarkörperchen.

Folgende Eigenschaften sprechen für ihre Einordnung bei den Bakterien:

- gleichzeitiges Vorkommen von DNA und RNS im Zytoplasma
- Besitz einer dünnen Zellwand
- Vermehrung durch Zweiteilung
- eigener Stoffwechsel (enzymatische Aktivität)
- Empfindlichkeit gegenüber einzelnen Antibiotika

Entwicklungszyklus: Der Entwicklungszyklus beginnt mit intrazellulärer Aufnahme infektionstüchtiger Elementarkörperchen. Aus ihnen entstehen in der Zelle die nicht-infektiösen Retikularkörperchen, die sich binär teilen (Abb. 10–15).

Bei der GIEMSA-Färbung sind basophile zytoplasmatische Einschlußkörper (Elementar- und/oder Retikularkörperchen) erkennbar.

Tabelle 10–56 Diagnostik von Chlamydien-Infektionen*.

Spezies	Serovar	Krankheitsbilder	Untersuchungsmaterial (z. B. Abstriche)	direkter Fluoreszenztest	Antigennachweis[1] (EIA-Test)	Zellkultur	KBR	indirekter Fluoreszenztest u. a. Verfahren[1]
C. trachomatis	A, B Ba, C	Trachom	Bindehaut des Unterlides	x[2, 3]	x	x		x
	D–K	Urethritis, Proktitis	Urethra, Rektalschleimhaut	x	x	x		(x)
		Epididymitis[4] (Infertilität)	Urethra, Exprimat nach Prostatamassage[5]	x	x	x		x
		Zervizitis	Zervix	x	x	x		(x)
		Endometritis Salpingitis (Infertilität), Perihepatitis (bei Frauen)	endometriale Aspiration, intraoperatives Untersuchungsmaterial	?	?	x		x
		Konjunktivitis (Neugeborene, alle Altersgruppen)	Bindehaut des Unterlides	x Neugeborene[3]	?	x		x
		Morbus Reiter	Urethra	x	x	x		x
		Pneumonie bei Neugeborenen	Nasenrachenraum	?	?	x		x
	L_1–L_3	Lymphogranuloma inguinale	Fistelsekret	x	?	x	x	x
C. psittaci		Psittakose/Ornithose	Sputum, Lunge			[6]	x	[7]
C. pneumoniae		atypische Pneumonie akute Infektionen der oberen Luftwege	Rachenabstrich Sputum			x besondere Bedingungen	x	x mit Spezialantigen (nicht im Handel)

* Bei Testverfahren, die mit einem Fragezeichen gekennzeichnet sind, liegen noch keine Erfahrungen vor.

[1] diagnostischer Stellenwert in Diskussion
[2] mit Serovar-spezifischem Antigen
[3] GIEMSA-Färbung möglich
[4] jüngere Männer (bis 35 J.)
[5] Chlamydien-Ätiologie der Prostatitis umstritten
[6] wegen hoher Infektionsgefahr nur im Speziallabor
[7] Kreuzantigengemeinschaft (Immunoperoxidase-Test)

Die Freisetzung neuer Elementarkörperchen beendet die Entwicklungsphase.

Arten: Die Gattung *Chlamydia* enthielt bis vor kurzem nur die beiden Arten *C. trachomatis* und *C. psittaci.* 1989 gesellte sich *C. pneumoniae,* ehemals *Chlamydia*-Stamm TWAR, dazu [34]. Die wichtigsten Daten sind in Tabelle 10–56 zusammengestellt.

C. trachomatis

Trachom: Das Trachom ist eine über bakterielle Sekundärinfektionen zur Erblindung führende, entzündliche Augenerkrankung in Trokkengebieten von Afrika, Südamerika und Asien.

Lymphogranuloma inguinale: Als Geschlechtskrankheit kommt Lymphogranuloma inguinale besonders in tropisch-subtropischen Gebieten vor, kann jedoch auch in gemäßigten Breiten vereinzelt auftreten.

Infektionen des Urogenitaltraktes: Andere Serovare von *C. trachomatis* verursachen weltweit Erkrankungen im Bereich der ableitenden Harnwege und der Geschlechtsorgane. Zu berücksichtigen sind allerdings symptomlose Chlamydien-Träger: Nachweis beim Mann in der Urethra bis zu 7% und bei der Frau im Zervikalsekret 1–8%.

Besonders die nicht-gonorrhoische Urethritis des Mannes, die zu mehr als 50% auf diesen Erreger zurückgeführt wird, hat in den letzten Jahrzehnten in Europa und den USA zugenommen und übersteigt die Häufigkeit gonorrhoischer Infektionen.

Chlamydien-Infektionen werden auch im Zusammenhang mit Morbus Reiter diskutiert. Besonders die oligosymptomatische Form (Arthritis in Verbindung mit Urethritis) dürfte teilweise auf Chlamydien zurückzuführen sein. Bei jüngeren Männern ist die Epididymitis häufig Chlamydien-bedingt, bei Frauen das sog. Urethralsyndrom.

Die Salpingitis ist zu mehr als 50% auf Chlamydien zurückzuführen. Wegen ihrer Folgen – Infertilität, Extrauteringravidität, chronische Unterleibsschmerzen – ist sie gefürchtet. Die Infektion erfolgt aufsteigend: Von den Tuben ausgehend, erreichen die Erreger gelegentlich die Zwerchfellregion und können eine Perihepatitis (Chlamydial-Fitz-Hugh-Curtis-Syndrom) verursachen.

Infektion der Neugeborenen: Neugeborene infizieren sich von ihren Müttern bei der Geburt. Die häufigsten Manifestationen sind Konjunktivitis und Pneumonie.

C. psittaci

Psittakose bzw. **Ornithose:** Sie wird überwiegend durch Papageien, Wellensittiche und andere Ziervögel übertragen, verläuft unter dem Bild einer hochfieberhaften Pneumonie und kann ohne Behandlung lebensbedrohlich werden.

C. pneumoniae

Als Erreger von atypischen Pneumonien und Infektionen der oberen Luftwege vorwiegend bei Erwachsenen wurden Chlamydienstämme nachgewiesen [35], die als TWAR-Stämme zunächst *C. psittaci* zugeordnet wurden. Weil sie sich sowohl von *C. psittaci* als auch von *C. trachomatis* unterscheiden, schlugen Grayston et al. [34] für diese TWAR-Stämme eine neue Spezies, *C. pneumoniae,* vor. Bei diesen Infektionen fehlen jegliche anamnestische Angaben über einen Kontakt mit Vögeln.

In mehreren Ländern mit einem spezifischen Antigen durchgeführte serologische Untersuchungen lassen eine etwa 50%ige Durchseuchung der erwachsenen Bevölkerung erkennen. Infektionen im Kindesalter sind selten. Das Antikörperniveau wird durch häufige Reinfektionen aufrechterhalten.

Klinisch werden respiratorische Infekte mit und ohne Pneumonie im Verhältnis 1:10 beobachtet. Bei nicht-pneumonischen Verläufen imponieren Rachenentzündung, Sinusitis und Bronchitis. Asymptomatische Formen sind ebenfalls möglich. Das Krankheitsbild kommt sowohl epidemisch (Militärtrainingslager) als auch endemisch vor. Bei hospitalisierten als auch bei nicht-hospitalisierten Patienten wurde die Pneumonie-Häufigkeit mit 6–12% angegeben [35]. Nach bisherigen Erkenntnissen wird der Erreger von Mensch zu Mensch übertragen.

Für diagnostische Zwecke stehen bei Chlamydien-Infektionen sowohl direkte – Kultur, mikroskopisch (Antigennachweis) – als auch indirekte (Antikörpernachweis) Techniken zur Verfügung. Wegen der Gefahr von Laborinfektionen wird die Psittakose-Diagnostik in nicht-spezialisierten Laboratorien nur serologisch geführt.

Direkter Nachweis

Kultur: Der direkte Nachweis von *C. tracho-*

matis durch Anzüchtung auf Mc Coy-Zellen gilt als die empfindlichste Methode (Referenzverfahren); sie ist in der DGHM-Richtlinie 2.9 beschrieben.

Für die Isolierung von *C. pneumoniae* müssen Besonderheiten beachtet werden.

Am wenigsten empfindlich ist die mikroskopische Untersuchung von nach Giemsa gefärbten Präparaten.

Als einfaches Nachweisverfahren verspricht sie nur bei Erkrankungen mit großer Erregerdichte, wie beim Trachom und bei der Neugeborenen-Konjunktivitis, Erfolg.

Direkter Fluoreszenztest: Der direkte Fluoreszenztest mit monoklonalen Antikörpern kommt im Hinblick auf die Ausbeute dem Zellkulturergebnis nahe.

Voraussetzung für eine optimale Ausbeute (ungefähr 90% der Kultur-positiven Proben) ist, daß Epithelzellenmaterial – nicht Eiter! – gewonnen wird. Mit diesem Test werden vorwiegend extrazellulär liegende Elementarkörperchen erfaßt. Die Bewertung positiver Ergebnisse ist nicht einheitlich (von 1–10 Elementarkörperchen pro Präparat). Zur Abgrenzung gegen fluoreszierende Artefakte ist Erfahrung erforderlich.

EIA-Test (s. S. 100): Für den Antigennachweis mit dem EIA-Test (Chlamydiazyme®, F. Abbott) werden sehr gute Ergebnisse beschrieben [37]. Umfangreiche Erfahrungen fehlen allerdings noch.

Indirekter Nachweis

Für den Antikörpernachweis bei Chlamydien-Infektionen stehen Teste zur Verfügung, die entweder das allen Chlamydien gemeinsame Gruppenantigen oder die einzelnen Serovar-Antigene verwenden. Gruppenspezifische Antigene werden bei der KBR, serovarspezifische beim Mikrofluoreszenztest eingesetzt. Die KBR ist wenig empfindlich. Sie kann zur Diagnose von Psittakose/Ornithose (s. S. 323) und Lymphogranuloma inguinale herangezogen werden. Atypische Pneumonien durch *C. pneumoniae* führen ebenfalls zu KBR-Titererhöhungen von 1:16 bis 1:128. Dies trifft allerdings nur für Erst-, nicht aber für Reinfektionen zu. Eine Abgrenzung zur Ornithose ist mit dieser Reaktion nicht möglich. Dazu bedarf es eines Mikrofluoreszenztestes mit selbst hergestelltem Antigen [35].

Bei den übrigen durch *L. trachomatis* verursachten Infektionen reicht die Empfindlichkeit der KBR für diagnostische Zwecke nicht aus. Wenn überhaupt, entstehen niedrige Titer (kleiner 1:32); die Titerbewegungen sind überdies so geringfügig, daß eine Unterscheidung zwischen florider und abgelaufener Infektion nicht gelingt.

Für diese Zwecke eignet sich der empfindliche, serovarspezifische Immunfluoreszenztest. Die erforderlichen 15 Antigene müssen z. T. selber hergestellt werden. Das Testverfahren ist für Routinelaboratorien auch dann noch sehr aufwendig, wenn man sich auf eine begrenzte Anzahl der in der betreffenden Gegend häufiger vorkommenden Serovare beschränkt.

Neuerdings steht auch ein breit reagierendes Einzelantigen für *C. trachomatis* für den indirekten Fluoreszenz- und ELISA-Test zur Verfügung. Das gleiche gilt für einen indirekten Immunperoxidase-Assay (Ipazyme-Chlamydia®, Fa. Medac), der sowohl Typ- als auch Genusspezifische Antikörper erfaßt. Die Wertigkeit dieser Testverfahren ist bisher nicht genügend untersucht.

Für den Ipazyme-Chlamydia®-Test wurden bei einem Vergleich von Kultur- und serologischen Ergebnissen die geringe Spezifität und Sensibilität sowohl des Ipazyme-IgA- als auch -IgG-Tests festgestellt: das Testverfahren wurde als nicht aussagekräftig beurteilt [54].

Antibiotikaempfindlichkeit

Chlamydien-Infektionen sprechen auf Tetracycline und Erythromycin – dies gilt auch für *C. pneumoniae* – und z. T. auf Co-trimoxazol (Epididymitis) an. Bei Lymphogranuloma inguinale können auch Sulfonamide – cave 7–10% Resistenz! – eingesetzt werden.

Literatur

1. Aguado, J. M., C. Ponte, F. Soriano: Bacteriuria with a multiply resistant species of *Corynebacterium (Corynebacterium* group D 2): an unnoticed cause of urinary tract infection. J. infect. Dis. 156 (1987) 144–150.
2. Allen, St.: Grampositive, nonsporeforming anaerobic bacilli. In: Lennette, E. H., A. Balows, W. J. Hausler Jr., H. J. Shadomy (eds.): Manual of Clinical Microbiology. 4th ed., p. 461–472. Amer. Soc. Microbiol., Washington D. C. 1985.
3. Appelbaum, P. C., R. R. Arthur, M. E. Parker, G. L. Shugar, L. C. von Kuster, P. Charache: Comparison of three methods for identification of Enterobacteriaceae. Europ. J. clin. Microbiol. 1 (1982) 76–81.
4. Arbeitskreis Mykobakterien: Schutz- und Sicherheitsmaßnahmen bei Arbeiten mit Tuberkulosebakterien im Laboratorium. Hyg. und Med. 7 (1982) 108–111.
5. Berger, U. u. Mitarb.: Isolierung und Identifizierung von Neisseriaceae (DGHM-Verfahrensrichtlinie). Zbl. Bakt. Hyg., I. Abt. Orig. A 248 (1980) 148–161.

6. Berger, W., H. D. Piotrowski: Zur Diagnostik der nicht-fermentierenden gramnegativen Stäbchenbakterien. Erfahrungen an 676 apyocyaninogenen Stämmen. Zbl. Bakt. Hyg., I. Abt. Orig. A 248 (1981), 509–525.
7. Bergogne-Berezin, E., M. L. Joly-Guillou: An underestimated nosocomial pathogen, *Acinetobacter calcoaceticus*. J. Antimicrob. Chemother. 16 (1985) 535–538.
8. Bockemühl, J.: Isolierung und Identifizierung von Cholera-Vibrionen. Zbl. Bakt. Hyg., I. Abt. Orig. A 218 (1971) 251–271.
9. Bockemühl, J.: Einfache Laboratoriumsdiagnostik der El Tor Cholera. Ärztl. Lab. 20 (1974) 32–41.
10. Bockemühl, J., S. Aleksić, R. Leimbeck, H. E. Müller: Isolierung und Identifizierung von Enterobacteriaceae. Verfahrensrichtlinie der DGHM. Zbl. Bakt. Hyg., I. Abt. Orig. A 254 (1983) 1–25.
11. Bockemühl, J., J. Roth: Brucella-Titer bei subklinischen Infektionen mit *Yersinia enterocolitica* Serotyp O:9 in einem Schweine-Zuchtbetrieb. Zbl. Bakt. Hyg., I. Abt. Orig. A 240 (1978) 86–93.
12. Bøvre, K.: Family VIII. Neisseriaceae Prévot 1933. In: Bergey's Manual of Systematic Bacteriology, Vol. 1., p. 288–309, ed. by Krieg N. R., J. G. Holt. Williams & Wilkins, Baltimore–London 1984.
13. Brenner, D. J., D. C. Hollis, G. R. Fanning, R. E. Weaver: *Capnocytophaga canimorsus* sp. nov. (formerly CDC group DF-2), a cause of septicemia following dog bite and *C. cynodegmi* sp. nov., a cause of localized wound infection following dog bite. J. clin. Microbiol. 27 (1989) 231–235.
14. Brett, U.: Modifizierte Ziehl-Neelsen-Färbung. mta 1 (1986) 415–416.
15. Cassell, G. H., D. T. Crouse, K. B. Waites: Genital mycoplasmal infections and pregnancy outcome. Antibiotika Monitor IV (1988) 49–50.
16. Cassell, G. H., K. B. Waites, D. T. Crouse, P. T. Rudd, K. C. Canupp, S. Stagno, G. R. Cutter: Association of *Ureaplasma urealyticum* infection of the lower respiratory tract with chronic lung disease and death in very-low-birth-weight infants. Lancet I (1988) 240–245.
17. Colman, G., L. C. Ball: Identification of streptococci in a medical laboratory. J. appl. Bacteriol. 57 (1984) 1–14.
18. Dankert, J., Y. Holloway, W. Joldersma, J. Hess: Importance of minimizing carry over effect at subculture in the detection of penicillin-tolerant viridans group streptococci. Antimicrob. Agents Chemother. 23 (1983) 614–616.
19. Decker, M. D.: *Eikenella corrodens*. Infection Control 7 (1986) 36–41.
20. Deutsches Zentralkomitee zur Bekämpfung der Tuberkulose. Expertisen: Die Bakteriologie der Tuberkulose. Bundesdruckerei 529128 4.85.
21. DIN 58 943, Teil 32. Tuberkulosediagnostik. Mikroskopische Methoden zum Nachweis von Mykobakterien. Beuth, Berlin–Köln 1986.
22. DIN 58 943, Teil 9. Tuberkulosediagnostik. Mindestanforderungen zur Identifizierung von *Mycobacterium tuberculosis*. Beuth, Berlin–Köln 1986.
23. Doern, G. V., G. S. Daum, T. A. Tubert: Ampicillin disk diffusion susceptibility testing of *Haemophilus influenzae*. J. clin. Microbiol. 25 (1987) 1675–1678.
24. Doyle, R. J., K. F. Keller, J. W. Ezzell: Bacillus. In: Lennette, E. H., A. Balows, W. J. Hausler Jr., H. J. Shadomy (eds.): Manual of Clinical Microbiology. 4th ed., p. 211–215. Amer. Soc. Microbiol., Washington D. C. 1985.
25. Emmerling, P., H. Schulze und M.-T. Lohneiss: Beurteilung eines neuen Latex-Agglutinations-Tests zur Identifizierung von *Staphylococcus aureus*. Zbl. Bakt. Hyg., I. Abt. Orig. A 253 (1983) 456–462.
26. Facklam, R. R., R. B. Carey: Streptococci and aerococci. In: Lennette, E. H., A. Balows, W. J. Hausler Jr., H. J. Shadomy (eds.): Manual of Clinical Microbiology. 4th ed., p. 154–175. Amer. Soc. Microbiol., Washington D. C. 1985.
27. Farmer III, J. J.: „Draft" biochemical chart for identifying the named species and "enteric groups" of Enterobacteriaceae. Enteric Laboratories, Center for Infectious Diseases. CDC, Atlanta, Georgia, 30 333.
28. Finegold, S. M., A. C. Edelstein: Gramnegative, nonsporeforming anaerobic bacilli. In: Lennette, E. H., A. Balows, W. J. Hausler Jr., H. J. Shadomy (eds.): Manual of Clinical Microbiology, 4th ed., p. 450–460. Amer. Soc. Microbiol., Washington D. C. 1985.
29. Fontanals, D., U. Pineda, I. Pons, J. C. Rojo: Penicillin-resistant beta-lactamase producing *Neisseria meningitidis* in spain. (letter to the editor) Europ. J. clin. Microbiol., Inf. Dis. 8 (1989) 90–91.
30. Gehring, F. J.: The genus *Streptococcus* and dental diseases. In: Starr, M. P., H. Stolp, H. G. Trüper, A. Balows, H. G. Schlegel (eds.): The Prokaryotes. A Handbook on Habitats, Isolation, and Identification of Bacteria, p. 1598–1613. Springer, Berlin–Heidelberg 1981.
31. Geiss, H. K., V. Hingst, H. D. Piotrowski: Untersuchung zur Identifizierung von Nonfermentern (Vergleichsuntersuchung zwischen einer konventionellen Makromethode und einem neuen Mikroidentifizierungssystem) Hyg. und Med. 4 (1984) 171–173.
32. Gilardi, G. J.: Pseudomonas. In: Lennette, E. H., A. Balows, W. J. Hausler Jr., H. J. Shadomy (eds.): Manual of Clinical Microbiology. 4th ed., p. 350–372. Amer. Soc. Microbiol., Washington D. C. 1985.
32a. Goodwin, C. S. et al.: Transfer of *Campylobacter pylori* and *Campylobacter mustelae* to *Helicobacter* gen. nov. *Helicobacter pylori* comb. nov. and *Helicobacter mustelae* comb. nov., respectively. Int. J. Syst. Bacteriol. 39 (1989) 397–405.
33. Graevenitz, A. von: Coagulase-negative staphylococci in wounds: pathogens or contaminants? Infection 13 (1985) 2–3.
34. Grayston, J. T., C. C. Kuo, L. A. Campbell, S. P. Wang: *Chlamydia pneumoniae* sp. nov. for *Chlamydia* strain TWAR. Int. J. Syst. Bacteriol. 39 (1989) 88–90.
35. Grayston, J. T., S. P. Wang, C. C. Kuo, L. A. Campbell: Current knowledge von *Chlamydia pneumoniae,* strain TWAR, an important cause of pneumonia and other acute respiratory diseases. Europ. J. clin. Microbiol., Inf. Dis. 8 (1989) 191–202.
36. Gregory, W. J., P. C. Mc Nabb: *Pseudomonas cepacia.* Infect. Contr. 7 (1986) 281–283.
37. Grillner, L., S. Beckman, H. Hammar: Comparison

of two enzyme immunoassays and an immunofluorescence test for detection of *Chlamydia trachomatis*. Europ. J. clin. Microbiol. 5 (1986) 559–562.
38. Habs, H., R. H. W. Schubert: Über die biochemischen Merkmale und die taxonomische Stellung von *Pseudomonas shigelloides* (Bader). Zbl. Bakt. Hyg., I. Abt. Orig. 186 (1962) 316–327.
39. Hacker, J., G. Schröter, A. Schrettenbrunner, C. Hughes, W. Goebel: Hemolytic *Escherichia coli* strains in the human fecal flora as potential urinary pathogens. Zbl. Bakt. Hyg., I. Abt. Orig. A 254 (1983) 370–378.
40. Hahn, G.: Ergebnisse aus der Streptokokken-Zentrale in Kiel von 1965 bis 1980. Gruppe D-Streptokokken (Enterokokken). Zbl. Bakt. Hyg., I. Abt. Orig. A 250 (1981) 431–445.
40a. Heizmann, W. R: Medizinische Mikrobiologie. Computergestützte Diagnosesysteme und Automation. S. 15, 62 ff, 98 ff. Wissenschaftliche Verlagsgesellschaft, Stuttgart 1989.
41. Jackman, P. J. H., D. G. Pitcher, S. Pelcynska, P. Borman: Classification of corynebacteria associated with endocarditis (group JK) as *Corynebacterium jeikeium* sp. nov. Systematic and Applied Microbiol. 9 (1987) 83–90.
42. Kauffmann-White-Schema. In: Le Minor, L., M. Y. Popoff (eds.): WHO Collab. Center for Reference and Research on Salmonella. Inst. Pasteur, Paris 1988.
43. Kelley, M. T., D. J. Brenner, J. J. Farmer III: *Enterobacteriaceae*. In: Lennette, E. H., A. Balows, W. J. Hausler Jr., H. J. Shadomy (ed.): Manual of Clinical Microbiology. 4th ed., p. 263–277. Amer. Soc. Microbiol., Washington D. C. 1985.
44. Kilian, M.: *Haemophilus*. In: Lennette, E. H., A. Balows, W. J. Hausler Jr., H. J. Shadomy (eds.): Manual of Clinical Microbiology. 4th ed., p. 387–393. Amer. Soc. Microbiol., Washington D. C. 1985.
45. Knapp, W.: Enterale Yersiniosen. Dtsch. Ärztebl. 77 (1980a) 1671–1676.
45a. Knapp, W.: Yersiniosen als Ursache von entzündlichen Gelenkerkrankungen. Therapiewoche 30 (1980b) 7073–7082.
46. Lawrence, J., D. M. Yajko, K. Hadley: Incidence and characterization of beta-hemolytic *Streptococcus milleri* and differentiation from *S. pyogenes* (group A), *S. equisimilis* (group C), and large-colony group G streptococci. J. clin. Microbiol. 22 (1985) 772–777.
47. Logan, N. A., J. A. Carman, J. Melling, R. C. W. Berkeley: Identification of *Bacillus anthracis* by API tests. J. med. Microbiol. 20 (1985) 75–85.
48. Mannheim, W., S. Pohl, R. Holländer: Zur Systematik von *Actinobacillus* und *Pasteurella:* Basenzusammensetzung der DNS, Atmungschinone und kulturell-biochemische Eigenschaften repräsentativer Sammlungsstämme. Zbl. Bakt. Hyg., I. Abt. Orig. A 246 (1980) 512–540.
49. Mc Gowan jr., J. E.: Respiratory tract infections due to *Branhamella catarrhalis* and *Neisseria* species. In: Remington, J. S., M. N. Swartz (eds.): Current Clinical Topics in Infectious Diseases. p. 181–203. Mc Graw-Hill Book Company, 1987.
50. Mårdh, P.-A.: *Mycoplasma hominis* – a neglected human pathogen. Europ. J. clin. Microbiol. 2 (1983) 303–308.
51. Mashimo, P. A., Y. Yamamoto, M. Nakamura, J. Slots: Selective recovery of oral *Capnocytophaga* spp. with sheep blood agar containing bacitracin and polymyxin B. J. clin. Microbiol. 17 (1983) 187–191.
52. Morrison, A. J., K. K. Hoffmann, R. P. Wenzel: Associated mortality and clinical characteristics of nosocomial *Pseudomonas maltophilia* in a university hospital. J. clin. Microbiol. 24 (1986) 52–55.
53. Müller, H. E., J. Bockemühl, F. Burkhardt, A. von Graevenitz: Isolierung und Identifizierung von Vibrionaceae. Verfahrensrichtlinie der DGHM. Zbl. Bakt. Hyg., I. Abt. Orig. A 248 (1980) 148–161.
54. Näher, H., D. Petzoldt: The significance of the Ipazyme IgA and IgG antibody test in the diagnosis of urogenital chlamydial infections. Zbl. Bakt. Hyg., I Abt. Orig. A 270 (1989) 373–378.
55. Patterson, J. E., St. M. Colodny, M. J. Zervos: Serious infection due to β-lactamase-producing *Streptococcus faecalis* with high-level resistance to gentamicin. J. Inf. Dis. 158 (1988) 1144–1145.
56. Potel, J., F. Burkhardt, R. Malottke: Isolierung und Identifizierung von *Corynebacterium, Listeria* und *Erysipelothrix*. Verfahrensrichtlinie der DGHM. Zbl. Bakt. Hyg., I. Abt. Orig. A 253 (1982) 43–60.
57. Potts, T. V., J. J. Zambon, R. J. Genco: Reassignment of *Actinobacillus actinomycetemcomitans* to the genus *Haemophilus actinomycetemcomitans* comb. nov. Int. J. Syst. Bacteriol. 35 (1985) 337–341.
58. Pulverer, G. et al.: Isolierung und Identifizierung von *Micrococcaceae,* insbesondere der Gattung *Staphylococcus*. Verfahrensrichtlinie der DGHM, Zbl. Bakt. Hyg. (in Vorbereitung).
59. Rocourt, J., A. Schrettenbrunner: *Listeria seeligeri.* Med. Welt 36 (1985) 1522–1525.
60. Rosenblatt, J. E.: Anaerobic Cocci. In: Lenette, E. H., A. Balows, W. J. Hausler Jr., H. J. Shadomy (eds.): Manual of Clinical Microbiology. 4th ed., p. 445–449. Amer. Soc. Microbiol., Washington D. C. 1985.
61. Rubin, S. J., P. A. Granato, B. L. Wasilauskas: Glucose-nonfermenting gram-negative bacteria. In: Lennette, E. H., A. Balows, W. J. Hausler Jr., H. J. Shadomy (eds.): Manual of Clinical Microbiology. 4th ed., p. 330–349. Amer. Soc. Microbiol., Washington D. C. 1985.
62. Ruoff, K. L.: *Streptococcus anginosus („Streptococcus milleri"):* The unrecognized pathogen. Clin. Microbiol. Rev. 1 (1988) 102–108.
62a. Ruoff, K. L.: Recent taxonomic changes in the genus Enterococcus. Eur. J. clin. Microbiol., Inf. Dis. 9 (1990) 75–99.
63. Ruoff, K. L., M. J. Ferraro, J. Holden, L. J. Kunz: Identification of *Streptococcus bovis* and *Streptococcus salivarius* in clinical laboratories. J. clin. Microbiol. 20 (1984) 223–226.
64. Schaal, K. P., W. Pape: Special methodological problems in antibiotic susceptibility testing of fermentative actinomycetes. Infection 8 Suppl. 2 (1980) 176–182.
65. Scheld, W. M.: Antimicrobial therapy of streptococcal endocarditis. Europ. J. clin. Microbiol. 1 (1982) 263–266.

66. Schoenemann, J., R. Lytticken, E. Scheibner: *Brucella canis*-Infektionen beim Menschen. Dtsch. med. Wschr. 111 (1986) 20–22.
67. Seeliger, H. P. R.: Die Laboratoriumsdiagnostik der Bakterienruhr. Leipzig 1953.
68. Seeliger, H. P. R.: Modern taxonomy of the *Listeria* group, relationship to its pathogenicity. Clin. & Investigative Medicine 7 (1984) 217–221.
69. Shlaes, D. M., Ph. I. Lerner, E. Wolinsky, K. V. Gopalakrishna: Infections due to Lancefield group F and related Streptococci *(S. milleri, S. anginosus)*. Medicine 60 (1981) 197–207.
70. Simon, C.: Parapertussis. Dtsch. med. Wschr. 89 (1964) 1733–1739.
71. Sinnott, J. T., J. P. Cullison, P. J. Blanco: *Capnocytophaga*. Infect. Control Hosp. Epidemiol. 9 (1988) 170–173.
72. Slifkin, M., G. M. Gil, C. Engwall: Rapid identification of group JK and other corynebacteria with the minitek system. J. clin. Microbiol. 24 (1986) 177–180.
73. Stauffer, L. R., D. R. Brown, R. E. Sandstrom: Cephalexin-supplemented Jones-Kendrick charcoal agar for selective isolation of *Bordetella pertussis:* Comparison with previously described media. J. clin. Microbiol. 17 (1983) 60–62.
74. Stratton, Ch. W.: The rapidly growing mycobacteria – *Mycobacterium fortuitum* and *Mycobacterium chelonei*. Infection Control 6 (1985) 283–288.
75. Weidner, W.: Urogenitale Infektionen durch Mycoplasmen beim Mann. Österr. Ärzteztg. 39 (1984) 99–102.
76. Werner, H.: Anaerobier-Infektionen. Pathogenese, Klinik, Therapie, Diagnostik. 2. überarb. u. erw. Aufl. Thieme, Stuttgart–New York 1985.
77. Winn, R. E., W. F. Chase, P. W. Launderdale, F. K. McClesky: Septic arthritis involving *Capnocytophaga ochracea*. J. clin. Microbiol. 19 (1984) 538–540.
78. Wirsing v. König, C. H., S. Wichmann, H. Finger: Corynebakterien der JK-Gruppe als Krankheitserreger. Zbl. Bakt. Hyg., I. Abt. Orig. A 253 (1982) 370–376.

Übersichtsliteratur

Allen, St. D.: Clostridium. In: Lennette, E. H., A. Balows, W. J. Hausler Jr., H. J. Shadomy (eds.): Manual of Clinical Microbiology. 4th ed., p. 434–444. Amer. Soc. Microbiol., Washington D. C. 1985.
Bergey's Manual of Systematic Bacteriology, Vol. 1., p. 587–591, ed. by Krieg, N. R., J. G. Holt. Vol. 2, ed. by P. Sneath, N. S. Mair, M. E. Sharpe, J. G. Holt. Williams & Wilkins, Baltimore 1984 and 1986.
Brunner, H.: *Mycoplasma*-Infektionen des Menschen: Klinische Bedeutung und Stand der Forschung. Antibiotika Monitor IV (1981) 46–48.
Brunner, H., W. Brecht, H. Krauss, K. Pelz, H. G. Schiefer, W. Weidner: Isolierung und Identifizierung von Mykoplasmen und Chlamydien. DGHM-Verfahrensrichtlinie. Zbl. Bakt. Hyg. A 270 (1989) 470–486.
Edelstein, P. H.: Legionella. In: Lennette, E. H., A. Balows, W. J. Hausler Jr., H. J. Shadomy (eds.): Manual of Clinical Microbiology. 4th ed., p. 373–381. Amer. Soc. Microbiol., Washington D. C. 1985.
Gordon, A. M.: Aerobic pathogenic actinomycetaceae. In: Lennette, E. H. A. Balows, W. J. Hausler Jr., H. J. Shadomy (eds.): Manual of Clinical Microbiology. 4th ed., p. 249–262. Amer. Soc. Microbiol., Washington D. C. 1985.
Graevenitz, A. von (ed.): Fastidious gram-negative, facultatively anaerobic rods: identification and clinical significance. Europ. J. clin. Microbiol. 3 (1984) 221–269.
Kasper, G., N. Dickgießer: Klinische Bedeutung, Epidemiologie und Laboratoriumsdiagnostik von *Campylobacter pyloridis*. Immun. Infekt. 2 (1986) 58–62.
Milatovic, D., K. Maschka, R. V. Brosch, H. J. Wallner, I. Braveny: Comparison of microscopic and cultural findings in the diagnosis of *Gardnerella vaginalis* infection. Europ. J. clin. Microbiol. 1 (1982) 294–297.
Schaal, K. P.: Laboratory diagnosis of diseases due to aerobic actinomycetes. In: Goodfellow, M., M. Mordarski, S. T. Williams (eds.): The Biology of the Actinomycetes, p. 442–456. Academic Press, London 1983.
Sticht-Groh, V.: Über die Bedeutung von *Campylobacter* als Diarrhoeerreger des Menschen. Habil.schr., Würzburg 1982.

40. Rezept-Nachtrag (1.–39. s. S. 36)

Modifizierte Alsever-Lösung zur Konservierung von Schafe-Erythrozyten*)

Glukose p. a.	20,5 g
Natriumzitrat p. a.	8,0 g
Natriumchlorid p. a.	4,2 g
Zitronensäure p. a.	0,55 g
Aqua dest. ad	1000 ml

Lösung durch weiteren Zusatz von Zitronensäure auf pH 6,1 einstellen, durch Filtration sterilisieren. Zusatz von Antibiotika (Antimykotika) ist möglich.
15 Min. bei 100 °C autoklavieren

* Müller, F. et al.: Zbl. Bakt. Hyg., I Abt. Orig. A 253 (1982) 145–158.

11 Mykologie – Übersicht über menschenpathogene und opportunistische Pilze

1 Grundbegriffe und Einteilung

Als Pilze werden chlorophyllose niedere Pflanzen ohne Gliederung in Wurzeln, Stengel und Blätter bezeichnet. Ihre Chromosomenkerne sind schwer darstellbar. Die Zellen sind oft fadenförmig. Die Pilzfäden werden als *Hyphen,* ihr Geflecht als *Myzel* bezeichnet. Bei Vorhandensein von *Querwänden* wird das Myzel als septiert, sonst als unseptiert (coenozytisch) benannt. Die meisten Pilze bilden rundliche oder längliche *Nebenfruchtformen (Konidien* oder *Sporen).* Sie entstehen durch Zerfall von Hyphen in Stücke *(Arthrosporen)* oder auf besonderen Fruchtkörpern *(Sporangien),* auf Trägerstrukturen *(Konidiophoren)* bzw. am Ende oder im Verlauf der Hyphen *(Chlamydosporen).* Im Innern besonderer, schlauchartiger Sporangien entstehen gelegentlich sexuell differenzierte *Hauptfruchtformen* (z. B. *Askus* mit 2, 4 oder 8 *Askosporen,* Abb. 11–1). Solche Pilze liegen in der *perfekten Phase,* dem sog. Teleomorph, vor; bei Pilzen, die lediglich Nebenfruchtformen ausbilden, spricht man von *imperfekter Phase,* dem sog. Anamorph. Je nach Stadium (perfekt oder imperfekt) kann dieselbe Pilzgattung mit unterschiedlichen Namen bezeichnet werden (Tab. 11–1).

Anzüchtung, Dimorphismus

Die meisten Pilze lassen sich wie Bakterien auf künstlichen Nährböden züchten; viele Arten bevorzugen saures Milieu.

Bei zahlreichen pathogenen Pilzen findet man einen Dimorphismus: im Gewebe parasitäres Stadium mit hefeähnlichem Wachstum (z. B. Histoplasmose, Sporotrichose, nord- und südamerikanische Blastomykose) – auf bluthaltigen Nährböden reproduzierbar – oder Sphärulen mit Endosporen (z. B. Kokzidioidomykose); im saprophytären Stadium außerhalb des Körpers bilden sich dagegen reichliche Lufthyphen mit Konidien bzw. Arthrosporen (Abb. 11–2).

Tabelle 11–1 Gegenüberstellung der Namen von einigen perfekten und imperfekten Stadien menschenpathogener Pilze (nach [1]; ergänzt).

Gattungsname perfektes Stadium	Gattungsname imperfektes Stadium
Arthroderma	*Trichophyton* (pro parte)
Nannizia	*Microsporum*
Ajellomyces	*Blastomyces* (dermatitidis)
Emmonsiella	*Histoplasma*
Pseudoallescheria (Petriellidium)	*Monosporium* (pro parte)
Endomyces	*Geotrichum*
Ceratocystis	*Sporothrix*
Filobasidiella	*Cryptococcus*

Einteilung

In systematischer Hinsicht wurden die Pilze bisher in zwei Klassen aufgeteilt, in die querwandlosen, nur aus einer einzigen Zelle bestehenden *Phycomycetes* (Algenpilze) und in die septierten *Eumycetes* (echte Pilze). Letztere untergliedern sich in die sich sexuell vermehrenden Asko- und Basidomyzeten und in die asexuellen *Fungi imperfecti.* Tabelle 11–2 gibt eine Übersicht über die menschenpathogenen Pilze und die durch sie verursachten Krankheitsbilder.

Die heutige Auffassung der Pilzsystematik geht dahin, die Pilze als eigenes Reich (Fungi) abzugrenzen und in 2 Abteilungen (= Divisio), die *Myxomycota* und die *Eumycota,* zu untergliedern.

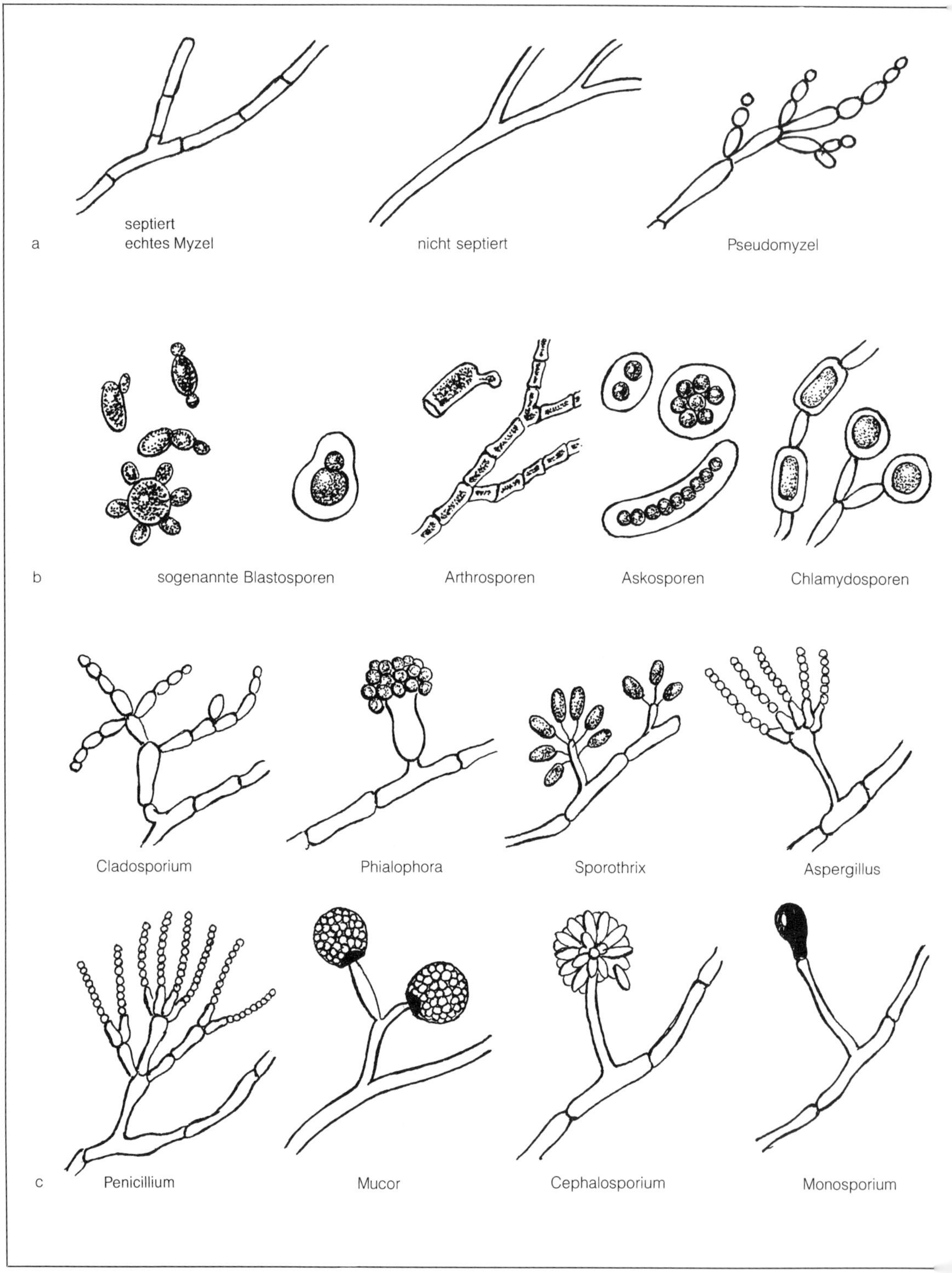

Abb. 11–1 Schematische Übersicht über die wichtigsten Formelemente bei Pilzen (I).

a) Myzelformen
b) Konidienformen
c) Konidiophoren- und Sporangienformen

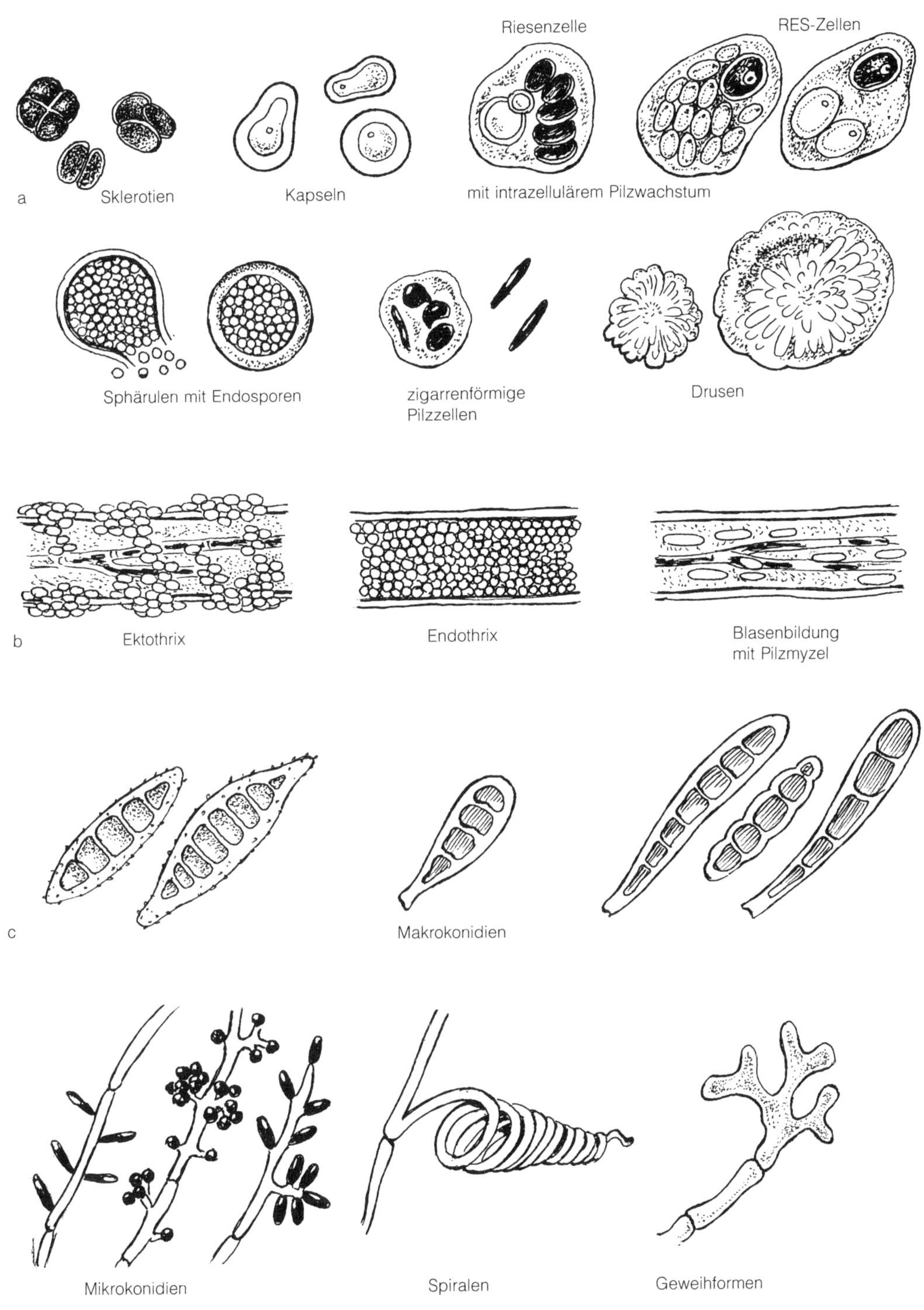

Abb. 11–2 Schematische Übersicht über die wichtigsten Formelemente bei Pilzen (II).

a) Mikroformelemente von Gewebsphasen dimorpher Pilze
b) Arten des Haarbefalls durch Dermatophyten
c) Dermatophyten (Mikroformelemente)

Tabelle 11–2 Medizinisch wichtige Pilze.

Erregergruppe bzw. Art	Name der Krankheit	Vorkommen	Bemerkungen
Sproßpilze			
Candida albicans (Soorpilz)	Soor, Candidamykose (Moniliasis, Candidiasis)	weltweit, ubiquitär	Soorpilzbefall sehr häufig, Soormykose (endogen) seltener, häufig bei AIDS
Cryptococcus neoformans	Kryptokokkose (Torulose, Europäische Blastomykose)	weltweit	bekapselter Bodenpilz, in Erdproben und Taubenkot gefunden; exogene Mykose, relativ selten, häufig jedoch bei AIDS
Hyphenpilze			
Microsporum-Arten	Mikrosporie	weltweit	verschiedene Arten, Befall verschiedener Haustiere*
Trichophyton-Arten *Achorion und verwandte Arten*	Trichophytie, Epidermophytie, Onychomykose, Favus, Erbgrind	weltweit, in unterschiedlicher Häufigkeit	verschiedene Arten, Befall verschiedener Haustiere*
Epidermophyton	Epidermophytie	weltweit	nur eine Art: *E. floccosum*
Malassezia furfur	Pityriasis versicolor	weltweit, besonders häufig in den Tropen	Synonym der Kulturform des Sproßpilzes *Pityrosporum ovale*
Piedraia hortai	Schwarze Piedra	Tropen, Subtropen	harmlose Haarinfektion durch Askomyzeten
Trichosporon cutaneum (bzw. *beigelii)*	Weiße Piedra	weltweit	harmlose Haarinfektion
Sporothrix schenckii	Sporotrichose	weltweit	Saprophyt, Erwerb durch Hautverletzung; dimorph
Madurella-, Cephalosporium-Arten, *Pseudoallescheria boydii*	Maduromykose, vereinzelt auch Infektion innerer Organe	weltweit	auf Pflanzen, Holz, Erwerb durch Hautverletzungen (Dornen; Splitter), wahrscheinlich auch aerogen; cave: Verwechslung mit Aktinomykose (s. S. 151) und Aktinomyzetom (s. S. 154)
Phialophora-Arten *Fonsecaea*-Arten *Cladosporium*- und *Exophiala*-Arten	Chromoblastomykose, Chromomykose, Cladosporiose, Phäohypomykose	Tropen, Subtropen	Saprophyten, Infektion durch Hautverletzungen
Rhinosporidium seeberi	Rhinosporidiose	Tropen, Subtropen	Erreger bisher nicht züchtbar, Infektionsmodus unklar
Histoplasma capsulatum	Histoplasmose (DARLING-Krankheit)	Teile der USA, Mittelamerika	Bodenpilz, vor allem in Höhlen mit Fledermausausscheidungen und in Hühnerställen; aerogene Infektion; dimorph, Komplikation bei AIDS
Histoplasma duboisii	Afrikanische Histoplasmose	West- und Zentralafrika	Vorkommen in der Natur wahrscheinlich; dimorph
Blastomyces dermatitidis	Nordamerikanische Blastomykose (GILCHRIST-Krankheit)	Ostgebiete und mittlerer Westen der USA und Kanadas, Nordafrika	Infektionsmodus aerogen, vermutlich Bodenbewohner; dimorph
Paracoccidioides brasiliensis	Südamerikanische Blastomykose (LUTZ-SPLENDORE-DE-ALMEIDA-Krankheit)	Südamerika	siehe vorstehend; dimorph
Coccidioides immitis	Kokzidioidomykose (POSADAS-WERNICKE-Krankheit, San-Joaquin-Valley-Fieber)	Trockengebiete im Südwesten der USA, vereinzelte Herde in Südamerika	Bodenbewohner, auch tierpathogen (Nager), aerogene Infektion, hohe Morbidität, geringe Letalität; Komplikation bei AIDS, dimorph
Aspergillus-Arten	Aspergillose (Lungen, Gehörgang, innere Organe)	weltweit, ubiquitär	meist durch *Aspergillus fumigatus* verursacht; Allergie relativ häufig, menschliche Erkrankungen relativ selten, bei Vögeln häufig, Komplikation bei Agranulozytose
Mucor-, Absidia-, Rhizopus-Arten	Mucormykose (Gehirn, Gehörgang, Lunge)	weltweit, ubiquitär	Allergie häufig, Erkrankungen selten
Scopulariopsis-, Penicillium-, Fusarium-Arten	Organmykose (Gehirn, Gehörgang, Lungen)	weltweit, ubiquitär	Erkrankungen ziemlich selten, Allergien wechselnd häufig

* daher gelegentlich Übertragung vom Tier auf den Menschen

Eumycota

Die menschenpathogenen Arten finden sich ausschließlich bei den *Eumycota*. Diese lassen sich in fünf Subdivisionen aufteilen, nämlich

- *Mastigomycotina*
- *Zygomycotina* mit den Klassen *Zygomycetes* und *Trichomycetes*
- *Ascomycotina* mit den Klassen *Hemiascomycetes, Loculoascomycetes* und *Plectomycetes*
- *Basidiomycotina*
- *Deuteromycotina (Fungi imperfecti)*

Der früher und noch in vielen Publikationen benutzte Begriff *Phycomycetes* wird dadurch überholt.

Zygomycotina: Zu den *Zygomycotina* gehören einige Pflanzenschädlinge, ferner Insektenparasiten wie der Fliegenschimmel *(Empusa muscae)* und der auf organischen Stoffen schmarotzende Kopfschimmel *Mucor mucedo*. Er bildet auf Lebensmitteln weißliche Überzüge, aus denen die mehrere Zentimeter hohen Fruchthyphen hervorragen, die als Köpfchen schwarze Sporangien tragen, in denen ungeschlechtliche Sporen gebildet werden. Thermophile Art: *M. pusillus* (pathogen).

Morphologisch ähnlich, aber durch Bildung von wurzelähnlichen Haftorganen (Rhizoide) abgrenzbar, sind die Arten *Rhizopus nigricans* und *R. oryzae*.

Verschiedene *Mucor-* und *Rhizopus*-Arten sind fakultativ menschenpathogen (Mykosen des Gehirns, der Lungen, vorzugsweise Wuchern im Gefäßinnern). Gefährdet sind Leukämiker, Diabetiker, Rauschgiftsüchtige. – *Mucor*-Infektion auch als Otomykose.

Differenzierung von Mucorazeen

Mucor-Arten: Sporangiophoren unverzweigt mit endständigen Sporangien oder verzweigt mit Sporangien an allen Zweigenden. Sporangien groß, rund mit glattwandigen elliptischen oder runden Sporen. – Keine Rhizoide.

Rhizopus-Arten: rasches Wachstum, unverzweigte Sporangiophoren in Gruppen an den Stellen der Ausläufer (Stolons), wo sich Rhizoide bilden. Sporen meist längsgestreift.

Absidia-Arten: Sporangiophoren wie oben, aber längs der Ausläufer, nicht gegenüber den Rhizoiden, Sporen glattwandig.

Basidiomycotina: In der Subdivision der *Basidiomycotina* findet sich die Klasse der *Basidiomycetes* (Stielsporenpilze), z. B. Getreideschädlinge wie die Brand- und Rostpilze *(Ustilago*-Arten), die Hausschwammpilze, die meisten eßbaren Pilze und die Giftpilze wie der Knollenblätterpilz, Fliegenpilz u. a. m.

Ascomycotina: Die Subdivision der *Ascomycotina* enthält unter anderem einige der typischen Schimmelpilze aus den Gattungen *Penicillium* und *Aspergillus*. Die Unterscheidung erfolgt nach den ungeschlechtlichen Nebenfruchtformen (Konidienträgern). Charakteristisch für die Askomyzeten ist die Bildung von Fruchtschläuchen, die geschlechtlich differenzierte Askosporen enthalten. Zu den Askomyzeten zählen sowohl Faden- wie Sproßpilze.

Deuteromycotina: Septierte Formen, von denen ein geschlechtliches Stadium nicht bekannt ist, werden zu den *Deuteromycotina (Fungi imperfecti)* gerechnet, einer heterogenen Gruppe verschiedenartiger Pilze (manche *Penicillium-* und *Aspergillus*-Arten bilden z. B. Geschlechtssporen und werden dann als Askomyzeten klassifiziert [mit anderen Gattungsnamen]; verwandte Arten mit geschlechtlich nicht differenzierten Nebenfruchtformen sind aber bei den *Fungi imperfecti* eingeordnet).

2 Sproßpilze

Candida albicans

Candida albicans, Soorpilz (Erreger des Soors beim Menschen und gefährlicher Krankheitserreger in Krankenhaus-Risikobereichen; vgl. S. 253): Neben hefeartigen Formen auch Pseudomyzelien und septierte Hyphen. Ebenfalls als fakultativ-pathogene Opportunisten keineswegs bedeutungslos sind die verwandten Arten *C. tropicalis, C. pseudotropicalis, C. krusei, C. parapsilosis* anzusehen. Soor der Mundhöhle und Speiseröhre ist eine Komplikation bei AIDS.

Differenzierung: Die Differenzierung erfolgt morphologisch sowie durch Enzym- und Assimilationsteste (vgl. Tab. 11–3), außerdem morphologisch und serologisch. Zur Abgrenzung von *C. albicans* gegenüber anderen *Candida*-Arten dient der Chlamydosporen-Nachweis auf Reis-Tween-Agar (im Fachhandel zu beziehen).

Tabelle 11–3 Merkmale häufiger Sproßpilze aus menschlichen Proben.

Art	Hydrolyse von Harnstoff	Gas und Säurebildung von Zuckern: Glukose	Maltose	Saccharose	Laktose	Galaktose	Pseudomyzel	Kapseln	Assimilation von Nitrat	Häutchenbildung
Cryptococcus neoformans	+++	±v	±v	–	–	±v	–	+++	–	–
Candida albicans	–	⊕	⊕	+	–	+	+++	–	–	–
C. tropicalis	–	⊕	⊕	⊕	–	⊕	+++	–	–	–
C. pseudotropicalis	–	⊕	–	⊕	⊕	⊕	+++	–	–	–
C. krusei	–	⊕	–	–	–	–	++	–	–	++
C. parapsilosis	–	⊕	–	±	–	±	+	–	–	–
C. glabrata	–	⊕	–	–	–	–	–	–	–	–
Saccharomyces cerevisiae	–	⊕	⊕	⊕	–	⊕	–	–	–	–
Torulopsis candida	–	+	–	–	–	–	–	–	–	–
T. inconspicua	–	+	–	–	–	–	–	–	–	–

⊕ = Säure- und Gasbildung + = nur Säurebildung ± = schwache Säurebildung v = verzögerte Reaktion

Zur arbeitstechnischen Erleichterung in der Routinediagnostik kann man einen Vorrat an Reisagar oder Chlamydosporenagar in Kulturschalen bereithalten und jeweils einen cm^2 dieses Nährbodens ausstechen und auf eine freie Stelle in der Primärkultur legen. Diese kleine Fläche wird mit dem zu identifizierenden Pilzstamm beimpft und mit einem Deckgläschen (21 × 26 mm) abgedeckt.

Die Kulturschale mit dieser zusätzlichen „Miniaturkultur“ wird weiter bebrütet, und nach 18–48 Stunden kann die Chlamydosporenkultur (s. Abb. 11–1) abgelesen werden.

Schnelldiagnose: Zur Schnelldiagnose eignet sich der Pseudomyzelnachweis im Serum. *C. albicans* bildet Pseudomyzel schneller als andere *Candida*-Arten.

Zur Serumschnelldiagnose werden Sproßzellen des zu prüfenden Stammes in 0,5–1 ml Serum (in Röhrchen) eingerieben und gleichmäßig suspendiert. Nach zwei- bis vierstündiger Inkubation bei 36 °C wird ein Tropfen im Deckglaspräparat auf Pseudomyzel („Keimschläuche“) untersucht.

Häufige apathogene Sproßpilze

Zu den Askomyzeten werden auch viele Sproßpilze (Hefen) gerechnet, die aus kugeligen, ovalen oder walzenförmigen Zellen bestehen, aus denen Tochterzellen knospenartig entsprossen. Kerne nur schwer darstellbar. Sporenbildung bei den perfekten Formen im Innern der Zelle.

Saccharomyces cerevisiae (Bierhefe): Ursache der alkoholischen Gärung, viele gärungstechnisch wichtige Unterarten und Rassen. Wichtig ist Abtrennung von wilden Hefen. Rotwachsende Arten: *Rhodotorula,* auch beim Menschen, apathogen. Relativ häufig, unter bestimmten Voraussetzungen fakultativ-pathogen sind *Candida glabrata, Torulopsis candida, T. inconspicua* usw. (vgl. Tab. 11–3).

Cryptococcus neoformans: Erreger der Kryptokokose (= Torulose, „Europäische Blastomykose“). Hefeähnliche Formen mit Kapselbil-

Tabelle 11–4 Differenzierung von *Cryptococcus*-Arten.

Art	Wachstum bei 36 °C[1]	Assimilation von: Glukose	Maltose	Saccharose	Laktose	Galaktose	Nitrat	pathogen für Mäuse
C. neoformans[2]	+	+	+	+	–	+	–	meist bei i.p. Impfung
C. laurentii	–	+	+	+	+	+	–	–
C. luteolus	–	+	+	+	–	+	–	–
C. gastricus	–	+	+	–	+	+	–	–
C. skinneri	–	+	–	–	–	+	–	–
C. diffluens	– (gelegentlich ±)	+	+	+	–	+	+	–
C. albidus	–	+	+	+	+	+	+	–
C. terreus	–	+	+	–	+	+	+	–

[1] auf Sabouraud-Schrägagar
[2] ausgeprägter Braunfarbeffekt auf Spezialmedium (s. S. 32)

dung. Vor allem bei Meningitis, Komplikation von AIDS. Pathogene Formen wachsen bei 36 °C. Kapselbildung unterschiedlich, keine Assimilation von Nitrat. Kolonien auf STAIB-Medium braunorangefarben (zur Abgrenzung von apathogenen *Cryptococcus*-Arten s. Tabelle 11–4.)

Hinweise für Untersuchung auf Soormykose *(Candida albicans)* und Kryptokokkose *(Cryptococcus neoformans)* finden sich auf S. 253, 261 bzw. S. 254, 269.

Geotrichum candidum: Zu den hefeähnlichen Pilzen gehört auch der apathogene Milchschimmel *Geotrichum candidum,* der auf geronnener Milch als weißlich-filziger Rasen wächst. Verzweigtes Myzel, das in rechteckige, hefeähnliche Oidien zerfällt und außerdem Lufthyphen mit Arthrosporen bildet.

3 Hyphenpilze

3.1 Hyphenpilze als gelegentliche Erreger von Mykosen (sog. Schimmelpilzmykosen)

Penicillium: Bei *Penicillium* sind die Konidienträger ohne Endanschwellung. Sie sind verzweigt, wobei jeder Endzweig Konidien abschnürt, so daß ein pinselähnliches Gebilde entsteht. Sehr häufige Luftkeime, daher oft auf Lebensmitteln, und zwar meist mit Bildung grüner Konidien *(Penicillium glaucum). Penicillium notatum* bzw. *Penicillium chrysogenum* bilden als Stoffwechselprodukt das gegen Bakterien wirksame Antibiotikum Penicillin. *P. brevicaule* wurde früher zum Arsennachweis benutzt; zur Käsebereitung dienen *P. camembertii* und *P. roquefortii.*

Aspergillus (Kolbenschimmel, Gießkannenschimmel): Fruchtträger mit kolbiger Endanschwellung, auf der sich strahlig angeordnete Konidienstielchen befinden, von denen sich die Konidien abschnüren (Abb. 11–3). Häufig z. B. der grünliche *Aspergillus glaucus. Aspergillus*-Arten auch als Krankheitserreger, z. B. bei der Pneumokoniose der Vögel. Oft auf und in Topfblumenerde, Mauerwerk, unter Plastikabdeckungen usw.

Mit zunehmender Häufigkeit auch beim Menschen (Aspergillose der Lunge, allergische *Aspergillus*-Bronchitis, Mykotoxikose, Otomykose). *A. flavus* und andere Arten bilden die gefährlichen Aflatoxine.

Vorherrschender Erreger *Aspergillus fumigatus:* Wächst schnell bei 36 °C und 45 °C unter Bildung grünlicher, später bräunlicher oder graugrüner Kolonien. Typische Sporangien: Konidienketten zeigen meist parallele Anordnung (bündelförmig) und lassen die untere Hälfte der birnenförmigen Fruchtblase frei (s. Abb. 11–3).

Weitere fakultativ-pathogene Arten: Sie finden sich bei den Gattungen *Cladosporium, Fusarium, Phialophora, Pseudoallescheria, Madurella* u. a. m. als Erreger von Maduromykose und Chromomykose (s. Tab. 11–2).

3.2 Hyphenpilze als Dermatophyten

Die Dermatophyten als Erreger von Hautkrankheiten sind systematisch keine einheitliche Gruppe. Beispiele für die morphologische Verschiedenheit ihrer Formelemente sind in Abbildung 11–4 dargestellt. Da die sonst der Klassifizierung zugrunde gelegten Hauptfruchtformen bei den Isolaten aus pathologischem Untersuchungsmaterial fehlen, werden die meisten Arten zu den *Fungi imperfecti* gerechnet; doch sind in neuerer Zeit wiederholt auch die perfekten Stadien verschiedener Hautpilze dargestellt worden [1] (Tab. 11–1).

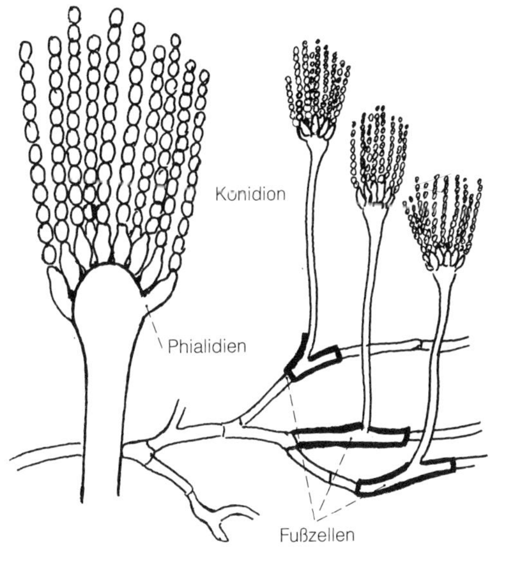

Abb. 11–3 Konidiophoren von *Aspergillus fumigatus* (einreihige Sterigmen).

Tabelle 11–5 Differenzierung von *Trichophyton mentagrophytes* und *T. rubrum*.

Art	Vorkommen/Material	Kolonien auf SABOURAUD-Glukose-Pepton-Agar	diffundierendes Pigment	
T. rubrum (perfektes Stadium unbekannt)	Haut (oft Inguinalgegend) Nägel (häufig) Haare (sehr selten) Tiere (bisher nie)	anfänglich weiß, Oberfläche watte- bis samtartig, manchmal wie gepudert, Rückseite erst gelb, dann weinrot (nicht regelmäßig)	auf SABOURAUD-Glukose-Agar Bildung eines gelben bis roten Pigmentes. Es gibt auch pigmentlose Stämme.	Harnstoff in 7 Tagen meist nicht hydrolysiert.
*T. mentagrophytes** (perfektes Stadium *Arthroderma benhamiae*)	Haut (selten Inguinalgegend, sonst häufig) Nägel (wechselnd häufig) Haare (meist bei Tieren)	anfänglich kremfarben, meist wie gepudert, oft körnige Oberfläche, auch watteähnlich, samtartig, Rückseite bräunlich, selten farblos, gelegentlich orange	meist bräunliches, manchmal gelb- bis orangefarbenes Pigment	Harnstoff regelmäßig in weniger als 7 Tagen hydrolysiert.

* nicht eingeschlossen *Trichophyton erinacei* (Igel) und *Trichophyton quinckeanum* (Nagetiere)

Einteilung

Ihre Einteilung erfolgt nach botanischen Gesichtspunkten, während die Namensgebung mehr auf klinische Beobachtungen zurückgeht. Es gilt jedoch: „Der gleiche Hautpilz kann verschiedene klinische Erscheinungen verursachen; das gleiche klinische Bild kann durch verschiedene Hautpilze hervorgerufen werden." Die Differenzierung erfolgt nach der Kolonieform auf Spezialnährböden (vgl. Tab. 11–5) und mikroskopisch.

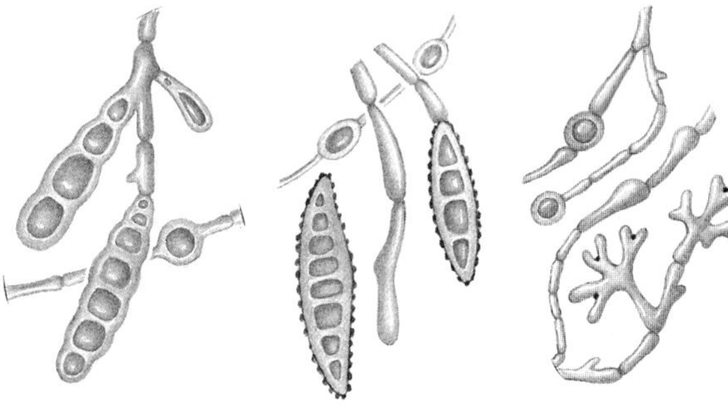

Abb. 11–4 Formelemente bei Dermatophyten.
a) Makrokonidien bei *Epidermophyton floccosum*
b) Makrokonidien und Chlamydosporen bei *Microsporum canis*
c) Chlamydosporen und Myzelgeweihformen bei *Trichophyton schoenleinii*

Epidermophyton floccosum (Erreger von Epidermophytie bzw. Eczema marginatum HEBRAE): in den Schuppen Geflecht wellig verlaufender Fäden, aus vorwiegend rechteckigen Einzelgliedern bestehend.

Microsporum audouinii: Erreger der Mikrosporie. In den Schuppen kurze, kleine Myzelien; erkrankte Haare eingehüllt von Massen kleiner (2–3 μm) Sporen (Sporenmanschette).

Microsporum canis: Erreger der vom Tier auf den Menschen übertragbaren Mikrosporie (s. a. Abb. 11–5).

Microsporum gypseum: geophiler, gelegentlich menschen- und tierpathogener Mikrosporie-Erreger.

Malassezia furfur: Erreger der Kleienflechte = Pityriasis versicolor. Kurze, kommaförmige, z. T. septierte Hyphen und Haufen kugeliger Sporen; systematische Stellung: Sproßpilz der Gattung *Pityrosporum*.

Trichophyton: Sammelname für die Erreger der Trichophytie. Viele Arten in mehreren Gruppen:

Endothrix-Gruppe: Innerhalb der Haare wachsend und sporulierend; von Mensch zu Mensch übertragbar. Hierher gehören *T. tonsurans, T. acuminatum, T. violaceum.*

Ektothrix-Gruppe: Am Haar meist oberflächliche Sporulation, aber tiefer in die Haut eindringend. Von Tier auf Mensch übertragbar.

Tabelle 11–6 Mikroskopische Unterscheidung zwischen *T. rubrum* und *T. mentagrophytes*-Kulturen.

	Mikrokonidien	Makrokonidien	Spiralhyphen
T. rubrum	länglich, tropfenförmig, einzeln und in Haufen an den Hyphen	schlank, bleistiftförmig (in pudrigen, granulösen Kulturen)	fehlen stets
T. mentagrophytes	meist rundlich, in Klumpen an den Hyphen	keulenförmig, massenhaft in granulösen Kulturen	in einzelnen Stämmen zahlreich

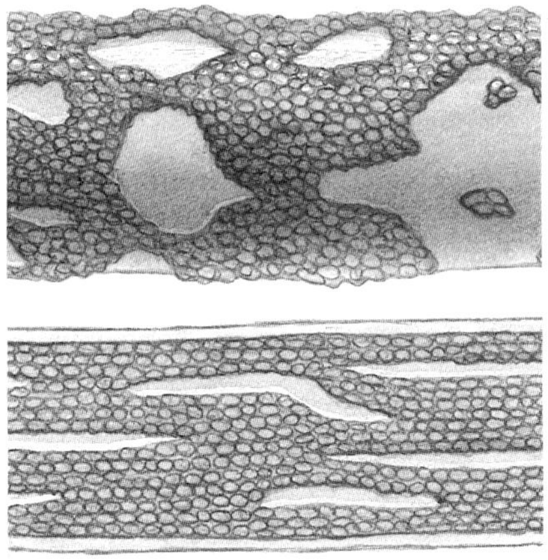

Abb. 11–5 Schematische Darstellung der Sporulation von Dermatophyten bei Haarbefall.

a) ektotriche Sporulation (Bildung von Sporenmanschetten bei Mikrosporie, im UV-Licht fluoreszierend)
b) endotriche Sporulation

Neo-Endothrix-Gruppe: klinische Zwischenform, z. B. *T. cerebriforme.*

Beim Endothrix-Typ ist der Haarschaft durchsetzt von vorwiegend parallel verlaufenden, sporenbildenden Myzelfäden. Sporen groß. Beim Ektothrix-Typ hüllen die Sporen unregelmäßig oder in Ketten das Haar ein. Großsporige und kleinsporige Formen (s. a. Abb. 11–5).

Trichophyton (Achorion) schoenleinii: Erreger des menschlichen Favus; in den Skutula reichlich plumpe Pilzfäden, die in kettenförmig angeordnete Arthrosporen zerfallen. Unterart *T. quinckeanum:* Erreger des auf den Menschen übertragbaren Tierfavus (Mäusefavus).

Trichophyton mentagrophytes (interdigitale): Erreger von Mykosen an Fuß- und Handflächen. Verwandt: *T. gypseum, T. asteroides, T. erinacei* usw.

Trichophyton rubrum (häufiger Erreger von Nagelmykosen = Onychomykose): Gelbrote bis dunkelrote Pigmentierung der Ober- und Unterseite der Kolonien (Tab. 11–6).

Diagnostik

Die Untersuchung der Hautpilze erfordert besondere Fachkenntnisse. Sie erfolgt nach folgenden Methoden:

Mikroskopische Untersuchung im ungefärbten Präparat: Kleine Mengen des Materials (Schuppen, Nagelspäne, Haare) werden in einem Gemisch von 2 Teilen Wasser und 1 Teil Glyzerin zerzupft und zunächst bei schwacher, dann bei starker Vergrößerung untersucht. – Besser ist das *Laugenpräparat:* Schuppen mit Nadeln zerzupfen und die Stückchen in 10%iger Kali- oder Natronlauge für einige Stunden zur Aufhellung in den Brutschrank einlegen. Die weich gewordenen Schuppen zwischen zwei Objektträgern zerdrücken, bis eine halbdurchsichtige Schicht entsteht. Objektträger auseinandernehmen, Schüppchen mit Deckglas bedecken und mikroskopieren (Abb. 11–6). Vielfach wird das Aufhellen in Chloral-Laktophenol für die mikroskopische Untersuchung vorgezogen (Tab. 11–7).

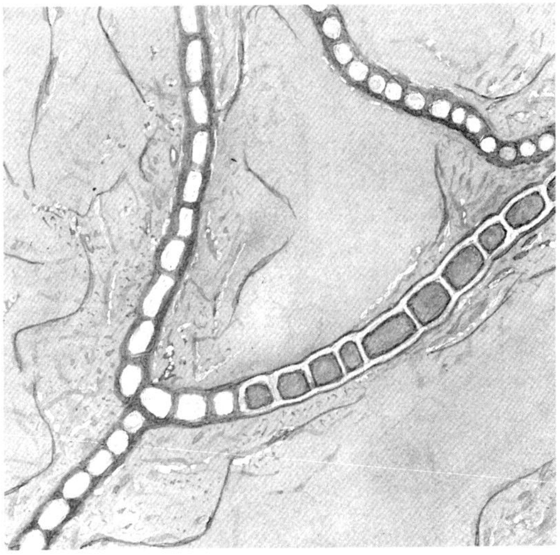

Abb. 11–6 Pilzfäden im Kalilaugenpräparat von Nagelmaterial bei Onychomykose.

Tabelle 11–7 Mikroskopische Hauptmerkmale der wichtigsten Dermatophyten im Untersuchungsmaterial (nach Aufhellung).

Pilzgattung	Haare	Nägel	Hautschuppen
Epidermophyton	–	segmentierte, verzweigte Hyphen	segmentierte, verzweigte Hyphen
Microsporum	Ektothrix-Sporulation, Haarschaft mit Sporenmanschetten	–	segmentierte, verzweigte Hyphen
Trichophyton	Ektothrix- oder Endothrix-Sporulation (von Art zu Art verschieden)	segmentierte Hyphen mit wenigen Verzweigungen	segmentierte Hyphen mit wenigen Verzweigungen

2 Teile Chloralhydratkristalle und 1 Teil Phenolkristalle in 1 Teil Milchsäure-Lösung. Ein Tropfen des Gemisches auf Objektträger; Material einbringen und nach 15–30 Minuten mikroskopieren.

Direktnachweis im gefärbten Präparat: Hierzu wird die Verwendung von Parker-blue-black-superchrome-Tinte (Pbbs-Tinte) bevorzugt.

Herstellung der Farblösung: 10% Pbbs-Tinte mit 89,5% 5–10%ige KOH und 0,5% Glyzerin mischen und im Glasgefäß aufbewahren (jahrelang haltbar).

Untersuchungsmaterial (Haare, Hautschuppen, Nagelgeschabsel) auf den Objektträger legen und mit Deckglas bedecken. Farblösung vom Rand des Deckglases einfließen lassen und nach gleichmäßigem Verteilen Deckglasrand mit Nagellack bestreichen. Bei Zimmertemperatur stehenlassen; Nagellack wird in einigen Minuten fest. Nach 8–24 Stunden nehmen Pilzelemente eine intensiv blaue Farbe an, die Oberhautbestandteile dagegen nicht. Unter starkem Trokkensystem mikroskopieren. Die sog. Mosaikpilze (Kunstprodukte, Rückstände) färben sich nicht an.

Kultur in situ: Material in kleinsten Mengen auf sterilen Objektträger bringen, mit sterilem Deckglas, das an den Ecken mit Wachströpfchen befestigt wird, bedecken. In eine feuchte Kammer (Doppelschale mit nassem Fließpapier am Boden) legen, bebrüten. Nach 2–3 Tagen untersuchen. In derartigen Kulturen vermehren sich Bakterien kaum, wohl aber die Hautpilze. Von den Kulturen in situ aus können Kulturen auf künstliche Nährböden übertragen werden.

Kultur auf Nährböden: Für die Ausgangskultur dient 1%iger saurer Traubenzuckerpeptonagar. Zusätzlich wird zur Anzüchtung aus stark verunreinigtem Material ein Nährboden eingesetzt, der 0,5 mg Actidion (Cycloheximid) pro ml enthält. Hierdurch werden die saprophytären Schimmelpilze gehemmt. Das Material wird in feinsten Schüppchen, die durch Zerkleinern gewonnen sind, auf 2 Kulturplatten (statt Röhrchen), da diese besser kontrolliert werden können, übertragen; in jede Platte kommen 5 Partikelchen.

Verarbeitung von Nägeln, Hautschuppen und Haaren: Nagelspäne, Hautschuppen oder Randhaare werden 2 Tage lang bei Zimmertemperatur in eine Penicillin-Streptomycin-Lösung gebracht, die

20 IE Penicillin/ml (= 2 mg in 100 ml) und
40 IE Streptomycin/ml (= 4 mg in 100 ml) enthält.

Danach wird das aufgeweichte Material zerkleinert und wie üblich auf Nährböden verpflanzt oder mit der Impföse ausgestrichen.

Untersuchungsmaterial von Tieren: Hierfür verwendet man besser Chloramphenicol anstatt der Penicillin-Streptomycin-Mischung. Die Züchtung erfolgt bei Zimmertemperatur. Licht ist ohne Einfluß auf Wachstum und Farbstoffbildung der Kulturen.

Beurteilung: Die erhaltenen Ausgangskulturen werden zur Differenzierung der Arten kulturell und morphologisch untersucht. Die Beurteilung erfolgt nach der Wuchsform und dem mikroskopischen Präparat, welches Aufschluß über die Bildung von Mikro- und Makrokonidien gibt, die dann eine Zuordnung zu einer bestimmten Art gestatten.

Objektglaskultur nach Riddell: Auf sterile Objektträger werden quadratisch ausgeschnittene Stücke Sabouraud-Agar (oder anderen Pilznährböden) mit etwa 1 cm Seitenlänge aufgelegt,

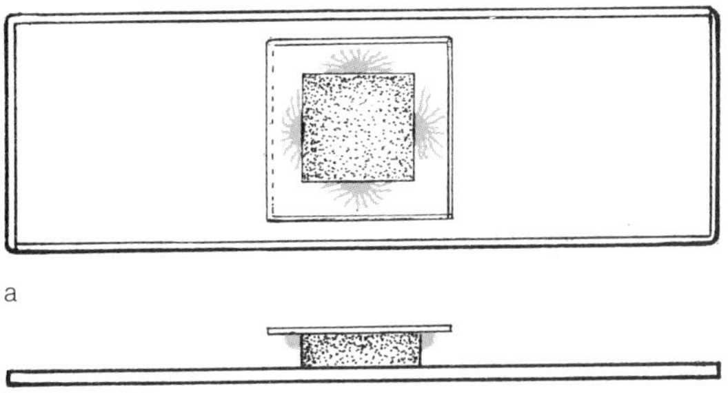

a

b

Abb. 11–7 Objektglaskultur für Pilze nach RIDDELL.

a) Aufsicht

b) Seitenansicht

an den Seiten mit etwas Pilzmaterial beimpft, mit sterilem Deckgläschen bedeckt und bei 28–30 °C für 8–21 Tage bebrütet. Entweder mikroskopische Kontrolle der Objektglaskultur unter starkem Trockensystem oder Deckglas mit anhaftenden Pilzelementen vorsichtig abheben und auf einen Objektträger mit einem Tropfen Blaulösung legen, leicht andrücken und mikroskopieren (Abb. 11–7). Kulturen stets in feuchter Kammer bebrüten.

3.3 Dimorphe Hyphenpilze als Erreger von Systemmykosen

Blastomyces dermatitidis: Erreger der nordamerikanischen Blastomykose. Im Gewebe stark lichtbrechende Rundzellen mit unilokulärer Sprossung; im saprophytären Stadium Myzelphase mit birnenförmigen Konidien.

Paracoccidioides brasiliensis: Erreger der südamerikanischen Blastomykose. Ähnlich wie *B. dermatitidis,* aber multilokuläre Sprossung bei Hefephasen-Zellen im Gewebe nur bei 36 °C.

Histoplasma capsulatum: Erreger der Histoplasmose (meist in den USA). Im Gewebe intrazellulär hefeähnliche kleine Zellen, in Kulturen Myzelbildung. Bedingt Allgemeininfektion des retikuloendothelialen Systems, Komplikation bei AIDS. Eng verwandt mit *Histoplasma duboisii* (s. u.).

Histoplasma duboisii: Erreger der afrikanischen Histoplasmose. Großzellige Formen beim Befall des RES. In *Histoplasma*-Kulturen Myzelphase mit Mikrokonidien und Chlamydosporen (letztere haben handschuhförmige Fortsätze, sog. Steuerradformen).
Myzelphase von *Histoplasma*-Kulturen **hochinfektiös! Gefahr von Laborinfektionen!** Labor-Sicherheitsvorschriften beachten!

Coccidioides immitis: Erreger der Kokzidioidomykose (meist in den USA, auch Südamerika). Führt zu Komplikationen bei AIDS. Im Sputum, Gewebsmaterial, Liquor und Eiter dickwandige, mit Endosporen gefüllte Sphärulen (30–50 μm). In Kultur weißes, flauschiges Myzel, das nach 5–7 Tagen Bebrütung in Arthrosporen zerfällt.

Ungewöhnlich infektiös! Höchste Gefahr bei Züchtung und Abimpfung; zahlreiche Laborinfektionen! Labor-Sicherheitsvorschriften beachten!

Sporothrix schenckii: Erreger der Sporotrichose. Gehört nicht zu den Erregern von Systemmykosen. Infektionen entstehen bei Hautverletzungen. Die Pilzart wird an dieser Stelle wegen ihres dimorphen Wachstums abgehandelt. Im Eiter nur spärlich hefeartige, zigarrenförmige Zellen; außerdem diagnostisch richtungsweisende sog. Asteroidkörper = sternförmige, lichtbrechende Pilzelemente; in Kulturen Hyphenbildung mit charakteristischen Konidiophoren.

Diagnostik: Für eine Untersuchung auf subkutane Mykosen (Sporotrichose, Chromoblastomykose, Maduromykose), exogene Inhalationsmykosen (Aspergillose, Histoplasmose, Kokzidioidomykose) und andere disseminierte Mykosen (z. B. Nord- und Südamerikanische Blastomykose) wende man sich an Speziallaboratorien.

Literatur

1. Ajello, L.: Sexual reproduction among fungi pathogenetic to man. A historical view. Mykosen 14 (1971) 343–352.

Übersichtsliteratur

Seeliger, H. P. R., Th. Heymer: Diagnostik pathogener Pilze des Menschen und seiner Umwelt. Thieme, Stuttgart–New York 1981.

12 Parasitologie

1 Protozoen: Übersicht über die wichtigsten humanpathogenen Arten

1.1 Vorbemerkungen

Protozoen sind einzellige tierische Lebewesen. Bei ihnen finden sich die den Makroorganismen eigenen Zellstrukturen wie chromosomenhaltiger Zellkern, Protoplasma mit Einschlüssen (z. B. Mitochondrien, Lysosomen) und Zellwand. Darüber hinaus können in unterschiedlicher Ausprägung verschiedene Organellen als Stützgerüst, zur Fortbewegung und zur Nahrungsaufnahme vorhanden sein; letztere sind bei humanpathogenen Protozoen wenig ausgebildet.

Bewegungsorganellen: Drei der vier menschenpathogenen Protozoengruppen (Tab. 12–1 bis 12–3) besitzen Bewegungsorganellen, die zur Differenzierung untereinander beitragen können:
- Geißeln (Flagellen) gestatten eine z. T. recht rasche Fortbewegung bei Vertretern der Flagellaten.
- Eine den gesamten Körper bedeckende Bewimperung (Cilien) ruft bei den Ciliaten eine gleichmäßig rotierende Vorwärtsbewegung hervor.
- Pseudopodien (bruchsackartige Vorstülpungen des fließenden Plasmas) kennzeichnen die Bewegungen von Rhizopoden.

Tabelle 12–1 Zusammenstellung der beim Menschen gefundenen Flagellaten.

Parasit	Krankheit	Übertragung auf den Menschen: Parasitenform	Übertragung auf den Menschen: Übertragungsweg
Trichomonas vaginalis	Trichomoniasis	vegetative Form	Geschlechtsverkehr
Trichomonas hominis	apathogen	vegetative Form	Geschlechtsverkehr
Chilomastix mesnili	apathogen	Zysten	Geschlechtsverkehr
Lamblia intestinalis (*Giardia lamblia*)	Lamblienruhr	Zysten	Nahrungsmittel, Wasser
Trypanosoma brucei gambiense * *Trypanosoma brucei rhodesiense* *	Schlafkrankheit	spezielles Entwicklungsstadium im Überträger	*Glossina* (Fliegen)
Trypanosoma cruzi *	Chagas-Krankheit	spezielles Entwicklungsstadium im Überträger	*Triatoma, Rhodnius* (Wanzen)
Leishmania donovani * *Leishmania infantum* *	viszerale Leishmaniase	spezielles Entwicklungsstadium im Überträger	*Phlebotomus* (Stechmücken)
Leishmania tropica *	Haut-Leishmaniase	spezielles Entwicklungsstadium im Überträger	*Phlebotomus* (Stechmücken)
Leishmania brasiliensis *	Schleimhaut-Leishmaniase	spezielles Entwicklungsstadium im Überträger	*Phlebotomus* (Stechmücken)

* Vorkommen nur in warmen Ländern

Tabelle 12–2 Zusammenstellung der beim Menschen vorkommenden Rhizopoden und Ciliaten *(Balantidium coli)*.

Parasit	Krankheit	Übertragung auf den Menschen: Parasitenform	Übertragungsweg
Entamoeba histolytica	Amöbenruhr	Zysten	Nahrungsmittel
Entamoeba coli	apathogen	Zysten	Nahrungsmittel
Entamoeba hartmanni	apathogen	Zysten	Nahrungsmittel
Jodamoeba bütschlii	apathogen	Zysten	Nahrungsmittel
Endolimax nana	apathogen	Zysten	Nahrungsmittel
Dientamoeba fragilis	Durchfälle möglich	vegetative Form	?
Naegleria u. andere Arten	primäre Amöbenmeningoenzephalitis	vegetative Form	Baden in Süßwasserteichen und beheizten Schwimmbädern
Balantidium coli	Balantidienruhr	Zysten	berufsmäßiger Kontakt mit Schweinen

Tabelle 12–3 Zusammenstellung humanpathogener Sporozoen *(Apicomplexa)*.

Parasit	Krankheit	Übertragung auf den Menschen: Parasitenform	Übertragungsweg
Plasmodium falciparum *	Malaria	spezielles Entwicklungsstadium im Überträger (für alle vier Plasmodium-Arten)	Anopheles
Plasmodium vivax *	Malaria		Anopheles
Plasmodium malariae *	Malaria		Anopheles
Plasmodium ovale *	Malaria		Anopheles
Babesia-Spezies	Babesiose		Schildzecken
Toxoplasma gondii	Toxoplasmose	Gewebszysten Sporozoen	rohes Fleisch, Katzenkot; Säuglingstoxoplasmose (Mutter→Kind)
Pneumocystis carinii * *	interstitielle Pneumonie	sporenartige Entwicklungsstadien	Tröpfcheninfektion
Isospora belli	Kokzidiose	Sporozysten	Nahrung, sporulierte Oozysten enthaltend
Sarcocystis bovihominis *Sarcocystis suihominis*	Kokzidiose	Gewebszysten (sog. MIESCHER-Schläuche)	rohes Schweine- und Rindfleisch
Blastocystis hominis	bei massivem Befall leichte Durchfälle	sog. vakuolisierte Form amöbenähnliche Form	orale Aufnahme
Cryptosporidium-Spezies	Kryptosporidiose	Sporozysten	Nahrungsmittel (Fleisch) direkter Kontakt (Tier, Mensch)

* Vorkommen nur in warmen Ländern
** *Species incertae sedis* (mit Sproßpilzen Gemeinsamkeiten)

Vermehrung: Allen Protozoen gemein ist die ungeschlechtliche Vermehrung durch Zwei- oder Mehrfachteilung, auch Schizogonie genannt, während bei Sporozoen und Ciliaten unter geeigneten Bedingungen zusätzlich ein geschlechtlicher Vermehrungsvorgang eintreten kann. Für Sporozoen ist die Bildung sexuell differenzierter Zellen, der Gametozyten, mit anschließender Gamogonie charakteristisch, an die sich eine ungeschlechtliche Vermehrung (Sporogenie) anschließt.

Formen: Protozoen können als Trophozoiten, d. h. in vegetativer Form, vorliegen. Sie werden auf Schleimhäuten und im Gewebe angetroffen und sterben in der Umwelt ab. Ein Teil der Protozoen vermag umweltbeständige Dauerformen (Zysten, Oo- bzw. Sporozysten) auszubilden, die sich im Wirt wieder in vegetative Formen umwandeln können.

Übertragung: Die Erreger gelangen auf verschiedenen Wegen (Tab. 12–1 bis 12–3) in den

Makroorganismus. Die hinfälligen Trophozoiten können nur durch direkten Kontakt übertragen werden *(Trichomonas vaginalis)*. Andere Protozoenarten werden als Dauerformen mit der Nahrung aufgenommen. Wiederum andere – viele in den Tropen/Subtropen vorkommende Arten – werden durch Insektenstiche übertragen. Da diese Erreger in den Zwischenwirten eine Entwicklung durchmachen müssen, um infektionstüchtig zu werden *(Trypanosoma, Leishmania, Plasmodium)*, liegt ein obligater Wirtswechsel vor. Die begrenzte Verbreitung solcher Erreger erklärt sich aus dem klima- und geographieabhängigen Biotop der Überträger. Für einige Parasiten ist der Mensch der alleinige Wirt (Malariaparasit); andere Erreger können auf zusätzlichen Wirten parasitieren. Daraus entstehen tierische Erregerreservoire für Infektionen des Menschen, die bei Bekämpfungsmaßnahmen unbedingt berücksichtigt werden müssen.

Einteilung: Auf die Systematik der Protozoen soll in diesem Rahmen nicht eingegangen werden. Die beim Menschen vorkommenden Protozoen verteilen sich auf vier Gruppen. Die folgende Darstellung weicht von der in den Tabellen 12–1 bis 12–3 angegebenen Reihenfolge geringfügig ab, um diagnostisch-klinischen Gesichtspunkten besser Rechnung tragen zu können. Neben der Gruppeneinteilung wurde die Lokalisation der Infektion – Schleimhaut- bzw. Blut- und Gewebsbefall – als weiteres Ordnungsprinzip berücksichtigt:
Zu den *Blut-* und *Gewebsparasiten* gehören die einzelligen Flagellaten, Plasmodien, Babesien, Toxoplasmen und *Pneumocystis.* Als *Haut-* und *Schleimhautparasiten* gelten vielzellige Flagellaten, *Leishmania tropica* (Hautbefall), Rhizopoden, Kryptosporidien und weiter Kokzidien.

1.2 Flagellaten

Bewegung durch Geißeln (kontraktile Fäden, die an sog. Basalkörnchen im Protoplasma entspringen, Tafel 7). Vermehrung durch Zwei- oder Vierfachteilung. Keine geschlechtliche Vermehrung.

1.2.1 Eingeißelige Flagellaten

Trypanosomatiden *(Trypanosoma-* und *Leishmania*-Arten) sind *eingeißelige Flagellaten*, die in verschiedenen Entwicklungsformen vorliegen können. Die geißelhaltige *Trypanosoma*-Form findet sich extrazellulär in Blut und Liquor, während die geißellose *Leishmania*-Form im Gewebe angetroffen wird. Weitere Entwicklungsstadien bilden sich im Überträger aus.

Trypanosoma brucei gambiense und Trypanosoma brucei rhodesiense

Sie sind die Erreger der zentral- und westafrikanischen bzw. ostafrikanischen Schlafkrankheit.

Diese beiden Parasiten gehören ebenso wie der Erreger der Nagana-Seuche verschiedener Säugetiere zur *T. brucei*-Gruppe.

Überträger sind *Glossina*-Arten (Tse-Tse-Fliege). Das Hauptreservoir ist heute beim Menschen zu suchen; es gibt jedoch zusätzlich tierische Wirte (z. B. Antilopen).

Klinische Erscheinungen: Die Erkrankung verläuft im wesentlichen in zwei Stadien.
- Das erste, *febril-glanduläre Stadium* entsteht im Anschluß an einen furunkelartigen Primäraffekt an der Einstichstelle und ist durch Fieberschübe und Lymphknotenschwellungen gekennzeichnet. Nach einigen Wochen bis Monaten können die Erreger ins Zentralnervensystem eindringen.
- Es folgt klinisch das zweite, *meningoenzephalitische Stadium* mit Schläfrigkeit, neurologischen Ausfällen und Persönlichkeitsveränderungen. *T. rhodesiense*-Infektionen haben in der Regel einen foudroyanten Verlauf; innerhalb weniger Monate nach Infektion können sie auch ohne Ausbildung des zweiten Stadiums zum Tode führen. Die *T. gambiense*-Infektionen zeigen protrahierteren Verlauf; sie können auch ohne Behandlung ausheilen.

Mikroskopische Diagnostik: Die Diagnose wird überwiegend mikroskopisch durch Untersuchung von Blut und Lymphknotenpunktaten, ggf. auch Liquor gestellt.

Blutabnahmen am besten vor oder im beginnenden Fieberanfall. In Frage kommen Ausstrichpräparate, „Dicke Tropfen" und spezielle Anreicherungsverfahren.

Die Präparate können nach GIEMSA gefärbt werden (s. S. 18). Man erkennt dann die Parasiten an den charakteristischen Innenstrukturen: bläuli-

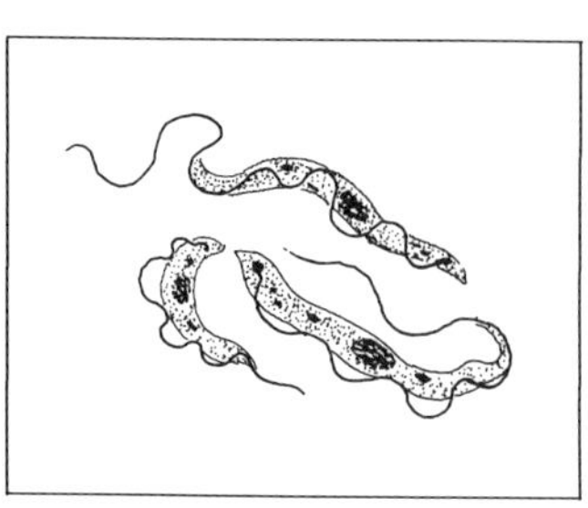

ches Plasma, frei endende Geißel, die nahe dem Kinetoplasten entspringt und eine undulierende Membran begleitet. Kern, Kinetoplast und Basalkorn sind rot; letzteres ist bei üblicher Vergrößerung nicht erkennbar (Tafel 7). Noch ergiebiger ist bei spärlichem Befall die Betrachtung von Nativpräparaten zum Nachweis beweglicher Parasiten (Lymphknotenpunktion als Routineverfahren), zusätzlich Kultur und Tierversuch (z. B. Maus).

Serologie: Eine serologische Untersuchung ist in spezialisierten Instituten möglich. Die Parasiten lassen sich auch im Tierversuch (Mäuse und Ratten) anzüchten.

Trypanosoma cruzi

Erreger der in Mittel- und Südamerika vorkommenden Chagas-Krankheit. Die Übertragung erfolgt durch den Kot von Raubwanzen. Ein tierisches Erregerreservoir ist vorhanden.

Klinische Erscheinungen: Klinisch werden auch hier zwei Stadien unterschieden:

- Nach dem fieberhaften akuten Stadium mit Lymphknotenschwellung, bei dem der Parasit als trypomastigote Form (ehem. *„Trypanosoma"*-Form) im Blut zu finden ist, dringen die Erreger vorzugsweise in Herz- und Extremitätenmuskelzellen ein und wandeln sich dort in die geißellose amastigote Form (ehem. *„Leishmania"*-Form) um.
- Während des chronischen Stadiums entstehen sog. Megabildungen an den Organen. Am gefährlichsten ist dieser Prozeß am Herz. Die bei jungen Menschen in endemischen Gebieten auftretenden Herzerkrankungen gehen überwiegend auf die Chagas-Krankheit zurück.

Diagnostik: Im *akuten Stadium* wird die Diagnose durch mikroskopischen Nachweis von trypomastigoten Formen im Blut mittels Ausstrich, „Dickem Tropfen" und Anreicherung gestellt. Die spärlich vorkommenden Parasiten treten nur periodisch im peripheren Blut auf.

Im *chronischen Stadium* ist die Untersuchung von Muskelbiopsien möglich. Dabei werden amastigote Formen gefunden.

Weitere diagnostische Möglichkeiten sind Tierversuch (Meerschweinchen), Xenodiagnose (Raubwanzen saugen am Patienten: Auffinden des Erregers in den zermörserten Raubwanzen) und Antikörpernachweis in spezialisierten Instituten. Dem Antikörpernachweis kommt die größte Bedeutung zu.

Leishmania donovani und Leishmania infantis

Erreger der viszeralen Leishmaniase (Kala-Azar). Das Verbreitungsgebiet umfaßt den Mit-

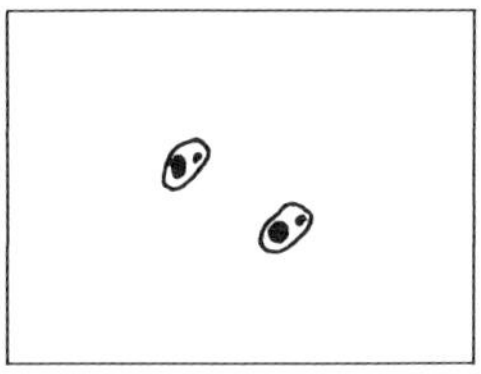

telmeerraum, Indien, Afrika sowie Zentral- und Südamerika. Nicht zu vergessen ist ihr gelegentliches Vorkommen in Europa (südliche Gebiete von Portugal, Spanien, Frankreich, Italien, Balkan und Rußland).

Die Erreger liegen beim Patienten nur intrazellulär in der geißellosen amastigoten Form vor (Tafel 7).

Die Übertragung erfolgt durch Stechmücken (*Phlebotomus*-Arten). Es besteht ein tierisches Erregerreservoir (Hund, Nager).

Klinische Erscheinungen: Klinisch zeichnet sich das Krankheitsbild durch unregelmäßige Fieberschübe, Lymphknotenschwellungen, Hepatosplenomegalie sowie zunehmende Anämie, Leukopenie und Hyperglobulinämie aus. Ohne Therapie führt die Erkrankung, die meistens Kinder befällt, zum Tode.

Mikroskopische Untersuchung: Die Diagnose kann nach mikroskopischer Untersuchung von nach GIEMSA gefärbten Ausstrichpräparaten gestellt werden. Geeignete Untersuchungsmaterialien sind Sternal-, Milz- und Leberpunktat sowie – weniger ergiebig – Blutausstriche. Die Leishmanien sind 1,5–2,5 μm große, birnenförmige, scharf begrenzte Gebilde mit Kern und kleinem, punkt- bis stäbchenförmigem Kinetoplasten. Sie liegen vor allem in Endothelzellen, können jedoch auch extrazellulär angetroffen werden (Tafel 7).

Serologie und Kultur: Die serologische Diagnose (z. B. indirekter Fluoreszenztest) ist in Spezialinstituten möglich. Eine kulturelle Anzüchtung gelingt auf speziellen Blutagar-Nährböden.

Leishmania tropica

Leishmania tropica, der Erreger der Hautleishmaniase, hat ein ähnliches Verbreitungsgebiet. Hinzu kommt Nordchina. Der Erreger verursacht furunkelartige Knötchen an der Insekteneinstichstelle, die monatelang bestehenbleiben, aufbrechen können und schließlich unter Narbenbildung langsam heilen.

Diagnostik: Das Untersuchungsmaterial muß vom Rand und Grund der meist schlecht heilenden, ulzerösen Hautveränderungen entnommen (Ausstrich- oder Tupfpräparat) und nach GIEMSA gefärbt werden. Die Leishmanien liegen meist intrazellulär. Der Nachweis setzt Erfahrung voraus und gelingt keinesfalls immer. Antikörper werden der oberflächlichen Natur des Hautprozesses entsprechend häufig nicht gefunden. Weitere Nachweistechniken (Anzüchtung, Hauttest) stehen zur Verfügung [1 a].

Leishmania brasiliensis

Der Erreger der süd- und mittelamerikanischen Schleimhautleishmaniase verursacht im Bereich der Haut ähnliche Prozesse wie *L. tropica.* Bei der metastasierenden Form beteiligen sich die Schleimhäute von Mund und Nase. Dabei entstehen durch ausgeprägten geschwürigen Zerfall lebensbedrohliche, destruierende Prozesse in diesem Bereich. Die mikroskopische Untersuchung wird wie bei der Hautleishmaniase durchgeführt. Zusätzlich besteht die Möglichkeit des Antikörpernachweises.

1.2.2 Vielgeißelige Flagellaten

Trichomonas vaginalis

Trichomonas vaginalis ist ein Parasit der Vagina und Urethra. Seine pathogenetische Bedeutung wird unterschiedlich beurteilt. Infektionen können symptomlos verlaufen. Typisches Krankheitsbild bei Frauen ist die Trichomonaden-Kolpitis, bei Männern die Urethritis; die Beteiligung bei Prostatitis wird diskutiert.

Mikroskopischer Nachweis: Er erfolgt aus frischem Vaginal- und Urethralsekret oder Urinsediment. Abstrichtupfer in Transportmedium müssen so schnell wie möglich ins Labor gebracht werden. Am einfachsten erweist sich das Nativpräparat, in dem man die beweglichen Parasiten im Dunkelfeld-, Phasenkontrast- oder abgeblendeten Hellfeldmikroskop gut erkennen kann. Für Dauerpräparate eignet sich die GIEMSA-Färbung nach vorhergehender Fixierung mit 100%igem Methanol (30 Minuten).

Die Gestalt des Parasiten variiert von birnenförmig bis rund; er ist 7–30 µm groß. Am Vorderende des Flagellaten entspringen vier freie Geißeln. Eine fünfte, die von der gleichen Stelle ausgeht, begleitet die undulierende Membran. Außerdem erkennt man im GIEMSA-Präparat den vorne, direkt hinter den Basalkörnern gelegenen, ovalen Kern und den Achsenstab, der als spitzer Stachel über das Hinterende der Zelle hinausragen kann. Zysten werden nicht gebildet.

Steigerung der Ausbeute ist durch Kultur in handelsüblichen Spezialmedien möglich, die unmittelbar nach der Entnahme des Untersuchungsmaterials beimpft werden.

Trichomonas tenax: apathogen, in der Mundhöhle, kleiner als *T. vaginalis.*

Trichomonas hominis: apathogen, im Darminhalt, kleiner als *T. vaginalis.*

Lamblia intestinalis (Synonym Giardia lamblia): *Lamblia intestinalis* kommt im Dünndarm (Duodenum) vor und kann erhebliche gastrointestinale Beschwerden verursachen. Viele Infektionen verlaufen jedoch unbemerkt. Bei Erwachsenen manifestieren sich solche häufiger als Reisediarrhöen. Ursächlich kommt nicht selten verseuchtes Trinkwasser in Frage. Bei Kindern stehen gelegentlich ausgeprägte Durchfälle und – bei chronischem Verlauf – Gedeihstörungen mit beträchtlichem Gewichtsverlust im Vordergrund. Dabei kann der Eindruck einer Zöliakie entstehen.

Mikroskopische Untersuchung von Stuhlproben: Nachweis vegetativer Formen (frischer, möglichst körperwarmer Stuhl und Duodenalsaft)

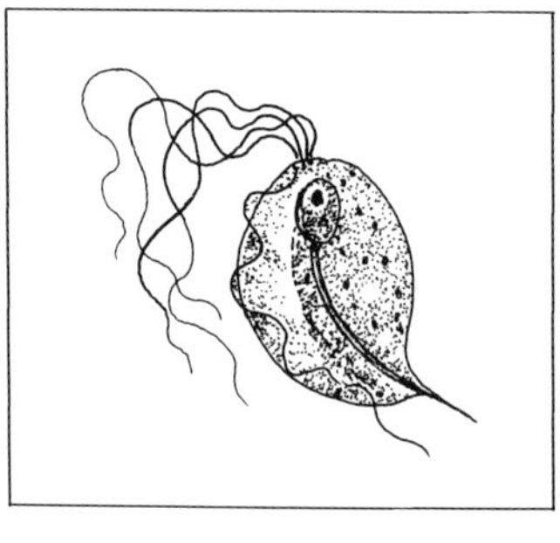

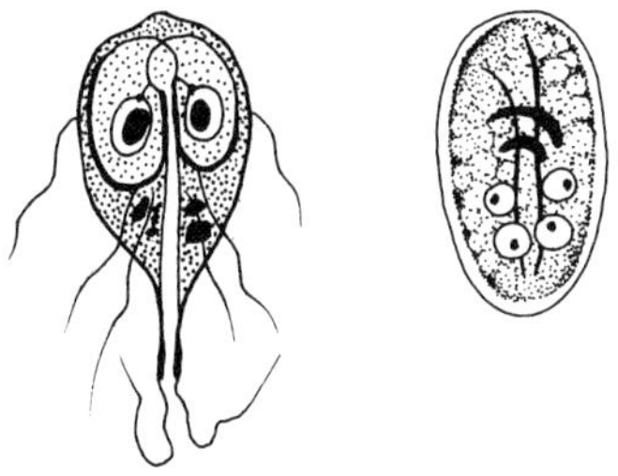

Abb. 12–1 Lamblia intestinalis. Trophozoit mit zwei Kernen (Durchmesser 10–20µm) und Zyste mit vier Kernen (Durchmesser 8–19µm).

und Zysten führt nicht immer zur Diagnose. Trophozoiten sind bilateral symmetrisch, haben zwei Kerne und acht Geißeln; am Vorderende der Bauchseite ist eine saugnapfähnliche Mulde erkennbar. Zysten sind vierkernig (Abb. 12–1). Wegen der intermittierenden Ausscheidung sind immer mehrere Stuhlproben zu untersuchen (Direktpräparat und Anreicherung s. S. 244). Auch dann gelingt der Nachweis nur bei einem Teil der Fälle. Verläßlicher ist die Untersuchung von körperwarmem Duodenalsaft oder ggf. Duodenalbiopsien, denn hier ist der eigentliche Infektionsort.

Bei histologischen Präparaten finden sich die Parasiten auf der Oberfläche der Epithelien.

Im Sedimentausstrich des Zentrifugats erkennt man sich taumelnd bewegende Lamblien. Eine Anfärbung nach Giemsa ist möglich.

Neuerdings steht zusätzlich ein Antigennachweisverfahren (EIA-Test, s. S. 100) zur Verfügung.

1.3 Rhizopoden

Bewegung durch Scheinfüßchen (Pseudopodien), die an beliebiger Stelle der Zelle hervorbrechen können; Vermehrung durch Zweiteilung; keine geschlechtliche Vermehrung. Bildung von Zysten.

1.3.1 Entamoeba histolytica

Erreger der Amöbenruhr. Er kommt weltweit vor. In warmen Ländern sind Infektionen sehr verbreitet. Die eigentliche Amöbenruhr entsteht fast nur in der warmen Klimazone; einzelne autochthone Fälle sind jedoch auch hierzulande gesichert. Die Faktoren, die zur Entstehung dieses Krankheitsbildes führen, sind noch nicht genügend bekannt. Auffallend häufig geht die Amöbenruhr mit bakteriellen Darminfektionen, z. B. einer Bakterienruhr, einher.

Klinische Erscheinungen

Bei der Amöbenruhr werden eine intestinale (akute Amöbenruhr) und eine extraintestinale Form (vom Darm ausgehende Organabszesse) unterschieden.

Gar nicht selten werden Organabszesse – meistens in der Leber lokalisiert – beobachtet, ohne daß eine vorangegangene Amöbenruhr wahrgenommen wurde.

Akute Amöbenruhr: Sie geht mit blutig-schleimigen Durchfällen einher. Fieber gehört nicht zu den typischen Symptomen der Erkrankung, tritt jedoch häufig im Gefolge bakterieller Begleitinfektionen (z. B. Shigellose) auf.

In frischen Stuhlproben werden sog. Magna-Formen nachgewiesen (s. S. 224).

Die Stuhluntersuchung zur Erkennung der intestinalen Infektion umfaßt den Nachweis von vegetativen Formen und von Zysten (Dauerformen).

Bei koloskopischer Untersuchung finden sich kleine Ulzerationen mit überhängenden Rändern. Die Amöben sind in histologischen Schnitten besonders in den Randpartien zu erkennen.

Amöbenträger: Bei Amöbenträgern werden lediglich Zysten und Minuta-Formen beobachtet.

Extraintestinale Form: Die Diagnose der extraintestinalen Form, die sich häufig erst Monate nach Ablauf der Amöbenruhr entwickelt, wird durch Antikörpernachweis gestellt (s. S. 225).

Mikroskopische Untersuchung (Abb. 12–2)

Magna- und Minuta-Form im Stuhl: Zum Nachweis von vegetativen Magna- und Minuta-Formen wird frischer, körperwarmer Stuhl (nicht älter als eine halbe Stunde), ggf. unter Zusatz von etwas physiologischer Kochsalzlösung, zwischen Objektträger und Deckglas bei mittlerer Vergrößerung (400- bis 500fach) untersucht. Besonders geeignet sind blutig-schleimige, „himbeergeleeartige" Beimengungen. Auskühlung des Präparates ist zu vermeiden!

Magna-Form: Die Magna-Form (Gewebsform von *E. histolytica,* Größe 20–30 µm) ist am Bewegungstyp erkennbar.

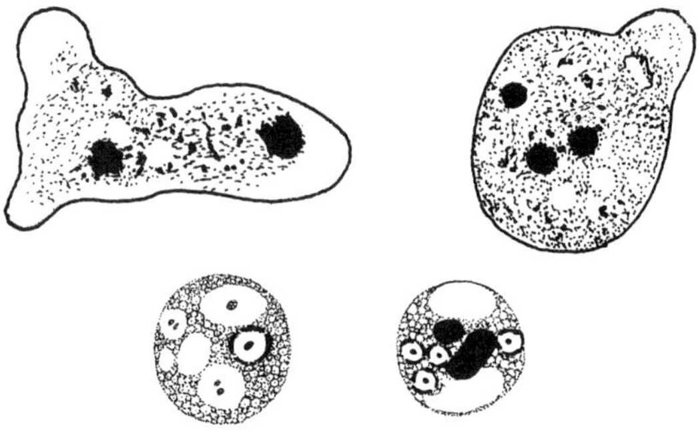

Abb. 12–2 Entamoeba histolytica.
a) Magnaform mit phagozytierten Erythrozyten (Durchmesser 20–60µm)
b) ein- und vierkernige Zyste (Durchmesser 10–20µm)

Bei optimalen Temperaturbedingungen fließen die Amöben in langgestreckter Form nach einer Seite vorwärts, wobei sich zunächst hyalines Ektoplasma vorschiebt. Häufiger findet man im mikroskopischen Präparat abwechselnd ein ruckartiges Vorstrecken und Zurückfließen von sog. Bruchsack-Pseudopodien, die ausschließlich aus hyalinem Ektoplasma bestehen. Das körnige Endoplasma der Magna-Form enthält in der Regel angedaute, sich dunkel abhebende Erythrozyten. Der Parasit unterscheidet sich von der ebenfalls 20–30 µm großen vegetativen Form von *Entamoeba coli,* einer im menschlichen Darm vorkommenden apathogenen Art: Die letztere ist viel träger in ihren Bewegungen, Ekto- und Endoplasma sind bei der Fortbewegung kaum zu unterscheiden, und der Zellleib ist stark von Vakuolen durchsetzt, in denen Bakterien – nie Erythrozyten – erkennbar sind. Außerdem ist der Kern von *Entamoeba coli* im Unterschied zu jenem von *Entamoeba histolytica* meist gut zu sehen (Abb. 12–3).

Magnaformen können konserviert werden [4]: Eine walnußgroße Stuhlprobe wird mit dem vierfachen Volumen Sublimatalkohol unter kräftigem Schütteln vermischt (Sublimatalkohol: 1 Teil 96%iger Alkohol + 2 Teile gesättigte wäßrige Sublimatlösung = 5,7% $HgCl_2$, giftig!).

Ggf. konservierte und nicht-konservierte Stuhlprobe gleichzeitig einschicken.

Erwähnt sei, daß vegetative Amöbenformen nicht so hinfällig sind, wie vielfach dargestellt wird.

Innerhalb einer Stunde nach Entnahme gelingt es meistens, bewegliche Magna-Formen nachzuweisen. Durch Transport in einem Wärmebehälter können die vegetativen Formen noch länger erhalten werden. Zu dieser Auffassung gibt es auch gegenteilige Meinungen.

Minuta-Form (apathogen): Die Minuta-Form von *E. histolytica* (Größe 10–20 µm) enthält in ihrem Plasma in der Regel auch Vakuolen wie *Entamoeba coli;* doch finden sich keine oder nur sehr wenige Bakterien darin. Die Bewegung der Minuta-Form ähnelt der der Magna-Form.

Amöbenzysten: Zum Nachweis von Zysten eignen sich auch mit der Post eingesandte Stuhlproben. Zum Ausschluß einer intestinalen Amöbeninfektion sind wegen der intermittierenden Ausscheidung mehrere Stuhlproben zu untersuchen. Die Nachweishäufigkeit läßt sich darüber hinaus durch Provokation mit einem salinischen Abführmittel (z. B. $MgSO_4$) steigern.

Zu diesem Zweck sucht der Patient am besten ein speziell darauf eingerichtetes Institut auf. Alle während eines Tages abgesetzten Entleerungen werden sofort mikroskopisch auf vegetative Formen und Zysten untersucht.

Differenzierung: Zysten von *E. histolytica* (Durchmesser 10–20 µm) sind ein-, vier-, selten zweikernig. Die typischen Entamöbenkerne zeichnen sich durch einen Kernkörper und randständiges Chromatin aus (Abb. 12–4). Die größeren *Entamoeba coli*-Zysten (Durchmesser 15–25 µm) haben im reifen Stadium acht Kerne (Abb. 12–3). *Entamoeba hartmanni*-Zysten sind ebenfalls ein- und vierkernig; sie sind jedoch kleiner (Durchmesser 5–10 µm) als *E. histolytica.*

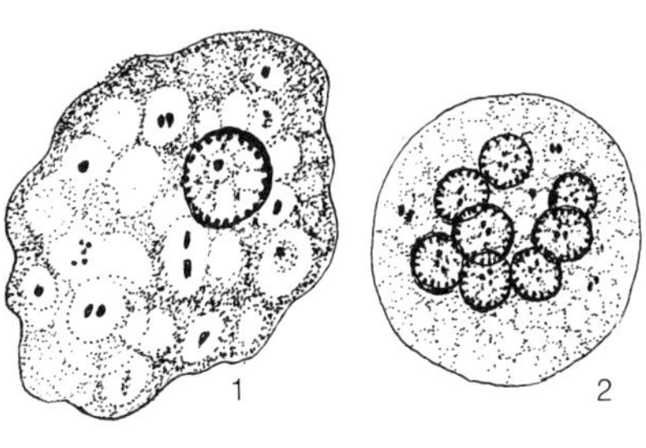

1 vegetative Form
2 achtkernige Zyste

Abb. 12–3 Entamoeba coli. Vegetative Form mit phagozytierten Bakterien (Durchmesser 15–50µm) und achtkernige Zyste (Durchmesser 15–25µm).

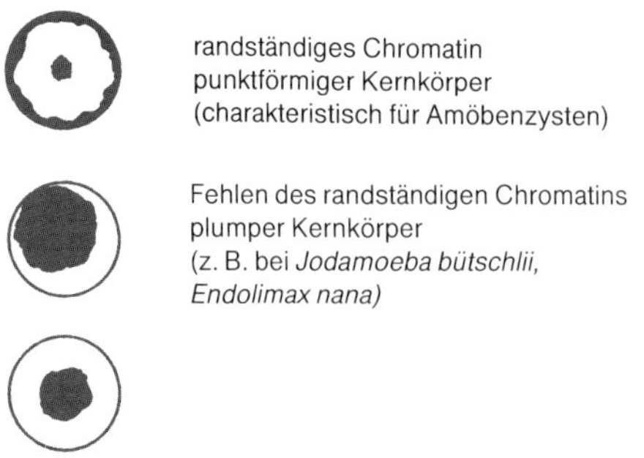

Abb. 12–4 Kernstrukturen von Amöbenzysten.

Für die Bestimmung der verschiedenen Zysten ist eine genaue Ausmessung erforderlich. Um die Innenstrukturen besser zu erkennen, kann dem Präparat 1 Tropfen 2%ige Eosin-Lösung zugesetzt werden. Die farblos bleibenden Amöben heben sich von dem gefärbten Untergrund ab. Lebende Körperzellen und Leukozyten bleiben ungefärbt.

Eine andere Möglichkeit, bei der die charakteristischen Entamöbenkerne dargestellt werden, bietet die Färbung mittels 4%iger LUGOL-Lösung (Aqua dest. 100, Jodkalium 6, Jod 4 Teile), die zur frischen Stuhlprobe zugesetzt wird. Zysten samt Kerne mit Innenstrukturen färben sich braun an.

Färbung: Als Färbemethode der Wahl für Darmprotozoen gilt die Hämatoxilin-Färbung nach HEIDENHAIN.

Zwei Teile konzentrierte wäßrige Sublimatlösung (7 g auf 100 ml Aqua dest.) und 1 Teil 96%iger Alkohol werden gemischt. Fixierdauer etwa 20 Minuten. Bei Vorliegen von relativ flüssigem Stuhl Fixierung für ein paar Minuten in Sublimatalkohol, der auf 60–70 °C erhitzt wurde. Anschließend 30 Minuten in Jodalkohol + Jodtinktur (cognacfarben) auswaschen; anschließend 1 Stunde in 70%igem Alkohol; danach kurz abspülen in Aqua dest.; dann Beizung in 4%iger Eisen-Ammonium-Alaun-Lösung für 1 Stunde (nur violette Kristalle in Aqua dest. auflösen!); nach kurzer Spülung in Aqua dest. 1 Stunde Färbung in HEIDENHAINscher Hämatoxilin-Lösung (1 g Hämatoxilin in 10 ml 96%igen Äthanol und 90 ml Aqua dest.; die Lösung muß unter Luftzutritt wenigstens 4 Wochen reifen!); kurze Spülung in Aqua dest.; Differenzierung unter Bewegung der Präparate in 2%iger Eisen-Ammonium-Alaun-Lösung 1–4 Minuten lang; anschließend mindestens 30 Minuten in fließendem (Leitungs-)Wasser spülen; nachspülen mit Aqua dest.

Je 5 Minuten einstellen in 70%igem und 95%igem Alkohol, in Isopropylalkohol (2 Küvetten hintereinander) und Xylol (2 Küvetten hintereinander).

Die Objektträger sind aus den Küvetten einzeln herauszunehmen; man läßt sie abtropfen, jedoch nicht ganz trocknen. Anschließend 1 Tropfen Canada-Balsam oder Cedax auf Ausstrich tropfen, Deckgläschen auflegen.

Diese Färbung gibt alle Bestandteile einschließlich der Chromidialkörper und der charakteristischen Zellstruktur optimal wieder. Ähnlich gute Ergebnisse werden mit der einfacheren Färbung nach LAWLES (Übersichtsliteratur [4]) erzielt. In strittigen Fällen sollte eine der beiden Färbungen herangezogen werden.

Bekanntermaßen gehört die Amöbenzysten-Differenzierung zu den schwierigsten Aufgaben eines parasitologischen Labors [4].

Parasitologische Diagnostik

Eine sachgemäß durchgeführte parasitologische Stuhluntersuchung umfaßt die Begutachtung von Direkt- und Anreicherungspräparaten. Das M.I.F.C.-Anreicherungsverfahren (*M*erthiolat-*I*od-*F*ormaldehyd-*C*oncentration, s. S. 244) eignet sich besonders zum Nachweis von Zysten (Amöben, Lamblien, Kokzidien), Wurmeiern und ggf. vegetativen Protozoen-Formen, wenn frischer Stuhl verwendet wurde.

Serologie

Die Diagnostik der extraintestinalen Amöbiasis geschieht durch Nachweis von Serumantikörpern. Komplementbindungsreaktion, indirekte Hämagglutination (IHA), indirekter Fluoreszenztest (IFT), Latexagglutination, Doppelgeldiffusion und Enzymimmunoverfahren stehen zur Verfügung [5,8,9].

Bei Patienten mit intestinaler Amöbeninfektion und solchen, die sich länger in endemischen Gebieten aufhalten, kommen positive, meist niedrigtitrige Reaktionen vor. Patienten mit Amöbenabszessen weisen durchweg positive Reaktionen mit hohen Titern auf. Häufig wird als Suchreaktion die indirekte Hämagglutination (grenzwertig: 80–320 [reziproke Titer]; verdächtig: $\geqq$ 640) verwendet. Allerdings werden insbesondere nach Krankheitsbeginn nicht in allen Fällen positive Reaktionen erzielt. Zum Ausschluß einer extraintestinalen Verlaufsform müssen mehrere Reaktionen gleichzeitig durchgeführt werden, wobei zunehmend auch immunenzymatische Verfahren zur Anwendung kommen.

Im Verdachtsfall und zur Bestätigung eines Verdachts kann Serum z. B. an das Bernhard-Nocht-Institut, Hamburg, eingeschickt werden.

Punktateiter von Amöbenabszessen ist meistens steril und hat eine café-au-lait(Milchkaffee)-braune Farbtönung. Die Amöben sind im Zentrum häufig abgestorben. Untersuchungsmaterial aus den Randpartien des Abszesses versprechen am ehesten noch den Nachweis lebender Gewebsformen.

1.3.2 Weitere Darmamöben

Außer den beschriebenen Entamöben gibt es weitere Darmamöben, die gelegentlich differentialdiagnostisch in Betracht gezogen werden müssen. Sie unterscheiden sich insbesondere durch das Fehlen des typischen Entamöbenkernes.

Jodamoeba bütschlii: Zyste mit glykogenhaltiger Vakuole, die sich durch LUGOL-Lösung braun färbt (Abb. 12–5).

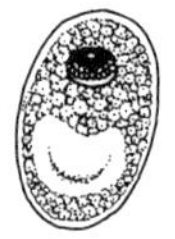

Abb. 12–5 Jodamoeba bütschlii (Durchmesser 5–20µm). Zysten mit Glykogenkörper (durch Jodfärbung darstellbar).

Endolimax nana: kleine Zyste, apathogen.

Dientamoeba fragilis: Nur vegetative Form bekannt; verursacht gelegentlich Durchfälle.

Naegleria- und Hartmannella-Arten: Frei lebende Amöben, die ubiquitär in Schlammlöchern und Süßwasserteichen vorkommen.

Gelegentlich als Erreger von Meningitis/Meningoenzephalitis bei jungen Menschen und einigen Säugetieren. Bei den Erkrankten ging häufig ein Schwimmbadbesuch voraus. Amöben wurden auch bei Gesunden im Nasen-Rachen-Raum (mögliche Eintrittspforte) gefunden. Nachweis mikroskopisch im frisch entnommenen, ungefärbten Liquor (beweglich!); kulturelle und serologische Untersuchungsverfahren sind noch im Versuchsstadium.

1.4 Ciliaten

Bewegung durch zahlreiche kurze, schwingende Wimpern. Als Wasserinfusorien bekannt. Die Balantidien (Gattung *Balantidium*) werden als Bewohner des Darmtraktes von Wirbellosen und Wirbeltieren gefunden.

Balantidium coli

Der Erreger der Balantidien-Ruhr ist ein regelmäßiger Darmbewohner des Schweins. Erkrankungen stehen häufig in beruflichem Zusammenhang. Die vegetativen Stadien (40–70 µm und größer) können im ungefärbten Präparat einer frischen Stuhlprobe nachgewiesen werden.

Die ovalen, vegetativen Formen sind beweglich und besitzen charakteristische Cilien, die die ganze Körperoberfläche bedecken. Weitere Strukturen sind eine Mundöffnung seitlich am Vorderende, zwei pulsierende Vakuolen sowie ein Groß- und ein Kleinkern (Abb. 12–6).

Neben vegetativen Formen können auch kugelförmige Zysten ausgeschieden werden.

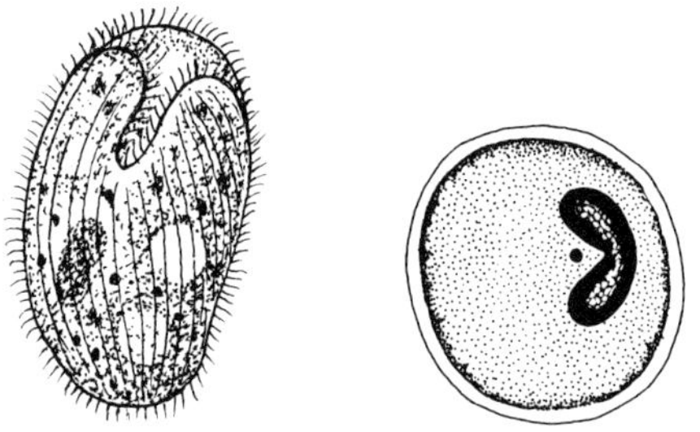

Abb. 12–6 Balantidium coli. Trophozoit mit Cilien und Mundtrichter (Durchmesser 40–70µm) sowie Zyste mit nierenförmigem Makronukleus und rundem Mikronukleus (Durchmesser 45–65µm).

1.5 Sporozoen (Apicomplexa)

Diese Gruppe zeichnet sich durch den Wechsel von geschlechtlicher und ungeschlechtlicher Vermehrung aus. Auf die Gamogonie folgt die ungeschlechtliche Sporogonie; die daraus entstehenden Sporozoiten sind bewegliche Infektionsstadien ohne äußerlich erkennbare Bewegungsorganellen. Die zahlenmäßig wichtigste Vermehrungsform ist die ungeschlechtliche Schizogonie.

1.5.1 Kryptosporidien-Spezies

Schon lange war bekannt, daß Kryptosporidien – mehrere Arten kommen in Frage – bei Kälbern und einer Vielzahl anderer Tiere Durchfälle verursachen. Die Parasiten vermehren sich vorwiegend im Dünndarmepithel. An die anfängliche Schizogonie schließt sich eine Gamogonie an. Die daraus resultierenden Oozysten werden mit dem Kot ausgeschieden.

Krankheitsbild: Kryptosporidien werden zunehmend häufiger auch als Erreger von Durchfallserkrankungen beim Menschen gefunden. Der Krankheitsverlauf unterscheidet sich bei immunkompetenten und immuninkompetenten Patienten:
Keine Störung der Immunabwehr: Infektionen bei nicht-immunabwehrgestörten Patienten, insbesondere Kindern, verlaufen unter dem Bild einer akuten Gastroenteritis. Sie klingen innerhalb von 14 Tagen ohne Therapie ab.
Gestörte Immunabwehr: Infektionen mit chronischem Verlauf machen sich bei Patienten mit gestörter Immunabwehr (z. B. AIDS) durch profuse, anhaltende Durchfälle bemerkbar. Eine Selbstheilungstendenz fehlt bei diesen Patienten.

Die Kryptosporidiose ist in den verschiedenen Regionen der Welt unterschiedlich verbreitet. Die Angaben dazu schwanken von 1–10% der nachgewiesenen Durchfallserreger. Kryptosporidien werden bevorzugt in den Tropen gefunden.

Mikroskopische Untersuchung

Zur mikroskopischen Untersuchung sollten mehrere Stuhlproben (ggf. 2 pro Tag) eingesandt werden. Die folgenden Techniken eignen sich zum Nachweis.

Karbolfuchsin-Färbung: Eine stecknadelkopfgroße Menge Stuhl wird nach Vermischen mit derselben Menge Karbolfuchsin-Lösung von Merck, Nr. 9215, auf einem Objektträger ausgestrichen und innerhalb von 30 Minuten bei 400facher Vergrößerung mikroskopisch untersucht. Bewährt hat sich eine Modifikation nach Hartmann, Staatliches Tierärztliches Untersuchungsamt Stuttgart (mündliche Mitteilung), bei der das getrocknete Präparat mit Immersionsflüssigkeit bedeckt und darüber ein Deckglas gelegt wird.

Kryptosporidien-Zysten sind als 4–6 µm große, ungefärbte, lichtbrechende, helle Gebilde von runder bis elliptischer Gestalt in rötlich gefärbtem Stuhlmaterial erkennbar. Abgrenzung gegen mehr ovale, kleinere Sproßzellen.

Phasenkontrasttechnik: Kryptosporidien stellen sich mikroskopisch als helle, runde bis elliptische Gebilde mit einem Durchmesser von 4–6 µm und einem zentralen bis leicht exzentrisch gelagerten dunklen Fleck dar. Pilze erscheinen oval, haben keinen dunklen Fleck und sind weniger intensiv lichtbrechend.

Modifizierte Färbung nach Ziehl-Neelsen: Stuhlprobe sedimentieren durch 2 Minuten Zentrifugieren (300 x g); oberste Schicht des Sedimentes auf Objektträger in dünner Schicht aufbringen und bei 70 °C fixieren. Fixierten Ausstrich mit Karbolfuchsin-Lösung bedecken, mit Bunsenbrenner bis zur Dampfbildung erhitzen und 5 Minuten färben lassen. Wenn der Objektträger zu trocknen beginnt, mehr Farbe zufügen und erneut erhitzen. Der Objektträger wird mit Wasser abgespült und mit 5%iger Schwefelsäure für 30 Sekunden entfärbt. Erneutes Abspülen mit Wasser und Trocknen. Bedecken des Ausstrichs mit Methylenblau-Lösung für 1 Minute; erneut mit Wasser abspülen, abtropfen lassen und an der Luft trocknen.

Kryptosporidien erscheinen als rote Gebilde in blauer Umgebung (Tafel 7). Nicht alle Oozysten färben sich an, so daß dieses Verfahren möglicherweise weniger empfindlich als die beiden vorgenannten ist.

Anreicherungsverfahren: Sie kommen routinemäßig nicht zur Anwendung, können jedoch die Ausbeute verbessern. Die zu diesem Zweck angegebene Bichromat-Lösung-Flotationstechnik wurde von Williams und Mitarbeitern [14] beschrieben.

Zur Konservierung der Stuhlprobe werden 1 Teil Stuhl mit 2 Teilen 2,5%iger Kaliumbichromat-Lösung vermischt. (Aufbewahrung der Probe bei Zimmertemperatur möglich.) Für den Untersuchungsgang werden 3 ml Bichromat-Stuhlaufschwemmung mit 5 ml gesättigter Saccharose-Lösung (825 g Saccharose in 500 ml Aqua dest.) in einem Schraubverschluß-Zentrifugenröhrchen gemischt. Zugabe von 5 ml Aqua dest.

Röhrcheninhalt durch zehnmaliges Hin- und Herbewegen gut mischen; 10 Minuten bei 800 x g zentrifugieren.

Nach dem Zentrifugieren von der obersten Schicht drei Ösen Flüssigkeit auf einen Objektträger (Drahtöse von 4 mm Durchmesser) übertragen, mit Deckglas bedecken und mikroskopieren.

Mikroskopische Beurteilung entweder mit Hilfe des Phasenkontrastverfahrens oder mittels modifizierter Ziehl-Neelsen-Färbung.

Zu diesem Zweck von Oberfläche entnommene Flüssigkeit in Röhrchen mit NaCl-Lösung geben, zentrifugieren und Sediment färben.

Antigennachweis

Neuerdings besteht die Möglichkeit des Antigennachweises mittels Enzymimmunoassays (Fa. Biotest).

Vorsicht: Infektionsgefahr bei der Verarbeitung von Stuhlproben!

1.5.2 Kokzidienarten

Als Verursacher einer Enterokolitis sind *Sarcocystis*-Arten als Erreger der Sarkosporidiose und *Isospora belli* als Erreger der Kokzidiose zu nennen.

Sarcocystis bovihominis und *S. suihominis* führen nach Genuß von ungenügend erhitztem Rind- bzw. Schweinefleisch zu Erbrechen und kurz anhaltenden Durchfällen. Die Infektkette stellt sich folgendermaßen dar:

Rind → Mensch → Rind *oder*
Schwein → Mensch → Schwein.

Das Krankheitsbild geht auf eine Toxinwirkung zurück.

Das Muskelfleisch der beiden Tierarten enthält als Endprodukt einer ungeschlechtlichen Vermehrung Zysten mit vielen entwicklungsfähigen Parasiten. Im Darm des Menschen freigeworden, befallen sie das Dünndarmepithel und entwickeln sich nach Durchlaufen einer Gamogonie zu Sporozysten. Die mit dem Stuhl ausgeschiedenen Sporozysten mit ihren vier Sporozoiten können das Futter der Haustiere kontaminieren.

Isospora belli: Durch *I. belli* hervorgerufene Durchfälle weisen im Unterschied zu den vorgenannten keine rasch einsetzende Eigenheilungstendenz auf. Sie halten oft Monate an. Insbesondere bei AIDS-Patienten stellen sie eine ähnliche Bedrohung wie die Kryptosporidiose dar, weil sicher wirkende Präparate z. Zt. fehlen.

Die Aufnahme von Sporozysten führt zum Parasitenbefall. Die Infektkette lautet:
Mensch → Mensch → Mensch.

Im Dünndarmepithel entstehen nach einer *Sarcocystis*-analogen Entwicklung Oozysten, die mit dem Stuhl ausgeschieden werden. Nach kurzer Reifung im Freien werden die infektionstüchtigen Sporozysten gebildet.

Blastocystis hominis, lange Zeit als Pilz angesehen, wird heute zu den Protozoen (Sporozoen) gezählt. Seine klinische Bedeutung als Durchfallerreger ist relativ gering. Offensichtlich treten

Diarrhöen und andere Symptome des Magen-Darm-Traktes nur bei stärkerem Befall (> 5 Zellen/Gesichtsfeld bei Objektivvergrößerung 40) auf.

Nachweis von Oozysten und Sporozysten

Stuhlpräparate werden zum Nachweis von Oozysten und Sporozysten mit Eosin-Lösung versetzt. Kokzidien erscheinen ungefärbt als ovale Gebilde mit glatten Konturen in einer Größe von 12–30 μm.

Isospora belli: Die ovalen unreifen Oozysten von *I. belli* (25–30 μm) enthalten zentral ein rundes, granuliertes Gebilde. Seltener können auch reife Oozysten, die zwei runde Sporozysten mit je vier keulenartigen Sporozoiten enthalten, auftreten. Oozysten färben sich mit der modifizierten ZIEHL-NEELSEN-Färbetechnik rot an [7].

Sarcocystis: Reife Sporozysten von *Sarcocystis*-Arten (11–17 μm) enthalten vier Sporozoiten; in einer reifen Oozyste liegen zwei solcher Sporozysten vereinigt zusammen.

Sarcocystis-Sporozysten und *Isospora-Oozysten* werden mit dem Menschenkot erst 2–3 Wochen nach Auftreten der Krankheitserscheinungen ausgeschieden, so daß die Diagnose anfangs nicht gestellt werden kann.

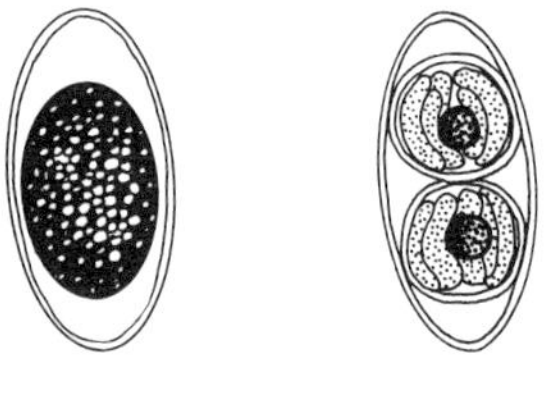

Abb. 12–7 Isospora belli (Durchmesser 25–30μm). Unreife und reife Oozyste mit zwei Sporozysten, die je vier Sporozoiten enthalten.

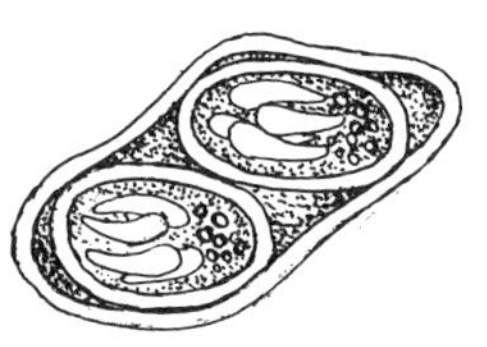

Abb. 12–8 Sarcocystis-Spezies (Durchmesser 11–17μm). Reife Oozyste, Sporozyste mit vier Sporozoiten.

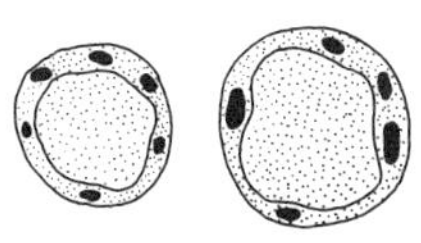

Abb. 12–9 Blastocystis hominis (Durchmesser 5–30 μm).

Blastocystis hominis: Der Parasit kann in den unterschiedlichsten Formen und Größen vorliegen. Am häufigsten werden sog. vakuolisierte Formen mit einer Größe von 10–15 μm angetroffen. Weitere Angaben sind dem Übersichtsartikel von Müller (s. S. 246) zu entnehmen.

1.5.3 Plasmodien

Plasmodium falciparum: Erreger der Malaria tropica.

Plasmodium vivax und P. ovale: Erreger der Malaria tertiana.

Plasmodium malariae: Erreger der Malaria quartana.

Krankheitsbild

Bei der Malaria wird die lebensbedrohliche, durch *P. falciparum* verursachte Malaria tropica von den benignen Malariaformen Malaria tertiana *(P. vivax, P. ovale)* und Malaria quartana *(P. malariae)* unterschieden. Der größte Teil der Malariaerkrankungen wird durch *P. falciparum* und *P. vivax* hervorgerufen.

Entwicklung der Malariaerreger: Nach dem Mückenstich gelangen die infektionstüchtigen Sporozoiten zunächst in die Leber und machen dort eine ungeschlechtliche Vermehrung (präerythrozytäre Schizogonie) durch (Abb. 12–10). Erst der Befall der Erythrozyten, die erythrozytäre Schizogonie, führt zu den bekannten Fieberanfällen. Während bei Malaria tertiana und Malaria quartana die charakteristischen Fieberrhythmen – jeden dritten bzw. vierten Tag – beobachtet werden, ist das Fieber bei Malaria tropica häufig uncharakteristisch – z. B. eine Continua oder unregelmäßige Fieberschübe –, so daß ohne Berücksichtigung der Anamnese nicht an diese gefährliche Erkrankung gedacht wird. Nicht selten wird eine Malaria als „Grippe" verkannt.

Die ebenfalls in der Leber sich abspielende exoerythrozytäre Schizogonie bei *P. vivax*-Infektionen erklärt die Spätrezidive nach 2–3 Jahren bei dieser Form der Tertiana-Malaria.

Untersuchungsmaterial

Untersucht werden Ausstriche und sog. „Dicke Tropfen" (s. S. 17), von denen immer gleich mehrere herzustellen sind. Da ein negatives Er-

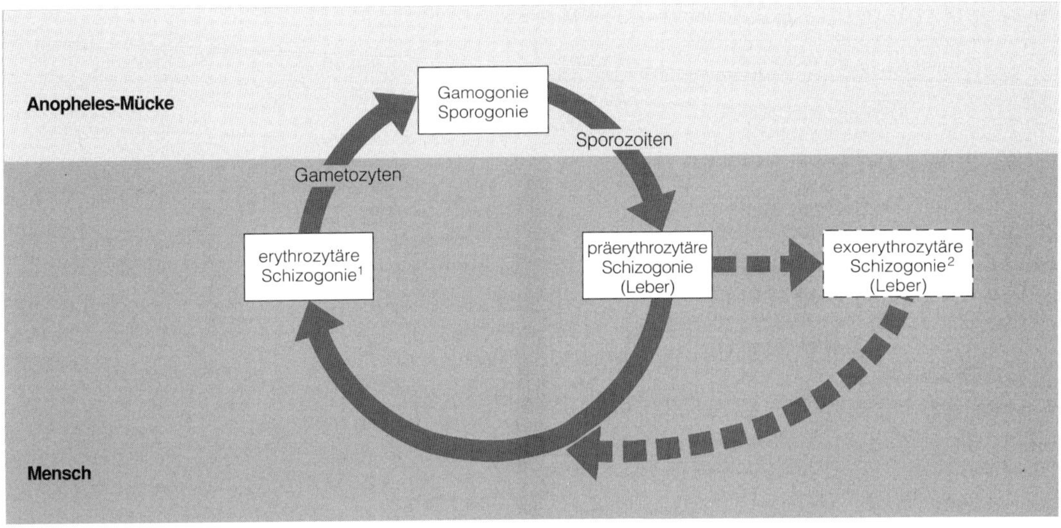

Abb. 12–10 Entwicklungszyklus der Malaria-Erreger.
1 = verantwortlich für klinische Symptomatik
2 = verantwortlich für Spätrezidive bei *P. vivax*

gebnis eine Malaria nicht ausschließt, müssen die Untersuchungen mehrmals wiederholt werden, ggf. zweimal pro Tag. Besonders zu Beginn eines Fieberanfalls findet man bei Malaria tropica nicht selten trotz schweren Krankheitsbildes keine Parasiten, da sie im Kapillarsystem des Gehirns und anderer Organe abgefangen werden.

Mikroskopische Diagnose

Sie besteht in der sofortigen Färbung der vorher fixierten, GIEMSA-gefärbten Ausstrichpräparate. Die „Dicken Tropfen" müssen vor dem Lysieren (z. B. durch 5- bis 15minütiges Einstellen in Aqua dest.) erst „antrocknen". Die Mindestzeit beträgt 2 Stunden; besser sind 24 Stunden (staubsicher aufbewahren!). Wird zu früh gefärbt, löst sich die Schicht leicht ab. Die GIEMSA-Färbung erfolgt im Unterschied zum Ausstrich beim „Dicken Tropfen" ohne vorhergehende Fixierung.

Malaria-Parasiten liegen immer intrazellulär. Ihre Strukturen – roter Kern und blaues, ringförmiges Plasma – sind scharf begrenzt. Dieses unterscheidet sie von den häufig mit ihnen verwechselten Thrombozyten, die allerdings durch Auflagerung eine intrazelluläre Lagerung vortäuschen können. Bei Thrombozyten fehlen die Kerne.

Die in Blutausstrichen gefundenen Parasitenformen der verschiedenen Plasmodienarten sind in Tafel 8 festgehalten. Differentialdiagnostische Merkmale finden sich in Tabelle 12–4.

Malaria tertiana: Bei Malaria tertiana wird während und kurz nach dem Höhepunkt der Fieberanfälle *Plasmodium vivax* in Form kleiner Siegelringe (Merozoiten) gefunden. Während ihrer Weiterentwicklung vergrößern sich die Blutkörperchen. Die Parasiten-Übergangsstadien nehmen schließlich unregelmäßig amöboide Formen an. Im abgeblaßten Erythrozytenplasma findet man feine, rote Körnchen (SCHÜFFNERsche Tüpfelung). Das Endprodukt dieser erythrozytären Schizogonie bildet die Morula (reifer Schizont) mit 16–24 Kernen, zwischen denen Hämatin in Form brauner Pigmentreste liegt. Bei *P. vivax*-Infektionen können alle Stadien bis zur Morula gefunden werden.

Gametozyten (sexuelle Formen), die in der Regel erst 14 Tage nach Infektion auftreten und somit diagnostisch keine große Bedeutung haben, sind rund.

Männliche Gametozyten haben hellblaues Plasma und eine zersplitterte Kernmasse, weibliche ein dunkelblaues Plasma mit besser abgrenzbarem Kern.

Malaria quartana: Bei der Malaria quartana sind die Jugendformen von *Plasmodium malariae* denen von *P. vivax* ähnlich. Eine Auftreibung der Erythrozyten wird nicht beobachtet; es

Tabelle 12–4 Differentialkriterien der verschiedenen Malariaformen (nach [3]).

	P. falciparum	*P. vivax*	*P. malariae*	*P. ovale*
Erythrozyt		vergrößert, SCHÜFFNER-Tüpfelung		oft oval und ausgefranst, SCHÜFFNER-Tüpfelung
Parasitenbefall	bis 50% der Erythrozyten	selten > 2%	im allgemeinen < 2%	selten > 2%
Zeitpunkt der Blutabnahme	kurz vor Fieberanstieg Parasitendichte gering. Wiederholung der Untersuchung unbedingt notwendig	gleichgültig	gleichgültig	
asexuelle Parasitenstadien im Blut	meist nur Ringstadien	alle Stadien bis zur Morula	alle Stadien bis zur Morula	alle Stadien bis zur Morula
Schizonten (Morula)	sehr selten (präfinal!) 5–30 Merozoiten	12–24 Merozoiten	6–12 Merozoiten	6–12 Merozoiten
Gametozyten	sichelförmig	rund	rund	rund
charakteristische Kriterien	ein- und zweikernige kleine Ringe, sichelförmige Gametozyten	vergrößerte Erythrozyten SCHÜFFNER-Tüpfelung	„Bandform" (Übergangsstadium der Parasiten), „Gänseblümchen" (Morula), deutliches Pigment	ausgefranste ovale Erythrozyten SCHÜFFNER-Tüpfelung

fehlt auch die Tüpfelung. Ältere Parasiten (Übergangsstadien) erscheinen als Band quer über ein Blutkörperchen. Teilungsformen mit 8–12 Kernen, die regelmäßig um Pigmentreste herum angeordnet sind, vermitteln den Eindruck eines „Gänseblümchens". Sie entsprechen den reifen Schizonten. Gametozyten sind kleiner als bei Malaria tertiana; sie sind ebenfalls rund.

Malaria tropica: Bei der Malaria tropica wird *Plasmodium falciparum* in Form kleiner Ringe gefunden, die bis höchstens zum halben Erythrozytendurchmesser heranwachsen. Oft sieht man zwei Kerne in einem Ring und auch mehrere Ringstadien in einem Erythrozyten. Im Unterschied zu *P. vivax* findet man bei dieser Parasitenart nur ausnahmsweise andere als Ringstadien. Morula-Stadien werden meist erst präfinal gesehen.

Gametozyten sind halbmondförmig (LAVERANsche Halbmonde).

Sonderform: Als Sonderform wird eine Malaria vom Tertiana-Typ angesehen, deren Parasit, das *Plasmodium ovale,* die Erythrozyten nicht vergrößert, ihnen aber durch Streckung eine ovale Form geben kann.

Gelegentlich bestehen Mischinfektionen mit zwei oder mehreren Plasmodienarten.

„Dicker Tropfen": Mit dem „Dicken Tropfen" kann bei guter Technik eine Anreicherung um das 20fache erreicht werden. Er erleichtert das Auffinden von Parasitenstrukturen, die nur vereinzelt vorkommen, z. B. Morula-Formen und Gametozyten. Die Ringstadien sind häufig so deformiert, daß nur noch die Parasitenkerne und ggf. Plasmabruchstücke erkennbar sind (Tafel 7). Die Beurteilung ist für weniger Erfahrene schwierig.

Serologie

Serologische Verfahren in der Malariadiagnostik stehen in Spezialinstituten zur Verfügung.

1.5.4 Babesien

Babesia-Arten sind als Erreger von Tierkrankheiten bekannt. Gelegentlich Übertragung durch Schildzecken auf den Menschen; besonders anfällig für Erkrankungen sind Patienten mit herabgesetzter Immunabwehr und solche nach Splenektomie. Die Babesien (sehr kleine Ringformen) finden sich in den Erythrozyten; sie können aber auch außerhalb der Zellen angetroffen werden. Verwechslung mit Malaria-Ringstadien, insbesondere von *P. falciparum,* möglich.

Babesien sind durchweg kleiner als *P. falciparum*-Merozoiten. Typisch sind vier birnenförmige Ringstadien (Tetrade) in einem Erythrozyten.

1.5.5 Toxoplasma gondii

Die Infektion ist weit verbreitet bei Tier und

Mensch. Den Menschen erreicht sie auf mehreren Wegen:

- Verzehr von rohem oder ungenügend erhitztem, zystenhaltigem Rinder- und Schweinefleisch
- Aufnahme von Sporozysten, die von frisch infizierten Katzen als Oozysten in großer Menge ausgeschieden werden

  Im Darmepithel der Katze kommt es nach Durchlaufen von Schizogonie und Gamogonie zur Entwicklung von Oozysten, die nach ihrer Ausscheidung mit dem Kot im Freien in wenigen Tagen zu infektionstüchtigen und sehr widerstandsfähigen Sporozysten heranreifen.
- Übertragung des Parasiten von der frisch infizierten Schwangeren auf das Kind. Am gefährlichsten ist die Infektion im letzten Drittel der Schwangerschaft.

Klinische Erscheinungen

Akute Infektionen führen bei nicht-immundefekten Erwachsenen nur sehr selten zu behandlungsbedürftigen Erkrankungen. Am häufigsten kommen noch Lymphknotenschwellungen vor, die gegen bösartige Tumorerkrankungen abgegrenzt werden müssen. Kinder sind anfälliger. Bei Erstinfektionen während der Schwangerschaft – je später, desto gefährlicher – ist eine Infektion der Leibesfrucht mit nachfolgender Schädigung möglich.

Entwicklung des Toxoplasma gondii: Das akute Stadium der Infektion ist durch eine ungeschlechtliche Vermehrung von Tachyzoiten (schnell sich intrazellulär vermehrende Toxoplasmen) zu Pseudozysten gekennzeichnet (Abb. 12–11). Die in den Zellen liegenden Pseudozysten zerfallen, und der Vermehrungsvorgang beginnt von neuem. Diese Phase geht in das chronische Stadium über, das sich durch im Gewebe liegende, viele Bradyzoiten enthaltende, echte Zysten auszeichnet (latente Toxoplasmose). Die Zysten bleiben vermehrungsfähig und können bei Immunschwäche die Erreger freigeben und zu generalisierter Toxoplasmose führen. Dieses Ereignis wird z. B. bei Transplantationen – Toxoplasmose kann auch mit Transplantat übertragen werden, wenn der Patient empfänglich ist! –, bei Leukämie und beim AIDS-Syndrom beobachtet!

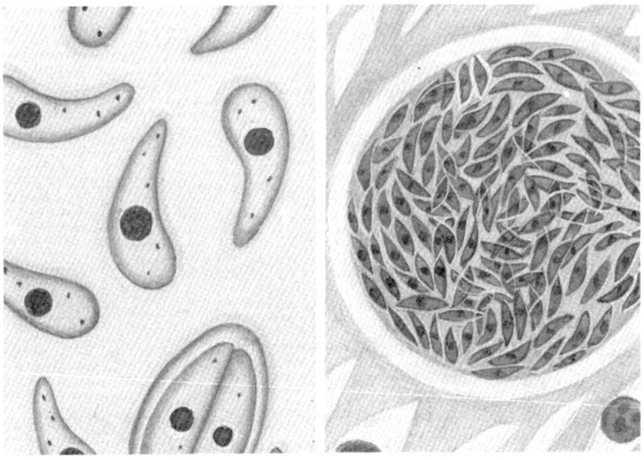

Abb. 12–11 Toxoplasma gondii.

a) Tachyzoiten (Peritonealexsudat, Maus), stark vergrößert; zwei Tachyzoiten in einer Zelle als Ausdruck der beginnende „Pseudozysten"-Bildung
b) Zyste mit Bradyzoiten (Gehirn)

Intrauterine Infektion: Besondere Bedeutung kommt der intrauterin erworbenen Säuglingstoxoplasmose zu, die dann entstehen kann, wenn die Mutter während der Schwangerschaft eine Erstinfektion durchmacht. Die meisten dieser Infektionen werden erst nach Jahren erkannt; sie äußern sich z. B. in Form einer geistigen Retardierung. Bei den ganz schweren Fällen ist sofort nach der Geburt die klassische Trias Hydrozephalus, Chorioretinitis und Verkalkungen im Gehirn nachweisbar.

Eine Toxoplasmose-bedingte Chorioretinitis kann in allen Lebensaltern auftreten; sie ist möglicherweise auf eine angeborene Toxoplasmose zurückzuführen.

Diagnostik

Mikroskopisch: Toxoplasmen kommen im Gewebe in so geringer Menge vor, daß der mikroskopische Nachweis meistens nicht gelingt (z. B. bei der histologischen Lymphknotenuntersuchung).

Mäuseversuch: Positive Mäuseversuche sagen nichts darüber aus, ob es sich um eine akute oder latente (Zysten!) Infektion handelt.

Bei der kongenitalen Toxoplasmose wurde der Mäuseversuch mit fetalem Blut jedoch erfolgreich diagnostisch eingesetzt; dabei wurde das Blut in der 20. bis 24. Schwangerschaftswoche durch Punktion entnommen, zentrifugiert und das Zentrifugat Mäusen gespritzt [2].

Serologie: Die Diagnose geschieht in der Regel serologisch (s. Tab. 12–5). Zur Verfügung stehen der Serofarbtest nach SABIN und FELDMANN, die Komplementbindungsreaktion (KBR), der indirekte Immunfluoreszenztest (IFT), der indirekte Hämagglutinationstest (IHA) und IgM-Teste nach vorhergehender Abtrennung der 7S-IgG-Antikörper über eine Säule. ELISA-Teste für IgG und IgM finden immer mehr Eingang in die Diagnostik. Die Reagenzien für die Testverfahren werden von verschiedenen Herstellern angeboten.

Serofarbtest: Der klassische Farbtest nach SABIN und FELDMANN, der ständige Erregerpassagen in Mäusen erforderlich macht, wird nur noch von wenigen Instituten durchgeführt. Seine Ergebnisse sind in etwa mit denen des IFT zu vergleichen.

Prinzip: Freie, d. h. nicht intrazellulär liegende Toxoplasmen aus dem Peritonealexsudat infizierter Mäuse färben sich mit alkalischer Methylenblau-Lösung intensiv blau. Werden die Toxoplasmen jedoch vor der Färbung mit Patientenserum versetzt, das neutralisierende Antikörper enthält, so verliert das Zellplasma der Parasiten unter gleichzeitiger Mitwirkung von Aktivatorserum (aktives, keine Toxoplasmen-Antikörper enthaltendes Normalserum) seine Färbbarkeit. Als Antikörper-Titer wird diejenige Serumverdünnung angegeben, bei der mehr als 50% der Toxoplasmen ungefärbt bleiben. Der SFT gilt als spezifisch.

KBR und IFT: Für die KBR und den IFT liegen standardisierte Testverfahren vor [11]. Bei der Durchführung des IFT muß ein positives Standardserum mit definiertem Titer (z. B. zu beziehen vom Parasitologischen Institut der Universität Bonn) mitgeführt werden, wobei jedesmal der Sollwert dieses Serums eingestellt werden muß.

Der IFT kann als Suchtest verwendet werden. Sehr hohe Werte (≧ 1 : 16 000) weisen auf eine akute Infektion hin. Zur genaueren Aussage wird die KBR und ggf. die IgM-Diagnostik angeschlossen. Für eine frische Infektion spricht auch ein signifikanter Titeranstieg des IFT.

Indirekter Hämagglutinationstest (IHA): Der IHA, bei dem ein Titeranstieg erst Monate nach der Infektion eintritt, hilft ggf., den Infektionszeitpunkt genauer festzulegen. Die Kinetik der verschiedenen Antikörper ist in Abbildung 12–12 schematisch dargestellt. In Tabelle 12–5 findet sich die Interpretation typischer serologischer Konstellationen.

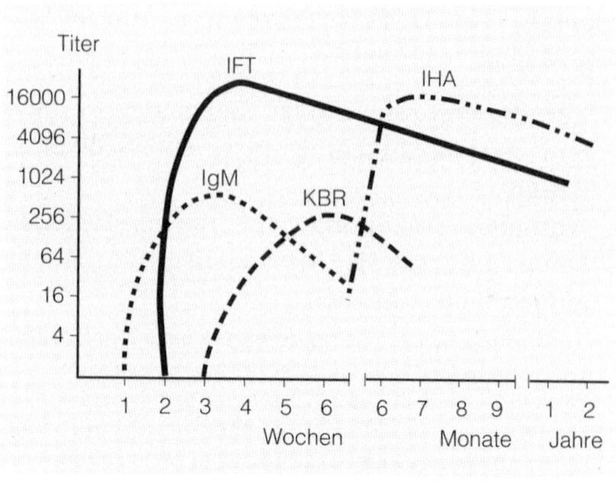

Abb. 12–12 Titerverlauf von serologischen Reaktionen bei *Toxoplasma*-Infektion.

IFT = indirekter Fluoreszenztest (IgG)
IHA = indirekter Hämagglutinationstest
KBR = Komplementbindungsreaktion

Tabelle 12–5 Typische Konstellationen serologischer Toxoplasmose-Befunde.

KBR	IFT	IHA	IgM-Test* (IFT)	Befund
< 5	< 32			bisher keine Infektion Schwangere empfänglich
	≧ 16 000			meist Ausdruck einer frischen Infektion
> 10	≧ 1 024	64	≧ 16	Verdacht auf frische Infektion
< 10	2 048	2048	< 16	Infektion, die länger als 6 Monate zurückliegt
< 5	64	512	< 16	länger zurückliegende Infektion („latente Toxoplasmose")

* Enzymimmunoassay verfügbar

IHA = indirekter Hämagglutinationstest (Reaktion heute seltener verwandt)
IFT = indirekter Immunfluoreszenztest
KBR = Komplementbindungsreaktion

Untersuchung von Schwangeren und Neugeborenen: Die wichtigste Anwendung der *Toxoplasma*-Serologie betrifft die Untersuchung von Schwangeren [12,13], die zu Beginn der Schwangerschaft erfolgen sollte. Mit den serologischen Verfahren muß folgendes festgestellt werden:

– Ist die Schwangere für eine *Toxoplasma*-Infektion empfänglich (bisher noch nicht infiziert!)?
– Ist die Schwangere infiziert und besteht eine akute, behandlungsbedürftige Infektion?

– Liegt eine latente Infektion vor? (Keine Gefahr einer kongenitalen Toxoplasmose.)

Beim Neugeborenen, das unter Toxoplasmose-Verdacht steht, wird Nabelschnurblut parallel zum mütterlichen Blut untersucht. Besonders die IgM-Diagnostik ist in diesem Zusammenhang aussagekräftig, da sie zwischen mütterlichen und kindlichen Antikörpern unterscheiden kann. Die serologische Diagnostik ist hingegen bei Patienten mit immunologischer Abwehrstörung, aber auch bei solchen mit Chorioretinitis weniger zuverlässig [6]. Im Falle einer generalisierten Toxoplasmose bei AIDS-Patienten, bei der es sich wahrscheinlich um eine Reaktivierung einer latenten Toxoplasmose handelt, kann ein Antikörperanstieg ausbleiben. Nur ausnahmsweise können Antikörper ganz fehlen. Davon sind ganz besonders die IgM-Antikörper betroffen.

Bei den ophthalmologischen Patienten gehen die Augenprozesse ebenfalls nicht selten ohne IgM-Antikörper einher. Für die Entscheidung ist der typische ophthalmologische Augenhintergrundbefund wegweisend. Eine negative Serologie mit allen Testverfahren schließt jedoch eine Augentoxoplasmose aus [6]. Eine bei AIDS-Patienten auftretende Hirntoxoplasmose ist serologisch oft stumm!

1.5.6 Pneumocystis carinii

Seine taxonomische Stellung ist unklar; der Parasit wurde bis vor kurzem zu den Sporozoen gezählt. Neuerdings sprechen Vergleichsuntersuchungen mit ribosomaler RNS für eine Einordnung bei den Pilzen [3 a]; der Erreger ist aber durch antimyzetische Stoffe nicht hemmbar. *P. carinii* ist weltweit bei Tier und Mensch verbreitet (latente Infektionen). Er gilt als opportunistischer Krankheitserreger und als „normalisierendes Taxon".

Krankheitsbild

Säuglinge: Bei Säuglingen (1. bis 4. Lebensmonat, Frühgeborene) ist die Entwicklung einer interstitiellen Pneumonie mit mechanischer Verstopfung der Alveolen und Bronchiolen durch Parasitenstadien charakteristisch. Mangelernährung und Immundefekte begünstigen die Entstehung. Das seuchenhafte Auftreten solcher Säuglingspneumonien in der Klinik war in Europa in den Nachkriegsjahren gefürchtet.

Erwachsene: Bei Erwachsenen mit grundkrankheits- oder therapiebedingter Abwehrschwäche treten Erkrankungen in jedem Lebensalter auf. Es handelt sich entweder um Patienten mit z. B. Malignomen oder AIDS oder um solche, bei denen eine immunsuppressive (z. B. Organtransplantation) oder zytostatische Therapie durchgeführt wurde. Bei Erwachsenen ist die interstitielle Komponente der Pneumonie weniger ausgeprägt.

P. carinii-Pneumonie: Diese wird am häufigsten im Zusammenhang mit AIDS beobachtet. Bei etwa der Hälfte aller Patienten ist diese Komplikation die erste Manifestation der Grundkrankheit und eine wichtige Todesursache trotz Therapie. Noch fehlen gesicherte epidemiologische Kenntnisse; offensichtlich gibt es gesunde Träger und ein Tierreservoir (z. B. Meerschweinchen).

Die Übertragung erfolgt wahrscheinlich aerogen durch Aufnahme des Sporenstadiums (sporenhaltige Zysten).

In der Lunge entstehen daraus einkernige Parasiten, die sich zu großen Schleimkugeln entwickeln. Die Anhäufung solcher Schleimkugeln führt zur Ausbildung einer Wabenstruktur in den Alveolen. Nach einer Zweiteilung in kleine Kugeln schließt sich die Sporogonie an; dabei kommt es zu einer Vermehrung bis zu 8 Tochterzellen, die im Sporenkörper rosettenförmig zusammenliegen. Schließlich entsteht eine dickwandige Zyste mit 8 charakteristischen birnenförmigen, sporenartigen Gebilden (Tafel 7). Bei zunehmender Parasitenvermehrung breitet sich die Entzündung in das interstitielle Gewebe aus.

Diagnostik

Untersuchungsmaterial: Sputum ist wenig geeignet; sog. induziertes Sputum ergibt eine bessere Ausbeute (bis etwa 50%). Die besten Ergebnisse liefert Lungenbiopsiematerial, das jedoch wegen der Schwere der Erkrankung häufig nicht gewonnen werden kann. Akzeptabel ist auch Bronchialwaschwasser (Bronchiallavage; wenigstens 10 ml Spülflüssigkeit möglichst aus dem befallenen Lungenbereich). Die Proben sind möglichst rasch ins Labor zu bringen; sie sollten bis zur Verarbeitung im Kühlschrank gelagert werden.

Mikroskopische Untersuchung: Im Labor wird die Bronchialspülflüssigkeit 5 Minuten bei 3000 U/Minute zentrifugiert. Mit dem Sediment werden Ausstrichpräparate hergestellt; von Biopsiematerial werden entweder Schnitt- oder Tupfpräparate bereitet.

Grundsätzlich sollten immer zwei Färbungen gleichzeitig durchgeführt werden.

GROCOTT-*Silberfärbung:* eine Färbung, die aus mehreren Gründen in Routinelaboratorien mit seltenen Untersuchungen meistens nicht durchgeführt wird (s. Übersichtsliteratur bei PIEKARSKI).
GIEMSA-*Färbung:* Die lufttrockenen Präparate werden 5 Minuten in absolutem Alkohol fixiert; 40 Minuten mit GIEMSA-Lösung (5 ml GIEMSA-Stammlösung mit 95 ml PBS [pH 7,2] vermischen) färben, mit Leitungswasser abspülen, lufttrocknen lassen und eindecken.
Beurteilung: Mit der GROCOTT-Silberfärbung werden die Zysten als 6 µm große, braunschwarze Gebilde dargestellt; an ihnen werden z. T. kaffeebohnenartige, etwa 2 µm große Wandstrukturen erkennbar.

Die GIEMSA-Färbung läßt hingegen die Innenstrukturen der Zyste (8 sporenartige Körperchen) erkennen, während die Zystenwand nicht angefärbt wird. Für die Beurteilung der Präparate ist die GIEMSA-Färbung wesentlich unsicherer als die GROCOTT-Färbung [10]. Mit letzterer Färbung haben Pathologische Institute besondere Erfahrung.
Speziallaboratorien: Laboratorien, die nur die GIEMSA-Färbung beherrschen, sollten entweder eine Zusammenarbeit mit einem Pathologischen Institut anstreben oder die Untersuchung an Speziallaboratorien, die durch das Robert-Koch-Institut des BGA empfohlen werden, weitergeben.

Serologische Untersuchung: Ein kürzlich entwickelter Immunfluoreszenztest (Antigennachweis, Fa. Bios) verspricht eine Vereinfachung der Diagnostik.

2 Helminthen: Übersicht über die wichtigsten humanpathogenen Arten

2.1 Vorbemerkungen

Humanpathogene Wurmarten finden sich unter den Saugwürmern (Trematoden), Bandwürmern (Cestoden) und Rundwürmern (Nematoden).

Epidemiologie: In Entwicklungsländern mit warmem Klima sind Wurminfektionen weit verbreitet; viele Menschen sind gleichzeitig von mehreren Wurmarten befallen. Dies erklärt sich daraus, daß ein großer Teil der Parasiten für die Entwicklung hohe Temperaturen, wie sie in subtropisch-tropischem Klima gegeben sind, benötigen (z. B. Hakenwürmer) und ihre Übertragung durch die in den Ländern herrschenden unhygienischen Bedingungen begünstigt wird. Bei anderen Wurmarten bestimmen die Biotope der obligaten Überträger ihr Vorkommen in einer Bevölkerung (z. B. Schnecken für Schistosomen, Insekten für Filarien).

In industriell entwickelten Ländern mit gemäßigtem Klima ist der Befall vergleichsweise niedrig und hat sich durch das Fortfallen bestimmter landwirtschaftlicher Maßnahmen, wie der sog. Kopfdüngung, weiter vermindert (Rückgang von Spul- und Peitschenwurm-Infektionen).

Einheimische Wurmarten: Die wichtigsten einheimischen Wurmarten im mitteleuropäischen Raum sind Rinderbandwurm (0,2–0,4% der Bevölkerung), Hundebandwurm und Madenwurm (besonders bei Kindern). Spul- und Peitschenwurm-Infektionen werden bei Einheimischen nur noch selten gefunden. Gelegentlich werden Erkrankungen an Trichinose diagnostiziert.

Übertragung: Die Übertragung von Mensch zu Mensch ist eine Ausnahme (z. B. Madenwurm), denn die ausgeschiedenen Parasitenstadien müssen entweder erst im Freien reifen (Spul-, Peitschen-, Hakenwürmer) oder in anderen Wirten obligate Entwicklungen durchmachen (z. B. Rinder-, Schweinebandwurm, Trematoden, Filarien).

Klinische Erscheinungen: Erkrankungen durch Helminthen spielen sich teilweise im Darm, teilweise im Gewebe ab. Wurminfektionen des Darms treten nur bei starkem Befall, insbesondere bei Säuglingen und Kleinkindern, klinisch als Durchfälle und weitere Störungen in Erscheinung. Sie werden in der Regel von einer deutlichen Eosinophilie begleitet.

Bei Madenwurmbefall ist ein starker Afterjuckreiz charakteristisch. Rinderbandwurmträger entdecken nicht selten die eigenbeweglichen Bandwurmglieder, die den Darm selbständig verlassen und sich dem Beobachter in sehr unterschiedlichen Bewegungsformen präsentieren (s. Abb. 12–15). In der Anfangsphase der Spulwurminfektion kann das sog. eosinophile Lungeninfiltrat (Larvenwanderung s. Tab. 12–8) röntgenologisch erkannt werden, das in den Entwicklungsländern wegen seiner Prädisposition

Tabelle 12–6 Trematoden-Infektionen des Menschen.

		tierisches Reservoir als Hauptwirt	2. Zwischenwirt[1]	Klinik	Lokalisation der pathologischen Veränderungen	Wurm-eier-Nachweis
Echinostoma ilocanum *E. lindöensis*	kleiner Darmegel	Schweine, Hunde, Katzen	Schnecken	nur bei Massenbefall Krankheitssymptome	Darm	Stuhl
Fasciola buski	großer Darmegel	Schweine, Kaninchen	Wasserpflanzen	Durchfälle, ggf. Ikterus, Aszites	Darm	Stuhl
F. hepatica[2]	großer Leberegel	Rinder u. a. Pflanzenfresser	Wasserpflanzen (Wasserkresse)	Schmerzen im rechten Oberbauch (Leber)	Leber	Stuhl
Dicrocoelium dendriticum[2]	kleiner Leberegel	Schaf, Rind	Ameisen	Beschwerden nur bei Massenbefall	Leber	Stuhl
Clonorchis sinensis[3]	chinesischer Leberegel	Schweine, Hunde, Katzen	Süßwasserfische	bei stärkerem Befall Veränderungen der Gallengänge (→ Leberzirrhose)	Leber	Stuhl
Opisthorchis felineus	Katzenleberegel	Katzen, Hunde				
Paragonimus westermani[4] *P. kellicotti* *P. africanus*	Lungenegel	Schweine, Hunde und andere Haustiere	Krabben, Krebse	chronischer Husten, Sputum oft rostbraun-blutig, stechende Brustschmerzen (Hämoptyse)	Lunge	Sputum, Stuhl
Schistosoma haematobium	Pärchenegel	–	2. Zwischenwirt fehlt; Gabelschwanzzerkarien (in Süßwasser) dringen perkutan in den Wirt ein	Blasenbilharziose	Blase	Urin
S. mansoni	Pärchenegel	–		Darmbilharziose (blutig-schleimige Durchfälle)	Darm	Stuhl
S. intercalatum	Pärchenegel	–				
S. japonicum	Pärchenegel	Hund, Katze u.a. Haustiere		sog. asiatische Bilharziose	Darm	Stuhl

[1] Übertragung auf den Mensch durch Verzehr des 2. Zwischenwirts bzw. perkutan
[2] weltweites Vorkommen
[3] Vorkommen in gemäßigten Breiten (Osteuropa, Japan)
[4] Vorkommen in Asien, Südamerika und herdförmig in Nordamerika

für bakterielle Lungeninfektionen besondere Bedeutung hat.

Wurmarten: Die wichtigsten Wurmarten sind in den Tabellen 12–6 bis 12–8 zusammengestellt. Im folgenden soll auf einige bei einheimischen und aus endemischen Gebieten einreisenden Patienten häufiger nachgewiesene Wurmarten näher eingegangen werden. Die Entwicklungskreisläufe bzw. die Epidemiologie dieser ausgewählten Wurmarten finden ihren Niederschlag in den Abbildungen 12–13, 12–14, 12–16 und 12–18. Weitergehende Informationen müssen aus der einschlägigen Literatur entnommen werden.

2.2 Trematoden (Saugwürmer)

Fasciola hepatica, Dicrocoelium dendriticum

Infektionen mit diesen einheimischen Leberegeln (Tab. 12–6) sind hierzulande sehr selten.

Tabelle 12–7 Cestoden-Infektion des Menschen.

		Träger des Parasitenstadiums Bandwurm	Finne	Infektionsweg	Krankheitsbild	Diagnose
Diphyllobotrium latum	Fischbandwurm	Hund, Katze, Mensch*	Krebs – Fisch	rohes Fischfleisch	Bandwurmbefall, ggf. perniziöse Anämie	Eier im Stuhl
Hymenolepis nana	Zwergbandwurm	Nagetiere, Hund, Mensch*	Floh, Dünndarm des Wirts (z.B. Mensch)	verunreinigte Nahrung, Kontaktinfektion, Selbstinfektion	Beschwerden fehlen meistens	Eier im Stuhl
Taenia saginata	Rinderbandwurm	Mensch*	Rind	rohes Rindfleisch	Bandwurmbefall	Bandwurmglieder (Eier) im Stuhl
Taenia solium	Schweinebandwurm	Mensch*	Schwein	rohes Schweinefleisch	Bandwurmbefall	Bandwurmglieder (Eier) im Stuhl
			Mensch	verschluckte Eier	Zystizerkose	serologisch
Echinococcus granulosus	Hundebandwurm	Hund	Schaf, Schwein, Rind, Mensch	Kontakt mit Eier ausscheidendem Hund,	Echinokokkose (Hydatide)	serologisch
Echinococcus multilocularis	Fuchsbandwurm	Fuchs, Hund, Katze	Wühlmäuse, Mensch	Fuchs, ungereinigte Waldbeeren	Echinokokkose (infiltrierend wachsend)	serologisch

* Dünndarm

Gelegentlich werden Eier von *Dicrocoelium dendriticum* in Stuhlproben gefunden. Sie können nach einer Schaf- oder Rinderlebermahlzeit passager ausgeschieden werden. Eine Wiederholung der Untersuchung nach einigen Tagen ergibt in diesen Fällen ein negatives Ergebnis.

Schistosoma-Arten

- **S. haematobium** (Blasenbilharziose)
- **S. mansoni** (Darmbilharziose)
- **S. intercalatum** (Darmbilharziose)
- **S. japonicum** (asiatische Bilharziose)

Am häufigsten begegnet man hierzulande Infektionen mit *S. haematobium* und *S. mansoni* bei Patienten, die sich in endemischen Gebieten aufgehalten haben.

Klinische Erscheinungen: Bei einer *Blasenbilharziose* wird über Beschwerden beim Wasserlassen geklagt; im Urin können Erythrozyten nachgewiesen werden. In ausgeprägten Fällen ist der Urin blutig. An *Darmbilharziose* Erkrankte leiden unter blutig-schleimigen Durchfällen; die Symptome ähneln denen einer Amöbenruhr.

Infektion und Entwicklung: Die Infektion geschieht beim Baden in Schistosomen-verseuchten Süßwassern (Abb. 12–13). Die nach Verlassen der Schnecke frei im Wasser sich bewegenden Gabelschwanzzerkarien dringen in Sekundenschnelle in die Haut des Wirts ein, werfen den Gabelschwanz ab und gelangen über den venösen Kreislauf in die Lunge und von dort schließlich in das Pfortadersystem. Hier werden die als Pärchen zusammenlebenden Würmer (Pärchenegel) geschlechtsreif und wandern dann in die Mesenterialgefäße des Darmes *(S. mansoni)* bzw. in

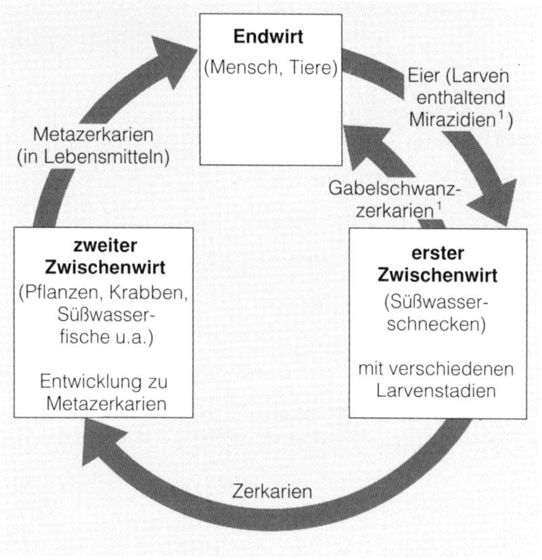

Abb. 12–13 Entwicklungskreislauf der Trematoden (Saugwürmer).

[1] = Bei Schistosomen fehlt der zweite Zwischenwirt; die im Süßwasser freilebenden Zerkarien (Larven) dringen perkutan in den Endwirt ein.

die Gefäße der Blase *(S. haematobium)*. Die dort abgelegten Eier erzeugen entzündliche Reaktionen; sie durchbrechen die Darm- bzw. Blasenwand und werden entsprechend im Stuhl oder Urin ausgeschieden.

Diagnostik: Die Diagnose wird durch Aufsuchen der charakteristischen großen Seitenstacheleier *(S. mansoni)* im Stuhl bzw. der Endstacheleier *(S. haematobium)* im Urinsediment gestellt.

Mirazidien-Schlüpftest: Ein empfindlicheres Verfahren ist der Mirazidien-Schlüpftest, der bei negativem Ergebnis und fortbestehendem Verdacht angeschlossen werden kann.

Das Prinzip besteht darin, daß z. B. die Stuhlprobe (10–20 g) nach Verreibung in 1%iger NaCl-Lösung (hypertone Lösung verhindert Ausschlüpfen!) durch Sieben von größeren, störenden Bestandteilen gereinigt wird. Nach anschließender Verdünnung mit NaCl-Lösung mehrmaliges Waschen durch Sedimentierung in einem Glaszylinder. Aufnahme des Sediments in abgestandenem kalten Leitungswasser und Aufbewahrung über Nacht im Kühlschrank. Die Larven schlüpfen nach Zugabe von zimmerwarmem Wasser und Beleuchtung mit starker Lampe bei Inkubation im Wasserbad von 30 °C. Zickzackartige Bewegung der Larven mit bloßem Auge bei geeigneter Beleuchtung erkennbar.

Der Mirazidien-Schlüpftest kann auch mit Urin durchgeführt werden. Besonders geeignet ist Mittagsurin (10.00–14.00 Uhr), nachdem der Patient sich vorher möglichst Bewegung verschafft hat (z. B. Treppensteigen).

Serologie: Zusätzlich können serologische Teste auch schon vor Auftreten der Eier (1–3 Monate nach Infektion) eingesetzt werden.

2.3 Cestoden (Bandwürmer)

Taenia saginata, T. solium (Tab. 12–7, Abb. 12–14)

Taenia saginata (Rinderbandwurm): Hierzulande überwiegen Rinderbandwurm-Infektionen. Der Genuß von ungenügend erhitztem, finnigem Fleisch führt zum Wurmbefall. Ernste Beschwerden sind selten; gelegentlich klagt der Patient über Leibschmerzen, Gewichtsverlust und Darmstörungen.

Der 6–10 m lange Bandwurm besteht aus Kopf (Scolex), Sprossungszone und Gliederkette (Proglottiden), deren eihaltige Endglieder mit dem Stuhl abgehen, während sich der Wurm von der Sprossungszone aus regeneriert. Mit seinen Haftstrukturen setzt er sich an der Dünndarmwand fest.

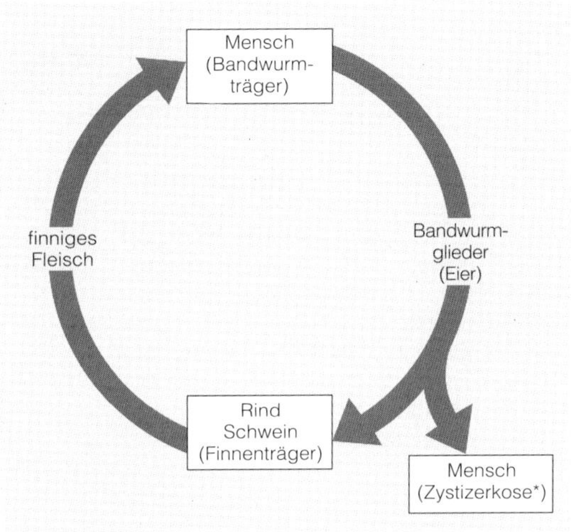

Abb. 12–14 Entwicklungskreislauf von Rinder- und Schweinebandwurm *(Taenia saginata, Taenia solium)*.

* bei Schweinebandwurm möglich

Die eigenbeweglichen Glieder können den Darm selbständig verlassen. Sie vermögen auch selbsttätig von Dunggruben aus Weiden zu erreichen. Werden sie von Rindern gefressen, entsteht in der Muskulatur das bereits mit bloßem Auge erkennbare Finnenstadium.

Diagnostik: Die Diagnose wird durch Auffinden der weißlichen Bandwurmglieder gestellt, die während ihrer Bewegungsphase ihre Form beträchtlich verändern können und von Laien in der Regel als Würmer beschrieben werden.

Zur Diagnose werden die gefundenen Glieder zwischen zwei Objektträgern gequetscht. Bei frischen Gliedern kann die Differentialdiagnose zwischen Rinder- und Schweinebandwurm anhand der Uterusverzweigungen gestellt werden (Abb. 12–15). Die ebenfalls erkennbaren, doppelt konturierten, runden, braunen Eier lassen eine Unterscheidung nicht zu.

Mit Anreicherungsverfahren werden einzelne Eier nicht selten auch im Stuhl gefunden.

Taenia solium (Schweinebandwurm): Durch Aufnahme von Eiern des Schweinebandwurms entsteht beim Menschen das Finnenstadium in Muskulatur und anderen Organen (Zystizerkose). Am gefährlichsten ist die Zystizerkose des Gehirns. In Gebieten mit häufigem Schweinebandwurmbefall, wie Mittel- und Südamerika, ist diese gefährliche Komplikation gefürchtet.

Die Diagnose geschieht serologisch.

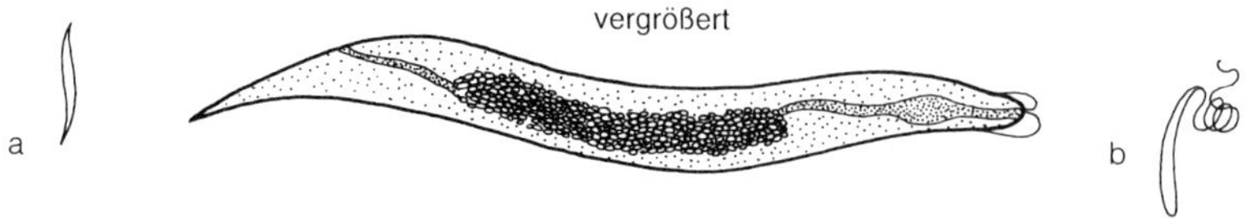

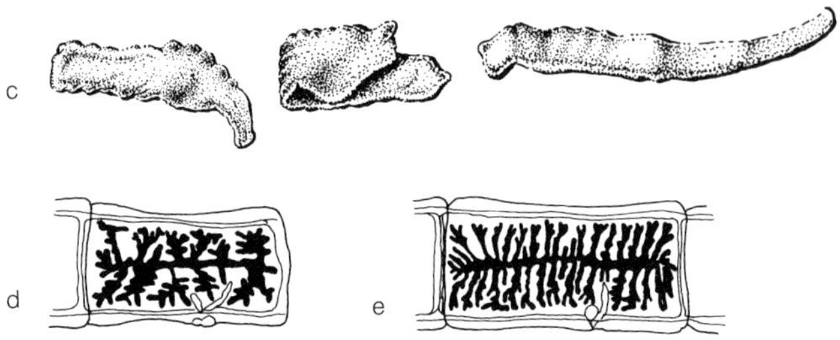

Abb. 12–15 Würmer und Bandwurmglieder in Stuhlproben (natürliche Größe). a) *Enterobius vermicularis*, weiblicher Wurm; b) *Trichuris trichiura*, peitschenartiges Vorderende typisch; c) Bandwurmglieder (= Proglottiden) in der Bewegungsphase, gelbweißlich; d) und e) Quetschpräparate von *Taenia solium* (Uterus mit plumper Primär- und ausgeprägter Sekundärverzweigung) und *Taenia saginata* (stark verzweigter Uterus).

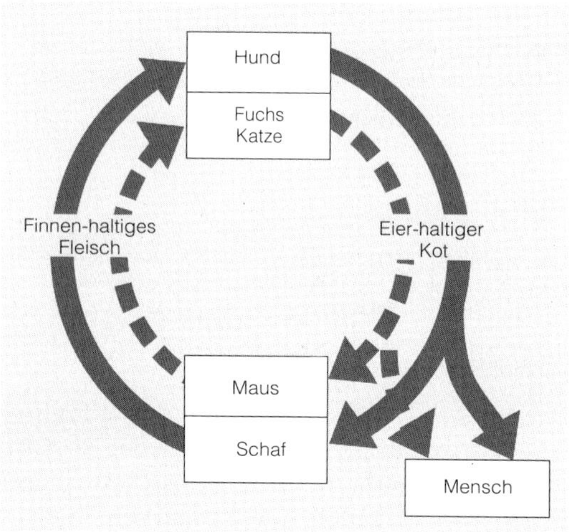

Abb. 12–16 Entwicklungskreislauf von Hunde- bzw. Fuchsbandwurm (*Echinoccocus granulosus, Echinococcus multilocularis*).

Echinococcus granulosus, E. multilocularis
(Tab. 12–7, Abb. 12–16)
Diese Bandwurminfektionen sind Zoonosen; der Mensch, in dem sich das Finnenstadium ausbildet, ist der falsche Wirt. Während der Hundebandwurm *(E. granulosus)* weltweit vorkommt, treten Fuchsbandwurm-Infektionen *(E. multilocularis)* geographisch begrenzt – z. B. herdförmige Bezirke in der Schwäbischen Alb – auf.
Entwicklung: Voraussetzung ist die orale Aufnahme der in Hunde- bzw. Fuchskot ausgeschiedenen Eier. Sie lassen sich z. B. am Fell von Bandwurm-tragenden Hunden nachweisen. Beim kleinen Fuchsbandwurm könnte der Verzehr Kot-kontaminierter Walderdbeeren zur Infektion führen. Die im Darm entstehenden Larven werden mit dem Kreislauf zunächst in die Leber und anschließend ggf. in weitere Organe (Lunge, Gehirn) verschleppt. Am häufigsten ist die Leber befallen. *E. granulosus* entwickelt sich zu einer gut gegen das Lebergewebe abgegrenzten, bis zu kindskopfgroßen Zyste (Hydatide), die Flüssigkeit und meist zahlreiche Tochterzysten mit Bandwurmanlagen enthalten kann. Das Finnenstadium von *E. multilocularis* wächst ohne Abgrenzung wie ein Karzinom infiltrierend in das Gewebe; es kann in der Regel durch chirurgische Eingriffe nicht mehr entfernt werden.

Serologische Diagnostik: Die Diagnose wird serologisch gestellt. Zum Ausschluß einer Echinokokkose sollten mehrere Testverfahren gleichzeitig durchgeführt werden.

Das ELISA-Verfahren ist wegen seiner Empfindlichkeit als Suchtest geeignet; allerdings muß mit falsch positiven Reaktionen gerechnet werden. Als besonders spezifisch und auch empfindlich gelten der indirekte Hämagglutinations- und der indirekte Fluoreszenztest. Sie sollten zur Überprüfung positiver ELISA-Befunde herangezogen werden.

Die Komplementbindungsreaktion ist ausgesprochen unempfindlich. Da sie nach einer Operation als erste negativ wird, kann sie zur Therapieerfolgsbeurteilung mit herangezogen werden; sie wird routinemäßig jedoch nicht mehr durchgeführt.

Der Hauttest nach Casoni ist wegen seiner geringen Aussagekraft heute bedeutungslos.

Mikroskopischer Nachweis: Der direkte Nachweis von Häkchen (Häkchenkranz des Scolex, Abb. 12–17) gelingt nur dann in Sputumproben, wenn Lungenzysten aufgeplatzt sind. Häkchen können auch in operativ entfernten Zysten gefunden werden.

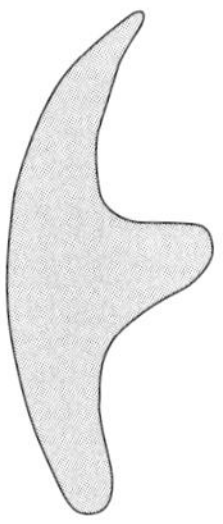

Abb. 12–17 *Echinococcus*-Häkchen in Sputumprobe oder Punktat einer Echinokokkenzyste (Ölimmersion)

2.4 Nematoden (Rundwürmer)

Angaben zu den Nematoden-Infektionen finden sich in Tabelle 12–8 und Abbildung 12–18.

Trichinella spiralis

Trichinella spiralis kann die verschiedensten Tiere befallen; ihre Wirtsspezifität ist gering. Der Mensch infiziert sich durch Aufnahme von ungenügend erhitztem Schweinefleisch oder Bärenschinken.

Krankheitsbild: Nach einer Inkubationszeit von 3–5 (dosisabhängig 1–31) Tagen beginnt das Krankheitsbild mit *Darmsymptomen,* die auf die Darmtrichinen zurückzuführen sind. Nach etwa einer Woche setzen die Weibchen Larven ab, die über Lymph- und Blutbahnen in die Muskulatur transportiert werden. Damit beginnt in der zweiten Woche die *Muskelsymptomatik.* Diese Phase ist durch Muskelschmerzen, Lidödeme, Fieber und ausgeprägte Eosinophilie gekennzeichnet („rheumatisches Krankheitsbild"). Nach Abkapselung beginnt ab 6. Monat die Verkalkung.

Je nach Befallsstärke wird ein leichter bis lebensbedrohlicher Verlauf beobachtet.

Diagnostik: Die Diagnose wird überwiegend serologisch gestellt. Als Techniken verwendet man die Komplementbindungsreaktion, die indirekte Fluoreszenz, die indirekte Hämagglutination sowie einen Latex-Test.

Nur innerhalb der ersten 3–4 Wochen können die etwa 100 µm langen Larven im Blut mit Anreicherungsverfahren nachgewiesen werden. Der Larvennachweis in Muskelbiopsien gehört nicht zu den Routineverfahren.

Enterobius vermicularis

Enterobius vermicularis (Tab. 12–8a, Abb. 12–18) wird durch direkten Kontakt oder über den Staub von Mensch zu Mensch übertragen.

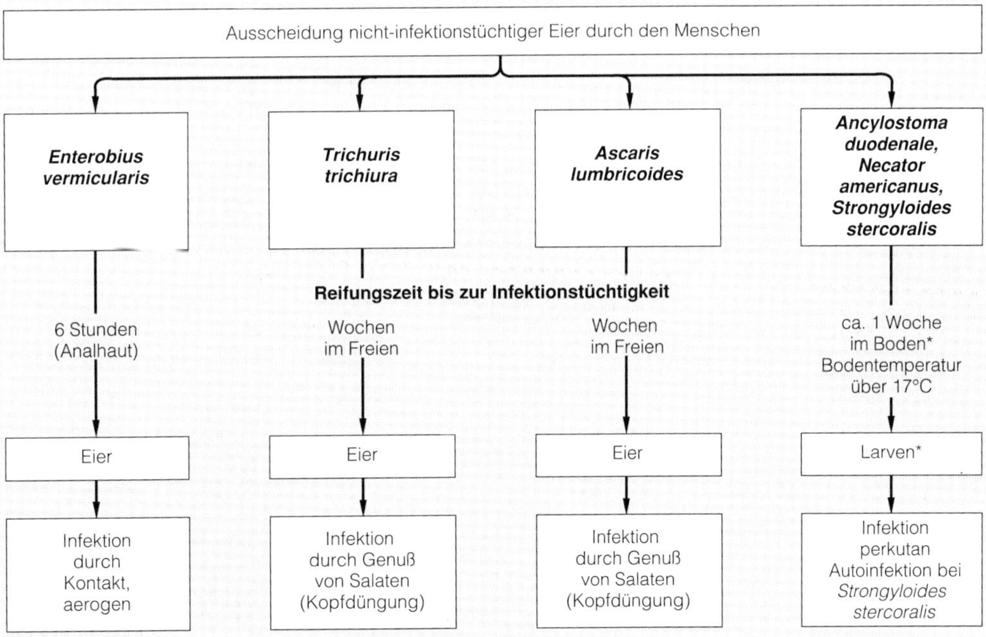

Abb. 12–18 Epidemiologie einiger häufiger vorkommender Nematodeninfektionen.

* zusätzlich bei *Strongyloides stercoralis* getrennt-geschlechtliche Entwicklung im Boden (s. S. 243)

Tabelle 12–8 Nematoden-Infektionen des Menschen.

		Lokalisation der Parasitenstadien adulte Würmer	Larven	Infektionsweg	Symptome/ Krankheitsbild	Nachweis
Enterobius vermicularis	Madenwurm	Caecum	Analhaut, larvenhaltige Eier	Kontaktinfektion, Selbstinfektion, aerogen	analer Juckreiz	Eier mit Analabstrich (Zellophanklebestreifen-Methode)
Trichuris trichiura	Peitschenwurm	Dickdarmschleimhaut	Reifung der Larven im Dünndarm	larvenhaltige Eier (Reifung im Freien), rohe Salate	nur bei Massenbefall	Eier im Stuhl
Ascaris lumbricoides	Spulwurm	Dünndarm	Herz-Lungen-Passage	larvenhaltige Eier (Reifung im Freien), rohe Salate	eosinophiles Lungeninfiltrat (Larvenwanderung), Symptome bei größerer Anzahl von Würmern (besonders bei Kindern)	Eier im Stuhl
Ancylostoma duodenale, Necator americanus	Hakenwürmer*	Dünndarmschleimhaut (saugen Blut)	Herz-Lungen-Passage	perkutan vom Boden aus (warme Länder, in gemäßigtem Klima im Bergbau), Mindesttemperatur 18 °C, Barfußgehen	bei Massenbefall schwere Eisenmangelanämie durch Blutverlust	Eier im Stuhl (Eier beider Wurmarten nicht zu unterscheiden)
Strongyloides stercoralis	Zwergfadenwürmer*	oberer Dünndarmbereich	Herz-Lungen-Passage	perkutan vom Boden aus, Selbstinfektion (Larven infektionstüchtig), Barfußgehen	bei Massenbefall Lungen-, Darmsymptome und Malabsorptionssyndrom, Hypalbuminämie, Ödeme	Larven im Stuhl und Duodenum
Nematodenlarven (z.B. *Toxocara canis, Ascaris suum*)	–	Darm von Haustieren (Hund, Katze)	verlassen Darm und „irren" im Gewebe (verschiedene Organe) herum (falscher Wirt!)	orale Aufnahme von reifen Eiern	viszerale Larva migrans (Symptome je nach Lokalisation)	serologisch
Nematodenlarven (z.B. *Ancylostoma brasiliense, A. caninum*)	Hundehakenwürmer*	Hund	Haut des Menschen (falscher Wirt!)	perkutan	kutane Larva migrans („creeping eruption", entzündete Hautgänge)	typisches klinisches Bild
Anasakis- und andere Arten	z.B. Heringswurm	Wassersäugetiere	Fisch (z.B. Hering), Mensch	roher Fisch (Abtötung der Larven durch Tiefgefrieren möglich)	Erbrechen, Durchfall, Bauchschmerzen bis zum „akuten Abdomen" (z.B. Heringswurmkrankheit)	endoskopisch serologisch (z. Zt. kein Routineverfahren verfügbar)

Tabelle 12–8 (Fortsetzung)

		Lokalisation der Parasitenstadien adulte Würmer	Larven	Infektionsweg	Symptome/ Krankheitsbild	Nachweis
Trichinella spiralis	Trichinellen oder Trichinen	Dünndarm-schleimhaut	Muskulatur (z.B. Schwein, Bär, Mensch)	ungenügend erhitztes Schweine-fleisch oder Bärenschinken (auch Pferde-fleisch)	Muskelschmerzen, hohes Fieber, Eosinophilie und Ödeme (abhängig von Befallstärke)	serologisch, Larven in Muskelbiopsie, Larven im Blut (Anfangsphase)
Wucheria bancrofti, Brugia malayi	Filarien*	Bindegewebe, Lymphgefäße, Lymphknoten	Mikrofilarien im Blut	Mücken *(Culex, Aedes, Anopheles)*	im Spätstadium Elephantiasis (Lymphstauungen durch Würmer)	Mikrofilarien-Nachweis im Blut (Entnahme *nachts* gegen 24h!), serologisch
Loa loa	Filarien*	Unterhaut-bindegewebe	Mikrofilarien im Blut	Fliegen *(Chrysops-*Arten)	vorübergehende, hühnereigroße Schwellungen (Wurm), allergische Symptome	Mikrofilarien-Nachweis im Blut (Entnahme *tags* gegen 12h!), serologisch
Onchocerca volvulus	Filarien*	Unterhaut-bindegewebe	Mikrofilarien in der Haut	Mücken (Simulien brüten in schnellfließenden Gewässern)	Hautveränderungen (Hypertrophie, später Atrophie), Hautknoten (Würmer), Erblindung („river blindness")	Mikrofilarien-Nachweis in Hautbiopsien
Dracunculus medinensis	Medianawurm*	tiefes subkutanes Bindegewebe – Wurm (♀) wandert an Körperoberflächen, bricht durch Haut durch	Ausstoßen von Larven bei Benetzung der Hautstellen mit Wasser	Verschlucken von infizierten Flohkrebsen *(Cyclops-*Arten)	lokale Infektion im Bereich des durchbrechenden Wurms (Tetanusgefahr!)	typisches Bild, ggf. Nachweis der Larven

* nur in warmen Ländern

Die von den Weibchen in der Analfalte abgelegten zahlreichen Eier werden innerhalb von Stunden reif.

Klinische Erscheinungen: Meist wird von den betroffenen Kindern und ihren Familienangehörigen über Afterjucken, Schlaflosigkeit und gelegentlich Vaginitis geklagt. Selbst-(Super-)Infektionen durch Kontamination der Finger (Juckreiz – Kratzen) sind häufig.

Diagnostik: Zum Nachweis wird morgens vor der Defäkation ein Analabstrich mittels Zellophan-Klebestreifen entnommen und auf einen Objektträger aufgeklebt. Man erkennt ovale, etwas unsymmetrische Eier (55 µm, Abb. 12–19). Gelegentlich werden auch die 10–12 mm großen weiblichen Würmer mit lang ausgezogenem Schwanzende gefunden (Abb. 12–15).

Trichuris trichiura

Trichuris trichiura-Infektionen (Tab. 12–8, Abb. 12–18) machen sich nur bei massivem Befall subjektiv bemerkbar. Eine direkte Übertragung von Mensch zu Mensch ist nicht möglich, da die ausgeschiedenen Eier nicht infektionstüchtig sind. Der Wurmbefall entsteht durch Aufnahme larvenhaltiger Eier, z. B. über verunreinigte Sa-

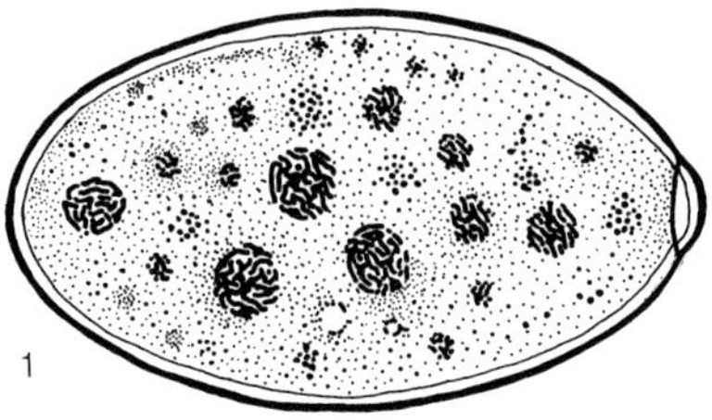
1

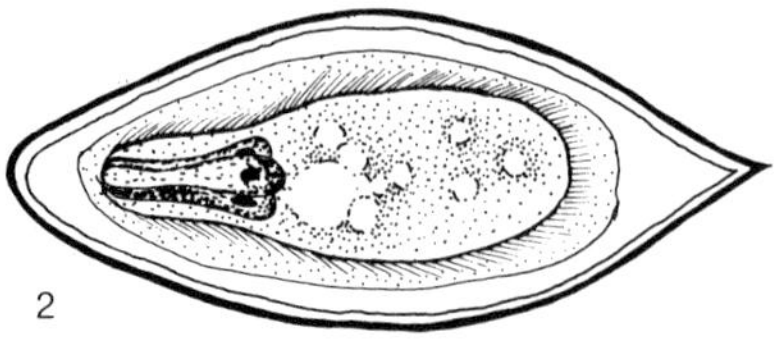
2

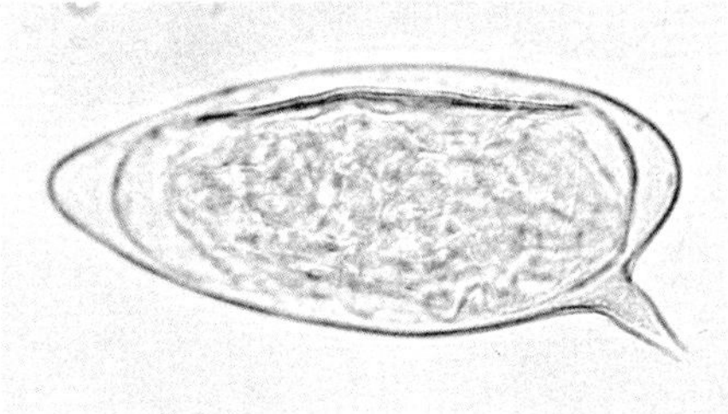
3

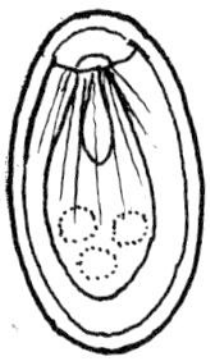
4

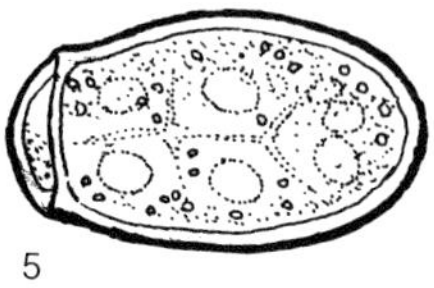
5

Abb. 12–19 Übersicht über Wurmeier:
Trematoden (1–5), Cestoden (6–8) und Nematoden (9–14).

1 = *Fasciola hepatica* (130–150 μm): Ei mit Deckel
2 = *Schistosoma haematobium* (120–170 μm): Ei mit Endstachel
3 = *Schistosoma mansoni* (120–170 μm): Ei mit Seitenstachel
4 = *Dicrocoelium dendriticum* (25–40 μm): larvenhaltiges Ei mit Deckel
5 = *Paragonimus westermani* (80–120 μm): dickwandiges, gelbbraunes Ei mit Deckel
6 = *Diphyllobothrium latum* (60–70 μm): Ei mit größerer Anzahl von Dotterzellen, flachem Deckel und gegenüberliegendem winzigen Höcker
7 = *Hymenolepis nana* (30–45 μm): meist runde Eier mit zwei äußeren Hüllen, die eine breite, helle Zone mit fädriger Struktur einfassen; im Inneren des Eies hakentragende Larve
8 = *Taenia saginata, Taenia solium* (35–40 μm): braun gefärbtes Ei mit doppelt konturierter Schale
9–11 = *Ascaris lumbricoides* (40–60 μm): gelblich-braun gefärbte Eier mit höckriger Schale (typisch); verschiedene Formen, unter anderem solche mit Verlust der Schale (Differentialdiagnose gegenüber Hakenwurmeiern)
12 = *Enterobius vermicularis* (50–55 μm): ovale, gering asymmetrische, larvenhaltige, farblose Eier
13 = *Trichuris trichiura* (35–55 μm): zitronenförmige, häufig braun gefärbte Eier mit pfropfartigen Eipolen
14 = Hakenwurm-Eier *(Ancylostoma duodenale* und *Necator americanus;* 35–60 μm): glasig-helle Eier mit Mehrzellenstadium (2–16 Zellen) und zarter Außenhülle

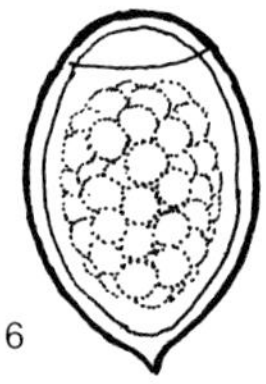
6

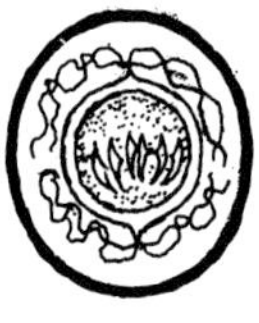
7

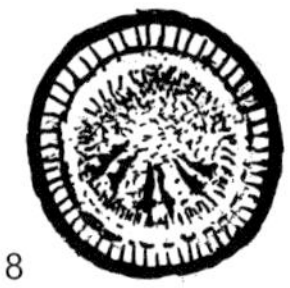
8

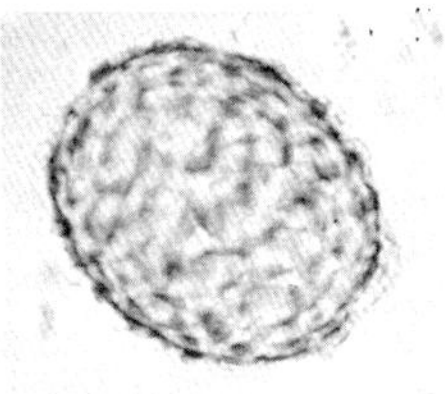
9

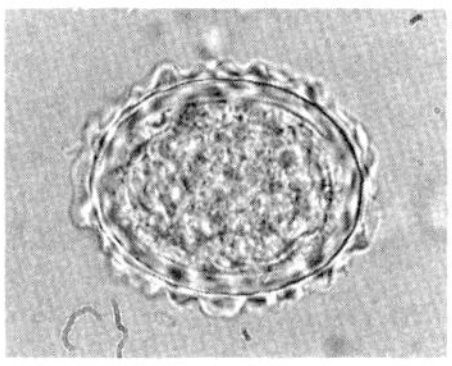
10

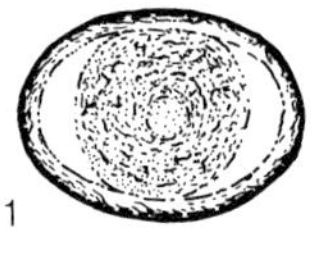
11

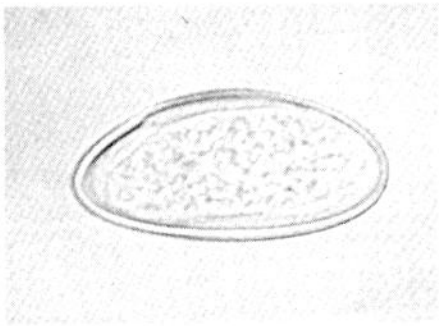
12

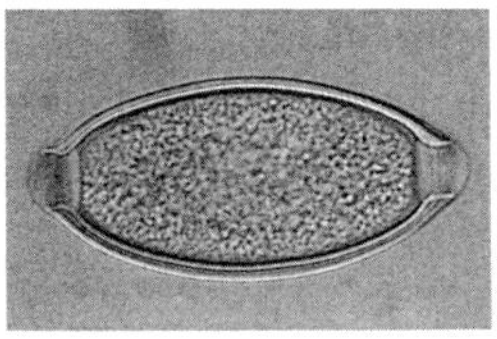
13

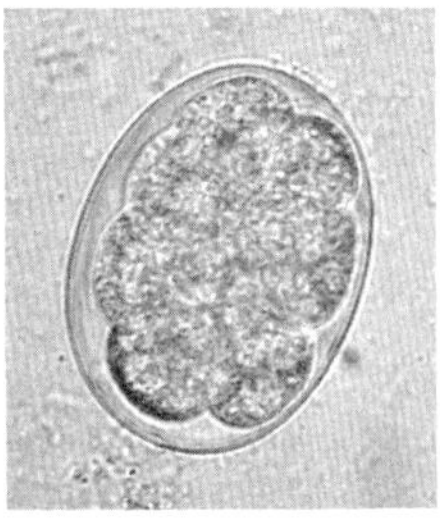
14

late. Der peitschenförmige Wurm, der sich aus der Larve im Darm entwickelt, heftet sich mit seinem dünneren Vorderende an der Dickdarmschleimhaut fest.
Diagnostik: Für die Diagnose wird nach den charakteristischen zitronenförmigen, braunen Eiern mit pfropfartigem, hellem Eipol gesucht (Abb. 12–19).

Ascaris lumbricoides
(S. Tab. 12–8, Abb. 12–18)

Infektionen mit dieser Nematodenart kommen ebenso wie die mit *Trichuris trichiura* bei Einheimischen heute seltener vor. Der Infektionsweg entspricht dem des Peitschenwurms (Abb. 12–18). Im Unterschied zur vorgenannten Wurmart findet eine Herz-Lungen-Passage der Larven statt, die beim Massenbefall Symptome verursachen kann (eosinophiles Lungeninfiltrat).

Entwicklung: Die im Ei enthaltenen Larven schlüpfen im Darm, durchbrechen die Darmwand und gelangen mit dem venösen Kreislauf über Leber und Herz in die Alveolen der Lunge. Die Larven wandern im Bronchialsystem aufwärts und werden verschluckt. Im Dünndarm entstehen Rundwürmer (bis zu 40 cm lang), die frei im Lumen leben und sich aus dem Darminhalt ernähren.

Beschwerden treten besonders bei Massenbefall und bei Kleinkindern auf; Gefahr einer Ileusentstehung.

Diagnostik: Diagnose durch Nachweis der braunen, buckligen Eier, die recht zahlreich ausgeschieden werden (Abb. 12–19). Unterschiedliche Formen und Differentialdiagnose gegenüber Hakenwürmern (s. u.).

Larva migrans visceralis

Wenn Menschen, vorzugsweise Kinder, infektionstüchtige Eier von Tiernematoden verschlucken, so können die im Darm geschlüpften Larven im falschen Wirt ihren Bestimmungsort nicht finden (Tab. 12–8). Sie gelangen nach Verlassen des Darmes ins Gewebe und irren ziellos umher. Dabei können sie die verschiedenen Organe passieren.

Die Symptomatik ist demnach äußerst vielfältig und verwirrend. Die Diagnose muß serologisch (z. B. Bernhard-Nocht-Institut, Hamburg) gestellt werden.

Ancylostoma duodenale, Necator americanus

Hakenwurminfektionen kommen hierzulande bei Menschen aus endemischen Gebieten (z. B. Gastarbeiter, Rückkehrer) und äußerst selten bei Reisenden vor (s. Tab. 12–8 und Abb. 12–18). Die Bedingungen für die Entwicklung des Parasiten sind heute im Bergbau nicht mehr gegeben.

Infektion und Entwicklung: Die Infektion erfolgt perkutan (Barfußgehen).

Nach einer Herz-Lungen-Passage der Larven, die bei starkem Befall Beschwerden verursachen können, setzen sich die Würmer an den Dünndarmzotten fest. Sie saugen Blut, dessen Sauerstoff sie benötigen.

Klinik und Diagnostik: Bei Massenbefall kann eine Eisenmangelanämie entstehen; zusätzlich werden Hypalbuminämie und Ödeme, besonders um die Augen herum, beobachtet.

Nachweis durch Auffinden der charakteristischen Eier (Abb. 12–19).

Hundehakenwürmer: Hautmaulwurf oder „creeping eruption" wird durch Hundehakenwürmer verursacht. Die perkutan eingedrungenen Larven können im falschen Wirt Mensch sich nicht entwickeln und irren eine Zeitlang in der Haut herum. Dabei entstehen sich entzündende Hautgänge.

Strongyloides stercoralis

Der Zwergfadenwurm hat ein ähnliches Verbreitungsgebiet wie die Hakenwürmer (Tab. 12–8, Abb. 12–18).

Infektion und Entwicklung: Seine Epidemiologie ist jedoch komplizierter. Neben der direkten Entwicklung zu infektionstüchtigen Larven im Boden wie bei den Hakenwürmern besteht die Möglichkeit einer getrenntgeschlechtlichen Vermehrung. Befruchtete Weibchen legen Eier, aus denen ebenfalls infektionstüchtige Larven hervorgehen. Eine enorme Larvenentwicklung im Boden kann die Folge sein. Infektionstüchtige Larven entstehen auch bereits im Darm. Daraus resultieren bei den Betroffenen von der Darmschleimhaut und der Analhaut ausgehende Autoinfektionen.

Klinik und Diagnostik: Die klinische Symptomatik ist vom Ausmaß des Wurmbefalls abhängig, der durch ständige Autoinvasion beträchtlich anwachsen kann. Bei massivem Befall tritt das bei der Hakenwurmerkrankung beschriebene Erscheinungsbild auf. *Strongyloides stercoralis* wird häufiger bei AIDS-Patienten gefunden. Die Diagnose gelingt durch Nachweis beweglicher Larven, die bei stärkerem Befall bereits mit bloßem Auge erkannt werden (Stuhlproben sind infektiös!). Gelegentlich werden Larven auch in Sputumproben gefunden.

3 Diagnostik

3.1 Parasitologische Stuhluntersuchung

Durch Untersuchung von Stuhlproben kann eine Vielzahl von Parasiten nachgewiesen werden. Da die diagnostischen Verfahren für Wurm- und

Protozoen-Infektionen sich gleicher Techniken bedienen, sollen sie an dieser Stelle gemeinsam abgehandelt werden.

Zur Routineverarbeitung gehört immer die Untersuchung von Direkt- und Anreicherungspräparaten. Anreicherungen sind wegen der z. T. geringen Anzahl der ausgeschiedenen Parasitenstrukturen unbedingt erforderlich.

Diagnostisches Vorgehen

Die Untersuchung vollzieht sich in drei Etappen:

Makroskopische Inspektion: Untersuchung der Probe auf Konsistenz, Farbe und Geruch. Suchen nach blutig-schleimigen Auflagerungen, die für diagnostische Zwecke besonders ergiebig sind. Weiter wird auf den Abgang von Würmern (Spulwürmer 15–40 cm; Madenwürmer 10 bis 12 mm), lebhaft bewegliche *Strongyloides*-Larven ($\approx$ 0,5 mm) und eigenbewegliche Bandwurmglieder (Abb. 12–15) geachtet.

Direktuntersuchung der Probe: Es wird eine etwa linsengroße Kotmenge auf einem Objektträger mit Leitungswasser oder NaCl-Lösung in möglichst dünner Schicht verrieben und mit einem Deckglas versehen. Zur besseren Sichtbarmachung der Eier und Zystenstrukturen (Kern) kann eine 4%ige LUGOL-Lösung zugesetzt werden. Wurmeier und Zystenstrukturen färben sich braun an.

Bei nicht sicher zu beurteilenden Protozoenbefunden Färbung nach HEIDENHAIN oder nach LAWLES (s. S. 225).

Das Präparat wird zunächst mit 10facher Objektivvergrößerung durchmustert. Bei dieser Vergrößerung sind Wurmeier bereits erkennbar.

Im ungefärbten Präparat fallen *Strongyloides*-Larven durch ihre lebhafte Beweglichkeit auf.

Zur besseren Beurteilung der Wurmeier wird mit dem 40er-Objektiv nachmikroskopiert. Bei dieser Vergrößerung fallen bereits Protozoenzysten ins Auge. Zur genaueren Begutachtung der für die Diagnostik wichtigen Innenstrukturen (Entamöbenkern s. Abb. 12–4) muß das Ölimmersions-Objektiv verwendet werden.

Die Größe und Form von Wurmeiern sind Abb. 12–19 zu entnehmen; Protozoenzysten s. jeweilige Abschnitte.

Konzentrations- oder Anreicherungsverfahren: Verschiedene Techniken werden geprüft: Mit physikalischen Methoden werden die Parasiten durch Zentrifugieren in den Bodensatz oder an die Oberfläche (Flotationstechnik) gebracht; das letztere Verfahren eignet sich zum Nachweis von Kryptosporidien (s. S. 227). Diese Methoden sind auf bestimmte Parasiten beschränkt.

M.I.F.C.-Verfahren: Ein universales Verfahren für Würmer und Protozoen mit Ausnahme von Kryptosporidien ist das diphasische M.I.F.C.-Verfahren (*M*erthiolat-*J*od-*F*ormaldehyd *C*oncentration).

Das Prinzip besteht darin, daß mittels zweier hintereinandergeschalteten Phasen – einer wäßrigen und einer fettlöslichen – zunächst die störenden voluminösen Stuhlbestandteile abgetrennt werden. Die Konzentration der Parasiten erfolgt ausschließlich durch Zentrifugieren.

Das Verfahren dient gleichzeitig der Konzentrierung und der Anfärbung. Es eignet sich zur Anreicherung von Wurmeiern, Protozoenzysten (Amöben, Lamblien, Kokzidien) und ggf. bei frischen Stühlen zum Nachweis vegetativer Protozoenformen.

Zur Herstellung der Anreicherung werden zwei Stammlösungen (s. u.) benötigt, die in braunen Flaschen aufbewahrt werden müssen.

Unmittelbar vor Gebrauch werden 2,35 ml der Stammlösung A mit 0,15 ml der Stammlösung B gemischt. In dieser Mischung wird eine etwa walnußgroße Stuhlprobe verrührt und damit fixiert sowie angefärbt. Die Mischung wird anschließend durch ein doppeltes Gazefilter geschickt und in einem Zentrifugenröhrchen mit 4 ml Äther versetzt. Das mit einem Gummistopfen verschlossene Röhrchen wird kräftig geschüttelt, bis sich an der Oberfläche kein Äther mehr befindet. Der Stopfen wird entfernt, und das Röhrchen bleibt 2 Minuten stehen. Anschließend 1 Minute zentrifugieren bei 1500–3000 U/min. Der Detritus-Pfropf zwischen Äther und M.I.F.C.-Zone wird mit Hilfe eines Stäbchens leicht von der Röhrchenwand gelöst; der Pfropf wird zusammen mit dem flüssigen Anteil abgegossen. Am Boden befinden sich die Parasitenformen.

Stammlösungen:

A: 250 ml Aqua dest.
200 ml Merthiolat-Tinktur Nr. 99, 1:1000 (Lilly®)
25 ml konz. Formalin
5 ml Glyzerin

B: frische 5%ige LUGOL-Lösung (5% Jod in 10%iger KJ-Lösung in Aqua dest.), die nicht älter als 3 Wochen sein darf.

Sicherheitsvorschriften beachten (Äther: Explosionsgefahr!).

Bandwürmer und Madenwürmer

Mit einer Stuhluntersuchung lassen sich Bandwurm- und Madenwurmbefall nicht sicher diagnostizieren, da bei ersteren die Eier überwiegend in den Wurmgliedern, bei letzteren an der Analhaut, der Ablegestelle der Weibchen, zu finden sind.

Das Bandwurmträgertum wird am sichersten durch Auffinden der ausgeschiedenen weißlichen, beweglichen Glieder diagnostiziert, wenn auch Eier häufig in den Anreicherungspräparaten gefunden werden.

Ein Madenwurmbefall wird mit Hilfe des Analabstrichs (Zellophanklebestreifen-Methode) nachgewiesen (s. S. 241).

3.2 Diagnostik bei Wurmerkrankungen mit Gewebsbefall

Die Diagnose von Wurmerkrankungen wird bei Gewebsinfektionen in der Regel serologisch gestellt.

Bei *Filariosen* besteht *zusätzlich* die Möglichkeit des Mikrofilarien-Nachweises in Blut bzw. Haut. Bei *Darm-* und *Blasenbilharziose* sowie *Lungenegelbefall* gelangen die Eier in Stuhl, Urin bzw. Sputum (→ Stuhl); sie können in den entsprechenden Untersuchungsproben mit Standardverfahren nachgewiesen werden. Die Eier des großen und kleinen Leberegels werden ebenfalls mit dem Stuhl ausgeschieden.

Literatur

1a. Bommer, W., E.-M. Christophel, K. Diesner, U. Kaboth, J. Kortenacker, A. Kuhlencord, N. Krüger, H. Mergerian, S. Schleser-Mohr, U. Sprotte: Erfahrungen mit eingeschleppten viszeralen und kutanen Leishmaniasen. Dtsch. Ärztebl. 86 (1989) C 435–C 437.
1. Dietrich, M.: Amöbiasis. Dtsch. Ärztebl. 6 (1980) 309–317.
2. Desmonts, G., F. Forestier, Ph. Thulliez, F. Daffos, M. Capella-Pavlovsky, M. Chartier: Perinatal diagnosis of congenital toxoplasmosis. Lancet (1985) 500–504.
3. Edington, G. M., H. M. Gilles: Pathology in the tropics. p. 30. Edward Arnold (Publishers) LTD, London 1969.
3a. Edman, J. C., J. A. Kovacs, H. Masur, D. v. Sauti, H. J. Elwood, M. L. Sogin: Ribosomal RNA sequence shows *Pneumocystis carinii* to be a member of the fungi. Nature 334 (1988) 519. Zit. n. Infektionen und Klinikhygiene 4 (1988) 25–26.
4. Höfler, W.: Hinweis zur parasitologischen Diagnose der Amöbendysenterie. Dtsch. Ärztebl. 7 (1980) 367–368.
5. Mannweiler, E., W. Mohr, W. Höfler, I. Lederer: Serum-Antikörper bei Patienten mit extraintestinaler Amöbiasis (Amöbenleberabszeß) und Kontrollpersonen. Dtsch. med. Wschr. 101 (1976) 1915–1919.
6. Mc Cabe, R. E., J. S. Remington: The diagnosis and treatment of toxoplasmosis. Europ. J. clin. Microbiol. 2 (1983) 95–104.
7. Ng, E., E. K. Markell, R. L. Fleming, M. Fried: Demonstration of *Isospora belli* acid-fast stain in a patient with acquired immune deficiency syndrome. J. clin. Microbiol. 20 (1984) 384–386.
8. Seitz, H. M., M. Saathoff: Serodiagnostik parasitärer Erkrankungen (ausgenommen Malaria). Dtsch. Ärztebl. 84 (1987) C 1318–C 1322.
9. Sheehan, D. J., E. J. Bottone, K. Pavletich, M. C. Heath: *Entamoeba histolytica:* Efficacy of microscopic, cultural, and serological techniques for laboratory diagnosis. J. clin. Microbiol. 10 (1979) 128–133.
10. Szabados, A., R. Hoffmann, M. Luther, E. Göbel, G. Schierz, F. Deinhardt: Die Pneumocystis-carinii-Pneumonie: Klinische, diagnostische und therapeutische Aspekte. Dtsch. Ärztebl. 81 (1984) 2359–2366.
11. Werner, H.: Mitteilungen aus dem Bundesgesundheitsamt. Empfehlungen für die Durchführung der Toxoplasmose-Seroreaktionen mittels Mikromethode. Bundesgesundheitsbl. 2 (1977) 108–112.
12. Werner, H.: Sind obligatorische Toxoplasmose-Untersuchungen im Rahmen der Schwangerschaftsvorsorge sinnvoll? Bundesgesundheitsbl. 26 (1983) 343–349.
13. Werner, H., K. Janitschke: Aktuelle Probleme der Serodiagnostik der Toxoplasmose unter besonderer Berücksichtigung der Schwangerenfürsorge. Bundesgesundheitsbl. 28 (1985) 240–243.
14. Williams, P. J., S. D. Acres: A comparison of dichromate flotation and fecal smears for diagnosis of cryptosporidiosis in calves. Canad. vet. J. 23 (1982) 240–246.

Übersichtsliteratur

Ash, L. R., Th. S. Orikel: Intestinal helminths. In: Lennette, E. H., A. Balows, W. J. Hausler Jr., H. J. Shadomy (eds.), Manual of Clinical Microbiology. 4th ed., pp. 660–673. Amer. Soc. Microbiol. Washington, D. C. 1985.

Dietrich, M., P. Kern: Tropenlabor. Diagnostik für die ärztliche Praxis mit einfacher Laborausrüstung. Fischer, Stuttgart–New York 1983.

Eckert, J.: Kryptosporidiose. Internist 25 (1984) 242–248.

Eckert, J., R. C. A. Thompson: *Echinococcus* strains in Europe: a review. Tropenmed. u. Parasit. 39 (1988) 1–8.

Janitschke, K.: Empfehlungen zur Laboratoriumsdiagnostik der Amöbiasis, Giardiasis, Kryptosporidiose und weiterer Kokzidiosen. Kommission des Bundesgesundheitsamtes „Laboratoriumsdiagnostik intestinaler und pulmonaler Parasitosen". Lab. med. 10 (1986) 118–123.

Janitschke, K.: Grundsätzliches zu aktuellen Problemen der Serodiagnostik von Parasiten-Infektionen. Ärztl. Lab. 34 (1988) 221–224.

Janitschke, K., H. Werner: Qualitätsverbesserung der Serodiagnostik der Echinokokkose. Bundesgesundheitsbl. 28 (1985) 171–173.

Mehlhorn, H., W. Peters: Diagnose der Parasiten des Menschen (einschließlich der Therapie einheimischer und tropischer Parasiten). Fischer, Stuttgart–New York 1983.
Merkblatt Nr. 52 des Bundesgesundheitsamtes: Echinokokkose: Erkennung und Verhütung; Ratschläge für Ärzte. Bundesgesundheitsbl. 28 (1985) 179–182.
Müller, H. E.: Kryptosporidiose – Erreger, Epidemiologie, Klinik und Nachweis. Dtsch. med. Wschr. 111 (1986) 146–151.
Müller, H. E.: *Blastocystis hominis,* ein weithin unbekannter Durchfallserreger. Dtsch. med. Wschr. 112 (1987) 1512–1515.
Navin, Th. R., D. D. Juranek: Cryptosporidiosis: clinical, epidemiological, and parasitological review. Rev. Inf. Dis. 6 (1984) 313–327.
Piekarski, G.: Medizinische Parasitologie in Tafeln. 3. Aufl. Springer, Berlin–Heidelberg–New York–London–Paris–Tokyo 1987.
Pifer, L. L.: Editorial: *Pneumocystis carinii:* a misunderstood opportunist. Europ. J. clin. Microbiol. 3 (1984) 169–173.
Spencer, F. M., L. S. Monroe, E. C. Faust: The color atlas of intestinal parasites. 2nd ed. Charles C. Thomas, Springfield Illinois 1982.

Spezielle Untersuchungsverfahren

13 Untersuchungsmaterialien und zugehörige Krankheitsbilder

1 Blutkulturen bei Sepsis und Endokarditis

Der Nachweis von Mikroorganismen im Blut erfordert differentialdiagnostische Überlegungen: Handelt es sich um

- eine Kontamination (durchschnittlich 3–4% aller Isolierungen),
- eine transitorische Bakteriämie oder um
- eine Bakteriämie mit den klinischen Zeichen einer Sepsis?

Bakteriämie: Bakteriämien gehen am häufigsten vom Urogenital-, Respirations- und Gastrointestinaltrakt sowie von Abszessen und länger liegenden Dauerkathetern aus. Zwei Drittel aller bakteriämischen bzw. fungämischen Episoden sind nosokomial bedingt. Septikämien werden durch granulozytopenische Zustände, z. B. im Rahmen einer Zytostatikabehandlung, bei Leukämie und durch jede Art von Abwehrschwäche begünstigt; besonders gefährdet sind auch Patienten unter Kortikosteroidtherapie.

Abgesehen von kurzfristigen Keimeinschwemmungen nach operativen Eingriffen (z. B. Zahnextraktion), die im allgemeinen ohne klinische Bedeutung sind, werden vorübergehende Bakteriämien besonders im Beginn von Organinfektionen – z. B. Meningitis, Pneumonie, Osteomyelitis – gefunden. Sie haben besondere diagnostische Bedeutung bei Pneumonien (s. S. 270) und Osteomyelitis (s. S. 259).

Sepsis: Bei der Sepsis können die Erreger mehr oder weniger ständig im Blut kreisen (z. B. Katheterinfektion) oder schubweise in den Kreislauf eingeschwemmt werden.

Erregernachweis: Die größte Keimdichte findet sich bei ständiger Anwesenheit des Erregers im Blut (z. B. bei Endokarditis) etwa eine Stunde vor dem Fieberanstieg; auf dem Höhepunkt des Fiebers sind die Erreger häufig nicht mehr nachweisbar. Deshalb sollte möglichst frühzeitig im Fieberanstieg Blut entnommen werden. Die

Menge des zu entnehmenden Blutes ergibt sich aus der teilweise geringen Keimzahl (1–10 Keime pro ml, nicht selten < 1 Keim pro ml). Es ist wünschenswert, vor Therapiebeginn mehrere Blutkulturen zu entnehmen. Über eine Gesamtblutmenge von 30 ml hinaus läßt sich die Ausbeute jedoch erfahrungsgemäß nicht mehr steigern [46]. Bei bereits eingeleiteter Chemotherapie sollte zum Zeitpunkt der zu erwartenden niedrigsten Antibiotikakonzentration, d. h. vor einer Antibiotikagabe, entnommen werden.

1.1 Blutkulturverfahren

Die Blutproben wurden früher mittels Liquoid-Venülen gewonnen, die dann zur Beimpfung verschiedener flüssiger und fester Nährböden ins Labor eingesandt wurden. Die heutzutage gebräuchlichen Verfahren zeichnen sich durch eine vergleichsweise größere Empfindlichkeit aus. In der Regel werden die Blutproben direkt am Krankenbett in handelsübliche Kulturflaschen gespritzt, die einen geeigneten flüssigen Nährboden enthalten. Bei Erwachsenen beträgt die Nährbodenmenge 50 ml, bei Kindern 25 ml, gelegentlich mehr.

Den hochwertigen, flüssigen Nährmedien sind 5–10% Kohlendioxid und Na-Polyanetholsulfonat (Liquoid®) als Antikoagulans mit inaktivierender Wirkung für keimhemmende Faktoren zugesetzt. Die Flaschen sind evakuiert und eignen sich sowohl für aerobe (belüftet) als auch anaerobe Kulturen.

Je nach der Technik des Keimnachweises können verschiedene Verfahren unterschieden werden:

- Routineverfahren, bei dem die bebrütete Kulturflasche regelmäßig mikroskopisch und kulturell untersucht wird.

Die arbeitsaufwendigen und kostspieligen Routineaussaaten entfallen bei den folgenden Methoden:

- Bei Verwendung eines biphasischen Kulturmediums nach dem CASTAÑEDA-Prinzip, einer Kombination von flüssigem und festem Nährboden in einer Flasche, erfolgt die Subkultur im geschlossenen System (s. S. 307).

  Der feste Nährboden wird durch Kippen der Flasche überflutet (beimpft).

  Dieses weniger kontaminationsanfällige Verfahren eignet sich besonders für die Anzüchtung von Brucellen und Sproßpilzen.
- Beim BCG-Slide-ROCHE-System [27] ist eine Kulturflasche mit einem der Flasche aufgesetzten Objektträgernährboden vom Urikulttyp kombiniert.
- Beim Bactec-Verfahren (Fa. Becton Dickinson) wird das als Ausdruck des Wachstums gebildete Kohlendioxid mittels Infrarotspektroskopie gemessen.
- Das von der Fa. Oxoid entwickelte Signal-System® gestattet die Erkennung von Keimwachstum in speziellen Blutkulturflaschen ohne zusätzlichen apparativen Aufwand.

  Das Nachweisprinzip wurde von der Herstellerfirma bisher nicht beschrieben.

DU-PONT-Isolator-Verfahren

Dieses auch als Lysis-Zentrifugationstechnik bezeichnete Verfahren ermöglicht die direkte Anzüchtung der Keime auf festen Nährböden nach vorhergehender Konzentrierung der Blutprobe, die zu diesem Zweck in ungerinnbarem Zustand eingesandt werden muß. Im Vergleich zur Blutkulturflaschentechnik wird diesem Verfahren eine schnellere Diagnostik und eine größere Ausbeute nachgesagt.

Dies gilt insbesondere für Sproßpilze und Enterobacteriazeen, während die Isolierungsrate anderer Keime, wie *P. aeruginosa*, Pneumokokken und Anaerobier, eher als niedriger beurteilt wird [30].

Das Verfahren ist auch zur Anzüchtung von Mykobakterien geeignet.

Leider ist das Isolator-Verfahren anfällig für Kontaminationen.

Beim radiometrischen Verfahren (Bactec-TB®) zur Anzüchtung von Mykobakterien aus Blutkulturen muß die Blutprobe ebenfalls in ungerinnbarem Zustand eingeschickt werden (s. S. 293).

Für den Nachweis der *Mycobacterium-avium*-Gruppe (Vorkommen bei AIDS und Haarzellenleukämie) ist die Kombination beider Methoden optimal: Das Lysis-Zentrifugationsverfahren bewirkt die Freisetzung der intrazellulären Mykobakterien. Ihr rascher Nachweis gelingt mit dem Bactec-TB®-Verfahren [48].

Spezielle Kulturanforderungen

Obwohl die herkömmlichen kommerziellen Kulturmedien den meisten Keimen unter mikroaerophil-kapnophilen oder anaeroben Verhältnissen Wachstum gestatten, gibt es Bedingungen, die die Vermehrung bestimmter Keimarten behindern und denen in speziellen Situationen begegnet werden kann.

- Liquoid® als Nährbodenzusatz wirkt sich auf *Neisseria gonorrhoeae, N. meningitidis, Gardnerella vaginalis, Peptostreptococcus anaerobius* und *Streptobacillus moniliformis* wachstumshemmend aus. Mit Ausnahme der letzten Keimart könnte dieser Effekt durch Zusatz von 1,2% Gelatine zum Medium neutralisiert werden [35]. *S. moniliformis* wächst in dem käuflich zu erwerbenden Substrat „fastidious anaerobe broth with thymidine (LAB M, Salford)" [37].
- Eine kurzfristige einmalige Belüftung der aeroben Flaschen genügt nicht, um den ausgesprochen aerob wachsenden Sproßpilzen optimales Wachstum zu ermöglichen. Durch Dauerbelüftung (Bebrütungskanüle erst im Labor einstechen!) (s. S. 253), Wahl einer Bebrütungstemperatur von 30 °C sowie Verwendung eines biphasischen Mediums kann die Ausbeute verdoppelt werden [3].

Außerdem soll die arterielle Blutgewinnung in diesem Zusammenhang von Vorteil sein.

1.2 Entnahmebedingungen

Um falsch positive Blutkulturen zu vermeiden, muß der eigentlichen Blutabnahme eine sorgfältige Desinfektion der Haut und des Gummistopfens der Kulturflasche vorausgehen. Die Blutprobe wird mittels Spritze oder eines Entnahmebestecks gewonnen. In zwei auf Zimmertemperatur oder besser auf 36 °C angewärmte Kulturflaschen werden je 5–6 ml Blut gegeben, so daß wenigstens eine Verdünnung von 1:10 im Medium erzielt wird.

Das Vakuum einer der beiden Flaschen wird durch kurzfristiges Einstechen einer mit Watte gestopften oder besser einer speziellen Entlüftungskanüle aufgehoben. Die aerobe und die nicht-belüftete, anaerobe Flasche müssen gekennzeichnet werden. Beide Flaschen werden entweder sofort ins Labor gebracht oder bis zum Weitertransport bei 36 °C in der Klinik bebrütet. Der Bebrütungsbeginn sollte festgehalten werden, da bereits nach 8 Stunden eine Weiterverarbeitung möglich ist. Eine stärkere Abkühlung muß unbedingt vermieden werden; ggf. sind die Flaschen in einem Wärmegefäß zu transportieren.

Bei der Entnahme sollten folgende Gesichtspunkte beachtet werden:
Flasche möglichst anwärmen.
Verdünnungsverhältnis: Das Verdünnungsverhältnis von Blut in Nährlösung sollte mindestens 1:10 betragen. Bei Kindern 2–5 ml Blut auf 2 Flaschen (aerobe und anaerobe Flasche) verteilen.
Sepsis mit intermittierendem Fieber: Entnahme möglichst frühzeitig im Fieberanstieg (größte Keimdichte eine Stunde vor Fieberanstieg).
Sepsis mit Continua und Endokarditis: Mehrere Abnahmen (3 Proben pro 24 Stunden) in mindestens 15- bis 60minütigen Abständen.
Im Notfall, wenn sofortige Behandlung erforderlich ist, gleichzeitige Entnahme aus verschiedenen Venenpunktionsstellen. Nicht aus liegendem Katheter entnehmen!
Ausbeute: Die Ausbeute ist abhängig von der Menge des entnommenen Blutes; sie läßt sich jedoch durch Entnahme von mehr als 4 Proben pro Tag nicht mehr wesentlich steigern.
Entnahme unter Antibiotikatherapie: Möglichst am Ende des antibiotikagabefreien Intervalls, d. h. kurz vor der nächsten Antibiotikagabe, und das entnommene Blut auf mehrere Flaschen verteilen (Verstärkung des Verdünnungseffektes!).

Nicht nur bei Verdacht auf Urosepsis ist es sinnvoll, gleichzeitig mit der Blutkultur einen mit „Sepsisverdacht" gekennzeichneten Urin einzuschicken.

1.3 Verarbeitung im Labor

Die Verarbeitung im Labor umfaßt folgende Schritte [43]:
Tägliche Prüfung der Flaschen auf makroskopisch erkennbares Wachstum: Keimzahlen unterhalb von 10^5/ml führen häufig nicht zur Trübung oder Körnchenbildung. Weitere Anzeichen für Wachstum sind Schaumbildung und Hämolyse. Bei Pneumokokken nehmen Schaum und Flascheninhalt nach Schütteln einen bräunlichen Farbton an.
Regelmäßige mikroskopische Prüfung und Aussaat der Kulturen: Die aeroben Flaschen werden nach 1, 3 und 7 Tagen auf Kochblutagar, die anaeroben nach 2 und 7 Tagen auf möglichst vorreduzierte Anaerobier-Nährböden ausgesät.

Wenn es die Situation erfordert, kann die aerobe Kulturflasche bereits nach acht Stunden mikroskopiert und kulturell überprüft werden. In den Fällen, in denen mikroskopisch Keime gesehen werden (Mitteilung an den Kliniker), wird eine vorläufige Resistenzbestimmung mittels Agardiffusionstest angelegt. Zusätzlich können weitere Nährböden eingesetzt werden, die eine Differenzierung erleichtern: Blutagar z. B. für Streptokokken, Staphylokokken und Listerien; Mac Conkey-Agar für gramnegative Stäbchenbakterien. Weitere Nährböden können zur Erzielung eines rascheren Wachstums herangezogen werden, wie z. B. VL-Blutagar (s. S. 32) bei Verdacht auf Keime der sog. JK-Gruppe (s. S. 149). Besonders anspruchsvolle Keime wie *Cardiobacterium hominis, Eikenella corrodens, Capnocytophaga*-Arten sowie *Haemophilus aphrophilus* und *H. actinomycetemcomitans* wachsen auf diesem Nährboden üppiger. Zur Anzüchtung von Vitamin-B_6-abhängigen Streptokokken, die auf Blut- bzw. Kochblutagar nicht wachsen (s. S. 132), müssen entweder dem Nährboden Pyridoxal-Hydrochlorid (0,001%) oder/und L-Cystein (0,05–0,1%) zugesetzt werden.

Deshalb lassen sich diese Keime auch auf dem Cystein-haltigen VL-Blut- oder SCHAEDLER-Agar nachweisen.

Als einfachstes, für Routinezwecke meist ausreichendes Verfahren ist die Verwendung einer *S. aureus*-Amme zu nennen; die Streptokokkenkolonien wachsen mit Satellitenphänomen um den Impfstrich herum – auf Kochblut ebenso wie auf Blutagar [35].

Dauer der Bebrütung: In einzelnen Fällen ist es gerechtfertigt, die Blutkulturflaschen über sieben Tage hinaus, bis zu zwei Wochen (4 Wochen bei Brucellose-Verdacht), weiter zu bebrüten. Dies gilt für unter Chemotherapie entnommene Blutproben, für Sproßpilz- und Nocardien-Anzüchtungen, jedoch auch für die Isolierung sehr anspruchsvoller Keimarten, wie z. B. die der Gattungen *Actinobacillus, Cardiobacterium, Haemophilus, Eikenella* und *Neisseria*.

1.4 Keimspektrum

Das Keimspektrum bei Bakteriämie umfaßt alle bekannten Keimarten. Die bei Septikämien und Endokarditis häufiger gefundenen Keime sind tabellarisch (Tab. 13–1 und 13–2) festgehalten.

Je nach Alter und Erkrankung des Patienten oder Art des klinischen Bereichs werden charakteristische Keimspektren beobachtet (Tab. 13–3). Meist liegen Monoinfektionen vor; polymikrobielle Bakteriämien werden häufiger bei granulozytopenischen Patienten gesehen. Pathogenitätstest-negative Staphylokokken, *Propionibacterium acnes, Corynebacterium*- und *Bacillus*-Arten sind oft Verunreinigungen und sollten im Verdachtsfall durch wiederholte Isolierung als Erreger bestätigt werden.

S. epidermidis tritt neuerdings als Erreger häufig bei granulozytopenischen Patienten und bei Neugeborenen auf.

Tabelle 13–1 Erregerspektrum der Septikämie bei Erwachsenen.

häufig	seltener
– *Staphylococcus aureus* – *Escherichia coli* – *Klebsiella*-Arten – *Enterobacter*-Arten – *Serratia*-Arten – *Pseudomonas aeruginosa* – *Streptococcus pneumoniae* – *Bacteroides fragilis* – *Candida*-Arten	– Staphylokokken (Pathogenitätstest negativ)[1] – Streptokokken der Serogruppe A und B – *Listeria monocytogenes* – *Corynebacterium jeikeium*[2] – *Proteus*-Arten – *Salmonella*-Arten – *Pseudomonas*-Arten – *Neisseria gonorrhoeae* – *Neisseria meningitidis* – *Haemophilus influenzae*[3] – *Brucella*-Arten – *Clostridium perfringens* – *Peptostreptococcus*-Arten

[1] bei Kathetersepsis, onkologischen Patienten und Neugeborenen häufiger
[2] bei Kathetersepsis (*C. jeikeium* = Korynebakterien der JK-Gruppe)
[3] vorwiegend bei Kleinkindern (6 Monate bis 6 Jahre)

Tabelle 13–2 Erregerspektrum bei Endokarditis.

häufig	seltener
– Streptokokken[1] – Enterokokken – *Staphylococcus aureus*	– Staphylokokken (Pathogenitätstest negativ)[2] – Enterobakteriazeen[2] – *Pseudomonas aeruginosa*[2] – *Haemophilus*-Arten – *Actinobacillus actinomycetemcomitans*[3] – *Cardiobacterium hominis* – *Neisseria gonorrhoeae* – *Erysipelothrix rhusiopathiae* – *Corynebacterium*-Arten[2] (insbes. *C. jeikeium*) – *Candida*-Arten[4] – *Coxiella burnetii*

[1] überwiegend vergrünend
[2] vorwiegend in Verbindung mit Kunstklappen
[3] heute als *Haemophilus*-Art angesehen
[4] nach parenteraler Ernährung (Cava-Katheter)

Weitere Angaben über Blutkulturen bei speziellen Fragestellungen finden sich bei Typhus/Paratyphus (s. S. 273), Brucellose (s. S. 307), Legionellose (s. S. 305), Leptospirose (s. S. 311) und Rattenbißkrankheit (s. S. 309).

Bei einigen Erregern, insbesondere *S. pneumoniae, H. influenzae, N. meningitidis* (Serovar B), B-Streptokokken und Sproßpilzen,

Tabelle 13–3 Die wichtigsten Sepsiserreger bei verschiedenen Patientengruppen.

	Neugeborene	Kinder, Kleinkinder	Erwachsene	Endokarditis-Patienten	onkologische Patienten	Patienten mit Verbrennungen
Staphylococcus aureus	×		×		×	×
Staphylococcus epidermidis	×				×	
B-Streptokokken	×[1]					
übrige Streptokokken und Enterokokken				×		
Pneumokokken		×	×[2]			
Listeria monocytogenes	×					
Haemophilus influenzae		×				
Escherichia coli	×[1]		×		×	
Klebsiella/ Enterobacter	×				×	×
Pseudomonas aeruginosa					×	×
Keimgemische					×	×

[1] vorherrschender Erreger
[2] bei Pneumonien häufiger

kommt zur Beschleunigung der Diagnostik der Nachweis löslicher Antigene im Serum mittels Gegenstromelektrophorese, Koagglutination oder Latex-Agglutination in Frage [13]. Bei allen drei Techniken wurden unspezifisch positive Ergebnisse beschrieben.

Im Falle eines Verdachts auf Rückfallfieber, Malaria, Schlaf- und Chagas-Krankheit sind mit Patientenblut Ausstrichpräparate und „Dicke Tropfen" anzufertigen (s. S. 17); mikroskopischer Nachweis von Mikrofilarien s. S. 241.

1.5 Katheterbedingte Sepsis

Bei einer katheterbedingten Sepsis sind mehrere Infektionswege (Infusionsflüssigkeit, Katheterverbindungsstück zum Infusionssystem, Haut und hämatogene Infektion) möglich. Am wichtigsten ist die Unterscheidung zwischen Katheterinfektion und Kontamination, denn der gezogene Katheter ist häufiger mit Hautkeimen verunreinigt. Zu diesem Zweck bedient man sich quantitativer Untersuchungstechniken. Dazu muß die zu untersuchende Katheterspitze (3 cm langes Segment) möglichst schnell in sterilem Röhrchen ins Labor gebracht werden. Dort können untersucht werden:

Katheteroberfläche: Diese muß mindestens viermal auf einer Blutagarplatte hin- und hergerollt werden.

Beurteilung nach 48–72 Stunden: ≧ 15 Kolonien wird als Infektion gewertet.

Katheterlumen: Dieses ist mit 2 ml Brain-Heart-Infusion zu spülen; 0,1 ml der 1:10 verdünnten Spülflüssigkeit wird auf einer Blutagarplatte verteilt.

Beurteilung nach 48–72 Stunden: ≧ 10^3 Kolonien wird als Infektion gewertet [28].

Untersuchung des liegenden Katheters: Aus einem liegenden Katheter sollte grundsätzlich wegen der beträchtlichen Gefahr einer Katheterinfektion kein Blut entnommen werden. Im Falle eines Infektionsverdachts kann ausnahmsweise davon abgewichen werden [45]. Zu diesem Zweck wird der zur Entnahme vorgesehene Katheterteil vorher von der Infusionsflüssigkeit gereinigt. Das Blut wird mit einer Spritze aufgezogen, deren Innenfläche vorher mit 5%igem Liquoid® benetzt worden ist. Die Keimzählung erfolgt im Gußplattenverfahren (1 ml/Platte).

Beurteilung: ≧ 15 Kolonien wird als positiv gewertet.

Bei diesen quantitativen Untersuchungen ist zu

bedenken, daß durch Chemotherapie fälschlich zu niedrige Keimzahlen gefunden werden.

1.6 Sproßpilzsepsis

Der Nachweis einer Sproßpilzsepsis durch *Candida*-Arten gelingt nur bei einem Teil der Fälle aus Blutkulturen. Dies hat sowohl patienten- wie laborbedingte Ursachen. Katheterbedingte Fungämien können sich auch ohne Chemotherapie nach Entfernung des Katheters zurückbilden. Von einer Sproßpilzsepsis sollte in diesem Fall erst dann gesprochen werden, wenn mindestens zwei Blutkulturen positiv sind und wenn die Fungämie das Entfernen des Katheters 48–72 Stunden überdauert.

Folgende Untersuchungen sind bei Verdacht sinnvoll:

- wiederholte Blutkulturen: Die Flaschen müssen im Labor dauerbelüftet werden.
- Venenkatheteruntersuchungen (Katheterspitze oder ausnahmsweise bei liegendem Katheter)
- Urinuntersuchung: Auch niedrige Keimzahlen weisen auf eine Fungämie hin (passive Sproßpilzausscheidung), wenn durch Blasenpunktion eine Kontamination ausgeschlossen ist.
- Nachweis von *Candida*-Antigen im Serum
- Untersuchung auf *Candida*-Antikörper nach 1–4 Wochen positiv; negative Reaktionen schließen Infektion nicht aus.
- Spiegelung des Augenhintergrundes
- Untersuchung der allgemeinen Pilzbesiedlung: Mund-Rachen-Raum, Sputum, Stuhl und ggf. Haut. Quantitative Bewertung nach [31] für Sputum und Stuhl: $\geqq 10^6$/ml ist pathogenetisch bedeutsam, bei 10^4–10^5/ml ist kulturelle und serologische Kontrolle angezeigt.

Fungämien können durch verschiedene *Candida*-Arten verursacht werden (s. S. 211). Weitere selten in Blutkulturen nachgewiesene Pilze sind

- *Cryptococcus neoformans* (s. S. 212)
- *Aspergillus fumigatus* (s. S. 213)
- *Mucor* (s. S. 211)
- *Fusarium* (s. S. 213)
- *Histoplasma* (bei AIDS, s. S. 217)

Bei Neugeborenen und Erwachsenen mit parenteraler Ernährung (Fettemulsionen) kann es über den zentralvenösen Katheter zur Fungämie mit lipophilen Arten und *Malassezia furfur* (s. S. 214), kommen.

2 Liquor bei Meningitis (Meningoenzephalitis)

Die Erreger von Hirnhautentzündungen erreichen das Zentralnervensystem in erster Linie über den *Blutkreislauf*. Bakterielle Streuungen können z. B. von einer Pharyngitis, Pneumonie oder Endokarditis ausgehen. Häufig bleibt jedoch der Ursprungsherd verborgen.

Darüber hinaus können die Keime durch *Fortleitung* aus der Nachbarschaft (z. B. Nebenhöhlen, Mittelohr, Hirnabszeß), über Schädelverletzungen (z. B. Liquorfistel) sowie im Verlauf diagnostischer und therapeutischer Eingriffe (z. B. Lumbalpunktion, Shunt-Operation) in den Liquorraum gelangen.

2.1 Untersuchungsmaterial

Liquorproben sollten möglichst umgehend untersucht werden, denn innerhalb von 6 Stunden entscheidet sich das Schicksal eines Patienten mit eitriger Meningitis; außerdem sind insbesondere Meningokokken sehr hinfällig.

Bis zum Transport sollten Proben bei Zimmertemperatur – nicht im Kühlschrank! – aufbewahrt werden. Bei Transportverzögerung kann ein Teil der Probe sofort in eine Spezialflasche für Liquorkultur (Fa. Biotest Serum Institut) gegeben und bei 36 °C bebrütet werden. Blutkulturmedien sind ohne Zusätze für *H. influenzae* und Meningokokken nicht geeignet.

Wenn die Probe nicht innerhalb von wenigen Stunden verarbeitet werden kann, wird empfohlen, zusätzlich einen luftgetrockneten Ausstrich des Liquorsediments in das Labor mitzuschicken, da sich Bakterienstrukturen bei längerer Transportzeit verändern können.

Weitere Untersuchungen: Es ist sinnvoll, auch Blutkulturen abzunehmen. Gelegentlich gelingt die Diagnose nur auf diesem Wege. Bei Pneumokokken-Meningitis können zur Ermittlung der Infektionsquelle zusätzlich bakteriologische Proben aus den Nasennebenhöhlen und aus dem Ohrbereich untersucht werden.

2.2 Verarbeitung im Labor

Mikroskopische Untersuchung

Die mikroskopischen Präparate werden mit dem zentrifugierten Sediment hergestellt. Sie werden sowohl nach Gram als auch mit Methylenblau, das morphologische Einzelheiten besser darstellt, gefärbt.

Bei Tuberkulose-Verdacht ist zusätzlich ein ZIEHL-NEELSEN-Präparat erforderlich.

Dazu eignen sich besonders Fibringerinnsel, die gleichmäßig auf dem Objektträger ausgebreitet und gefärbt werden. Weitere Angaben zur Herstellung mehrschichtiger Präparate s. S. 288. Da die Keimzahl im Liquor fast immer sehr gering ist, muß 30 Minuten – mindestens 300 Gesichtsfelder – mikroskopiert werden.

Die Untersuchung auf Kryptokokken erfordert zur Erkennung der Kapseln eine Darstellung mittels Tuschepräparats (s. S. 16, 212).

Mit Routinefärbungen, wie z. B. der nach GRAM, werden Kryptokokken häufig mit Lymphozyten verwechselt.

Man unterscheidet eitrige und nicht-eitrige Meningitiden.

Nicht-eitrige Meningitis: Bei nichteitrigen Meningitiden ist die Zellzahl niedrig; es herrschen Lymphozyten vor.

Dieses Zellverhalten ist charakteristisch für abakterielle, virusbedingte Infektionen (z. B. Mumps, Enteroviren, *Herpes simplex* und Arboviren).

Auch durch Tuberkulose-Bakterien und Leptospiren hervorgerufene Meningitiden zeichnen sich durch eine stärker ausgeprägte lymphozytäre Zellreaktion aus. Ein ähnliches Zellbild findet man bei Shunt-Infektionen und chronischer Meningitis, z. B. durch Kryptokokken. Die Listerien-Meningitis ist bei gewöhnlich niedriger Zellzahl durch eher Monozyten-ähnliche Zellformen gekennzeichnet.

Eitrige Meningitis: Bei akuter bakterieller, eitriger Meningitis werden hingegen überwiegend Leukozyten nachgewiesen. Die Zellzahl ist meistens hoch (500 bis ≧ 20 000 Zellen pro mm^3).

Bei niedriger Zellzahl – keine deutliche Trübung des Liquors – muß hochtourig (≧ 3000 × g) für mindestens 10 Minuten zentrifugiert werden. Dies gilt besonders für die Untersuchung auf Tuberkulose-Bakterien, bei der eine Zentrifugalbeschleunigung von 4000 bis 5000 × g für 30 Minuten empfohlen wird.

Meningokokken (s. S. 135): Sie imponieren als gramnegative, semmelförmige, z. T. extra- und intrazellulär gelagerte Diplokokken (Tafel 9); in wenig zellhaltigem Liquor sind sie jedoch erst nach langem Suchen zu finden.

Pneumokokken (s. S. 126): Sie unterscheiden sich von Meningokokken durch ihre Lanzettform und grampositives Verhalten. Sie sind vorwiegend extrazellulär gelagert und weisen gelegentlich Kapselhöfe auf (Tafel 9).

Streptokokken der Serogruppe B: Diese sind ebenfalls grampositiv und zeigen eine kettenförmige Lagerung; weitere morphologische Eigentümlichkeiten (Staketform) s. S. 130.

Listerien: Sie können als grampositive, kokkoide Kurzstäbchen mit Pneumokokken verwechselt werden, da gelegentlich in mikroskopischen Präparaten Kapseln vortäuschende Höfe erkennbar sind. Da sie sich leicht entfärben, ist auch eine Verwechslung mit *H. influenzae* möglich.

H. influenzae: In der Regel imponieren *H. influenzae*-Bakterien als kurze Stäbchen (Tafel 9).

Gelegentlich werden jedoch auch längere Fäden mit Auftreibungen in demselben Präparat gefunden.

E. coli, Salmonellen, P. aeruginosa: Werden plumpere, bewegliche gramnegative Stäbchen gesehen, so kann es sich um *E. coli,* Salmonellen oder *P. aeruginosa* handeln. Kryptokokken (nicht-eitriger Liquor) werden im Tuschepräparat als unterschiedlich große, runde Zellen (3–7 µm) mit mächtiger Kapsel gesehen (Tafel 10).

Kultur

Für die kulturelle Untersuchung wird das Liquor-Sediment auf je eine Blut-, Kochblut- und z. B. MAC CONKEY-Agarplatte ausgestrichen.

Die Blutagarplatte wird mit einer Staphylokokken-Amme versehen. Kochblut- und Blutagarplatte werden in Kohlendioxidatmosphäre bebrütet. Weiter wird eine flüssige Anreicherung, z. B. in Thioglykolat-Bouillon oder besser in angereicherter Hirn-Herz-Bouillon, angelegt.

Ablesung: Die erste Ablesung erfolgt nach einem Tag. Gleichzeitig wird die flüssige Anreicherung auf die genannten Nährböden ausgestrichen. Nach 48 Stunden erfolgt die zweite Ablesung.

Bebrütung: Die bluthaltigen Nährböden werden in der Regel drei Tage, die Anreicherung fünf Tage beobachtet. Eine weitere Bebrütung hängt von der Art des zu erwartenden Keimes ab.

Zur Anzüchtung z. B. von *Cryptococcus neoformans* oder Nocardien müssen die festen Nährböden mindestens vier Tage, besser jedoch länger, s. S. 255 bzw. S. 300, bebrütet werden.

Die kulturellen und biochemischen Eigenschaften der genannten Erreger sind jeweils bei den Einzeldarstellungen der Keimarten beschrieben.

Cryptococcus neoformans: Bei Verdacht auf *Cryptococcus neoformans* sollten als Mindestmenge 5 ml Liquor zentrifugiert werden.

Das Sediment wird in 1 ml Liquor aufgenommen und auf SABOURAUD-Glukose-Agar verimpft und fünf Tage bei 37 °C bebrütet. Grauweiße, glänzende, glatte, manchmal gelbliche, schleimige Kolonien weisen auf *Cryptococcus neoformans* hin.

Weitere Angaben zur Meningitis finden sich unter Leptospirose (s. S. 310) und Tuberkulose (s. S. 285).

Antigennachweis

Eine Beschleunigung der Diagnose ist mit Hilfe der Antigennachweisverfahren möglich, insbesondere bei der Kryptokokken-Meningitis.
Gegenstromelektrophorese: Damit läßt sich innerhalb einer Stunde ein Ergebnis erzielen. Die benötigten Antiseren sind zur Zeit noch sehr teuer.
Koagglutinationsverfahren: Sehr einfach zu handhaben sind auch die Koagglutinationsverfahren, bei denen innerhalb von 60 Sekunden eine Reaktion ablesbar ist. Um unspezifische Agglutinine zu entfernen, muß der Liquor 5 Minuten in kochendem Wasserbad gehalten werden.
Latex-Agglutinationsverfahren: In gleicher Weise arbeiten Latex-Agglutinationsverfahren zum Nachweis von Antigen.
Testsysteme: Im Handel erhältliche Testsysteme sind z. B. für den Koagglutinationstest: Phadebact® CFF-Test (Pneumokokken, *H. influenzae* b), Deutsche Pharmazia GmbH. Für die Latex-Teste: Slidex pneumo-Kit® (Pneumokokken), Slidex-méningite-Kit® (*H. influenzae* b, Pneumokokken), bio Mérieux GmbH; Streptex (z. B. B-Streptokokken, Reagenz für Streptokokken-Gruppenbestimmung), Deutsche Wellcome GmbH; Cryptotest (Kryptokokken), M. A. Bioproducts, USA.

Resistenzbestimmungen

Die Resistenzbestimmungen werden in der üblichen Weise (s. S. 59 ff) durchgeführt. Für bestimmte Keime ist die Bestimmung von MHK und MBK (s. S. 63) erforderlich. Bei Pneumokokken ist es wichtig, eine hierzulande noch sehr selten vorkommende Penicillinresistenz auszuschließen (s. S. 70). Bei *H. influenzae* ist stets eine β-Laktamase-Prüfung an der Primärkultur durchzuführen, um eine enzymbedingte Ampicillin-Resistenz (z. Zt. in der Bundesrepublik weniger als 5%, s. S. 70) möglichst rasch zu erkennen.

2.3 Keimspektrum

Als Meningitis-Erreger kommen im Prinzip fast alle Mikroorganismen in Frage. Mehr als 80% gehören zu den drei Keimarten *H. influenzae*, *N. meningitidis* und *S. pneumoniae*. Die Häufigkeit der wichtigsten Erreger ist ausgesprochen altersabhängig (Tab. 13–4); modifizierend wirken sich grundkrankheits- oder therapiebedingte Abwehrschwäche auf das Vorkommen bestimmter Erreger aus (z. B. Infektionen mit Listerien, Kryptokokken und Aspergillen). Bei ausgeprägter Leukopenie kann eine Vielzahl von Keimarten Meningitis erzeugen. Besonders gefürchtet sind *P. aeruginosa* und Nocardien. Shunt-Infektionen werden meistens durch Pathogenitätstest-negative und -positive Staphylokokken sowie durch koryneforme Stäbchenbakterien (z. B.

Tabelle 13–4 Vorkommen von Meningitis-Erregern in verschiedenen Altersgruppen.

	Neugeborene	Säuglinge	Kleinkinder bis 4 Jahre	Schulkinder, Erwachsene	ältere Menschen
Listeria monocytogenes	(×)				×
B-Streptokokken	×				
Pneumokokken*		(×)	(×)	×	×
Meningokokken*		(×)	×	(×)	
*Haemophilus influenzae**		×	×		
Escherichia coli	×				
Candida albicans	(×)				

* häufigste Meningitis-Erreger

C. jeikeium, s. S. 149) *Bacteroides*-Arten und Sproßpilze hervorgerufen.

Zu erwähnen ist eine durch verschiedene Umweltamöben bzw. Wurmarten (Südostasien) verursachte Meningitis.

3 Eiter und Punktate

3.1 Untersuchungsmaterial

Für die Entnahme und den Transport von Untersuchungsproben gelten die nachfolgend und auf S. 30 niedergelegten Kriterien. Eine erfolgreiche Diagnostik ist nur unter optimalen Entnahme- und Transportbedingungen möglich. Erkennbare Unzulänglichkeiten des Untersuchungsmaterials müssen unbedingt dem Einsender als Befundeinschränkung mitgeteilt werden.

Tabelle 13–5 Entnahme und Transport von Eiter und Punktaten.

Entnahme
– Eiter möglichst mit der Spritze aus dem Randbereich des Abszesses
– Abstrichtupfer nur bei zuwenig Eiter

Transport
im Röhrchen ohne Transportmedium
– möglichst rascher Transport
– größere Menge Untersuchungsmaterial notwendig

im Fläschchen mit Anaerobiertransportmedium*
– Untersuchungsmaterial in Fläschchen spritzen und auf der Oberfläche des Transportmediums** deponieren
– bei Zimmertemperatur lagern

* Indikationen: z. B. geringe Menge Untersuchungsmaterial, besonders empfindliche Keime
** z. B. Portagerm (Fa. bio Mérieux)

Abstrichtupfer: Diese sind nicht optimal für die Entnahme von Eiterproben. Wenn genügend Eiter vorhanden ist, sollte er mit der Spritze aufgezogen und in ein Röhrchen oder ggf. in ein Fläschchen mit Transportmedium hineingegeben werden (Tab. 13–5).

Tupfer können nur wenig Untersuchungsmaterial aufnehmen und geben überdies weniger als 10% der Keime bei der Verarbeitung wieder ab. Weiterhin liefern sie unzureichende mikroskopische Befunde und sind daher wenig geeignet für die Kultur von Anaerobiern und Mykobakterien.

Anstelle von Wattetupfern, die für Keime toxisch sein können (Fettsäuren der Baumwollfaser), sollten heute von der Industrie angebotene Trägermaterialien aus bestimmten Kunststoffen gewählt werden. Für die Entnahme von trockenen Oberflächen wird empfohlen, den Tupfer vorher anzufeuchten.
Wundabstriche: Bei Wundabstrichen ist es ratsam, die oberflächlich kontaminierte Wunde zu reinigen und das Material aus der Tiefe zu entnehmen.

Wenn möglich, sollte dabei eine Spritze oder eine Kürette anstelle eines Tupfers benutzt werden.

Gegen Austrocknung während des Transportes sind die Tupfer durch geeignete Transportmedien zu schützen.

Eiter und Punktate: Eiter in größerer Menge und Punktate (5–10 ml) können in Röhrchen ohne Transportmedium ins Labor gebracht werden.

Eine Spritze als Transportgefäß ist wegen der Unfallgefahr abzulehnen.

Anaerobier: Bei Verdacht auf Anaerobier muß möglichst blasenfrei entnommen werden, und die Verarbeitung sollte innerhalb von 10 Minuten geschehen; es ist ratsam, das Labor vorher zu verständigen. Bei geringer Probenmenge, insbesondere in Verbindung mit einer Transportverzögerung, ist es empfehlenswert, ein anaerobes Transportmedium zu verwenden.

Bei längerer Transportverzögerung kann ggf. die Hälfte des Untersuchungsmaterials in eine Blutkulturflasche oder ein anderes geeignetes flüssiges Kulturmedium gegeben und bei 36 °C bebrütet werden. Die Forderung, Abszeßeiter zusammen mit einem Teil der Abszeßwand einzusenden, ist wohl nur selten zu verwirklichen.

Gewebsproben (Biopsien): Diese werden in mit Schraubverschluß dicht verschließbaren Röhrchen so schnell wie möglich ins Labor gebracht.

3.2 Verarbeitung im Labor

Makroskopische Untersuchung

Die Verarbeitung im Labor beginnt zunächst mit einer makroskopischen Betrachtung, d. h. der Beurteilung von Farbe, Konsistenz und Geruch.

Dickrahmig, gelb-weißlich erscheint der Eiter bei Staphylokokken-, dünnflüssig, gelb-grünlich bei Streptokokken- und bräunlich bei *E. coli*-Infektionen. Der grünliche Eiter von *P. aeruginosa* verbreitet einen aromatischen Geruch. Jauchig stinkender Eiter hingegen weist auf Anaerobier hin. Drusen – harte, bis zu 1 mm große, gelblich bis rötlich tingierte Körnchen – können gefunden werden bei Aktinomykose (s. S. 298), Aktinomyzetom (s. S. 154), Schimmelpilzmyzetom und Maduromykose (s. S. 210).

Mikroskopische Untersuchung

Zur mikroskopischen Untersuchung wird ein nach GRAM gefärbtes Ausstrichpräparat, ggf. nach Zentrifugieren, angefertigt. Gewebsproben müssen vorher im Mörser zerkleinert und in Bouillon als etwa 20%ige Suspension aufgenommen werden.

Die Beurteilung umfaßt GRAM-Verhalten, Zellform und Lagerung der Mikroorganismen. Dazu muß möglichst vorsichtig mit Safranin nachgefärbt werden, damit intrazellulär gelegene gramnegative Bakterien nicht überdeckt werden. Einzelheiten von Mikroorganismen und Begleitzellen sind oft bei einfachen Färbungen, wie Methylenblau- (s. S. 18) und GIEMSA-Färbung (s. S. 18) deutlicher erkennbar. Bei Tuberkulose-Verdacht ist eine ZIEHL-NEELSEN-Färbung erforderlich.

Vorläufige Diagnose: Ausstrichpräparate gestatten häufig eine vorläufige Diagnose:

z. B. Kettenkokken (= Streptokokken), lanzettförmige Diplokokken (= Pneumokokken), Haufenkokken (= Staphylokokken), plumpe grampositive Stäbchen (= Gasödemerreger) bei entsprechendem Untersuchungsmaterial.

Das Ergebnis ist in klinisch dringenden Fällen telefonisch mitzuteilen.

Von dem Ausfall der mikroskopischen Untersuchung kann auch abhängen, ob zusätzliche Kulturverfahren eingesetzt werden müssen (z. B. anaerobe Kulturen).

Kultur

Die kulturelle Verarbeitung erfolgt:

- auf festem Nährboden im Ausstrichverfahren, und zwar auf Blutagar, auf eine Laktose-Indikatorplatte (z. B. nach MAC CONKEY) sowie ggf. auf Kochblutagar und Anaerobier-Nährböden,
- in flüssigem Anreicherungsnährboden, wie z. B. Thioglykolat-Bouillon oder Traubenzucker-Bouillon. Bei Verdacht auf Anaerobier-Infektion wird zusätzlich z. B. ROSENOW-Bouillon (s. S. 32) oder Leberbouillon nach TAROZZI (s. S. 32) eingesetzt.

Platten und Anreicherungsbouillon werden bei 36 °C bebrütet, davon Kochblut- und ggf. Blutagar in Kohlendioxidatmosphäre. Nach 24 Stunden erfolgt die erste Ablesung und Aussaat der Bouillon auf feste Nährböden. Nach 48 Stunden wird das Kulturergebnis meistens abgeschlossen. Für besondere Fragestellungen kann auch länger bebrütet und ggf. erneut auf feste Nährböden ausgesät werden.

Auswertung: Zur Auswertung gehört stets ein abschließender Vergleich zwischen mikroskopischem Originalpräparat und Kulturergebnis. Bei Widersprüchen zwischen beiden Befunden ist immer auch an die Möglichkeit einer Verunreinigung der Kulturen zu denken.

3.3 Keimspektrum

Eitrige Wunden, Erysipel, Phlegmone: Die häufigsten Eitererreger in Wunden und ähnlichen Prozessen sind *S. aureus,* z. B. bei Furunkulose (Tafel 9) und *S. pyogenes* (= A-Streptokokken, Tafel 9), insbesondere bei Erysipel und Phlegmone. Weitere Keimarten sind zu nennen: *P. aeruginosa* wächst auf den üblichen Agarnährböden als konfluierende Kolonien mit metallischem Glanz und – besonders nach mehrtägiger Bebrütung – mit grünlich-blauer Verfärbung; auf Blutplatten entsteht häufig Hämolyse; ein aromatischer Geruch (nach „Lindenblütentee“) ist charakteristisch. Bei Infektionen durch *Proteus*-Bakterien werden die Nährböden durch Ausschwärmen der Keime schnell überwuchert; es entwickelt sich ein typischer ammoniakalischer Geruch. Sollten bei Mischinfektionen neben *Proteus*-Bakterien grampositive Keime nachgewiesen werden, kann mit Äther (Sicherheitsvorschriften!) ausgeschüttelt werden.

1 ml Bouillon-Kultur mit gleicher Menge Äther schütteln; nach 30 Sekunden und nach 1 Minute auf Blutagarplatte aussäen.

Alternative Methode: Anaerobe Kultur (z. B. Pyrogallol-Pottasche, Kieselgur-Verfahren, s. S. 28) ermöglicht Isolierung durch Behinderung des Schwärmens.

Eine weitere Möglichkeit ist die Verwendung von Hemmstoffblättchen (z. B. Nalidixinsäure, Aztreonam).

Eine Vielzahl weiterer Keimarten kann als Erreger auftreten:

Im Gefolge von Tierbissen werden gelegentlich Infektionen mit *Pasteurella multocida* (s. S. 186) und DF-2 (s. S. 191) beobachtet. Beim Nachweis von grampositiven Stäbchen muß auch an Schweinerotlauf (Handlokalisation, s. S. 303) und an Wunddiphtherie (s. S. 300) gedacht werden. Infektionen mit Anaerobiern sind insbesondere Aktinomykose (s. S. 298) und Tetanus (s. S. 295). Infektionen durch Sproßpilze und Schimmelpilze kommen ebenfalls vor.

Bauchorgane: Bei Entzündungen im Bereich der Bauchorgane (z. B. Peritonitis) werden vorwiegend *E. coli, Bacteroides fragilis* und andere *Bacteroides*-Arten (s. S. 195) nachgewiesen. Weitere häufiger gefundene Anaerobier sind *Peptostreptococcus*- (s. S. 133), *Fusobacterium*- (s. S. 196) und *Clostridium*-Arten (s. S. 139).

Außerdem werden *S. faecalis,* (häufig) weitere Streptokokkenarten – gelegentlich auch *S. pyogenes* –, *Proteus*- und weitere Enterobakteriazeenarten isoliert.

Eine primäre Peritonitis kann auch durch Pneumokokken, Peritonitis im kleinen Becken auch durch Gonokokken oder *Bacteroides bivius* (s. S. 195) hervorgerufen werden. Auf Chlamydien-bedingte Perihepatitis wurde auf S. 202 eingegangen.

Cholezystitis: Bei Cholezystitis werden im Duodenalsaft vorwiegend *E. coli,* andere Enterobakteriazeen, insbesondere Klebsiellen, und *S. faecalis* nachgewiesen.

Aus intraoperativ gewonnenen Proben, z. B. bei Gallenblasenoperationen, werden zusätzlich Anaerobier isoliert. Die häufigsten Befunde betreffen Keime der *Bacteroides fragilis*-Gruppe (s. a. Tab. 10–50) und *Clostridium perfringens.*

Ggf. ist auch auf Typhus- und Paratyphusbakterien zu untersuchen (s. S. 273); der Nachweis von Lamblien ist auf S. 222 beschrieben.

Leberabszeß: Dieser wird in mehr als 50% durch Mischinfektionen mit Anaerobiern hervorgerufen (Amöbenabszeß, s. S. 225).

Pleuritis: In Pleurapunktaten (Pleuritis, Pleuraempyem) finden sich die bei Pneumonien nachweisbaren Erreger. Häufigere Keimarten sind Pneumokokken und andere Streptokokkenarten, *H. influenzae, S. aureus,* Klebsiellen und andere Enterobakteriazeen sowie *P. aeruginosa.* Seltener können auch Tuberkulosebakterien, Aktinomyzeten und weitere Anaerobier sowie Sproß- und Schimmelpilze angezüchtet werden.

Arthritis: In Gelenkpunktaten (Arthritis) ist *S. aureus* die am häufigsten isolierte Keimart. Weitere Erreger sind Meningokokken, Gonokokken (s. S. 135), Brucellen (s. S. 182), Tuberkulosebakterien (s. S. 155) und Pilze. In der Neugeborenenperiode stehen *S. aureus,* B-Streptokokken und Enterobakteriazeen im Vordergrund; bei Kindern im Alter von 2 Monaten bis 6 Jahren ist *H. influenzae* Serovar b zu berücksichtigen. Bei jungen Erwachsenen muß an Gonokokken (Monarthritis gonorrhoica) gedacht werden. Häufig gelingt es nicht, die Keime anzuzüchten. Zusätzlich sollten Kulturen von Zervix, Urethra, Pharynx und Rektum angelegt und ein Antikörpernachweis (s. S. 318) versucht werden.

Nach Prothesenoperationen kommen als Erreger in erster Linie *S. aureus* und *S. epidermidis* in Frage. Infektionen mit letzterer Keimart können auch nach längerem symptomlosen Intervall auftreten. Weitere Keimarten, die gelegentlich isoliert werden, sind Anaerobier, Streptokokken und gramnegative Enterobakterien.

Außerdem ist an Arthritiden zu denken, bei denen die Erreger nicht im Gelenkspunktat gezüchtet werden können. Zu erwähnen sind Gelenkentzündungen bei Lyme-Krankheit (s. S. 310), akutem rheumatischen Fieber (s. S. 128) und solche im Gefolge von Yersiniosen und anderen bakteriellen und viralen Infektionen. Auf das Reiter-Syndrom, das nach Darm- und Harnwegsinfektionen mit Chlamydien auftritt, wird auf S. 202 eingegangen. *Ureaplasma urealyticum* kommt ebenfalls unter bestimmten Umständen als Arthritis-Ursache in Frage (Tab. 10–55).

Osteomyelitis: Eine Osteomyelitis kann hämatogen (am häufigsten bei Kindern), posttraumatisch und postoperativ aus der Umgebung fortgeleitet entstehen.

Die akute hämatogene Osteomyelitis im Kindesalter wird überwiegend (80–90%) durch *S. aureus* hervorgerufen. Weitere Erreger sind Streptokokken, Pneumokokken und selten andere Keime. Bei Neugeborenen kommen außerdem B-Streptokokken und *E. coli,* bei Kleinkindern zusätzlich *H. influenzae* Serovar b in Frage.

Weitere bei Osteomyelitis gefundene Keimarten sind *P. aeruginosa* und andere gramnegative Stäbchenbakterien bei Drogensüchtigen sowie Brucellen (s. S. 182), Salmonellen (s. S. 168) und Tuberkulosebakterien (s. S. 155).

Eine zu spät eingeleitete Behandlung hat einen chronischen Verlauf mit Sequesterbildung zur Folge.

Diagnose: Bei der hämatogenen Form wird die Diagnose zu Beginn der Erkrankung durch Blutkulturen gestellt. Nützlich sind auch serologische Reaktionen, wie Antistaphylolysin- (s. S. 98), Antistreptolysin- (s. S. 97) und WIDAL-Reaktion auf Brucellen bzw. Salmonellen. Bei offener Osteomyelitis können Wundabstriche untersucht werden, deren Ergebnis allerdings durch Kontamination verfälscht sein kann.

Gehirnabszeß: Bei Gehirnabszeß sind die häufigsten Erreger aerobe und anaerobe Streptokokken, *Peptostreptococcus*-Arten, *S. aureus*, gramnegative anaerobe Stäbchenbakterien *(Fusobacterium-, Bacteroides-*Arten), Aktinomyzeten und *Aspergillus fumigatus*. Eine Vielzahl anderer Keime, zu denen auch Listerien gehören, können gelegentlich in Hirnabszessen nachgewiesen werden (z. B. Nocardien).

Besondere Beachtung verdienen *Candida parapsilosis*-Infektionen nach Ventilimplantation.

4 Urin bei Harnwegsinfektionen

Die Untersuchung von Urin gehört zu den häufigsten Aufgaben eines bakteriologischen Labors. Die verschiedenen Abschnitte des Harntraktes – Harnröhre, Blase und Niere – können isoliert befallen sein, die Adnexorgane, wie z. B. Nebenhoden und Hoden, nicht eingerechnet. Oft sind mehrere Abschnitte gleichzeitig betroffen.

Am häufigsten werden Blaseninfektionen ohne Nierenbeteiligung beobachtet. Eine sichere Differentialdiagnose zwischen Zystitis und Pyelonephritis ist allerdings mit einfachen Labormitteln nicht möglich. Hier sollen lediglich Blasen- und Niereninfektionen abgehandelt werden.

Angaben zur Diagnostik von Urethritis (s. S. 319) sowie Infektionen der männlichen Adnexorgane (s. S. 320) und des weiblichen Genitaltraktes (s. S. 321) finden sich in den entsprechenden Kapiteln.

4.1 Untersuchungsmaterial

Mittelstrahlurin

Die Diagnose einer Harnwegsinfektion stützt sich in der Regel auf einen Mittelstrahlurin-Befund. Mittelstrahlurin, ein kontaminationsarm entnommener erster Morgenurin, wird zur Erkennung von Kontaminationen quantitativ untersucht.

Die Harnröhre ist im distalen Abschnitt bakteriell besiedelt (z. B. *S. epidermidis*, Streptokokken, Korynebakterien und Ureaplasmen), so daß der an sich sterile Blasenurin auf natürlichem Weg nur kontaminiert gewonnen werden kann. Die Bestimmung der Keimzahl erlaubt eine Unterscheidung von Harnwegsinfektion und Kontamination. Eine signifikante Bakteriurie, die für eine Harnwegsinfektion spricht, kann sich nur dann aufbauen, wenn der Urin mindestens 3 Stunden in der Blase verweilt. Dies ist beim ersten Morgenurin meistens gegeben.

Voraussetzung für verwertbare bakteriologische Befunde sind optimale Entnahme- und Transportbedingungen (s. Tab. 13–6).

Tabelle 13–6 Empfehlung zur Entnahme von Mittelstrahlurin [6].

beim Mann

- Hände mit Wasser und Seife waschen, mit Einmalhandtuch abtrocknen
- Vorhaut mit einer Hand zurückstreifen; Glans penis mit der anderen Hand mittels mit Leitungswasser angefeuchtetem Tupfer reinigen, mit zweitem Tupfer nachreinigen und Harnröhrenöffnung mit drittem Tupfer trocknen
- erste Urinprobe (≈ 50 ml) verwerfen und, ohne den Harnstrahl zu unterbrechen, Urinprobe (etwa 5 ml) im sterilen Transportgefäß auffangen
- Beschriftung des Gefäßes und bis zum Transport in Kühlschrank stellen

bei der Frau
(möglichst Hilfsperson hinzuziehen)

- Unterwäsche ausziehen, Rock hochschlagen, fixieren
  - Hände mit Wasser und Seife waschen, mit Einmalhandtuch abtrocknen
- mit einer Hand Labien spreizen (bis Uringewinnung abgeschlossen)
- mit der anderen Hand Vulva mittels mit Leitungswasser angefeuchtetem Tupfer durch Wischen von vorn nach hinten reinigen, mit zweitem Tupfer nachreinigen und Harnröhrenöffnung mit drittem Tupfer trocknen
  - um Harnrückfluß und damit mögliche Verunreinigung durch Fluor zu verhindern, den dritten Tupfer in den Introitus vaginae einlegen
- erste Urinprobe (≈ 50 ml) verwerfen und, ohne den Harnstrahl zu unterbrechen, Urinprobe (etwa 5 ml) in Einwegbecher (weites Lumen) auffangen
- Beschriften des Gefäßes und bis zum Transport in Kühlschrank stellen

Entnahme: Die Entnahme von Mittelstrahlurin sollte zur Vermeidung von Kontaminationen unbedingt nach den in den DGHM-Verfahrensrichtlinien [6] gegebenen Empfehlungen durchgeführt werden (s. Tab. 13–6). Bei liegendem Dauerkatheter muß der Urin durch Punktion des patientennah gelegenen Katheterverbindungsstücks, das für die Entnahme vorgesehen ist, gewonnen werden [5].

Lagerung und Transport: Lagerung und Transport der Urinproben beeinflussen den bakteriologischen Befund entscheidend. Da Urin ein sehr guter Nährboden ist, vermehren sich Kontaminanten in kurzer Zeit bis zu signifikanten Keimzahlen und täuschen somit eine Infektion vor. Mittelstrahlurin, der nicht innerhalb von 1–2 Stunden ins Labor gebracht werden kann, muß gekühlt gelagert und transportiert werden.

Unter diesen Bedingungen bleiben die Keimverhältnisse zum Zeitpunkt der Entnahme bis zu 24 Stunden erhalten.

Anderenfalls muß ein Eintauch-Objektträgerkultur-Verfahren zur Anwendung kommen (Gebrauchsanweisung unbedingt beachten!).

Neuerdings werden auch Transportröhrchen mit einem lyophilisierten Sterilisator (Bacto-Stat®-Röhrchen, Gefriertrocknung Walter Hauss) angeboten. Mit ihnen gelingt es, die Keimzahl bei 22 °C für 48 Stunden konstant zu halten.

4.2 Verarbeitung im Labor

Die bakteriologische Untersuchung umfaßt

- mikroskopische Beurteilung
- semiquantitative Urinkultur einschließlich Keimdifferenzierung und Antibiogramm
- Nachweis von Hemmstoffen

Vor der Verarbeitung ist der Urin durch Schütteln gut durchzumischen.

Mikroskopische Untersuchung

Für die mikroskopische Untersuchung wird ein Tropfen Urin auf einen Objektträger gebracht. Dieser *nicht ausgebreitete Tropfen* wird nach Antrocknung hitzefixiert und nach Gram gefärbt. Bei 800facher Vergrößerung entspricht ein und mehr als ein Keim pro Gesichtsfeld einer Keimzahl von mehr als 10^5 pro ml. Weitere Beurteilungskriterien: Art der Keime (z. B. Stäbchen, Kokken, Gram-Verhalten), Leukozyten, Epithelzellen (vermehrter Nachweis spricht für Kontamination). Typischer mikroskopischer Urinbefund siehe Tafel 9f.

Kultur

Für die kulturelle Untersuchung wird auf je eine Blut- und Laktose-Indikator-Agarplatte (z. B. MacConkey-Agar) 1 µl – bei Dauerkatheterurin ggf. auch 10 µl – mit kalibrierter Öse oder 0,1 ml der Urinverdünnung 1:100 mit Pipette aufgetragen und auf der Oberfläche verteilt. Um auch bei höheren Keimzahlen Einzelkolonien zu erzielen, wird der unverdünnte Urin zusätzlich auf einem Plattensatz fraktioniert ausgestrichen. Die Bebrütung erfolgt bei 36 °C für 24 Stunden.

Eine nährbodensparende Modifikation besteht darin, daß 1 µl und 10 µl mit der Öse auf je eine Hälfte des Nährbodens (Optimal- und Selektivmedium, wie angegeben) fraktioniert ausgestrichen werden. Die Keimzahl kann aus den geschätzten Koloniezahlen der beiden Urinmengen annähernd bestimmt werden.

Punktionsurin: Bei Punktionsurinen wird zusätzlich eine flüssige Anreicherung (z. B. Thioglykolat-Bouillon) angelegt, da Keimzahlen unter 10^3 pro ml – jeder Nachweis ist unabhängig von der Keimzahl infektionsverdächtig! – bei den oben genannten Verfahren nicht sicher erfaßt werden.

Antibiogramm: In besonderen Fällen, z. B. bei Urosepsis, kann ein Antibiogramm direkt mit Urin angelegt werden.

Nachweis von Wirkstoffen

Dies geschieht auf einer Nähragarplatte, die als Indikator ca. 10^4 Sporen von *Bacillus subtilis* (ATCC 6633) pro ml enthält. Die Platten können etwa eine Woche im Kühlschrank aufbewahrt werden.

Zum Wirkstoffnachweis wird ein steriles Filterblättchen (Durchmesser 6 mm) mit Urin getränkt und auf einem Sechstelsektor der Agaroberfläche gelegt. Die Ablesung erfolgt nach 16–24 Stunden Bebrütung bei 36 °C. Jeder Hemmhof wird unabhängig von seiner Größe als positiv angesehen.

4.3 Bewertungskriterien

Die Bewertung von Urinbefunden geschieht nach den folgenden Kriterien (s. Tab. 13–7):

Qualität des Untersuchungsmaterials: Beurteilung der Qualität des Untersuchungsmaterials nach den bereits genannten Gesichtspunkten.

Keimzahl: Keimzahlen unter 10^4 (10^3) pro ml sind in der Regel als belanglos (Kontamination)

Tabelle 13–7 Bewertung von Urinbefunden.

		überwiegend kontaminationsverdächtig	kontrollbedürftig	signifikante Bakteriurie
Mittelstrahlurin (K-Urin)	Bakterien	$< 10^4$	10^4–10^5*	$> 10^5$*
	Sproßpilze	$\leqq 10^3$	$< 10^3$–$< 10^6$	$\geqq 10^6$
Dauerkatheter	Keime			$\geqq 10^3$
Punktions-, Ureter-, Nierenbeckenurin	jeder Befund bedeutsam			

* bei Kindern Signifikanzgrenze niedriger angesetzt ($\geqq 10^4$/ml)

anzusehen; Keimzahlen $> 10^5$ pro ml sprechen für eine Infektion (signifikante Bakteriurie), während solche von 10^4 (10^3)–10^5/ml kontrollbedürftig sind.

Notabene: Bei Kindern können bereits niedrigere Keimzahlen infektionsverdächtig sein. Dasselbe gilt auch für Katheterurine.

Grenzwerte: Die entsprechenden Grenzwerte für Sproßpilze sind $\leqq 10^3$ und $\geqq 10^6$ pro ml [31]. Daß auch niedrigere Werte als 10^5 pro ml bei bakteriellen Harnwegsinfektionen vorkommen, auf der anderen Seite Werte von $> 10^5$ pro ml Kontaminationen bedeuten können, ist durch gleichzeitige Untersuchung von Punktions- und Mittelstrahlurin bekannt [26].

Verweilkatheter: Bei Patienten mit Verweilkatheter sind bereits Keimzahlen von $\geqq 10^3$ pro ml als signifikant anzusehen, da sich die Keime bei kontinuierlich abfließendem Urin nicht vermehren können [5].

Akute Zystitis: Eine ähnliche Situation – häufiges Wasserlassen! – ist bei akuter Zystitis bzw. „akutem Urethralsyndrom" gegeben, so daß nur in etwa 50% der Fälle eine signifikante Bakteriurie nachgewiesen wird [41]. Bei diesen Infektionen können sogar Keimzahlen um 10^3 pro ml und niedriger gefunden werden. Niedrige Keimzahlen werden auch therapeutisch bedingt – Infusionen, Diuretika, Antibiotika – beobachtet.

Eintauch-Objektträgernährboden: Eine unsachgemäße Beschickung von Eintauch-Objektträgernährböden und größere Urinreste im Transportgefäß – Schwemmeffekte auf Nährböden – können zur Fehlbestimmung der Keimzahl führen. Keimgemische auf Objektträgernährböden werden je nach Subkultur im Hinblick auf ihre quantitative Zusammensetzung leicht falsch beurteilt. Deshalb sind bei der Ablesung nicht nur die Subkulturen, sondern stets auch die Originalnährböden zur Begutachtung heranzuziehen.

Zuverlässigkeit des Befundes: Bei optimaler Entnahmetechnik und adäquatem Transport kann beim Mann mit einer einzigen Untersuchung ein verläßlicher Befund erzielt werden. Bei Frauen besteht nur eine 80%ige Aussagegenauigkeit. Im Zweifelsfall sind Wiederholungsuntersuchungen – mindestens zwei – angebracht. Bestehen auch dann noch Unsicherheiten, sollte eine Blasenpunktion vorgenommen werden; dies gilt vor allem für die Untersuchung von Säuglingen und Kleinkindern, bei denen eine kontaminationsfreie Urinentnahme schwierig ist.

Punktionsurin: Bei Punktionsurinen ist jeder Keimnachweis – unabhängig von der Keimzahl – als pathologisch anzusehen.

Mono- bzw. Mischkultur: Mischkulturen werden in Punktionsurinen nur selten beobachtet. Der Nachweis einer Mischkultur deutet – abgesehen von besonderen Zuständen, wie z. B. Harnabflußstörungen, Dauerkatheter, operative Eingriffe am Harntrakt – auf eine Kontamination hin und sollten stets Anlaß zu Wiederholungsuntersuchungen geben.

Antimikrobielle Wirkstoffe: Beim Nachweis von antimikrobiellen Wirkstoffen muß bei negativem oder unklarem Kulturergebnis eine Wiederholungsuntersuchung empfohlen werden.

Klinische Angaben: Nicht zuletzt sind klinische Angaben zur Bewertung heranzuziehen.

So sind echte Mischinfektionen bei Harnstauung durch Reflux, bei neurologischen Blasenfunktionsstörungen und bei Dauerkatheter keine Seltenheit. Eine für eine signifikante Bakteriurie „zu niedrige Keimzahl" wird bei akuter Zystitis beobachtet. Auf therapeutische Maßnahmen, die zu niedriger Keimzahl führen können, wurde bereits eingegangen.

Besonders verantwortungsvoll ist die bakteriologische Diagnostik bei Säuglingen und jungen Kindern (bei diesen entstehen rasch Nierenschäden!) sowie bei Schwangeren (aufsteigende Infektionen mit Nierenbeteiligung!).

4.4 Keimspektrum

Keimarten: Die am häufigsten isolierte Keimart ist *E. coli*. Ihr folgen andere Enterobakteriazeen, wie *Klebsiella-*, *Proteus-*, *Enterobacter-* und *Serratia*-Arten; weiter *S. faecalis*, *P. aeruginosa* und Pathogenitätstest-negative Staphylokokken, darunter *S. saprophyticus* bei nicht-hospitalisierten Frauen im gebärfähigen Alter.
Klinik: Im Klinikbereich tritt *E. coli* zugunsten der übrigen, meist resistenteren Keime – nosokomiale Infektionen! – zurück. Während Enterokokken bei außerhalb der Klinik erworbenen Harnwegsinfektionen selten sind, nehmen sie in der Klinik unter den Befunden die zweite bis dritte Stelle ein [11].

Antibiogramm: Antibiogramme sollten nur dann durchgeführt werden, wenn hinreichende Sicherheit darüber besteht, daß eine Harnwegsinfektion vorliegt. Bei begründetem Verdacht einer Kontamination ist es sinnvoller, auf ein Antibiogramm zu verzichten und eine Wiederholungsuntersuchung zu empfehlen.

Sterile Kultur: Eine sterile Kultur spricht im allgemeinen gegen eine Harnwegsinfektion (Ausnahme: akute Zystitis), denn Anaerobier und langsam wachsende Keime sind nur selten für Infektionen in diesem Bereich verantwortlich.

Zu nennen wären multiresistente Korynebakterien der JK- und D-2-Gruppe (s. S. 149), die nicht selten erst nach mehr als 24 Stunden erkennbare Kolonien ausbilden. Sie werden insbesondere bei länger hospitalisierten Dauerkatheter-Patienten auf Intensivstationen gefunden. D-2-Stämme können jedoch auch Ursache schwer zu behandelnder Zystitiden sein [40].

Sterile Pyurie: Bei einer sterilen Pyurie sollte immer an eine Tuberkulose gedacht werden.

Weitere Untersuchungen: Weitere Urinuntersuchungen betreffen Salmonellen (s. S. 168), Leptospiren (s. S. 311), Mykoplasmen (s. S. 198), Sproßpilze (s. S. 211), *Trichomonas vaginalis* (s. S. 222) und Schistosomeneier (s. S. 237).

5 Abstriche von Rachen, Nase, Ohr und Auge sowie Sekrete aus Nebenhöhlen und Mittelohr bei Infektionen der oberen Luftwege

Die physiologische mikrobielle Besiedlung der oberen Luftwege erschwert die Bewertung von Keimbefunden bei Infektionen in diesem Bereich. Mindestens 10^9 Keime pro ml Speichel verteilen sich auf mehr als 200 bisher bekannte Keimarten.

Die Anaerobier (z. B. *Bacteroides, Fusobacterium, Veillonella, Peptostreptococcus, Actinomyces*-Arten) überwiegen. Die Keimzahl der aeroben und mikroaerophil wachsenden Keimarten liegt ein bis zwei Zehnerpotenzen niedriger. Ihre Hauptvertreter gehören zu den Gattungen *Streptococcus, Neisseria, Haemophilus, Corynebacterium, Staphylococcus* und *Micrococcus*. Weiter zu finden sind im Mund-Rachen-Raum *Branhamella catarrhalis, Eikenella corrodens, Kingella kingae, Cardiobacterium hominis, Actinobacillus actinomycetemcomitans* (= *Haemophilus actinomycetemcomitans* comb. nov., s. S. 187), *Capnocytophaga*-Arten, und vorübergehend können in geringer Menge darüber hinaus die als Erreger angesprochenen Keimarten *S. pyogenes, H. influenzae, N. meningitidis* sowie verschiedene Enterobakteriazeen, *Pseudomonas*-Arten und Sproßpilze (vorwiegend *C. albicans*) nachgewiesen werden.

Im Unterschied zu *H. influenzae* gehört *H. parainfluenzae* zur physiologischen Speichelflora!

Zu erwähnen ist auch die von verschiedenen Faktoren abhängige Besiedlung des Nasen-Rachen-Raums mit *S. aureus* (20–40% der Durchschnittsbevölkerung, in Kliniken ein wesentlich höherer Prozentsatz).

5.1 Infektionen im Nasen-Rachen-Raum

5.1.1 Angina, Tonsillitis, Pharyngitis

Mikroskopische Untersuchung

Eine mikroskopische Untersuchung von Rachenabstrichen erfolgt nur ausnahmsweise, z. B. auf Angina Plaut-Vincent oder Mundsoor.
Angina Plaut-Vincent: Bei Verdacht auf Angina Plaut-Vincent wird 5–10 Minuten mit 1:10 verdünnter Karbolfuchsin-Lösung gefärbt. Im positiven Fall sind massenhaft ziemlich große

Schraubenbakterien mit meist fünf weiten, ungleichmäßigen Windungen *(Borrelia vincentii)* und vielfach zu zweit liegende, an den Enden zugespitzte, fusiforme Stäbchen *(Fusobacterium nucleatum)* nachzuweisen. Nur reichliches gemeinsames Vorkommen beider Mikroorganismen ist diagnostisch verwertbar (Tafel 10). Ein ähnlicher Befund, d. h. ein vermehrtes Auftreten dieser Keimassoziation, kann auch bei Tonsillarpfröpfen, Alveolartaschen, Zahnbelag, Noma, Ulcus tropicum und Zungenabszeß erhoben werden.

Mundsoor: Bei Soorinfektion im Rachen und in der Mundhöhle finden sich mit der GRAM- oder Methylenblau-Färbung unregelmäßig große, ovale, hefeähnliche Zellen von etwa 5 μm Durchmesser und stäbchenförmige oder länglich gebogene Pilzfäden (Pseudomyzel), die oft Vakuolen und Einschlüsse aufweisen (Tafel 10). Der Nachweis gelingt auch im ungefärbten oder mit Laktophenol-Wasserblau gefärbten Deckglaspräparat bei mittlerer Vergrößerung.

Kultur

Die kulturellen Untersuchungsbefunde sind zur leichteren Abgrenzung von Infektion und Besiedlung semiquantitativ anzugeben. Der Häufigkeitsgipfel liegt zwischen dem 5. und 10. Lebensjahr. Bei Angina/Tonsillitis werden bei bis zu 30% der Patienten A-Streptokokken nachgewiesen. Viren sind für etwa 40% der Entzündungen im Rachenbereich verantwortlich. Bei 40% der Patienten mißlingt der Nachweis eines Erregers [16].

Routinemäßig sollten Rachenabstriche nur auf hämolysierende Streptokokken untersucht werden [14]. In erster Linie sind A-Streptokokken-Infektionen bei Angina und Scharlachverdacht zu diagnostizieren.

Die Abstrichtupfer sollten in Transportmedium eingesandt werden.

Die Probe wird auf Schafblut- und Mac CONKEY-Agar deponiert und mit der Öse fraktioniert ausgestrichen. Die Blutplatte wird bei 36 °C in Kohlendioxidatmosphäre bebrütet.

Durch anaerobe Bebrütung (z. B. FORNTER-Verfahren) kann die Ausbeute verbessert werden.

Nach 24 und 48 Stunden wird nach hämolysierendem Kolonienwachstum gesucht.

Nach 48 Stunden ist die Hämolyse oft nicht mehr sicher zu beurteilen.

Hämolysierende Kolonien, die gelegentlich mit Streptokokken verwechselt werden können, sind *C. haemolyticum* (s. S. 149) und bestimmte *Haemophilus*-Arten. Das mikroskopische Bild gibt Aufschluß.

Serologie

Bei hämolysierenden Streptokokken wird die Serogruppe bestimmt (Bacitracin-Test s. S. 133). Hinweise auf die zu erwartende Serogruppe ergeben sich aus den Kultureigenschaften (s. S. 128). Außer A-Streptokokken können im Einzelfall auch Streptokokken der Gruppen B, C und G Angina verursachen. Den A-, C- und G-Streptokokken ist das O-Streptolysin gemeinsam, gegen das während der Infektion Antikörper gebildet werden können.

Die Antistreptolysin(ASL)-Reaktion (s. S. 97) wird besonders zur Diagnostik der A-Streptokokken-Folgekrankheiten (rheumatisches Fieber, Glomerulonephritis, Chorea minor) eingesetzt. Mit ihr werden Antikörper gegen das Sauerstoff-empfindliche β-Hämolysin Streptolysin O untersucht. Dabei wird die Fähigkeit des Patientenserums, die hämolysierende Wirkung von Streptolysin O auf Kaninchenerythrozyten zu hemmen, im Vergleich zu einem Referenzserum bekannten Titers geprüft. Zur Bestimmung weiterer Streptokokkenantikörper s. S. 97.

Eine schnellere Diagnose von A-Streptokokken-Infektionen gelingt mittels Antigennachweises.

Spezielle Abstrichtupfer – die Testsysteme sind im Handel erhältlich – werden zur Freisetzung des Antigens mit chemischen oder enzymatischen Mitteln extrahiert. Daran schließt sich der eigentliche Nachweis mittels Latex-, Koagglutinations- oder ELISA-Test an. Der Untersuchungsgang ist in der Regel nach 30–60 Minuten abgeschlossen. Die Ergebnisse werden in bezug auf Spezifität z. T. recht gut beurteilt. Geringe Keimzahlen sind mit den jetzigen Testen jedoch nicht ausreichend sicher zu erkennen. Besonders unbefriedigend sind die Ergebnisse im Prodromalstadium.

Untersuchung auf weitere Erreger

Neuere Erkenntnisse lassen es in bestimmten Situationen sinnvoll erscheinen, die Untersuchung auf *Corynebacterium (Acranobacterium) haemolyticum* auszudehnen [2, 50]. Die zu erwartende Isolierungsrate ist allerdings sehr niedrig [16].

C. haemolyticum hat kulturell Ähnlichkeit mit hämolysierenden Streptokokken (kleine Kolonien mit Hämolyse). Da sich die Hämolyse in der Regel erst verzögert ausbildet, müssen die Kulturen 2 Tage bebrütet werden.

Diese Keimart (s. S. 149) ruft bei älteren Kindern und besonders bei jungen Erwachsenen Pharyngitis bzw. Tonsillitis hervor. In der für A-Streptokokken-Infektionen noch bedeutsamen Altersgruppe der 11–15jährigen kommt sie zwar seltener vor, muß jedoch dennoch in

Betracht gezogen werden. Jüngere Kinder, bei denen A-Streptokokken-Infektionen ihren Gipfel erreichen, sind hingegen nur ausnahmsweise betroffen.

Klinisch ist eine Verwechslungsmöglichkeit mit Scharlach gegeben, da sich bei zwei Drittel der Patienten ein scarlatiniformes Exanthem entwickelt.

Weitere Keime, die gelegentlich Rachenentzündungen bzw. Angina verursachen können, sind *Corynebacterium ulcerans*, die – wie *C. haemolyticum* – mit Streptokokken verwechselbare Keimart *Actinomyces pyogenes* (s. S. 149), *Mycoplasma pneumoniae* (s. S. 199) und *Chlamydia pneumoniae* (s. S. 202). Wegen *C. diphtheriae* s. S. 146. Zu nennen ist auch *N. gonorrhoeae* (s. S. 135), zu deren Anzüchtung THAYER-MARTIN-Agar eingesetzt wird (Untersuchungsmaterial in geeignetem Transportmedium!).

Bei Rachen- bzw. Mundsoor werden reichlich *C. albicans* oder verwandte Arten angezüchtet.

Bei granulozytopenischen Patienten sollten auch Enterobakteriazeen, *P. aeruginosa*, *S. aureus* – mit Antibiogrammen – und *Candida*-Arten (auch in geringen Mengen) berücksichtigt werden, da diese Keimarten nicht selten im weiteren Verlauf der Erkrankung aus Blutkulturen isoliert werden. Außerdem können sie Pharyngitis-ähnliche Symptome verursachen [14].

Die Bedeutung von *S. aureus* als Erreger von Angina bei nicht granulozytopenischem Patienten ist wegen der Häufigkeit von gesunden Trägern im Einzelfall schwer abzuschätzen.

5.1.2 Peritonsillarabszeß

Peritonsillarabszesse werden am häufigsten durch Keimgemische aus β-hämolysierenden Streptokokken, *S. aureus* und Anaerobiern verursacht.

5.1.3 Bronchitis und Pneumonie

S. pneumoniae und *H. influenzae* sind bei Bronchitis und Pneumonie häufig auch in Nasen-Rachen-Abstrichen nachweisbar. Wenn z. B. bei Kindern eitriges Sputum nicht gewonnen werden kann, ist auch ein Nasen-Rachen-Abstrich für diagnostische Zwecke brauchbar. Dies konnte für Pneumokokken gezeigt werden [21]. Bei der Auswertung der Befunde muß die klinische Symptomatik berücksichtigt werden.

Neugeborene: Der Nachweis von Listerien im Rachenabstrich und Nasenschleim (Koryza) beim Neugeborenen und Säugling gelingt vor allem nach Fruchtwasseraspiration (s. S. 302). Angaben zum Nachweis von B-Streptokokken (Sepsis, Meningitis und Atemnotsyndrom) bei Neugeborenen finden sich auf S. 128.

Bakterienträger: Träger von Meningokokken werden mittels THAYER-MARTIN-Mediums ermittelt, jene von *S. aureus* mit Blutagar, dem zur besseren Selektivität ggf. 6,5% NaCl zugesetzt wird.

5.2 Infektionen der Nasennebenhöhlen und des Ohres

Sinusitis und Otitis media treten im Säuglings- und Kleinkindesalter häufig – nicht selten gemeinsam – auf. Nach dem Vorschulalter werden Mittelohrentzündungen seltener. Die wichtigsten Erreger sind Pneumokokken – häufig muköse Form – und *H. influenzae*. Während bei Säuglingen und Kleinkindern *H. influenzae* Serovar b vorherrscht, sind die *H. influenzae*-Stämme bei älteren Kindern und Erwachsenen in der Regel kapsellos, d. h. nicht typisierbar.

Sinusitis: Für die bakteriologische Diagnostik einer Sinusitis ist ein durch Punktion gewonnenes Untersuchungsmaterial für aerobe und anaerobe Kultur optimal. Spülflüssigkeit ist trotz der Kontaminationsmöglichkeit – insbesondere durch *S. aureus* – bedingt akzeptabel. Hingegen sind Nasenabstriche nicht zu empfehlen, obwohl bei akuter Entzündung noch eine beträchtliche Übereinstimmung mit dem Kieferhöhlenbefund besteht.

Entsprechend dem Keimspektrum der oberen Luftwege werden folgende Nährböden eingesetzt: Blutagar (Verarbeitung mit Staphylokokken-Amme), Kochblutagar, MAC CONKEY-Agar und eine flüssige Anreicherung.

Außer Pneumokokken und *H. influenzae* werden bei akuter Nebenhöhlenentzündung *Branhamella catarrhalis*, *S. aureus*, Streptokokken, Enterobakteriazeen, *P. aeruginosa*, Anaerobier und weitere Keimarten gefunden. Bei chronischen Infektionen treten Monoinfektionen mit pathogenen Erregern gegenüber Keimgemischen mit überwiegend apathogenen Florabestandteilen zurück; der Anaerobieranteil vergrößert sich. Außerdem finden sich nicht selten Schimmelpilze, z. B. *Aspergillus flavus* und *A. fumigatus* (s. S. 213).

Otitis media: Die Untersuchung von Mittelohrsekret bei einer akuten Mittelohrentzündung er-

Tabelle 13–8 Bakterielle Erreger der Konjunktivitis bei Neugeborenen [32, 49].

Gonokokken	*Staphylococcus aureus*
Chlamydien	*Klebsiella*-Spezies
Pneumokokken	*Proteus*-Spezies
Haemophilus-Spezies	*Pseudomonas aeruginosa*

gibt am häufigsten *S. pneumoniae, H. influenzae* und *S. pyogenes,* gelegentlich auch *B. catarrhalis*. Bei chronischer Entzündung werden aerob-anaerobe Mischinfektionen nachgewiesen. Als Erreger sind zu nennen: *P. aeruginosa,* Enterobakteriazeen, *S. aureus* und verhältnismäßig häufig *B. fragilis* sowie Schimmelpilze.

5.3 Augeninfektionen

Konjunktivitis: Bei Konjunktivitis entspricht das Keimspektrum in der Neugeborenenperiode überwiegend der Keimbesiedlung der mütterlichen Geburtswege.

Gonokokken-Infektionen stehen auch heute noch in Entwicklungsländern im Vordergrund, während in den USA und Mitteleuropa Chlamydien-Infektionen, die meistens 5–14 Tage nach der Geburt auftreten, häufiger werden.

Weitere Erreger sind in Tabelle 13–8 angegeben.

Im wesentlichen dieselben Keime werden auch bei Konjunktivitis der Kinder und Erwachsenen angetroffen. Weiter finden sich gelegentlich im Zusammenhang mit Konjunktivitis: *Moraxella lacunata* (s. S. 185), *C. diphtheriae* – Abgrenzung gegen das physiologischerweise dort vorkommende *C. xerosis* erforderlich, s. S. 147 –, *Listeria monocytogenes* (s. S. 143) und gramnegative Stäbchenbakterien, wie z. B. Klebsiellen.

Einzelne Vertreter der genannten Keimarten, wie *S. aureus* und Pneumokokken, können vergleichsweise selten auch in der Bindehaut des Gesunden vorkommen.

Zur physiologischen Keimflora gehören *S. epidermidis,* Korynebakterien und Streptokokken.

Endophthalmitis: Zu beachten ist, daß *S. epidermidis* nach intraokularen Eingriffen schwere Infektionen, z. B. im Glaskörper, verursachen kann. Bei Endophthalmitis kommen außerdem *S. aureus, P. aeruginosa,* weitere Bakterienarten und Pilze (Schimmel-, Sproßpilze) in Frage.

Caniculitis: Zur Isolierung von *Arachnia propionica* bei Entzündungen der Tränenkanälchen (Caniculitis) s. S. 151.

6 Sputum, Tracheal- und Bronchialsekret bei Bronchitis und Pneumonie

6.1 Untersuchungsmaterial

Als Untersuchungsmaterial werden Sputum, Sekret aus Tracheostoma und Trachealtubus sowie bronchoskopisch entnommene Proben verwendet. In besonderen Fällen ist es notwendig, Material durch transtracheale Aspiration, Lungenpunktion oder -biopsie zu gewinnen. Am häufigsten werden als „Sputum" deklarierte Proben und – bei künstlich beatmeten Patienten – Trachealsekrete eingesandt.

Sputumproben: Diese sind fast immer mehr oder weniger mit Speichel kontaminiert. Die Befunde sind deshalb nur von eingeschränktem Wert. Am besten eignet sich frisches Morgensputum vor der ersten Mahlzeit; Sammelsputen sind unbrauchbar.

Die Probe sollte nach einem einzigen Hustenstoß gewonnen werden. Zu diesem Zweck spült der Patient vorher den Mund mit frischem Leitungswasser mehrmals und hustet das Sekret anschließend in ein steriles Gefäß ab.

Gegebenenfalls ist eine Provokation mit einem auf 45 °C erhitzten hypertonen Aerosol (z. B. 10%ige NaCl-Lösung in 15%igem Propylenalkohol) angezeigt (sog. induziertes Sputum).

Bei chronischen bakteriellen Prozessen und Verdacht auf Lungenmykose sollten Sputumproben bis zur Klärung auf jeden Fall an mehreren aufeinanderfolgenden Tagen, ggf. in 2- bis 3tägigen Intervallen, entnommen werden. Sputumuntersuchungen bei Tuberkulose s. S. 287.

Wenn die Gewinnung von Sputum nicht gelingt (z. B. bei Kindern), können auch Rachenabstriche (nicht bei Tuberkulose) herangezogen werden (s. S. 263).

Bronchoskopie-Material: Es ist häufig – wenn auch in geringerem Maße als Sputum – mit Keimen der sog. Mundflora verunreinigt. Das Sekret sollte möglichst ohne Spülung gewonnen werden. Ergibt sich die Notwendigkeit einer Spülung, ist anstelle von NaCl-Lösung (bakteriostatisch!) Ringer-Laktat-Lösung (NaCl 6 g; KCl 0,4 g; $CaCl_2$ 0,27 g; Na-Laktat-Lsg. 6,1 g in 1000 ml Aqua dest.) zu verwenden.

Die quantitative Untersuchung von Proben, die mit fiberoptischem Bronchoskop entnommen wurden (Bürstenabstriche, Bronchiallavage), soll eine Unterscheidung von Infektionserregern und Kontaminanten erlauben [42, 47].

Transtracheale Aspiration: Die transtracheale Aspiration sollte bei Verdacht auf Anaerobier- bzw. nekrotisierende Pneumonie eingesetzt werden, vor allem, wenn die Schwere des Krankheitsbildes eine rasche Diagnose erfordert. Das Verfahren ist auch zur Diagnose einer *Pneumocystiscarinii*-Pneumonie (s. S. 233) geeignet.

Aufbewahrung und Transport: Die Proben sollten nicht später als 2–3 Stunden nach Entnahme verarbeitet werden. Sputen, bei denen diese Zeit nicht eingehalten werden kann, müssen gekühlt werden und spätestens innerhalb von 24 Stunden zur Verarbeitung gelangen.

Bei längerer Transportverzögerung ist es ratsam, sofort nach der Gewinnung eines Sputums hitzefixierte Ausstrichpräparate anzufertigen und diese gemeinsam mit der Probe einzuschicken.

Transtracheal entnommene Sekrete müssen in einem Anaerobier-Transportmedium, z. B. Portagerm® (bio Mérieux), eingesandt werden.

6.2 Verarbeitung im Labor

Makroskopische Untersuchung: Die makroskopische Beschaffenheit einer Sputumprobe wird begutachtet und ggf. protokollarisch festgehalten (z. B. „schleimig“, „eitrig“, „blutig“, „Eiterpartikel“). Nach Möglichkeit wird nur eitriges Material verarbeitet; ggf. ist nach MULDER [12] auszuwaschen.

Eiterpartikel in Petrischale mit steriler NaCl übergießen und mit Öse in Flüssigkeit hin- und herbewegen. Überstehende Flüssigkeit absaugen und Partikel auf Nährboden ausstreichen.

Bronchialspülflüssigkeit muß stets zentrifugiert werden.

Mikroskopische Untersuchung und Kultur: Es wird ein GRAM-Präparat angelegt und die Untersuchungsprobe auf folgende Nährböden verimpft:

- Blutagar mit Staphylokokken-Amme
- Kochblutagar mit Zusatz von Vancomycin – 5 µg/ml – oder anderes Selektivmedium für hämophile Keime [7]
- MAC CONKEY-Agar.

Die ersten beiden Nährböden werden in Kohlendioxidatmosphäre bebrütet.

Je nach Fragestellung werden weitere Medien eingesetzt (z. B. SABOURAUD-Agar, s. S. 32, Kryptokokkenselektivmedien bei AIDS-Patienten, s. S. 32).

Diagnostisch wertvolleres Material kann mittels Fiberbronchoskopie gewonnen werden. Auch diese Proben – Bürstenabstrich und Bronchiallavage – sind noch durch Kontaminationen verfälscht. Durch quantitative Untersuchung läßt sich eine Infektion von einer Kontamination unterscheiden [8, 20, 42, 47].

Bei Bronchiallavagen beispielsweise werden 10 µl der unverdünnten und ggf. der 1:100 verdünnten Probe auf die oben angegebenen Nährböden verteilt. Zusätzlich können anaerobe Kulturen angelegt werden.

Nach 24 und 48 Stunden Bebrütung werden die aeroben Kulturen abgelesen und die Keimzahl, ggf. nach Keimarten getrennt, bestimmt. Eine Keimzahl $> 10^5$/ml spricht für eine Infektion. Keimzahlen dieser Höhe werden auch bei Kontaminanten gelegentlich beobachtet. In diesen Fällen sind mikroskopisch vermehrt Mundepithelien ($> 1\%$ der Zellen) nachzuweisen. Die diesbezügliche mikroskopische Untersuchungstechnik ist aus Literaturangaben [47] zu entnehmen.

Nach bisherigen Erfahrungen eignen sich Bronchiallavagen von tracheotomierten Patienten nicht. Die hochgradige Besiedlung der oberen Luftwege führt in einem hohen Prozentsatz zu irreführenden Kontaminationen [8].

Bei Bürstenabstrichen – Verarbeitungstechnik s. [47] – liegt die signifikante Keimzahl bei $> 10^3$/ml.

Bei transtrachealen Aspiraten müssen im Prinzip alle gezüchteten Keime – hier ist es auch sinnvoll, anaerobe Kulturen anzulegen – als mutmaßliche Erreger angesehen werden, wenngleich auch hier Kontaminationen nicht auszuschließen sind.

Sputum: Dagegen sind Sputumproben eigentlich immer mit Speichel (durchschnittliche Keimzahl für Nicht-Anaerobier 10^8/ml) kontaminiert. *Kultur:* Da Erreger von Luftwegsinfektionen auch in der Mund- und Rachenflora von Gesunden vorkommen können („physiologische Keimflora“ s. Tab. 13–9), erbringen kulturelle Sputumbefunde häufig kein eindeutiges Ergebnis. *Mikroskopische Untersuchung:* Um so wichtiger ist die mikroskopische Untersuchung für die Beurteilung [17, 18]. Das bei 100facher Vergrößerung festgestellte Zellbild (Plattenepithelien,

Tabelle 13–9 Mikroorganismen der physiologischen Mund- und Rachenflora (in Anlehnung an die DGHM-Verfahrensrichtlinie [12]).

regelmäßig und meist in größerer Zahl nachweisbar	gelegentlich und eher in geringer Zahl nachweisbar
– vergrünende (α-hämolysierende) und nicht hämolysierende Streptokokken – apathogene Neisserien – Mikrokokken und Plasmakoagulase-negative Staphylokokken – Laktobazillen – apathogene Korynebakterien – Anaerobier (u.a. aus den Familien *Actinomycetaceae, Bacteroidaceae, Peptococcaceae, Spirochaetaceae)* – Pilze (hauptsächlich *Candida*-Arten)	– *Haemophilus*-Arten – Pneumokokken – *Staphylococcus aureus* – β-hämolysierende Streptokokken – Enterokokken – Enterobakteriazeen – Meningokokken – *Branhamella catarrhalis*

Leukozyten, Abb. 13–1) läßt Rückschlüsse auf das Ausmaß der Speichelkontamination zu.

Mehr als 25 Plattenepithelzellen pro Gesichtsfeld sprechen für erhebliche Beimengungen; es lohnt nicht, eine solche Probe kulturell zu verarbeiten. Eine differenziertere Begutachtung berücksichtigt das Verhältnis von Epithelzellen zu Leukozyten (ggf. unter Ölimmersion): Eine unzureichende Qualität des eingesandten Sputums muß angenommen werden, wenn weniger als 10 Leukozyten je Epithelzelle gesehen werden (Ausnahme: Agranulozytose!).

Mit 800- bis 1000facher Vergrößerung läßt sich bei geeigneten Proben häufig eine Vermutungsdiagnose stellen. Der Wert dieser Untersuchung ist in bezug auf Pneumokokken über den der kulturellen Untersuchung zu stellen.

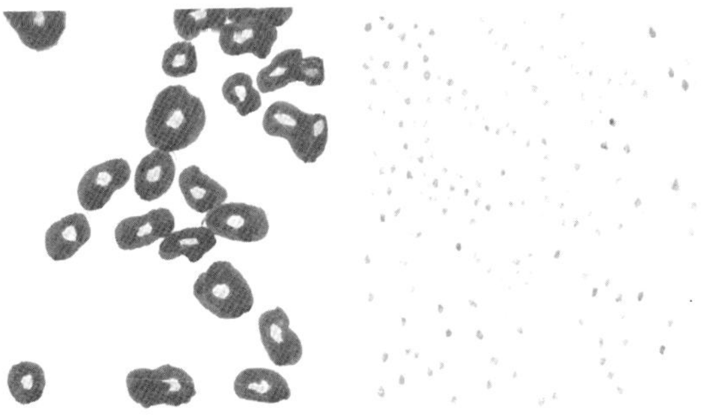

Abb. 13–1
Ausstrich einer Sputumprobe (Vergrößerung 100:1).
a) Speichelqualität: mehr als 25 Epithelzellen pro Gesichtsfeld (Kerne hell)
b) Sputumqualität: reichlich Leukozyten

6.3 Mikroskopische und kulturelle Befunde

Neuerdings gehört *S. pneumoniae* wieder zu den häufigsten Erregern von genuinen Pneumonien bei Erwachsenen (nach Knothe 30–60%). Außerhalb des Krankenhauses dürften bis zu 80% der Pneumonien auf diesen Erreger zurückgehen.

Die Diagnose wird derzeit sicher zu selten gestellt.

Diagnostische Verbesserung evtl. durch Antigennachweis im Sputum: Koagglutinationstechnik, Gegenstromelektrophorese [22]. Antigennachweis zusätzlich in Serum und Urin möglich.

Mikroskopische Untersuchung: Im Regelfall werden im rostbraunen Sputum mikroskopisch massenhaft grampositive, lanzettförmige, bekapselte – Kapseln bei GRAM-Färbung nicht sicher erkennbar – Diplokokken (Tafel 4 und 9) gefunden. Die „Quellungsreaktion" nach NEUFELD, die früher als Schnelldiagnose für die spezifische Serumtherapie Bedeutung hatte, kann zur Bestätigung einer mikroskopisch gestellten Vermutung eingesetzt werden (s. S. 133).

Die Quellungsreaktion wird im Vergleich zur Gegenstromelektrophorese als empfindlicheres Untersuchungsverfahren beurteilt [33]. Diese Feststellung gilt auch für den Einsatz der beiden Methoden zur serologischen Bestimmung von Pneumokokkenstämmen [19].

Schwach angefärbte, zarte, gramnegative Stäbchenbakterien weisen auf *H. influenzae* (Tafel 6 und 9) hin – ein häufiger Befund bei fieberhafter Bronchitis.

Akute Infektionen der Bronchien und Bronchiolen sind zwar überwiegend primär virusbedingt, sie können jedoch bakteriell superinfiziert werden. Bei akuten Schüben einer chronischen Bronchitis wird in über 70% der Proben *H. influenzae* oder *S. pneumoniae* nachgewiesen. Auf *Mycoplasma pneumoniae* und *Chlamydia pneumoniae* als Ursachen einer Bronchitis wird auf S. 199, 202 eingegangen.

Plumpere, gramnegative Stäbchen lassen an Infektionen mit Enterobakteriazeen, z. B. Klebsiellen, oder mit *P. aeruginosa* (etwas schlankere Stäbchen) denken.

Bei Lungenabszeß werden vorwiegend grampositive Haufenkokken *(S. aureus*, Tafel 4 und

9), gelegentlich auch massenhaft Schraubenbakterien und fusiforme Stäbchen gefunden.

Schwerer zu deuten ist der Nachweis von Sproßzellen. Quantitative kulturelle Untersuchungsverfahren geben Interpretationshilfen ($\geq 10^6$/ml: Hinweis auf Pneumonie; 10^4–10^5/ml: kontrollbedürftig). Gelegentlich sind *Aspergillus*-Myzel und Konidien erkennbar (s. S. 213).

Kulturelle Untersuchung: Die Ablesung von Sputumkulturen wird dadurch erschwert, daß in Frage kommende Erreger von der Speichelkeimflora überwuchert werden. Andererseits können nachgewiesene potentielle Erreger auch Bestandteil der Keimflora oder Ausdruck einer Besiedlung sein. Die Kulturbefunde müssen auf dem Hintergrund des mikroskopischen zellulären und mikrobiologischen Untersuchungsbefundes interpretiert werden. Die wichtigsten Erreger stellen sich in der Kultur folgendermaßen dar:

S. pneumoniae: *S. pneumoniae* wächst in zarten, durchsichtigen, flachen, mehr oder weniger schleimigen Kolonien mit grünlich-schwärzlicher Verfärbung des Nährbodens.

Im Unterschied zu vergrünenden Streptokokken sind die Kolonien glatt begrenzt; in der Mitte sind sie häufig eingesunken. Streptokokkenkolonien sind kleiner, spitzer und kompakter, meist auch nicht in Kochsalzlösung gleichmäßig verreibbar. Differenzierung oft durch mikroskopisches Präparat möglich (bei Streptokokken ausgesprochene Kettenbildung), ferner mit Gallelöslichkeit und Optochinempfindlichkeit (s. S. 133).

Ein aufgelegtes Testblättchen mit Oleandomycin oder Framyzetin erleichtert den Nachweis von Pneumokokken und Streptokokken, da diese Keime im Unterschied zu anderen Keimarten der physiologischen bakteriellen Mundflora nicht gehemmt werden.

Haemophilus influenzae: *H. influenzae* kann auf der Blutplatte an dem Ammenphänomen (s. S. 189) erkannt werden. Eine wesentlich größere Ausbeute wird jedoch durch Einsatz von Selektivmedien erzielt; besonders günstig schneidet Kochblutagar mit Zusätzen von Vancomycin (5 µg/ml) und Bacitracin (300 µg/ml) ab [7].

Die zart wachsenden, tautropfenähnlichen Kolonien werden mikroskopisch untersucht (Tafel 6). Prüfung der V- und X-Faktoren-Abhängigkeit mittels Testblättchens auf X- und V-Faktor-freien Nährmedien. Fehler, insbesondere bei der Bestimmung der X-Faktoren-Bedürftigkeit, können durch den Porphyrin-Test vermieden werden [23]. Ggf. auch serologische Bestimmung mit agglutinierenden Seren der Serovare a–f, besonders bei Säuglingen und Kleinkindern (s. S. 188).

H. influenzae-Pneumonien kommen besonders bei Kindern vor. In der letzten Zeit werden sie zunehmend häufiger bei Erwachsenen beobachtet (Bronchopneumonien im Gefolge einer Bronchitis bei chronischer Lungenerkrankung).

Klebsiella pneumoniae: Die als Pneumonie-Erreger gefürchteten Kapselbakterien, *Klebsiella pneumoniae* (s. S. 162), verursachen hauptsächlich nosokomiale Pneumonien; sie wachsen als üppige, schleimige Kolonien auf MAC CONKEY-Agar.

Mikroskopisch oft sehr kurze, in Paaren liegende, kokkenähnliche Stäbchen, die von Pneumokokken durch negative GRAM-Färbung zu unterscheiden sind. Die Kapseln sind bei den üblichen Färbeverfahren nicht erkennbar.

Pseudomonas aeruginosa und Staphylococcus aureus: *P. aeruginosa* gehört ebenso wie *S. aureus* zu den wichtigsten Erregern von nosokomialen Pneumonien.

Schleimig wachsende Stämme von *P. aeruginosa* werden charakteristischerweise bei vielen Mukoviszidose-Patienten gefunden. Weitere, bei diesem Krankheitsbild häufiger isolierte Erreger sind *S. aureus* und *H. influenzae*.

Tabelle 13–10 Erreger von Infektionen der tieferen Atemwege und der Lunge in Anlehnung an die DGHM-Verfahrensrichtlinie [12])*.

häufig
- *Streptococcus pneumoniae*
- *Haemophilus influenzae*

gelegentlich
- *Enterobacteriaceae*
- *Pseudomonaceae*
- *Staphylococcus aureus*
- sporenlose Anaerobier
- *Bordetella*-Arten
- *Legionella pneumophila*
- *Branhamella catarrhalis*

ziemlich selten
- *Pasteurella multocida*
- *Neisseria meningitidis*
- β-hämolysierende Streptokokken
- Pilze (Sproßpilze, auch Kryptokokken, Schimmelpilze)
- *Pneumocystis carinii* (AIDS!)

* nicht berücksichtigt wurden Mykobakterien, Aktinomyzeten, Mykoplasmen, Chlamydien und außereuropäische Pilze

Bedrohliche Staphylokokken-Pneumonien, häufig in Verbindung mit Pleuritis, treten im Säuglingsalter auf. *S. aureus* ist auch ein bedeutsamer Erreger von Pneumonien im Gefolge einer Grippe und bei künstlich beatmeten Patienten.

Legionellen-Pneumonien (s. S. 180) können sowohl außerhalb als auch innerhalb der Klinik entstehen. Ihre Häufigkeit wird sehr unterschiedlich angegeben (2–30%).

Zunehmend häufiger wird bei Bronchitis und auch bei Pneumonie *Branhamella catarrhalis* nachgewiesen, deren Stämme zu mehr als 50% β-Laktamase bilden [29].

Streptokokken: Hämolysierende Streptokokken der Gruppe A können gelegentlich im Gefolge von Virusinfektionen bei allgemeiner Resistenzminderung Pneumonien verursachen. B-Streptokokken sind bei Neugeborenen in den ersten beiden Lebenstagen die häufigsten Pneumonie-Erreger.

Weitere Keimarten: Weitere Keimarten, die im Zusammenhang mit Pneumonien genannt werden müssen, sind in Tabelle 13–10 und 13–11 zusammengestellt.

Bei chronischen Lungeninfektionen muß an Nocardien (s. S. 152), *Aspergillus fumigatus* (s. S. 213) und *Cryptococcus neoformans* (s. S. 212) gedacht werden. Im Sekundärstadium von AIDS besteht eine erhöhte Anfälligkeit für Kryptokokken-Infektionen. Es empfiehlt sich, den Selek-

Tabelle 13–11 Charakteristische Erregerspektren bei Infektionen der unteren Luftwege (Ausnahme: Tuberkulosebakterien und Viren).

	chronische Bronchitis (akuter Schub)	Mukoviszidose	Bronchiektasen, Lungenabszeß	Pneumonien außerhalb der Klinik	Aspirationspneumonien 7)	8)	Pneumonien in der Klinik (nosokomiale Pneumonien)[1]	Pneumonien bei Immunsupprimierten (z.B. AIDS)
Streptococcus pneumoniae	××	×	×	×× 60–75%	(×)		×	
Haemophilus influenzae	××	×	×	(×)			(×)	
Staphylococcus aureus		××	×	(×)	(×)	×	×× 10–20%	×
Pseudomonas aeruginosa		××	×			×	××[2]	××[2]
Klebsiella pneumoniae	?	×	×	(×)		×	××[2]	××[2]
Escherichia coli	?		×			×	×[2]	××[2]
weitere Enterobakteriazeen	?		×			×	×[2]	××[2]
Legionellen				(×)			×[2]	×[2]
Mycoplasma pneumoniae				×[3] 5–18%				
Chlamydia psittaci				(×)[3]				
Coxiella burnetii				(×)[3]				
Pilze[4]			× *Aspergillus fumigatus*				×	××
Protozoen[5]								××
weitere Erreger	*Branhamella catarrhalis*, Meningokokken		Anaerobier	*Branhamella catarrhalis*, A- und B[6]-Streptokokken	Anaerobier und Aerobier der oropharyngealen Flora	Anaerobier (auch *Bacteroides fragilis* und andere Darmkeime)	*Branhamella catarrhalis*	Mykobakterien (s. S. 156), Nocardien, *Strongyloides*-Larven

[1] nosokomiale Pneumonien: höchstes Risiko bei intensivmedizinisch betreuten, beatmeten Patienten
[2] gramnegative Erreger > 50%
[3] sog. atypische Pneumonien
[4] *Aspergillus, Candida, Cryptococcus* und *Mucor* spp.
[5] *Pneumocystis carinii, Toxoplasma gondii*
[6] bei Neugeborenen und älteren, chronisch kranken Patienten
[7] außerhalb der Klinik
[8] in der Klinik

tivagar von Staib und Seeliger (s. S. 32), auf dem Kryptokokken braun wachsen, mitzuführen.

Bei Nocardien- und Aspergillen-Befunden unbedingt zur Abgrenzung gegen Kontaminanten mehrere morgendliche Nüchternsputen untersuchen. Wiederholte Anzüchtung ist erforderlich. Bei Aspergillose zusätzlich serologische Diagnostik.

Pneumocystis carinii-Pneumonien werden häufiger bei immundefekten Patienten – besonders wichtig bei AIDS-Syndrom – beobachtet (s. S. 180). Differentialdiagnostisch müssen Legionellen-Pneumonien (s. S. 305) abgegrenzt werden. Weitere Erreger von interstitiellen Pneumonien sind Mykoplasmen und Chlamydien.

Zu nennen sind *M. pneumoniae* (s. S. 199) sowie *Ureaplasma urealyticum* und *M. hominis* (s. S. 199) im Zusammenhang mit Frühgeboreneninfektionen der Lunge [14a]. *Chlamydia trachomatis* verursacht Pneumonien bei Neugeborenen (s. S. 202), *C. pneumoniae* solche bei Erwachsenen (s. S. 202) und *C. psittaci* die als Pneumonie verlaufenden Ornithose (s. S. 202).

Der Nachweis einer Tuberkulose und anderer Mykobakteriosen ist auf S. 285 abgehandelt.

Die seltene Lungenaktinomykose kann aus Sputumproben nur diagnostiziert werden, wenn Drusen (s. S. 298) gefunden werden; denn Aktinomyzeten gehören zur physiologischen Speichelflora, so daß ihr Nachweis keine Beweiskraft hat.

Antigennachweis: Zunehmend werden Antigennachweisverfahren (Gegenstromelektrophorese, Koagglutinations-, Latex-Test) für die Diagnostik von Pneumokokken- und *H. influenzae*-Infektionen [39] eingesetzt. Die Untersuchungen werden sowohl mit Sputum [22], Serum- als auch konzentrierten Urinproben [39, 44] durchgeführt. Die Gegenstromelektrophorese ist im Vergleich zu den beiden anderen Verfahren als weniger empfindlich beurteilt worden [22, 44].

6.4 Weitere Kriterien für die Auswertung der Sputumbefunde

Zur Auswertung der Sputumbefunde müssen außer den bereits genannten mikroskopischen Hinweisen möglichst weitere Kriterien herangezogen werden. Zu berücksichtigen ist, ob es sich um einen ambulanten oder einen stationären Patienten handelt. Weiter ist die Art der Klinik und des stationären Bereichs (intensivmedizinische oder andere Station) von entscheidender Bedeutung. Zusätzlich müssen die individuellen klinischen Angaben in die Überlegungen einbezogen werden.

Außerdem kann die Beobachtung, daß ein in Frage kommender Erreger gegenüber der übrigen physiologischen Keimflora quantitativ oft stärker hervortritt – dies ist aber keinesfalls immer der Fall! –, und die Erfahrung, daß die gefundene Keimart in mehreren Proben zu verschiedenen Entnahmezeiten nachgewiesen werden kann, herangezogen werden. Die Durchführung und Beurteilung quantitativer Sputumkulturen zur besseren Interpretation der Befunde ist bei Schonrad und Ringelmann beschrieben [36].

Trachealsekretbefunde müssen ebenfalls unbedingt in Verbindung mit dem klinischen Erscheinungsbild beurteilt werden. Die Differentialdiagnose zwischen Kolonisation oder Infektion tiefer Abschnitte des Respirationstraktes kann mikrobiologisch allein nicht gestellt werden. Dabei gibt auch die Zellreaktion (z. B. Leukozyten) keine Sicherheit (lokale Entzündung!). Meist beginnt die mikrobielle Besiedlung bei tracheotomierten Patienten schon nach 24 Stunden, in der Regel mit mehreren Keimarten (häufig *P. aeruginosa, K. pneumoniae* und weitere Enterobakteriazeen).

Bei Säuglingen hingegen sollen in den ersten Stunden nach der Geburt entnommene Trachealsekretproben wertvolle Aufschlüsse über das Bestehen einer Sepsis geben können: Ein negatives mikroskopisches Ergebnis schließt eine Bakteriämie mit relativ großer Sicherheit aus, während der mikroskopische Nachweis von Keimen als deutlicher Hinweis auf eine Bakteriämie gewertet werden muß [38].

Grundsätzlich ist es bei Pneumonie-Verdacht ratsam, Blutkulturen anzulegen. Besonders bei gramnegativen Stäbchenbakterien (Enterobakteriazeen, *P. aeruginosa)* dient eine positive Blutkultur zur Absicherung eines Sputum- bzw. Trachealsekretbefundes). Pleurapunktatbefunde können ebenfalls herangezogen werden.

Die Häufigkeit der Pneumonie-Erreger unterscheidet sich in den verschiedenen Patientenpopulationen. Daraus resultieren verschiedene Erregerspektren (Tab. 13–11). Am deutlichsten sind die Unterschiede zwischen Klinikpatienten und Patienten, die ihre Infektion außerhalb der Klinik erworben haben. Weitere Differenzierungen betreffen die Art des klinischen Bereichs und die individuellen klinischen Daten des Patienten

(z. B. Alter, Körperzustand, Grundkrankheit). Die größte Pneumonie-Gefährdung besteht bei künstlich beatmeten Patienten auf Intensivstationen.

7 Stuhlproben bei infektiösen Darmerkrankungen

7.1 Übersicht über die Diagnostik von Durchfallserkrankungen

Zur Anzüchtung bakterieller Erreger von Durchfallserkrankungen müssen extrem selektive Kulturverfahren benutzt werden, um die vielfältige physiologische Darmflora zurückzudrängen. Ihre Keimzahl beträgt 10^{10}–10^{11}/g Stuhl; in ihr sind mehrere hundert Keimarten vertreten. Davon gehören 80–99% zu den Anaerobiern. An der Spitze stehen die *Bacteroides*- und die *Bifidus*-Gruppe. Weitere Keimarten sind Klostridien, Peptostreptokokken, Laktobazillen, *E. coli* und Enterokokken. *E. coli*, der Fäkalindikator in der Lebensmittel- und Wasserbakteriologie (s. S. 333), macht nur 1–11% aller anzüchtbaren Keime aus.

Die Kenntnisse über die komplexe Zusammensetzung der Darmbakterien werden ständig erweitert. Dennoch ist das Wissen über ihre endogenen und exogenen Steuerungsmechanismen bisher noch sehr unvollkommen.

Erreger: Infektiöse Durchfallserkrankungen werden durch eine Vielzahl von Keimarten verursacht (Tab. 13–12 und 13–13). Die Routinediagnostik beschränkt sich in den gemäßigten Breiten auf eine Auswahl bakterieller Erreger. In ausgewählten Fällen sind Lamblien einzubeziehen.

Bei Patienten mit Immunschwäche und bei Kindern müssen zusätzlich Kryptosporidien berücksichtigt werden (s. S. 226).

Tabelle 13–12 Durchfallserkrankungen durch bakterielle Erreger.

Salmonella	10 %[1]	routinemäßiger Nachweis
Campylobacter	≧ 2,5%[1]	
Yersinia enterocolitica	1 %[1]	
Shigella	0,5%[1]	
Escherichia coli		Nachweis bei besonderer Indikation
– enteropathogene Stämme		
– enterotoxinbildende Stämme		
– enteroinvasive Stämme		
– enterohämorrhagische Stämme		
Clostridium difficile		
Staphylococcus aureus		
Pseudomonas aeruginosa		
Aeromonas hydrophila		
u. andere Keimarten[2]		

[1] Isolierungen in % der eingesandten Stühle [4]
[2] Erreger von Lebensmittelintoxikationen (enterotoxinbildende Staphylokokken, *C. perfringens* und *B. cereus*) werden in der Regel in Lebensmitteln nachgewiesen (s. S. 335 ff)

Tabelle 13–13 Infektiöse Durchfallserkrankungen nichtbakterieller Ursache.

Viren	Rotavirus und andere Viren
Protozoen	Kryptosporidien, Lamblien, *Entamoeba histolytica*, Kokzidien
Würmer	bei massiver Infektion, vor allem bei Kindern, z.B. *Ascaris, Trichuris, Trichinella („Darmtrichinellen"), Schistosoma mansoni*
Insekten	Fliegenlarven (Myiasis)

Tabelle 13–14 Untersuchungen von Stuhlproben auf *Campylobacter*-Arten.

mikroskopische Untersuchung (Nativpräparat)[1]

Direktkultur auf Skirrow-Selektivagar[2]
- nach 24 Stunden erste Ablesung (kann auch unterbleiben)
- nach 48 Stunden endgültige Ablesung

Anreicherung mit Selektivsupplement von Butzler (erbsgroße Menge Stuhl)[3]
- nach 24 Stunden Aussaat auf Skirrow-Selektivagar
- nach 48 Stunden Ablesung
- ggf. Endablesung nach weiterem Tag Bebrütung

[1] in dringenden Fällen [2] Routineverfahren [3] z. B. Ausscheidern

Tabelle 13–15 Untersuchung von Stuhlproben auf Vibrionen (*Vibrio cholerae*, NAG-Vibrionen, *V. parahaemolyticus* und andere Vibrionen).

Primärverarbeitung	Nähragar	TCBS-Agar	alkalische Pepton-Bouillon mit 1% NaCl
nach 6 Stunden	(Ablesung)[2]		Aussaat auf Nähr- und TCBS-Agar[1]
nach 18 Stunden	Ablesung[3]	Ablesung	Ablesung[4]

[1] Aussaat von Oberfläche (nicht aufschütteln!)
[2] erste Ablesung möglich (Choleravibrionen wachsen schneller als Stuhlflora!)
[3] Ablesung der Nähragarplatte ggf. mit Schräglichtbeleuchtung nach Henry (Abb. 13–5)
[4] bei geringer Erregermenge (z. B. Ausscheider) erneute Aussaat oder 2. Passage über flüssiges Anreicherungsmedium

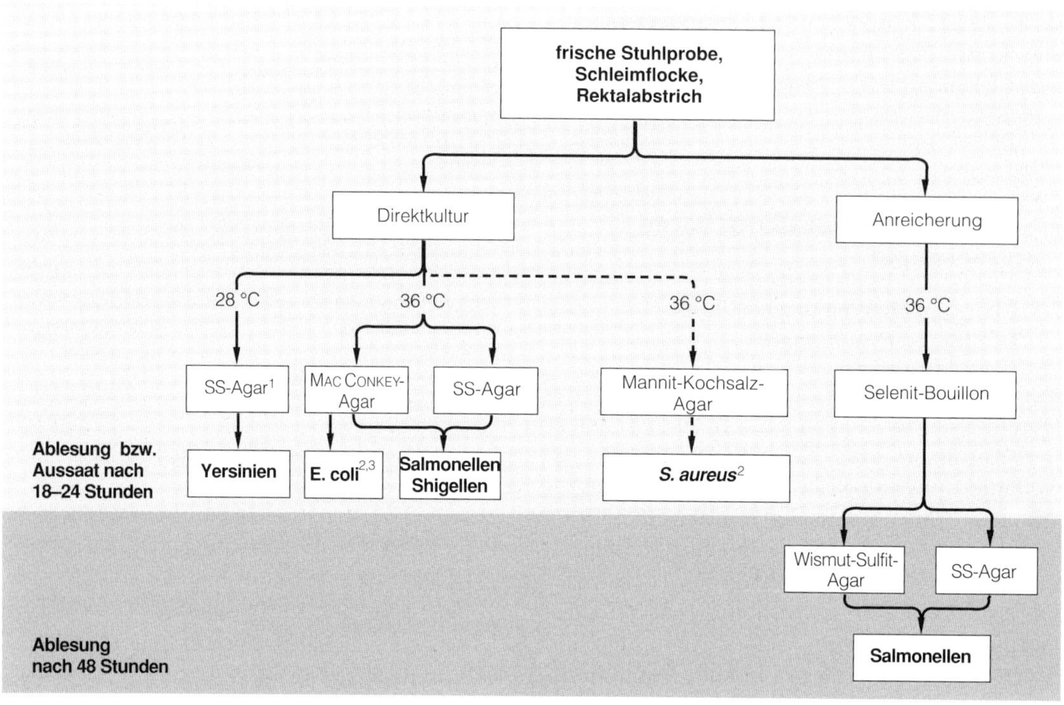

Abb. 13–2 Untersuchung von Stuhlproben auf pathogene Darmkeime (Beispiele für geeignete Nährböden).

[1] besser CIN-Agar nach SCHIEMANN (s. S. 278)

[2] Nachweis nur bei Säuglingen bis zum Ende des ersten Lebensjahres

[3] enteropathogene *Escherichia coli:* 10 Kolonien auf Nähragar isolieren; serologische Diagnostik

Mit bakteriologischen Routineuntersuchungen werden im Optimalfall lediglich 15% der Durchfälle ätiologisch abgeklärt. Die wichtigsten Erreger sind Salmonellen und *Campylobacter*-Arten [4].

Verarbeitung im Labor: Für die Anzüchtung verschiedener Erreger sind unterschiedliche Untersuchungsgänge erforderlich (Tab. 13–14 und 13–15; Abb. 13–2 und 13–3).
Routineverarbeitung: Die routinemäßige Verarbeitung von Stuhlproben erstreckt sich auf den Nachweis von Salmonellen, Shigellen, Yersinien (Abb. 13–2) und *Campylobacter*-Arten (Tab. 13–13). Bei bis zu einjährigen Säuglingen wird zusätzlich auf enteropathogene Stämme von *E. coli* untersucht (Abb. 13–2).
Vibrionen: Sollten bei besonderer Fragestellung Vibrionen, z. B. *Vibrio cholerae,* einbezogen werden, kommt das Verarbeitungsschema von Tabelle 13–15 zur Anwendung.
Pseudomembranöse Kolitis: Bei Verdacht auf pseudomembranöse Enterokolitis durch *C. diffi-*

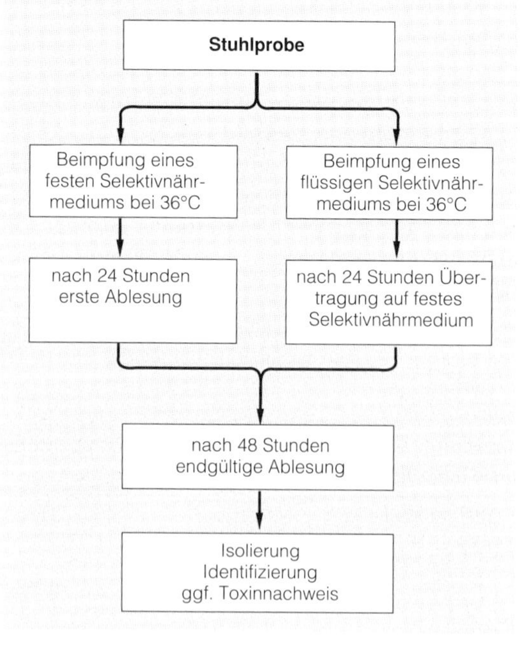

Abb. 13–3 Untersuchung von Stuhlproben auf pathogene Darmkeime: *Clostridium difficile.*

Tabelle 13–16 Stuhluntersuchungen bei Durchfallserkrankungen.

Untersuchungsmaterial	nachzuweisende Erreger
frische Stuhlprobe ggf. Rektalabstrich in Transportmedium (im Kühlschrank aufbewahren)	– Salmonellen, Shigellen*, Campylobacter, Yersinia u. a. – Parasitenzysten – Wurmeier
körperwarme Stuhlprobe	– Shigellen* – vegetative Protozoenformen (Amöben, Lamblien)

folgende Gesichtspunkte sollten bei Stuhluntersuchungen beachtet werden:
- ≧ 3 Untersuchungen
- möglichst keine Medikamente mit Ausnahme salinischer Abführmittel
- für parasitologische Untersuchungen ggf. schlackenarme Kost

* unterschiedliche Temperaturempfindlichkeit

cile wird nach Abbildung 13–3 verfahren. Zusätzlich ist der Toxinnachweis aus Stuhl zu führen (s. S. 281).

Lebensmittelintoxikationen: Lebensmittelintoxikationen durch *Staphylococcus aureus, Clostridium perfringens* und *Bacillus cereus* werden auf S. 337 abgehandelt, da sie überwiegend durch Untersuchung des Lebensmittels diagnostiziert werden.

Parasiten: Die Untersuchungsverfahren zum Nachweis von Parasiten sind auf S. 243 ff beschrieben.

Protozoen-bedingte Durchfälle werden durch Amöben, Lamblien, Kryptosporidien, Kokzidien und *Balantidium coli* hervorgerufen.

Wurmerkrankungen können bei massivem Befall, insbesondere bei Kindern, ebenfalls Durchfälle erzeugen.

Gesichtspunkte, die vom Kliniker bei Stuhluntersuchungen beachtet werden sollten, sind in Tabelle 13–16 festgehalten.

7.2 Typhus, Paratyphus

Diese beiden Salmonellosen sind Allgemeinerkrankungen, bei denen Durchfälle nicht im Vordergrund des Krankheitsgeschehens stehen. Sie werden hier abgehandelt, da Stuhluntersuchungen zu ihren wichtigsten diagnostischen Verfahren gehören.

Blutkultur

In der ersten Krankheitswoche lassen sich die Erreger am besten in Blutkulturen nachweisen.

Zu diesem Zweck werden an drei aufeinanderfolgenden Tagen Blutkulturen in den gängigen Kulturflaschen angelegt. Es kann auch der Blutkuchen von Blutproben für die WIDAL-Reaktion in 5–10 ml sterilisierter Rindergalle für 5 Tage bei 36 °C bebrütet und nach 1, 3 und 5 Tagen ausgesät werden.

Stuhlkultur

Stuhlkulturen werden üblicherweise ab der zweiten Krankheitswoche positiv; in geringer Menge können die Erreger jedoch auch bereits früher isoliert werden. Die Verarbeitung erfolgt nach Abbildung 13–2.

Laktose-Indikator-Nährboden: Auf Laktose-Indikator-Nährböden (z. B. SS-Agar) wachsen Typhusbakterien als zarte, undurchsichtige Kolonien, Paratyphusbakterien etwas größer ohne Veränderung der Nährbodenfarbe.

Wismutsulfit-Agar: Auf Wismutsulfit-Agar nach WILSON-BLAIR (Nährböden innerhalb von 3–4 Tagen verwenden!) bilden Salmonellen durch Reduktion von Natriumsulfit in Gegenwart von Schwermetallsalzen dunkel gefärbte Sulfide. Typhuskolonien sind tiefschwarz mit feinem, farblosem Rand; unter ihnen befindet sich ein schwarzer Niederschlag; um sie herum ist ein metallisch glänzender Hof erkennbar. Paratyphus B-Bakterien wachsen in größeren Kolonien. – Paratyphus A-Bakterien werden im Wachstum nicht gefördert (kleine, grüne Kolonien). *E. coli* imponiert als weißliche bis grünliche oder bräunliche Kolonien ohne Hof und Niederschlagsfleck.

Kligler-Agar, LIM-Medium, Probeagglutination: Verdächtige Kolonien werden auf KLIGLER-Agar und LIM-Medium (Lysin, Indol, Beweglichkeit, s. S. 161, 274) abgeimpft; außerdem wird eine Probeagglutination durchgeführt. Die Agglutinabilität von Salmonellen kann auf Selektivnährböden gehemmt sein!

Beurteilung und Differenzierung: Die Beurteilung der polytropen Nährböden geschieht in Anlehnung an Tabelle 13–17. Zur Objektträger-Agglutination dient die KLIGLER-Kultur. Weitere Angaben zur Identifizierung s. S. 275. Die Seroformeln und diagnostischen Seren sind in Tab. 13–18 bzw. 13–19 beschrieben.

Zur Aufklärung epidemiologischer Zusammenhänge können *S. typhi-* und *S. paratyphi* B-Stämme mittels spezifischer Bakteriophagen in Speziallaboratorien näher bestimmt werden (Institut für experimentelle Epidemiologie, Wernigerode; Institut für Medizinische Mikrobiologie und Immunologie der Universität Bonn). Lysovar-Bestimmung s. S. 48.

Tabelle 13–17 Merkmalskombination wichtiger Enterobakteriazeen in Mehrtestmedien (nach [4]).

	KLIGLER				LIM		
	Glukose	Laktose	H_2S	Gas	Lysin	Indol	Beweglichkeit
E. coli	+	+	–	+	d	+	+
Shigella spp.	+	–	–	–	–	d	–
Salmonella spp.	+	–	+	+	+	–	+
S. typhi	+	–	(+)	–	+	–	+
S. paratyphi A	+	–	–	+	–	–	+
C. freundii	+	d	+	+	–	–	+
P. vulgaris	+	–	+	+	–	+	+
P. mirabilis	+	–	+	+	–	–	+
Y. enterocolitica	+	–	–	–		ungeeignet	
Y. pseudotuberculosis	+	–	–	–		ungeeignet	

Zeichenerklärung:
+ ≧ 90% der Stämme positiv
d = 10–90% der Stämme positiv
– ≦ 10% der Stämme positiv
(+) = schwache Reaktion

Tabelle 13–18 Serovare von Salmonellen, die in der Bundesrepublik und Berlin zusammen 80% aller Isolate ausmachen [4].

S. paratyphi B	= 4,5,12:b:1,2
S. agona	= 4,12:f,g,s:–
S. derby	= 4,12:f,g:–
S. typhimurium	= 4,5,12:i:1,2
S. brandenburg	= 4,5,12:l,v:e,n,z_{15}
S. heidelberg	= 4,5,12:r:1,2
S. braenderup	= 6,7:e,h:e,n,z_{15}
S. infantis	= 6,7:r:1,5
S. muenchen	= 6,8:d:1,2
S. newport	= 6,8:e,h:1,2
S. hadar	= 6,8:z_{10}:e,n,x
S. typhi	= 9,12:Vi:d:–
S. enteritidis	= 9,12:g,m:–
S. panama	= 9,12:l,v:1,5

Tabelle 13–19 Diagnostische Seren zur Bestimmung der 10 häufigsten *Salmonella*-Serovare sowie von *S. typhi* und *S. paratyphi* B [4].

agglutinierende Antiseren

O: 4,5-6,7,8-7-8-9-Vi

H: b-d-e,h-e,n,x-f-g,m-g,p-h-i-l,v-m-r-s-v-w-z_{10},z_{15} -1,2–5

Anti-H-Schwärmseren

b-e,n,x[1]-i-l,v[2]-r-z_{10}-1,2,5[3]

[1] zur Unterdrückung der Antigene e,h-e,n,x-e,n,z_{15}
[2] zur Unterdrückung der Antigene l,v-l,w
[3] zur Unterdrückung der Antigene 1,2-1,5-1,6-1,7

WIDAL-Reaktion

Der serologische Nachweis (WIDAL-Reaktion) im Patientenserum wird als Agglutination sowohl mit O- als auch mit H-Antigen-Präparationen von *S. typhi* und *S. paratyphi* B durchgeführt.

In Endemiegebieten bzw. bei Verdacht auf Paratyphus A zusätzlich Agglutination mit *S. paratyphi*-A-H-Antigen.

Der WIDAL-Test wird mit den Serumverdünnungen 1:50, 1:100 und 1:200 angesetzt.

Zu diesem Zweck werden Serumverdünnungen von 1:25, 1:50 und 1:100 hergestellt. Zu je 0,5 ml dieser Verdünnungen werden 0,5 ml der Bakterienaufschwemmung (Antigen) zugegeben. Bei der Mikrotitertechnik wird mit den Endverdünnungen 1:50 bis 1:3200 gearbeitet. Inkubation entweder bei 36 °C für 24 Stunden oder besser für 2 Stunden im Wasserbad bei 50–52 °C; anschließend für 18 Stunden im Kühlschrank. Die H-Agglutination kann nach 30 Minuten und 2 Stunden, die O-Agglutination nach 2 Stunden abgelesen werden. Endablesung nach 18 Stunden. Bei positivem Ausfall der Reaktion Serumtiter bestimmen (Grenztiter = 1:100).

Ein diagnostisch verwertbarer Antikörper-Anstieg erfolgt erst in der zweiten Krankheitswoche. Deshalb sollten stets zwei Untersuchungen im Abstand von 1–2 Wochen durchgeführt werden.

Negative WIDAL-Reaktionen: Dies spricht nicht gegen das Bestehen einer typhösen oder paratyphösen Erkrankung, denn Agglutinine treten erst 1–2 Wochen nach Krankheitsbeginn auf, so daß bei Einsetzen der Symptome serologische Hinweise fehlen können. Die Antikörperbildung kann auch ganz ausbleiben.

Gelegentlich sind Boostereffekte durch andere Salmonellen-Infektionen für die Ausbildung von Antikörpern von Bedeutung; denn in Ländern der dritten Welt ist der Prozentsatz an Infektionen mit diagnostisch verwertbaren Antikörpertitern wesentlich größer als in industrialisierten Ländern.

Zu beachten ist auch, daß eine frühzeitige antibiotische Behandlung die Antikörperbildung behindert.

Positive WIDAL-Reaktion: Hier bestehen ebenfalls Fehlerquellen: In Normalseren können O-Agglutinine vorhanden sein. Diese Reaktionen sind meist schwach und bis höchstens zur Verdünnung 1:100 positiv. H-Agglutinine fehlen in Normalseren.
Erkrankte: Bei Erkrankten liegen die Titer in typischen Fällen am Ende der zweiten Krankheitswoche fast stets über 1:100. Dies trifft sowohl für H- als auch für O-Agglutinine zu.

Die Mitagglutination von Typhus-Antigen bei Paratyphus und umgekehrt beruht auf O-Antigengemeinschaften von Partialantigenen. Als kennzeichnend für die Art der Erkrankung ist deshalb der Ausfall der H-Agglutination anzusehen. Stärkere O-Agglutination ohne gleichzeitige H-Agglutination gestattet nur den Verdacht: „wahrscheinlich Erkrankung durch Keime der *Salmonella*-Gruppe".

Bei Paratyphus B-Erkrankungen meist H-Agglutination mit hohem Titer. Bei Paratyphus A-Erkrankungen oft nur mäßig erhöhte Agglutinationstiter, dabei aber typische H-Agglutination mit entsprechendem Antigen.

Bei erhöhten O- und H-Agglutinationstitern muß auch an Antikörper nach Überstehen einer Erkrankung oder nach Schutzimpfung gedacht werden, die jahrelang bestehenbleiben können. Bei Krankheitsverdacht im Abstand von mehreren Tagen Kontrollen angezeigt.

Titeranstieg: Ein Anstieg des Agglutinationstiters – Paralleluntersuchung der Seren! – spricht für eine typhöse bzw. paratyphöse Erkrankung, ist aber nicht unbedingt beweisend, da ein alter Agglutinationstiter durch unspezifische Einflüsse gesteigert werden kann.

7.3 Gastroenteritis

Dieses Krankheitsbild ist durch Übelkeit, Erbrechen, kolikartige Bauchschmerzen, Durchfälle und häufig auch Fieber gekennzeichnet und wird durch eine Vielzahl von Erregern hervorgerufen (Tab. 13–11 und 13–12).

Epidemiologie und Übertragung: Am häufigsten sind in Mitteleuropa Salmonellen ($\approx$ 10%) gefolgt von *Campylobacter* mit $\geqq$ 2,5%, *Y. enterocolitica* mit $\approx$ 1% und Shigellen mit $\approx$ 0,5% [4]. Da bei Salmonellen und vielen anderen potentiell enteropathogenen Keimen eine hohe Infektionsdosis erforderlich ist, sind Lebensmittel, in denen sich die Keime vermehren, die wichtigste Infektionsquelle.

Erreger, die bereits in geringer Menge Infektionen erzeugen können, wie z. B. einige *Shigella*-Arten und *Campylobacter,* können auch direkt von Mensch zu Mensch durch Schmierinfektion übertragen werden. Besonders anfällig sind Kleinkinder, alte Menschen und immunabwehrgestörte Patienten, bei denen auch die zuerst genannten Keimarten in einer geringen Keimmenge Infektionen verursachen können.

Erregernachweis: Der Nachweis der Erreger erfolgt entweder im Stuhl oder bei einigen Lebensmittelvergiftern im Lebensmittel selber. Serologische Methoden (WIDAL-Reaktion) spielen eine untergeordnete Rolle, da Antikörper entweder gar nicht oder erst nach Abschluß der Erkrankung auftreten.

Die Isolierung aus Stuhlproben erfolgt gemäß Abbildung 13–2 und Tabelle 13–14.

Als Erreger von Gastroenteritiden sind zu nennen:

Salmonellen: Sie verursachen am häufigsten fieberhaften Brechdurchfall. Die Krankheitssymptome treten 12–36 Stunden nach Genuß infizierter Speisen auf. Ein Nachweis im Blut ist selten. Die Isolierung aus Stuhlproben gelingt oft erst über ein Anreicherungsverfahren (Abb. 13–2).

Von verdächtigen Kolonien werden polytrope Nährböden (KLIGLER-Agar, LIM-Medium, s. Tab. 13–17) beimpft.
Agglutination: Die Objektträgeragglutination erfolgt von der KLIGLER-Schrägagarfläche. In dringenden Fällen kann auch die Agglutination direkt vom Selektivmedium versucht werden. Zunächst wird mit einem polyvalenten Serum, das möglichst alle gängigen Arten der Gattung *Salmonella* erfaßt, agglutiniert. Die häufigsten Serovare sind in Tabelle 13–18 festgehalten. Bei positivem Ausfall der Agglutination mit polyvalentem Anti-*Salmonella*-Serum wird mit Einzelseren der wichtigsten O-Gruppen und solchen

der am häufigsten vorkommenden H-Antigene (Tab. 13–19) weiter geprüft (im Handel erhältlich).

H-Antigene, Schwärmplatte: Zur Untersuchung der H-Antigene muß möglichst feuchtes Koloniematerial aus dem Bereich oberhalb des Kondenswassers von der Schrägfläche des KLIGLER-Agars verwendet werden. Bei nicht eindeutigem Ergebnis oder bei Nachweis nur einer H-Antigen-Phase wird eine Schwärmplatte, ggf. mit Anti-H-Serum, angelegt.

Zu diesem Zweck wird der auf 50 °C abgekühlte Weichagar nach GARD (s. S. 34) in eine kleine Petrischale (6 cm Durchmesser) gegossen. Nach Erstarren wird die Oberfläche punktförmig beimpft. Der Stamm schwärmt bei 36 °C Bebrütung über den Nährboden. Die Ausbildung einer bestimmten H-Phase kann durch Zugabe von einem Tropfen Antiserum pro 5–7 ml GARD-Agar erreicht werden, das die ausgebildete Phase unterdrückt.

Differenzierung: Der am häufigsten isolierte Enteritis-Erreger *S. typhimurium* unterscheidet sich serologisch von *S. paratyphi* B nur durch eine unterschiedliche erste H-Phase: Faktor „i" anstelle von „b". Wenn lediglich die beiden Serovaren gemeinsame H-Phase 1,2 ausgebildet ist, läßt sich die spezifische Phase mit Hilfe einer Anti-H-Schwärmserum-1,2,5-haltigen (Tab. 13–19) GARD-Agarplatte nachweisen.

Bei der serologischen Prüfung muß Spontanagglutination ausgeschlossen werden.

Campylobacter jejuni und C. coli: Nachweis siehe S. 279.

Yersinia enterocolitica: Nachweis s. S. 278.

Shigellen: Sie gehören am häufigsten zu *S. flexneri* und *S. sonnei.* Nachweis s. S. 277.

Escherichia coli: Die Erkrankungen lassen sich anhand unterschiedlicher Pathomechanismen in vier verschiedene Gruppen untergliedern:

enteropathogene E. coli-Stämme (EPEC): Sie gehören zu den O-Gruppen 20, 26, 44, 55, 86, 111, 114, 119, 125, 126, 127, 128, 142 und 158. EPEC-Stämme spielen heute nur noch eine verhältnismäßig geringe Rolle bei Säuglingen.

Anzüchtung auf MAC CONKEY-Agar; Isolierung von beispielsweise 10 Kolonien auf Nähragar. Orientierende Diagnose mit OK-Seren in Form einer Objektträgeragglutination. Bestätigung durch quantitative Agglutination mit Koch-Antigen (s. S. 87) im Vergleich zu einem Referenzstamm. Durchführung als WIDAL-Reaktion im Mikrotitrator-Verfahren.

Enteroinvasive und *enterotoxinbildende E. coli-Stämme (EIEC bzw. ETEC):* Diese beiden Gruppen korrelieren gehäuft mit bestimmten O-Gruppen. Sie kommen in Mitteleuropa nur vereinzelt vor, sind jedoch in tropisch/subtropischen Entwicklungsländern weit verbreitet. Hierzulande begegnet man ihnen vorwiegend bei Reisediarrhöen.

enterohämorrhagische E. coli-Stämme (EHEC): Sie können hämorrhagische Kolitis und urämisches Syndrom auslösen. Als Beispiel seien Verotoxin-bildende *E. coli*-0157:H7-Stämme angeführt. Die Anzüchtung auf Sorbitol-MAC CONKEY-Agar dient als Screeningmethode. Im Unterschied zu den meisten *E. coli*-Stämmen vermag *E. coli* 0157:H7 Sorbitol nicht zu säuern [15]. EHEC-Stämme weiterer Serogruppen sind bekannt. Der Nachweis von EIEC-, ETEC- und EHEC-Stämmen ist z. Z. Spezialinstituten vorbehalten (z. B. Nationale Salmonella-Zentrale, Medizinaluntersuchungsanstalt, Hygienisches Institut, Hamburg).

Das Verotoxin – mindestens 3 verschiedene Toxine – ähnelt dem SHIGA-Toxin. Es leitet sich von Vervet (Affenart) Origin ab und wird auch SHIGA-like toxin (SLT) genannt. Ein spezielles, sehr empfindliches Nachweisverfahren wird im Hygiene-Institut der Universität Würzburg durchgeführt.

Vibrionen (V. parahaemolyticus u. a.): Nachweis s. S. 178, 280.

Weitere Keimarten: U. U. in Betracht gezogen werden müssen: *Aeromonas hydrophila, Plesiomonas shigelloides, Pseudomonas aeruginosa, Klebsiella-, Proteus-, Citrobacter*-Arten und weitere Keime, u. a. auch Listerien.

Die beiden ersten Arten wurden im Zusammenhang mit Reisediarrhöen gefunden. Unter Einsatz von Ampicillinhaltigem (15 µg/ml) Schafblutagar gelang bei ≈ 1% der Patienten mit Durchfällen der Nachweis von *A. hydrophila* [1]. Die meisten Stämme bildeten ein Cytotoxin, dessen Anwesenheit mit Hämolysinbildung und dem Nachweis einer Lysindecarboxylase korrelierte.

Die ursächliche Bedeutung der weiteren genannten Keime kann nur dann angenommen werden, wenn es sich bei den Betroffenen um resistenzgeminderte Patienten, wie z. B. Säuglinge, Greise und Immunabwehrgestörte handelt, oder wenn der Nachweis der entsprechenden Keime auch in den verdächtigten Lebensmitteln gelingt.

Lebensmittelvergiftungen durch Enterotoxinbildner: *Staphylococcus aureus, Clostridium perfringens* und *Bacillus cereus.* Die Diagnose dieser Infektionen erfolgt durch Nachweis des Toxins bzw. der Keime im Lebensmittel selber (s. S. 337). Ggf. kann auch Erbrochenes untersucht werden.

Lamblien, Kryptosporidien, Kokzidien und andere Protozoen: Nachweis s. S. 243 ff.

Differentialdiagnostisch müssen bei Diarrhöen Viren als Erreger in Betracht gezogen werden.

Besondere Bedeutung haben Rotaviren, die vorwiegend bei Kindern unter 6 Jahren, aber auch bei älteren hospitalisierten Patienten im intensivmedizinischen Bereich Durchfälle verursachen, ferner das Norwalk-Virus.

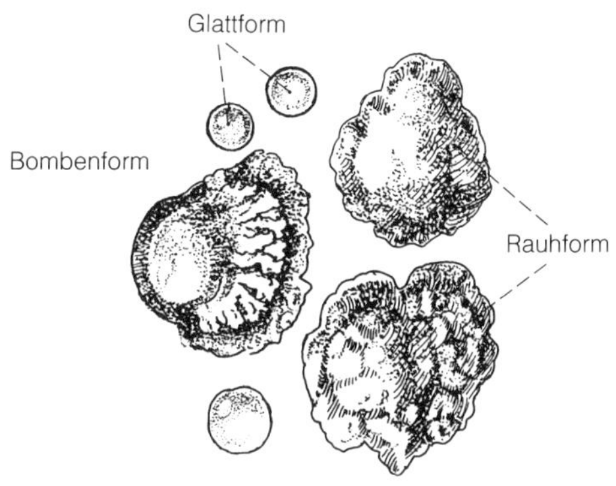

Abb. 13–4 Glatt- und Rauhformen von *Shigella sonnei*-Kolonien auf Nähragar.

7.4 Bakterienruhr

Mit Ausnahme von *S. sonnei* sterben Shigellen im Untersuchungsmaterial schnell ab. Optimal ist daher die Untersuchung noch körperwarmer Stuhlproben. Am erfolgversprechendsten sind in Kochsalzlösung ausgewaschene Schleimflocken. Rektoskopisch entnommener Schleim sollte möglichst direkt auf Nährböden gebracht werden.

Mikroskopische Untersuchung: Bei einer mikroskopischen Untersuchung – kein Routineverfahren, bei Ruhrverdacht jedoch angebracht! – der blutig-schleimigen Entleerungen werden zahlreiche Leukozyten gesehen.

Kultur: Die kulturelle Verarbeitung erfolgt, wie in Abbildung 13–2 dargestellt.

Es gibt kein optimales flüssiges Anreicherungsmedium. Als Anreicherungssubstrat kann Selenit-Bouillon verwendet werden, die dann jedoch bereits nach 6–8 Stunden Bebrütung ausgestrichen werden muß.

S. sonnei: Die Erreger der E-Ruhr *(S. sonnei)* sind an den typischen Kolonieformen erkennbar: Neben runden, kleinen Kolonien finden sich Flachformen; besonders kennzeichnend sind „Bombenformen", d. h. aus Rundkolonien herauswachsende Flachkolonien (Abb. 13–4). Nach positivem Ausfall der Objektträgeragglutination mit *S. sonnei*-Antiserum-Glatt- („Phase 1") oder -Flachform („Phase 2") kann bei entsprechendem biochemischen Verhalten die Diagnose als gesichert angesehen werden.

Übrige Shigella-Arten: Die übrigen *Shigella*-Arten wachsen als sehr feine, durchsichtige, runde Kolonien ohne Veränderung des Nährbodens. Die Objektträgeragglutination ist zu empfehlen mit *S. dysenteriae* 1 (Shiga-Kruse-)-Serum, polyvalentem *S. flexneri*-Serum, *S. dysenteriae* 2 (Schmitz-)Serum und polyvalentem *S. boydii*-Serum. Am häufigsten werden in Mitteleuropa die Arten *S. flexneri* und *S. sonnei* angetroffen.

Die Agglutination wird mit lebenden Kulturen von Kligler-Agar durchgeführt.

Durch thermolabile Oberflächenantigene können die O-Antigene maskiert sein. Deshalb müssen nichtagglutinierende verdächtige Stämme 1 Stunde bei 100 °C erhitzt und erneut serologisch geprüft werden.

Identifizierung und Differenzierung: Da Shigellen Kreuzantigengemeinschaft mit *E. coli*-Stämmen (identische O-Antigene!) besitzen, muß die Prüfung biochemischer Merkmale in stärkerem Maße als bei Salmonellen zur Identifizierung mit herangezogen werden (s. S. 170). Shigellen sind unbeweglich. Bei Reinkulturen fällt ein typischer spermaähnlicher Geruch auf. Gelegentlich werden Shigellen mit *Y. enterocolitica* verwechselt.

Zur genaueren Bestimmung können Ruhrbakterien-Stämme an Speziallaboratorien weitergeleitet werden (Institut für experimentelle Epidemiologie, Wernigerode; Robert-Koch-Institut, Berlin; Nationale Salmonella-Zentrale an der Medizinaluntersuchungsanstalt, Hygienisches Institut Hamburg).

Serologie: Die serologische Untersuchung von Patientenseren spielt nur eine untergeordnete Rolle und wird routinemäßig nicht mehr durchgeführt.

7.5 Yersiniosen

Yersinien sind in der Natur (Wasser, Boden, Tierreich) weit verbreitet. Menschenpathogene Vertreter finden sich in den Spezies *Y. pseudotuberculosis* und *Y. enterocolitica*. Ihre Übertragung auf den Menschen geschieht über Nahrungsmittel und durch Schmierinfektionen.

Klinische Erscheinungen: Typische Krankheitsverläufe sind:

- Enteritis und Enterokolitis
- Lymphadenitis und terminale Ileitis (abszedierende, retikuläre Lymphadenitis der Mesenteriallymphknoten unter dem Bild einer Appendizitis = Pseudoappendizitis)
- Septikämie bei abwehrgestörten Patienten (selten)

Postinfektiöse Folgekrankheit: 1 bis 2 Wochen nach abgelaufener enteraler Yersiniose können eine Arthritis und ein Erythema nodosum auftreten.

Erreger und Altersverteilung: Die beschriebenen Krankheitsverläufe können in unterschiedlicher, altersabhängiger Häufigkeitsverteilung sowohl durch *Y. pseudotuberculosis* als auch durch *Y. enterocolitica* hervorgerufen werden. Die enteritische Form wird häufiger bei *Y. enterocolitica* (Altersgruppen: unter 10 Jahre, über 30 Jahre), die pseudoappendizitische Form hingegen häufiger bei *Y. pseudotuberculosis* (Altersgruppe 6–18 Jahre, ♂ 60–75%) beobachtet (vgl. Tab. 10–33).

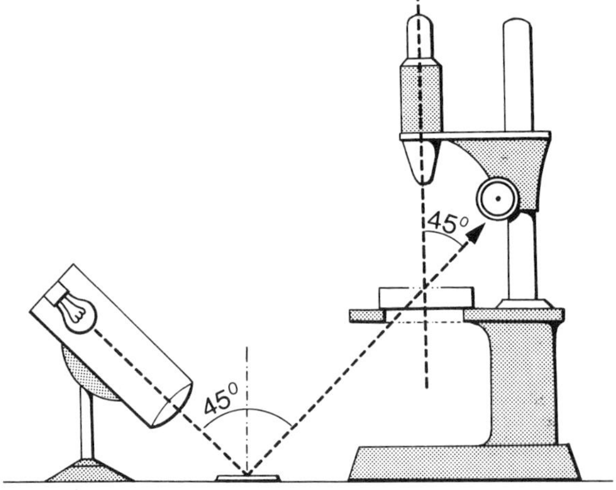

Abb. 13–5 Technik der Schrägbeleuchtung nach HENRY zum Nachweis von Yersinien, Vibrionen und Listerien.

Kulturelle Untersuchung: Bei Enteritis werden Stuhlproben auf MAC CONKEY- oder Desoxycholat-Citrat- bzw. *Salmonella-Shigella*(SS)-Agar ausgestrichen.

Die Kulturen werden nach 18–24 (40) Stunden Bebrütung bei 28 °C mit Schrägdurchlichtbeleuchtung nach HENRY betrachtet (s. Abb. 13–5): *Y. enterocolitica* bildet winzig kleine (Durchmesser 1 mm), durchscheinende Kolonien. Bei Einsatz eines Selektivmediums, wie beispielsweise des im Handel erhältlichen *C*efsulodin-*I*rgasan-*N*ovobiocin(CIN)-Agars nach SCHIEMANN, läßt sich die Ausbeute verbessern. Die Stuhlflora ist deutlich gehemmt. Es entstehen nach 24 Stunden bei 32 °C mit bloßem Auge erkennbare, kleine, dunkelrote Kolonien, die mit „Kuhaugen" verglichen wurden. Sie sind von einem klaren Hof umgeben. Nur wenige Keimarten haben ein ähnliches Aussehen.

Für die Isolierung von *Y. pseudotuberculosis* sind Desoxycholat-Citrat- und SS-Agar nicht geeignet; in diesem Fall muß MAC CONKEY-Agar verwendet werden.

Diagnose der akuten Enterokolitis: Sie kann mit Hilfe einer Direktkultur gestellt werden. Eine Anreicherung in der Kälte ist jedoch hilfreich bei der Untersuchung von symptomlosen Ausscheidern und Rekonvaleszenten sowie zur Anzüchtung von *Y. pseudotuberculosis* aus Stuhlproben.

Der Stuhl wird zu diesem Zweck in phosphatgepufferter, physiologischer Kochsalzlösung 21 Tage im Kühlschrank gehalten und in einwöchigen Abständen auf MAC CONKEY-, SS- oder CIN-Agar subkultiviert (sogenannte Kälteanreicherung). Die Subkulturen werden 2–4 Tage bebrütet.

Diagnose der pseudoappendizitischen Form: Keime werden meist nicht im Stuhl gefunden. Erforderlich ist die Untersuchung von Operationsmaterial (Lymphknoten, Appendix).

Identifizierung: Die Identifizierung der Yersinien erfolgt anhand biochemischer Merkmale (s. S. 172), wobei die Beweglichkeit (36 °C negativ, 22 °C positiv) ein charakteristisches Merkmal darstellt.

Bei *Y. enterocolitica* stehen außerdem agglutinierende Seren für die in Europa vorherrschenden Serovare O 3 und O 9 – Gruppe I und V nach KNAPP und THAL – zur Verfügung. Infektionen mit *Y. enterocolitica* Serovar O 3 werden am häufigsten beobachtet.

Serologische Untersuchung: Bei der pseudoappendizitischen Verlaufsform und zur Erkennung immunpathologischer Komplikationen (Folgekrankheiten) werden agglutinierende Antikörper mit der WIDAL-Technik (handelsübliche Antigene von *Y. pseudotuberculosis* I–VI und *Y. enterocolitica* O 3 und O 9) geprüft. Als signifikant gelten Antikörper gegen OH-Antigene ab 1:160 oder ein vierfacher Titeranstieg. Titer von 1:40 bis 1:80 müssen als verdächtig angesehen werden. Am häufigsten werden hierzulande Antikörper gegen *Y. pseudotuberculosis* Serovar I gefunden. Bei *Y. enterocolitica* treten Antikörper im Gegensatz zu *Y. pseudotuberculosis* erst 5–7 Tage nach Einsetzen der klinischen Symptome auf. Wiederholungsuntersuchung nach 8–10 Tagen empfehlenswert.

Auch bei akuter Enteritis erreichen die meist relativ niedrigen Titer erst nach etwa 10 Tagen ihren Höhepunkt.

Die Ergebnisse mit diesen käuflichen Antigenen sind nicht immer befriedigend. Es wird zusätzlich die Verwendung von Lebendantigenen empfohlen [24].

7.6 Campylobacter-Infektionen

C. jejuni und C. coli

Epidemiologie und Übertragung: Die beiden *Campylobacter*-Arten *C. jejuni* und *C. coli*, von denen *C. jejuni* überwiegt, sind die zweithäufigsten Enteritis-Erreger in gemäßigter Klimazone. In schweren Fällen beginnt die Erkrankung mit hohem Fieber; gelegentlich treten blutig-schleimige Durchfälle auf. Es existiert ein tierisches Erregerreservoir (Geflügel, Schweine). Die Übertragung geschieht über Lebensmittel (ungenügend durchgegartes Fleisch, unpasteurisierte Milch, Trinkwasser); Schmierinfektionen werden besonders bei Kindern beobachtet.

Kultur: Die Anzüchtung der Keime gelingt auf Selektivnährböden durch Bebrütung in halbanaerober Atmosphäre (85% Stickstoff, 10% Kohlendioxid, 5% Sauerstoff) bei 42 °C (Tab. 13–13). Für Routinezwecke reicht eine Direktkultur (s. u.). Durch Einsatz einer Anreicherung, z. B. mit dem Selektivzusatz nach BUTZLER, ist eine Steigerung der Ausbeute möglich [34].

Dies trifft insbesondere für Proben mit längerer Transportzeit oder niedriger Keimzahl in der Rekonvaleszenz zu.

Mikroskopische Untersuchung: Eine mikroskopische Untersuchung des Nativpräparats wird nur in besonderen Fällen durchgeführt. Die typische Vibrionenbeweglichkeit ist im Dunkelfeld- oder Phasenkontrastmikroskop erkennbar.
Kultur: Zur Direktkultur (Tab. 13–13), z. B. auf SKIRROW-Selektivagar, wird der Nährboden mittelstark unter zweimaliger Fraktionierung beimpft und ein Cephalothin-Plättchen (30 µg) auf den ersten Sektor gelegt *(C. jejuni/coli* resistent). Die erforderliche Gasatmosphäre wird z. B. mit Campypak II (BBL Nr. 71033) oder Gasgenerating Kit (Oxoid Nr. BR 60) hergestellt. Eine erste Ablesung kann nach 18–24 Stunden erfolgen. Nach 48 Stunden sind flache, graue, durchsichtige, tautropfenähnliche Kolonien, die einen leicht bräunlichen bis rosafarbenen Ton annehmen können, erkennbar; bei feuchten Nährböden fließen die Einzelkolonien entlang dem Impfstrich zusammen; oft bilden sich zipfelige Ausziehungen aus.

Identifizierung: Zur Identifizierung genügen ein mikroskopisches Präparat – nach 24 Stunden mehr gewundene, schraubige, nach 48 Stunden kokkoide, manchmal kommaförmige Formen –, positive Oxidase- und Katalase-Reaktion sowie die Differenzierung zwischen *C. jejuni* und *C. coli* durch die Prüfung der Hippurathydrolyse (s. S. 192).

C. fetus subspec. fetus

Eine weitere *Campylobacter*-Art, *C. fetus* subspec. *fetus,* als Erreger von Tiererkrankungen bekannt, erzeugt gelegentlich bei abwehrgestörten Patienten (z. B. Leukämie, Neoplasien, Diabetes, Alkoholismus) Infektionen. Beobachtet werden Karditis, Meningitis, Arthritis, Abszesse und septische Aborte, die wahrscheinlich als Lokalbesiedlungen im Rahmen einer Bakteriämie zu verstehen sind. Die bakteriämische Phase wird jedoch häufig nicht erfaßt. Vereinzelt wird *C. fetus* auch als Ursache von Enteritis gefunden. Der Erreger wächst meistens nicht bei 43 °C. Differenzierung s. S. 192.

C. pylori (jetzt *Helicobacter pylori)*

Der Nachweis von *H. pylori* aus Biopsien der Antrummagenschleimhaut ist bei Verdacht auf Gastritis B und Magenulkus angezeigt (Tafel 10). Ein Kausalzusammenhang zwischen *Helicobacter*-Befund und Erkrankung ist bisher nicht sicher erwiesen, jedoch wahrscheinlich. Wichtig ist, daß das in einem Spezialtransportmedium (20%ige Glukose-Lösung, steril filtriert in kleinen Schraubverschlußfläschchen zu 0,5 ml abfüllen) eingesandte Biopsiematerial innerhalb von 2 Stunden verarbeitet wird. Als Schnelldiagnose eignen sich mikroskopisches Präparat und der Ureasenachweis.

Da die Keime in der Schleimhaut nicht gleichmäßig verteilt sind, muß sehr sorgfältig mikroskopiert werden, ehe ein Präparat als negativ beurteilt wird.

Anzüchtung: Die Anzüchtung ist auf frisch zubereitetem Blutagar (Blood Agar Base Nr. 2, Oxoid, + 7% Schafblut) ohne und mit Selektivzusatz nach Skirrow + 2 mg Amphotericin B pro 1 Liter Basismedium möglich. Die Bebrütung erfolgt 7 Tage bei 36 °C unter streng mikroaerophilen Gasbedingungen (s. *C. jejuni*).

Frühestens nach 4 Tagen sind 0,3–1,0 mm große, glatt begrenzte, transparente, glänzende Kolonien erkennbar; gelegentlich entsteht eine diffuse, schwache Hämolyse.

Für die Identifizierung sind die auf S. 192 angegebenen Merkmale geeignet.

7.7 Cholera

Die Cholera ist eine toxinbedingte Erkrankung, die mit erheblichen Wasser- und Elektrolytverlusten einhergeht.

Untersuchungsmaterial: Da Vibrionen gegen Austrocknung empfindlich sind, sollten Entleerungen („Reiswasserstuhl") entweder sofort oder bei Verzögerung im Transportmedium – etwa 1 ml oder 1 g Stuhl in 10 ml alkalisches Peptonwasser mit 1% NaCl – eingeschickt werden. Wenn kein Transportmedium zur Verfügung steht, muß die Probe auf schnellstem Wege gekühlt ins Labor gebracht werden. *V. cholerae* biovar *eltor* stirbt nach eigenen Erfahrungen allerdings nicht so schnell ab.

Vorhergehende telefonische Benachrichtigung des Labors ist erforderlich.

Von der Leiche 10 cm lange Darmschlinge aus dem untersten Teil des Ileums einschicken.

Mikroskopische Untersuchung: Im Nativpräparat ist eine „mückenschwarmartige" Bewegung charakteristisch; manchmal ist die typische Beweglichkeit erst nach mehrstündiger Vorbebrütung der Probe in alkalischem Peptonwasser erkennbar. Für das Nativpräparat muß von der Oberfläche der Bouillonkultur entnommen werden! Ein Aufschütteln ist zu vermeiden. Im gefärbten Stuhlpräparat sind die Stäbchen häufig nicht so typisch kommaförmig wie auf Abbildungen.

Kultur: Erforderlich ist die Beimpfung von Nähr- oder Fleischwasseragar, TCBS-Agar (Thiosulfat-Citrat-Bile-Saccharose-Agar) und alkalischem Peptonwasser mit 1% NaCl (s. Tab. 13–14). Außerdem erfolgt die Routineverarbeitung auf andere enteropathogene Keime.

Auf Fleischextraktagar erscheinen Cholera- und NAG-Vibrionen bei Schrägbeleuchtung nach Henry (Abb. 13–5) als relativ flache, graue, nicht-leuchtende Kolonien, die sich von den mehr erhabenen, brillant irisierenden Kolonien der gramnegativen Begleitflora abheben. Zusätzlich werden Oxidase-Reaktion, typische Beweglichkeit und Objektträgeragglutination (Ausschluß einer Spontanagglutination!) geprüft.

Auf TCBS-Agar bilden Cholera- und NAG-Vibrionen flache, gelbe Kolonien. *Vibrio parahaemolyticus* wächst in blau-grünen, vom Nährboden schlecht abnehmbaren Kolonien. Die meisten Enterobakteriazeen sind gehemmt. Oxidase- und Agglutinationsreaktionen können auf diesem Nährboden nicht beurteilt werden.

Diagnose: Eine Verdachtsdiagnose „Cholera" läßt sich bereits aus der typischen Vibrionenbeweglichkeit im frischen Stuhl oder im Peptonwasser aussprechen. Auf jeden Fall erfolgt eine Meldung an Einsender und Gesundheitsamt bei Isolierung verdächtiger Kolonien mit den folgenden Merkmalen: Oxidase-positiv, typische Beweglichkeit und positive Objektträgeragglutination mit polyvalentem Anti-Cholera-Serum.

Bei Erstisolierung in einer Gegend ist es zur Sicherung der Diagnose ratsam, den Stamm (Bakteriensuspension) mit dem Cholera-Antiserum im Vergleich zu einem Referenzstamm auszutitrieren und zusätzlich die biochemischen Merkmale (Tab. 10–38) zu prüfen. Differenzierung zwischen *V. cholerae* und *V. cholerae* biovar *eltor* ist auf S. 180 beschrieben.

7.8 Pseudomembranöse Enterokolitis

Clostridium difficile

Clostridium difficile verursacht dieses durch blutig-schleimige Durchfälle gekennzeichnete Krankheitsbild vorwiegend nach längerer Gabe von Antibiotika (Clindamycin und Breitbandpräparate, die die Darmflora in komplexer Weise beeinflussen). Auch Zytostatika können auslösend wirken. Diese schwerste Verlaufsform muß nicht immer voll ausgebildet sein. Alle Übergänge bis hin zu einfachen Antibiotika-assoziierten Durchfällen werden mit diesem Erreger in Verbindung gebracht. Nosokomiale *C. difficile*-Enteritiden sind auf onkologischen Stationen beschrieben worden [9].

Diagnose: Für die Diagnose muß nicht nur der *Erreger*, sondern auch das *Toxin* im Stuhl nachgewiesen werden. Dabei ist zu berücksichtigen, daß Erreger und Toxin auch bei Gesunden, insbesondere bei Kleinkindern und Säuglingen, in bis zu 20% der Fälle gefunden werden können.

Kultur: Die Stuhlprobe – mindestens 2 ml bzw. 2 g, besser eine größere Menge – sollte umgehend (Anaerobier!) ins Labor gebracht werden. Die Verarbeitung nach ggf. vorhergehender Homogenisierung in physiologischer NaCl umfaßt die Beimpfung eines flüssigen und zweier fester Selektivnährböden nach Abbildung 13–3.

C. difficile-Kolonien erscheinen als bis zu 5 mm große, gelbliche, cremige Kolonien mit erhabenem Zentrum und fransigem Randsaum. Ihre Kultur verbreitet einen kresolähnlichen Geruch. Mikroskopisch werden lange, schlanke, z. T. gebogene, grampositive Stäbchen mit subterminaler Sporenbildung (nicht immer ausgebildet!) gesehen. Anhand dieser Kriterien kann bereits eine Vermutungsdiagnose gestellt werden. Es schließen sich eine biochemische Prüfung (s. S. 142) und ggf. Gaschromatographie sowie Toxinnachweis an.

Durch Verwendung eines Latex-Agglutinationstestes (Freka Micro Screen *C. difficile*, Fresenius), der sowohl mit Bouillonkulturen als auch mit Kolonien durchgeführt werden kann, läßt sich die kulturelle Diagnostik vereinfachen. An Latex gebundene spezifische Antikörper reagieren mit Zellwandantigen von *C. difficile*.

Toxine: *C. difficile* bildet zwei Toxine, Toxin A und Toxin B (Zytotoxin), die meistens zusammen vorkommen. Bis vor kurzem wurde das Zytotoxin, das besonders gut mit dem klinischen Bild korreliert, zur Erkennung einer *C. difficile*-Erkrankung herangezogen. Neuerdings wird auch der Toxin A-Nachweis zu diesem Zweck eingesetzt.

Nachweis von Toxin B (Zytotoxin): Der Zytotoxinnachweis geschieht in Vero-Zellkulturen. Die Spezifität eines positiven „zytopathischen" Effektes muß durch Neutralisation mit Antitoxin bewiesen werden.

Herstellung des Stuhlfiltrates: Ca. 1 g Stuhl (erbsgroße Probe) wird in 4 ml gepufferte NaCl mit Wattetupfer homogen eingerieben (= Verdünnung 1:5). Bei flüssigen Stühlen Verdünnung 1:2. Das Homogenisat wird bei 5000–6000 U/min. ca. 30 Minuten zentrifugiert.

Ab jetzt muß wegen der Spritzgefahr unter der Impfkabine gearbeitet werden. Das Zentrifugat wird mit der Spritze abgezogen, die Nadel entfernt und der Spritzeninhalt durch Sartorius-Membranfilter (0,45 μm) filtriert. Sollte sich der Stuhl schwer filtrieren lassen, wird höher verdünnt (z. B. 1:10).

Das Filtrat kann bis zu 24 Stunden im Kühlschrank aufbewahrt oder für eine längere Aufbewahrung eingefroren werden.

Durchführung des Toxintestes: In die Vertiefung einer Mikrotiterplatte, die am Vortag mit 180 μl Vero-Zellkultur beschickt wurde, werden in zwei Vertiefungen je 20 μl Stuhlfiltrat (Doppelansatz) gegeben. Bebrütung bei 35 °C für 18–24 Stunden. Ablesung auf „zytopathischen" Effekt, d. h. Abrundung der Zellen. Im positiven Fall schließt sich der Neutralisationsversuch mit Antitoxin (*C. sordellii*-Antitoxin oder *C. difficile*-Antitoxin) an.

Das tiefgefrorene, aufbewahrte Antitoxin wird aufgetaut und geeignet verdünnt. 20 μl Antitoxin + 20 μl Stuhlfiltrat werden gemischt; davon werden 20 μl auf die Zellkultur gegeben. Ablesung wie beschrieben.

Eine Toxintiterbestimmung ist möglich, jedoch für klinische Zwecke nicht unbedingt erforderlich.

Nachweis von Toxin A: Einfach durchzuführender kommerzieller CDT-Latex-Test.

Staphylococcus aureus

Staphylococcus aureus kann ebenfalls gelegentlich eine Enterokolitis verursachen. Daran ist zu denken, wenn dieser Keim im Stuhl wiederholt und in größerer Menge nachgewiesen und *C. difficile* nicht gefunden wird.

Bei Säuglingen bis zum Ende des ersten Lebensjahres könnte *S. aureus* ebenfalls in die routinemäßige Diagnose einbezogen werden. Für diesen Zweck bedient man sich der Direktkultur auf Selektivnährböden (z. B. Mannit-Kochsalz-Agar).

Parasiten

Untersuchung von Stuhlproben bei Parasitenbefall (s. Kap. 12.3.1).

8 Bakteriologische Untersuchungen an der Leiche

Da bereits agonal Bakterien in die Blutbahn einbrechen können und mit beginnender Fäulnis eine Einwanderung der Darmbakterien erfolgt, sind Proben möglichst bald nach dem Tod zu entnehmen. Als sog. Fäulniskeime werden regelmäßig *E. coli*, *Proteus*-Arten und andere Enterobakteriazeen, weiter Pseudomonaden, Enterokokken, anhämolysierende Streptokokken und anaerobe Sporenbildner gefunden. Hinzu kommt, daß die verschiedenen Keimarten durch die unsterilen Sektionsinstrumente verschleppt werden.

Intravitale bakteriologische Befunde können im Einzelfall Hinweise auf die Erregernatur einer nachgewiesenen Keimart geben.

Organe: Werden die Kulturen nicht an Ort und Stelle angelegt, so sind zum Versand große Organteile mit möglichst wenig Schnittflächen zu entnehmen, nicht jedoch Organscheiben wie zur histologischen Untersuchung. Das mit sterilem Messer abgeschnittene Organteil sollte eine Kantenlänge von etwa 3 cm haben. Die Schnittflächen sind vor dem Versand mit einem erhitzten Messer zu verschorfen oder kurz in kochendes Wasser einzutauchen. Im Labor sind neue Schnittflächen zu legen, die in der beschriebenen Weise hitzebehandelt werden müssen.

Die verschiedenen Organe sind ohne Zusatz von Formalin in getrennten, sterilen Gefäßen mit sicherem Verschluß gekühlt einzusenden.

Aus Entzündungsherden sind je zwei luftgetrocknete und über der Flamme fixierte, aber ungefärbte Objektträgerausstriche zur mikroskopischen Untersuchung anzufertigen und mit einem Tupfer entnommenes Material in einem Röhrchen zur kulturellen Untersuchung einzuschikken.

Blut: Zur Blutentnahme an der Leiche umgreift ein Assistent nach Entfernung des Brustbeins und möglichst steriler Eröffnung des Herzbeutels die großen Gefäße mit der Hand und klemmt sie ab. Mit einem heißen Messer wird die Außenfläche der rechten Herzkammer abgesengt. An dieser Stelle wird mit einer Spritze, die mit einer weiten, langen Kanüle versehen ist, punktiert. Nach dem Einstich übt der Assistent einen Druck auf das gespannte Herz aus, so daß das Blut in die Spritze einströmt. Das aspirierte Blut ist sogleich in ein steriles Röhrchen zu übertragen.

Ist eine Sektion nicht möglich, so kann man eine Herzpunktion im zweiten Interkostalraum unmittelbar neben dem Sternum ausführen. Nach Desinfektion der Haut wird die Kanüle 6–10 cm tief eingestoßen.

Im Gegensatz zur Blutuntersuchung am Lebenden gelingt der Nachweis von Sepsiserregern hier oft bereits mikroskopisch (s. a. [47 a]).

Knochenmark: Ist eine sterile Entnahme von Leichenblut erschwert oder die Leiche bereits weitgehend zersetzt, so empfiehlt sich die bakteriologische Untersuchung des Knochenmarks. Es wird ein unterer Brustwirbel genommen, in einen Schraubstock gespannt und mit einem Bunsenbrenner abgeflammt. Dann wird der hervorstehende Teil des Wirbelkörpers abgesägt und die Sägefläche abgeflammt. Durch weiteres Anziehen des Schraubstocks wird erreicht, daß der Sägefläche Markmasse entquillt. Diese wird mit der Öse zur mikroskopischen und kulturellen Untersuchung entnommen und ebenso wie Eiter für die Weiterverarbeitung im Labor auf geeignete feste Nährböden gebracht.

Gehirn: Bei beginnender Zersetzung ist auch die bakteriologische Untersuchung des Gehirns zweckmäßig.

Bei sachgemäßer Entnahme und Kühlung der Leiche ist mit einer hohen Korrelation der bakteriologischen Befunde intra vitam und post mortem zu rechnen. Voraussetzung ist die Entnahme des Materials spätestens 15 Stunden nach dem Tode.

Literatur

1. Agger, W. A., J. D. Mc Cormick, M. J. Gurwith: Clinical and microbiological features of *Aeromonas hydrophila*-associated diarrhea. J. clin. Microbiol. 21 (1985) 909–913.
2. Banck, G., M. Nyman: Tonsillitis and rash associated with *Corynebacterium haemolyticum*. J. infect. Dis. 154 (1986) 1037–1040.
3. Bille, J., G. D. Roberts, J. A. Washington II: Retrospective comparison of three blood culture media for the recovery of yeasts from clinical specimens. Europ. J. clin. Microbiol. 2 (1983) 22–25.
4. Bockemühl, J., J. Albrecht: Zur Bedeutung der „Enteritis infectiosa – übrige Formen". Öff. Gesundh.-Wes. 46 (1984) 595–599.
5. Brühl, P.: Urologische Abteilungen. In: Thofern, E.,

K. Botzenhart (Hrsg.): Hygiene und Infektionen im Krankenhaus. S. 337–372. Gustav Fischer, Stuttgart–New York 1983.
6. Burkhardt, F., H.-J. Boltze, U. Ullmann: Die bakteriologische Diagnose der Harnwegsinfektion. DGHM-Verfahrensrichtlinie. Zbl. Bakt. Hyg., I. Abt. Orig. A 248 (1980) 137–147.
7. Chapin, K. C., G. Doern: Selective media for recovery of *Haemophilus influenzae* from specimens contaminated with upper respiratory tract microbial flora. J. clin. Microbiol. 17 (1983) 1163–1165.
8. Chastre, J., J.-Y. Fagon, Y. Domart, G. Gibert: Diagnosis of nosocomial pneumonia in intensive care unit patients. Current topic: review. Europ. J. clin. Microbiol. infect Dis. 8 (1989) 35–39.
9. Dahn, R., U. Dickgiesser, D. Fritsche, M. Kist: Endemisches Auftreten von *Clostridium difficile* im Krankenhaus. Hyg. und Med. 9 (1984) 159–166.
10. Dan, M.: Septic arthritis in young infants: clinical and microbiological correlations and therapeutic implications (Review article). Rev. Infect. Dis. 6 (1984) 147–155.
11. Daschner, F.: Bakterielle Erreger von Krankenhausinfektionen. Immun. Infekt. 12 (1984) 139–142.
12. Fritsche, D., K. Bartmann, H. Hussels, H. Reinfurth, G. Ruckdeschel, U. Ullmann: Die mikrobiologische Diagnose von Infektionen der tieferen Atemwege und der Lunge. Verfahrensrichtlinie der DGHM. Zbl. Bakt. Hyg., I. Abt. Orig. A 248 (1980) 162–176.
13. Fung, J. C., R. Tilton: Detection of bacterial antigens by counterimmunoelectrophoresis, coagglutination, and latex agglutination. In: Lennette, E. H., A. Balows, W. J. Hausler Jr., H. J. Shadomy: Manual of Clinical Microbiology, 5th edition, p. 883–890. Amer. Soc. Microbiol. Washington, D. C. 1985.
14. Graevenitz, A. von: Which bacterial species should be isolated from throat cultures? Editorial. Europ. J. clin. Microbiol. 2 (1983) 1–3.
14a. Gassell, G. H., K. B. Waites, D. T. Crouse, P. T. Rudd, K. C. Canupp, S. Stagno, G. R. Cutter: Association of *Ureaplasma urealyticum* infection of the lower respiratory tract with chronic lung disease and death in very-low-birth-weight infants. Lancet I (1988) 240–245.
15. Harris, A. A., R. L. Kaplan, L. J. Goodman, M. Doyle, W. Landau, J. Segreti, K. Mayer, St. Levin: Results of a screening method used in a 12-months stool survey for *Escherichia coli* 0157:H7. J. infect. Dis. 152 (1985) 775–777.
16. Hayden, G. F., J. O. Hendley, J. M. Gwaltney Jr.: Management of the ambulatory patient with sore throat. In: Remington, J. S., M. N. Swartz (eds.): Current Clinical Topics in Infectious Diseases, p. 62–75. Mc Graw-Hill, New York 1988.
17. Heineman, H. S., J. K. Chawla, W. M. Lofton: Misinformation from sputum cultures without microscopic examination. J. clin. Microbiol. 6 (1977) 518–527.
18. Heineman, H. S., R. R. Radano: Acceptability and cost savings of selective sputum microbiology in a community teaching hospital. J. clin. Microbiol. 10 (1979) 567–573.
19. Heinrichsen, J., E. Berntsson, B. Kaijser: Comparison of counterimmunoelectrophoresis and the capsular reaction test for typing of pneumococci. J. clin. Microbiol. 11 (1980) 589–592.
20. Kahn, F. W., J. M. Jones: Diagnosing bacterial respiratory infection by bronchoalveolar lavage. J. infect. Dis. 155 (1987) 862–869.
21. Kalin, M.: Bacteremic pneumococcal pneumonia: value of culture of nasopharyngeal specimens and examination of washed sputum specimens. Europ. J. clin. Microbiol. 1 (1982) 394–396.
22. Kalin, M., A. A. Lindberg, E.-H. Olausson: Diagnosis of pneumococcal pneumonia by coagglutination and counterimmunoelectrophoresis of sputum samples. Europ. J. clin. Microbiol. 1 (1982) 91–96.
23. Kilian, M.: A rapid method for the differentiation of *Haemophilus* strains. The porphyrin test. Acta path. microbiol. scand. Sect. B, 82 (1974) 835–842.
24. Knapp, W.: Infektionen des Gastro-Intestinaltraktes durch *Yersinia enterocolitica* und *Yersinia pseudotuberculosis*. Hahnenklee-Symposium 1978. Infektionen des Gastro-Intestinaltraktes. Editiones Roche 1978, 253–272.
25. Knothe, H., G. A. Dette: Erregerspektrum, Erregernachweis. In: Antibiotika in der Klinik, 2. erw. Aufl. Aesopus, Wiesbaden 1984.
26. Kunz, H. H., H. G. Sieberth, J. Freiberg, G. Pulverer, F. J. Schneider: Zur Bedeutung der Blasenpunktion für den sicheren Nachweis einer Bakteriurie. Dtsch. med. Wschr. 100 (1975) 2252–2264.
27. Langmaak, H., R. Gallien: Untersuchungen über ein neues zeit- und kostensparendes Blutkultursystem. Labor-Medizin 3 (1980) 273–274.
28. Liñares, J., A. Stiges-Serra, J. Garau, J. L. Pérez, R. Martin: Pathogenesis of catheter sepsis: a prospective study with quantitative and semiquantitative cultures of catheter hub and segments. J. clin. Microbiol. 21 (1985) 357–360.
29. Mc Gowan Jr., J. E.: Respiratory tract infections due to *Branhamella catarrhalis* and *Neisseria* species. In: Remington, J. S., M. N. Swartz (eds.): Current Clinical Topics in Infectious Diseases. p. 181–203, No. 8. Mc Graw-Hill, New York 1987.
30. Moody, J. A., C. E. Fasching, C. J. Shanholtzer, D. N. Gerding, L. R. Peterson: Evaluation of new blood culture processing systems. J. clin. Microbiol. 20 (1984) 351–356.
31. Müller, J.: Die Erregerdiagnostik der systemischen Pilzerkrankungen mit besonderer Berücksichtigung quantitativer Methoden. Chemotherapy 22, Suppl. 1 (1976) 53–86.
32. Oriel, J. D.: Ophthalmia neonatorum: relative efficacy of current prophylactic practices and treatment. J. antimicrob. Chemother. 14 (1984) 209–220.
33. Perlino, C. A.: Laboratory diagnosis of pneumonia due to *Streptococcus* pneumoniae. J. Infect. Dis. 150 (1984) 139–144.
34. Primavesi, C. A., A. Lorra-Eberts: Zur bakteriologischen Diagnostik von *Campylobacter jejuni*. Umweltmedizin 2 (1985) 33–35.
35. Reller, L. B., P. R. Murray, J. D. Mac Lowry: Blood cultures II. Cumitech 1 A, 1982.
36. Schonard, G., R. Ringelmann: Bakteriologische Diagnostik bei Bronchitis und Pneumonie. Teil I und II. Immun. Infekt. 9 (1981) 43–49, 121–130.

37. Shanson, D. C., J. Pratt, P. Greene: Comparison of media with and without „Pammede“ for the isolation of *Streptobacillus moniliformis* from blood cultures and observations on the inhibitory effect of sodium polyanethol sulphonate. J. med. Microbiol. 19 (1985) 181–186.
38. Sherman, M. P., K. H. Chance, B. W. Goetzman: Gram's stains of tracheal secretions predict neonatal bacteremia. Amer. J. Dis. Child. 138 (1984) 848–850.
39. Simon, C., A. Wanasuka, D. Kiosz: Der Latex- und Koagglutinations-Test im Serum und Urin bei kindlichen Pneumonien. Mschr. Kinderheilkd. 133 (1985) 225–230.
40. Soriano, F. S., C. Ponte, M. Santamaria, J. M. Aguado, I. Wilhelmi, R. Vela, L. C. Delatte: Corynebacterium group D-2 as a cause of alkaline-encrusted cystitis: report of four cases and characterization of the organisms. J. clin. Microbiol. 21 (1985) 788–792.
41. Stamm, W. E.: Quantitative urine cultures. Revised editorial. Europ. J. clin. Microbiol. 3 (1984) 279–281.
42. Thorpe, J. E., R. P. Baughan, P. T. Frame, T. A. Wesseler, J. L. Staneck: Bronchoalveolar lavage for diagnosing acute bacterial pneumonia. J. infect. Dis. 155 (1987) 855–861.
43. Ullmann, U., M. Abdou, R. Dahn, R. Lütticken, E. Herrero: Nachweis von Bakterien und Pilzen aus Blutproben. DGHM-Verfahrensrichtlinie. Zbl. Bakt. Hyg., I. Abt. Orig. A 252 (1982) 1–8.
44. Van der Auwera, P., A. André, G. Bulliard, J. C. Legrand, B. Gordts, H. van Landuyt, F. Schuyteneer: Comparison of latex agglutination and counterimmunoelectrophoresis in the diagnosis of acute *Streptococcus pneumoniae* infections. Europ. J. clin. Microbiol. 2 (1983) 534–540.
45. Vanhuynegem, L., P. Parmentier, M. Bertrumé, M. Somerhausen, J. Jonckheer, C. Potvliege: Detection of central venous catheter-associated sepsis. Europ. J. clin. Microbiol. 4 (1985) 46–48.
46. Weinstein, M. P., L. B. Reller, J. R. Murphy, K. A. Lichtenstein: The clinical significance of positive blood cultures: A comprehensive analysis of 500 episodes of bacteremia and fungemia in adults. I. Laboratory and epidemiologic observations. Rev. Infect. Dis. 5 (1983) 35–53.
47. Winterbauer, R. H.: Diagnosis of bacterial pneumonia with fiberoptic bronchoscopy. (Editorial) Europ. J. clin. Microbiol. 4 (1985) 95–97.
47 a. Wood, W. H., M. Oldstone, R. B. Schultz: A reevaluation of blood culture as an autopsy procedure. Amer. J. Clin. Path. 43 (1965) 241–247.
48. Young, L. S.: *Mycobacterium avium* complex infection: (AIDS commentary) J. infect. Dis. 157 (1988) 863–867.
49. The Lancet: Ophthalmia neonatorum today. Lancet II (1984) 1375–1376.
50. The Lancet: Bacterial pharyngitis. The Lancet I/II (1987) 1241–1242.

Übersichtsliteratur

Bannatyne, R. M., C. Clausen, L. R. Mc Carthy, (coordinating editor: Duncan, I.B.R.): Laboratory diagnosis of upper respiratory tract infections. Cumitech 10 (1979).

Bockemühl, J.: Die enteralen Yersiniosen: Pathogenese, klinischer Verlauf, Epidemiologie und Diagnose. Immun. Infekt. 10 (1982) 180–186.

Kist, M., S. Aleksić, J. Bockemühl, R. Dahn, E. v. Pritzbuer, H. E. Müller, J. Kunkel, K. Hoffmann: Die bakteriologische Diagnose enteraler Infektionen. Verfahrensrichtlinie der DGHM. Zbl. Bakt. Hyg., I. Abt. Orig. A 255 (1983) 423–447.

Bryan, C. S.: Clinical implications of positive blood cultures. Clin. Microbiol. Rev. 2 (1989) 329–353.

Müller, H. E., J. Bockemühl, F. Burkhardt, A. von Graevenitz: Isolierung und Identifizierung von *Vibrionaceae*. Verfahrensrichtlinie der DGHM. Zbl. Bakt. Hyg., I. Abt. Orig. A 248 (1980) 148–161.

Rosin, H., S. K. Heinrich, H. E. Müller, G. Marklein: Mikrobiologische Diagnostik bei Meningitis. DGHM-Verfahrensrichtlinie der DGHM. Zbl. Bakt. Hyg. I. Abt. Orig. A 260 (1985) 91–99.

Sonntag, H.-G., H. Brunner, R. Lütticken, K.-H. Husmann, U. Lutz-Dettinger: Mikrobiologische Diagnostik von Infektionen der oberen Atemwege, des Ohres und des Auges. Verfahrensrichtlinie der DGHM. Zbl. Bact. Hyg., I. Abt. Orig. A 250 (1981) 9–24.

Sticht-Groh, V.: Über die Bedeutung von *Campylobacter* als Diarrhoeerreger des Menschen. Ärztl. Lab. 31 (1985) 173–192.

Thiel, H.-J.: Ophthalmologische Abteilungen. In: Thofern, E., K. Botzenhart: Hygiene und Infektionen im Krankenhaus. S. 431–441. G. Fischer, Stuttgart–New York 1983.

14 Erreger und zugehörige Krankheitsbilder

1 Tuberkulose und andere Mykobakteriosen

Schutzvorkehrungen

Untersuchungen auf Mykobakterien erfordern wegen des höheren Infektionsrisikos aufwendige Schutzvorkehrungen [2]. So sollte der Arbeitsraum über einen Vorraum (Schleuse) betreten werden, in dem die Schutzkleidung gewechselt werden kann.

Eine Schleuse ist insbesondere dann zu fordern, wenn Subkulturen von Tuberkulosebakterien, z. B. für die Identifizierung und Resistenzbestimmung, angelegt werden. Ein solches Labor, in dem Arbeiten der Risikostufe C, die Keimen der Risikogruppe III (s. S. 5) entspricht, durchgeführt werden, wird als Laboratorium Typ 3 eingeordnet. Werden die Keime lediglich auf Nährböden oder im Tier angezüchtet, wird das Labor nur als Typ 2 klassifiziert. Tuberkulosebakterien gehören in diesem Fall zur Risikogruppe II und werden nicht mehr als Risikogruppe III gewertet.

Die Arbeiten müssen in Sicherheitskabinen der Klasse II (s. S. 5) durchgeführt werden. Am Arbeitsplatz sind UV-Strahler (Wellenlänge 254 nm mit 2500 $\mu Ws/cm^2$, Überprüfung alle 3 Monate) anzubringen. Röhrchen, Pipetten und Ösen sollten aus Einmalmaterial sein. Es darf nur in verschlossenen Röhrchen (Schraubverschluß, Gummistopfen) mit aerosoldichter Zentrifuge zentrifugiert werden. Flüssiges Untersuchungsmaterial darf nur über einer Desinfektionsmittel-getränkten Zellstoffunterlage umgefüllt werden. Zur Desinfektion sollten Tuberkulosebakterien-wirksame Präparate nach den Empfehlungen des Zentralkomitees zur Bekämpfung der Tuberkulose, der Deutschen Gesellschaft für Hygiene und Mikrobiologie oder des Bundesgesundheitsamtes angewandt werden.

Umfang der Mykobakteriendiagnostik

Durch den Rückgang der Tuberkulose in Mitteleuropa ist die Anzahl der Einsendungen in manchen Laboratorien so gering geworden, daß sich eine vollständige Mykobakteriendiagnostik und der damit verbundene Aufwand nicht mehr lohnen. Ein Laboratorium muß im Einzelfall entscheiden, in welchem Ausmaß die Mykobakteriendiagnostik sinnvoll ist. Die folgende Klassifizierung entspricht nicht den genannten Risikostufen.

Stufe I: Mikroskopische Untersuchungen auf säurefeste Stäbchen, ggf. nach Anreicherung, sollten in jedem klinisch-mikrobiologischen Labor möglich sein.

Stufe II: Ein Labor der Stufe II führt zusätzlich die Anzüchtung von Mykobakterien und die Identifizierung von *Mycobacterium tuberculosis* durch.

Stufe III: Tierversuche, Resistenzbestimmungen und die Identifizierung von Tuberkulosebakterien sind Laboratorien der Stufe III vorbehalten, während die Identifizierung von nicht zu den Tuberkulosebakterien gehörenden Mykobakterien in das Aufgabengebiet von Referenzlaboratorien fällt.

Untersuchungsmaterial

Die Anforderungen an die wichtigsten Untersuchungsmaterialien bei Tuberkulose-Verdacht sind in Tabelle 14–1 zusammengestellt. Transportgefäße sollten möglichst weitlumig sein, um beim Einfüllen Verschmutzungen der Außenwand vermeiden zu können.

Magenspülwasser: Dieses wird in zur Säurepufferung vorpräparierten Röhrchen transportiert. Zu diesem Zweck werden 1–2 ml einer gesättigten Trinatriumphosphat-Lösung (70 g $Na_3PO_4 \cdot 12H_2O$ in 100 ml kochenden Wassers gelöst) in heißem Zustand in die Versandgefäße gefüllt. Nach Abkühlung kristallisiert das Salz aus. Die Versandgefäße sind dann gebrauchs- und lagerfähig.

Untersuchungsproben sollten möglichst rasch verarbeitet werden. Bei Verzögerung des Transportes ist eine Kühlschranklagerung empfehlenswert. Drei Proben von drei verschiedenen Tagen sind bei noch nicht gesicherter Diagnose zu gewinnen. Bei speziellen Fragestellungen können weitere Proben nötig werden. Eine über drei Proben hinausgehende Anzahl steigert die Ausbeute jedoch erfahrungsgemäß nur unwesentlich.

Verarbeitung im Labor

Die Untersuchung [33] kann folgende Einzelschritte umfassen, deren Durchführung von den Arbeitsmöglichkeiten des jeweiligen Labors abhängen:

- mikroskopische Untersuchung
- Kultur und Identifizierung
- Tierversuch
- Resistenzbestimmung

1.1 Mikroskopische Untersuchung

Die mikroskopische Untersuchung [14] ist ein relativ unempfindliches Diagnoseverfahren, denn Keimmengen unter 10^4/ml werden nicht erfaßt. Daher ist nur die mikroskopische Untersuchung von *Sputum* und *Bronchialsekret* erfolgversprechend, weil mit höheren Keimzahlen gerechnet werden kann (Tafel 1 und 10).

In keimarmem Liquor, Pleurapunktat und Urin werden hingegen nur selten positive Befunde erhoben.

Apathogene Mykobakterien: Ein weiteres Problem ist die Unmöglichkeit, mikroskopisch Tuberkulosebakterien von anderen Mykobakterien (MOTT = mycobacteria other than tubercle bacilli) zu unterscheiden. Solche meist apathogenen Mykobakterien kommen besonders häufig in Urinen, Magenspülwasser und Stuhl sowie als umweltbedingte Verunreinigung vor. Aufgrund eines mikroskopischen Nachweises säurefester Stäbchen in typischer Form und Lagerung darf die Vermutungsdiagnose „Tuberkulosebakterien“ nur dann gestellt werden, wenn in dem betreffenden Material mit dem Vorkommen von apathogenen Mykobakterien nicht gerechnet werden braucht, z. B. im Liquor.

1.1.1 Vorbereitung

Da gebrauchte Glaswaren nicht zuverlässig von evtl. anhaftenden säurefesten Stäbchen befreit werden können, dürfen Objektträger wegen der Gefahr falsch positiver Befunde nur einmal verwendet werden. Wünschenswert wäre auch der Einsatz von Einmalmaterialien für alle anderen mit dem Untersuchungsmaterial in Berührung kommenden Gerätschaften, wie Röhrchen, Pipetten mit möglichst fest verbundener Pipettierhilfe und Ösen. Mehrfach zu verwendende Ösen werden zunächst durch Eintauchen in ein mit Sand und Alkohol gefülltes Gefäß von anhaftendem Untersuchungsmaterial befreit, ausgeglüht und vor Wiederverwendung autoklaviert. Das verschließbare Reinigungsgefäß muß täglich neu zubereitet werden.

Angaben zur mikroskopischen Untersuchung verschiedener Untersuchungsmaterialien finden sich in Tabelle 14–1.

Trocknen und Hitzefixierung: Die mikroskopischen Präparate sind während des Trocknens vor Fliegen und anderen Insekten zu schützen und müssen hitzefixiert werden!

Sehr oft gelingt die Abtötung der Tuberkulosebakterien mit der üblichen Gasflammen-Technik nicht. Deshalb wird eine Hitzefixierung im Trockenschrank (20 Minuten bei 120 °C) oder die Anwendung von Desinfektionsverfahren [14] empfohlen.

Tabelle 14–1 Untersuchungsmaterial zum Nachweis von Tuberkulosebakterien.

	Besonderheiten	Mindestmenge	mikroskopische Untersuchung erfolgversprechend	mikroskopische Untersuchung wenig erfolgversprechend
Sputum	erster Morgenauswurf aus tiefen Luftwegen; möglichst keinen Speichel	2 ml	×	
Bronchialsekret bronchiales Bürstensekret	höhere Ausbeute		×	
Magennüchternsekret Magenspülwasser (besser geeignet)	wenn kein Auswurf zu gewinnen (z. B. Kleinkinder); abpuffern s. S. 286	2 ml		×[1]
Urin	erster Morgenurin nach Einschränkung der Flüssigkeitszufuhr	100 ml		×[1, 2]
Punktionsflüssigkeit	möglichst viel Untersuchungsmaterial! ggf. Zusatz von gerinnungshemmenden Stoffen[3]	möglichst 20 ml		×[2]
Gewebsproben Tupferabstriche	Gefahr der Austrocknung Zugabe einer kleinen Menge physiologischer NaCl-Lösung			×[2]

[1] meist sehr wenige säurefeste Stäbchen
[2] häufigeres Vorkommen anderer Mykobakterien (MOTT)
[3] Liquoid, Natriumcitrat (Endkonzentration 0,05–0,1% bzw. 0,2–0,4%)

Anschließend wird nach ZIEHL-NEELSEN (s. S. 19) gefärbt.

Die fluoreszenzmikroskopische Untersuchungstechnik, wie z. B. die Auraminfärbung nach HAGEMANN [14], gestattet eine Beurteilung bei geringer Vergrößerung; sie ist daher zeitsparend. Wegen der größeren Aufwendigkeit ist ihre Anwendung jedoch erst bei einem Anfall von mindestens 30–40 Proben pro Tag sinnvoll. Zweifelhafte Ergebnisse müssen nach Entfärbung mit Azeton-Äthylalkohol und Umfärbung nach ZIEHL-NEELSEN kontrolliert werden.

Ausbeute: Die durch Anreicherungsverfahren (s. S. 288) oder die Fluoreszenzmethode zu erzielende Mehrausbeute darf nicht überschätzt werden. Sorgfältige Auswahl des Untersuchungsmaterials und gründliches Durchmustern der Präparate sind die entscheidenden Faktoren, die die Ausbeute bestimmen.

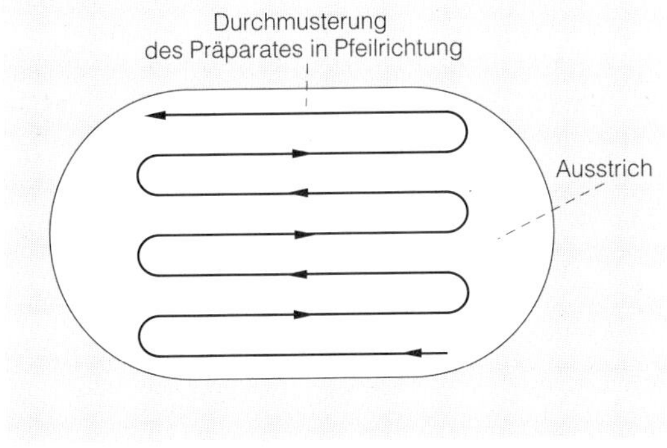

Abb. 14–1 Anleitung für die mikroskopische Untersuchung von ZIEHL-NEELSEN-Präparaten.

Beurteilung: Für die Untersuchung des ZIEHL-NEELSEN-Präparates sollen mindestens 100 Gesichtsfelder nach einem möglichst starren Schema (Abb. 14–1) mikroskopiert werden. Für ein Präparat werden etwa 5 Minuten benötigt. Das Ergebnis ist nach Tabelle 14–2 zu quantifi-

Tabelle 14–2 Quantifizierung mikroskopischer Mykobakterien-Befunde [33].

Angaben für den Kliniker	Laborbefund
0	keine säurefesten Stäbchen im ganzen Präparat
kontrollbedürftig	1–3 säurefeste Stäbchen im ganzen Präparat
+	10^0–10^1 säurefeste Stäbchen/100 Blickfelder
++	10^1–10^2 säurefeste Stäbchen/100 Blickfelder
+++	10^2–10^3 säurefeste Stäbchen/100 Blickfelder
++++	$> 10^3$ säurefeste Stäbchen/100 Blickfelder

zieren. Ein *positiver Befund* (≧ 4 Stäbchen pro Präparat) lautet: „säurefeste Stäbchen nachgewiesen“.

1.1.2 Verarbeitung von Untersuchungsproben

Sputum: Sputumproben können direkt und nach Anreicherung untersucht werden. Für den Direktausstrich werden möglichst Schleim- und Eiterflocken auf den Objektträger gebracht. Zur Anreicherung können die für Kulturzwecke vorbehandelten Proben benutzt werden.

Werden keine Kulturen angelegt, eignet sich auch die Aufbereitung mit alkalischer Hypochlorit-Lösung für die mikroskopische Untersuchung [14]. Die Tuberkulosebakterien werden dabei abgetötet.

Eiter: Eiter wird als Ausstrichpräparat untersucht.

Urin und Punktate: Von Urin und Punktaten wird das Sediment untersucht.

Dazu muß mindestens 20 Minuten bei 3000 g relativer Zentrifugalbeschleunigung zentrifugiert werden. In eiweißarmen Punktaten wird eine bessere Sedimentierung erzielt, wenn vor dem Zentrifugieren einige Tropfen 20%ige Sulfosalizylsäure-Lösung, ggf. nach vorhergehender Zugabe von 1 ml Serum auf 100 ml Flüssigkeit, zugesetzt werden, bis leichte Trübung eintritt. Setzt sich im Lumbalpunktat oder in anderen Punktaten ein Fibringerinnsel ab, so wird dieses auf dem Objektträger ausgebreitet. Eine Steigerung der Ausbeute soll mit der von Bump [6] beschriebenen Technik möglich sein: 1 Tropfen des Sediments wird auf einen Objektträger aufgebracht, trocknen gelassen und über diesem Tropfen Schicht für Schicht weitere 4–6 Tropfen nach vorhergehendem Antrocknen aufgelagert, so daß auf engem Raum eine größere Untersuchungsmaterial-Konzentration erzielt wird.

Stuhl: Die Untersuchung von in NaCl-Lösung aufgeschwemmten Stuhlproben ist wegen der hierzulande seltenen Darmtuberkulose nur ausnahmsweise erforderlich.

Es sei erwähnt, daß bei Lungentuberkulose säurefeste Stäbchen ähnlich wie in Magensaft häufig auch in Stuhlproben gefunden werden [32]. Bei AIDS-Erkrankten weisen positive mikroskopische Stuhlbefunde auf eine drohende Infektion mit Keimen der *Mycobacterium-avium*-Gruppe hin [41]. Der mikroskopische Nachweis von säurefesten Stäbchen muß jedoch wegen des nicht seltenen Vorkommens von MOTT im Stuhl vorsichtig bewertet werden.

1.2 Kulturelle Verarbeitung und Identifizierung

1.2.1 Vorbehandlung

Die Kultur setzt in vielen Fällen eine Vorbehandlung des Untersuchungsmaterials voraus, die folgende Ziele verfolgt [10]:

- Homogenisierung der Probe
- Abtötung der Begleitflora bei möglichst weitgehender Schonung der Mykobakterien

  Alle bekannten Verfahren führen leider mehr oder weniger zur Schädigung von Mykobakterien. Selbst bei optimaler Technik überleben nur 10–20% der vermehrungsfähigen Keime. Deshalb sind angegebene Konzentrationen und Einwirkzeiten genauestens einzuhalten!
- Anreicherung der Mykobakterien durch Zentrifugieren

  Die mikroskopische und kulturelle Ausbeute ist wesentlich von der Sedimentierung der Mykobakterien abhängig. Zu diesem Zweck müssen die Proben mindestens 20 Minuten bei ≧ 3000 g relativer Zentrifugalbeschleunigung zentrifugiert werden. Bei höheren Geschwindigkeiten ist ggf. Kühlung erforderlich.

1.2.2 Verarbeitungsverfahren

Die Verarbeitung im Labor richtet sich nach der Art der Untersuchungsmaterialien:

- Flüssige Proben werden als Sediment verwendet.
- Tupfer werden in steriler 0,9%iger NaCl-Lösung ausgewaschen und wie flüssiges Untersuchungsmaterial weiterverarbeitet.
- Gewebeproben werden mit sterilem Sand zermörsert.
- Stuhl wird in physiologischer NaCl-Lösung aufgeschwemmt.
- Menstrualblut wird im Verhältnis 1:2 mit sterilem Aqua dest. versetzt. Nach 2 Stunden wird zentrifugiert und das Sediment weiterverarbeitet.

Eine Vorbehandlung (s. o.) erfahren nur Untersuchungsmaterialien, die mit Begleitkeimen belastet sind. Sie unterbleibt bei Proben, die physiologischerweise steril und nicht verunreinigt sind, wie z. B. bei Liquor und Punktaten. Folgende Verfahren [10] haben sich bisher bewährt:

Pankreatin-Desogen-Methode (PD)

Das Untersuchungsmaterial wird zu gleichen Teilen mit Pankreatin-Desogen(PD)-Lösung (s. S. 35) gemischt und mehrfach geschüttelt. Über Nacht wird es bei 36 °C gehalten. Der Überstand wird – möglichst nach vorhergehendem Zentrifugieren – entfernt, und von dem Sediment

Tabelle 14–3 Schwefelsäuremethode zur Abtötung von Begleitkeimen.

Untersuchungsgut	Schwefelsäure (Konzentration in Volumenprozent)	Mischung Probe + H_2SO_4 (Volumina)
Gewebesuspension	6	1 + 6
Stuhlsuspension	8	1 + 6

werden je 2 Tropfen auf die Nährböden gegeben. Das nach Zentrifugieren fester gewordene Sediment kann in 1 ml Rinderserum aufgeschwemmt werden. Davon werden etwa 0,5 ml der Aufschwemmung auf die Kulturmedien übertragen. Bei geringer Probenmenge kann das PD-Untersuchungsmaterial-Gemisch auch ohne Sedimentation nach vorhergehendem guten Durchmischen – mehrfaches Aufziehen und Ausblasen mit der Pipette – als Einsaat (2 Tropfen pro Nährboden) dienen.

Die PD-Methode eignet sich für Kulturzwecke bei Sputum, Magennüchternsekret bzw. -spülwasser, Urin, Menstrualblut, Ejakulat, Eiter, Punktaten, Stuhl sowie nicht sehr festen und kleinen Gewebsproben. Nicht zu den Tuberkulosebakterien gehörende Mykobakterien werden weniger gut erfaßt.

Die PD-Methode sollte wegen ihrer geringeren Empfindlichkeit durch die NALC-NaOH-Methode mit PACT (Antibiotika-Mischung) Nährboden ersetzt werden [33a].

Nekal®-Methode (modifiziert)

Diese technisch einfache Methode ist für Tuberkulosebakterien ähnlich ergiebig wie das PD-Verfahren. Für die anderen Mykobakterien (MOTT) ist sie hingegen weniger geeignet [33, 36]. Auch die Nekal®-Methode sollte wegen vergleichsweise geringer Empfindlichkeit zugunsten des NALC-NaOH-Verfahrens mit PACT-Nährböden aufgegeben werden [33a].

In 25-ml-Zentrifugengefäßen werden 1–3 ml Untersuchungsmaterial mit 10 ml alkalischer Nekal BX-Lösung (= Lösung A, s. S. 36) und 2 Tropfen Fällungsreagenz (Lösung B, s. S. 36) gemischt. Nach mehrmaligem Schütteln und Stehenlassen bei 36 °C bis zum nächsten Morgen wird zentrifugiert und der Überstand bis auf einen Rest abgegossen. Das Sediment wird in der Restflüssigkeit aufgenommen, und davon werden 2 Tropfen auf jeden Nährboden gegeben.

N-Acetyl-L-Cystein- oder NALC-NaOH-Methode

Die gute Ausbeute sowohl an Tuberkulosebakterien als auch anderen Mykobakterien wird durch eine relativ hohe Kontaminationsrate erkauft, der allerdings durch den Einsatz antibiotikahaltiger Nährböden begegnet werden kann. Diese Methode eignet sich für Tierversuche und kommt beim radiometrischen Verfahren (s. S. 293) zur Anwendung. Für die Anzüchtung auf festen Medien kommt diese Methode in Verbindung mit PACT(Polymyxin, Amphotericin, Carbenicillin, Trimethoprim)-haltigen Nährböden ebenfalls in Frage. Sie ist den bisherigen Standardmethoden PD und Nekal® überlegen [33a].

Gleiche Mengen Untersuchungsmaterial (bis zu 10 ml) und Acetyl-L-Cystein/NaOH-Lösung (s. S. 36) werden in einem Zentrifugenglas gemischt. Das verschlossene Röhrchen wird 30 Sekunden und, falls zur Homogenisierung erforderlich, während der 15minütigen Einwirkzeit weiter geschüttelt. Anschließend wird bis 1 cm unter dem Röhrchenrand Phosphatpufferlösung (s. S. 36) zugegeben und 15–25 Minuten bei 3000 g zentrifugiert. Nach Verwerfen des Überstandes wird das Sediment in 1 ml Rinderalbumin-Fraktion V mit einer Volumenkonzentration von 0,2% aufgenommen. Ein Teil davon wird zusätzlich mit sterilem Wasser 1:10 verdünnt. Sowohl unverdünnte als auch verdünnte Suspension dienen zur Beimpfung der Nährböden.

Natriumlaurylsulfat-Methode

Diese Methode ist im Hinblick auf Ausbeute und Dekontaminierung ähnlich wie die Acetyl-L-Cystein-Methode zu beurteilen. Für ihre Durchführung wird auf DIN 58 943, Teil 3, verwiesen [10].

Schwefelsäure-Methode

Verfahren zur Dekontaminierung von Gewebe- und Stuhlproben. Zur Vorbehandlung für Tierversuche wird es heute nicht mehr empfohlen.

Bei diesem Verfahren werden die dazu geeigneten Untersuchungsmaterialien in der in Tabelle 14–3 angegebenen Weise mit Schwefelsäure gemischt und kräftig geschüttelt. Nach einer 10minütigen Einwirkzeit wird weitere 10 Minuten bei 3000 g zentrifugiert. Das Sediment wird mit 4%iger NaOH (+ Bromkresolpurpur) neutralisiert.

Die Gesamteinwirkzeit der Schwefelsäure darf nicht länger als 20 Minuten dauern!

Vorbehandlung mit Chloramphenicol

Chloramphenicol eignet sich besonders zur Vorbehandlung von Untersuchungsmaterial (z. B. Urin, Spermaflüssigkeit, Menstrualblut) für den Tierversuch.

Das flüssige Untersuchungsmaterial wird zentrifugiert, das Sediment mit 1 ml einer 0,5%igen wäßrigen Chloramphenicol-Lösung versetzt und nach gründlicher Durchmischung 1 Stunde bei 36 °C gehalten. Bei Zimmertemperatur ist eine zeitliche Begrenzung nicht erforderlich.

1.2.3 Anzüchtung

Nährboden: Für die Anzüchtung von Mykobakterien haben sich Ei-Nährböden bewährt, von denen jeweils drei pro Kultur eingesetzt werden:

- *Nährboden nach* LÖWENSTEIN-JENSEN: *M. tuberculosis* bildet die charakteristische Kulturmorphologie, d. h. trockene, krümelige, fest anhaftende Kolonien, aus.
- *Nährboden nach* GOTTSACKER: mit besonders guter Ausbeute und manchmal früher erkennbarem Wachstum.
- *Nährboden nach* STONEBRINK.

Ein Teil der Röhrchen sollte einen Verschluß haben, der einen Gasaustausch ohne Austrocknung des Nährbodens erlaubt, ein Teil ist luftdicht zu verschließen.

Diese handelsüblichen Nährböden stehen auch als Selektivnährböden mit Antibiotika-Zusätzen zur Verfügung. Flüssige Kulturmedien werden nicht routinemäßig eingesetzt.

Beimpfung: Die Beimpfung erfolgt mit Pipetten mit jeweils zugehörigen Pipettierhilfen, Ösen oder Tupfern. Auf die Schrägfläche des in Röhrchen abgefüllten Nährbodens sollten nicht mehr als 2 Tropfen der Probe aufgebracht und gleichmäßig verteilt werden.

Muß eine größere Menge der Probe verimpft werden, sind entsprechend mehr Kulturröhrchen zu verwenden.

Bebrütung: Die Bebrütung erfolgt bei 36 ± 1 °C; 37 °C sollten für die Züchtung von Tuberkulosebakterien nicht überschritten werden!

Hautproben erhalten einen zusätzlichen Nährbodensatz bei 30 ± 2 °C.

Die Kulturen werden in einwöchigen Abständen auf Wachstum kontrolliert.

Verunreinigungen können bereits in den ersten Tagen erkennbar sein. Die Vorbehandlung des Untersuchungsmaterials wird dann wiederholt; Neubeimpfung. Andernfalls Anforderung einer neuen Probe.

In der Regel wird die Bebrütung nach 8 Wochen abgeschlossen. Eine weitergehende Bebrütung bis 10 Wochen erfolgt, wenn im mikroskopischen Präparat säurefeste Stäbchen gesehen worden sind, oder bei besonderen Fragestellungen.

Beurteilung und Diagnosestellung: Tuberkulosebakterien werden frühestens makroskopisch nach mehr als 1 Woche erkennbar. In der Regel benötigen sie jedoch mindestens 2–3 Wochen. Sie zeigen, insbesondere auf LÖWENSTEIN-JENSEN-Medium, das typische trockene, eugone Wachstum. Mikroskopisch finden sich schlanke, leicht gebogene Stäbchen mit typischer Lagerung in Cordformation, d. h. in zopfförmigen und fischzugartigen Strängen (flüssige Nährböden) bis haufenförmigen Keimzusammenballungen (feste Nährböden, s. Tafel 5).

Sind die angegebenen kulturellen und mikroskopischen Kriterien erfüllt, besteht der hochgradige Verdacht, daß es sich bei der Kultur um *M. tuberculosis* handelt. In dieser Phase der Diagnostik lautet der schriftliche Befund „Mykobakterien nachgewiesen; Identifizierung folgt“.

Dem Einsender kann in diesem Fall mündlich oder schriftlich ein Hinweis gegeben werden, daß es sich wahrscheinlich um *M. tuberculosis* handelt.

Differenzierung: Erst nach Prüfung weiterer Merkmale – Nikotinsäurebildung und Nachweis der Nitratreduktase – ist die Identifizierung als *M. tuberculosis* abgeschlossen [12].

Bei fehlendem Nitratreduktase-Nachweis ist der Versuch zu wiederholen; der Stamm ist an ein Referenzlabor einzuschicken. Bei negativem Ausfall des Niazintestes (fehlende Nikotinsäurebildung) muß *M. bovis* in Betracht gezogen werden. Auch das Ergebnis der Resistenzbestimmung gibt Hinweise: *M. tuberculosis* zeigt im Unterschied zu anderen Mykobakterien nur selten Resistenz gegen die geprüften Tuberkulostatika. Eine PAS-Resistenz ist so ungewöhnlich, daß sie bis zum Beweis des Gegenteils gegen Tuberkulosebakterien spricht.

Das Wachstum wird nach Tabelle 14–4 quantitativ abgestuft angegeben.

Alle Kulturen, deren Wachstumseigenschaften und Mikromorphologie nicht typisch für *M. tuberculosis* sind, müssen bei entsprechendem klinischen Bild zur Differenzierung an ein Speziallaboratorium weitergeleitet werden.

Solche abweichenden Eigenschaften sind z. B. Wachstum innerhalb einer Woche, ausgeprägte Gelbfärbung der Kolonien und Fehlen des Cordfaktors. Bei manchen Stäm-

Tabelle 14–4 Quantifizierung kultureller Mykobakterien-Befunde [33].

Angaben für den Kliniker	Laborbefund
50 Kolonien	Zahl angeben
(+)	50–100 Kolonien
+	100 Kolonien
++	aufgelockerter Rasen
+++	dichter Rasen (konfluierendes Wachstum)

Tabelle 14–5 Humanmedizinisch bedeutsame Mykobakterienarten (nach [5]).

	klinische Bedeutung	Prozent der Gesamtisolierungen	klinische Manifestation
M. tuberculosis	stets pathogen	68,1	
M. avium-Komplex	meist pathogen	18,4	Lungenerkrankungen ähnlich Tuberkulose
*M. fortuitum**	meist apathogen	4,7	Haut-, Augen- und Lungeninfektionen
M. kansasii	meist pathogen	3,3	wie *M. avium*-Komplex
M. scrofulaceum	häufig apathogen	3,0	Lymphome bei Kindern
M. chelonae	meist apathogen	1,5	wie *M. fortuitum*

* neuerdings zunehmende klinische Bedeutung [5]

men ist das schnellere Wachstum erst bei Subkulturen erkennbar.

MOTT: Die nicht zu den Tuberkulosebakterien gehörenden Mykobakterienarten werden als MOTT zusammengefaßt.

Die früher gebräuchliche Bezeichnung „atypische Mykobakterien" ist sprachlich inkorrekt und taxonomisch nicht zugelassen. Sie hat sich jedoch im allgemeinen Sprachgebrauch verfestigt und wird weiterhin verwendet [10].

Einige wichtige Arten sind in Tabelle 14–5 zusammengestellt. Zusätzlich wird *M. xenopi* genannt, das im Frankfurter Raum als Erreger von Mykobakteriosen an erster Stelle steht [25]. Zum Beweis der pathogenetischen Bedeutung von MOTT ist eine wiederholte Isolierung wünschenswert. Infektionen mit diesen Keimarten werden bei Patienten mit immunologischer Abwehrschwäche (AIDS) zunehmend häufiger beobachtet. Dabei werden nicht nur die Lunge, sondern auch andere Organe, wie z. B. der Darm (s. S. 288), durch *M. avium-intracellulare* [8] befallen.

Untersuchungsqualität: Die Qualität der bakteriologischen Untersuchungen sollte durch regelmäßiges Mitführen von Kontrollstämmen überprüft werden, obwohl der Aussagewert solcher Untersuchungen beschränkt ist. Indirekte Hinweise, die sich aus dem Vergleich der Untersuchungsbefunde ergeben, sind wichtiger:

- Bei guter Technik sind 45–60% der kulturell positiven Sputumproben auch mikroskopisch erkennbar. Mikroskopisch positive Ergebnisse ohne kulturelle Bestätigung bilden die Ausnahme.
- Ein plötzlicher Abfall der Häufigkeit positiver Befunde kann auf unvollkommene Untersuchungstechniken hinweisen.
- Untersuchungsmaterialien, in denen massenhaft säurefeste Stäbchen nachgewiesen werden, müssen innerhalb von 2–3 Wochen auch kulturell positiv sein. Abweichungen sollten zu einer Überprüfung der mikroskopischen Technik bzw. der Dekontaminationsverfahren und der Nährböden führen.

1.3 Tierversuch [13]

Indikation: Obwohl der Tierversuch etwas empfindlicher anzeigt als die bisherigen Kulturverfahren, sollte nur in Ausnahmefällen nach den folgenden Gesichtspunkten von ihm Gebrauch gemacht werden:

- Wenn Untersuchungsmaterial schwer zu gewinnen ist.
- In speziellen klinischen Situationen, z. B. bei Fortbestehen eines klinischen Verdachts trotz negativer Tuberkulose-Kulturen und ggf. unter besonderen seuchenhygienischen Umständen.

Es besteht eine Anzeigepflicht nach § 8 des Tierschutzgesetzes (s. S. 55). Vom Versuchsleiter unterzeichnete Protokolle müssen der zuständigen Veterinärbehörde auf Verlangen vorgelegt werden.

Dekontamination: Bei kontaminierten Untersuchungsmaterialien ist eine Vorbehandlung notwendig, auch wenn bei Tierversuchen schonendere Verfahren angewandt werden können. Dekontaminationen erfolgen mit N-Acetyl-L-Cystein/NaOH-Lösung (s. S. 289) oder mit Chloramphenicol (s. S. 289).

Durchführung: Einem Meerschweinchen – gekennzeichnet durch Ohrmarke und Beschreibung von Farbe und Musterung des Fells – wird 1 ml des vorbereiteten Untersuchungsmaterials in eine Hautfalte des Oberschenkels injiziert. Die Injektion erfolgt über einer mit Desinfektionsmittel getränkten Zellstofflage. Zur Implantation von Gewebematerial oder Tupfern wird das Tier mit Urethan-Lösung (100 mg gelöst in 1 ml Aqua dest. pro 100 g Tiergewicht) i. p. narkotisiert.

Je Untersuchungsmaterial genügt es, ein Tier zu spritzen, das in einem gesonderten, nach Abschluß des Versuchs zu desinfizierenden Käfig gehalten wird. Wenn Zeichen einer Tuberkulose fehlen, wird das Versuchstier nach Ablauf von 6 bis 8 Wochen durch Chloroform getötet und seziert.

Beurteilung: Nach äußerer Inspektion – Fistelbildungen, Lymphknotenvergrößerung – wird das Tier zur Sektion aufgespannt.

Das Fell wird mit Äthanol (70%iger Volumengehalt) befeuchtet.

Im positiven Falle werden Vergrößerung und Verkäsung der regionalen Lymphknoten, der Mesenterialdrüsen sowie Tuberkel in Leber und Milz beobachtet. Ein stärkerer Befall der Lunge muß den Verdacht einer erworbenen Inhalationstuberkulose erwecken. Der makroskopische Befund ist zu protokollieren und mittels nach ZIEHL-NEELSEN gefärbten Ausstrichpräparaten zu überprüfen. (Beachte „Pseudotuberkulose" durch *Yersinia-* und *Listeria-*Arten!)

Ein Tierversuch ist als positiv zu beurteilen („Tuberkulosebakterien durch Tierversuch nachgewiesen"),

- wenn eine aufsteigende Impftuberkulose (Organbefall!) zu erkennen ist und säurefeste Stäbchen in den regionalen Lymphknoten nachgewiesen werden können;
- wenn, auch ohne zusätzlichen Organbefund, die regionalen verkästen Lymphknoten mikroskopisch positiv sind. In diesem Falle muß wegen der Differentialdiagnose gegen *M. avium* und *M. kansasii* eine Kultur angeschlossen werden. Die vorläufige Befundmitteilung lautet „Tierversuch nicht eindeutig bewertbar; Schlußbefund erfolgt nach weiteren Untersuchungen".

Kultur: Eine Kultur muß immer dann aus dem Sektionsmaterial angelegt werden, wenn die gleichzeitig untersuchten Kulturnährböden kein Wachstum von Tuberkulosebakterien zeigen. Bei vorzeitigem Tod des Versuchstiers (vor Ablauf von 6 Wochen) ist bei Fehlen von Organveränderungen dem Einsender mitzuteilen: „Versuchstier interkurrent verstorben; Tierversuch ist nicht zu bewerten". Als negativ ist der Tierversuch zu bewerten, wenn nach 6 bis 8 Wochen Lymphknoten und Organe frei von Veränderungen sind.

1.4 Prinzipien der Resistenzbestimmung [11]

Bei allen Mykobakterien-Isolaten von klinischer Bedeutung sollte eine Resistenzbestimmung durchgeführt werden. Sie dient nicht nur der individuellen Therapie, sondern hilft auch bei der Identifizierung von Mykobakterienarten (s. S. 290). Das folgend angegebene Verfahren eignet sich nur für die Gruppe der Tuberkulosebakterien.

Proportionsmethode: Unter mehreren Verfahren wurde das Keimwachstum auf Tuberkulostatika-haltigen Eiernährböden nach LÖWENSTEIN-JENSEN als Referenzmethode [11] ausgewählt. Anstelle des aufwendigen Reihenverdünnungstestes werden lediglich *kritische Konzentrationen* (Tab. 14–6) untersucht. Die Nährböden können im Handel bezogen werden. Das als Proportionsmethode bezeichnete Verfahren geht davon aus, daß eine erfolgreiche Therapie gewährleistet ist, wenn auf den Nährböden mit den kritischen Tuberkulostatika-Konzentrationen weniger als 1% des Inokulums wächst. Die Standardisierung der Einsaat ist demnach die kritische Größe. Das Wachstum auf den Chemotherapeutika-haltigen Nährböden wird nach 4 Wochen Inkubation mit dem auf wirkstofffreien Nährböden verglichen. Verschiedene Einsaatkonzentrationen auf wirkstofffreien Kontrollnährböden – unverdünnt = 100%, 1:10 = 10%, 1:100 = 1% – ermöglichen die orientierende

Tabelle 14–6 Kritische Konzentrationen verschiedener Tuberkulostatika [33].

Tuberkulostatika	Konzentration (mg/l)
Isoniazid	0,25
Dihydrostreptomycin	4,0
Ethambutol	1,0
Rifampicin	32,0
Paraaminosalicylsäure	0,5
Capreomycin	16,0
Prothionamid	16,0
Kanamycin	8,0
Cycloserin	16,0

Quantifizierung der Wachstumshemmung unter Tuberkulostatika-Einfluß. Eine genauere Beschreibung in DIN 58943, Teil 8 [11].

Die Untersuchung mittels radiometrischen Verfahrens führt bereits nach 4–6 Tagen zu verwertbaren Ergebnissen. Noch stehen allerdings nicht alle Tuberkulostatika-Testungen für dieses Verfahren zur Verfügung.

1.5 Radiometrisches Verfahren (Einführung)

Das radiometrische Verfahren mit dem Bactec-Tb-System® von Becton Dickinson zur Anzüchtung von Mykobakterien arbeitet mit einem ^{14}C-markierten, Fettsäure-haltigen, flüssigen Nährboden. Sich vermehrende Mykobakterien entwickeln aus dem Substrat ^{14}C-Kohlendioxid als meßbaren Indikator für Wachstum. Auf die Technik der Vorbehandlung (s. S. 289), Verarbeitung und Ablesung soll nicht eingegangen werden, da ein DIN-Entwurf in Vorbereitung ist.

Das radiometrische Verfahren hat mehrere Vorteile:

- Tuberkulose- und andere Mykobakterien werden früher als mit der Standardmethode nachgewiesen. *M. tuberculosis* ist in der Regel bereits nach 1–3 Wochen, gelegentlich sogar früher erkennbar.
- Nach den bisherigen Erfahrungen ist die Empfindlichkeit des Verfahrens eher größer als die der konventionellen Methoden, insbesondere wenn sie – wie gefordert – mit den Kulturverfahren (NALC-NaOH/PACT) kombiniert wird.
- Blutkulturen lassen sich mit diesem Verfahren bearbeiten. Zu diesem Zweck muß das Blut in ungerinnbarem Zustand (z. B. im EDTA- oder PSN-Röhrchen, Vacutainer-Systeme, Fa. Becton Dickinson) eingesandt werden, da die Flaschen mit dem radioaktiv markierten Nährboden nicht am Krankenbett beimpft werden dürfen.
- Die Identifizierung von Tuberkulosebakterien gelingt wenige Tage nach Anzüchtung.
- Die Resistenzbestimmung – bisher nicht alle Tuberkulostatika prüfbar – ist innerhalb von ca. 1 Woche abgeschlossen.

Das radiometrische Verfahren wird in Zukunft wahrscheinlich die klassische Anzüchtung auf festen Nährböden ablösen. Feste, antibiotikahaltige Nährböden sind allerdings auch ein wichtiger Bestandteil dieses neuen Verfahrens, das somit Elemente der Standardtechnik bewahrt hat.

2 Lepra

Mikroskopische Untersuchung: Der Nachweis der Erreger (s. S. 157) erfolgt mikroskopisch, da die Anzüchtung bisher nicht gelungen ist. Als Untersuchungsmaterial kommen Abstriche, Punktate der Krankheitsherde und insbesondere Nasensekret, das durch kräftiges Reiben von der Wand des Nasenseptums entnommen wird, in Betracht.

Auch das Ohrläppchen erweist sich zur Materialgewinnung als gut geeignet.

Bei der Färbung nach Ziehl-Neelsen werden säurefeste Stäbchen oft in großen Massen gefunden. Als kennzeichnend gelten dichte Ansammlungen von Bakterien und Bakterienkörnchen innerhalb von Zellen („globi"). Die Stäbchen sind seltener gebogen als Tuberkulosebakterien und zeigen oft streifige Färbung. Sie nehmen die Färbung schneller an als *M. tuberculosis,* entfärben sich jedoch leichter. Sie sind schon mit den einfachen Bakterienfärbungen darstellbar.

Lepromatöse Form: Ein positiver mikroskopischer Befund wird in der Regel bei der lepromatösen Form der Lepra gefunden. Im Frühstadium können die säurefesten Stäbchen jedoch noch fehlen.

Tuberkuloide Form: Bei der tuberkuloiden Form und bei einem Teil der Übergangsformen gelingt es nicht, Leprabakterien nachzuweisen. Die tuberkuloide Form zeichnet sich im Unterschied zur lepromatösen Form durch einen positiven Hauttest mit Lepromin (Antigen aus leprösem Gewebe) aus.

3 Gasbrand (Gasödem)

Gasbrand: Der klassische Gasbrand oder die Myonekrose ist eine infektiöse Erkrankung der Muskulatur mit ausgeprägter Ausbreitungstendenz. Dabei zerfällt die Muskulatur ohne Zeichen einer eitrigen Entzündung.

Erreger sind ausschließlich Klostridien (*C. perfringens, C. novyi, C. septicum* und weitere Arten).

Klostridien-Zellulitis: Davon ist die häufigere Klostridien-Zellulitis abzugrenzen, bei der der Entzündungsprozeß auf nekrotisiertes Bindegewebe beschränkt bleibt; die Muskulatur ist nicht befallen.

Diese Form der Klostridien-Infektion ist durch den Nachweis von reichlich Leukozyten gekennzeichnet. Kulturell stehen die Klostridien zwar im Vordergrund; meistens sind jedoch weitere Keimarten, wie z. B. *S. aureus* und Enterobakteriazeen, beteiligt.

Die Klostridien-Zellulitis hat eine wesentlich bessere Prognose als der echte Gasbrand.

Klostridien-Kontamination: Von diesen beiden Klostridien-Infektionen muß die sehr häufige Klostridien-Kontamination von Wunden abgegrenzt werden.

Untersuchungsmaterial: Das Untersuchungsmaterial sollte bei Gasbrand nicht nur aus dem unmittelbaren Wundbereich stammen. Optimal ist exzidiertes Muskelgewebe, in dem oberflächliche Begleitkeime seltener vorkommen.

Auf Abstrichtupfer sollte nur in Notfällen zurückgegriffen werden, da die mit ihnen erhobenen Befunde weniger zuverlässig sind.

Mikroskopische Untersuchung: Bei der mikroskopischen Untersuchung von Muskelbiopsie-Präparaten werden kurze, plumpe, grampositive Stäbchen ohne Sporen – das typische Aussehen von *C. perfringens* – gesehen (Tafel 11). Leukozyten sind, wenn überhaupt, nur spärlich erkennbar.

Kultur: Für den kulturellen Nachweis eignet sich das in Abbildung 14–2 angegebene Untersuchungsverfahren.

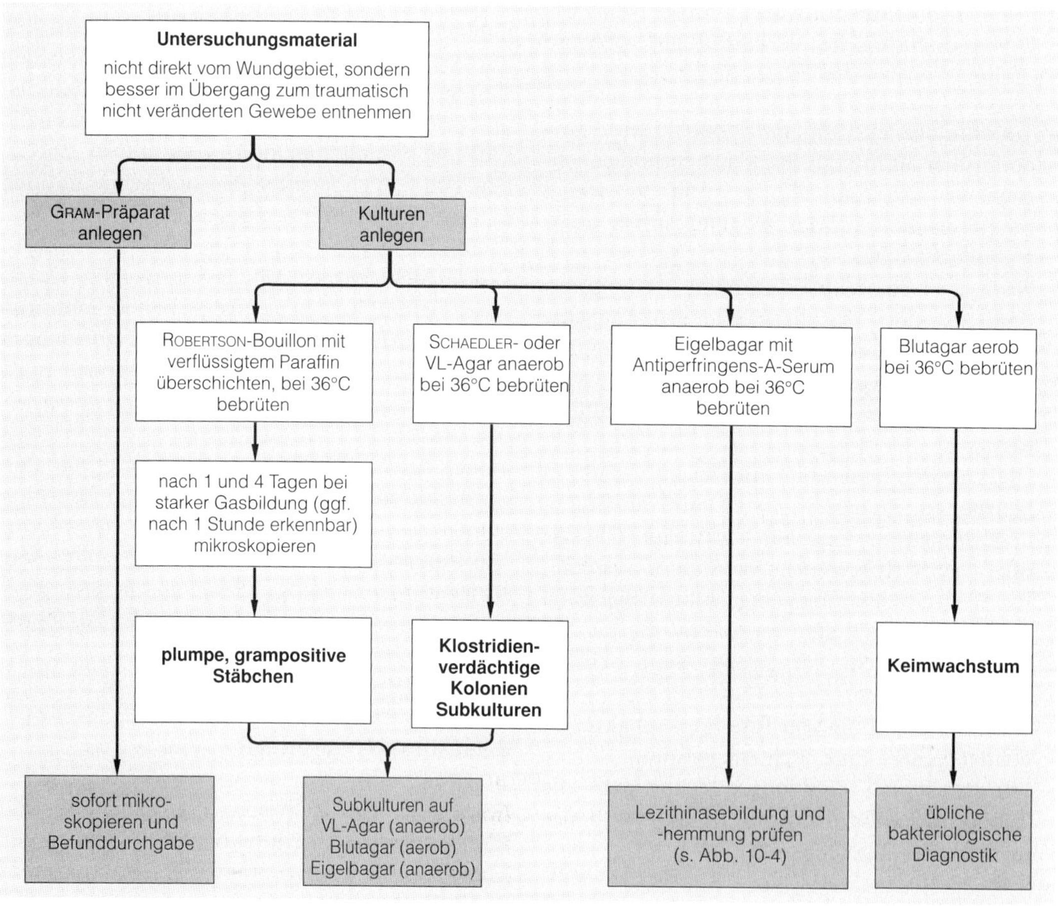

Abb. 14–2 Untersuchungsgang bei Gasbrandverdacht.

Flüssige Nährböden: Außer ROBERTSON-Bouillon können andere flüssige Anreicherungsnährböden, wie TAROZZI-, ROSENOW- oder Thioglykolat-Bouillon, verwendet werden.

Wiederholte Aussaaten sind ratsam, da die verschiedenen Klostridienarten oft nacheinander wachsen. Die unterschiedliche Hitzeresistenz der Sporen der verschiedenen Arten kann ebenfalls zur Trennung benutzt werden: Mehrere Röhrchen einer Bouillon (s. o.) werden von der Anreicherungskultur aus beimpft und verschieden lang (5–120 Minuten) im Dampftopf erhitzt, bebrütet und auf z. B. VL-Blutagar ausgesät. Die Kolonien werden unter dem Plattenmikroskop abgeimpft und in Passagen – abwechselnd ROBERTSON-Bouillon und Platten – weitergezüchtet, um Reinkulturen zu erzielen; denn es besteht eine ausgesprochene Neigung zur Bildung von Mischkolonien. Reinkulturen werden nach den auf S. 141 angegebenen Kriterien differenziert.

Am einfachsten gelingt der Nachweis von *C. perfringens*. Im flüssigen Nährboden tritt charakteristischerweise nach wenigen Stunden ein intensives Wachstum mit starker Trübung und Gasentwicklung („Paraffinpfropfen wird nach oben getrieben") ein. Im Dunkelfeldpräparat werden massenhaft plumpe, unbewegliche Stäbchen erkannt.
Feste Nährböden: Auf dem festen, bluthaltigen Anaerobier-Medium (z. B. VL-Blutagar) sind nach einem Tag typische glatte, nach dem Luftzutritt sich grünlich färbende Kolonien mit hämolytischem Hof (Doppelzonenhämolyse s. S. 140) erkennbar.
Lezithinase-Hemmung: Durch den Nachweis der Lezithinase-Hemmung mit Antiperfringens-A-Serum läßt sich bereits 18–24 Stunden nach Eingang des Untersuchungsmaterials *C. perfringens* mit großer Sicherheit identifizieren (s. Abb. 14–2).

Zu diesem Zweck ist es erforderlich, von jedem Untersuchungsmaterial eine Eigelbagarplatte (s. S. 45) direkt mit der üblichen Fraktionierungstechnik zu beimpfen. Ein Tropfen Antiperfringens-A-Serum wird auf die erste Ausstrichfraktion mit dem erwartungsgemäß dichtesten Wachstum gegeben. An dieser Stelle ist im positiven Falle die Aufhebung des Lezithinase-Effekts erkennbar. Abgrenzung von *C. perfringens* gegen *C. sordellii* und *C. bifermentans* s. Tabelle 10–12.

Klostridienarten: Am häufigsten wird bei Gasbrand *C. perfringens* gefunden, das man auch als Leitkeim bezeichnen könnte. Bei etwa der Hälfte der Erkrankungen ist *C. novyi,* bei einem Fünftel *C. septicum* beteiligt. Das erstgenannte wird auch öfter als alleiniger Erreger gefunden. Im Zusammenhang mit Gasbrandinfektionen sind zusätzlich *C. histolyticum* und *C. bifermentans* zu nennen.
Wundinfektionen: Bei einfachen Wundinfektionen werden außerdem *C. sordellii, C. sporogenes* und weitere Arten isoliert.
Differenzierung: Während die Erkennung von *C. perfringens* einfach ist, kann die Differenzierung der anderen Klostridienarten erhebliche Schwierigkeiten bereiten.

Blutkultur, Stuhlproben: Gasbrand-Erreger sind manchmal auch in der Blutkultur und anderen klinischen Untersuchungsmaterialien nachweisbar. Regelmäßig findet sich *C. perfringens* in Stuhlproben (0,01% der Darmbakterienflora). Diese Keimart kann auch Ursache einer akuten Lebensmittelvergiftung (s. S. 337) sein.

In diesem Fall muß sie quantitativ im Lebensmittel nachgewiesen werden.

4 Tetanus

Untersuchungsmaterial, Anzüchtung: Als Untersuchungsmaterial eignen sich Wundabstriche aus möglichst tiefen Regionen des befallenen Körperteils. Eine bessere Ausbeute erzielt man mit exzidierten Wundpartien, die in kleine Stückchen zerschnitten sind.

Die Anzüchtung von *C. tetani* gelingt allerdings nur sehr selten.

Mikroskopische Untersuchung: Im GRAM-gefärbten Ausstrichpräparat kann nach den typischen trommelschlegelförmigen Sporenbildnern gesucht werden.

Kultur: Zur Kultur wird das Untersuchungsmaterial in eine geeignete Anreicherungsbouillon (s. S. 32) gegeben und sofort nach der Beimpfung 20 Minuten auf 80 °C erwärmt, um nicht-sporenbildende Begleitkeime auszuschalten. Nach 3- bis 5tägiger Bebrütung findet man im mikroskopischen Präparat das typische Bild der GRAM-variablen Stäbchen mit endständigen Rundsporen. Eine Verwechslung mit *C. tetanomorphum* ist möglich!
Isolierung: Die Reinisolierung erfolgt nach den Regeln der Anaerobier-Technik auf Blutagar, Kochblutagar und Neomycin-Laktose-Eigelbagar. Auf den Plattenkulturen kann der zarte Schleier ausgeschwärmter Tetanus-Erreger

leicht übersehen werden. Deshalb darf nur die Hälfte der Platte beimpft oder Material an verschiedenen Stellen der Platte aufgetupft werden. Bereits nach einem Tag kann sich das charakteristische Schwärmphänomen entwickeln. Am Rande der Impfflächen sind die Schwärmzonen der Tetanus-Erreger am leichtesten zu erkennen. Es folgt Reinzüchtung, ggf. über eine weitere Flüssigmediumpassage; ein Tierversuch an der weißen Maus zur Bestätigung der Diagnose schließt sich an.

Tierversuch mit exzidiertem Gewebe:

Gewebe zerteilen; bei zwei weißen Mäusen durch Scherenschlag Hauttasche über der Schwanzwurzel anlegen; Gewebsteile und zusätzlich Fremdkörper, z. B. abgebrochene Streichhölzer, einbringen. Klammern und mit Kollodium abdichten. Ebenso bei zweiter Maus verfahren; sie erhält i. p. zusätzlich 0,5 ml Tetanus-Antiserum (ca. 500 IE).

Beim ungeschützten Tier beginnen nach 12 Stunden Reflexsteigerung sowie Krämpfe in Hinterbeinen und Schwanzmuskulatur; der Tod tritt schließlich in „Robbenstellung" ein. Die geschützte Maus überlebt. Beobachtungszeit 8 Tage.

Toxinnachweis im Patientenserum: Dieser Versuch ist nur im Frühstadium der Erkrankung vor therapeutischer Gabe von Antitoxin sinnvoll.

Hierzu werden 0,5 ml Patientenserum einer weißen Maus subkutan injiziert; desgleichen einem zweiten Tier, das mit 150 IE antitoxischen Serums i. p. geschützt wird.

5 Botulismus

Beim Botulismus handelt es sich um eine Vergiftung durch die Toxine von *Clostridium botulinum* (s. S. 142). Von den Toxinarten A bis G werden A, B – in Deutschland am häufigsten – und E, seltener F und G gefunden.

Drei Formen des Botulismus können unterschieden werden:

- *Klassische Nahrungsmittelvergiftung:* Das präformierte Toxin wird mit der Nahrung aufgenommen.
- *Säuglingsbotulismus:* z. T. als ungeklärter plötzlicher Todesfall. *C. botulinum* wird mit der Nahrung, z. B. Honig, aufgenommen. Das Toxin wird im Darm des Patienten gebildet.
- *Wundbotulismus:* Die Keime bilden das Toxin im Gewebe.

Klassischer Botulismus

Toxinnachweis im Serum: Bei der häufigsten Form, dem klassischen Botulismus, wird der Toxinnachweis beim Patienten am besten mit dessen Serum geführt. Möglich ist auch die Untersuchung von Erbrochenem und Stuhl sowie die des verdächtigten Lebensmittels. Der Toxinnachweis geschieht nach Abb. 14–3.

0,5 ml Serum des Erkrankten werden einer Maus oder einem Meerschweinchen intraperitoneal gespritzt. Zur Erhöhung der Empfindlichkeit kann auch eine größere Menge Serum auf mehrere Tiere verteilt werden. Bei toxinhaltigen Proben treten Erkrankung und Tod innerhalb weniger, spätestens nach 24 Stunden ein. Ein typisches Krankheitszeichen ist eine wespenartige Einziehung der Bauchwand. Die Tiere versterben unter allgemeiner Muskelschlaffheit. Ein typischer Sektionsbefund fehlt.

Der parallel verlaufende Kontrollversuch mit polyva-

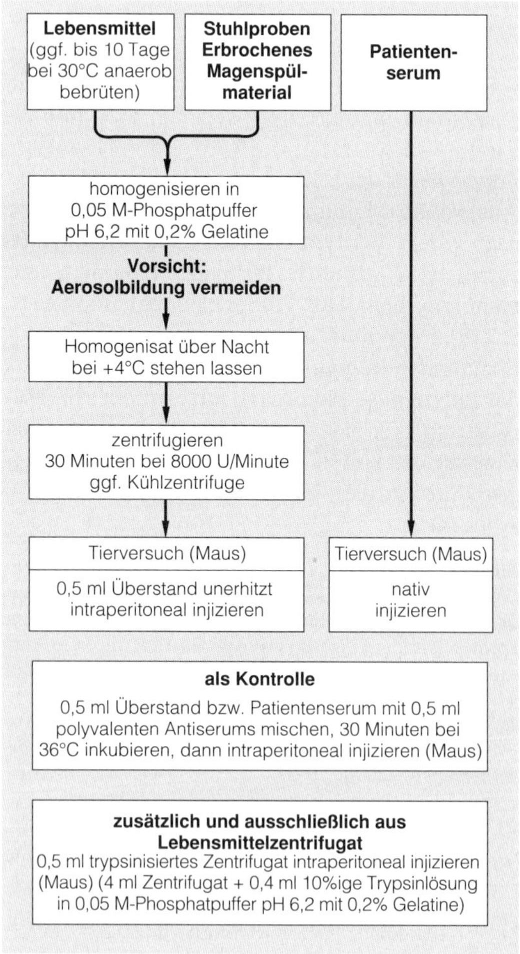

Abb. 14–3
Nachweis der Toxine von *Clostridium botulinum*.

lentem antitoxischen Botulismus-Serum ist in Abb. 14–3 beschrieben. Das Kontrolltier muß überleben. Versuchs- und Kontrolltiere werden 4 Tage beobachtet.

Toxinnachweis in Lebensmitteln: Verdächtige Lebensmittel werden für den Toxinversuch zerkleinert, in Phosphatpuffer homogenisiert und über Nacht bei 4 °C stehengelassen. Zur Herstellung des Extraktes wird zentrifugiert und bei starker bakterieller Verunreinigung der Überstand durch einen Bakterienfilter gegeben. (Weiteres Vorgehen s. Abb. 14–3.)

Äußerlich wenig veränderte Konserven werden für den Tierversuch 8 Tage bei 35 °C bebrütet. Von anderen Lebensmitteln werden entsprechend anaerobe Anreicherungen angelegt; der Toxinnachweis wird mit den Überständen der Bouillonkulturen geführt.

Außer der angeführten Kontrolle mit polyvalentem antitoxischen Botulismus-Serum kann auch Material gespritzt werden, in dem das Toxin durch 20minütiges Kochen zerstört wurde. Außerdem können Tierversuche durch Verfüttern des Materials angestellt werden.

Kultur: Die Züchtung von *C. botulinum* ist schwierig, da die Lebensmittel oft Mischkulturen verschiedener Anaerobier enthalten. Außer einer direkten Plattenaussaat wird eine Anreicherung in einem geeigneten flüssigen Nährboden (s. S. 32) angelegt. Das Material wird dazu in Anreicherungsmedium eine Stunde auf 80 °C erhitzt, anschließend bebrütet und ausgesät. Die Identifizierung der Reinkultur und die exakte Bestimmung erfolgen wiederum durch den Toxinnachweis.

Säuglingsbotulismus

Beim Säuglingsbotulismus wird sowohl Erreger- als auch Toxinnachweis aus Stuhl geführt. Bei verstorbenen Kindern gelingt der Nachweis aus abgebundener Dünndarm- oder Dickdarmschlinge, während der Toxinnachweis mit Serum nicht immer möglich ist [37].

6 Milzbrand

Untersuchungsmaterial: Als Untersuchungsmaterial kommen Bläschen um die zentrale Nekrose einer Pustula maligna, seltener Blut, Sputum und Stuhl in Frage.

Mikroskopische Untersuchung: Mikroskopisch werden große, plumpe, grampositive Stäbchen mit eckigen Enden gefunden, die einzeln oder zu mehreren hintereinander gelagert sind („Bambusstockform", s. Abb. 10–5). Sie enthalten nur selten zentral gelagerte Sporen. Kapseln sind mit der GRAM-Färbung meistens nicht erkennbar. Eine Darstellung ist mit der Technik des direkten und indirekten Fluoreszenztests möglich.

Kultur: In der Kultur wächst *Bacillus anthracis* auf Nähragar bzw. dem routinemäßig verwandten Blutagar innerhalb von 18–24 Stunden in Form von rauhen, flachen Kolonien (4–5 mm Durchmesser) mit kommaförmigen Auswüchsen („Medusenhaupt"). Die Kolonien haben eine zähe Konsistenz, lassen sich mit der Öse hochziehen und bleiben wie geschlagenes Eiweiß stehen. Im Kulturpräparat erscheinen grampositive, kürzere und längere, in Ketten angeordnete Stäbchen, gelegentlich mit mittelständigen Sporen.

Identifizierung: Merkmale zur Identifizierung, insbesondere zur Abgrenzung gegen *B. cereus,* sind das Fehlen von Hämolyse und Beweglichkeit sowie ein positiver direkter Fluoreszenztest. Weitere Eigenschaften sind auf S. 136 ff angegeben. Auf den Nachweis der Mäusepathogenität kann in der Regel verzichtet werden.

Antigennachweis: Wenn die Anzüchtung nicht möglich ist (z. B. fauliges Material), besteht die Möglichkeit eines serologischen Antigennachweises mittels einer Präzipitationstechnik.

Bei der klassischen Thermopräzipitation nach ASCOLI wird das zerkleinerte Material mit der 5- bis 10fachen Menge NaCl-Lösung aufgekocht und nach dem Abkühlen klarfiltriert. In engen Röhrchen werden 0,5 ml eines spezifischen präzipitierenden Milzbrandserums mit 1 ml Kochextrakt überschichtet. Eine schnell auftretende ringförmige Trübung zeigt den positiven Ausfall an. Kontrollen des Kochextraktes mit Normalserum und des Extraktes aus „Normalorganen" mit Milzbrandserum müssen negativ ausfallen, solche eines bekannten positiven Extrakts mit Milzbrandserum positiv.

Solche Fragestellungen fallen nicht mehr in das Untersuchungsspektrum klinisch-bakteriologischer Laboratorien. Sie können von veterinärmedizinischen Institutionen, die größere Erfahrung in der Milzbranddiagnostik haben, bearbeitet werden. Unter Umständen ist es ratsam, Veterinärbakteriologen bei differentialdiagnostischen Problemen um Hilfe anzugehen.

Schutzvorkehrungen: Arbeiten mit Milzbrandkeimen müssen in Sicherheitskabinen der Klasse I oder II durchgeführt werden. Besonders gefährlich sind Aerosole, die beim Zentrifugieren oder Ausglühen der Ösen entstehen. Gebrauchte Arbeitsmaterialien sind zu autoklavieren.

7 Aktinomykose

Untersuchungsmaterial: Bei Aktinomykose-Verdacht sollte das eitrige Untersuchungsmaterial, z. B. Fistelsekret mit bröckligen Beimengungen, durch Punktion gewonnen werden; denn bei Kontakt mit Aktinomyzeten-besiedelter Schleimhaut kann es zu falsch positiven Befunden kommen. Um die anaeroben Erreger – *Actinomyces israelii* und verwandte Keimarten – vor Sauerstoffeinfluß zu schützen, ist soviel Eitermaterial wie möglich einzusenden. Ein reduzierendes Transportmedium muß insbesondere bei spärlichen Materialmengen eingesetzt werden. Die Verwendung von Abstrichtupfern zur Materialgewinnung ist, wenn auch im Einzelfall nicht immer zu umgehen, weniger geeignet.

Drusen: Im Labor wird der in einer Schale ausgebreitete Eiter mit der Lupe nach stecknadelkopf- bis hirsekorngroßen, gelblich bis rötlich tingierten Bröckchen, sog. Drusen, abgesucht. Drusen werden jedoch nur in etwa 50% der Fälle gefunden. Es handelt sich bei ihnen um intravital gebildete *Actinomyces*-Kolonien (Abb. 14–4).
Mikroskopische Untersuchung: Drusenverdächtige Gebilde werden zur mikroskopischen Untersuchung auf einem Objektträger mit 1%iger Methylenblau-Lösung bedeckt und unter leicht angedrücktem Deckglas zunächst mit Lupenvergrößerung betrachtet.

Drusen erscheinen als „blumenkohlartige" Gebilde, die in den Randbezirken intensiver als im Zentrum gefärbt sind. Bei stärkerer Vergrößerung ist die mit einem Leukozytensaum umgebene Strahlenpilzkolonie erkennbar (Abb. 14–4).

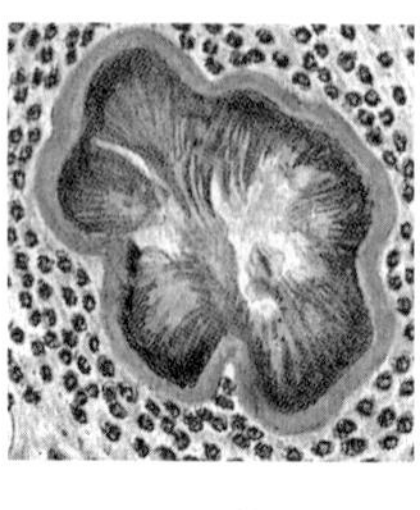

Abb. 14–4 *Actinomycetes*-Druse, umgeben von Leukozyten (Objektiv 10). Der Durchmesser einer Druse beträgt etwa 1 mm.

Die Druse wird nunmehr zwischen zwei Objektträgern gequetscht; sie ist von derber Konsistenz. In den darauf angefertigten Gram-Präparaten sind grampositive, pleomorphe Stäbchen und Fäden mit Verzweigungen, die in Nestern zusammenliegen, erkennbar (Tafel 11). Zusätzlich findet sich eine variable Begleitflora.

An eine Verwechslung mit Drusen beim echten Myzetom durch Schimmelpilze oder beim aktinomyzetischen Myzetom durch Nocardien und Streptomyzeten muß gedacht werden. Im mikroskopischen Präparat finden sich beim Pilzmyzetom mehrere dicke, septierte Hyphen mit oft dunkel pigmentierten Anschwellungen.

Kultur: Zur Kultur wird das Untersuchungsmaterial – Körnchen ggf. mit Bouillon in Petrischale auswaschen und zerquetschen – auf zwei z. B. VL-Blutagarplatten sowie auf eine VL-Agarplatte ohne Blut ausgestrichen (Abb. 14–5). Die aerobe Verarbeitung folgt dem für Eiter angegebenen Schema (s. S. 257). Eine VL-Blutagar- und die VL-Agarplatte ohne Blut dienen der anaeroben Kultivierung; für letztere eignet sich besonders das Fortner-Verfahren. Die zweite VL-Blutagarplatte wird unter Kohlendioxidatmosphäre bebrütet. Die flüssige Anreicherung in geeignetem Nährboden – empfohlen wird z. B. enriched thioglykolat broth®, BBL – sollte wegen der langen Bebrütung im Anaerobier-Topf gehalten werden. Ab dem zweiten Bebrütungstag wird der durchsichtige, anaerob bebrütete Nährboden täglich mit dem Lichtmikroskop – der Boden der geschlossenen Platte dem Objektiv (10, 40) zugewandt – nach charakteristischen „spinnenförmigen" Mikrokolonien abgesucht.

Die myzeliale Struktur geht nach längerer Bebrütung weitgehend verloren, so daß die Kolonien ihr typisches Aussehen einbüßen.

Auf anaerob bebrüteten VL-Nährböden entstehen nach 2–3 Tagen kleine, weißliche, z. T. unregelmäßig begrenzte, trockene Kolonien, deren Aussehen nach 5–10 Tagen als molarzahnähnlich beschrieben wird. Beim Wegstreichen fällt die ziemlich harte Konsistenz der Kolonien auf.

Enthält das Untersuchungsmaterial nur wenige Aktinomyzeten, werden die Kolonien meist erst nach 7–14 Tagen erkennbar. Die Bebrütungszeit, insbesondere der Anreicherung, sollte bis auf 4 Wochen ausgedehnt werden.

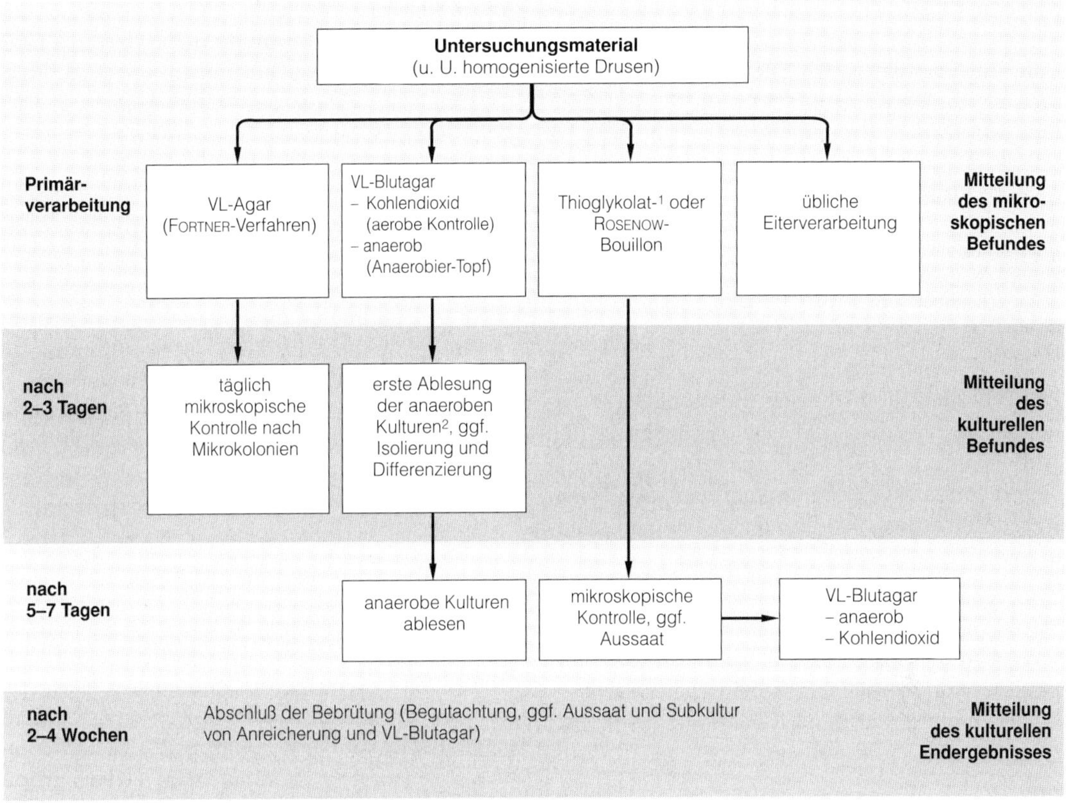

Abb. 14–5 Labordiagnose der Aktinomykose.

[1] z. B. „enriched thioglycolat broth" (BBL-135C®)

[2] Ablesung nach 2–3 Tagen nicht unbedingt erforderlich

Im GRAM-Präparat zeigt sich das bereits beschriebene mikroskopische Bild (Tafel 5). Katalase-negative Kolonien werden anaerob und in Kohlendioxidatmosphäre auf VL-Blutagar subkultiviert.

Grampositive anaerobe oder mikroaerophile Stäbchenbakterien, auf die die gegebene Beschreibung zutrifft, sind dem Kliniker als Aktinomykose-verdächtig mitzuteilen.

Identifizierung und Differenzierung: Anschließend wird eine vorläufige Abgrenzung der verschiedenen Aktinomykose-Erreger (Tab. 10–17) durch Untersuchung biochemischer Merkmale versucht. Die endgültige Bestimmung erfolgt mittels Gaschromatographie in Speziallaboratorien (Institut für Medizinische Mikrobiologie und Immunologie der Universität Bonn-Venusberg).

Begleitflora: Bei Aktinomykose sind Mischinfektionen die Regel. Die Begleitflora ist von der Lokalisation (zervikofaziale, thorakale und abdominale Form) abhängig. Bei der am häufigsten vorkommenden zervikofazialen Aktinomykose sind Staphylokokken, Streptokokken, *B. melaninogenicus* (s. S. 196) und *A. actinomycetemcomitans* (s. S. 187) die wichtigsten Keimarten, die auch bei zerebralem Befall isoliert werden.

Bei Aktinomykose-verdächtigem Untersuchungsmaterial kann es sinnvoll sein, auch auf Nocardien, Pilze und Mykobakterien zu untersuchen.

Arachnia propionica: Eine besondere Form der Infektion mit dieser Gruppe grampositiver Stäbchenbakterien wird bei Entzündungen der Tränenkanälchen – intermittierende Eiterabsonderung im Augenwinkel – beobachtet. Dabei finden sich kleine Konkremente, in denen verzweigte, grampositive Stäbchenbakterien (meistens *Arachnia propionica)* nachgewiesen werden können. Eine Begleitflora fehlt bei diesem Krankheitsbild meistens.

8 Nocardiose

Untersuchungsmaterial: Die wichtigsten Untersuchungsmaterialien bei Nocardiose sind Sputum oder besser Bronchialsekret, Biopsiematerial (z. B. Lunge), Abszeßeiter, Fisteleiter, Liquor und Blutkulturen.

Beim Aktinomyzetom finden sich häufig charakteristische Drusen im Fisteleiter, die in einzelnen Fällen mit bloßem Auge erkennbar sind. Außer Nocardien (mehr als 50%) kommen noch *Actinomadura-* und *Streptomyces-*Arten in Frage.

Die Proben sollten so rasch wie möglich ins Labor gebracht werden. Bei Verzögerungen ist eine Aufbewahrung im Kühlschrank erforderlich, um eine sekundäre Vermehrung anderer, den Nachweis von Nocardien störender Keime zu verhindern.

Mikroskopische Untersuchung: Die mikroskopische Untersuchung ergibt grampositive, verzweigte, fädige oder stäbchenförmige oder kokkoide Gebilde, die partiell säurefest (s. S. 152) sind.

Kultur: Als Kulturmedien können zusätzlich zu den Routinenährböden eingesetzt werden: Brain-Heart-Infusion-Agar, SABOURAUD-Glukose-Agar, als selektiveres Medium der Nährboden nach LÖWENSTEIN-JENSEN (s. S. 290) und Thioglykolat-Bouillon. Außerdem wurden spezielle Selektivmedien [28] bzw. -verfahren (Paraffinköderverfahren [35]) beschrieben.

Die aerobe Bebrütung erfolgt in feuchter Kammer bei 36 °C und bei 25–27 °C bis maximal 3 Wochen. Blutkulturen müssen belüftet werden.

In den ersten vier Tagen bestehen die Kolonien bei mikroskopischer Betrachtung (Technik s. S. 151) aus mehr oder weniger fädigen Strukturen und ähneln dem Wachstum von Aktinomyzeten (Abb. 10–7). Später zerfallen sie zentral in bazilläre und kokkoide Fragmente, wobei außen ein Saum radiärer, myzelähnlicher Felder erhaltenbleibt. Die Weiterentwicklung zu teilweise gefärbten Makrokolonien ist auf S. 153 beschrieben.

Charakteristisch, wenn auch nicht gattungsspezifisch, ist ein erdiger oder muffiger Geruch.

In flüssigen Medien wachsen Nocardien in Form eines bröckligen und lederartigen Oberflächenhäutchens ohne Trübung.

Mikroskopisches Verhalten: Grampositive, partiell säurefeste, oft granulierte Stäbchen (Tafel 1); je nach Alter der Kulturen kommt es zur Ausbildung von Fäden und Verzweigungen oder kokkoiden Gebilden.

Identifizierung, Befundbewertung: Die Differenzierungskriterien für eine vorläufige Identifizierung sind auf S. 153 beschrieben.

Zur endgültigen Identifizierung müssen verdächtige Stämme an ein Referenzlabor (Institut für Medizinische Mikrobiologie und Immunologie der Universität Bonn) eingesandt werden.

Da Nocardien als Kontaminanten auch im Sputum Gesunder nachgewiesen werden, sind mehrmalige Anzüchtung und klinische Hinweise für die Deutung von solchen Befunden wichtig.

9 Diphtherie

Untersuchungsmaterial: Geeignete Untersuchungsmaterialien für die Diphtherie-Diagnostik sind Abstriche von Rachen und Nasen-Rachen-Raum (optimal: beide zusammen!). Selten kommen Konjunktiva, Hautläsionen (Ulcus tropicum!) und Vagina in Frage. Die Abstriche sollten möglichst vor Therapiebeginn entnommen werden. Wenn eine sofortige Verarbeitung nicht möglich ist, muß ein Transportmedium verwendet werden.

Mikroskopische Untersuchung: Eine mikroskopische Untersuchung von Originalpräparaten auf Diphtherie ist bei Abstrichen aus dem Nasen-Rachen-Raum nicht zu empfehlen.

Kultur: Die kulturelle Untersuchung bei Diphtherie-Verdacht umfaßt zusätzlich zu den bei der Rachenabstrichdiagnostik verwandten Medien den Einsatz von LÖFFLER-Serum (s. S. 147), von Tellurit-haltigen Selektivnährböden (s. S. 33) und eines flüssigen Spezialanreicherungsmediums (s. S. 33). Die Verarbeitung ist aus Abbildung 14–6 zu entnehmen.

Tellurit-haltige Selektivnährböden hemmen das Wachstum der meisten Begleitkeime, so daß eine dichte Einsaat möglich ist. Der Tupfer wird auf einem Drittel des Tellurit-haltigen Selektivmediums ausgestrichen; die Weiterverdünnung erfolgt mit der Öse.

Blutagar und LÖFFLER-Serum dienen zur Isolierung von Tellurit-empfindlichen Stämmen, während die flüssige Anreicherung besonders bei Chemotherapie-geschädigten Erregern nützlich sein kann.

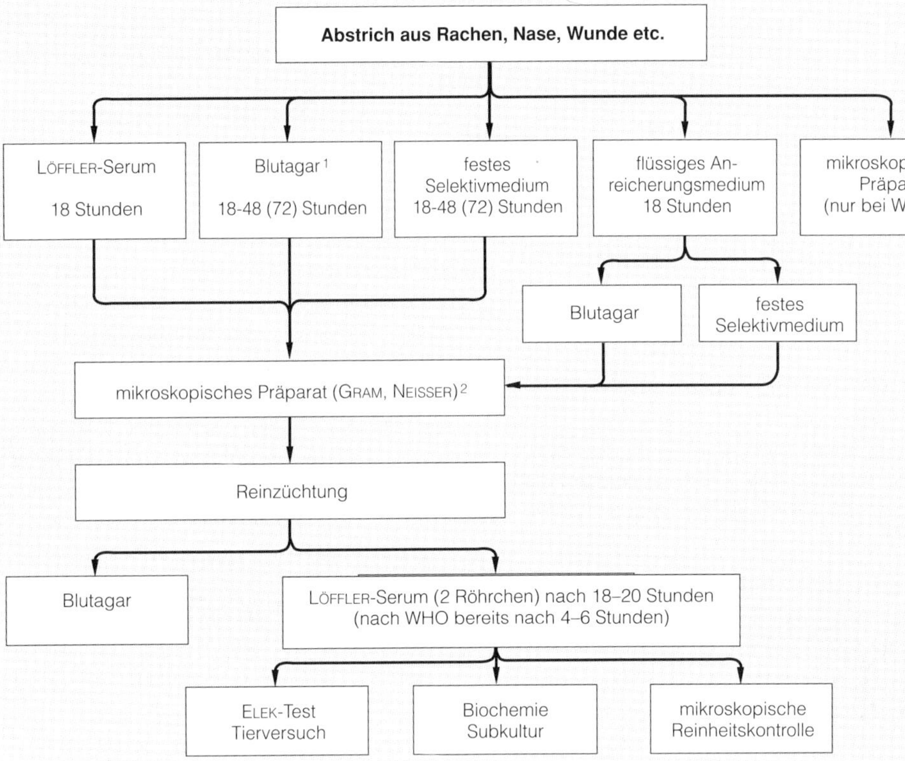

Abb. 14–6 Verarbeitung von Abstrichen bei Diphtherie-Verdacht.

[1] zur Erkennung von β-hämolysierenden Streptokokken und Korynebakterien

[2] erstmals nach 18–24 Stunden

Beurteilung: Die erste Ablesung nach einem Tag umfaßt eine mikroskopische Untersuchung (Färbung nach GRAM, NEISSER) von LÖFFLER-Serum sowie von verdächtigen Kolonien auf Blutagar und Selektivmedium.

C. diphtheriae wächst auf Blutagar in kleinen Kolonien mit Biovar-abhängiger, schwacher β-Hämolyse, die oft erst nach Wegstreichen der Kolonien erkennbar wird. Auf Tellurit-haltigen Selektivnährböden erscheinen die Kolonien dunkelgrau bis schwärzlich. Hier muß mikroskopisch vorwiegend gegen andere Tellurit-resistente Keime, wie z.B. Staphylokokken, abgegrenzt werden. Die charakteristische Mikromorphologie (Form, Lagerung) kann auf den Selektivmedien nicht erwartet werden; sie ist am ausgeprägtesten auf LÖFFLER-Serum und Blutagar. Die Polkörperchenbildung kann am besten auf LÖFFLER-Serum beurteilt werden. Zur Erzielung von Reinkulturen werden Subkulturen auf Blutagar angelegt. Für die Prüfung der biochemischen Merkmale (s. S. 147) und des Toxinbildungsvermögens geht man von LÖFFLER-Serum-Kulturen aus (mikroskopische und kulturelle Reinheitskontrolle!).

Toxinnachweis: Zum Toxinnachweis eignen sich sowohl der ELEK-(OUCHTERLONY)-Test (s. S. 148) als auch der Meerschweinchenversuch (s. S. 148); letzterer ist methodisch weniger anfällig und sollte auf jeden Fall durchgeführt werden.

Massenuntersuchung: Bei Massenuntersuchungen zur Erkennung von Keimträgern genügen die Verwendung eines Selektivmediums und eine einmalige Ablesung nach 48 Stunden. Alle sich biochemisch als Diphtheriebakterien erweisenden Stämme müssen auf Toxinbildung untersucht werden, um toxische von atoxischen Stämmen abgrenzen zu können.

Weitere Untersuchungsmaterialien: Der Diphtheriebakterien-Nachweis in anderen Lokalisationen als Nase und Rachenraum (Wunden, Ohr, Konjunktiva) wird nach den gleichen Prinzipien durchgeführt.

10 Listeriose

Untersuchungsmaterial: Als Untersuchungsmaterial eignen sich Liquor, Blut, Mekonium, Fruchtwasser, Eiter, Drüsenpunktat, homogenisiertes Gewebe, Zervikalabstrich, Urin und Stuhl. Sehr keimreiches Material wie Stuhl, ggf. Lochialsekret und Menstrualblut sollten in Transportanreicherungsflüssigkeit (s. S. 33) versandt werden [4].

Zervikalsekret am Ende der Menses mit Abstrichtupfer entnehmen und, wenn möglich, direkt auf Tryptose- und Blutagar ausstreichen; sonst halbstarres Transportmedium verwenden.

Mikroskopische Untersuchung: Die mikroskopische Untersuchung von Untersuchungsproben, z. B. Liquor und Mekonium, ergibt oft in Diplo-Form gelagerte, teils intra-, teils extrazelluläre grampositive Kurzstäbchen, die mit Pneumokokken verwechselt werden können (Tafel 11).

Kultur: Die kulturelle Verarbeitung umfaßt außer den üblichen Routinenährböden eine Schafblutagarplatte und Tryptose-Phosphat-Bouillon (TPB).

Nach 24 Stunden bei 36 °C werden die festen Nährmedien abgelesen und die TPB *(„Wärmeanreicherung")* auf Schaf- oder Pferdeblutagar ausgesät. Die endgültige Ablesung der Platten erfolgt 48 Stunden nach Materialeingang.

Bei mikrobiell stärker belasteten Untersuchungsmaterialien, wie z. B. Zervikalabstrichen und Stuhlproben, kommt die sog. *Kälteanreicherung* in Verbindung mit einem Selektivmedium (Akriflavin-Nalidixinsäure- oder modifizierter Mc Bride-Agar, s. S. 33) zum Einsatz, neuerdings das ALPAMI-Medium (Fa. Merck) und Listeria-Selektivagar (Oxford form.) der Fa. Oxoid.

Anlegen einer Verdünnungsreihe in 4 TPB-Röhrchen (4–5 ml). Man beimpft das erste Röhrchen und pipettiert jeweils den Inhalt einer halben Pasteur-Pipette in das nächste über. Dadurch ergeben sich die Verdünnungsstufen von ungefähr 10^{-1} bis 10^{-4}.

Nach zwei Tagen sowie nach 1, 2, 4 und 6 Wochen wird auf Selektivnährboden ausgesät. Die Ablesung erfolgt nach 2–3 Tagen bei 36 °C mittels Plattenmikroskop bei Schrägdurchlichtbeleuchtung nach Henry (s. S. 278). Es empfiehlt sich das Mitführen eines *Listeria*-Kontrollstammes.

Ein weiteres modifiziertes Verfahren zur Isolierung von Listerien aus stark verunreinigten Untersuchungsmaterialien ist in Abbildung 14–7 dargestellt [19].

L. monocytogenes wächst in zunächst durchsichtigen, später grau-weißen Kolonien mit feinem *(L. monocytogenes),* gelegentlich kräftigerem *(L. ivanovii)* β-hämolytischen Hof. Ein Gram-Präparat zeigt kleine kokkoide Stäbchen (Tafel 4).

Auf Tryptose-Agar erscheinen Listerien-Kolonien bei Schrägbeleuchtung unter dem Plattenmikroskop (10fache Vergrößerung) bläulich irisierend, auf Akriflavin-Nalidixinsäure-Agar gelb-grün mit feinkörniger Oberflächenstrukturierung.

Listerien-verdächtige Stäbchen, z. B. auch in bebrüteten Blutkulturen, müssen auf Beweglichkeit bei 36 °C und bei 22–30 °C geprüft werden.

Taumelnde, rotierende Bewegung der Stäbchen bei Zimmertemperatur, jedoch nicht oder nur sehr gering ausgeprägt bei 36 °C kann schon nach wenigen Stunden erkannt werden. Dieses charakteristische Merkmal spricht für die Richtigkeit der Verdachtsdiagnose.

Ein Listeriose-Verdacht muß dem Kliniker umgehend mitgeteilt werden, da die häufig bei schweren Infektionen empirisch gewählte Chemotherapie mit Cephalosporinen bei Listerien unwirksam ist. Das Präparat der Wahl ist Ampicillin, ggf. kombiniert mit Gentamicin. Anstelle von Ampicillin kann unter besonderen Umständen auch Mezlocillin, Piperacillin oder Imipenem gegeben werden. Notfalls kann auch Chloramphenicol eingesetzt werden.

Identifizierung und Differenzierung: Zur Identifizierung werden das Verhalten im Beweglichkeitsagar bei 22–30 °C (typisches Schirmphänomen) und biochemische Merkmale geprüft. Entscheidend, wenn auch nicht immer beweisend ist der Nachweis der β-Hämolyse, am besten durch stichförmige Beimpfung von Blutagarplatten oder (etwas umständlicher) der CAMP-Test (s. Abb. 10–3). Differenzierung der verschiedenen Listerienarten s. S. 145.

Anschließend wird die Serovar bestimmt (*Listeria*-Referenzlaboratorium in der DDR: Institut für Medizinische Mikrobiologie, Halle/S.; in

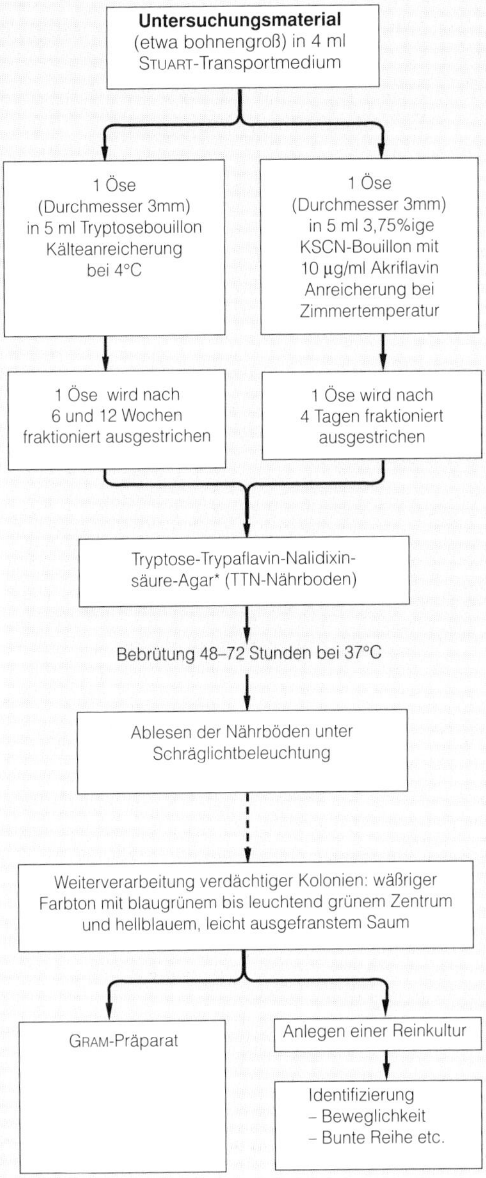

Abb. 14–7 Nachweis von Listerien in stark verunreinigten Untersuchungsmaterialien.

* neuere Selektivnährböden s. S. 302.

der BRD: Institut für Hygiene und Mikrobiologie, Würzburg).

Serologische Untersuchung: Bei Listeriose-Verdacht ist außerdem eine in Abständen von 7–14 Tagen zwei- bis dreimal wiederholte serologische Untersuchung durchzuführen. Agglutinationstiter ab 1:200 sowie Titeranstiege (auch von niedrigeren Werten) um zwei Verdünnungsstufen sind auf akute Infektionen verdächtig. H-Agglutination ist diagnostisch wertvoller als O-Agglutination, denn Kreuzreaktionen mit Staphylokokken und Enterokokken erschweren die Interpretation von O-Agglutinationsbefunden. Notfalls müssen zusätzliche Absättigungsversuche angeschlossen werden [34].

Eine verläßliche Listeriose-Diagnostik ist jedoch nur kulturell möglich.

Differentialdiagnose: Zur Abgrenzung gegen infektiöse Mononukleose, die ähnlich verlaufen kann, kann die PAUL-BUNNEL-Reaktion im Abstand von 10 Tagen, ggf. die EPSTEIN-BARR-Virus-Serologie durchgeführt werden.

11 Schweinerotlauf (Erysipeloid)

Untersuchungsmaterial: Als Untersuchungsmaterial dient ein aus den Randpartien des Entzündungsprozesses exzidiertes Hautstückchen.

Alternativ kann an der Grenze des Entzündungsherdes mit der Spritze eine kleine Menge physiologische Kochsalzlösung injiziert und sofort wieder angesaugt werden.

Die entnommene Probe sollte möglichst in 1% Glukose-haltige Fleischwasserbouillon gegeben und bis zur Verarbeitung bei Zimmertemperatur oder im Kühlschrank aufbewahrt werden. Eine Transportverzögerung ist zu vermeiden! Optimal wäre eine sofortige Bebrütung bei 36 °C. Ggf. ist eine Blutkultur (Endokarditis) zu entnehmen.

Für die kulturelle Verarbeitung wird die Bouillon mit dem Untersuchungsmaterial in Kohlendioxid-haltiger Atmosphäre (z. B. Kerzentopf) bei 35–37 °C bebrütet. In Abständen von 24 Stunden wird, ggf. mehrmals, auf Blutagar ausgesät.

Die Keime erscheinen nach einem bis mehreren Tagen Bebrütung auf Blutagar in Form von tautropfenähnlichen Kolonien mit α-Hämolyse (Schafblutagar). Auf Menschenblutagar fehlt die α-Hämolyse.

Mikroskopisch sind schlanke, pleomorphe, sehr kurze, stets unbewegliche, grampositive Stäbchen mit Neigung zu GRAM-Labilität zu erkennen. Bei rauhen Kolonien wird Fäden- und Kettenbildung beobachtet.

Die Diagnose kann durch Prüfung der Schwefelwasserstoffbildung im KLIGLER-Nährboden gesichert werden. Ein charakteristisches Merkmal ist auch das Wachstum, das in Gelatine-Stichkultur ähnlich einer Gläserbürste ist. Weitere Merkmale siehe Seite 145.

Tierversuch: Zur Bestätigung oder auch unmittelbaren Anzüchtung aus dem Untersuchungsmaterial kann der Tierversuch (die meisten Stämme sind virulent) eingesetzt werden.

Subkutan beimpfte Mäuse erliegen in 2–3 Tagen der Infektion. Der Erreger ist in Organausstrichen und im Herzblut nachweisbar. Man sollte aber beachten, daß die Versuchstiere auch spontan mit diesem Keim – Erreger der Mäuseseptikämie – infiziert sein können. Außerdem ist eine Verwechslung mit Listerien möglich.

12 Keuchhusten (Pertussis)

Der Erreger ist *Bordetella pertussis;* selten kommt auch *B. parapertussis* in Frage. *B. pertussis* ist regelmäßig in der Inkubationszeit und in den ersten zwei Wochen der Erkrankung, die im wesentlichen dem katarrhalischen Stadium entsprechen, direkt nachweisbar; vereinzelt kommt eine längere Ausscheidung vor. In der zweiten Krankheitsphase bieten sich serologische Verfahren – Bestimmung der IgA-, IgM- und IgG-Antikörper mit dem Enzymimmunoassay (ELISA) – zur Diagnose an.

Untersuchungsmaterial: Als Untersuchungsmaterial für den bakteriologischen Nachweis eignet sich der tiefe Nasopharyngealabstrich am besten.

Der durch die Nase in den Nasen-Rachen-Raum eingeführte biegsame, dünne Abstrichtupfer sollte möglichst 15–30 Sekunden dort belassen werden. Der dabei meist ausgelöste Hustenreflex verbessert zusätzlich die Keimausbeute. Die besten Ergebnisse werden mit Drahtstieltupfern aus Kalziumalginatwatte erzielt (Hersteller: empe Vertrieb). Stets empfiehlt sich die Entnahme von zwei Abstrichen, je einer für die fluoreszenzmikroskopische und die kulturelle Untersuchung.

Mit dem einen Abstrichtupfer werden zwei Objektträgerausstriche hergestellt, die nach Lufttrocknung zur Durchführung des direkten Fluoreszenztestes ins Labor gebracht werden.

Auf die ehemals empfohlene „Hustenplatte“ kann heute zugunsten des ergiebigeren tiefen Nasopharyngealabstriches verzichtet werden.

Probentransport: Der Probentransport erfordert besondere Vorkehrungen, da Keuchhustenbakterien äußerst schnell absterben. Die Abstriche müssen in einem Spezialtransportmedium eingesandt oder noch am Krankenbett auf geeignete Nährböden ausgestrichen werden.

Für den Transport wird der Abstrichtupfer in ein antibiotikum- sowie bluthaltiges Spezialtransportmedium für *B. pertussis* (s. S. 34) gesteckt und möglichst umgehend ins Labor gebracht.

Für den Postversand empfiehlt es sich, den Abstrich im Transportmedium vorher bis zum Nachmittag des folgenden Tages bei 36 °C zu bebrüten.

Verarbeitung am Krankenbett: Bei der direkten Verarbeitung am Krankenbett wird die Probe auf vom Labor zur Verfügung gestellte Nährböden ausgestrichen.

Der Tupfer wird auf je ein Drittel Oberfläche der Keuchhusten-Nährböden abgerollt. Die Platten werden sofort ins Labor gebracht.

Fluoreszenzmikroskopischer Direktnachweis: Hierfür wird je ein Ausstrichpräparat mit FIC-markiertem Antiserum gegen *B. pertussis* bzw. *B. parapertussis* geprüft. Zur Vermeidung falsch positiver Ergebnisse muß darauf geachtet werden, daß fluoreszierende Bakterien die typischen kokkobazillären Formen von Bordetellen haben. Wenn beide Objektträger Fluoreszenz zeigen, muß das Ergebnis als unspezifisch beurteilt werden.

Kultur: Für die kulturelle Anzüchtung wird der Abstrichtupfer wie in Abbildung 14–8 angegeben verarbeitet. Die Bebrütung erfolgt in einer feuchten Kammer (Kohlendioxid-Topf) bei 36 °C.

Koloniewachstum nach 3–5 Tagen und Identifizierung, insbesondere Unterscheidung von *B. pertussis* und *B. parapertussis,* ist auf S. 184 beschrieben.

Abgrenzung gegen *H. influenzae,* der häufig in späteren Stadien Keuchhusten-kranker Kinder vorkommt.

Ein Teil der Keuchhustenerkrankungen wird nur kulturell, einer anderer nur fluoreszenzmikroskopisch nachgewiesen. Offensichtlich lassen sich auch abgestorbene Keime noch fluoreszenzmikroskopisch darstellen. Beide Untersuchungen ergänzen sich demnach.

Serologische Untersuchung: Zu Beginn des konvulsiven Stadiums nimmt die Anzahl der positiven Befunde ab. In diesem Stadium kommt der serologische Nachweis zu seinem Recht.

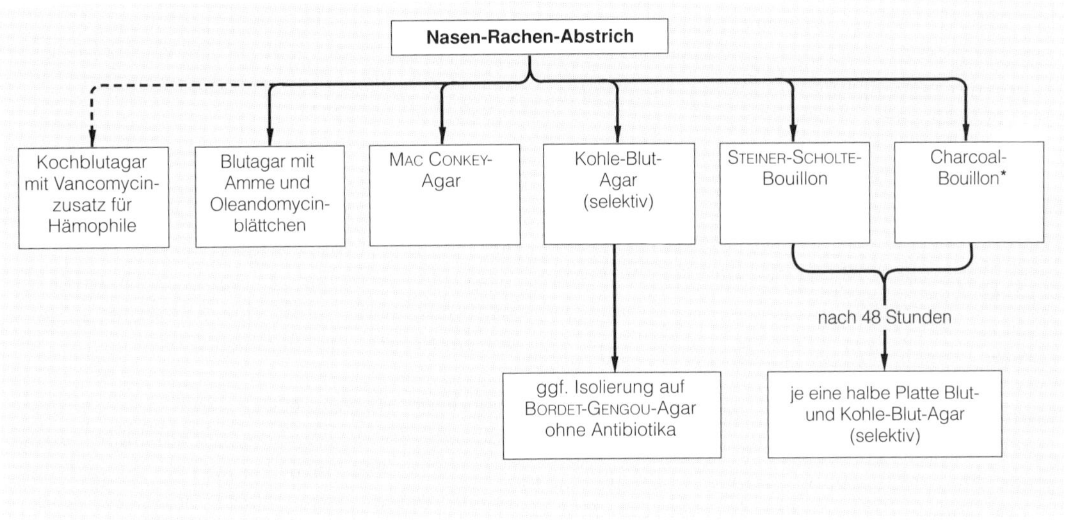

Abb. 14–8 Kulturelle Verarbeitung bei Keuchhusten-Verdacht.

* Charcoalagar-Lösung (ein Viertel der angegebenen Menge in 100 ml Aqua dest.) und 10% Schafblut

Dazu werden zwei Serumproben im Abstand von 14 Tagen entnommen. Eine Serokonversion bzw. ein Titeranstieg ist der sicherste Nachweis für eine floride Keuchhustenerkrankung. Die Antikörperbildung setzt erst in der zweiten bis dritten Woche ein. Für eine akute Infektion sprechen IgA- und IgM-Antikörper; letztere sind allerdings weniger spezifisch.

13 Legionellose (Legionärskrankheit)*

Bei der Legionärskrankheit steht eine atypische Lobär- bzw. segmentförmige Pneumonie im Vordergrund.

Untersuchungsmaterial: Als Untersuchungsmaterialien eignen sich besonders Proben, die normalerweise keimfrei sind, wie transtracheales Aspirat, Bronchialsekret, Pleuraflüssigkeit sowie Biopsie- und Autopsieproben der Lungen.

Durch den Einsatz von Selektivmedien wird auch die Isolierung von Legionellen aus Sputumproben erfolgversprechend [20].

Kultur: Zur kulturellen Untersuchung wird *flüssiges Material* jeweils an zwei Stellen auf BCYEα-Agar – je eine Platte mit und ohne Selektivsupplement (z. B. Oxoid, Difco) – aufgetragen, wobei man nur einen „Fleck“ zur Erzielung von Einzelkolonien mit der Öse verdünnt.

* Die Autoren sind Herrn Prof. Dr. P. Emmerling, München, für die Bearbeitung dieses Abschnitts dankbar.

Gewebsproben werden zu einer 10%igen Suspension in physiologischer NaCl zermörsert, die unverdünnt sowie in der Verdünnung 1:50 auf die Nährmedien übertragen werden. Das verdünnte Material wird mit einem sterilen Glasspatel über die ganze Agarfläche verteilt. Außer BCYEα-Agar empfiehlt es sich, immer auch gewöhnlichen Blutagar einzusetzen, auf dem Legionellen nicht wachsen.

Kontaminiertes Material: Untersuchungsmaterial, das bakteriell stark kontaminiert ist, z. B. Sputum, kann vor der Beimpfung der Nährmedien zur Reduzierung der Begleitflora für 1–2 Minuten auf 60 °C erhitzt werden. Die Anzüchtung von Legionellen wird dadurch nicht wesentlich beeinträchtigt.

Bebrütung und Beurteilung: Die beimpften Kulturplatten werden in einer feuchten Kammer unter normaler Sauerstoffspannung bei 36 °C 7–10 Tage bebrütet und täglich kontrolliert.

Eine Kohlendioxidatmosphäre von ≧ 5% ist ebenfalls möglich.

Mitunter zeigt sich schon vor Ablauf von 48 Stunden konfluierendes Wachstum an der maximal inokulierten Auftragsstelle des Materials, während Einzelkolonien erst später erkennbar werden. Sie sind rund, scharf begrenzt, konvex, grau-feucht glänzend und erreichen einen Durchmesser von 3–4 mm. Felder mit konfluierendem Wachstum erscheinen schleimig.

Nachweisverfahren

Frühzeitige Diagnose bei *L. pneumophila* 1 – Infektion durch Antigennachweis im Urin möglich.

Direkter Fluoreszenztest: Zur Identifizierung der Cystein-abhängigen, biochemisch wenig aktiven, Katalase- und Oxidase-positiven Keime bedient man sich des direkten Fluoreszenztestes (s. Abb. 10–21). Ggf. Einsendung an ein Referenzlabor (s. S. 181).

Direkter Immunfluoreszenztest: Der direkte Fluoreszenztest dient nicht nur zur serologischen Bestimmung von Legionellenstämmen, sondern eignet sich auch zum raschen Nachweis dieser Keime im Untersuchungsmaterial. Dieser Test hat eine Empfindlichkeit von 50% und eine Spezifität von 94%.

Für den Test wird das Material auf Objektträgern ausgestrichen, getrocknet, dann erst durch Hitze und anschließend 10 Minuten in 10%igem neutralen Formalin fixiert.

Die für die Färbung erforderlichen Reagenzien sind vom Fachhandel (z. B. Bio Dx® über BIOS) zu beziehen. Erforderlich sind:

- FITC-markiertes polyvalentes (Serogruppen 1–6) Anti-*Legionella pneumophila*-Globulin für Screening-Teste
- FITC-markiertes monovalentes (Serogruppen 1–6) Anti-*Legionella pneumophila*-Globulin zur Identifizierung der Serogruppe
- Formalin-inaktivierte Suspension von *Legionella pneumophila* (Serogruppen 1–6) zur Positivkontrolle
- FITC-markiertes normales Kaninchenglobulin zur Negativkontrolle

Testausführung:

- Suspension der Keime in gepufferter physiologischer Kochsalzlösung (PBS) mit 1% Formalin (Dichte Mc Farland Nr. 2) und Übertragung auf zwei Objektträger. Trocknen lassen und hitzefixieren.
- Objektträger 1 mit 1–2 Tropfen negativen Kontrollkonjugats, Objektträger 2 mit der gleichen Menge von polyvalentem Anti-*Legionella*-Konjugat bedecken. Bei positivem Resultat muß der Test zur Ermittlung der Serogruppe mit sechs monospezifischen Konjugaten wiederholt werden.
- In feuchter Kammer 20 Minuten färben, vorsichtig mit PBS abspülen. Objektträger in getrennten Behältern 5 Minuten in PBS waschen, mit Aqua dest. abspülen, trocknen lassen und mit gepuffertem Glyzerin und Deckgläschen versehen.

Beurteilung: Legionellen färben sich mit den FITC-markierten polyvalenten bzw. monovalenten Globulinen intensiv gelb-grün und bleiben in der Negativkontrolle ungefärbt.

Weitere Einzelheiten der Technik sowie die Kriterien für die schwierige Auswertung sind in der Spezialliteratur ausführlich dargelegt [7, 40].

Indirekter Fluoreszenztest: Da der kulturelle Nachweis von *L. pneumophila* aus Patientenmaterial nicht regelmäßig gelingt, wurde die Legionärskrankheit bisher überwiegend serologisch mit Hilfe des indirekten Fluoreszenztestes diagnostiziert. Ein mindestens vierfacher Anstieg des Titers auf $\geqq$ 128 (reziproker Wert), nachgewiesen durch Untersuchung von zwei Serumproben eines Patienten während einer akuten Erkrankung mit passendem klinischen Bild, bestätigt die Verdachtsdiagnose. Als optimales Intervall für die Abnahme der Serumproben gelten 7 Tage während der akuten Krankheitsphase und etwa 3 Wochen im Rekonvaleszenzstadium. Ein nur einmal ermittelter oder bei wiederholter Bestimmung konstanter Titer von $\geqq$ 256 wird als Hinweis auf eine Infektion mit *L. pneumophila* zu einem bestimmten Zeitpunkt angesehen. Bei ca. 25% der Patienten mit Legionärskrankheit muß damit gerechnet werden, daß ein signifikanter Antikörperanstieg erst 4–8 Wochen nach Krankheitsbeginn erfolgt.

Serologische Kreuzreaktionen: Serologische Kreuzreaktionen werden bei Patienten mit *Bacteroides fragilis*-Infektionen, Leptospirose und Tularämie beobachtet.

Die für den indirekten Fluoreszenztest notwendigen Reagenzien sind im Fachhandel (s. Anmerkung direkter Fluoreszenztest) erhältlich. Benötigt werden:

- *Legionella pneumophila*-Antigen polyvalent (hitze- oder Formalin-inaktiviert)
- *Legionella pneumophila*-Antigen (Serogruppen 1–6) monovalent
- positive und negative Kontrollseren
- 3%ige Suspension aus normalem Dottersack von Hühnerembryonen als Verdünnungsmedium
- FITC-markiertes Anti-Human-Serum.

Durchführung des Testes:
- Beschickung der Objektträger mit Antigen: Dafür geeignet sind die für Treponemen- und Toxoplasmen-Fluoreszenzteste gebräuchlichen Objektträger mit Azeton-resistenter Kunststoffbeschichtung, auf welche die aufgeschüttelte Antigensuspension aufgetropft wird. Objektträger 30 Minuten trocknen lassen, 15 Minuten in Azeton fixieren und wieder trocknen lassen.
- Verdünnung der Patientenseren und des positiven Kontrollserums: Jeweils 0,01 ml Serum und 0,15 ml Verdünnungsmedium werden zu einer 1:16-Verdünnung vermischt. Davon ausgehend wird auf Mikrotiterplatten mit 0,05 ml Serum und 0,05 ml PBS eine Verdünnungsreihe ab 1:32 aufwärts hergestellt.
- Screening-Test: Mit einer PASTEUR-Pipette wird jeweils 1 Tropfen der Verdünnungen 1:64 und 1:128 jedes Patientenserums sowie geeigneter Verdünnungen des positiven Kontrollserums auf die Antigen-beschickten Objektträger übertragen. Inkubation bei 36 °C für 30 Minuten in der feuchten Kammer. Waschen in PBS 10 Minuten. Auftropfen des markierten Anti-Human-Serums und erneute Inkubation bei 36 °C für 30 Minuten. Waschen in PBS 10 Minuten. Kurzes Abspülen mit Aqua dest., Einbetten mit gepufferter Glyzerinlösung.

Auswertung unter dem Fluoreszenzmikroskop:
- maximale Fluoreszenz, klare gelb-grüne Färbung der Bakterien (++++)
- helle gelb bis grüne Färbung (+++)
- schwächere, aber noch deutlich wahrnehmbare gelb-grüne Färbung (++)
- gerade noch erkennbare gelb-grüne Färbung (+)
- keine Färbung (0)

Die gelb-grüne Färbung filamentöser Zellen und von Dottersackbestandteilen darf nicht als spezifische Fluoreszenz bewertet werden.

14 Brucellosen (Maltafieber und BANGsche Krankheit)

Für diagnostische Zwecke stehen sowohl kulturelle als auch serologische Methoden zur Verfügung. Serologische Verfahren, die einfach zu handhaben sind und deren Ergebnisse rasch vorliegen, werden am häufigsten eingesetzt. Bei verdächtigen Antikörper-Titern wird in der Regel der Versuch unternommen, die Brucellen gezielt anzuzüchten.

Kultureller Nachweis: Brucellen können bei entsprechender Organlokalisation (z.B. Osteomyelitis, s. S. 259) aus verschiedenartigen Untersuchungsmaterialien isoliert werden. Die Anzüchtung aus Urin gelingt gelegentlich bei *B. melitensis*. Am häufigsten sind positive Befunde in Blutkulturen zu erzielen. Knochenmarkspunktate sind vergleichsweise noch ergiebiger [17].

Die Verarbeitung geschieht nach der für Eiterproben angegebenen Technik (s. S. 257). Wegen des langsamen Wachstums sollten die Plattenkulturen mindestens 21 Tage von anderen Kulturen getrennt in einem geschlossenen Kerzentopf bebrütet werden. Für *B. abortus* ist die Kohlendioxidatmosphäre unabdingbar.

Blutkultur: Am häufigsten wird die Anzüchtung aus Blutkulturen verlangt. Zu bevorzugen sind Kulturflaschen nach CASTAÑEDA.

In rechteckigen Flaschen befinden sich ein geeigneter Agarnährboden in Schräglage sowie eine adäquate Menge flüssigen Mediums in Kohlendioxidatmosphäre. Die bei 36 °C bebrütete Flasche wird alle 5 Tage so gekippt, daß die Bouillon die gesamte Agaroberfläche überflutet. Das Koloniewachstum wird auf der Agaroberfläche erkennbar. Der Vorteil besteht in der Vermeidung von Verunreinigungen bei den sonst erforderlichen Subkulturen.

Alle handelsüblichen Blutkulturnährböden eignen sich zur Anzüchtung von Brucellen. Da diese Keime unter anaeroben Bedingungen nicht wachsen, müssen die Flaschen unbedingt belüftet werden. Sie werden 4 Wochen bebrütet. Dabei werden sie im Abstand von 5 Tagen mikroskopisch untersucht und auf Kochblutagar ausgesät.

Während *B. abortus* bei Erstanzüchtung Kohlendioxidatmosphäre benötigt, nach mehreren Passagen diese Eigenschaft jedoch verlieren kann, wachsen die übrigen *Brucella*-Arten auch aerob ohne Kohlendioxidzusatz.

Merkmale zur Identifizierung sind auf S. 182 beschrieben. Zur endgültigen Bestimmung sind Brucellenstämme an ein Referenzlabor (s. S. 182) weiterzuleiten.

Auf den Tierversuch zur Anzüchtung von Brucellen kann heutzutage verzichtet werden. Für die Untersuchung stark kontaminierter Proben wurden Selektivnährböden entwickelt [18].

Die hohe Quote von Laboratoriumsinfektionen macht *besondere Vorsichtsmaßregeln* erforderlich. Alle Arbeiten müssen in einer Werkbank der Klasse II durchgeführt werden! Beim Arbeiten mit Brucellen ist äußerste Vorsicht und Sorgfalt geboten. Besonders gefährlich ist das Zentrifugieren, bei dem sich hochinfektiöse Aerosole bilden können (Röhrchen verschlossen halten und nur unter der Werkbank öffnen!). Die Kulturen sind getrennt in verschlossenen Gefäßen zu halten.

Antikörper-Nachweis: Die größten Erfahrungen liegen mit der WIDAL-Reaktion vor. Zum Nachweis von O-Agglutininen bei *B. melitensis-*, *B. abortus-* und *B. suis*-Infektionen wird ein handelsübliches, standardisiertes Antigen benutzt. Neuerdings ist auch ein ELISA-Test zur IgM-Diagnostik verfügbar [9].

Im Serum Gesunder sind ausnahmsweise Agglutinine bis 1:50 nachweisbar.

Bei Erkrankten liegen die Titer bei ≧ 1:100; sie können bis über 1:10 000 ansteigen.

Bei hohen Titern kann gelegentlich in den ersten Verdünnungsstufen durch inkomplette blockierende Antikörper eine Hemmung der Agglutination auftreten (Prozonenphänomen). Um dieser Fehlerquelle zu entgehen, sollte eine Verdünnungsreihe der Serumprobe untersucht werden.

Diese inkompletten Antikörper können sowohl mittels COOMBS- als auch Blocking-Testes (s. S. 90) nachgewiesen werden (Grenztiter für den COOMBS-Test 1: > 100).

Niedrige Titer in der WIDAL-Reaktion werden gelegentlich bei latent verlaufenden und lange Zeit zurückliegenden Infektionen beobachtet. Bei chronischer Brucellose kann die Antikörperbildung auch ganz ausbleiben. Falsch positive Titer sind selten und auf Kreuzreaktionen mit *Vibrio cholerae, Francisella tularensis* und *Yersinia enterocolitica 09* zurückzuführen.

Anhand der Serumantikörper lassen sich die durch die verschiedenen *Brucella*-Arten verursachten Infektionen nicht unterscheiden.

B. canis-Infektionen werden mit diesen serologischen Routineverfahren nicht erfaßt [31]. Wenn der Verdacht geäußert wird (ggf. Rückfrage beim Einsender!), kann die Untersuchung mit einem Spezialantigen an eine veterinärmedizinische Einrichtung (z. B. Veterinärmedizinisches Institut des Bundesgesundheitsamtes, Berlin) weitergeleitet werden.

Alle Arbeiten müssen in einer Werkbank der Klasse II durchgeführt werden! Beim Arbeiten mit Brucellen ist äußerste Vorsicht und Sorgfalt geboten. Besonders gefährlich ist das Zentrifugieren, bei dem sich hochinfektiöse Aerosole bilden können.

15 Tularämie

Untersuchungsmaterial, Transport: Zum Nachweis eignen sich Punktionsmaterial (z. B. Lymphknoten, Hautherde), Konjunktivalabstriche, Sputum und weitere Materialien. Bei der Leiche sind Milz und Lymphknoten zu untersuchen.

Optimal ist die Beimpfung von Spezialmedien (s. S. 34) am Krankenbett. Sonst sollte der Transport bei ≦ 10 °C (Verhinderung der Vermehrung von Begleitkeimen) erfolgen.

Bei verzögerter Verarbeitung sollte die Probe – eingebracht in sterile Nährbouillon bei ungefähr neutralem pH – eingefroren (bei −30 bis −40 °C) und bei Bedarf rasch aufgetaut (bei 36 °C) werden.

Vorsichtsmaßnahmen: *F. tularensis* gehört wie *Yersinia pestis* zu den Erregern der Risikogruppe III (Sondererlaubnis erforderlich). Bei Arbeiten mit diesen Keimen sind besondere Vorsichtsmaßregeln zu beachten; z. B. müssen alle Arbeiten mit infektiösem Material in Werkbänken der Klasse I oder II durchgeführt werden. Röhrchen und Kulturgefäße sollten verschlossen sein. Besondere Infektionsgefahren bestehen durch Hautkontakt und Aerosole. Durch Nichtbeachten der Vorsichtsmaßregeln ist es gelegentlich zu Laborinfektionen gekommen.

Mikroskopische Direktuntersuchung: Ein mikroskopisches Direktpräparat ist nur als direkter oder indirekter Immunfluoreszenztest aussagekräftig.

Kultur: Eine Anzüchtung auf gewöhnlichen bluthaltigen Medien gelingt meistens nicht. Die Züchtung gelingt auch auf Spezialnährböden nicht regelmäßig. Die Nährböden müssen Cystin oder Cystein enthalten (s. S. 180); deshalb auch Wachstum auf BCYEd-Agar (s. S. 180). Bei Isolierungsversuchen aus Keimgemischen sind Selektivzusätze erforderlich. Der Nährboden sollte vorher getrocknet werden, da Feuchtigkeit auf der Oberfläche den Erreger abtöten kann. Die

Bebrütung muß in Kohlendioxidatmosphäre bei 36 °C erfolgen. Nach 2–3 Tagen entstehen kleine, transparente bis graue, tropfenähnliche, visköse bis schleimige Kolonien mit einer grünlichen Verfärbung des Nährbodens.
Identifizierung: In frischen Kulturen sind kokkoide Stäbchen (0,2–0,7 µm) erkennbar; in älteren Kulturen besteht eine Neigung zur Pleomorphie. Kokkoide Formen sind besonders gut mit der GIEMSA-Färbung darstellbar. Die Identifizierung erfolgt serologisch (Agglutinationsreaktion oder Fluoreszenztest).

Tierversuch: Voraussetzung für einen Tierversuch ist eine strikte Isolierung des Versuchstiers, wobei wegen der Infektionsgefahr besondere räumliche Voraussetzungen vorhanden sein müssen. Der Nachteil liegt in der verzögerten Diagnosestellung.

Das Untersuchungsmaterial wird intraperitoneal oder subkutan verimpft. Der Tod tritt nach 5–7 Tagen mit pestähnlichem Befund ein. Charakteristisch ist eine enorme Milzvergrößerung. In den Milzherden werden massenhaft feine, kokkoide Stäbchen nachgewiesen. Kultur auf Spezialnährböden.

Serologische Diagnose: Die serologische Diagnose ist wegen der Schwierigkeit des direkten kulturellen Nachweises vorzuziehen. Sie wird routinemäßig als Agglutinationsreaktion durchgeführt.

Antigen-Bezugsquellen fehlen zur Zeit, so daß die Reaktion nur in bestimmten Instituten möglich ist (z. B. Landesuntersuchungsamt des Gesundheitswesens Südbayern, Veterinärabteilung, Oberschleißheim). Serumverdünnungen werden mit 1:10 beginnend angesetzt. Bei Erkrankungen treten meist Titer ≧ 1:100 auf; ein solcher von 1:20 ist bereits als spezifisch anzusprechen. Mitagglutination von Brucellen-Antigen ist möglich.

Positive Reaktionen finden sich auch als Ausdruck latent verlaufender bzw. bereits durchgemachter Infektionen; sie sind also nicht immer mit Sicherheit auf ein akutes Krankheitsbild zu beziehen.

16 Rattenbißkrankheit

Eine Infektion nach Rattenbiß kann durch zwei Erreger *(Streptobacillus moniliformis, Spirillum minus)* verursacht werden.

Als Untersuchungsmaterialien kommen in Betracht:

- Blut (10 ml mit 10 ml 2,5%igem Na-Citrat gut mischen)
- Gelenkflüssigkeit *(S. moniliformis)*
- Eiter und Lymphknoten

16.1 Streptobacillus moniliformis

Streptobacillus moniliformis ist der Erreger des Haverhill-Fiebers oder des Erythema arthriticum.
Mikroskopische Direktuntersuchung: Die mikroskopische Direktuntersuchung von GRAM- und GIEMSA-Präparaten (letztere geeigneter) ergibt kokkoide bis fadenförmige gramnegative Stäbchen; sie sind weniger polymorph als in Kultur (s. S. 191).
Kultur: Zur Anzüchtung sind blut- oder serumhaltige Nährböden erforderlich. Die Bebrütung der Kulturen muß unter mikroaerophilen Bedingungen erfolgen (Kohlendioxidgehalt und Feuchtigkeit!). Zusätzlich zu den routinemäßig verwendeten Nährböden werden Kochblutagar und ein 10% bluthaltiges flüssiges Substrat beimpft. Ggf. wird täglich auf feste Nährböden ausgesät.

Innerhalb von drei Tagen entwickeln sich 1–3 mm große, weiche, glänzende Kolonien, die sehr schnell absterben (innerhalb einer Woche).

Daneben oft kleine rauhe Kolonien und in den Nährboden eingebettete L-Form-Kolonien (Spiegeleiform).

Isolierung aus Blutkultur s. S. 250. Zur Identifizierung sind Spezialkenntnisse erforderlich.

16.2 Spirillum minus

Spirillum minus ist der Erreger des Rattenbißfiebers (Sodoku). Die *mikroskopische Direktuntersuchung* im Dunkelfeld- oder Phasenkontrastverfahren läßt lebhaft bewegliche Spirillen erkennen. Auch „dicke Tropfen“ können angefertigt werden (s. S. 17). Die *Kultur* ist bisher nicht gelungen. Für den *Tierversuch* werden Meerschweinchen oder Mäuse intraperitoneal mit Blut, Drüsensaft oder Reizserum von der Bißstelle geimpft. Vom 5. bis 15. Tag kann Blut oder Peritonealexsudat im Dunkelfeld untersucht werden.

17 Rückfallfieber

Das epidemische (in Ländern mit gemäßigtem Klima) und das endemische (in Ländern mit tropischem Klima) Rückfallfieber wird durch *Borrelia recurrentis* bzw. *Borrelia duttoni* hervorgerufen.

Erregernachweis: Im Nativpräparat (Dunkelfeld- oder Phasenkontrastmikroskop) sind Borrelien an ihrer lebhaften, schlangenartigen Bewegung zwischen den Blutkörperchen erkennbar.

Für Dauerpräparate eignet sich die GIEMSA-Färbung. Wegen der nicht selten niedrigen Keimzahl (afrikanisches Rückfallfieber!) empfiehlt sich die Anfertigung von „Dicken Tropfen" (s. S. 17).

18 Lyme-Krankheit

Der Erreger, *Borrelia burgdorferi,* wird überwiegend durch Zecken der Spezies *Ixodes ricinus,* die bis zu mehr als 30% infiziert sein können, auf den Menschen übertragen.

Klinische Erscheinungen: Die Lyme-Krankheit bewirkt eine Vielzahl von klinischen Erscheinungen.

Als wichtigste *Frühform* (4–8 Wochen) ist das Erythema chronicum migrans zu nennen. Die zum Frühstadium gerechnete Generalisation mit uncharakteristischen klinischen Erscheinungen, wie Fieber, Kopfschmerzen, leitet zu den *Organmanifestationen* über, bei denen ein spätes (< 1 Jahr) und ein chronisches Stadium (> 1 Jahr) unterschieden werden. Typische Manifestationen des späten Stadiums sind Meningo-Polyneuritis, rezidivierende Mono- und Oligoarthritis und Myokarditis, eine Manifestation des chronischen Stadiums die Akrodermatitis chronica atrophicans.

Die am häufigsten beobachteten klinischen Erscheinungsbilder sind Erythema chronicum migrans und Meningo-Polyneuritis.

Diagnostik: Der routinemäßige Nachweis geschieht serologisch, obwohl eine Anzüchtung in einem komplexen Medium [38] möglich ist. Die zur Zeit verfügbaren Techniken sind noch nicht völlig zufriedenstellend. Es fehlt ihnen eine ausreichende Empfindlichkeit. Außerdem kommt es durch Kreuzreaktion mit anderen Spirochätosen zu falsch positiven Ergebnissen; insbesondere sollte eine Lues ausgeschlossen werden.

Die bisher handelsüblichen Teste – indirekte Fluoreszenz- und ELISA-Test – erlauben sowohl die Bestimmung von IgM- als auch IgG-Antikörpern.

Da die Antikörperbildung mit einer Verzögerung von 4–8 Wochen einsetzt, ist das Untersuchungsergebnis im Frühstadium häufig negativ. Es gelingt jedoch meistens, die Spätmanifestationen an ZNS und Gelenken serologisch zu erfassen. Bei Spätmanifestationen treten die IgM-Antikörper bereits wenige Tage nach Krankheitsbeginn auf. Allerdings bleibt bei etwa einem Viertel der Patienten die IgM-Antikörper-Bildung aus. Der Anstieg der IgG-Antikörper ist erst 2–8 Wochen nach Beginn der Erkrankung zu verzeichnen. Auf jeden Fall muß im Abstand von 2–3 Wochen eine Zweituntersuchung erfolgen. Für den IFT, bei dem vorher mit REITER-Spirochäten-Antigen absorbiert werden sollte, können als Grenzwerte für IgM = 1:40 und für IgG = 1:160 angegeben werden. Titeranstiege um mehr als 2 Stufen stützen die Diagnose.

Bei positiven Ergebnissen sollte eine Lues-Infektion mittels TPHA- und ggf. VDRL-Testes ausgeschlossen werden. Der Rheuma-Faktor ist zu überprüfen, da er falsch positive IgM-Teste verursachen kann.

Bei neurologischen Verlaufsformen ist die vergleichende Untersuchung einer gleichzeitig entnommenen Liquor- und Serumprobe aufschlußreich. Zum Beweis einer autochthonen Antikörperbildung im Liquorraum muß, ähnlich wie bei der Lues, eine Blut-Liquor-Schrankenstörung ausgeschlossen werden [39].

19 Leptospirosen (WEILsche Krankheit)

Leptospirosen werden durch eine Vielzahl von Leptospirenarten hervorgerufen (s. S. 193). Sie ähneln sich in ihrem klinischen Verlauf. Auf eine septische Anfangsphase folgt meist – durch kurze Fieberfreiheit getrennt – eine zweite, flachere Fieberwelle, die der Phase der Organschädigung entspricht. Die verschiedenen Manifestationen an ZNS, Leber, Nieren und Augen (Iridozyklitis), die gemeinsam auftreten können, hängen von der Art des Erregers ab. Hervorzuheben ist eine lymphozytäre Meningitis. Die Intensität, mit der Leber (Ikterus) und Niere (Nierenversagen) am Infektionsgeschehen beteiligt sind, bestimmt die Schwere der Erkrankung. Neben lebensbedrohlichen Leptospirosen stehen leichte, rudimentäre Verläufe, die meistens unerkannt bleiben.

Die mikrobiologische Diagnostik richtet sich nach dem Stadium der Erkrankung: In der ersten Krankheitswoche können Leptospiren aus dem Blut und ggf. aus Liquor gezüchtet werden. In der zweiten Phase lassen sich die Keime aus Urin isolieren. Außerdem ist der Antikörper-Titeranstieg zu verwerten. Für die Anzüchtung von Leptospiren ist zu beachten, daß die Nährböden nur mit sehr geringen Mengen der Probe beimpft werden dürfen, um toxischen Auswirkungen des Untersuchungsmaterials zu begegnen. Da die Untersuchungsproben schnellstens verarbeitet und dazu Vorbereitungen getroffen werden müssen, sollte das Labor, das die erforderlichen, am Krankenbett zu beimpfenden Nährböden zur Verfügung stellt, vorher telefonisch verständigt werden.

Blutkultur: Zur Kultur von Leptospiren aus Blut eignet sich in den ersten 6 Krankheitstagen am Krankenbett entnommenes und sofort verimpftes Nativblut. 1–2 Tropfen Blut werden in je 2 Röhrchen (5 ml Nährboden) zweier verschiedener Nährböden (z. B. FLETCHER- und EMJH-Medium, s. S. 35) aufgenommen.

Alternativ kann auch 1 ml Blut auf 20 ml Medium gegeben werden (persönliche Mitteilung von Prof. FAINE, Monash University, Clayton, Australien).

Defibrinierung: Von der Defibrinierung des Blutes, die bei Verschickung einer Blutprobe erforderlich würde, wird abgeraten (Leptospiren im Gerinnsel!).

Eine Defibrinierung könnte notfalls erreicht werden, indem 5 ml Blut mit entweder 0,5 ml einer 1%igen Natriumoxalat-Lösung oder 0,1 ml einer 1%igen Heparin-Lösung versetzt wird.

Bebrütung: Die Kulturen werden 6 Wochen bei 28 °C im Dunkeln bebrütet. Wenigstens einmal pro Woche wird mikroskopisch (Dunkelfeld-, Phasenkontrastmikroskop) untersucht. Gleichzeitig werden etwa 0,1–0,5 ml der Kultur in ein neues Kulturmedium übertragen. Wachstum ist meistens innerhalb von 6–14 Tagen erkennbar.

Eine direkte mikroskopische Untersuchung von Blut ist möglich [30]; Vorsicht vor Verwechslung mit „Pseudospirochäten".

Liquorkultur: Liquor wird wie Blut verarbeitet. Organmaterial wird in steriler isotonischer NaCl-Lösung (1 Teil Gewebe + 9 Teile NaCl) homogenisiert. Davon werden Verdünnungen (1:10, 1:100) hergestellt und 1–2 Tropfen der unverdünnten und verdünnten Suspension zu je 5 ml Nährmedium gegeben.

Urinkultur: In der 2. und 3. Krankheitswoche können Leptospiren auch aus Urin – am besten zweiter, körperwarm gehaltener Morgenurin – angezüchtet werden. Für eine erfolgversprechende Kultur sollte der Urin alkalisch sein (ggf. den Patienten vorher alkalisierende Flüssigkeit trinken lassen). Steht kein Blasenpunktionsurin zur Verfügung, so müssen dem Nährboden Hemmstoffe zugesetzt werden.

Zur Verarbeitung wird der möglichst frische Urin filtriert (0,22 μ oder 0,45 μ Membranfilter). Davon werden mit EMJH-Medium die Urinverdünnungen 1:10 und 1:100 hergestellt. Je 1–2 Tropfen des unverdünnten und des verdünnten Urins werden in je 2 Röhrchen mit beispielsweise FLETCHER-Medium gegeben. Zu je einem bei beiden mit den verschiedenen Urinkonzentrationen beschickten Röhrchen wird 0,1 ml 5-Fluorouracil (s. S. 35) gegeben. Bebrütung und Begutachtung erfolgt wie beschrieben.

Für die mikroskopische Untersuchung sollte der Urin möglichst noch körperwarm sein und auf keinen Fall sauer reagieren; ggf. neutralisieren mit n/10 NaOH oder n/10 HCl.

Tierversuch

Der Tierversuch – dafür kommen Goldhamster, junge Meerschweinchen und Mäuse in Frage – ist bei nicht-kontaminierten Untersuchungsmaterialien entbehrlich, da die kulturelle Untersuchung gleich gute Ergebnisse erbringt. Auch bei kontaminierten Untersuchungsmaterialien sollte auf Selektivmedien zurückgegriffen werden.

Je nach Tiergröße (20–100 g) werden 0,3–1,0 ml des verdächtigen Materials mit einer Spritze i. p. verimpft. Optimal für eine große Anzahl von Serovaren eignen sich junge Hamster. Nach 7–10 Tagen tritt ein Ikterus (Konjunktiva, Fußsohlen, Ohren beobachten) auf, der zum Tode führt. Zur Beschleunigung der Diagnose kann nach 5–8 Tagen Blut und Peritonealexsudat (mittels Spritze gewonnen) mikroskopisch und kulturell untersucht werden; ggf. Wiederholung in 3- bis 4tägigem Abstand.

Außerdem serologische Untersuchung, insbesondere wenn das Tier nicht stirbt. Titerbestimmung im Vergleich zum Ausgangstiter bei Versuchsbeginn. Sektion mit kultureller Untersuchung von Nieren- und Lebergewebe.

Vorsicht: Inapparente Infektionen sind möglich!

Serologische Untersuchung

Die serologische Untersuchung führt am sichersten zur Diagnose, da die Anzüchtung von Leptospiren nicht immer gelingt.

Verschiedene Verfahren kommen in Frage:

- Die *Mikroagglutinationsreaktion* mit lebendem Antigen (= Agglutinations-Lysis-Test) ist ein sehr empfindlicher Standardtest (negativ < 100, positiv ≧ 400); sie wird in Speziallaboratorien, die ständig lebende Leptospirenkulturen halten, durchgeführt.
- Der *Objektträger-Agglutinations-Schnelltest* steht als Screening-Test mit käuflichem Misch- und Einzelantigen zur Verfügung.

Die Empfindlichkeit des Tests steigert sich, wenn die Reaktion bei 36 °C als Langzeitagglutination durchgeführt wird (persönliche Mitteilung von Prof. Dr. Metz, Landesuntersuchungsamt, Oberschleißheim). Positive Befunde müssen mit dem Agglutinations-Lysis-Test überprüft werden. Auch ist nur auf diese Weise eine Spezies-Diagnose möglich.

- Die *Komplementbindungsreaktion* (s. S. 92 ff).

Titer ≧ 1:20 werden als verdächtig angesehen. Überprüfung mit Agglutinations-Lysis-Test erforderlich.

- Ein gattungsspezifischer *ELISA-Test* (IgM, IgG) befindet sich in Entwicklung.

20 Syphilis (Lues)

In ihrer klinischen Ausprägung zeigt die Syphilis eine beträchtliche Vielfalt. Zum besseren Verständnis der diagnostischen Schritte soll der Krankheitsverlauf in abstrahierender Form nachgezeichnet werden.

Das Primärstadium (Lues I) ist durch den Primäraffekt (Ulcus durum) gekennzeichnet. Dieses meist in der Genitalregion lokalisierte, schmerzlose Geschwür entwickelt sich 2–5 Wochen nach Eindringen des Erregers in die Schleimhaut und heilt innerhalb weniger Wochen wieder ab. Charakteristischerweise beteiligen sich die regionalen Lymphknoten in Form von schmerzlosen Schwellungen (sog. Primärkomplex).

Als Ausdruck einer Generalisierung während des zweiten Stadiums treten nach 6–8 Wochen allgemeine Lymphknotenschwellungen und Hautausschläge, darunter auch die hochinfektiösen Condylomata lata, auf. Die Hautexantheme heilen ab, können jedoch innerhalb von zwei Jahren rezidivieren. Symptomfreie Zwischenzeiten werden als Frühlatenz bezeichnet. Wenn der Prozeß nicht spontan oder durch Therapie ausheilt, entwickeln sich nach Monaten bis meistens Jahren die Spätmanifestationen des Stadiums III. Analog zur Frühlatenz versteht man unter Spätlatenz die Zeit bis zum Auftreten der ersten Symptome der Späterkrankung. Folgende klinische Bilder werden unterschieden:

- Gummen, subkutane Knoten, die zerfallen und dabei zu Gewebszerstörungen führen können
- kardiovaskuläre Lues (Aorta!)
- Neurolues in den beiden wichtigsten Formen, der progressiven Paralyse und der Tabes dorsalis

Die angeborene Lues führt in schweren Fällen zum Abort. Bei manchen Kindern sind Zeichen der Lues bereits bei der Geburt, bei anderen erst im Schulalter (Lues connata tarda) erkennbar. Auf die klinische Symptomatik kann nicht eingegangen werden.

Die Diagnose der Syphilis ist in den ersten beiden infektiösen Stadien sowohl serologisch als auch durch den mikroskopischen Nachweis des Erregers, *Treponema pallidum,* möglich. Im Spätstadium führt nur der Antikörpernachweis zum Erfolg.

Mikroskopische Untersuchung: Der mikroskopische Nachweis von *T. pallidum* mit dem Dunkelfeld- oder Phasenkontrastmikroskop im Primär- und Sekundärstadium der Lues soll nur von erfahrenen Untersuchern durchgeführt werden. *T. pallidum* zeichnet sich durch typische Gestalt (s. Abb. 10–3) und charakteristisches Bewegungsverhalten aus: Es ist 4–14 μm lang und besitzt 6 bis 26 – meist 10 bis 12 – gleichmäßige Windungen; Rotation und Abknicken in der Mitte sind typische Bewegungsformen. Jede mikroskopische Diagnose sollte möglichst bald durch Antikörpernachweis bestätigt werden.

Reizserum: Die Gewinnung von „Reizserum" aus Effloreszenzen des Stadiums I (Primäraffekt) oder II (z. B. Condylomata lata) beginnt mit der oberflächlichen Reinigung der Effloreszenzen mittels Mulltupfers und steriler NaCl-Lösung; anschließend vorsichtiges Reiben mittels Mulltupfers oder stumpfen Metallgegenstandes (Blutung vermeiden!). Wirksam ist auch eine Reizung mit Äthertupfer (schmerzhaft). Der Gewebssaft kann ggf. mit etwas NaCl-Lösung mittels Platinöse oder durch Ansaugen mit Spritze, an der ein Porzellan- oder Kunststoffmundstück

(Pipettenhilfe verwenden!) mittels Gummischlauches befestigt ist, aufgenommen werden. Bei den oberflächlichen Effloreszenzen kann das „Reizserum“ auch durch Auftupfen eines Deckglases gewonnen oder mit dem Skalpell vorsichtig abgeschabt werden. Sofort mikroskopieren (Dunkelfeld-, Phasenkontrastmikroskop)! Umrahmen mit Paraffin – nicht mit Fingernagellack – verhindert Verdunstung.

Lymphknotenpunktat: Die Untersuchung eines Lymphknotenpunktats hat den Vorteil, daß die Gefahr der Verwechslung mit saprophytären Treponemen, wie dies bei Effloreszenzen im Genital- und Analbereich der Fall ist, nicht zu erwarten ist. Zu diesem Zweck wird sterile NaCl-Lösung in einer Spritze aufgezogen, der Lymphknoten im Randsinus parallel punktiert, Flüssigkeit hineingespritzt und nach einiger Zeit des Wartens aspiriert.

Serodiagnostik: In der Serodiagnostik der Lues hat es in den letzten 15 Jahren große Änderungen gegeben, die ihren Niederschlag 1979 in den „Richtlinien für die Serodiagnostik der Syphilis“ des Bundesgesundheitsamtes [3] sowie den DGHM-Verfahrensrichtlinien [23] gefunden haben. Sehr empfindliche und spezifische Untersuchungsverfahren – indirekter Hämagglutinationstest (s. S. 91), FTA-ABS-Test (s. S. 99) – ermöglichen eine Syphilis-*Ausschlußdiagnose.* Diese beiden Teste sind so empfindlich, daß eine Unterscheidung zwischen noch aktiver und ausgeheilter Syphilis mit ihnen nicht möglich ist. Sie sprechen in gleicher Weise auch auf andere Treponematosen (z. B. Frambösie bzw. Pinta) an.

Dies gilt auch für Borreliosen, die zu irreführenden Befundkonstellationen, wie hohen TPHA-, FTA-ABS-Test-Titern und sogar niedrigtitrigen 19S(IgM)-FTA-ABS-Test-Werten, führen können. Ein positives Ergebnis bei einer parallelen Untersuchung auf Borrelien-Antikörper gibt einen Hinweis. Mittels Immunoblot-Technik können die Antikörper gegen die beiden Erregerarten in Spezialinstituten getrennt werden.

Die serologischen Daten besitzen auch ohne Kenntnis der Klinik bereits einen hohen Aussagewert; ihre Deutung bedarf jedoch im Einzelfall der Kenntnis des klinischen Bildes und ggf. anamnestischer Angaben.

Außer den beiden bereits genannten Testen, von denen der TPHA-Test für Such- und der FTA-ABS-Test für Bestätigungszwecke eingesetzt werden, stehen zur Verfügung: eine quantitative *Cardiolipin-Reaktion* (s. S. 315), die besonders zur Therapie-Erfolgsbeurteilung, jedoch auch als Hinweis für eine Behandlungsbedürfigkeit eingesetzt wird. Die *IgM-Diagnostik* (s. S. 315) eignet sich zur Beurteilung der Aktivität eines luetischen Prozesses und damit zur Erkennung der Behandlungsbedürftigkeit. Sie kann auch zur Beurteilung des Behandlungserfolges herangezogen werden.

Untersuchungsmaterial: Als Untersuchungsmaterial dient in erster Linie Serum.

Liquor muß immer gemeinsam mit einem am selben Tag entnommenen Serum untersucht werden, da nur der Vergleich beider Befunde eine Aussage zuläßt. Die Untersuchung anderer Punktate (z. B. Gelenkpunktate) ist hingegen nicht sinnvoll.

Bis zur Gerinnung sind die Blutproben bei Zimmertemperatur zu halten. Wenn ein länger dauernder Transport notwendig wird, sollte nur Serum verschickt werden.

Für die IgM-Diagnostik darf das Serum im Unterschied zu den übrigen Lues-Reaktionen nicht inaktiviert werden.

20.1 Serologische Teste

Die folgenden Reaktionen stehen für die Lues-Diagnostik zur Verfügung:

TPHA-Test

Der TPHA-Test (*Treponema pallidum*-Hämagglutinations-Test) beruht auf dem Prinzip der indirekten Hämagglutination; seine Reagenzien können im Fachhandel bezogen werden. Er ist ebenso empfindlich wie spezifisch. Unspezifische Testergebnisse werden bei 0,01% gefunden; allerdings ist die Borrelienproblematik in dieser Angabe nicht berücksichtigt!

Der TPHA-Test eignet sich in gleicher Weise als *Such-* und als *Ausschlußtest.* Er erfaßt sowohl 19S(IgM)- als auch 7S(IgG)-Antikörper. 7S(IgG)-Antikörper bleiben bei den meisten Infektionen lebenslang auch nach Ausheilung als sog. Serumnarbe bestehen. Nur bei sehr früh einsetzender Therapie gehen diese Antikörper unter die Positivschwelle zurück.

Eine quantitative Untersuchung ist mit wenigen Ausnahmen unnötig (Tab. 14–7). Meistens werden nur die vom Hersteller angegebenen Verdünnungsstufen mit inaktivierten Patientenseren in Mikrotiterplatten angesetzt. Bei Verdacht auf eine Frühlues kann es sinnvoll sein, auch niedrigere Verdünnungsstufen zu prüfen.

FTA-ABS-Test

Der FTA-ABS-Test (Fluoreszenz-*Treponema-pallidum*-Antikörper-Absorptions-Test) bedient sich der indirekten Immunfluoreszenz; als Antigen werden abgetötete Treponemen des apathogenen Nichols-Stammes verwendet. Vor dem

Tabelle 14–7 Typische Befundkonstellationen bei der Syphilis-Diagnostik (nach [22a]).

	Befundkonstellation		Interpretation	Kommentar/Empfehlung
I	TPHA FTA-ABS-Test Cardiolipin-Reaktion	–[1] – –	serologisch kein Anhalt	bei Verdacht auf frische Infektion Wiederholungsuntersuchung nach einer Woche ggf. IgM-Test
II	TPHA FTA-ABS-Test Cardiolipin-Reaktion	– – +[2]	serologisch kein Anhalt	biologisch unspezifische Reaktion
III	TPHA FTA-ABS-Test Cardiolipin-Reaktion TPHA FTA-ABS-Test Cardiolipin-Reaktion	+ – – – + –	Differentialdiagnose – Serumnarbe – frühe Primärsyphilis – biologisch unspezifisch	bei Verdacht auf frische Infektion Wiederholungsuntersuchung nach einer Woche ggf. IgM-Test Differentialdiagnose zwischen Serumnarbe und biologisch unspezifischem Befund nicht sicher möglich
IV	TPHA FTA-ABS-Test Cardiolipin-Reaktion	+ + –	Differentialdiagnose – Serumnarbe – Behandlungsbedürftigkeit (Primärsyphilis, Tertiär- oder Neurosyphilis) Berücksichtigung von Infektions- und Behandlungsanamnese	zur Abklärung: IgM-Test[3] – Serumnarbe: IgM-Test: – Tertiär- oder Neurosyphilis: IgM-Test + bei negativem Ergebnis und Verdacht auf Tertiär-/Neurolues s. Konstellation VI
V	TPHA FTA-ABS-Test Cardiolipin-Reaktion	+ + +	Hinweis auf Behandlungsbedürftigkeit (insbesondere, wenn Cardiolipin-R. (VDRL) ≧ 8 IE/ml). Differentialdiagnose: Serumnarbe (Berücksichtigung von Infektions- und Behandlungsanamnese)	zur Abklärung: IgM-Diagnostik[3] bei negativem Ergebnis und Verdacht auf Tertiär-/Neurolues s. Konstellation VI
VI	TPHA ≧ 1:40 000 FTA-ABS-Test Cardiolipin-Reaktion IgM-Test	+ + – –	behandlungsbedürftige Tertiär- oder Neurolues wahrscheinlich	

[1] – = nicht reaktiv
[2] + = reaktiv (TPHA ≧ 1:80, FTA-ABS ≧ 1:5, VDRL ≧ 1:2)
[3] bei Zweit- und Mehrfachinfektionen häufiger um 2–4 Wochen verzögertes Auftreten der 19S(IgM)-Antikörper (Boostereffekt auf 7S[IgG]- und gleichzeitige Hemmung der 19S[IgM]-Antikörper)

Testansatz müssen gattungsspezifische Antikörper, die *T. pallidum* und saprophytären Treponemenarten gemeinsam sind, durch Absorption entfernt werden.

Gearbeitet wird mit handelsüblichen Objektträgern, auf denen die Treponemen-Suspension auf der Reaktionsfläche gleichmäßig verteilt und getrocknet wurde. Bei 500facher Vergrößerung sollten 30–50 Treponemen pro Gesichtsfeld erkennbar sein. Die Präparate können fixiert (5 Minuten 30%iges Methanol) oder unfixiert 6–8 Wochen bei −20 °C aufbewahrt werden. Nach Erwärmen auf Raumtemperatur sind die Präparate nach erneutem Lufttrocknen verwendbar.

Zum Absorbieren des Patientenserums eignen sich Ultrasonikate aus *Treponema phagedenis* (Reiter-Spirochäten) besser als die sog. Sorbenzien.

Ein Teil inaktiviertes Patientenserum wird mit 4 Teilen Absorptionsmittel vermischt und 30 Minuten im Wasserbad bei 36 °C 1 Stunde (im Brutschrank) inkubiert.

Durchführung des Testes: Die 1:5-Verdünnung des Serums wird auf die Reaktionsfläche aufgetragen und 30–45 Minuten bei 36 °C in der feuchten Kammer bebrütet. Dann wird mit Phosphatpuffer, pH 7,4, gewaschen (Strahl der Spritzflasche nicht auf Reaktionsfelder richten!); anschließend Objektträger 2 × 10 Minuten in Puffer einlegen; trocknen.

Überschichten mit FITC-konjugiertem Anti-Human-Globulin (s. S. 99). Wiederum 30–45 Minuten bei 36 °C in feuchte Kammer und anschließend waschen; trocknen.

Kontrollen:

a) Standardserum (Endtiterabweichung um maximal ±1 Verdünnungsstufe)
b) gattungsspezifische Antikörper enthaltendes Kontrollserum (muß nach Absorption ein negatives Ergebnis zeigen)

Beurteilung: Die Beurteilung erfolgt bei einer

Vergrößerung von 1:500 (Okular 10- bis 12,5fach, Objektiv 40- bis 63fach). Bei Betrachtung unter Ölimmersion muß das Präparat mit Eindeckungsmedium und Deckglas versehen werden. Der Test wird in der Verdünnung 1:5 qualitativ beurteilt: Es werden die Fluoreszenzabstufungen 1- bis 3fach unterschieden; 3fach und 2fach positiv werden als reaktiv bewertet. Eine schwache Fluoreszenz (1fach positiv) gilt als nicht bewertbar. Der Test muß an der vorliegenden oder einer neuen Serumprobe wiederholt werden.

Bemerkung: Die im Handel erhältliche FITC-konjugierten Anti-Human-Globuline müssen auf ihre Wirksamkeit sowohl gegenüber IgG als auch gegenüber IgM geprüft worden sein. Der molare F/P-Quotient sollte 0,4 nicht unterschreiten; sie sollten einen Antikörpergehalt von mindestens 0,8 mg/ml haben.

Cardiolipin-Reaktion

Bei der Cardiolipin-Reaktion werden Anti-Lipoid-Antikörper gegen freigesetzte Mitochondrien aus zerfallenen Zellen nachgewiesen. Diese Antikörper sind demnach nicht Lues-spezifisch und können bei einer Vielzahl von Erkrankungen, wie Autoimmun-, rheumatischen, Leber- und Tropenerkrankungen sowie Gravidität, auftreten. Sie eignen sich jedoch zur Kontrolle des Therapieeffektes und geben einen Hinweis auf Behandlungsbedürftigkeit. Die höchsten Titer, in der Regel ≧ 32 IE, werden während des Sekundärstadiums beobachtet. Im späteren Verlauf der Infektion liegen die Werte niedriger. Bei 30% von unbehandelten Patienten im Tertiärstadium sind Lipoid-Antikörper überhaupt nicht nachweisbar, so daß bei ihrem Fehlen nicht auf eine Ausheilung der Infektion geschlossen werden kann.

Zu ihrer Prüfung stehen der Venerial Disease Research Laboratory-Test (VDRL-Test) und die Cardiolipin-Komplementbindungsreaktion (KBR) zur Verfügung.

VDRL-Test: Der VDRL-Test ist ein einfacher Flockungstest, der quantitativ in den Verdünnungen 1:2 (1:5) bis 1:128 (1:160) auf Objektträgern durchgeführt wird. Zusammen mit den Patientenseren wird ein Standardserum mit bekanntem Titer (angegeben in IE/ml) mitgeführt.

Die Meßwerte der Patientenseren werden auf dieses Standardserum bezogen; das Ergebnis wird in IE angegeben [3]:

Formel:

$$U^w = \frac{U^a \times St^w}{St^a}$$

U^w = errechneter Wert des untersuchten Serums in IE/ml
U^a = aktueller Titer des untersuchten Serums
St^w = Wert des Standardserums in IE/ml
St^a = aktueller Titer des Standardserums

IgM-Diagnostik

Als Referenzmethode dient der 19S(IgM)-FTA-ABS-Test. Für diesen Test werden die 7S(IgG)-Antikörper von den 19S(IgM)-Antikörpern durch Gelfiltration oder durch Dichtegradienten in der Ultrazentrifuge abgetrennt. Ohne diese Abtrennung kommt es zu falsch positiven und falsch negativen Ergebnissen, wie beim einfachen IgM-FTA-ABS-Test, bei dem die 7S(IgG)-Antikörper vorher nicht entfernt worden sind. Der 19S(IgM)-FTA-ABS-Test ist kein diagnostisches Routineverfahren und besitzt eine Reihe von Fehlermöglichkeiten [21]. Die IgM-Diagnostik wird möglicherweise in naher Zukunft in Form eines ELISA-Testes auch in Routinelaboratorien Einzug finden. Z. Zt. besteht die Möglichkeit, den IgM-FTA-ABS-Test nach vorheriger Abtrennung der 7S(IgG)-Antikörper über eine Minisäule durchzuführen. Dieses Verfahren besitzt allerdings nicht dieselbe Aussagekraft wie der 19S(IgM)-FTA-ABS-Test.

20.2 Befundmitteilung und Interpretation der Ergebnisse

Zeitlicher Ablauf der Antikörperbildung: Dieser ist in Abbildung 14–9 dargestellt. Danach sind bereits in der Inkubation vor Auftreten des Primäraffektes IgM-Antikörper nachweisbar. Die Treponemen-spezifischen IgG-Antikörper treten 4 Wochen nach Infektion auf und bleiben zeitlebens bestehen, wenn nicht sehr frühzeitig therapiert wird. Die Anti-Lipoid-Antikörper erscheinen erst in der 5. bis 6. Woche.

Vereinbarungsgemäß werden positive Reaktionen beim TPHA- und FTA-ABS-Test sowie bei der Cardiolipin-Reaktion als „reaktiv“ und negative als „nicht reaktiv“ bezeichnet. Zweifelhafte Befunde werden als „nicht bewertbar“ herausgegeben.

Such- und Ausschlußdiagnostik: Für die Such- bzw. Ausschlußdiagnostik einer Syphilis, z. B. bei Blutspendern, eignet sich die alleinige

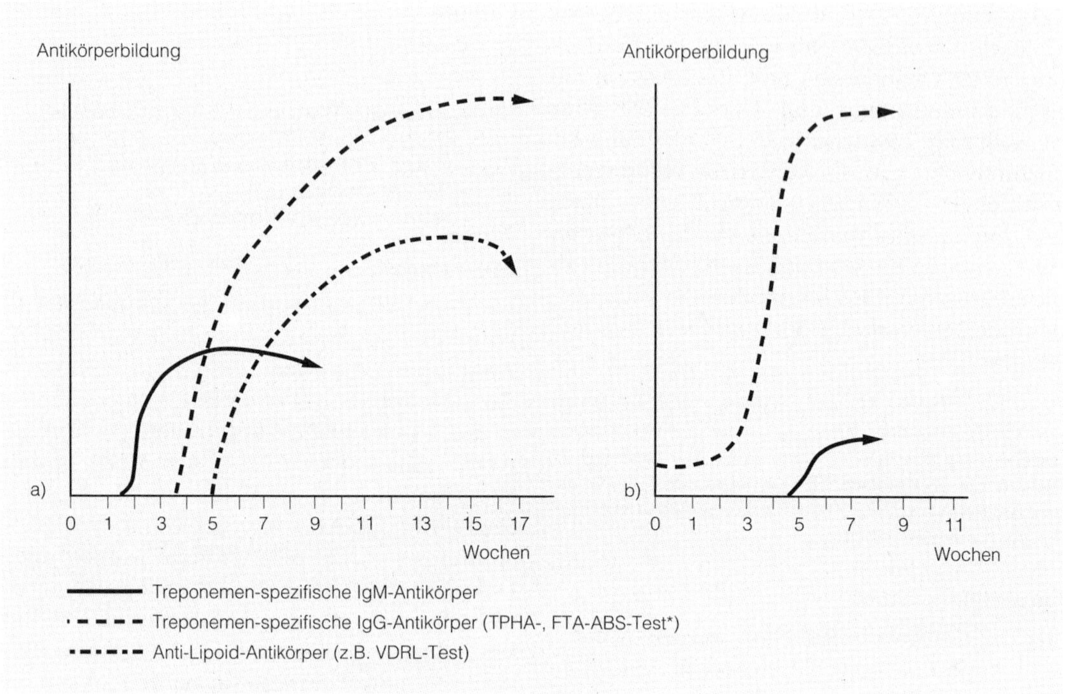

Abb. 14–9 Zeitlicher Ablauf der Antikörperbildung.
a) frische, unbehandelte Lues
b) Zweit- bzw. Mehrfachinfektion bei Patienten mit verzögert behandelter Erstinfektion (nach [34])
Reaktionen erfassen auch IgM-Antikörper

Durchführung des TPHA. Bei positivem oder zweifelhaftem Ausfall werden der FTA-ABS-Test zur Bestätigung, eine Cardiolipin-Reaktion und ggf. der 19S(IgM)-FTA-ABS- oder ein vergleichbarer IgM-Test angeschlossen.

Typische Befundkonstellationen: Typische Befundkonstellationen sind in den Tabellen 14–7 und 14–8 zusammengestellt.

In bestimmten Situationen – z. B. bei Verdacht auf *frühe Primärsyphilis, Neugeborenen-*

Tabelle 14–8 Typische Befundkonstellationen bei der Diagnose der Neugeborenen-Lues (nach [22a]).

Befundkonstellation		Interpretation	Kommentar/Empfehlung
TPHA FTA-ABS-Test Cardiolipin-Reaktion	– – –	angeborene Lues unwahrscheinlich	bei Infektion im letzten Drittel der Schwangerschaft Kontrolle am Ende des ersten Lebensmonats
TPHA FTA-ABS-Test Cardiolipin-Reaktion IgM-Test	+ + +/– –	angeborene Lues unwahrscheinlich	kurzfristige Kontrollen – mütterliche Antikörper: Titerabfall der IgG-Antikörper – behandlungsbedürftige Infektion: Reaktivwerden des IgM-Testes und Titeranstieg
TPHA FTA-ABS-Test Cardiolipin-Reaktion IgM-Test	+ + + +	angeborene behandlungsbedürftige Lues	

– = nicht reaktiv
+ = reaktiv (TPHA ≧ 1:80, FTA-ABS-Test ≧ 1:5, VDRL ≧ 1:2)

Syphilis (s. u.) – sind Wiederholungsuntersuchungen notwendig. Bei sehr hohen 7S(IgG)-Antikörpern – TPHA-Titer ≧ 1:20 000 –, wie sie gelegentlich bei *Neurolues* auftreten, kann es zu einer Behinderung der 19S(IgM)-Antikörperbildung oder einer Blockierung ihrer Ausschüttung kommen. Bei 2% der Patienten mit *Spätlues* sind aus diesem Grunde IgM-Antikörper trotz behandlungsbedürftiger Infektionen nicht nachweisbar. Dieser Rückkopplungseffekt wirkt sich auch bei *Zweit- und Mehrfachinfektionen* aus, die unzureichend oder sehr spät behandelt wurden. In diesen Fällen kommt es durch Boosterung zunächst zu einem steilen Anstieg der 7S(IgG)-Antikörper, während die 19S(IgM)-Antikörper in Umkehrung der Reihenfolge 2–4 Wochen später folgen (Abb. 14–9).

Zur Erkennung einer Reaktivierung bzw. einer Neuinfektion eignet sich bei solchen Patienten besonders der TPHA-Test, der einen IgG-Antikörper-Titeranstieg anzeigt.

Bei frischen Erstinfektionen werden 19S(IgM)-Antikörpertiter > 1:160 beobachtet; im Tertiärstadium liegen die Werte häufig nur im Bereich zwischen 1:10 und 1:80.

Die IgM-Titer bei Verwendung sog. Minisäulen betragen nur etwa 50% der oben genannten Werte [22].

Neugeborenen-Syphilis: Werden bei fortdauerndem Verdacht auf Neugeborenen-Syphilis nicht-reaktive Ergebnisse beim Kind erhoben, müssen Kontrolluntersuchungen in kürzeren Abständen – auf jeden Fall am Ende des ersten und des dritten Lebensmonats – durchgeführt werden; insbesondere dann, wenn die Infektion der Mutter in den letzten 3–4 Schwangerschaftswochen oder während der Entbindung erfolgt sein könnte (Tab. 14–8).

Kriterien für den Ausschluß einer Neugeborenen-Syphilis sind das Fehlen von IgM-Titern und ggf. rückläufige Titer der übrigen Seroreaktionen, die im Unterschied zu IgM-Antikörpern von der Mutter passiv auf das Kind übertragen werden können (Halbwertzeit etwa 21 Tage).

Bei Verdacht auf Neugeborenen-Syphilis sollen Nabelschnurblut und mütterliches Blut gleichzeitig untersucht werden. Ein ähnliches Titerniveau bei Mutter und Kind spricht für passiv übertragene 7S(IgG)-Antikörper. Der Nachweis von 19S(IgM)-Antikörpern beweist eine Neugeborenen-Infektion.

Neurolues: Bei Neurolues sind sowohl Cardiolipin-Reaktion als auch IgM-Test zur Erkennung eines aktiven Prozesses nicht mehr verläßlich; denn die Titer gehen in diesem Spätstadium zurück und können im Einzelfall sogar negativ ausfallen. Auf die besondere Situation einer IgM-Antikörperblockierung durch hohe IgG-Werte wurde bereits hingewiesen (s. S. 315). Die Untersuchung des Liquors ohne gleichzeitige Serumuntersuchung ist wertlos, da die Liquorergebnisse nur vor dem Hintergrund der Serumbefunde interpretiert werden können. Folgende Gesichtspunkte, die auch bei anderen Antikörper-Fragestellungen berücksichtigt werden müssen, sind für die Beurteilung wichtig: Bei intakter Blut-Liquor-Schranke besteht ein Antikörper-abhängiges, feststehendes Verhältnis zwischen Serum- und Liquortitern. Bezogen auf den TPHA-Test beträgt der Quotient bei Patienten mit Lues ohne ZNS-Beteiligung ≧ 320.

$$\left(Q_{TPHA} = \frac{\text{TPHA-Titer im Serum}}{\text{TPHA-Titer im Liquor}}\right)$$

Niedrigere Werte sprechen für eine Bildung von Treponemen-Antikörpern im ZNS.

Liegt jedoch eine Störung der Blut-Liquor-Schranke vor, wie dies bei entzündlichen Prozessen in diesem Bereich vorkommt, ist der TPHA-Quotient ohne Abschätzung des Ausmaßes dieser Störung nicht brauchbar, da die Antikörper passiv in den Liquorraum gelangen. Albumin, das im Liquor nicht produziert wird, eignet sich zur Erkennung der Schrankenstörung. Der Albumin-Quotient

$$Q_A = \frac{\text{Albumin im Serum (g/l)}}{\text{Albumin im Liquor (g/l)}}$$

liegt dann < 144. Bei massiver Störung werden deutlich unter 100 liegende Werte gemessen.

Therapiekontrolle: Eine ausreichende Behandlung führt innerhalb von 3–12 Wochen zum Verschwinden der IgM-Antikörper. Bei einem verzögerten Titerrückgang sollte die Therapie überprüft werden. Die Kinetik des Titerabfalls nach einer Behandlung hängt von dem Zeitpunkt ab, zu dem die Therapie begonnen wurde. Je frühzeitiger eine Therapie einsetzt, desto rascher ist der Titerrückgang. Eine Verzögerung tritt auch bei unzureichender Chemotherapie auf.

Diese Abhängigkeit gilt auch für die Syphilis-unspezifischen Lipoid-Antikörper, die in 3-, 6-

und 12monatigen Abständen geprüft werden sollen. Bei Primär- und Sekundärsyphilis ist eine jährliche Überprüfung für die Dauer von 2 Jahren, bei Tertiärsyphilis eine solche über 5 Jahre notwendig. Der Behandlungserfolg dokumentiert sich in einem Titerabfall ≧ 3 Titerstufen. Bei den meisten Patienten verschwinden die Lipoid-Antikörper im Verlauf von 1–2 Jahren [24].

21 Ulcus molle

Der Erreger ist *Haemophilus ducreyi,* ein kurzes, gramnegatives Stäbchenbakterium mit Häminabhängigem Wachstum. Der Häminbedarf ist höher als bei den anderen *Haemophilus*-Arten (vgl. S. 189).

Untersuchungsmaterial: Als Untersuchungsmaterial eignen sich Punktat aus Bubo und Geschabsel aus Geschwüren.

Geschwürsgrund mit feuchtem Tupfer reinigen. Mit angefeuchtetem Tupfer vom Grund oder besser von der Unterseite eines Geschwürsrandes Material abschaben. Es soll möglichst kein Eiter, sondern Gewebe sein. Wenn keine antibiotische Vorbehandlung erfolgte, ist es ratsam, immer auch im Dunkelfeld nach Treponemen zu fahnden (möglichst 3× an verschiedenen Tagen).

Mikroskopische Untersuchung: Bei der mikroskopischen Untersuchung von Ausstrichen werden kurze, polymorphe gramnegative Stäbchen gefunden, die teils in kleinen Gruppen, teils in charakteristischen, parallel nebeneinanderliegenden Stäbchenketten („fischzugartig") gelagert sind. Besonders gut gelingt die Darstellung mit der Färbung nach GIEMSA und mit alkalischer Methylenblau-Lösung. Die mikroskopischen Befunde sind jedoch häufig negativ.

Kultur und Identifizierung: Die Anzüchtung ist schwierig, da *H. ducreyi* ein anspruchsvoller, langsam wachsender Keim ist, der leicht von Begleitbakterien überwuchert wird. Deshalb ist durch sterile Aspiration aus Bubonen gewonnener Eiter besonders geeignet. Das Untersuchungsmaterial muß unmittelbar im Anschluß an die Entnahme verarbeitet werden, da die Keime den Transport nicht überstehen.

Die Untersuchungsprobe wird z. B. auf 10%igen Pferdeblutagar ausgestrichen, der durch Vancomycin-Zusatz (s. S. 35) selektiver gestaltet werden kann. Um eine Austrocknung des Nährbodens zu verhindern, wird das Medium als Schrägagar in Röhrchen gegossen. Die Bebrütung erfolgt in feuchter Kohlendioxidatmosphäre (Kerzentopf) bei 33–35 °C. Nach 1–9 Tagen entstehen kleine, gelbgraue, durchscheinende, verschiebliche Kolonien. Da die Keime sehr rasch absterben, müssen die Kulturen täglich überprüft und im Verdachtsfalle, der sich u. a. auf das typische mikroskopische Bild stützt, sofort überimpft werden. Die bakteriologische Diagnose gelingt nicht in allen Fällen.

Zur Identifizierung der Isolate ist Spezialliteratur heranzuziehen [1].

22 Gonorrhoe

Untersuchungsmaterial

Akute Gonorrhoe: Bei der akuten Gonorrhoe des Erwachsenen können die Erreger aus Urethral- und Zervikalabstrichen isoliert werden. Vorwiegend bei Homosexuellen werden Gonokokken auch in Anal-, Rektal- und Rachenabstrichen gefunden. Bei Neugeborenen sind Konjunktivalabstriche geeignet.

Chronische Gonorrhoe: Eine chronische Infektion mit zusätzlicher Ausbreitung kann zum Befall von weiteren Organen, wie Nebenhoden, Prostata und Adnexe, führen. Bei Einbruch in die Blutbahn kann sich eine Sepsis [16], gelegentlich eine Monarthritis und seltener eine Endokarditis entwickeln.

Transport: Das Untersuchungsmaterial muß entweder sofort nach der Entnahme auf geeignete Nährböden verimpft werden, oder es ist in einem Transportmedium (z. B. nach STUART) möglichst schnell ins Labor zu bringen. Derartig eingesandte Untersuchungsmaterialien sollten innerhalb von 5 bis höchstens 12 Stunden verarbeitet werden. Es gibt jedoch auch Selektivnährböden zum Transport, z. B. Transgrow Medium (Fa. Becton Dickinson), die nach Vorschrift zu beimpfen und vor dem Transport über Nacht zu bebrüten sind.

Abweichend davon empfehlen ROSENTHAL und Mitarbeiter [27] sofortigen Transport ohne Vorbebrütung und erzielten damit noch nach 24 Stunden optimale Ergebnisse.

Die handelsüblichen Blutkulturmedien, insbesondere solche auf der Basis von tryptisch verdauten Sojabohnen-Pepton (Tryptic-Soy-Broth), eignen sich für Blutkulturzwecke. Gonorrhoe-verdächtige Gelenkpunktate sollten zur Hälfte am Krankenbett direkt in eine Blutkulturflasche gegeben werden, um dem Absterben der Gonokokken auf dem Transport zu begegnen.

Mikroskopische Untersuchung: Die mikroskopische Untersuchung mittels GRAM-Färbung führt bei der *akuten Gonorrhoe* des Mannes mit großer Sicherheit zur Diagnose. Charakteristisch sind sowohl innerhalb der Leukozyten als auch extrazellulär in Paaren oder Haufen gelagerte, semmelförmige, gramnegative Kokken. Die morphologischen Einzelheiten sind besonders gut mit einer zusätzlich durchzuführenden Methylenblau-Färbung darstellbar.

Bei *chronischen Infektionen* geht die Leukozytenzahl zurück. Die spärlichen gramnegativen Diplokokken liegen extrazellulär. Häufig findet sich zusätzlich eine bakterielle Begleitflora. In diesen Fällen ist die Kultur unumgänglich. Sie ist überhaupt das sicherste diagnostische Verfahren zur Erkennung einer Gonokokken-Infektion.

Kultur: Da Gonokokken typische Schleimhautkeime sind, stellt ihre Anzüchtung besonders hohe Anforderungen an die Kulturmedien. Die Nährböden müssen feucht sein. Die Bebrütung erfolgt bei 36 °C in Kohlendioxidatmosphäre.
Beimpfung: Beimpft werden nicht-selektive (z. B. Kochblut) und bei physiologischerweise nicht-sterilen Untersuchungsmaterialien Selektivnährböden (z. B. THAYER-MARTIN-Agar). Auf dem Selektivmedium wird der Abstrichtupfer über die gesamte Oberfläche verteilt ausgestrichen. Es ist wichtig, immer gleichzeitig auch ein nicht-selektives Medium mitzuführen, da es Stämme gibt, die auf den Selektivnährböden nicht anwachsen.
Beurteilung: Nach 24–48 Stunden werden zarte, durchsichtige Kolonien von 0,5–3 mm Durchmesser erkennbar. Im GRAM-Präparat finden sich gramnegative Kokken; in älteren Kulturen entstehen oft Degenerationsformen. Die Oxidase-Reaktion ist positiv. Die endgültige Differenzierung erfolgt mit biochemischen und serologischen (Phadebac, Fa. Deutsche Pharmacia) Methoden (s. S. 135).

Falls Kulturplatten durch andere Keime überwuchert sind, soll das Ergebnis nicht „negativ", sondern „nicht auswertbar – Überwucherung durch ..." lauten.

Der z. Zt. verfügbare Enzymimmunoassay (Gonozyme®), der anstelle einer kulturellen Anzüchtung eingesetzt werden kann, hat besonders bei Untersuchung von Zervikalabstrichen nicht die Empfindlichkeit und Spezifität eines optimalen Kulturverfahrens [29].

Penicillin-Resistenz: Gonokokken haben in den letzten 20 Jahren gegenüber Penicillinen z. T. Resistenzen entwickelt. Außer einer relativen Resistenz im Sinne einer Zunahme der minimalen Hemmkonzentration um das Zehn- bis Zwanzigfache im Vergleich zu empfindlichen Stämmen, können Gonokokken auch eine Plasmid-kodierte β-Laktamase besitzen, die eine absolute Penicillin-Resistenz zur Folge hat. Nachweis der β-Laktamase s. S. 70.

Serologische Diagnostik: Eine serologische Diagnostik ist lediglich bei Komplikationen, wie Arthritis, sinnvoll, z. B. mittels Komplementbindungsreaktion. Eine negative KBR schließt das Vorliegen einer Gonokokken-Infektion aber nicht aus.

23 Nicht-gonorrhoische Urethritis, Prostatitis und Epididymitis

Nicht-gonorrhoische Urethritis

Die nicht-gonorrhoische Urethritis des Mannes ist gekennzeichnet durch besonders morgens auftretenden Urethralausfluß, Juckreiz in der Harnröhre und Brennen beim Wasserlassen. Sie kommt heute in den industrialisierten Ländern häufiger als die gonorrhoische Infektion vor und ist eine sexuell übertragbare Erkrankung. Häufig tritt sie im Anschluß an eine Gonorrhoe als *postgonorrhoische Urethritis* auf, denn die häufig dafür verantwortlichen Chlamydien-Infektionen, die gleichzeitig mit einer Gonorrhoe übertragen werden können, haben eine vergleichsweise längere Inkubationszeit. Frauen sind oft asymptomatische Träger der Erreger. An die Chlamydien-Infektion kann sich eine aseptische Arthritis im Sinne eines REITER-Syndroms anschließen (s. S. 202).

Erreger: Ganz im Vordergrund stehen als Erreger *Chlamydia trachomatis* (Serotyp D–K) und *Ureaplasma urealyticum.*

Selten kommen Trichomonaden und Sproßpilze in Frage. Mit Ausnahme von *Staphylococcus saprophyticus* (persönliche Mitteilung Prof. G. Peters, Köln) sind die üblichen Infektionserreger der Harnwege, wie z. B. *E. coli* und Enterokokken, bedeutungslos. Bei ≧ 20% der Urethritis-Fälle gelingt ein Erregernachweis nicht.

Tabelle 14–9 Auswertung von quantitativen Befunden bei *Ureaplasma urealyticum* und anderen potentiell pathogenen Keimen (Keimzahl/ml).

	Mittelstrahlurin[1]	1. Urin	Urethralsekret	Exprimaturin	Prostataexprimat	Ejakulat
Urethritis[2]	$< 10^3\ (10^4)$	$\geqq 10^3$	$\geqq 10^4$			
Prostatitis	$< 10^2$	$< 10^3$		$\geqq 10^3$	$\geqq 10^4$	$\geqq 10^3\ (10^4)$
Epididymitis						
Begleiturethritis	$< 10^3\ (10^4)$	$\geqq 10^3$	$\geqq 10^4$			
Prostatakonfiguration	$< 10^3\ (10^4)$			$\geqq 10^3$	$\geqq 10^4$	

[1] Voraussetzung für Diagnostik
[2] Keimzahlen gelten nur für *Ureaplasma urealyticum*

Chlamydien-Nachweis: Zum Nachweis von Chlamydien eignen sich Urethralabstriche. Dazu sind Spezialentnahmebestecke samt zugehörigen Transportmedien, die für die jeweiligen Testverfahren vom Hersteller zur Verfügung gestellt werden, zu verwenden.

Proben zur Anzüchtung von Chlamydien dürfen nicht mit auf Holz-, sondern müssen mit auf Metallstäbchen befestigten Tupfern entnommen werden (geeignetes System z. B. Chlamydia Transwab®, Fa. Mast Diagnostica). Die Proben müssen bis zur Beimpfung der Zellkulturen (möglichst innerhalb 24 Stunden) im Kühlschrank aufbewahrt werden. Zum Nachweis wird der direkte Fluoreszenztest (im Handel zu beziehen) benutzt.

Dieser Test kann auch ohne vorhergehende Anzüchtung direkt mit Untersuchungsmaterial erfolgen. Dazu eignet sich auch der Festphasenenzymimmunotest zum Antigennachweis (Chlamydiazym®, Fa. Abbott).

Der Tupfer wird 2–3 cm tief in die Harnröhre eingeführt. Drehbewegungen bei der Entnahme sollen erreichen, daß möglichst viele Chlamydien-infizierte Epithelzellen am Tupfer haften. Verarbeitung im Labor s. S. 203.

Ureaplasmen-Nachweis: Der Nachweis von Ureaplasmen muß aus Urethralsekret oder dem ersten Morgenurin quantitativ geführt werden, denn die Harnröhre Gesunder kann mit diesem Keim besiedelt sein. Zu diesem Zweck ist Urethralsekret mit einer genormten Öse (0,01 ml) zu entnehmen und in einem Transportmedium (s. S. 35) so zu verrühren, daß eine Verdünnung von 1:200 entsteht. Die Untersuchungsprobe muß gekühlt transportiert werden.

Im Labor wird 0,1 ml der vorverdünnten Urethralsekretprobe auf feste Mykoplasmen-Nährböden (z. B. A7-Agar, s. S. 35) aufgetropft, durch Schwenken der Platte verteilt und anaerob bei 36 °C bebrütet. Ablesung, Keimzahlbestimmung und Identifizierung erfolgen nach 4 Tagen (s. S. 201).

U. urealyticum wächst auf A7-Medium als kleine, braune Kolonien ohne Hof, während *M. hominis* größere, spiegeleiförmige Kolonien ausbildet.

Die diagnostisch relevanten Keimzahlen für Urethritis finden sich in Tabelle 14–9.

Prostatitis

Bei der Prostatitis sind eine akute und eine chronische Form zu unterscheiden.

Akute Prostatitis: Sie geht häufig gleichzeitig mit einer Harnwegsinfektion (signifikante Bakteriurie!) einher. Als Erreger werden die üblichen bei Harnwegsinfektionen gefundenen Keime isoliert.

Chronische Prostatitis: Sie wird auch sog. abakterielle Prostatitis genannt. Immer noch bereitet sie diagnostische Schwierigkeiten. Klassischerweise wird die sog. Vier-Gläser-Probe oder die für die Praxis ausreichende vereinfachte Version (Tabelle 14–10) für die Diagnostik herangezogen. Die Untersuchungsmaterialien können wie für die Urethritis-Diagnostik in geeignetem Transportmedium verdünnt (0,01 ml in 2 ml Transportmedium) eingesandt werden.

Die Auswertung des quantitativen Kulturergebnisses geschieht nach Tabelle 14–9.

Tabelle 14–10 Prostata-Diagnostik.

Vier-Gläser-Probe
- erster Urin
- Mittelstrahlurin
- Exprimat nach Prostatamassage
- Exprimaturin

vereinfachtes diagnostisches Vorgehen
- Prostataexprimat
- Exprimaturin (wird favorisiert)
- Ejakulat

Voraussetzung für quantitative Untersuchung: steriler Mittelstrahlurin (vorher durch Uricult-Verfahren zu prüfen)

Tabelle 14–11 Erregerspektrum und diagnostisches Vorgehen bei Epididymitis.

Epididymitis	Untersuchungsmaterial	charakteristischer Befund	Erregerspektrum
mit Begleit-harnwegsinfektion	Mittelstrahlurin	signifikante Bakteriurie	*E. coli* und andere gramnegative Stäbchen Enterokokken
mit Begleiturethritis	Urethralsekret 1. Urin	Urethritiskonfiguration (s. Tab. 14–9)	Chlamydien[1] Gonokokken *U. urealyticum*
mit Begleitprostatitis	4-Gläser-Probe	Prostatakonfiguration (s. Tab. 14–9)	*U. urealyticum* gramnegative Stäbchen
–	Urethralsekret nach Prostatamassage (Exprimat)	–	Chlamydien?[1, 2] *U. urealyticum*?[2]
–	Morgenurin/Urin nach Prostatamassage	–	*M. tuberculosis*

[1] Patienten zumeist jünger als 35 Jahre (Häufigkeit von manchen Autoren mit > 50% angegeben)
[2] ätiologischer Zusammenhang nicht gesichert

Erreger: Als Erreger der Prostatitis kommen alle Harnwegsinfektionen-verursachenden Keime in Frage. Zusätzlich sind Gonokokken und *M. tuberculosis* zu berücksichtigen. Die Erregernatur von *U. urealyticum* ist nicht unumstritten.

Bis jetzt fehlen Beweise, daß auch Chlamydien und Trichomonaden ursächlich beteiligt sein können.

Epididymitis

Bei Epididymitis gelingt der Erregernachweis trotz Einsatzes aller diagnostischen Mittel (s. Tab. 14–9 u. 14–10) nur bei zwei Drittel der Fälle, wobei die Erregernatur einzelner Keimarten noch strittig ist. Die verschiedenen Epididymitis-Formen, das diagnostische Vorgehen sowie die bisher bekannten Erreger können aus Tabelle 14–11 entnommen werden. Bei der akuten Epididymitis jüngerer Männer sind neben *N. gonorrhoeae* Chlamydien in den Vordergrund des Interesses gerückt. Zum Teil wird die Häufigkeit für letztere mit ≧ 50% angegeben.

24 Kolpitis, Bartholinitis, Zervizitis, Endometritis und Salpingitis

Vaginale Keimbesiedlung

Die vaginale Keimbesiedlung der gesunden Frau im gebärfähigen Alter setzt sich aus einer Vielzahl anaerober und aerober Keime zusammen. Die Keimzahl beträgt 10^8 bis 10^9/ml bei leichtem Überwiegen des Anaerobieranteils.

Laktobazillen sind die am stärksten vertretene Keimgruppe, die bei mikroskopischer Untersuchung auffällt (Tafel 11) [20 a].

Mycoplasma hominis und *Ureaplasma urealyticum* können ebenfalls bei einem Teil der gesunden Frauen nachgewiesen werden. Sie stellen ein Erregerreservoir für Infektionen des Mannes (z. B. Urethritis) dar. Die von ihnen ausgehende Gefährdung des Neugeborenen wird zur Zeit noch diskutiert.

Besondere Bedeutung haben B-Streptokokken (bis zu 30% der Schwangeren sind Träger), *E. coli* und *L. monocytogenes* – diese Keime, die bei der Geburt auf das Neugeborene übertragen werden können, können gefährliche Infektionen (z. B. Meningitis, Sepsis) verursachen.

Gefahren gehen für das Neugeborene auch von einer vaginalen Sproßpilzbesiedlung aus.

Kolpitis

Bei der Kolpitis lassen sich drei Formen unterscheiden:

Trichomonaden-Kolpitis: Da *T. vaginalis* sehr hinfällig ist, wird die Diagnose häufig unmittelbar nach der Untersuchung der Patienten mittels NaCl-Präparates mikroskopisch gestellt. 80 bis 90% der kulturell angezüchteten Trichomonaden werden erkannt.

Zur kulturellen Anzüchtung müssen die Abstriche im Transportmedium eingesandt werden, oder es muß direkt vom Untersucher ein handelsübliches Trichomonaden-Kulturmedium beimpft werden, das im Labor bebrütet und begutachtet wird.

Sproßpilz-Kolpitis: Sie kann in 80% der Fälle allein durch mikroskopische Untersuchung erkannt werden (Tafel 10). Bei Schwangeren ist eine Übertragung auf das Neugeborene möglich!

Bakterielle Kolpitis (= unspezifische Vaginitis, bakterielle „Vaginose“ oder Amin-Kolpitis): Leitkeim ist *Gardnerella vaginalis* (s. S. 150).

Ähnliche Zusammensetzung der Keimflora wie bei Gesunden. *G. vaginalis* ist vergleichsweise um den Faktor 100, die Anaerobier sind um den Faktor 1000 vermehrt. Besonders charakteristisch sind gramnegative anaerobe Stäbchenbakterien der Gattung *Mobiluncus* [16 a].

Die typische Befundkonstellation ist durch *G. vaginalis* in Verbindung mit Anaerobiern gekennzeichnet.

Mikroskopisch werden reichlich mit zarten gramnegativen bis gramlabilen Stäbchen beladene Epithelzellen – sog. „clue cells" – (Tafel 11) gesehen [2 a].

Komplikationen: Gefürchtete Komplikationen von vaginalen Infektionen sind

- aufsteigende Infektionen im Sinne einer Endometritis und Salpingitis sowie
- bei Schwangeren vorzeitiger Blasensprung und postpartale Endometritis.

Bartholinitis

Die wichtigsten Erreger der Bartholinitis sind Gonokokken, Chlamydien, anaerobe und aerobe (z. B. *S. aureus)* Keime.

Als Untersuchungsmaterial eignet sich durch den Ausführungsgang entnommenes Exsudat; bei Abszessen sollten möglichst Punktate gewonnen werden.

Urethritis und Zervizitis

Bei Urethritis und Zervizitis muß hauptsächlich an Gonokokken und Chlamydien gedacht werden. Eine Zervizitis kann auch als Begleitinfektion im Rahmen einer bakteriellen Kolpitis entstehen.

Für die Entnahme von Zervixsekret zur Gonorrhoe-Diagnostik müssen Kontaminationen durch Vaginalsekret vermieden werden (Spekulum-Einstellung!). Zum Nachweis von Chlamydien sind möglichst Epithelzellen zu gewinnen (kräftiges Drehen des Tupfers im Zervikalkanal!)

Endometritis

Die bisherigen Vorstellungen über das Erregerspektrum der Endometritis sind möglicherweise revisionsbedürftig, denn die routinemäßig angewandten Nachweisfahren – Untersuchung von Zervikalabstrichen oder von transzervikal entnommenem Untersuchungsmaterial – lassen wegen der Kontaminationsmöglichkeit nur ungenaue Rückschlüsse zu. Erforderlich ist eine kontaminationsarme Entnahmetechnik, wie sie von ESCHENBACH et al. [15] für intrauterine Proben entwickelt wurde.

Das Untersuchungsmaterial wird optimal in einem anaeroben Transportmedium aufgenommen und möglichst schnell ins Labor transportiert.

Erreger: Das Keimspektrum der Endometritis ist umfangreich und umfaßt bei der Postpartum-Endometritis folgende Keime in Auswahl [26]:

- *Staphylococcus epidermidis,* B-Streptokokken und andere Streptokokkenarten, Enterokokken
- *Gardnerella vaginalis, E. coli* (letztere seltener als bisher erwartet)
- *Bacteroides bivius, Peptostreptococcus asaccharolyticus, Bacteroides*-Arten
- *Mycoplasma hominis, Ureaplasma urealyticum*

Außer den genannten Keimarten muß bei Endometritis auch mit Gonokokken, Chlamydien und Tuberkulosebakterien gerechnet werden.

Fruchtwasserinfektion

Bei Infektionen des Fruchtwassers kommt die gesamte Palette der im weiblichen Genitale vorkommenden aeroben und anaeroben Keime in Frage.

Salpingitis

Die Salpingitis tritt am häufigsten in der Teenagergruppe auf und wird in zunehmendem Alter seltener. Typische Beschwerden sind ständige Unterleibsschmerzen.

Komplikationen und Ätiologie

Sterilität und Extrauteringravidität sind gefürchtete Folgen der entzündlichen Veränderungen.

Bei den Patientinnen müssen im Hinblick auf die Ätiologie zwei Altersgruppen unterschieden werden:

Frauen unter 25 Jahren: Als häufigste Ursache sind sexuell übertragene Infektionen zu nennen. Da es sich um aufsteigende Infektionen handelt, sind die Erreger nicht selten im Zervikalsekret nachweisbar. Verläßlicher sind Befunde aus intraoperativ gewonnenem Untersuchungsmaterial.

Erreger: Die wichtigsten Erreger sind:
- Chlamydien (wahrscheinlich $\geqq 50\%$!)
- Gonokokken
- *Mycoplasma hominis*

Frauen über 30 Jahre: Die Frauen in dieser Altersgruppe sind in zunehmendem Maße von aufsteigenden polymikrobiellen Infektionen aus der eigenen anaerob-aeroben Schleimhautflora betroffen.

Untersuchungsmaterial

Intraoperativ gewonnenes Untersuchungsmaterial muß möglichst in einem anaeroben Transportmedium eingesandt werden. Mit einer Spritze entnommenes Exsudat ist einem Abstrichtupfer vorzuziehen.

25 Psittakose (Ornithose)

Diese Erkrankung äußert sich als atypische Pneumonie. Sie wird durch Chlamydien verursacht, die von meist asymptomatisch infizierten Vögeln übertragen werden.

Atypische Pneumonien durch sog. TWAR-Stämme von *C. psittaci* s. S. 202.

Erregernachweis: Beim Erkrankten ist der Erreger (s. S. 202) nur in den ersten Tagen im Blut, jedoch bis zur Genesung im Sputum nachzuweisen.

Die Isolierung gelingt im Tierversuch in der weißen Maus (Dauer 7–10 Tage!) sowie in der Gewebekultur (MAC COY-Zellen). Für Kulturen ist eine Arbeitsgenehmigung nach § 19 BSeuchG erforderlich, da das Arbeiten mit diesem Erreger in die Risikogruppe III eingestuft ist. Wegen der besonderen Gefährlichkeit werden diese Untersuchungen nur in Speziallaboratorien durchgeführt.

Serologische Diagnostik: In der Regel erfolgt die Diagnose serologisch mit Hilfe der KBR. Das Antigen – ein Gruppenantigen für Chlamydien – kann vom Fachhandel bezogen werden.

Ein KBR-Titeranstieg sowie Titer ≧ 1:32 weisen bei entsprechender Klinik und Anamnese auf diese Infektionskrankheit hin. Differentialdiagnostisch ist an eine Infektion mit *C. pneumoniae* (s. o.) zu denken.

26 Q-Fieber

Klinisch manifestiert sich das durch *Coxiella burnetii* hervorgerufene Q-Fieber meist als fieberhafte, atypische Pneumonie.

Als chronische Form der Infektion verdient die Endokarditis Aufmerksamkeit. Sie geht in aller Regel mit Beteiligung weiterer Organe (z. B. Leber) einher. Seltene klinische Formen sind Thrombophlebitis und Osteoarthritis.

Serologische Diagnostik: Die Diagnose wird routinemäßig durch Antikörpernachweis gestellt. Am häufigsten wird dazu die Komplementbindungsreaktion mit einem handelsüblichen Phase-II-Antigen eingesetzt.

Frisch isolierte Coxiellenstämme liegen in der Phase I vor. Im Verlauf von Subkultivierungen gehen sie in die Phase II über.

Bei akuten Q-Fieber-Infektionen entstehen überwiegend Antikörper gegen Phase-II-Antigen. Phase-I-Antikörper werden hingegen bei chronischen Infektionen (Endokarditis) gebildet.

Serumuntersuchungen empfehlen sich im Abstand von 10–20 Tagen. Bei entsprechender klinischer Symptomatik ist ein Titeranstieg beweisend; ein Einzeltiter ≧ 1:32 gibt einen deutlichen Hinweis auf das Vorliegen eines Q-Fiebers. Bei Endokarditis werden zusätzlich zu Antikörpern gegen Phase-II-Antigen auch hochtitrige gegen Phase-I-Antigen (meistens ≧ 1:128) nachgewiesen. Untersuchungen auf Phase-I-Antikörper können in veterinärmedizinischen Instituten durchgeführt werden (z. B. Institut für Hygiene und Infektionskrankheiten der Tiere der Universität Gießen).

Erregernachweis: Der Erregernachweis aus Blut ist in den ersten Krankheitstagen durch Tierversuch (Meerschweinchen oder Beimpfung von Hühnerembryonen) möglich.

Vorsichtsmaßnahmen: Wegen der erheblichen Infektionsgefahr (Risikostufe III) ist Arbeitsgenehmigung gemäß § 19 BSeuchG notwendig. Die kulturelle Untersuchung wird nur in Spezziallaboratorien durchgeführt.

27 Fleckfieber

Der kulturelle Nachweis der Rickettsien kommt für die normale Laboratoriumspraxis nicht in Betracht (Risikostufe III). Die verschiedenen Krankheitsbilder mit ihren Erregern sind aus Tabelle 14–12 zu entnehmen. Für Routinezwecke bedient man sich in der Diagnostik serologischer Verfahren.

WEIL-FELIX-*Reaktion:* Am längsten bekannt ist die Reaktion nach WEIL-FELIX – eine heterologe Reaktion, bei der Agglutinine gegenüber bestimmten *Proteus*-Stämmen (Tab. 14–12) nachgewiesen werden.

Beim europäischen Fleckfieber wird der Stamm *Proteus* OX 19 verwendet, und zwar möglichst als O-Form, da nur

Tabelle 14–12 Serologische Reaktionen bei Rickettsiosen.

Krankheit	Erreger	WEIL-FELIX-Reaktion OX 19	OX 2	OX K	KBR mit homologem Antigen diagnostisch einsetzbar
Fleckfieber (Typhus exanthemicus)	*R. prowazekii*	+++	+	–	x
Morbus BRILL ZINSSER	*R. prowazekii*	variabel, oft negativ		–	x
murines Fleckfieber	*R. mooseri*	+++	+	–	x
Tsutsugamushi-Fieber (scrub typhus)	*R. tsutsugamushii*	–	–	+++	
Rickettsien-Pocken	*R. akari*	–	–	–	x
Zeckenbißfieber	z. B. *R. rickettsii* *R. conorii*	+++/+	+/+++	–	x
Q-Fieber	*Coxiella burnetii*	–	–	–	x

die O-Agglutination bedeutsam ist. Bei anderen Fleckfieberarten werden statt dessen *Proteus* OX 2 oder *Proteus* OX K (KINGSBURY) eingesetzt.

Bei Fleckfieberkranken treten vom 5. Krankheitstag an Agglutinine in Serumverdünnungen ab 1:100 (später bis 1:10 000) auf. Ein Titer von 1:200 wird als „beweisend" angesehen. Nach Überstehen der Erkrankung bilden sich die Agglutinine verhältnismäßig schnell zurück.

In Anbetracht des heterologen Charakters dieser Reaktion sind falsch positive Befunde häufig.

Weitere Teste: Die KBR mit im Fachhandel erhältlichem Rickettsien-Antigen (mindestens zwei Untersuchungen im Abstand von 10 Tagen) ist nicht sehr empfindlich.

Spezifischer und empfindlicher sind Mikroagglutinationsreaktionen mit Rickettsien-Antigenen, die z. Zt. im Fachhandel nicht erhältlich sind.

Literatur

1. Albritton, W. L., F. A. Plummer, F. O. Sottnek, St. J. Kraus: *Haemophilus ducreyi* and *Calymmatobacterium granulomatis*. In: Lennette, E. H., A. Balows, W. J. Hausler Jr., H. J. Shadomy (eds.): Manual of Clinical Microbiology. p. 869–873. Amer. Soc. Microbiol., Washington, D. C. 1985.
2. Arbeitskreis „Mykobakterien": Schutz- und Sicherheitsmaßnahmen mit Tuberkulosebakterien im Laboratorium. Hyg. und Med. 7 (1982) 108–111.
2a. Balsdon, M. J.: *Gardnerella vaginalis* and its clinical syndrome. Eur. J. Clin. Microbiol. 1 (1982) 288–293.
3. Bekanntmachungen des Bundesgesundheitsamtes. Richtlinien 1979 für die Serodiagnose der Syphilis. Bundesgesundheitsbl. 22 (1979) 398–400.
4. Bockemühl J., E. Feindt, K. Höhne, H. P. R. Seeliger: Acridinfarbstoffe in Selektivnährböden zur Isolierung von *Listeria monocytogenes*. Med. Microbiol. Immunol. 159 (1974) 289–299.
5. Brown, T. H.: The rapidly growing mycobacteria – *Mycobacterium fortuitum* and *Mycobacterium chelonei*. Infect. Contr. 6 (1985) 283–288.
6. Bump, Ch. M: Acid-fast smear for *Mycobacterium tuberculosis*. Correspondence. Rev. infect. Dis. 6 (1984) 771.
7. Cherry, W. B., B. Pittmann, P. P. Harris, G. A. Hébert, B. M. Thomason, L. Thacker, R. E. Weaver: Detection of Legionnaires disease bacteria by direct immunofluorescence staining. J. clin. Microbiol. 8 (1978) 329–338.
8. Damsker, B., E. J. Bottone: *Mycobacterium avium – Mycobacterium intracellulare* from intestinal tracts of patients with the acquired immunodeficiency syndrome: concepts regarding acquisition and pathogenesis. J. infect. Dis. 151 (1985) 179–181.
9. De Klenke, E., R. Anderson: Comparative evaluation of the enzyme-linked immunosorbent assay in the laboratory diagnosis of brucellosis. J. clin. Microbiol. 21 (1985) 381–386.
10. DIN 58 943 Teil 3: Tuberkulosediagnostik: Kulturelle Methoden zur Isolierung von Mykobakterien. Beuth, Berlin–Köln 1988.
11. DIN 58 943 Teil 8: Tuberkulosediagnostik: Empfindlichkeitsprüfungen von Tuberkulosebakterien gegen Chemotherapeutika. Beuth, Berlin–Köln 1986.
12. DIN 58 943 Teil 9: Tuberkulosediagnostik: Mindestanforderungen zur Identifizierung von *Mycobacterium tuberculosis*. Beuth, Berlin–Köln 1986.
13. DIN 58 943 Teil 31: Tuberkulosediagnostik: Tuberkulosebakterien-Nachweis durch Tierversuch. Beuth, Berlin–Köln 1989.
14. DIN 58 943 Teil 32: Tuberkulosediagnostik: Mikroskopische Methoden zum Nachweis von Mykobakterien. Beuth, Berlin–Köln 1986.
15. Eschenbach, D. A., K. Rosene, L. S. Tompkins, H. Watkins, M. G. Gravett: Endometrial cultures obtained by a triple-lumen method from febrile and afebrile postpartum women. J. infect. Dis. 153 (1986) 1038–1045.

16. Florack, M., G. Plewig: Disseminierte Gonokokkeninfektionen werden häufig übersehen. Dtsch. Ärztebl. 83 (1986) 3023–3026.

16.a Fohn, M. J., S. A. Lukehart, S. L. Hillier: Production and characterization of monoclonal antibodies to *Mobiluncus* species. J. clin. Microbiol. 26 (1988) 2598-2603.

17. Gotuzzo, E., C. Carrillo, J. Guerra, L. Llosa: An evaluation of diagnostic methods for brucellosis – the value of bone marrow culture. J. infect. Dis. 153 (1986) 122–125.

18. Hausler Jr., W. J., N. P. Moyer, L. A. Holcomb: *Brucella*. In: Lennette, E. H., A. Ballows, W. J. Hausler Jr., H. J. Shadomy (eds.): Manual of Clinical Microbiology. 4th edition, pp. 382–386. Amer. Soc. Microbiol. Washington D. C. 1985.

19. Höhne, K.: Über die Entwicklung eines neuen selektiven Kombinationsmediums zum Nachweis von *Listeria monocytogenes* mit Hinweis auf den Listerienbefall des Schlachtschweines. Inauguraldissertation. Würzburg 1972.

20. Horbach, I., D. Schürmann, G. Grosse, F. J. Fehrenbach: Bewertung diagnostischer Verfahren bei Legionellose. Bundesgesundheitsbl. 28 (1985) 147–149.

20a. Milatovic, D., K. Maschka, R. v. Brosch, H. J. Wallner, J. Braveny: Comparison of microscopic and cultural findings in the diagnosis of *Gardnerella vaginalis* infection. Eur. J. Clin. Microbiol. 1 (1982) 294–297.

21. Müller, F.: Der 19S(IgM)-FTA-ABS-Test in der Serodiagnostik der Syphilis. Immun. Infekt. 10 (1982) 23–34.

22. Müller, F.: Serologische Diagnostik bei Treponemen-Infektionen. mta 1 (1986) 86–93.

22a. Müller, F.: Syphilis. In: Thomas, L. (Hrsg.): Labor und Diagnose (3. Aufl.), S. 865–874. Medizinische Verlagsgesellschaft, Marburg/Lahn 1988.

23. Müller, F., J. Braveny, R. Eschment, D. Fritsche, K.-E. Gillert, H.-J. Hagedorn, W. Mühlenberg: Serodiagnostik der Syphilis (Lues). Verfahrensrichtlinie der DGHM. Zbl. Bakt. Hyg., I. Abt. Orig. A 250 (1981) 1–8.

24. Musher, D. M.: Evaluation and management of an asymptomatic patient with a positive VDRL reaction. In: Remington, J. S., M. N. Swartz (eds.): Current Clinical Topics in Infectious Diseases, No. 9, Mc Graw-Hill, New York 1988.

25. Petersen, K.-F., H. Blaha, W. Schneller: Klinische Visite. Bronchopulmonale Infektionen: Die Lungentuberkulose. Bildtafeln Thomae, 1988.

26. Rosene, K., D. A. Eschenbach, L. S. Tompkins, G. E. Kenny, H. Watkins: Polymicrobial early postpartum endometritis with facultative and anaerobic bacteria, genital mycoplasmas, and *Chlamydia trachomatis:* treatment with piperacillin or cefoxitin. J. infect. Dis. 153 (1986) 1028–1037.

27. Rosenthal, E., Ch. Dostal, S. Jäger: Versand von gonokokkenhaltigem Material. Dtsch. Ärztebl. 78 (1981) 19–20.

28. Schaal, K. P., H. Heimerzheim: Mikrobiologische Diagnose und Therapie der Lungennocardiose. Mykosen 17 (1974) 313–319.

29. Schachter, J., W. M. Mac Cormack, R. F. Smith, R. M. Parks, R. Bailey, A. C. Ohlin: Enzyme immunoassay for diagnosis of gonorrhoeae. J. clin. Microbiol. 19 (1984) 57–59.

30. Schönberg, A., F. Müller, A. Weber, E. Fingscheidt, S. Brem, H. P. R. Seeliger, E. Schaal: Diagnostik bei Leptospirosen. Verfahrensrichtlinie der DGHM. Zbl. Bakt. Hyg., I. Abt. Orig. A 258 (1984) 480–491.

31. Schoenemann, J., R. Lütticken, E. Scheibner: *Brucella canis*-Infektion beim Menschen. Dtsch. med. Wschr. 111 (1986) 20–22.

32. Schonard, G., A. Dickgießer, H. P. Bermayer, I. Just, E. Horsch, R. Ringelmann: Interne Qualitätskontrolle bei der Mykobakterien-Diagnostik. Lab. med. 8 (1984) 373–379.

33. Schröder, K.-H., K. Bartmann, U. Brundaler, H. Fink, H. Hussels, M. Jakschik, R. Küchler, K. F. Petersen, U. Röster, M. Salfinger, R. Urbanczik (Arbeitskreis „Mykobakterien"): Isolierung und Identifizierung von *Mycobacteriaceae*. Verfahrensrichtlinie der DGHM. Zbl. (Entwurf), erschienen unter Küchler et al., Zbl. Bakt. 272 (1989) 110–140.

33a. Schröder, K.-H., S. Rüsch-Gerdes: Untersuchungen mit dem System BACTEC 460. 4. Vergleich BACTEC 460 und Tierversuch für den Nachweis von Tuberkulosebakterien. Prax. Klin. Pneumol. 42 (1988) 711–714.

34. Seeliger, H. P. R.: Listeriosis. Karger, Basel–New York 1961.

35. Singh, M., R. S. Sandhu, H. S. Randhawa: Comparison of paraffin baiting and conventional culture techniques for isolation of *Nocardia asteroides* from sputum. J. clin. Microbiol. 25 (1987) 176–177.

36. Sommers, H. M., J. K. Mc Clatchy (coordinating editor Morello, J. A.): Laboratory diagnosis of the mycobacterioses. Cumitech 16 (1983).

37. Sonnabend, O. A. R., W. F. F. Sonnabend, U. Krech, G. Molz, Th. Sigrist: Continuous microbiological and pathological study of 70 sudden and unexpected infant deaths: toxigenic intestinal *Clostridium botulinum* infection in 9 cases of sudden infant death syndrome. Lancet I (1985) 237–241.

38. Steere, A. C., R. L. Grodzicki, A. N. Kornblatt, J. E. Craft, A. G. Barbour, W. Burgdorfer, G. P. Schmid, E. Johnson, St. E. Malawista: The spirochaetal etiology of Lyme disease. New Engl. J. Med. 308 (1983) 733–740.

39. Wilske, B.: Serodiagnostik der Lyme-Borreliose. H + G Zeitschrift für Hautkrankheiten 63 (1988) 511–514.

40. Winn, W. C., W. B. Cherry, R. O. Frank, C. A. Casey, C. V. Broome: Direct immunofluorescent detection of *Legionella pneumophila* in respiratory specimens. J. clin. Microbiol. 11 (1980) 59–64.

41. Young, L. S.: *Mycobacterium avium* complex infection. (AIDS commentary). J. infect. Dis. 157 (1988) 863–867.

Übersichtsliteratur

Ackermann, R.: Erythema-migrans-Borreliose und Frühsommer-Meningoenzephalitis. Dtsch. Ärztebl. 83 (1986) 1765–1774.

Allen, St.: Grampositive, nonsporeforming anaerobic bacilli. In: Lennette, E. H., A. Balows, W. J. Hausler Jr., H. J. Shadomy (eds.): Manual of Clinical Microbiology (4th ed.), pp. 461–472. Amer. Soc. Microbiol. Washington D. C. 1985.

Bartlett, J. G., B. F. Polk: Bacterial flora of the vagina: quantitative study. Rev. Infect. Dis. 6, Suppl. 1 (1984) 67–72.

Becker, H. C., W. Weidner, H. G. Schiefer, H. Brunner, W. Krause: Epididymitis: Untersuchungen zur Ätiologie und Pathogenese unter besonderer Berücksichtigung von *Chlamydia trachomatis* und *Ureaplasma urealyticum*. Dtsch. med. Wschr. 109 (1984) 569–575.

Deutsches Zentralkomitee zur Bekämpfung der Tuberkulose: Expertisen: Die Bakteriologie der Tuberkulose. Bundesdruckerei 529128 4.85. Hamburg 1985.

Emmerling, P.: Möglichkeiten der mikrobiologischen Diagnostik bei Verdacht auf Legionellose. Ärztl. Lab. 31 (1985) 283–287.

Finger, H., C. H. Wirsing von König: Diagnostik des Keuchhustens. Med. Welt 36 (1985) 1514–1516.

Hagedorn, H.-J., J. E. Hoppe, C. H. Wirsing von König: Keuchhusten. Ein grundsätzlicher Wandel in der Diagnostik. Dtsch. Ärztebl. 84 (1987) 1080–1083.

Leedom, J. M.: Q fever: an update. In: Remington, J. S., M. N. Swartz (eds.): Current Clinical Topics in Infectious Diseases 1. Mc Graw-Hill, New York, 1980.

Meyer, R. D.: *Legionella* infections: a review of five years of research. Rev. Infect. Dis. 5 (1983) 258–278.

Naumann, P., G. Nemes, C. Dopp: Bakteriologische Diagnostik der Diphtherie (Mindestdiagnostik). Öff. Gesundh.-Wes. 43 (1981) 569–574.

Potel, J., F. Burkhardt, R. Malottke: Isolierung und Identifizierung von *Corynebacterium, Listeria* und *Erysipelothrix*. Verfahrensrichtlinie der DGHM. Zbl. Bakt. Hyg., I. Abt. Orig. A 253 (1982) 43–60.

Pulverer, G., K. P. Schaal: Human Actinomycoses. Drugs exptl. Clin. Res. 10 (1984) 187–196.

Reboli, A. C., W. E. Farrar: *Erysipelothrix rhusiopathiae*. An occupational pathogen. Clin. Microbiol. Rev. 2 (1989) 354–359.

Schaal, K. P.: Die Aktinomykosen des Menschen – Diagnose und Therapie. Dtsch. Ärztebl. 31 (1979) 1997–2006.

Schaal, K. P.: Exogenous actinomycete infections. In: Goodfellow, M., M. Modarski, S. T. Williams (eds.): The Biology of the Actinomycetes. p. 403–424. Academic Press, London 1983.

Weidner, W.: Urogenitale Infektionen durch Mycoplasmen beim Mann. Österr. Ärzteztg. 39 (1984) 99–102.

Weidner, W., H. Brunner, W. Krause: Quantitative culture of *Ureaplasma urealyticum* in patients with chronic prostatitis or prostatosis. J. Urol. 124 (1980) 622–625.

Weidner, W., H.-G. Schiefer, H. Krauss, J. Engstfeld: Untersuchungen zur Ätiologie der nicht-gonorrhoischen Urethritis. Dtsch. med. Wschr. 107 (1982) 1227–1231.

WHO: Guidelines for the Laboratory Diagnosis of Diphtheria. Panel on Public Health Laboratories, Geneva 1981.

15 Aufgaben des mikrobiologischen Labors bei der Bekämpfung nosokomialer Infektionen

1 Grundlagen

Definition und Häufigkeit: Nosokomiale Infektionen stehen immer in Zusammenhang mit einem Klinikaufenthalt. Man nennt sie auch *krankenhauserworbene Infektionen*. Diese Definition, was unter einer Krankenhausinfektion zu verstehen ist, läßt im Einzelfall abweichende Interpretationen zu: So werden darunter in der BGA-Richtlinie [4] sowohl symptomatische als auch asymptomatische Verlaufsformen gerechnet. Daschner [2] hingegen zählt vorwiegend klinisch in Erscheinung tretende Infektionen – Ausnahme Harnwegsinfektion – dazu. Die Angaben über die durchschnittliche Häufigkeit schwanken zwischen 5 und 8%; in bestimmten Bereichen kann sie wesentlich höher liegen (in der Intensivmedizin über 25%).

Manifestationen: Die wichtigsten Manifestationen, die etwa 85% aller nosokomialen Infektionen ausmachen, sind Harnwegsinfektion, Wundinfektion, Pneumonie und Sepsis. Am häufigsten werden die in Tabelle 15–1 aufgeführten Keimarten gefunden.

Tabelle 15–1 Keimspektrum nosokomialer Infektionen (prozentuale Häufigkeit).

Keimart	USA 1981 (%)	Freiburg 1980 (%)
Escherichia coli	18,8	17,7
Staphylococcus aureus	10,3	28,4
Enterokokken	9,0	11,2
Pseudomonas aeruginosa	7,8	10,2
Klebsiella-Arten	7,6	6,3
Proteus-Arten	7,1	4,6
Staphylococcus epidermidis	3,6	6,5

Keimarten und Antibiotikaresistenz: *E. coli* und *S. aureus* stehen an erster Stelle. Die epidemiologischen Daten der wichtigsten Keimarten sind in Tabelle 15–2 festgehalten. Für zusätzliche Angaben sei auf die entsprechenden Kapitel verwiesen.

Gelegentlich treten in Kliniken multiresistente Stämme der genannten und insbesondere weiterer Keimarten auf. Zu nennen sind *Enterobacter*- und *Serratia*-Arten (z. B. *E. cloacae* und *S. marcescens*). Die Resistenz kann sich auf alle Penicilline und die meisten Cephalosporine erstrecken; ausgenommen ist meistens das Thienamycinderivat (β-Laktam) Imipenem. *Pseudomonas maltophilia* mit einer noch ausgeprägteren Multiresistenz, die auch Imipenem und die Aminoglykoside einschließt, wird häufiger in Trachealsekreten intensivmedizinisch betreuter Patienten gefunden. Diese Keimart tritt zunehmend auch als Erreger von Pneumonie in Erscheinung [2]. Auch septische Verlaufsformen werden beobachtet [3]. Die meisten Stämme dieser Keimart sind noch empfindlich gegenüber Chloramphenicol und Co-trimoxazol. – Gefürchtet sind auch Infektionen mit *Corynebacterium jeikeium* (s. S. 149). Bei schweren Infektionen mit dieser Keimart – z. B. vom Venenkatheter ausgehende Sepsis – ist nur noch Vancomycin sicher wirksam.

Krankenhausinfektionen sind verantwortlich für eine nicht unerhebliche Sterblichkeit, einen verlängerten Klinikaufenthalt und die daraus resultierenden hohen Unkosten.

Voraussetzung für die Verhütung und Bekämpfung dieser Infektionen ist ihre Erkennung. Dem mikrobiologischen Labor fällt dabei eine wichtige, wenn auch nicht die entscheidende Bedeutung zu. Eine enge Zusammenarbeit mit dem

Tabelle 15–2 Angaben über die wichtigsten Erreger von Krankenhausinfektionen.

	Erregerreservoir	typische Manifestationen	Antibiotika-Verhalten
Staphylococcus aureus	Nasenvorhof Rachen Haut Haare	Wundinfektion Sepsis Pneumonie Abszeß Osteomyelitis	mehr als 70% der Stämme resistent gegen Penicilline (in der Klinik) bei Oxacillin-resistenten Stämmen (≦ 2%) sind alle β-Laktame als resistent anzusehen Vancomycin als Alternative
Staphylococcus epidermidis	Haut Nasen-Rachen-Raum	(„apathogen")* Kathetersepsis (Plastikmaterialien!) Sepsis bei Neugeborenen und Malignom-Patienten	multiresistenter als *Staphylococcus aureus*
Enterokokken	Darm	Harnwegsinfektion Endokarditis	natürlicherweise multiresistent Ampicillin Therapeutikum der Wahl
Escherichia coli	*Darm* „Naßzonen"	Harnwegsinfektion Sepsis	natürlicherweise gegen die meisten Antibiotika (z. B. Ampicillin) empfindlich Multiresistenz (Intensivstation) Cephalosporin-Resistenz selten
Klebsiella-Arten	Darm „Naßzonen"	Beatmungspneumonie Harnwegsinfektion Sepsis	Ampicillin-resistent Multiresistenz (Intensivstation) Cephalosporin-Empfindlichkeit meist erhalten
Pseudomonas aeruginosa	ubiquitär „typischer Naßzonenkeim"	Beatmungspneumonie Harnwegsinfektion Sepsis	hochgradig multiresistent mit Ausnahme von *Pseudomonas*-wirksamen Penicillinen und Cephalosporinen sowie Aminoglykosiden und Gyrasehemmern sekundäre Resistenzentwicklung

* bei Gesunden bzw. Nichtvorgeschädigten

Klinikhygieniker und Infektologen ist selbstverständlich. Wenn das Labor zur Klinik gehört, ist es sinnvoll, einen Vertreter in die Hygiene-Kommission zu schicken, der dort seine Spezialkenntnisse einbringen kann.

2 Aufgaben des mikrobiologischen Labors

Das mikrobiologische Labor kann bei der Lösung klinikhygienischer Problemstellungen unter mehreren Gesichtspunkten mitwirken:

2.1 Erarbeitung verbindlicher Empfehlungen

für Entnahme und Transport von Untersuchungsmaterial als Voraussetzung für optimale Laborbefunde (s. S. 50).

2.2 Erfassung nosokomialer Infektionen

Bewertung mikrobiologischer Befunde: Nosokomiale Infektionen werden in dieser Darstellung im Sinne Daschners [2] als Infektionen mit Krankheitswert und nicht als bloße Besiedlungen von Körperoberflächen mit potentiell pathogenen Keimen verstanden. Die mikrobiologischen Befunde müssen vom Krankenhaushygieniker unter Zuhilfenahme klinischer Kriterien analysiert und Krankheitszuständen zugeordnet werden.

Nosokomiale Harnwegsinfektionen bedürfen bei symptomatischer Verlaufsform definitionsgemäß der bakteriologischen Bestätigung über die Keimzahl ($\geqq 10^5$/ml); asymptomatische Formen können nur bakteriologisch erkannt werden.

Einschränkende Faktoren bezüglich der Keimzahl wurden auf Seite 261 angesprochen. So müssen bei Dauerkatheterträgern bereits niedrige Keimzahlen, d. h. mehr als 10^3/ml, als Ausdruck einer Infektion gewertet werden.

Tabelle 15–3 Erregerspektrum nosokomialer Infektionen im Intensivbereich (Anteil jeweils in %) (nach [1]).

Harnwegsinfektion		Wundinfektion		Pneumonie		Sepsis	
E. coli	33,6	*S. aureus*	36,9	*P. aeruginosa*	21,9	*S. aureus*	44,2
Enterokokken	24,2	*E. coli*	13,3	*S. aureus*	19,5	*S. epidermidis*	13,3
P. aeruginosa	9,2	Enterokokken	10,1	*K. pneumoniae*	14,4	*E. coli*	8,8
P. mirabilis	7,1	*P. aeruginosa*	8,7	*Candida albicans*	6,4	*P. aeruginosa*	5,6
K. pneumoniae	5,9	*S. epidermidis*	6,4	*P. mirabilis*	5,1	*K. pneumoniae*	4,8
S. aureus	5,4	*K. pneumoniae*	6,7	Enterokokken	4,7	*P. mirabilis*	4,4
S. epidermidis	4,1	*P. mirabilis*	4,2	*Enterobacter*-Arten	3,7	Enterokokken	4,4

Die Diagnose der *Sepsis* ist ebenfalls an den bakteriologischen Befund geknüpft. Im Gegensatz dazu ist die Erfassung von *Pneumonien* und *Wundinfektionen* ohne bakteriologische Ergebnisse möglich.

Erregerspektrum: Durch Auswertung der bakteriologischen Daten nosokomialer Infektionen werden die Erregerspektren verschiedener Infektionslokalisationen (Tab. 15–3) ermittelt. Der Kliniker kann sich bei seiner empirischen Therapie auf diese Kenntnisse stützen. Dem Klinikhygieniker bedeuten die Erregerspektren wichtige epidemiologische Angaben.

Wegen des großen Arbeitsaufwandes kann die nosokomiale Infektionsrate nicht bei allen Patienten, sondern nur für besondere Fragestellungen an ausgewählten Populationen bestimmt werden.

2.3 Gewinnung epidemiologischer Erkenntnisse

Der Klinikhygieniker ist möglichst rasch zu verständigen, wenn Erreger gefunden werden, deren Verbreitung unbedingt verhindert werden muß. Dies ist der Fall bei

- mikroskopischem Nachweis von zahlreichen säurefesten Stäbchen im Sputum
- der Anzüchtung von Tuberkulosebakterien
- Nachweis von A-Streptokokken auf operativen Abteilungen
- Häufungen von Oxacillin-resistenten Staphylokokken auf einer Station.

Laborerkenntnisse über mögliche Infektketten – z. B. mit multiresistenten Stämmen einer Keimart – sind ebenfalls der Mitteilung wert.

Zur Orientierung des Klinikhygienikers können in kürzeren Abständen chronologisch angeordnete Befundlisten zusammengestellt werden, die die Angaben „Patientenname, Geburtsdatum, Station, Untersuchungsmaterial, Entnahmedatum und isolierte Keimart“ enthalten.

Keimartenspektrum: Anstelle des Erregerspektrums, das nicht routinemäßig bestimmt werden kann (dazu Erfassung der nosokomialen Infektionen erforderlich!), kann das Labor das *Keimartenspektrum,* differenziert nach Klinikbereichen und Untersuchungsmaterialien, zur Verfügung stellen.

Wenn möglich, sollten identische Mehrfachbefunde eines Patienten unberücksichtigt bleiben.

Das Keimartenspektrum hängt von der Art der Klinik und des Klinikbereiches ab. Es variiert auch von Klinik zu Klinik, wobei die Grundtendenz bei vergleichbaren Patientenpopulationen erhalten bleibt.

Resistenzdaten: Die Resistenzdaten in Form von Resistenzprofilen der Keimarten (Tab. 15–4) erleichtern in einem klinischen Bereich nicht nur therapeutische Entscheidungen, sondern lassen auch Resistenzsteigerungen erkennen, die unter Umständen Änderungen in der Strategie des Chemotherapeutikaeinsatzes erfordern. Solche Laborstatistiken sind ohne größeren Aufwand nur mit Hilfe der EDV zu bewerkstelligen (s. S. 107).

Zunehmende Resistenz gegen ein Antibiotikum oder eine Gruppe verwandter Antibiotika geht meistens auf therapiebedingte *Selektionsmechanismen* zurück. Die typischerweise in der Darmflora angereicherten, multiresistenten Keime können beim Patienten auf endogenem und exogenem Wege (z. B. Hände des Personals) Infektionen verursachen.

Durch mangelhafte Hygiene werden derart selektionierte, multiresistente Stämme von Patient zu Patient weiterverschleppt *(Infektketten)*.

Auf die epidemische Ausbreitung von Stämmen mit komplexen Resistenzmustern kann die Resistenzstatistik nur

Tabelle 15–4
Resistenzdaten* der am häufigsten isolierten Keimarten auf einer überwiegend chirurgischen Intensivstation (Stuttgart).

	Resistenz („resistent" und „mäßig empfindlich") in %															
	Oxacillin	Ampicillin	Mezlocillin	Piperacillin	Cefazolin	Cefuroxim	Cefotaxim	Imipenem	Fosfomycin	Tetracyclin	Chloramphenicol	Gentamicin	Amikacin	Cotrimoxazol	Erythromycin	Lincomycin	Anzahl der Stämme
Streptococcus faecalis		2	2	2		n.t.	n.t.	2	3	51	13			15	27		92
Staphylococcus aureus	23	77	n.t.	n.t.	23	n.t.	n.t.	23	3	16	3	30	3	7	10	5	61
Enterobacter-Arten		92	55	53	89	60	52	6	76	19	30	9	2	15	n.t.	n.t.	53
Escherichia coli		36		30	30	22	2	0	4	34	26	2	0	20	n.t.	n.t.	50
Acinetobacter calcoaceticus			91	91			98	0	78	39	96	24	9	28	n.t.	n.t.	46
Staphylococcus epidermidis	63	95	n.t.	n.t.	63	n.t.	n.t.	63	20	48	18	73	10	45	33	20	40
Pseudomonas aeruginosa			90	45			91	9	91			16	3		n.t.	n.t.	33
Klebsiella-Arten			89	85	15	13	0	0	78	30	22	6	4	7	n.t.	n.t.	27

* Die Kategorie „mäßig empfindlich" ist beim Agardiffusionstest nicht eindeutig determiniert (s. S. 71); deshalb Subsumierung unter „Resistenz". Nicht ausgefüllte Kästchen bedeuten 100%ige Resistenz. Die Isolate stammen am häufigsten aus Trachealsekret (66%), Wundabstrich (16%) und Urinen (8%).
n.t. = nicht getestet.

hinweisen; für eine genaue Analyse muß auf die Originalbefunde zurückgegriffen werden.

Isolierte Resistenztendenzen sind hingegen aus der Resistenzstatistik direkt abzulesen.

Erkannt wird zum Beispiel das Auftreten der Oxacillin-Resistenz von Staphylokokken, der Ampicillin-Resistenz von Enterokokken, der Cephalosporin- und Aminoglykosid-Resistenz von Klebsiellen sowie eine zunehmende Resistenz von *P. aeruginosa* gegenüber Beta-Laktam-Antibiotika (z. B. Piperacillin) und Aminoglykosiden.

2.4 Erkennung von Infektionsketten

Zur Aufklärung von Infektionsquellen und -wegen kann das bakteriologische Labor beitragen:

- Bis zur Hälfte aller nosokomialen Infektionen entstehen endogen; d. h., die Erreger kommen aus der körpereigenen Schleimhaut- und Hautflora des Patienten.
- Auch bei exogenen Infektionen ist der Patient das wichtigste Keimreservoir. Von hier aus werden nicht nur weitere Patienten, sondern auch sekundäre Infektionsquellen in der Umgebung kontaminiert.
- Der Hauptübertragungsweg, auf dem die Keime den Patienten erreichen, ist der direkte Kontakt über die Hände von Ärzten und Pflegepersonal. Andere Infektionswege (indirekter Kontakt durch Instrumente, Flüssigkeiten, Verbandsmaterial, Gegenstände und Luft) treten vergleichsweise in den Hintergrund.

Endogene und exogene Infektionen: Endogene Infektionen bedürfen keiner epidemiologischen Analyse. Auch bei vielen exogenen Infektionen lohnt es sich nicht, den Infektionsweg der Erreger zu verfolgen, da entweder nur ein Patient betroffen ist oder die Weiterverbreitung der Keime mit den verfügbaren bakteriologischen Untersuchungsverfahren auch bei erhöhter Aufmerksamkeit nicht erkannt werden kann.

Infektketten: Gelegentlich fallen jedoch Häufungen von Infektionen mit bestimmten Keimarten auf. Wenn es sich um seltene Erreger oder Stämme mit ungewöhnlichen Merkmalen handelt, entsteht der Verdacht von Kreuzinfektionen (sogenannte Infektions- oder Infektkette). Die Identität der beteiligten Stämme kann zwar auch bei Einsatz noch so vieler Methoden nicht sicher bewiesen werden; durch die Untersuchung mehrerer Merkmale lassen sich jedoch für die Praxis verwertbare Aussagen erzielen.
Identifizierung: Voraussetzung ist die exakte Identifizierung der Stämme mit biochemischen und/oder serologischen Methoden bis zur Speziesebene. Zur Unterscheidung einzelner Stämme einer Keimart müssen darüber hinaus geeignete Merkmale gesucht werden, die die Individualität von Stämmen innerhalb einer Keimart charakterisieren. Je mehr Typisierungsmerkmale geprüft werden, desto sicherer können Unterschiede von Stämmen erkannt oder ausgeschlossen werden. Nur so läßt sich die Wahrscheinlichkeit einer Identität von zu vergleichenden Stämmen begründen.

Brauchbare *Typisierungsverfahren* sind die Untersuchung biochemischer Eigenschaften, des

Tabelle 15–5 Feinbestimmungen, die in spezialisierten Laboratorien bei den wichtigsten Keimarten nosokomialer Infektionen durchgeführt werden können.

	mittels serologischer Methoden	mittels Bakteriophagen	mittels Bakteriozinen
E. coli	×	×	×
S. aureus	×	×	
P. aeruginosa	×	×	×
Klebsiella-Arten	×	×	×
Proteus-Arten	×	×	×
S. epidermidis	×	×	
Enterobacter-Arten	×		×
Serratia marcescens	×	×	×

Resistenzverhaltens und der serologischen Merkmale. Zusätzliche Möglichkeiten ergeben die Lysotypie (s. S. 48) und die Typisierung mittels Bakteriozinen (s. S. 50).

Für die Erkennung von Infektketten können im Routinelabor nur biochemische Eigenschaften und Resistenzmerkmale herangezogen werden.

Die anderen genannten Typisierungsverfahren, die nur beschränkt zur Verfügung stehen, lassen sich später in Speziallaboratorien an den vorausgewählten Stämmen zur Bestätigung nachholen (Tab. 15–5).

Eindeutig abgrenzbare Biovare sind bei den verschiedenen Keimarten nur ausnahmsweise bekannt (z. B. Xylose-positive und Xylose-negative *S. typhi*-Stämme). Bei Untersuchung einer Vielzahl von biochemischen Merkmalen kann das in Form eines Codes vorliegende Ergebnis (z. B. API-System) für Vergleichszwecke Verwendung finden.

Resistenzmuster: In der Regel sind es jedoch ungewöhnliche, von der natürlichen Resistenz einer Keimart abweichende Resistenzmuster, die Aufmerksamkeit im Labor erregen. Je seltener eine beobachtete Resistenzkombination in einer Keimart vorkommt, desto sicherer kann bei Stämmen mit gleichem Resistenzverhalten die Identität angenommen werden.

2.5 Hygienisch-bakteriologische Umgebungsuntersuchung

Routinemäßige Untersuchungen: Es ist nicht gerechtfertigt, Personal sowie Instrumente, Flüssigkeiten und Gegenstände, mit denen der Patient direkt oder indirekt in Berührung kommt, routinemäßig bakteriologisch zu kontrollieren. Solche Untersuchungen sind teuer und ergeben zu wenige verwertbare Informationen.

Eine wichtige Ausnahme stellt die periodische Überwachung von Sterilisations- und Desinfektionsgeräten dar (s. S. 338). In einigen Fällen können im Einvernehmen mit dem Klinikhygieniker weitere regelmäßige Überwachungsuntersuchungen vereinbart werden; ein Beispiel wären Muttermilchproben, die gepoolt werden sollen.

Gezielte hygienisch-bakteriologische Untersuchungen: Diese können bei bestimmten Fragestellungen angebracht sein. Bei gehäuftem Auftreten von Infektionen erleichtert die Kenntnis der Infektionsquelle die Wahl der geeigneten Bekämpfungsmaßnahmen. Weitere Indikationen ergeben sich aus der Arbeit des Klinikhygienikers.

Zu nennen wäre die Überprüfung eines neu in der Klinik eingeführten Reinigungs-/Sterilisationsverfahrens oder die Überprüfung der Luftkeimzahl in einem Operationssaal, in dem Gelenkoperationen durchgeführt werden. Für demonstrative Zwecke können Abklatschuntersuchungen von Haut und Gegenständen die Gefahren eines hygienisch nicht adäquaten Verhaltens verdeutlichen.

Untersuchungstechniken: Die Untersuchungstechniken, die speziell in einem Hygienelabor verwendet werden, können an dieser Stelle nur in grundsätzlichen Zügen vorgestellt werden.

Personenuntersuchung: Bei der Untersuchung des Personals werden am häufigsten Nasen-Rachen-Abstriche auf *S. aureus* und ggf. auf A-Streptokokken untersucht.

Oberflächenuntersuchung: Abstrichtupfer sind nach Anfeuchtung (Eintauchen in sterile Pufferlösung) auch für Oberflächenuntersuchungen geeignet. Mit der Abklatschtechnik (Rodac-Platten®) kann zusätzlich zur Keimisolierung eine Quantifizierung der Befunde – Anzahl der gewachsenen Kolonien pro Oberfläche – erfolgen. Dem Nährboden können gegebenenfalls Substanzen zugesetzt werden, die Desinfektionsmittel enthemmen.

Englumige Instrumente: Mit der Spültechnik kann man sich einen Eindruck vom hygienischen Zustand verschaffen.

Eine geeignete Menge Bouillon wird in das Lumen hineingegeben, gut geschüttelt, anschließend abgesaugt und bebrütet. Diese Technik kann auch semiquantitativ gestaltet werden.

Flüssigkeiten: Diese werden häufig quantitativ untersucht (Gußplattenverfahren).

Luftkeimerfassung: Die einfachste Luftkeimerfassung kann mit Sedimentationsplatten, die für bestimmte Zeit der Luft ausgesetzt werden, geschehen. Aussagekräftiger sind Verfahren, bei denen eine größere Luftmenge mit verschiedenen Techniken, die in einschlägigen Lehrbüchern beschrieben sind, auf Kulturplatten gebracht werden. Dazu gehören auch Luftkeimsammler, die die im Luftstrom angesaugten Keime auf nährbodenhaltige Filme sedimentieren, wo sie sich dann zu Kolonien entwickeln.

Literatur

1. Daschner, F.: Hygiene auf Intensivstation. Springer, Berlin–Heidelberg–New York 1981.
2. Daschner, F.: Antibiotika am Krankenbett. 3. Aufl. Springer, Berlin–Heidelberg–New York 1986.
3. Morrison, A. J., K. K. Hoffmann, R. P. Wenzel: Associated mortality and clinical characteristics of nosocomial *Pseudomonas maltophilia* in a university hospital. J. clin. Microbiol. 24 (1986) 52–55.
4. Kommission des Bundesgesundheitsamtes (Vorsitzender G. Henneberg): Richtlinie für die Erkennung, Verhütung und Bekämpfung von Krankenhausinfektionen. Bundesgesundheitsbl. 19 (1976) 1–7.

Übersichtsliteratur

Steuer, W.: Hygiene im Krankenhaus. In: Kontakt & Studium, Band 207. expert, Sindelfingen 1986.

16 Auswahl bakteriologischer Hygieneuntersuchungen

1 Bakteriologische Trinkwasseruntersuchung

Für die Untersuchung von Trinkwasser ist die Trinkwasserverordnung [25] verbindlich. Sie regelt ihre Durchführung, die Identifizierung der Keime sowie die Beurteilung der Befunde.

Eine weitere Verordnung [24] bezieht sich auf natürliches Mineralwasser, Quellwasser und Tafelwasser. Für Schwimmbadwasser gilt DIN 19 643 [1].

Probenentnahme: Bei der Probenentnahme müssen Verunreinigungen unbedingt vermieden werden. Deshalb dürfen nur sterilisierte Flaschen verwendet werden.

Erfolgt die Verarbeitung nicht innerhalb von drei Stunden, muß der Versand in Eisverpackung vorgenommen werden. Bei *chlorierten Wässern* Flaschen verwenden, die vor dem Sterilisieren mit 0,25 ml einer Lösung von 2,5 g $Na_2S_2O_3$ in 1000 ml Aqua dest. beschickt sind.

Zapfhähne werden vor der Entnahme mit alkohol(70%)-feuchtem Wattebausch gereinigt und dann abgeflammt. Wasser eine halbe Minute stark, danach 10 Minuten schwach laufen lassen, dann Entnahme von 250–300 ml Probe.

1.1 Grenzwerte für E. coli und coliforme Keime

Für die Untersuchung der Grenzwerte von *E. coli* und coliformen Keimen sind sowohl die Flüssigkeitsanreicherung als auch die Membranfiltermethode zulässig.

Bei der Flüssigkeitsanreicherung werden 100 ml der Wasserprobe in konzentrierter (maximal 3fach konzentriert) Laktosebouillon mit einer Endkonzentration von 1% Laktose gegeben. Für die Membranfiltermethode wird das Filterplättchen nach Filtrierung in 50 ml 1%ige Laktosebouillon eingebracht.

Tabelle 16–1 Kriterien zur Differenzierung nach der Trinkwasserverordnung [25].

	E. coli	coliforme Keime
Oxidase	–	–
Indol[1]	+	– (Ausnahmen)
D-Glukose (1%ig)[2] oder Mannit (1%ig)	+	–
Laktose (1%ig)[3]	+	+
Zitrat	–	+ (Ausnahmen)

[1] aus Tryptose-haltiger Bouillon
[2] Gas und Säure nach 24 ± 4 Stunden bei 44 ± 1 °C
[3] Gas und Säure nach 44 ± 4 Stunden bei 36 ± 1 °C

Die Bebrütung erfolgt bei 37 ± 1 °C. Erstmalig wird nach 24 ± 4 Stunden, abschließend nach 44 ± 4 Stunden abgelesen. Ein positives Ergebnis wird an der Gas- und Säurebildung erkannt.

Die Gasentwicklung wird durch umgekehrt in die Flasche eingebrachte Gärröhrchen angezeigt.

Differenzierung: Für die Abgrenzung zwischen *E. coli* und koliformen Keimen müssen die Keime subkultiviert, auf Endo- oder Mac Conkey-Agar reingezüchtet und mit biochemischen Mitteln differenziert werden. Auf jeden Fall sind die in Tabelle 16–1 aufgeführten Merkmale zu untersuchen.

Als typische koliforme Keime gelten beispielsweise *Enterobacter, Citrobacter* und andere Enterobakteriazeen, die Laktosebouillon unter Gasbildung vergären können, ohne die übrigen Eigenschaften von *E. coli* zu besitzen.

Bewertung: In 100 ml Wasser dürfen *E. coli* und coliforme Keime nicht nachweisbar sein (Tab. 16–2).

Tabelle 16–2 Beurteilungskriterien für Trinkwasser: Grenz- und Richtwerte nach der Trinkwasserverordnung [25].

E. coli	0 in 100 ml	Grenzwert	zentrale Wasser-versorgung
coliforme Keime	0 in 100 ml*	Grenzwert	
Koloniezahl			
20 ± 2 °C	≦ 100/ml	Richtwert	
37 ± 1 °C	≦ 100/ml	Richtwert	
20 ± 2 °C	≦ 20/ml	Richtwert	nach Des-infektion
20 ± 2 °C	≦ 1000/ml	Richtwert	Eigen- und Einzelversor-gungsanlagen, Fahrzeuge, Flugzeuge
37 ± 1 °C	≦ 100/ml	Richtwert	

* Dieser Grenzwert muß bei 95% der (mindestens 40) Untersuchungen eingehalten werden.

Für besondere Fragestellungen, wie z. B. für die Untersuchung von Oberflächenwasser, kann eine Titerbestimmung erforderlich sein. In diesem Falle werden verschiedene Wasserprobenmengen – 0,1 bis 100 ml – zusätzlich geprüft.

1.2 Keimzahlrichtwerte

Die Koloniezahlbestimmung wird in einem nährstoffreichen, peptonhaltigen, festen Nährboden durchgeführt. Solche Nährböden müssen 1% Fleischextrakt und 1% Pepton enthalten. Es können sowohl Agar-Gelatine- als auch einfache Agarnährböden verwendet werden.

1 ml der Probe wird in eine sterile Petrischale pipettiert; dazu werden ca. 10 ml verflüssigter, auf ca. 48 °C abgekühlter Nähragar zugesetzt und gemischt. Die Bebrütungszeiten betragen für 20 ± 2 °C 44 ± 4 Stunden und für 37 ± 1 °C 24 ± 4 Stunden. Die Ablesung bzw. Keimzählung geschieht mittels 8facher Lupenvergrößerung.

Für die Bewertung sind die Richtwerte der Tabelle 16–2 verbindlich.

Bei speziellen Fragestellungen können aufwendige Keimzahlbestimmungen erforderlich werden. Zu diesem Zweck wird die Wasserprobe in abgestuften Mengen dem Nährboden beigemischt.

1.3 Beurteilung der Befunde

Die Beurteilung der Befunde richtet sich nach den für Trinkwasser gültigen Grenz- bzw. Richtwerten (Tab. 16–2):

Der Nachweis von *E. coli* wird als Hinweis auf eine fäkale Verunreinigung durch menschlichen oder tierischen Kot angesehen. Der Nachweis von koliformen Keimen ist hingegen nicht als sicheres Anzeichen einer Fäkalverunreinigung zu bewerten, muß jedoch gleichwohl im Sinne einer Verschmutzung und erhöhten Belastung des Wassers gedeutet werden.

Die mikrobiologische Untersuchung kann auf Anordnung der zuständigen Behörde auf den Nachweis weiterer Fäkalindikatoren (Fäkalstreptokokken und sulfitreduzierende Klostridien) sowie von Salmonellen, pathogenen Staphylokokken und anderen pathogenen Fäkalkeimen erweitert werden [25].

Auf die Bedeutung der Koloniezahlbestimmung und die Interpretation ihrer Befunde wird ausführlich von Sacré und Steuer [17] eingegangen.

Meldung an das Gesundheitsamt: Überschreitungen von Grenz- bzw. ggf. auch Richtwerten müssen vom Betreiber einer Wasserversorgungsanlage unverzüglich dem Gesundheitsamt gemeldet werden.

Bei Richtwerten (Keimzahl) besteht nur Anzeigepflicht, wenn sich die Keimzahl im Verlauf mehrerer Untersuchungen ständig erhöht.

1.4 Legionellen

Untersuchungen auf Legionellen sollten im Rahmen der Klinikhygiene nur bei besonderem Anlaß oder in Bereichen mit besonders gefährdeten Patienten durchgeführt werden.

In einer umfangreichen Studie konnten bei der Hälfte von warmen Trinkwasserproben Legionellen nachgewiesen werden [21]. In Kliniken Niedersachsens gelang sogar der Nachweis aus 70% der Proben [13].

Bewertung: Diese Befunde sagen jedoch wenig über die wirkliche Gefährdung des Menschen aus, denn Legionellen besitzen offensichtlich eine unterschiedliche *Virulenz* [11]. Dem *quantitativen Aspekt* wird eine gewisse Bedeutung beigemessen: Als hygienisch bedenklich werden *L. pneumoniae*-positive Befunde in Mengen von 0,1 ml Wasserprobe beurteilt [21].

Das Auftreten von *nosokomialen Infektionen* sollte hingegen Anlaß für gezielte Untersuchungen insbesondere des Warmwassersystems sein, in dem sich vorwiegend höhere Legionellen-Keimzahlen aufbauen [11, 21]. Besonders infektionsgefährdend sind Installationen mit Aerosolbildung, wie z. B. Duschen oder Luftbefeuchter, die mit Leitungswasser gefüllt wurden. Als weiterer Gesichtspunkt, unter dem Untersuchungen sinnvoll sind, ist die erhöhte Empfänglichkeit von Patienten mit Abwehrschwäche zu berücksichtigen. Am stärksten gefährdet sind Transplantationspatienten. Ein erhöhtes Erkrankungsrisiko wird auch bei Patienten mit chronischer Bronchitis, Tumoren und immunsuppressiver Behandlung beobachtet.

Isolierung: Zur Isolierung von Legionellen aus Leitungswasser (Entnahme s. [21]) bedient man sich folgender Technik:

Ungefähr 1 l filtrieren (0,45 µm; falls erforderlich vor Filtration durch 1,2-µm-Filter geben). Sediment vom Filter in 10 ml Filtrat abschwemmen und 3 Minuten auf 60 °C erhitzen; 0,1 ml davon auf BCYEα-Agar mit und ohne Selektivsupplement sowie auf eine Blutagarplatte übertragen. Platten 14 Tage in feuchter Kammer aerob inkubieren.

Verdächtige Kolonien isolieren und identifizieren (s. S. 181).

2 Bakteriologische Lebensmitteluntersuchung

Gesetzliche Grundlage: Das Lebensmittel- und Bedarfsgegenständegesetz (LMBG) bildet die Grundlage für die Beurteilung bakteriologischer Lebensmittelbefunde. Hier finden sich die erforderlichen Begriffsbestimmungen und Tatbestände, auf die sich der Bakteriologe bei der Interpretation seiner Befunde stützen kann.

Die beiden wichtigsten Paragraphen seien auszugsweise zitiert:

- In § 8 ist der Begriff der *Gesundheitsschädlichkeit* eines Lebensmittels angesprochen:

  „Es ist verboten,
  1. Lebensmittel für andere so herzustellen, daß sie geeignet sind, die Gesundheit zu schädigen ...,
  2. gesundheitsschädliche Stoffe als Lebensmittel in den Verkehr zu bringen."
- Dieser Sachverhalt entspricht unter mikrobiologischen Gesichtspunkten in der Regel dem Nachweis eines Krankheitserregers, wenn auch im einzelnen eine Differenzierung erforderlich ist.
- Nach § 17, 1.1 werden Lebensmittel beanstandet, die für den Verzehr nicht geeignet sind:

  „Es ist verboten, Lebensmittel gewerbemäßig in den Verkehr zu bringen, die nicht zum Verzehr geeignet sind."

In solchen Lebensmitteln, die früher auch als verdorben bezeichnet wurden, sind zwar keine bekannten pathogenen Keime nachweisbar; die erhobenen Befunde weisen jedoch auf eine mangelhafte hygienische Qualität hin und sind deshalb zum Schutz des Verbrauchers aus dem Verkehr zu ziehen.

Für die Anwendung im Labor müssen die Aussagen des LMBG inhaltlich konkretisiert werden. Dies kann in Form von Verordnungen auf Bundes- oder Landesebene geschehen.

Auf alle Lebensmittel gleichermaßen anzuwendende Beurteilungskriterien gibt es nicht; sie müssen vielmehr für die einzelnen Lebensmittelarten gesondert erarbeitet werden. Nicht selten weichen die Beurteilungsmaßstäbe in verschiedenen Bundesländern voneinander ab, oder es fehlen überhaupt verbindliche Bestimmungen. In letzterem Falle muß sich der Gutachter bei seiner Beurteilung auf Literaturkenntnisse und Erfahrung stützen.

Im folgenden werden Grundprinzipien der Lebensmitteluntersuchung sowie eine Anzahl spezieller Techniken zur Isolierung von Krankheitserregern vorgestellt. Standardisierte Untersuchungsverfahren für spezielle Fragestellungen finden sich in den DIN-Methoden, der amtlichen Sammlung von Untersuchungsmethoden nach § 35 LMBG sowie in der Sammlung von Vorschriften zur mikrobiologischen Untersuchung von Lebensmitteln [18].

Das inhaltliche und organisatorische Zusammenspiel des öffentlichen Gesundheitsdienstes (Gesundheitsamt, Medizinaluntersuchungsamt), des Veterinär- und Chemischen Untersuchungsamtes sowie der Polizei (in Württemberg der Wirtschaftskontrolldienst) bei der Lebensmittelüberwachung ist bei Steuer [22] beschrieben.

2.1 Routineuntersuchung von Lebensmitteln

Die Routineuntersuchung von Lebensmitteln zur Beurteilung ihrer hygienisch-bakteriologischen Qualität umfaßt ein *mikroskopisches Präparat,* die Bestimmung von *Gesamtkeimzahl* und *hygienischen Indikatorkeimen* (*E. coli,* coliforme Keime) sowie eine orientierende Suche nach *pathogenen Keimen* bei Verzicht auf selektive Nachweistechniken.

Verarbeitung: Eingesandte Untersuchungsproben werden möglichst umgehend verarbeitet; anderenfalls müssen sie im Kühlschrank (z. B. Käse) oder eingefroren (z. B. Speiseeis) aufbewahrt werden.

Bei der amtlichen Lebensmittelkontrolle hat der Betroffene das Recht auf Gegenkontrolle (Gegenprobe) durch

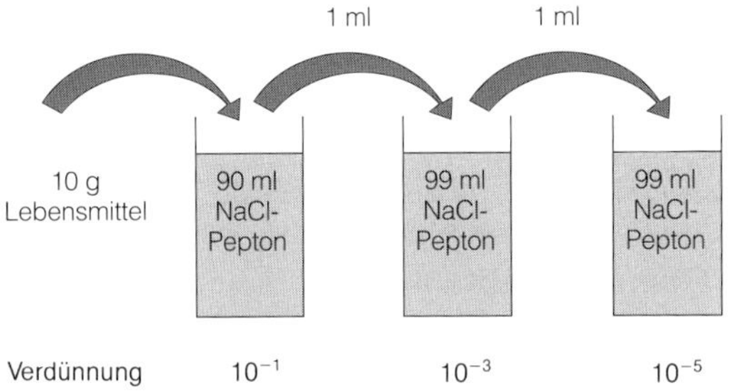

Abb. 16–1 Herstellung von Ausgangsverdünnungen für die Lebensmitteluntersuchung.

ein von ihm gewähltes Laboratorium. Beim Empfang solcher Sendungen ist darauf zu achten, daß die amtlichen Stempel und Verschlüsse unversehrt sind [19].

Die Verarbeitung besteht in der Einwaage und ggf. Homogenisierung von 10 g der Lebensmittelprobe in 90 ml Verdünnungsflüssigkeit (0,1% Pepton, 0,85% NaCl). Daraus werden nach Abbildung 16–1 zwei zusätzliche Verdünnungen hergestellt, so daß für die Verarbeitung die Ausgangsverdünnungen 10^{-1}, 10^{-3} und 10^{-5} pro ml zur Verfügung stehen.

Verarbeitungsschema: Folgende Untersuchungen werden regelmäßig durchgeführt:

- GRAM-Präparat aus Verdünnung 10^{-1}/ml
- Gesamtkeimzahlbestimmung

  Je 1 ml der Verdünnungen 10^{-1}, 10^{-3} und 10^{-5}/ml werden als Gußplatten angelegt und 2 Tage bei 36 °C bebrütet. Nach Auszählung der Kolonien wird die Gesamtkeimzahl errechnet.
- Suche nach *S. aureus, E. coli*, „Coliformen" und weiteren Keimen, die für die einzelnen Lebensmittel von Bedeutung sind.

  0,5 ml der Verdünnung 10^{-1} werden auf je eine Blut- und eine MAC CONKEY-Agarplatte ausgespatelt und 2 Tage bei 36 °C bebrütet.

  Zusätzlich können Selektivnährböden für *Bacillus cereus* (MOSSEL-Agar, im Fachhandel), *S. aureus* (BAIRD-PARKER-Agar, im Fachhandel), *Clostridium perfringens* (TSN-Agar, im Fachhandel) und Pilze (Bierwürze-Agar, Bebrütung bei 26 °C und 36 °C) eingesetzt werden.

  S. aureus-Isolate werden auf Enterotoxinbildung (EIA-Technik, Labor Dr. W. Bommeli) untersucht.
- Bei bestimmten Lebensmitteln (z. B. Milchprodukte, Butter, Käse) werden der *E. coli*- und der „Coliformen"-Titer bestimmt.

  Verschiedene Mengen der Probenverdünnungen werden in ggf. Bromkresolpurpur-haltige Laktose-Pepton-Bouillon(Fa. Merck)-Röhrchen, in die zum Nachweis der Gasentwicklung DURHAM-Röhrchen (s. S. 40) eingebracht sind, gegeben (Tab. 16–3).

  Nach 48 Stunden bei 36 °C werden Röhrchen mit Gas-(und Säure-)Bildung auf MAC CONKEY-Agar ausgestrichen. Die Differenzierung der Keime erfolgt nach den auf S. 333 gegebenen Kriterien.

Tabelle 16–3 Verdünnungsschema für die Titerbestimmung von *E. coli* und coliformen Keimen.

Lebensmittel-Ausgangsverdünnung pro 10 ml Bouillon-Vorlage*		erzielte Verdünnung des Lebensmittels
10^{-1}	10,0 ml	10^{0}
	1,0 ml	10^{-1}
	0,1 ml	10^{-2}
10^{-3}	1,0 ml	10^{-3}
	0,1 ml	10^{-4}
10^{-5}	1,0 ml	10^{-5}

* Laktose-Pepton-Bouillon (ggf. mit Bromkresolpurpur) (bei 10 ml Ausgangsverdünnung doppelt-konzentriert)

Beurteilung der Befunde: Bei der Beurteilung der Befunde müssen Untersuchungsmaterial, Fragestellung und – soweit vorhanden – die jeweiligen Bestimmungen des Bundes oder Landes berücksichtigt werden.

Als Beispiel seien die Beurteilungskriterien für Speiseeis von Steuer, Medizinisches Landesuntersuchungsamt Stuttgart, angeführt (Tab. 16–4), die bei Fehlen landeseigener Speiseeis-Verordnungen herangezogen werden können. An ihnen läßt sich demonstrieren, wie die Begriffsbestimmungen der §§ 8 und 17 des LMBG mit bakteriologischen Inhalten ausgefüllt werden.

Lebensmittelvergiftungen: Die Aufklärung gelingt häufig nicht mit der erforderlichen Sicherheit durch Untersuchung von Proben des Patienten (Stuhl, Erbrochenes). Entscheidend ist die Untersuchung des Lebensmittels (Tab. 16–5).

2.2 Selektive Techniken

Bei besonderen Fragestellungen kann die Lebensmittel-Routineuntersuchung durch Verwendung selektiver Techniken für bestimmte Keimarten ergänzt werden. Einige Verfahren seien vorgestellt:

Selektive Anzüchtung von Salmonellen: Sie verläuft in drei Schritten: Voranreicherung (nicht selektiv), selektive Anreicherung und

Tabelle 16–4 Kriterien zur Beurteilung von Speiseeis nach STEUER, Medizinisches Landesuntersuchungsamt, Stuttgart.

Untersuchung	Koloniezahl/g	Beanstandungen nach LMBG/Maßnahmen
aerobe mesophile Koloniezahl	$\geqq 3 \times 10^5$	§ 17,1.1; Nachproben
E. coli	in 0,1 g nachweisbar	§ 17,1.1; Betriebsbesichtigung
coliforme Keime	$> 10^2$	Hinweis an Hersteller; Nachproben
	$\geqq 10^3$	Hinweis an Hersteller; Betriebsbesichtigung empfohlen
Salmonellen, Shigellen, *Campylobacter*	in 25 g nachweisbar	§ 8; telefonische Benachrichtigung der Aufsichtsbehörde
S. aureus	$10^2 - 10^3$/g	Hinweis an Hersteller; Betriebskontrolle empfehlen
	$10^3 - 10^4$/g Enterotoxin −/+	§ 17,1.1; Betriebsbesichtigung, Nachproben
	$\geqq 10^5$, Enterotoxin +	§ 8; Verkaufssperre, Nachproben
B. cereus	$\geqq 10^2$	Hinweis an Hersteller; Nachproben, evtl. Betriebsbesichtigung
C. perfringens	$\geqq 10^4$	§ 17,1.1; telefonische Benachrichtigung der Aufsichtsbehörde, Betriebsbesichtigung Vernichtung evtl. vorhandener Reste
	$\geqq 10^6$	§ 8; Verkaufssperre, Nachproben
Enterokokken	$\geqq 10^2$	Hinweis an Hersteller; Nachproben, evtl. Betriebsbesichtigung
	$\geqq 10^4$	§ 17,1.1; Betriebsbesichtigung, Nachproben

Tabelle 16–5 Typische Befunde bei häufiger vorkommenden Lebensmittelintoxikationen.

Erreger	klinische Symptomatik	Lebensmittelbefund
S. aureus (Enterotoxinbildner)	meist 2–4 Stunden nach Nahrungsaufnahme schwere Brechdurchfälle mit Kreislaufbeschwerden bis zum Schock meist rasche Erholung Erreger können im Stuhl und Erbrochenem gefunden werden; entscheidend ist der Lebensmittelbefund (Meldepflicht nach BSeuchG!)	– enterotoxinbildende *S. aureus* $\geqq 10^5$/g – Enterotoxinnachweis im Lebensmittel; Keime können bereits abgestorben sein
C. perfringens	nach 9–15 Stunden profuse Durchfälle; selten Erbrechen und Fieber Toxin wird im Dünndarm gebildet (Meldepflicht nach BSeuchG!)	*C. perfringens* $\geqq 10^5$/g
B. cereus	zwei klinische Syndrome: – nach 1–6 Stunden Staphylokokken-ähnliches Erscheinungsbild mit überwiegend Erbrechen – nach 6–24 Stunden gastrointestinales Syndrom mit überwiegend Durchfällen (Meldepflicht nach BSeuchG!)	*B. cereus* $\geqq 10^5$/g
Streptokokken der Gruppe A	nach 1–4 Tagen fieberhafter Infekt der oberen Luftwege	A-Streptokokken-Nachweis

Aussaat auf feste Selektivmedien. Genauere Angaben finden sich in Abbildung 16–2.

Die Zusammensetzung der Voranreicherung richtet sich nach der Art des Lebensmittels. Bei z. B. Fleisch, Fleischprodukten, Flüssigei und Trockeneiprodukten wird gepuffertes Peptonwasser (PBS) verwendet.

Selektive Anzüchtung von halogenen Vibrionen (V. parahaemolyticus):

Homogenisierung und Verdünnung der Probe geschieht in 3%iger NaCl-Lösung; die Anreicherung erfolgt 12–18 Stunden in Glukose-Salz-Teepol-Bouillon bei 36 °C; anschließend Aussaat auf Blut- und TCBS-Agar (s. S. 34).

Selektive Anzüchtung von B. cereus (s. Tab. 16–4, 16–5):

Je 0,1 ml verschiedener Verdünnungen des Lebensmittels werden im Doppelansatz auf Mannit-Eigelb-Polymyxin-

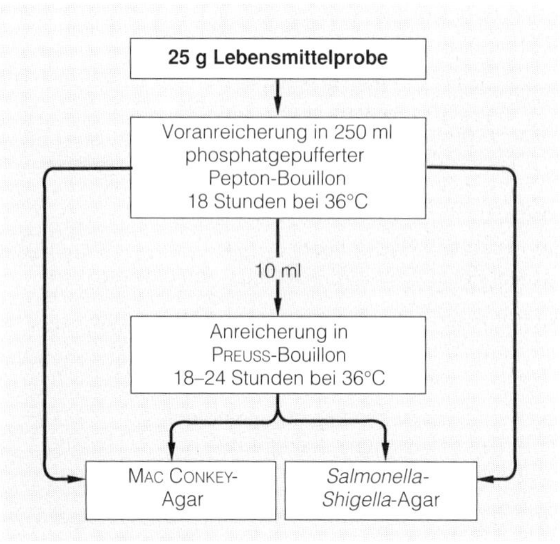

Abb. 16–2 Nachweis von Salmonellen in Lebensmitteln.

Agarplatten (MYP-Agar nach Mossel, Fachhandel) gut verteilt. Nach 24–48 Stunden bei 36 °C wird abgelesen.

B. cereus verhält sich Mannit-negativ und weist eine positive Eigelbreaktion auf. Seine Kolonien sind charakteristischerweise rosafarben und mit einem Hof umgeben, der jedoch auch fehlen oder sehr schwach ausgebildet sein kann. Wenn zahlreiche Mannit-säuernde Keime gewachsen sind, ist die typische Koloniefarbe von *B. cereus* nicht erkennbar.

Zur bestätigenden Identifizierung werden die bei 30 °C geprüften Merkmale anaerobe Glukosesäuerung, Azetoinbildung in VP-Bouillon (Nachweis s. S. 40) und Nitratreduktion herangezogen.

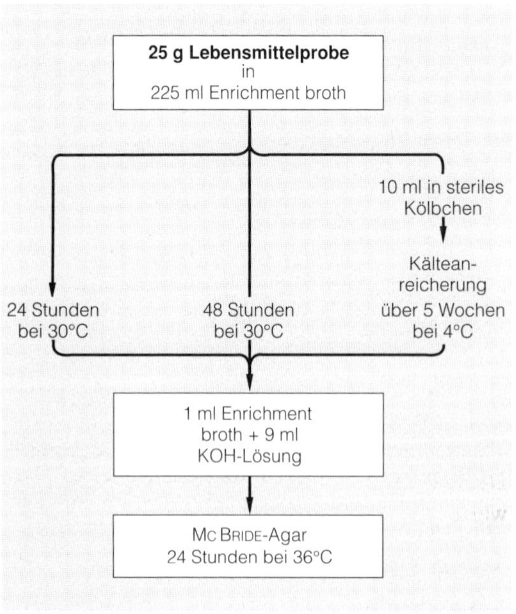

Abb. 16–3 Nachweis von Listerien in Lebensmitteln (FDA-Methode).

Selektive Anzüchtung von C. perfringens (s. Tab. 16–4, 16–5):

Je 1 ml der verschiedenen Verdünnungen des Lebensmittels werden im Doppelansatz im Gußplattenverfahren verarbeitet. Als Nährboden wird eigelbfreier Trypton-Sulfit-Cycloserin-Agar (TSC-Agar, im Fachhandel) verwendet. Die Kulturen werden 20 ± 2 Stunden bei 36 °C bebrütet. *C. perfringens*-verdächtig sind schwarze Kolonien, die weiter biochemisch überprüft werden müssen. Charakteristische Merkmale sind Nitratreduktion, Gas- und Säurebildung aus Laktose, Verflüssigung von Gelatine und fehlende Beweglichkeit.

Selektive Anzüchtung von Listerien (FDA-Methode [20]):

25 g des Probenmaterials werden in 225 ml Anreicherungsmedium (enrichment broth = EB s. S. 33) aufgenommen. Nach gründlicher Durchmischung werden 10 ml davon in ein steriles Kölbchen überführt und bei 4–5 °C 5 Wochen aufbewahrt (Kälteanreicherung).

Die restliche Probe wird bei 30 °C 24 und 48 Stunden bebrütet. Dann wird 1 ml der EB in 9 ml KOH-Lösung (s. S. 34) übertragen, gemischt und unmittelbar darauf auf modifizierten Mac Bride-Agar (s. S. 33) mit einer Platinöse überimpft (Abb. 16–3).

Die Platten werden nach 48 Stunden bei 36 °C mit dem Beleuchtungsverfahren nach Henry (s. S. 278) abgelesen. Verdächtige Kolonien erscheinen blau oder blau-grau. Differenzierung s. S. 143.

Als Selektivnährboden kommt auch das ALPAMI-Medium (Fa. Merck) in Betracht, ferner weitere Selektivmedien (s. S. 302) [13a].

In sog. Rotschmierekäse-Sorten werden Listerien vorzugsweise in der Rinde angetroffen, in Rohwurst auch im Innern.

3 Prüfung von Sterilisations- und Desinfektionsgeräten mit Bioindikatoren

Sterilisations- und Desinfektionsgeräte müssen regelmäßig überwacht werden. Dabei fallen vier Prüfungsarten an: Typprüfung (beim Hersteller), Prüfung nach Aufstellung, Periodische Prüfung und Außerordentliche Prüfung.

Prüfung durch den Betreiber: Die Periodische und die Außerordentliche Prüfung werden vom jeweiligen Betreiber der Geräte durchgeführt. Dazu werden Bioindikatoren, d. h. Mikroorganismen mit bekannter Resistenz gegenüber keimtötenden Verfahren, verwendet, mit denen die Sterilisations- und Desinfektionswirkung erkannt werden kann (Tab. 16–6).

Für diesen Zweck stand früher ausschließlich sog. Sporenerde (DIN 58 946, Teil 4 [3]) zur Verfügung, die heute immer mehr durch handelsübliche *Bacillus stearothermophilus*- bzw. *Bacil-*

lus subtilis-Sporenpräparationen ersetzt wird. Zur Prüfung von Desinfektions- und Reinigungsgeräten werden je nach Fragestellung auch Nichtsporenbildner, wie *Staphylococcus aureus* und *Streptococcus faecium*, eingesetzt [14].

3.1 Sterilisationsgeräte

Dampfsterilisatoren (Autoklaven)

Diese sind mindestens halb-, besser vierteljährlich bzw. nach 400maligem Gebrauch (= 400 Chargen) mittels Bioindikatoren zu überprüfen. (Periodische Prüfung nach DIN 58 946, Teil 6 [4].)

Außerordentliche Prüfung: Sie ist nach jeder Reparatur oder bei Verdacht auf verminderte Funktionstüchtigkeit vorzunehmen.

Als Bioindikatoren werden anstelle von Sporenerde heutzutage *B. stearothermophilus*-Sporen verwendet. Zur Durchführung der Geräteprüfung muß die in DIN 58 946, Teil 3 [2] angegebene Verfahrensweise unbedingt eingehalten werden.

Je nach Sterilisationsverfahren (z. B. Strömungs-, Vakuumsverfahren) und Sterilisationsprogramm (z. B. Wäsche, Instrumente) erfolgt die Prüfung bei Teil- und/oder Vollbeladung des Autoklaven. Die DIN-Norm regelt auch die Anzahl und Verteilung der Bioindikatoren in dem zu sterilisierenden Gut.

Nach dem Sterilisationsprozeß werden die Bioindikatoren zusammen mit einer unbenutzten Sporenprobe als Transportkontrolle (positive Kontrolle) an ein mikrobiologisches Labor (Medizinaluntersuchungsamt, Hygiene-Institut) geschickt. Ihnen ist ein Prüfbogen nach DIN 58 946, Teil 3 [2] beigefügt, der alle erforderlichen Angaben über Gerät, Sterilisationsprogramm und Position der Sporenpäckchen enthält.

Im Labor werden die Sporenproben unter sterilen Kautelen aus ihrer Umhüllung herausgenommen und entsprechend den Bioindikator-zugehörigen Angaben bebrütet.

B. stearothermophilus-Sporenproben werden nach 5 Tagen Bebrütung bei 56 °C in Casein-Pepton-Sojabohnenmehlpepton-Bouillon beurteilt.

Bewertung: Die Kulturen werden jeden Tag auf Trübung kontrolliert. Nur Wachstum von Sporenbildnern wird als positiv bewertet. In diesem Fall ist der Einsender umgehend telefonisch zu benachrichtigen.

Bei Anzüchtung von Nichtsporenbildnern gilt das Ergebnis als nicht bewertbar.

Der Abschlußbericht wird auf dem als Begleitbogen mitgesandten Formblatt nach DIN 58 946, Teil 3 [2] festgehalten.

Im positiven Fall sind Wiederholungsuntersuchungen mit Auflagen, beispielsweise bezüglich einer verlängerten Sterilisierzeit, angebracht. Bei schwerwiegenden Befunden – Wachstum bei mehreren Proben – darf das Gerät so lange nicht weiterbetrieben werden, bis der Fehler erkannt und behoben worden ist.

Weitere Prüfungen: Über diese Kontrolle mit Bioindikatoren hinaus sollte der Gerätebetreiber weitere Prüfungen vornehmen. Dazu gehört einmal täglich der modifizierte Bowie-Dick-Test nach DIN 58 946, Teil 6 [4] mit Thermoindikatoren zur Überprüfung auf Restluft.

Neuerdings stehen *Chemoindikatoren* mit verläßlichen Aussagen über Temperatur, Sättigung des Dampfes und Sterilisierzeit zur Verfügung, die jeder Charge als *Chargenkontrolle* beigegeben werden sollten [15].

Heißluftsterilisatoren

Die Prüfung von Heißluftsterilisatoren geschieht nach DIN 58 947, Teil 3 [5]. Als Bioindikatoren können Sporenerde mit definierter Hitzeresistenz [6] oder geeignete *B. subtilis*-Sporenpräparationen [14] verwendet werden.

B. stearothermophilus-Sporen eignen sich wegen ihrer geringen Resistenz gegenüber trockener Hitze nicht als Testkeime.

Die Prüfbedingungen im Labor richten sich nach der Art der Bioindikatoren.

B. subtilis-Sporen werden 7 Tage bei 36 °C in Casein-pepton-Sojabohnenmehlpepton-Bouillon bebrütet.

Der Einsender erhält abschließend einen Prüfbericht nach DIN 58 947, Teil 3 [5].

Geeignete Chemoindikatoren stehen z. Zt. nicht zur Verfügung.

Ethylenoxidgassterilisatoren

Für die Prüfung von Ethylenoxidgassterilisatoren ist DIN 58 948, Teil 3 und 4 [7, 8] gültig. Als Testkeime werden mit 10% Schafblut vermischte *B. subtilis*-Sporen (Tab. 16–6) in mit Zellstoff verschlossenen Reagenzröhrchen eingebracht und angetrocknet; die Testkeim-beschickten Träger werden in Klarsichtfolie eingeschweißt. Die Indikatoren können im Fachhandel bezogen werden.

Geprüft wird bei voller Kammerbeladung. Die Anzahl der einzulegenden Bioindikatoren hängt von der Größe des Gerätes ab. Zur Prüfung werden die Indikatorröhrchen aus der Klarsichtfolie herausgenommen und in betriebsüblicher Weise

Tabelle 16–6 Testkeime zur Überprüfung von Sterilisations- und Desinfektionsgeräten.

Gerät	geeigneter Bioindikator
Dampfsterilisator	*Bacillus stearothermophilus* oder Sporenerde
Heißluftsterilisator	*Bacillus subtilis* oder Sporenerde
Ethylenoxidgassterilisator	*Bacillus subtilis* var. *globigii*, NCTC 10073 (var. *niger)*
Formaldehydgassterilisator	*Bacillus stearothermophilus* NCTC 10003
Dampfdesinfektionsapparat	*Bacillus subtilis* bzw. *Streptococcus faecium* (je nach Fragestellung)
Dekontaminationsgerät	*Streptococcus faecium*

für die Sterilisation verpackt. Um die Verpackung zu überprüfen, werden zusätzlich unverpackte Bioindikatoren mit sterilisiert. Außerdem wird ein nicht-sterilisierter Bioindikator als Transportkontrolle beigegeben.

Im Labor werden die Bioindikatoren 7 Tage bei 37 °C in 5 ml Traubenzucker-Bouillon, die aseptisch zugefügt wird, bebrütet.

Der Einsender erhält einen Bericht nach DIN 58 948, Teil 3 [7].

Bewertung: Wachstum in lediglich einem Röhrchen kann auf zu hohe Resistenz des Indikators zurückzuführen sein. Eine unverzügliche Kontrolluntersuchung ist anzustreben. Tritt jedoch in mehreren Röhrchen Wachstum auf, muß eine unzureichende Sterilisierleistung angenommen werden. Sie kann durch ungeeignetes Verpackungsmaterial, zu niedrige Gaskonzentration oder mangelhafte Luftfeuchtigkeit bedingt sein.

Formaldehydgassterilisatoren

Diese werden nach dem DIN-Entwurf 58 948, Teil 14 [9] mit blutversetzten *B. stearothermophilus*-Sporen getestet, die in schlauchförmige Prüfkörper eingebracht und diese wiederum in Klarsichtfolie eingeschweißt worden sind.

Die Prüfung im Labor ist in der DIN-Norm [9] beschrieben.

3.2 Desinfektionsgeräte

Desinfektionsgeräte arbeiten auf thermischer und/oder chemischer Basis. Genormte Verfahren für ihre Überprüfung mit Bioindikatoren stehen nur z. T. zur Verfügung.

Anwendungsbereich und gewünschte Desinfektionsleistung – Abtötung vegetativer Keime und der meisten Viren oder die von Sporenbildnern und beispielsweise Hepatitis-Viren – bestimmen die Art der einzusetzenden Bioindikatoren: Für die erste Funktionsgruppe eignen sich *S. aureus* und *S. faecium,* für die letztere *B. subtilis*. Auf einzelne Verfahren sei eingegangen:

Dampfdesinfektionsapparate

Sie werden nach DIN 58 949, Teil 3 [10] geprüft. An Läppchen angetrocknete *B. subtilis*-Sporen bzw. eine *S. aureus*-Suspension sind die geeigneten Indikatoren, deren Herstellung in der VDI-Richtlinie 2165 [23] – ein DIN-Entwurf ist in Vorbereitung – beschrieben ist. Anzahl und Verteilung der Indikatoren richten sich nach der DIN-Norm.

Die Bioindikatoren werden 7 Tage bei 37 °C in Nährbouillon N 1 nach DAB 7 bebrütet. Bei erkennbarem Wachstum müssen die Keime zur Vermeidung von Fehlinterpretationen subkultiviert und identifiziert werden.

Abschließend erhält der Einsender einen Prüfbericht unter Hinweis auf DIN 58 949, Teil 3 [10].

Dekontaminationsgeräte

Für Dekontaminationsgeräte, die auf chemothermischer Basis arbeiten, fehlen bislang standardisierte Prüfbestimmungen. Für ihre Untersuchung wird auf die BGA-Richtlinie zur Prüfung von thermischen Desinfektionsverfahren zurückgegriffen [16], in der die Herstellung der Bioindikatoren mit *S. faecium* als Testkeim (Tab. 16–7) und die Deponierung der Bioindikatoren im Desinfektionsgut beschrieben werden.

Nach dieser Richtlinie ist eine Desinfektionsleistung nicht zu beanstanden, wenn weniger als

Tabelle 16–7 Biologische Prüfung von thermischen Desinfektionsverfahren.

Anwendungsgebiet	Keimträger für *S. faecium*-Anschmutzung
Instrumente, Laborglas, Geschirr, Babyflaschen u. ä.	Schrauben mit den Prüfanschmutzungen Blut, Eigelb und Griesbrei
Zubehör von Anästhesiegeräten	Schlauchabschnitte und Schrauben mit Prüfanschmutzung Blut

5% der Proben Wachstum zeigen und die Bioindikatoren in Vorversuchen den gewünschten Keimzahlbereich sowie eine ausreichende Resistenz aufweisen.

Literatur

1. DIN 19643: Aufbereitung und Desinfektion von Schwimm- und Badebeckenwasser. Beuth, Berlin 1984.
2. DIN 58946, Teil 3: Dampf-Sterilisatoren. Prüfung auf Wirksamkeit. Beuth, Berlin–Köln 1981.
3. DIN 58946, Teil 4: Dampfsterilisatoren. Bioindikatoren, Begriffe, Anforderungen, Prüfung. Beuth, Berlin–Köln 1982.
4. DIN 58946, Teil 6: Dampf-Sterilisatoren. Betrieb von Groß-Sterilisatoren. Beuth, Berlin–Köln 1982.
5. DIN 58947, Teil 3: Heißluft-Sterilisatoren. Prüfung auf Wirksamkeit. Beuth, Berlin–Köln 1987.
6. DIN 58947, Teil 4: Heißluft-Sterilisatoren. Bio-Indikatoren zur Prüfung auf Wirksamkeit. Beuth, Berlin–Köln 1987.
7. DIN 58948, Teil 3: Gas-Sterilisatoren. Prüfung auf Wirksamkeit von Ethylenoxid-Gas-Sterilisatoren. Beuth, Berlin–Köln 1982.
8. DIN 58948, Teil 4: Gas-Sterilisatoren. Bio-Indikatoren zur Prüfung auf Wirksamkeit von Ethylenoxid-Gas-Sterilisatoren. Beuth, Berlin–Köln 1982.
9. DIN 58948, Teil 14 (Entwurf): Gas-Sterilisatoren. Bio-Indikatoren zur Prüfung auf Wirksamkeit von Formaldehyd-Gas-Sterilisatoren. Beuth, Berlin–Köln 1984.
10. DIN 58949, Teil 3: Dampf-Desinfektionsapparate. Prüfung auf Wirksamkeit. Beuth, Berlin–Köln 1976.
11. Edelstein, P. H.: Environmental aspects of *Legionella*. ASM News 51 (1985) 460–467.
12. Expertengruppe (4. Krankenhaus-Hygiene-Fachgespräch 1987, Marburg): Angewandte Krankenhaushygiene. Bundesgesundheitsbl. 31 (1988) 47–50.
13. Habicht, W., H. E. Müller: Occurrence and parameters of frequency of *Legionella* in warm water systems of hospitals and hotels in Lower Saxony. Zbl. Bakt. Hyg. B 186 (1988) 79–88.

13a. Hof, H.: Zum Nachweis von Listerien. In: Listerien-Diagnostik Oxoid, 1990.

14. Junghannß, U.: Ergebnisse von Überprüfungen der Sterilisations- und Desinfektionseinrichtungen in den Krankenhäusern von Baden-Württemberg. Öff. Gesundh.-Wes. 49 (1987) 314–317.
15. Meck, P.: Überwachung medizinischer Sterilisatoren. Infektionskontrolle im Krankenhaus. In: Thimm, B. M. (Hrsg.): III. Internationales Ulmer Hygienesymposium September 1987. Universitätsdruckerei Ulm (1987) 108–120.
16. Richtlinie des Bundesgesundheitsamtes zur Prüfung von thermischen Desinfektionsverfahren in Reinigungsautomaten. Bundesgesundheitsbl. 23 (1980) 364–367.
17. Sacré, Cl., W. Steuer: Die Koloniezahlbestimmung nach der Trinkwasserversorgung. Öff. Gesundh.-Wes. 50 (1988) 367–371.
18. Schmidt-Lorenz, W. (Hrsg.): Sammlung von Vorschriften zur mikrobiologischen Untersuchung von Lebensmitteln. Verlag Chemie, Weinheim–Deerfield Beach–Basel 1980.
19. Seeliger, H. P. R.: Entstehung und Verhütung von mikrobiellen Lebensmittelinfektionen und -vergiftungen (3. Aufl.). F. Schöningh, Paderborn 1985.
20. Seeliger, H. P. R.: Nachweismethoden in kontaminiertem Untersuchungsmaterial und Oekologie von *Listeria monocytogenes*. forum mikrobiol. 12 (1989) 300–305.
21. Seidel, K., G. Bäz, W. Bartocha, W. Börnert: Zum Vorkommen und zur Bewertung von Legionellen in der Umwelt unter besonderer Berücksichtigung von *Legionella pneumophila*. Bundesgesundheitsbl. 29 (1986) 399–404.
22. Steuer, W.: Aufgaben des öffentlichen Gesundheitsdienstes auf dem Gebiet der Lebensmittelhygiene. Bundesgesundheitsbl. 27 (1984) 43–47.
23. VDI-Richtlinie 2165: Prüfung von Desinfektionsapparaten 1964.
24. Verordnung über natürliches Mineralwasser, Quellwasser und Tafelwasser (Mineral- und Tafelwasser-Verordnung) vom 1. Aug. 1984. Bundesgesetzblatt Nr. 34 (1984) 1036–1044.
25. Verordnung über Trinkwasser und über Wasser für Lebensmittelbetriebe (Trinkwasserverordnung) TrinkwV vom 22. Mai 1986. Bundesgesetzblatt Nr. 22 (1986) 760–773.

Übersichtsliteratur

Baumgart, J.: Mikrobiologische Untersuchung von Lebensmitteln. Behr's Verlag, Hamburg 1986.

Thofern, E., K. Botzenhart: Hygiene und Infektionen im Krankenhaus. Fischer, Stuttgart–New York 1983.

Weuffen, W., F. Oberdoerster, A. Kramer: Krankenhaushygiene. 2. Aufl. J. A. Barth (1981).

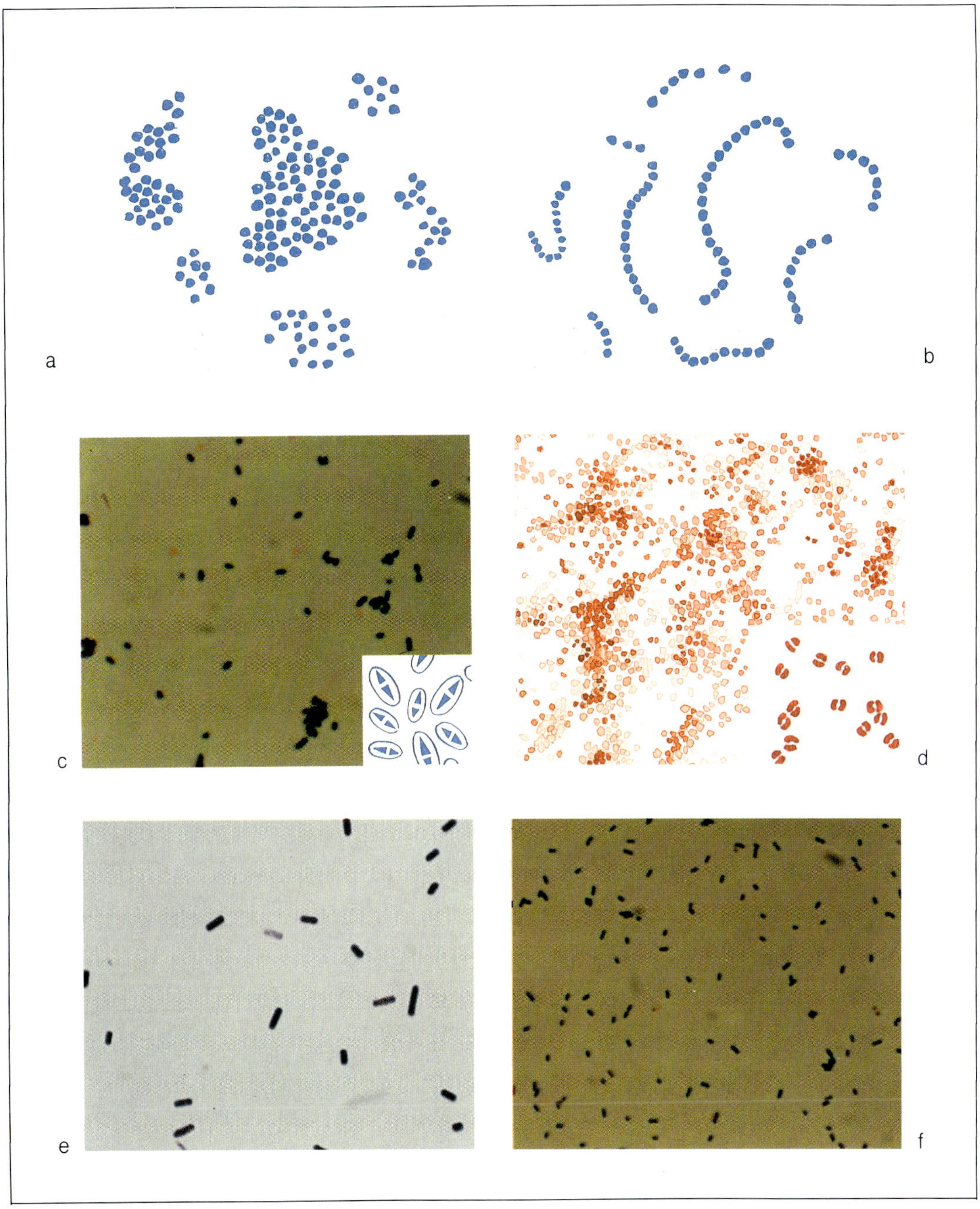

Tafel 4 Mikroskopisches Aussehen von Bakterien I (GRAM-Färbung, Ölimmersion)

a) Staphylokokken: grampositive Haufenkokken
b) Streptokokken: grampositive Kettenkokken
c) Pneumokokken: grampositive lanzettförmige Diplokokken, Kapseln gelegentlich im Untersuchungsmaterial erkennbar (rechts vergrößert)
d) Meningokokken und andere Neisserienarten: semmelförmige gramnegative Diplokokken, nur im Untersuchungsmaterial deutlich ausgebildet (rechts vergrößert)
e) *Clostridium perfringens:* plumpe, grampositive Stäbchen
f) *Listeria monocytogenes:* zarte, kurze bis kokkoide, grampositive Stäbchenbakterien, gelegentlich diplokokkenartige Formen, die mit Enterokokken verwechselt werden können

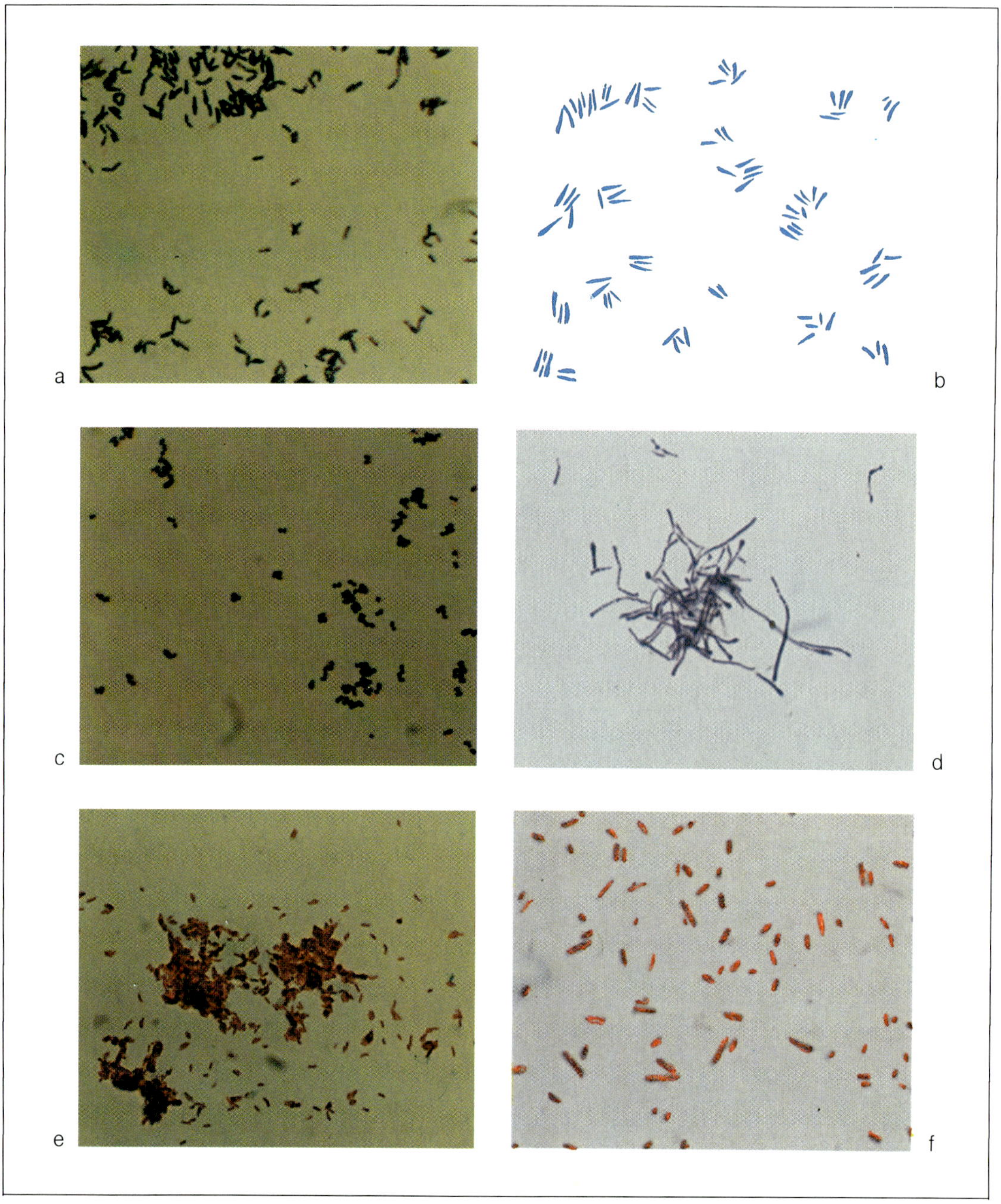

Tafel 5 Mikroskopisches Aussehen von Bakterien II (GRAM-, ZIEHL-NEELSEN-Färbung, Ölimmersion)

a) *Corynebacterium diphtheriae*

b) *Corynebacterium pseudodiphtheriticum* und andere apathogene Arten: typische Parkettlagerung erkennbar

c) *Corynebacterium jeikeium* (ehem. Korynebakterien der JK-Gruppe): kokkoide, grampositive Stäbchen

d) *Actinomyces israelii:* pleomorphe, keulige und fadenförmige, zum Teil verzweigte grampositive Stäbchen

e) *Mycobacterium tuberculosis:* Kulturpräparat mit typischem Cordfaktor (ZIEHL-NEELSEN-Färbung)

f) *Escherichia coli, Proteus*, Salmonellen, Shigellen u. a.: gramnegative Stäbchen; morphologische Differenzierung von Enterobakteriazeen nicht sicher möglich

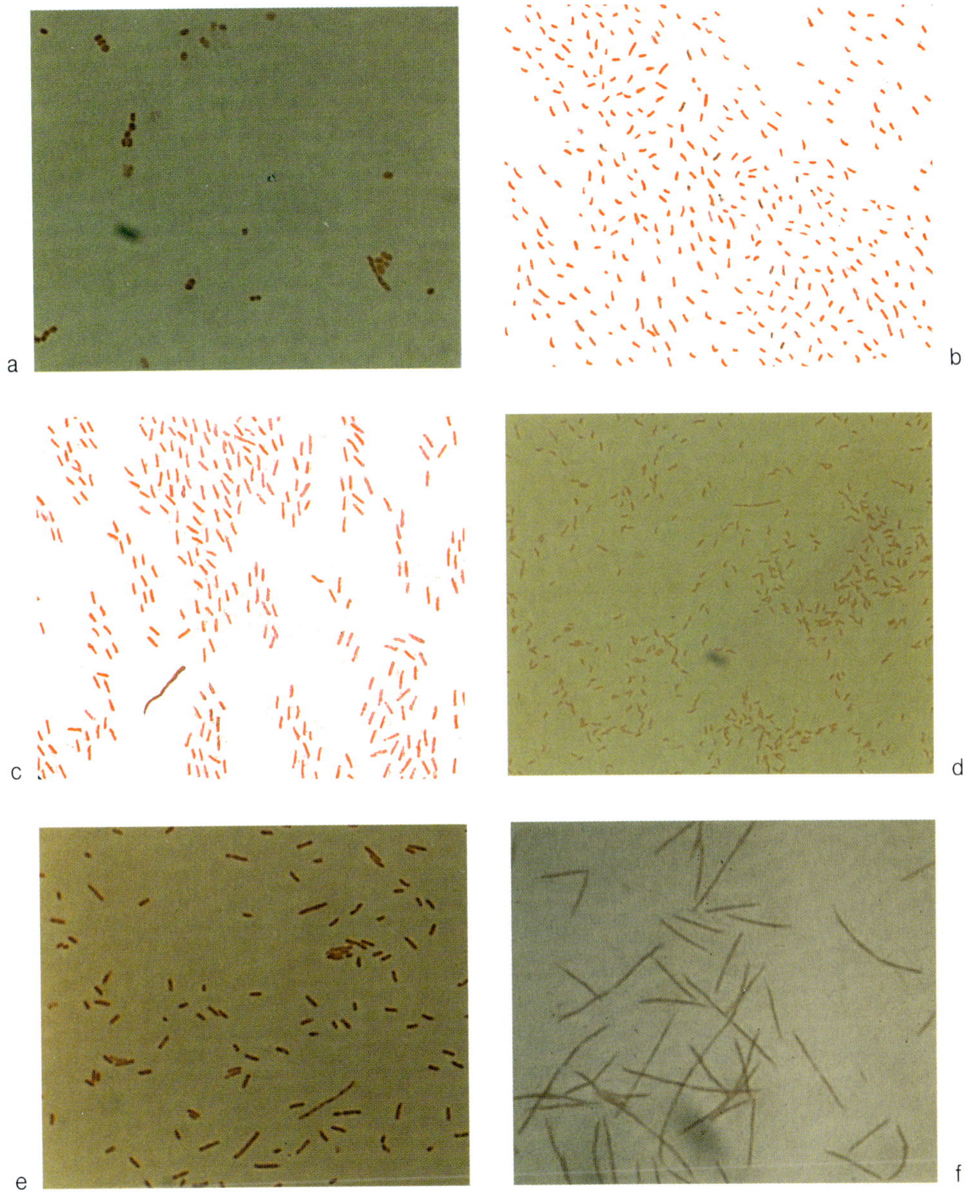

Tafel 6 Mikroskopisches Aussehen von Bakterien III (GRAM-Färbung, Ölimmersion)

a) *Acinetobacter calcoaceticus* (var. *anitratus*): plumpe, zum Teil kokkoide gramnegative Stäbchen, gelegentlich in Diploform vorliegend und gramlabil

b) *Brucella*-Arten: winzige, kokkoide gramnegative Stäbchen

c) *Haemophilus influenzae:* zarte gramnegative Stäbchen, vereinzelt fädige Strukturen

d) *Campylobacter*-Arten, 18–24 Stunden alte Kultur: korkenzieherartige gramnegative Stäbchen

e) *Bacteroides fragilis:* gramnegative Stäbchen, angedeutet polbetonte Anfärbung

f) Fusobakterien-Arten: gramnegative Stäbchen mit zugespitzten Enden (Differentialdiagnose: Capnocytophaga)

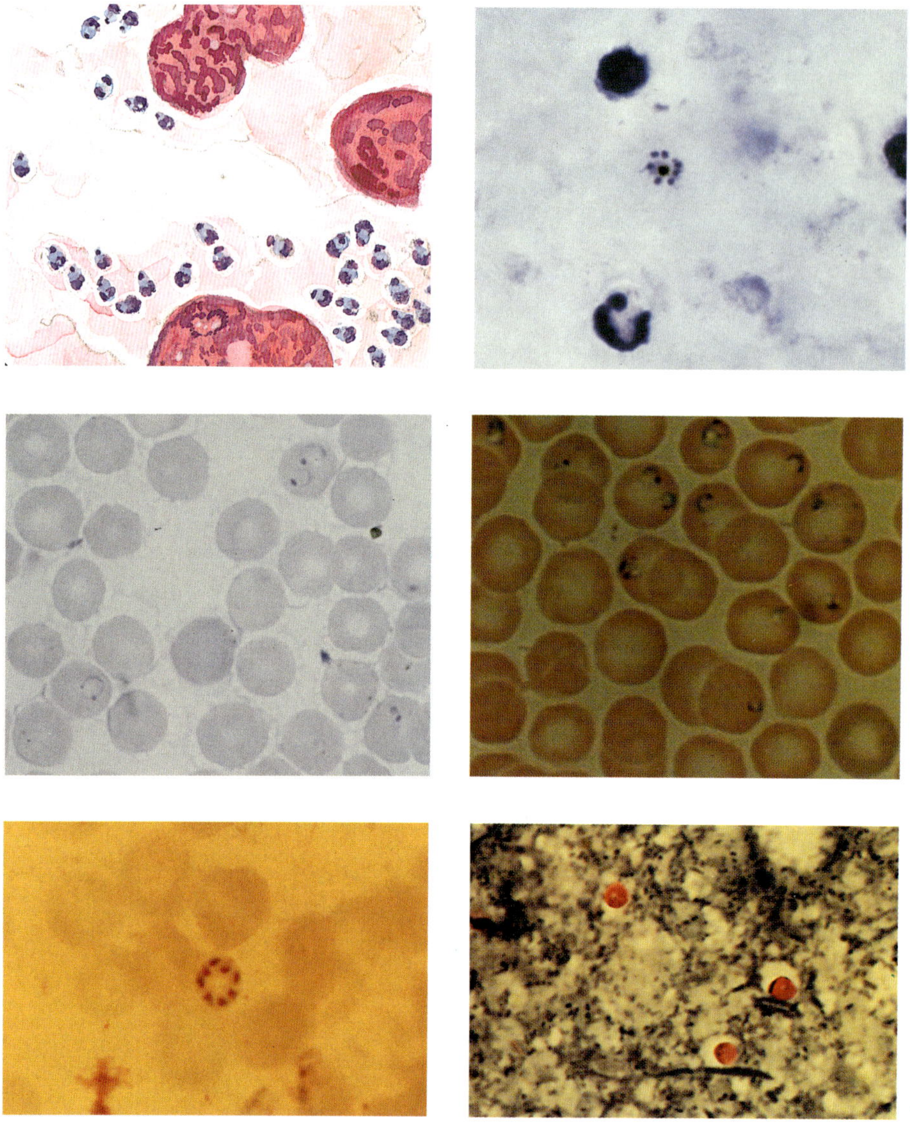

Tafel 7 Mikroskopische Diagnostik von Parasitosen (Giemsa-, modifizierte Ziehl-Neelsen-Färbung, Ölimmersion)

a) Leishmanien (Knochenmark); intrazelluläre Lagerung der Parasiten in dieser Präparation nicht erkennbar, Kern, kleinerer Kinetoplast (vergleichsweise stärker vergrößert)
b) *Plasmodium malariae* („Dicker Tropfen"): Morula (s. Tafel 8), Ringstadien (Kern und meist unvollständiger Plasmaring) in dieser Abbildung nicht erkennbar; mehrere Leukozyten im Gesichtsfeld als Ausdruck der Anreicherung
c) *Plasmodium falciparum* (Blutausstrich): mehrere, relativ kleine, intrazellulär gelagerte Ringstadien (roter Kern*, blaues Plasma); ein doppelkerniges Ringstadium, ein Erythrozyt mit zwei Ringstadien
d) Babesien (Blutausstrich): zahlreiche, sehr kleine intrazelluläre Ringe. Abgrenzung gegen Plasmodien setzt Erfahrung voraus
e) *Pneumocystis carinii* (Lungengewebe): reife Zysten mit 8 sporenartigen Zellen, Erythrozyten
f) Kryptosporidien (Stuhl, modifizierte Ziehl-Neelsen-Färbung): runde bis ovale, rot gefärbte Parasiten

* in dieser Abbildung bläulicher Farbton

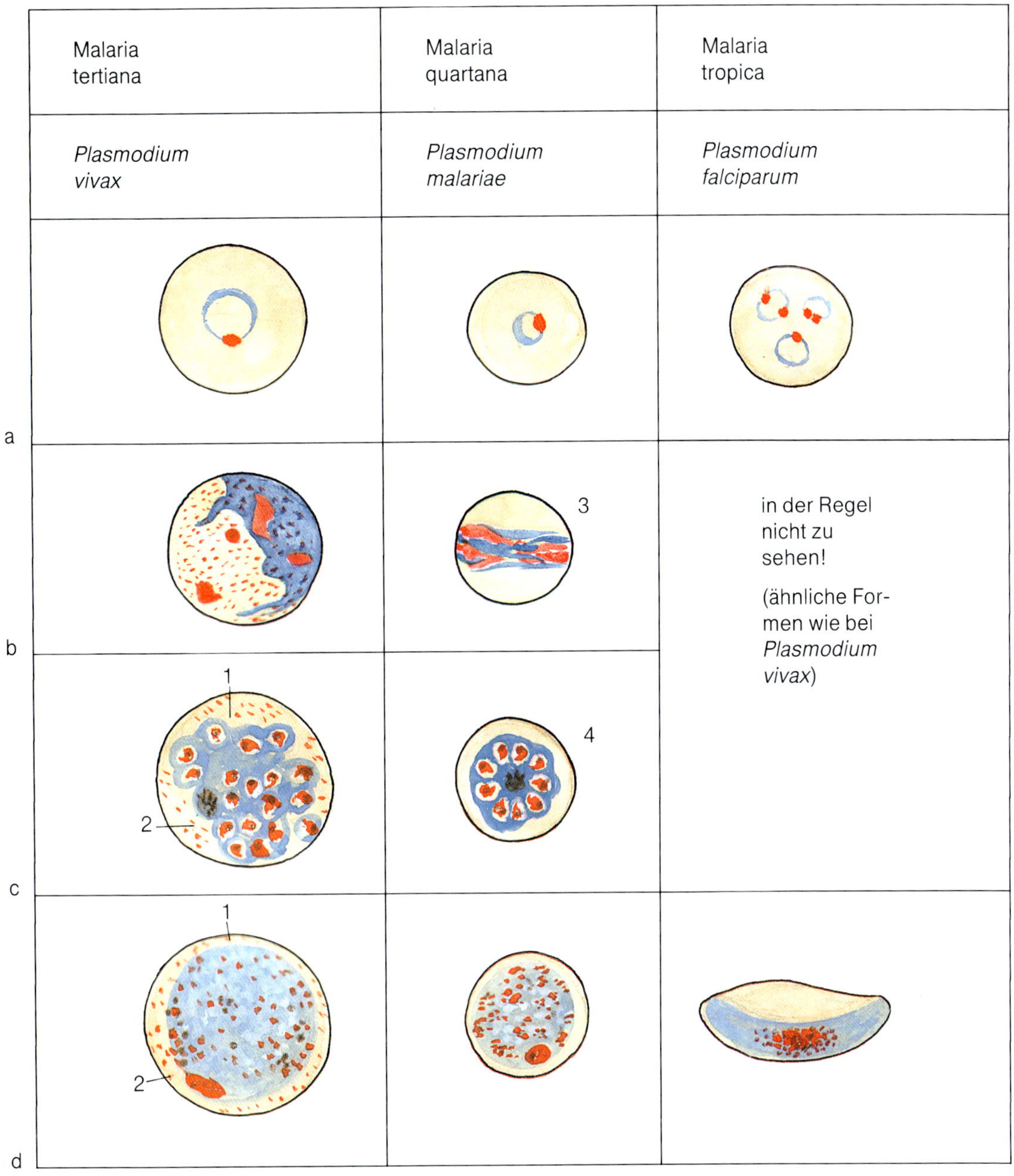

Tafel 8 Die wichtigsten im Blutausstrich und im „Dicken Tropfen“ nachweisbaren Formen der Malariaerreger (GIEMSA-Färbung)

a) Ringstadium (Merozoit)
b) Übergangsstadium (amöboide Form)
c) Morula-Form (reifer Schizont)
d) Gametozyt

1 = Erythrozyten-Vergrößerung
2 = SCHÜFFNER-Tüpfelung
3 = Bandform
4 = „Gänseblümchen“

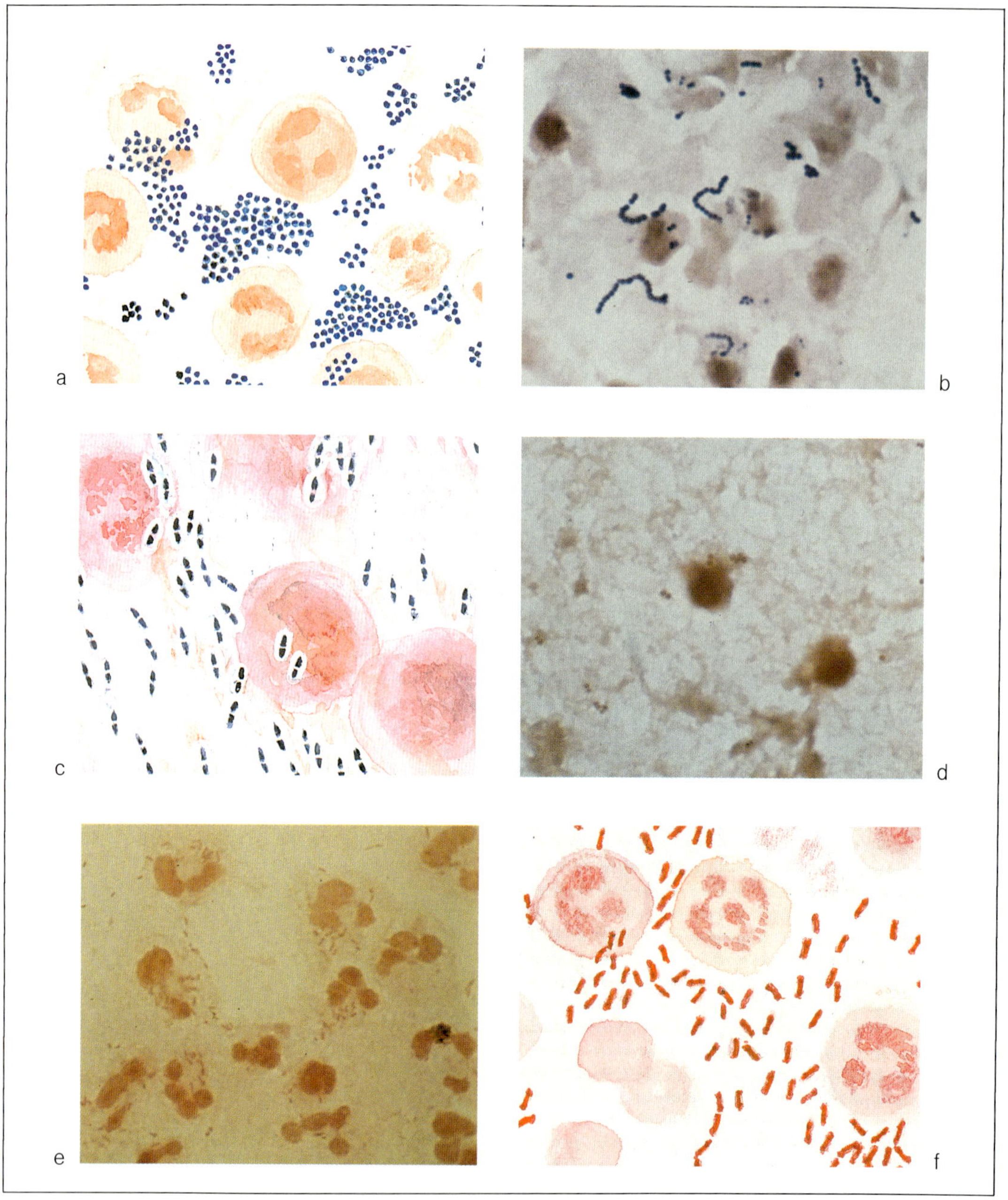

Tafel 9 Mikroskopische Befunde in Untersuchungsmaterialien I (GRAM-Färbung, Ölimmersion)

a) Staphylokokkeneiter*
b) Streptokokkeneiter
c) Pneumokokkeneiter (z. B. Liquor)*: massiver Befall
d) Meningokokkeneiter (z. B. Liquor): intrazelluläre und extrazelluläre Diplokokken; Leukozytenkerne nicht deutlich erkennbar
e) *Haemophilus influenzae*-Eiter (z. B. Liquor): massiver Befall, zum Teil intrazelluläre Lagerung der Stäbchen
f) *Escherichia coli*-Eiter (z. B. Urin, Liquor)*

* Abbildung vergleichsweise stärker vergrößert

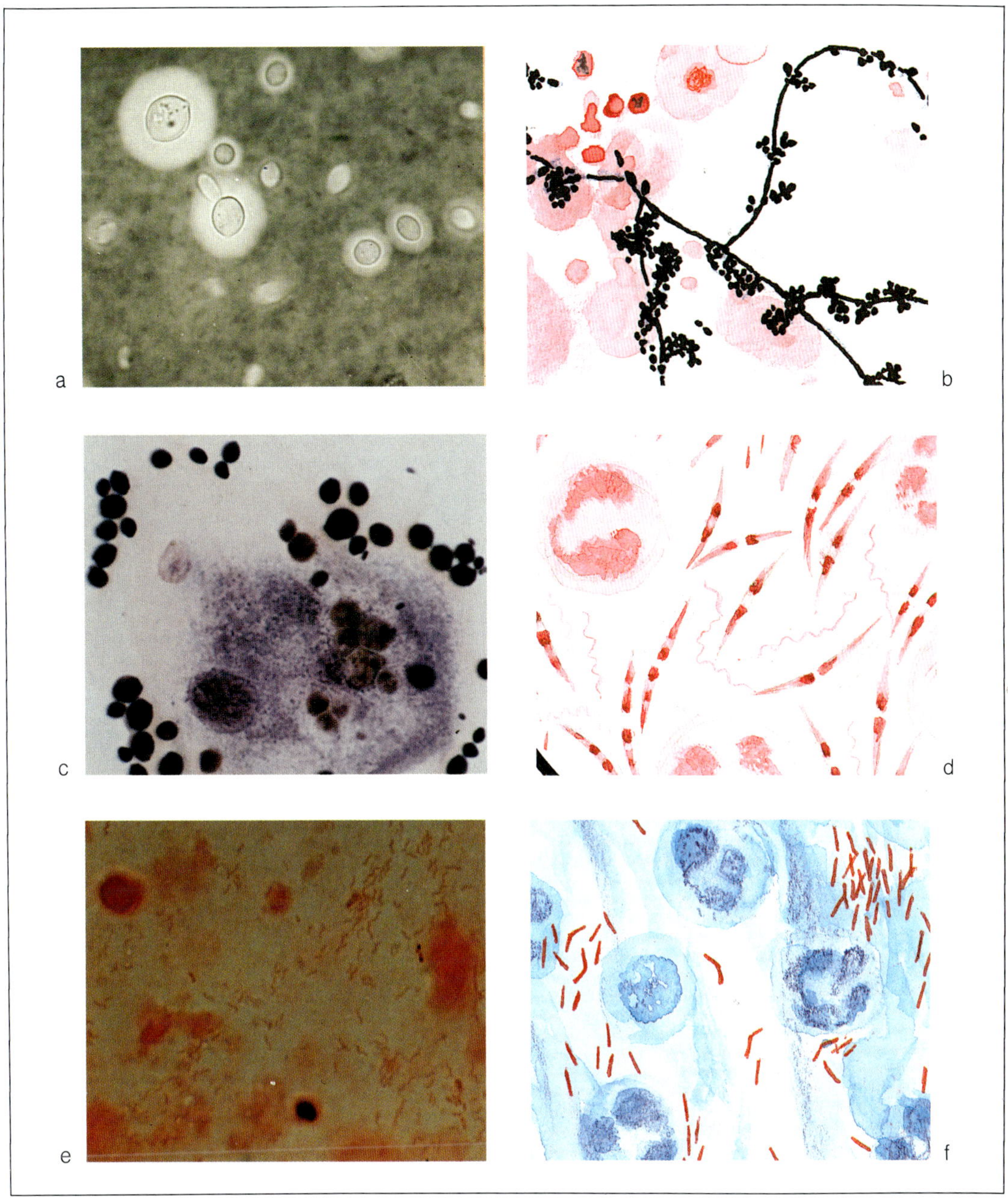

Tafel 10 Mikroskopische Befunde in Untersuchungsmaterialien II

a) *Cryptococcus neoformans* (Liquor): Kryptokokken mit deutlichen Kapseln, Sprossung (Tuschepräparat, Ölimmersion)

b) Soorinfektion (z. B. Mundraum, Vagina): Sproßzellen und Pseudomyzel sowie Plattenepithelien und Leukozyten (Übersichtspräparat, GRAM-Färbung)

c) Soorinfektion (z. B. Mundraum, Vagina): Sproßzellen und Plattenepithelien (GRAM-Färbung, Ölimmersion)

d) Angina PLAUT-VINCENT (Tonsillarabstrich)*: reichlich fusiforme Stäbchen und Borrelien (Karbolfuchsin-Färbung)

e) *Campylobacter pylori* in einer Magenschleimhautbiopsie (chronische Gastritis Typ B)

f) säurefeste Stäbchen (Eiter, ZIEHL-NEELSEN-Färbung)*

* Abbildung vergleichsweise stark vergrößert

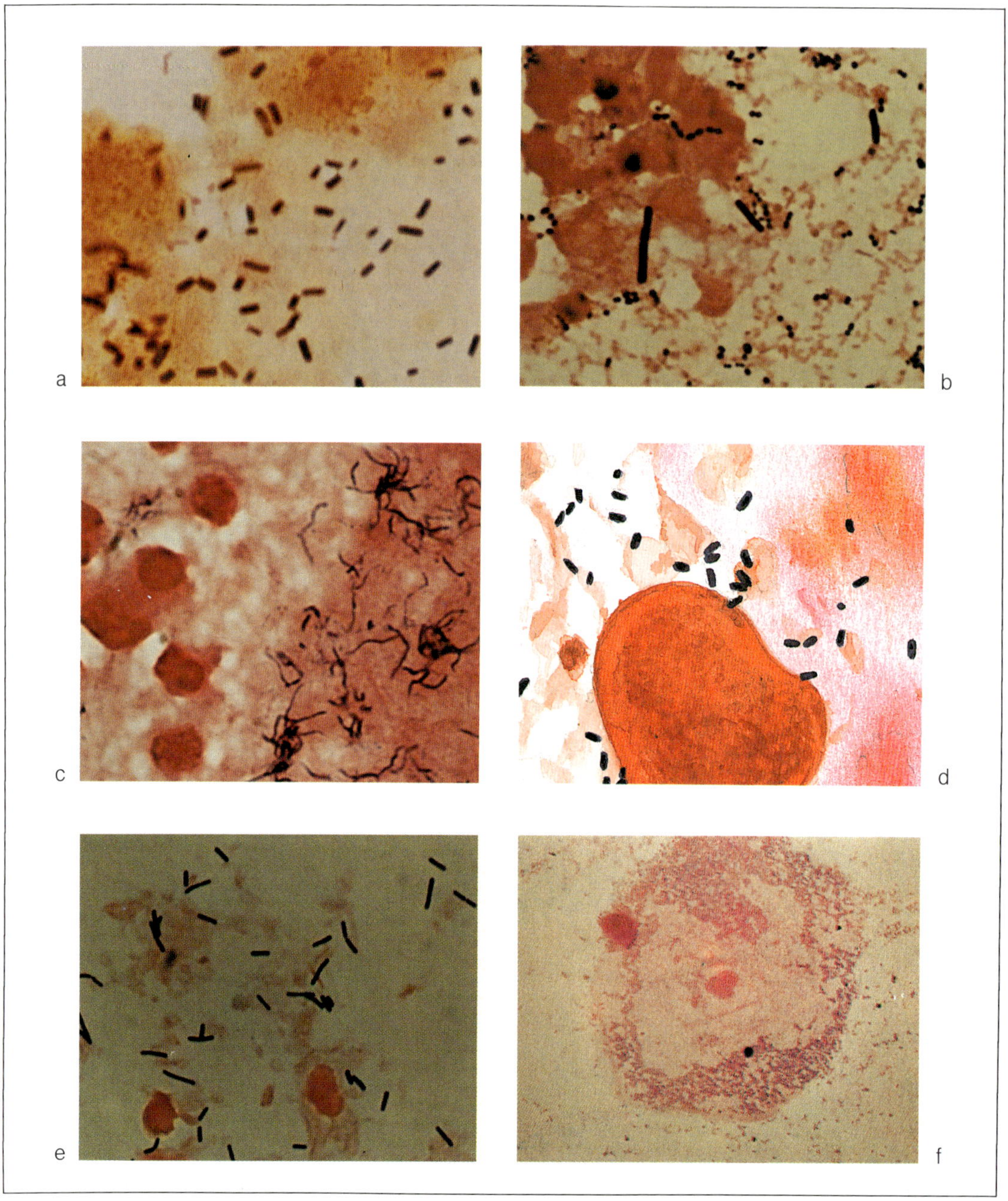

Tafel 11 Mikroskopische Befunde in Untersuchungsmaterialien III (GRAM-Färbung, Ölimmersion)

a) Gasbrand: grampositive, plumpe Stäbchen (Klostridien) in nekrotischer Muskulatur
b) Klostridien-Zellulitis (Wundabstrich): Keimgemisch mit Klostridien, Leukozyten
c) Aktinomykose-Eiter: grampositive, zum Teil fädige, verzweigte Stäbchen; das zugehörige Keimgemisch in dieser Abbildung nicht erkennbar
d) Listeriose (Mekonium)*: Ausstrich mit grampositiven Kurzstäbchen
e) physiologische vaginale Bakterienflora: überwiegend Laktobazillen (DÖDERLEIN-Stäbchen)
f) Aminkolpitis (Vaginalabstrich): mit *Gardnerella vaginalis* beladene Epithelzellen („clue cells"). Aus: Milatovic, D.: Diagnosis of *Gardnerella vaginalis* infection. Eur. J. Clin. Microbiol. 1 (1982) 294–296.

* Abbildung vergleichsweise stark vergrößert

Anschriften der im Text erwähnten Institute und Firmen

Institute

American Type Culture Collection, 12301 Parklawn Drive, Rockville Md 20852, USA
Bernhard-Nocht-Institut, Bernhard-Nocht-Straße 74, 2000 Hamburg 4
Bezirks-Hygieneinstitut Berlin/DDR
Bundesgesundheitsamt, Reichpietschufer 72/76, 1000 Berlin 30
Centers for Disease Control, Atlanta GA 30333, USA
Deutsche Gesellschaft für Hygiene und Mikrobiologie e. V., Sekretariat: Inst. f. Medizin. Mikrobiologie, Ratzeburger Allee 160, 2400 Lübeck
FAO-WHO-Collaborating Center for Reference and Research on Brucellosis. Ministry of Agriculture, Fishing and Food. Central Veterinary Laboratory New Haw Weybridge, Surrey KT, 153 NB, Great Britain
Forschungsinstitut Borstel, Parkallee 2, 2061 Borstel bei Bad Oldesloe
Gesellschaft für Biotechnologische Forschung mbH, Mascheroder Weg 1, 3300 Braunschweig
Hygiene-Institut (Meningokokken-Zentrale) der Universität, Neuenheimer Feld 324, 6900 Heidelberg 1
Hygienisches Institut der Freien und Hansestadt Hamburg (Abt. Bacteriaceae, Nationale Salmonellenzentrale), Mackmannstraße 129A, 2000 Hamburg 28
Institut für experimentelle Epidemiologie, 3700 Wernigerode, DDR
Institut für Hygiene und Mikrobiologie, Josef-Schneider-Straße 2, 8700 Würzburg
Institut für Hygiene und Infektionskrankheiten der Tiere, Frankfurter Straße 89, 6300 Gießen
Institut für klinische Mikrobiologie und Infektionshygiene der Universität, Wasserturmstraße 3, 8520 Erlangen
Institut für Medizinische Mikrobiologie und Immunologie der Universität Bonn-Venusberg, Sigmund-Freud-Straße 25, 5300 Bonn 1
Institut für Medizinische Mikrobiologie, Halle/S, DDR
Institut für Medizinische Parasitologie der Universität, Sigmund-Freud-Straße 25, 5300 Bonn 1
Institut Pasteur, Unité d' Ecologie bactérienne, 25 et 28 Rue du Docteur-Roux, 75724 Paris-Cedex 15
Labor Dr. Bommeli, Länggass-Straße 7, CH-3012 Bern
Landesuntersuchungsamt für das Gesundheitswesen Südbayern, Veterinärabteilung, Veterinärstraße 2, 8042 Oberschleißheim
Max v. Pettenkofer-Institut, Außenstelle für Medizinische Mikrobiologie, Klinikum Großhadern, Marchioninistraße 17, 8000 München 21
Medizinisches Landesuntersuchungsamt für Baden-Württemberg, Wiederholdstraße 15/13, 7000 Stuttgart 1
Referenzlaboratorium für Salmonellen, Bezirks-Hygiene-Institut 1115 Berlin, Wittbergstraße 50, DDR
Staatl. Prüfungsinstitut für Seren und Impfstoffe, Wollankstraße, Berlin
Veterinärmedizinisches Institut des Bundesgesundheitsamtes, Unter den Eichen 82–84, 1000 Berlin-Lichterfelde
Zentrallaboratorium für Lysotypie, Bezirks-Hygiene-Institut Wernigerode, 3700 Wernigerode, DDR

Firmen

Abbott GmbH, Max-Planck-Ring 2, 6200 Wiesbaden-Delkenheim
Analytab Products, Plainview, N. Y., USA
Api bio Mérieux, Postfach 1204, 7440 Nürtingen
Becton Dickinson GmbH (BBL-Nährböden), Tullastraße 8–12, 6900 Heidelberg
Behringwerke AG, Kennedy-Allee 76, 6000 Frankfurt 70
Behringwerke AG, Emil-von-Behring-Straße 76, 3550 Marburg/Lahn 1
Biochrom KG, Leonorenstraße 2–6, 1000 Berlin 46
Bios GmbH, Labordiagnostik, Riesheimerstraße 52, 8032 Gräfelfing
Biotest AG, Postfach 401108, 6072 Dreieich
Ciba-Geigy GmbH, Öflinger Straße 44, 7867 Wehr 1
Deutsche Wellcome GmbH, Postfach 1352, 3006 Burgwedel
Difco Laboratories, PO Box 1058, Detroit/Mi 48232–1058, USA
Dynatec Deutschland GmbH, Justus-Kerner-Straße 32, 7306 Denkendorf
em-pe Vertrieb, Wischhofsweg 32, 2000 Hamburg 54
Falcon Plastics, Oxnard, Calif., USA
Fisher, Imhofstraße 3, 8000 München 40
Flow-Laboratories, Mühlgrabenstraße 10, 5309 Meckenheim
General Diagnostics, Morris Plains, N. Y., USA
Gibco Europe GmbH, Postfach 210265, 7500 Karlsruhe 21
Glaxo Pharmazeutika GmbH, Industriestraße 32–36, 2060 Bad Oldesloe
Greiner & Söhne GmbH & Co. KG, Postfach 1320, 7440 Nürtingen
von Heyden GmbH, Volkartstraße 83, 8000 München 19
Hoffmann-La Roche, Emil-Barell-Straße 1, 7889 Grenzach-Wyhlen 1
Hübscher, Winterhuderweg 74, 2000 Hamburg 22
LABAZ GmbH, Augustenstraße 10, 8000 München 2
La Balme S. A., Les Grottes, F-38390 Montralieu Vercieu
M. A. Bioproducts, Walkersville, Maryland 21493, USA
Mast Diagnostica, Feldstraße 20, 2067 Rheinfeld
Mecconti-GmbH, Dietigheimer Straße 3, 6300 Bad Homburg

Medac, Fehlandtstraße 3, 2000 Hamburg 36
Merck, Frankfurter Straße 250, 6100 Darmstadt 1
Merz + Dade, Lerchenstraße 5, 8000 München 50
Orion Diagnostica, Vertrieb für Deutschland:
BAG GmbH (s. d.)
Oxoid, Poppelbaumstraße 18–20, 4230 Wesel
Pasteur-Diagnostik, LABAZ GmbH, Augustenstraße 10,
8000 München 2
Pharmacia LKB GmbH (BBL-Nährböden),
Munzinger Straße 9, 7800 Freiburg 1
Schleicher und Schuell GmbH, Postfach 4, 3354 Dassel
Sigma Chemie GmbH, Grünwalder Weg 30,
8024 Deisenhofen
Statens Serum Institut, Amager Boulevard 80,
DK-2300 Kopenhagen S
Virion, Bronnbachergasse 18 a, 8700 Würzburg

Sachverzeichnis

Die Zahlen beziehen sich auf Buchseiten, wobei immer nur Anfangsseiten aufgeführt werden: das heißt, bei jeder Fundstelle können gegebenenfalls auch auf den direkt folgenden Seiten Informationen zu dem gesuchten Begriff gefunden werden.

D

F

I

J

K

M

P

T

U

V

W

X

Y

Z